黑 果 枸 杞

主 编

海 平 王水潮

上海科学技术出版社

图书在版编目（CIP）数据

黑果枸杞 / 海平，王水潮主编. -- 上海 ：上海科
学技术出版社，2022.8
ISBN 978-7-5478-5780-9

Ⅰ．①黑… Ⅱ．①海… ②王… Ⅲ．①枸杞－研究
Ⅳ．①R282.71

中国版本图书馆CIP数据核字（2022）第136986号

审图号：GS(2021)8802 号

内容提要

本书是一部全面论述我国西部地区特色植物资源黑果枸杞生态和经济价值的综合性专著。全书以黑
果枸杞地方民族用药为切入点，全面阐述黑果枸杞药用食用历史、种质资源分布、气象及生态影响、生物学
及生药学特性、化学与药理学研究进展等内容，并通过综合测定分析黑果枸杞所含活性成分，评价不同产
区的产品质量、制定地方药材质量标准。同时，将黑果枸杞的育种育苗、栽培、采收、贮存与深加工等技术
归纳总结，形成示范性指南。

本书可为从事黑果枸杞种植栽培、生产加工、质量控制、科学研究等人员提供大量、翔实的科研数据，
对黑果枸杞产业标准化、规范化高质量发展等，均具有重要的指导意义和参考价值。

黑果枸杞

主编　海　平　王水潮

上海世纪出版（集团）有限公司
上 海 科 学 技 术 出 版 社　出版、发行
（上海市闵行区号景路 159 弄 A 座 9F - 10F）
邮政编码 201101　www.sstp.cn
上海中华商务联合印刷有限公司印刷
开本 889×1194　1/16　印张 46.25
字数：1100 千字
2022 年 8 月第 1 版　2022 年 8 月第 1 次印刷
ISBN 978 - 7 - 5478 - 5780 - 9/R · 2543
定价：498.00 元

编 委 会

主 编

海 平　王水潮

副主编

韩晓萍　崔亚君　魏立新　宋 霞　樊光辉　张 炜　李玉林

编 委

（按姓氏笔画排序）

马彦军	王 飞	王 红	王 硕	王汉卿	王启林	孔东升
白吉庆	达洛嘉	刘 明	刘亚蓉	刘光明	祁银燕	孙 菁
李 朵	李 志	李佩佩	李桂全	李晓瑾	杨凤梅	库进良
汪 璐	宋小利	张 程	张占权	张志成	张国英	张建美
张敏娟	陈 涛	林 丽	周浩楠	郑永彪	孟晓萍	赵庆阳
相守贵	钟启国	拜礼文	骆桂法	耿万一	贾守宁	晏晓辉
	郭凯宁	常立德	谭金华	樊丛照	潘 菲	

主要编写单位

青海省药品检验检测院

中国科学院西北高原生物研究所

国家药品监督管理局中药（藏药）质量控制重点实验室

青海省中藏药现代化研究重点实验室

青海省青藏高原中藏药材科研科普基地

主编简介

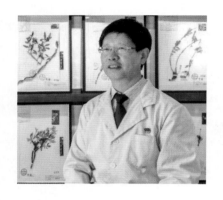

　　海平,生于 1964 年 6 月,河南邓州人,研究员,青海省医学学科带头人,青海大学硕士研究生导师。1985 年毕业于山东医学院药学系,主要从事药理毒理、药品检验及质量控制等领域研究。曾任青海省心脑血管病专科医院副院长,现任青海省药品检验检测院党委书记、院长,国家药品监督管理局中药(藏药)质量控制重点实验室主任,青海省中藏药现代化研究重点实验室主任,青海省青藏高原中藏药材科研科普基地主任,兼任中国药学会高级会员、中国药理学会会员、青海省药学会副理事长、药理专业委员会主任委员及学术交流部主任等职。主持参与国家"八五""十五"重点攻关课题、国家科技重大专项-重大新药创制子课题、青海省重大科技专项等课题 40 余项。"藏成药整体质量控制与安全风险研究及应用""缺氧性心肌细胞损伤模型的建立及药物保护作用的实验研究"等 7 项课题荣获青海省部科技进步奖二等奖、三等奖及青海省医药卫生科技奖等奖项,取得青海省科技成果 32 项,出版《柴达木枸杞》等著作 11 部,获得授权专利 25 项,发表论文 84 篇,组织完成药品标准制修订 200 余项。

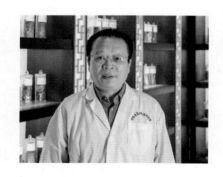

　　王水潮,生于 1963 年 9 月,陕西大荔人,主任药师。1986 年毕业于陕西中医学院药学系。曾任青海省药品监督办公室主任、西宁市食品药品监督管理局局长、青海省药品检验所所长等职务,为中国药学会会员,药品 GMP、GSP 认证检查员。在青海高原地区一直从事药品检验与监督、中藏药资源调查、药品标准研究工作,完成中藏药检品 2 000 余批次,制作与整理药材标本 3 600 余份。主编《矿物药历史沿革与演变》《青海省食品药品检验简史》,以及合著《中国藏药》和《常用药经验鉴别》等著作 30 余部,发表论文 27 篇。主持藿香正气水、板蓝根冲剂等产品仿制与塞龙骨胶囊、藏茵陈片等标准制订工作。获青海省科技进步奖 2 项,青海省卫生厅科技三等奖 2 项,中国药品生物制品鉴定所优秀成果奖 1 项。组织处理全国性药品有害和不良反应事件 10 余起。近年来主要从事以青海枸杞为主的道地药材研究与开发工作,并编写专著《柴达木枸杞》。

序　言

　　黑果枸杞为茄科枸杞属多棘刺灌木,果实味甘、性平,富含多种营养成分。随着对黑果枸杞研究的不断深入,其食用营养、保健功能、药用价值逐渐被人们认识,近几年在市场上掀起了一股开发热潮,使得这一特色资源在市场上需求量不断增长。黑果枸杞野生资源有限,加之无序采集,致使可用资源不断减少,故开展黑果枸杞规范化种植、延伸产业链条、提高产业附加值、促进合理开发应用、推动生态保护、推进高质量发展是未来产业发展的重要任务。

　　同时,生态保护优先是青海立省之要,黑果枸杞作为西部地区治理盐碱、风沙、荒漠的先锋树种,也是青海省水土环境保持的重要树种,倡导最大程度保护原生态物种,合理开展新品种繁育改良,充分挖掘其在生态环境保护中的潜力,不断实现生态价值保值增值,也是广大科技工作者的职责所在。

　　现很高兴看到由青海省药品检验检测院与诸多单位合作编著完成的《黑果枸杞》即将面世,该著作对黑果枸杞这一地方食用和药用特色资源研究与开发意义重大。青海省药品检验检测院致力于质量监管和中藏药道地药材资源研究,不断引进新技术、新方法,为地方中藏药标准制修订和产业发展作出了卓越贡献。多年来,他们一直深入研究枸杞和黑果枸杞,阐明柴达木枸杞品质与道地性。《黑果枸杞》一书对黑果枸杞研究突出"食药两用"特点,从食用药用历史、种质资源调查、化学成分、药理学等方面阐明了黑果枸杞的营养价值与药效功能,编者通过广泛的实地调研采集、实验检测、文献分析,获得大量一手材料。本书论据充足、图文并茂,是集珍贵历史、科学探讨、实际应用于一体的学术论著,具有较高的学术价值,值得阅读和广泛推广。

　　黑果枸杞之所以备受青睐,主要源于其特有的物质基础和独特的保健价值。黑果枸杞富含花青素、生物碱、多糖等天然活性成分,是目前已知的药用植物中花青素含量最高的植物资源,在抗氧化、延缓衰老、降尿酸、调节人体免疫力、预防动脉粥样硬化等方面应用前景广阔。同时,黑果枸杞含人体必需氨基酸、脂肪酸、蛋白质、维生素和丰富的锰、锶、硒、锌等微量元素,营养价值丰富,保健功效突出,长期食用有利于增进人体健康。

　　《黑果枸杞》是第一部综合论述黑果枸杞本草考证、食用历史、生态价值、生药学研究、品质评价、产业链开发的著作,同时结合实验验证和数据分析,论证了柴达木黑果枸杞的优质品质,对黑果枸杞从业人员,以及科研、教学等同行具有指导和参考价值。

值此《黑果枸杞》付梓之际，我为编者取得的成果甚感欣慰，恭贺之余，谨志数语。愿与诸位共同为黑果枸杞特色产业发展作出贡献。

欣然命笔，是为序。

吴天一

中国工程院院士

2021 年 11 月

前　言

　　黑果枸杞(*Lycium ruthenicum* Murr.)系茄科(Solanaceae)枸杞属(*Lycium*)植物,为多年生灌木,国内分布于青海、陕西北部、宁夏、甘肃、新疆、内蒙古和西藏等地。常生于盐碱土荒地、沙地或路旁,耐干旱,利于水土保持。其果实为紫黑色浆果,是食药两用的特色植物资源。

　　黑果枸杞食用历史悠久,据《北史》记载,"吐谷浑北乙弗无敌国……唯食鱼及苏子,苏子状若枸杞子,或赤或黑"。生活在今柴达木盆地的古老先人已有一千多年食用"三刺"(黑红枸杞、白刺、沙棘)的历史,新疆小河古墓出土文物中也发现了黑果枸杞残骸。2017年国家卫生和计划生育委员会公布黑果枸杞可作为普通食品管理,至此,黑果枸杞由地方食用品变为全国性食品,有了合法身份,其营养价值与活性功能被广泛研究,应用到食品、药品、保健食品、化妆品等领域。

　　黑果枸杞具有较强的生态资源效益,其生物特性表现为根系发达、生命力顽强,能在海拔200～4 000 m、温度－40～38 ℃的气候环境下存活和生长,具有较强的水土保持、绿化环境作用,其强大的光合作用与抗逆性对我国西部地区生态环境保护发挥着不可替代的作用,是治理盐碱、风沙、荒漠的先锋树种。随着研究的不断深入,黑果枸杞药食功效与生态价值被人们认识,在市场很受青睐,价格逐年飙升,但受利益驱动的无序采集曾一度使其野生资源急剧减少。2012年后政府采取各种措施鼓励在沙漠、戈壁开展黑果枸杞栽培,实现区域化种植,有效地恢复、保护并扩大黑果枸杞种植规模。近年来黑果枸杞种子育苗、扦插育苗,特别是组织培养育苗技术发展迅速,丰产栽培、篱架栽培及经济林建设步入标准化、规范化、科学化,种植面积不断扩大,已由西部分布区引种至东北、河北、河南、安徽、广东等地。

　　黑果枸杞作为地方民族药材,先后收载于《四部医典》(公元8世纪)、《晶珠本草》(1835)、《中国藏药》(1985)等经典古籍与现代著作中,主要用于治疗心热病、心脏病、月经不调、停经等。据《维吾尔药志》(1985)记载,黑果枸杞果实及根皮可治疗尿道结石、癣疥、齿龈出血等症,民间用于滋补强身、明目及降血压。现代研究表明,黑果枸杞主要含有多糖、生物碱、黄酮类(花青素)等物质,是迄今发现的花青素含量最高的植物,被称为"花青素之王"。花青素被誉为"第七营养物质",是一种强效抗氧化剂,具有延缓衰老、增强血管弹性等作用;可穿透血脑屏障,保护脑神经;可促进视网膜细胞中视紫质的再生,从而增进视力。黑果枸杞在预防心脑血管疾病、保护视力、改善睡眠等方面的价值已被医药界普遍重视并应用,使这一西部特色资源走向国内外医药保健、康养、美容市场并掀起热潮,以黑果枸杞为原料的干果、饮料、酒剂、茶剂、粉剂、片剂等一系列食品、保健食品应运而生。

据统计,现已发表的黑果枸杞相关科研论文1 200余篇,其中2015—2021年发表的占90％,已取得种植、深加工专利560余件。整个黑果枸杞产业链呈增长趋势,但与红枸杞、蓝莓产业相比还缺乏竞争力。目前尚无系统论述黑果枸杞的专著,整个产业仍处于需提质增效的起步阶段,90％产品以干果销售形式进入流通市场,技术含量较低,产品种类少,行业规范性仍存缺陷。黑果枸杞品牌效应仍然较弱,特别是柴达木盆地中心产区,还没有进入地理标志产品保护之列,在市场上尚未形成拳头产品。黑果枸杞在市场上价格时涨时跌,并存在夸大功效的尴尬局面。笔者经过多年调研,认为应对黑果枸杞树立科学客观的态度。首先,应深入认识黑果枸杞的应用价值,即黑果枸杞是具有食药两用经济价值和生态价值的珍贵植物资源,应合理开发利用并扩大种植资源;其次,应聚焦黑果枸杞药用功效与保健食用功能,开发具有知识产权的功能产品,更好地为人类健康服务;再者,不断创新研发技术,规范黑果枸杞产业化发展。基于此,编著《黑果枸杞》一书。

笔者调研收集全国各地63份黑果枸杞样品,对比研究其生药质量与化学成分含量,分析研究青海道地优质品种质量特征,形成黑果枸杞种植加工标准与规范;汇总黑果枸杞资源调查与种植、生物与生态特性研究文献,以及植物化学与药理研究最新进展;结合调研取得的第一手资料,借鉴各省区第四次全国中药资源普查成果,整理编著成书。《黑果枸杞》全书分十章,详细介绍了黑果枸杞药食应用历史考证、野生资源、种质资源、生物学特征、生态学特征、化学成分研究、药理研究、生药学研究、繁育种植技术、产品深加工内容。

因作者水平有限,不足之处在所难免,敬请广大读者提供修改意见,以期后续完善提高。

编　者

2022 年 5 月

目　录

第一章　黑果枸杞药食同源简史　　1

第一节　黑果枸杞药用历史　　1
一、藏医药应用历史　　2
二、维吾尔医药应用历史　　6
三、中医药应用历史　　7
第二节　黑果枸杞食用历史　　10
一、食用历史考证　　10
二、主产区人群食用调研　　12
三、进入全国"食"字号大军　　12
第三节　黑果枸杞药食同源机制　　13
一、药用价值　　13
二、食用价值　　13
附　黑果枸杞的历史传说　　13

第二章　黑果枸杞野生资源　　17

第一节　黑果枸杞起源　　17
第二节　黑果枸杞资源调查　　18
一、实地调查　　18
二、第四次全国中药资源普查　　18
三、文献调查　　18
四、标本馆原植物与标本调研　　18
第三节　世界野生黑果枸杞分布　　18
第四节　中国野生黑果枸杞分布　　19
一、资源区域　　19
二、生态环境　　20
三、群落特征　　21
四、资源现状　　22

第五节　黑果枸杞资源区划　　22
一、青海野生黑果枸杞资源　　22
二、新疆野生黑果枸杞资源　　28
三、河西走廊野生黑果枸杞资源　　36
四、宁夏野生黑果枸杞资源　　44
五、内蒙古野生黑果枸杞资源　　47
第六节　黑果枸杞资源利用与保护　　51
一、优质的生物资源　　51
二、资源现状　　51
三、资源保护　　52

第三章　黑果枸杞种质资源　　53

第一节　黑果枸杞种质资源概况　　53
第二节　黑果枸杞种质资源分述　　54
一、黑果枸杞　　54
二、黑果枸杞栽培品　　55
三、黑杞1号　　56
四、黑杂1号　　56
五、"诺黑"种源　　57
六、青黑杞1号　　58
七、"焦宝兴"黑果枸杞　　59
八、"紫宝"黑果枸杞　　59
九、华坤黑果枸杞　　60
十、无刺黑果枸杞　　60
十一、清水河枸杞（栽培品）　　60
十二、小叶黄果枸杞（栽培品）　　61
十三、白果枸杞　　62
十四、黑果枸杞5号　　63

第三节 黑果枸杞特异性状类型种质 63
一、变异率调查 63
二、特殊性状果实种质 65
三、白果变异研究 71
四、不同色果化学成分差异 73
第四节 黑果枸杞种质资源研究与评价 81
一、种子贮藏与萌发特性研究 81
二、多倍体种质研究 82
三、嫁接技术研究 83
四、杂交技术研究 90
五、资源形态分类与评价 91
第五节 黑果枸杞种植资源分布 95
一、青海黑果枸杞种植概况 95
二、新疆黑果枸杞种植概况 96
三、甘肃黑果枸杞种植概况 99
四、宁夏黑果枸杞种植概况 100
五、内蒙古黑果枸杞种植概况 102
第六节 黑果枸杞种质资源保存与保护 104
一、青海黑果枸杞种质资源保护 104
二、甘肃资源保存圃 105
三、宁夏枸杞工程中心品种资源圃 105

第四章 黑果枸杞生物学特征 106

第一节 黑果枸杞植物形态特征 106
一、植株性状描述考证 106
二、形态类型研究 107
三、柴达木黑果枸杞形态调查 107
四、河西走廊黑果枸杞形态特征 110
五、栽培与野生黑果枸杞形态比较 112
第二节 黑果枸杞器官与解剖形态特征 115
一、根系组成 115
二、叶形态特征 117
三、茎和棘刺形态与结构 125
四、花部形态与解剖结构 128
五、果实形态与解剖结构 134
第三节 黑果枸杞繁育系统特征 138
一、花物候期 138
二、花粉形态特征 140
三、繁育系统检测 142
四、传粉生物性 145

第四节 黑果枸杞树生活史 148
一、生命周期 148
二、物候期 148
第五节 黑果枸杞环境适宜性分析 155
一、黑果枸杞对生态因子要求 155
二、黑果枸杞适生区研究 155
第六节 黑果枸杞核型分析 162
一、核型分析在细胞分类中应用 162
二、黑果枸杞核型分析研究 163
第七节 黑果枸杞生物遗传多样性 169
一、柴达木黑果枸杞遗传多样性 169
二、新疆黑果枸杞遗传多样性 171
三、宁夏黑果枸杞遗传多样性 172
四、不同种源黑果枸杞遗传多样性 172
五、黑果枸杞基因组 SSR 标记开发技术 173
第八节 黑果枸杞基因克隆研究 174
一、花青素合成相关基因克隆 175
二、类黄酮合成相关基因克隆 179
三、高盐低温相关基因克隆 180
四、甜菜碱合成相关基因克隆 185
五、与生长相关的基因克隆 185
六、外源基因遗传转化 185
第九节 黑果枸杞微生物 186
一、根际微生物 186
二、内生细菌 192
第十节 黑果枸杞生物特性聚集 201

第五章 黑果枸杞生态学特征 204

第一节 黑果枸杞生态条件 204
一、中国西北荒漠状况与主要植被 204
二、黑果枸杞主要分布区生态因子 205
第二节 黑果枸杞光合作用 212
一、黑果枸杞光合作用特征 212
二、干旱胁迫下黑果枸杞光合特性 215
三、盐胁迫下黑果枸杞光合生理影响 219
四、风沙胁迫下黑果枸杞光合作用影响 225
五、施氮量对黑果枸杞光合特性影响 228
六、黑果枸杞逆境下的光合作用研究
进展 229
第三节 黑果枸杞抗性生理研究 230
一、盐胁迫下黑果枸杞的生理响应 230

二、干旱胁迫下黑果枸杞的生理响应 248
三、寒冷低温胁迫下黑果枸杞的生理
响应 254
四、风沙流胁迫下黑果枸杞的生理响应 258
第四节 逆境生理下黑果枸杞品质成因 259
一、多酚类物质 260
二、糖类物质 260
三、其他成分 260
第五节 黑果枸杞生态功能与效益 261
一、生态功能价值 261
二、治理荒漠先锋树种 261
三、生态恢复最佳植被 262

第六章 黑果枸杞生药学研究 263

第一节 基原鉴别 263
一、植物器官鉴别 263
二、来源与产地 266
三、药用考证 268
第二节 性状与显微鉴定 269
一、实验材料 269
二、鉴定与结果 269
第三节 薄层鉴别 294
一、实验材料与仪器试剂 294
二、实验方法与结果 294
第四节 电子鼻和电子舌鉴别 295
一、电子鼻与电子舌对不同产地的黑果
枸杞的鉴别 295
二、电子鼻与电子舌对野生与人工种植
黑果枸杞的鉴别 296
三、电子鼻与电子舌对不同干燥方式
黑果枸杞的鉴别 296
第五节 检查 297
一、水分、总灰分、酸不溶性灰分 297
二、浸出物 298
第六节 有效成分含量测定 300
一、花青素含量测定 300
二、甜菜碱含量测定 305
三、多糖含量测定 306
第七节 指纹图谱及相似度评价 307
一、仪器、试剂及样品 307
二、实验结果 308

三、主成分分析 310
四、讨论 310
第八节 安全性检测 311
一、农药残留检测 311
二、重金属检测 311
三、微生物控制 317
第九节 黑果枸杞与白刺鉴别 317
一、基原鉴别 318
二、性状 318
三、显微鉴定 320
四、其他方法 321
第十节 黑果枸杞干果质量评价 322
一、性状鉴定及活性成分对比 322
二、不同产区质量评价 323
第十一节 炮制与贮藏 325
一、贮藏方法 325
二、无柄黑果枸杞加工方法 326
三、等级划分 326
第十二节 功能主治 329
第十三节 青海黑果枸杞地方药材标准
（推荐） 330
一、黑果枸杞地方药材质量标准草案
制定说明 330
二、黑果枸杞地方药材的质量标准草案 330
三、黑果枸杞等级标准（推荐） 332

第七章 黑果枸杞化学成分研究 334

第一节 黑果枸杞主要化学成分 334
一、原花青素 334
二、花色苷 341
三、总多酚 349
四、多糖 351
五、挥发性成分 359
六、生物碱类 359
七、蛋白质 366
八、氨基酸 367
九、有机酸与脂肪酸 368
十、微量元素 370
十一、鞣质 371
十二、维生素 371

第二节　黑果枸杞主要化学成分提取与分离　372
　　一、原花青素　372
　　二、花色苷　373
　　三、总多酚　374
　　四、多糖　375
　　五、挥发性成分　376
　　六、生物碱类　379
　　七、蛋白质　379
　　八、氨基酸　379
　　九、有机酸与脂肪酸　380
　　十、微量元素　380
　　十一、鞣质　382
　　十二、维生素　383
第三节　黑果枸杞化学成分测定及分析　383
　　一、材料与仪器　383
　　二、化学成分测定　386
　　三、结果分析　404
第四节　西北地区黑果枸杞红外光谱分析与鉴别　418
　　一、仪器和材料　418
　　二、实验方法　418
　　三、结果与分析　419
　　四、结论　427
第五节　不同颜色黑果枸杞化学成分差异　428
　　一、黑果枸杞的黑色与白色果实的化学成分含量比较　428
　　二、黑果枸杞的不同颜色果实中总多糖与总黄酮含量比较　432
　　三、不同颜色黑果枸杞花青素检测结果　434

第八章　黑果枸杞药理学研究　455

第一节　黑果枸杞中原花青素药理作用　455
　　一、预防及治疗动脉粥样硬化　456
　　二、抗肿瘤　458
　　三、降血糖　460
　　四、保护肝脏　463
　　五、抗氧化、延缓衰老　466
　　六、保护视觉　469
　　七、提高记忆力　472
　　八、抗焦虑　474

第二节　黑果枸杞中多糖药理作用　477
　　一、降血糖　477
　　二、抗疲劳　479
第三节　黑果枸杞中其他成分药理作用　482
　　一、抑菌　482
　　二、抗辐射　483
　　三、防治急性痛风性关节炎　485
第四节　黑果枸杞安全性评价　485
　　一、急性毒性及 30 日/90 日喂养试验　485
　　二、遗传毒性　488
第五节　黑果枸杞药动学研究　491

第九章　黑果枸杞繁育种植　493

第一节　黑果枸杞育种　493
　　一、青黑杞 1 号优选及品种特性　493
　　二、黑杞 1 号优良品系特性　504
　　三、居延黑杞 1 号林木良种特性　505
第二节　黑果枸杞育苗　506
　　一、黑果枸杞种子育苗　506
　　二、黑果枸杞硬枝扦插育苗　520
　　三、黑果枸杞嫩枝扦插育苗　524
　　四、黑果枸杞组织培养育苗　530
　　五、黑果枸杞根蘖育苗　551
　　六、黑果枸杞压条繁殖育苗　551
第三节　黑果枸杞种植技术　551
　　一、各产区黑果枸杞种植技术　551
　　二、黑果枸杞有机种植技术　560
　　三、黑果枸杞种植管理　561
　　四、黑果枸杞病毒害研究　562
　　五、黑果枸杞种植施肥水研究　564
　　六、黑果枸杞整形修剪　566
第四节　黑果枸杞繁育种植领域专利　566
　　一、育苗领域　566
　　二、种植领域　569

第十章　黑果枸杞深加工技术　573

第一节　黑果枸杞鲜果　573
　　一、黑果枸杞鲜果采摘　573
　　二、黑果枸杞鲜果功能性饮料研究　580
　　三、鲜果食材　582

第二节 黑果枸杞干果 583
　一、黑果枸杞果实干燥 583
　二、不同干燥方法比较 585
　三、干果品质评价 586
　四、黑果枸杞干果质量控制 590
　五、黑果枸杞干果类产品 595
第三节 黑果枸杞果汁 601
　一、黑果枸杞果汁生产工艺 601
　二、果汁生产技术研究 602
　三、黑果枸杞汁生产 613
第四节 黑果枸杞粉 614
　一、黑果枸杞粉制备工艺 614
　二、黑果枸杞粉工艺研究 614
　三、黑果枸杞粉生产 621
第五节 黑果枸杞油 624
　一、黑果枸杞油生产 625
　二、黑果枸杞油生产技术研究 625
　三、黑果枸杞油成分 629
第六节 黑果枸杞酒 630
　一、黑果枸杞酒生产工艺与分类 630
　二、黑果枸杞酒工艺技术优化 635
　三、酒渣再利用 640
　四、黑果枸杞酒现状与发展 641
　五、黑果枸杞酒产品 642
第七节 黑果枸杞叶茶 643
　一、黑果枸杞叶茶生产 643
　二、黑果枸杞叶茶研究 644
第八节 黑果枸杞花青素原料及产品制备 647
　一、黑果枸杞花青素制备 647
　二、花青素产品工艺研究 648
第九节 黑果枸杞酵素 662
　一、黑果枸杞酵素微生物群落动态变化 662
　二、黑果枸杞酵素产品 663
第十节 黑果枸杞产品 664
第十一节 黑果枸杞专利 665

参考文献 670

附录 703

附录一 DB63/T 1425-2015 黑果枸杞嫩枝扦插育苗技术规程(青海省地方标准) 703
附录二 DB63/T 1701-2018 黑果枸杞经济林栽培技术规程(青海省地方标准) 706
附录三 DB37/T 3984-2020 黑果枸杞栽培技术规程(山东省地方标准) 708
附录四 DB15/T 2435-2021 黑果枸杞栽培技术规程(内蒙古自治区地方标准) 710
附录五 DB65/T 4039-2017 食品安全地方标准 黑果枸杞原花青素含量的测定 液相色谱法(新疆维吾尔自治区地方标准) 713
附录六 DBS63/0010-2021 食品安全地方标准 黑果枸杞(青海省地方标准) 715
附录七 DBS63/0011-2021 食品安全地方标准 黑果枸杞中花青素含量的测定(青海省地方标准) 718
附录八 DBS64/006-2021 食品安全地方标准 黑果枸杞(宁夏回族自治区地方标准) 720
附录九 黑果枸杞(《青海省藏药材标准》2019年版) 722
附录十 黑果枸杞(《甘肃省中药材标准》2020年版) 722
附录十一 黑果枸杞(《湖北省中药材质量标准》2018年版) 723

致谢 724

第一章
黑果枸杞药食同源简史

随着社会经济的发展与科技的进步,人们的生活水平不断提高,饮食营养、健康养生、食疗保健等受到更多关注。在当今亚健康人群比例逐年升高的状态下,人们对药疗、食疗的需求提升,中草药、民族药材与食品的交叉融合使用日益增多,"药食两用""药食同源"等用语使用频率越来越高,已成为国际和国内食品科学领域新兴术语。实际上我国药食同源思想与学说形成已久,从商周到明清时代关于食疗、食养、药膳的本草经典多达50余部,《黄帝内经·太素》记载:"五谷、五畜、五果、五菜,用之充饥则谓之食,以其疗病则谓之药。""空腹食之为食物,患者食之为药物。"汉代《神农本草经》和明代《本草纲目》两部中医经典收载了许多食药两用的药材,唐代《千金要方》、宋代《太平圣惠方》和明代《食物本草》均设有专门的"食治"章节,介绍多种疾病的食疗

方法。食药同源药材性味多甘、平,在我国目前公布的药食两用物品名单中,枸杞产量名列榜首,与山药、大枣成为主要食药两用物品。黑果枸杞(*Lycium ruthenicum* Murr.)为枸杞同属植物,果实富含花青素等多种活性成分,功效作用与营养价值较高,特别是抗氧化、防治心脑血管疾病的功效被广泛认同。黑果枸杞食药兼用,无毒、无副作用,成为延缓衰老、预防与治疗慢性病的佳品。食用黑果枸杞鲜果和干果渐已成为人们的习惯,以其为原料的饮品和食品种类丰富,已逐渐成为医药应用、食品添加、营养保健的"软黄金"。本章节从黑果枸杞的民族医药应用历史、食用历史考证入手,探究黑果枸杞食药两用机制,以期推动黑果枸杞在食药方面发挥更大作用,促进医药特色健康产业快速发展。

第一节　黑果枸杞药用历史

黑果枸杞主要在青海、新疆、甘肃等西部地区使用,不被中原中医药文化收录,在中医药经典中没有记载,但是,黑果枸杞在藏医药、维吾尔医药中应用历史悠久(图1-1-1)。随着经济发展,信息发达,近十余年黑果枸杞亦受到中医界重视,在中国各省区保健食用方面得以广泛应用。

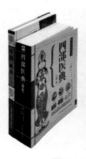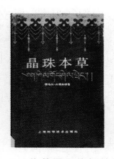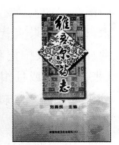

图1-1-1　收载黑果枸杞的民族医药著作

一、藏医药应用历史

（一）黑果枸杞本草考证

1. 《四部医典》· 《四部医典》是藏医经典著作，成书于唐代，由"远方九太医"宇妥·元丹贡布著成，后经几代达赖组织多地曼巴重修完善。本书图文并济，论述藏医理论及治疗方法，为藏医药理论体系奠定基石。《四部医典》（藏文版，宇妥·元丹贡布，2005）记载 འབྲང་རྩི（旁玛）"འབྲང་རྩིའི་འབྲས་བུའི་སྙིང་ཚད་མོ་ནད་སེལ །"。《四部医典》（宇妥·元丹贡布著，李永年译，1983）记载："忍冬果治心热妇女病。"在忍冬果校注项记载："原译为枸杞子。"《四部医典》（宇妥·元丹贡布著，王斌主编，2016）记载："忍冬果能清心热，治妇科疾病。"《四部医典》由于缺少药材性状的描述，对འབྲང་རྩི（旁玛）基原较难分辨。多数学者考证认为，黑果枸杞藏药名称为འབྲང་རྩི（旁玛），是茄科枸杞属多年生分枝棘刺灌木，始载于《四部医典》，味甘，性平，清心热，治疗心脏病、心热病、月经不调、停经，且药效显著（张弓，2019；甘青梅，2001）。འབྲང་རྩི（旁玛）是藏医药中治疗心脏病和妇科病的一味重要药材。目前，འབྲང་རྩི（旁玛）的药材来源之一为黑果枸杞的观点得到较多学者的认同。

2. 《晶珠本草》· 《晶珠本草》，又名《药物学广论》或《无垢晶串》，成书于清代乾隆时期，由藏医药家帝尔玛·丹增彭措撰成。《晶珠本草》有2个汉译版本，其对藏药འབྲང་རྩིའི་འབྲས（旁玛摘吾）的译注有不一样的观点。

1986版《晶珠本草》（罗达尚、毛继祖译）译འབྲང་རྩིའི་འབྲས（旁玛摘吾）为枸杞子："枸杞子清心热，治妇科病。让钧多吉说：'枸杞子治心脏病。'《图鉴》中说：'枸杞子叶细，灌木，果实紫红色，味甘。功效清旧热。'如上所述，枸杞子叶细，树皮灰色丛生，灌木，枝很多，果实紫红色，大小如豆粒。本品分黑白两种，俗称灰枸杞和黑枸杞。将此认作是察尔奈卜（张枝枸子）或且相巴（西藏忍冬）是错误的。"从译著分析，འབྲང་རྩིའི་འབྲས（旁玛摘吾）是枸杞子，其黑色种为黑果枸杞。

2012版《晶珠本草》（毛继祖译）译འབྲང་རྩིའི་འབྲས（旁玛摘吾）为金银忍冬："金银忍冬清心热，并且治疗妇女病。让钧多吉说：'金银忍冬果治心脏病。'《图鉴》中说：'金银忍冬叶细，灌木，果实紫红色，味甘。功效清宿热。'如上所述，金银忍冬叶细，树皮灰色，丛生灌木，枝很多，果实紫红色，大小如豆粒。本品分黑白两种，俗称黑忍冬和白忍冬。将此认作是察尔奈卜（张枝枸子）和且相巴（西藏忍冬）是错误的。"毛继祖重译《晶珠本草》，认为འབྲང་རྩི（旁玛摘吾）是金银忍冬。

3. 《中国藏药》· 《中国藏药》（第一卷）（青海省药品检验所，1996）收载了འབྲང་རྒྱ（旁加）（枸杞），"历史"项记载："《晶珠本草》记载：旁玛清心热，治妇科病。让钧多吉说：旁玛治心病。《图鉴》记载：旁玛叶细，灌木，果实紫红色，味甘，清旧热。""来源"项记载："为茄科植物中宁枸杞 *Lycium barbarum* L. 及同属多种植物，以果实入药。据调查，有人认为本品为旁玛白色种之代用品。"同属植物有中华枸杞、新疆枸杞、北方枸杞、截萼枸杞等，这些植物都是丛生灌木，有红色果实，这类都称"旁加"。"性味功效"项记载："微甘，温。清心热、陈旧热。""主治"项记载："心热病、陈旧热病、妇科病。""用法用量"项记载："常配方用。每次9～15 g。"从上述记载分析，"旁加"与"旁玛"有着较深的历史渊源关系，འབྲང་རྒྱ（旁加）是འབྲང་རྩི（旁玛）白色种或灰色种，1986版《晶珠本草》译此条为枸杞是有一定理由的。

《中国藏药》（第三卷）（青海省药品检验所，1996）收载了"旁那摘吾（黑果枸杞）"，"历史"部分引用了《晶珠本草》的记载并进行了考证，与前述"旁加（枸杞）"类同。此外，"历史"项还记载："旁玛在临床上未分黑、白两种，多误用宁夏枸杞 *Lycium barbarum* L. 或枸杞 *Lycium chinese* Mill.（药材公司购进），《青藏高原药物图鉴》有收载。至于黑白二种的区分，有两种倾向，其一，该书第一卷借鉴上述文献，将中宁枸杞按旁玛的白色种收入；旁玛的黑色种不详。其二，经反复查证，上述白色种值得商榷，首先，其浆果橘红色，矩圆形或卵状矩圆形，与典著记载的果实紫红色、大小如豆粒等显然不同；其次，据调查旁那的正品是分布在柴达木的一种白刺，其果实黑紫色、圆形，种子一粒表面具凹陷。柴达木分布的白刺主要是唐古特白刺 *Nitraria tangutorum* Bobr.，果实紫红色、卵形，种子一粒，表面近光滑，特征虽与典著描述近似，但种子表面无凹陷等与走访调查不符。又进一步查证，发现生长在干旱、盐碱

荒地上的黑果枸杞 *Lycium ruthenicum* Murr.，其枝条坚硬，灰白色，顶端成刺状；叶条形簇生于短枝上，花浅紫色；果实紫黑色、球形，种子一粒，表面具六条纵向凹沟延伸至中部，基部具十数个圆形陷窝等特征与典著描述和访问相符。因而，白色种可能是唐古特白刺，但形态与典著描述还有些差异，有进一步查证的必要；其黑色种为黑果枸杞，根据是充足的，并得了验证。""来源"项记载："为茄科植物黑果枸杞 *Lycium ruthenicum* Murr.，以干燥成熟果实入药。""性味"项记载："味甘，性平。"并引用"《形态比喻》：味甘。《藏药配方新编》：味甘，性平。《藏医百科全书》：味甘、性凉"的文献记载。"旁那摘吾（黑果枸杞）"的功能主治、用法用量与"旁加（枸杞）"记载类同。本书提出了对唐古特白刺（*Nitraria tangutorum* Bobr.）作"旁玛"白色种的质疑，同时也提出了白色"旁玛"为中宁枸杞，这与《中国藏药》（第一卷）的记载情况相符。

4.《中国藏药材大全》·《中国藏药材大全》（大丹增，2016）收载黑果枸杞 *Lycium ruthenicum* Murr.，藏名为 འཛེར་མ།（旁玛），"旁玛"形态描述与《中国植物志》（中国科学院《中国植物志》编辑委员会，1978）类同。生长于海拔 2 000～3 000 m 的盐碱荒地、沙地或路旁。分布于西藏、青海、甘肃。味甘，性平，清心热、宿热。治疗心热病、妇科病。同时记载在高海拔地区，黑果枸杞在藏医中的使用情况，这充分印证了藏医采集药材的基原与当地分布药用植物种状况紧密相关性，也反映了藏族人用药的"地域性"差异，黑果枸杞生长范围在西部地区范围广泛，但藏医只是就地取材，采集自用。

5.《中国藏药植物资源考订》·《中国藏药植物资源考订》（杨竞生，1996）收载了黑果枸杞，在云南迪庆一带藏语中称黑果枸杞为འཛེར་ནག་ཚཝ།（折才那吾），在该药材项下还引用了《中国藏药》（第三卷）黑果枸杞的འཛེར་ནག་བཙཝ།（旁那摘吾）名称，可见不同地域对黑果枸杞药名称谓也不同。"药用"项注："见宁夏枸杞。"另外，著名藏药材考证专家杨竞生考证并收载了འཛེར་མ།（折才玛）基原为枸杞属宁夏枸杞、枸杞、北方枸杞。黑果枸杞藏医用功效与同属宁夏枸杞、枸杞、北方枸杞相同，即"甘、温，治贫血、咳嗽、头疼，失眠的作用"。在德格县藏医院、阿坝州药检所和天祝县藏医院的药材标本室都有枸杞的实物标

本，且把黑果枸杞称之为འཛེར་ནག་བོ།（折才那布）。说明枸杞子和黑果枸杞在藏医中都有应用，且名称有区别，但功效一致。该著在འཛེར་མ།（折才玛）宁夏枸杞项注：①本藏名未见于古藏本草。②本种与枸杞部分藏医曾误据《认药》条附图注汉文枸杞而用枸杞子，从《认药》可说明蒙医在二百多年前已误以之代འཛར་མ།（旁玛），藏药འཛར་མ།（旁玛）应为越橘叶忍冬等忍冬植物的果实。持此观点的还有以下著作，如《青海经济植物志》（中国科学院西北高原生物研究所，1987）收载宁夏枸杞，藏名旁庆；收载北方枸杞，藏名别称折才尔玛；收载越橘叶忍冬，藏名旁玛那保。《藏药志》（中国科学院西北高原生物研究所，2019）收载 འཛེར་མ།（折才玛）为枸杞（*Lycium Chinese* Mill.），在"考证"项记载："折才玛在《晶珠本草》中无记载，但西藏和青海多数藏医把茄科的枸杞和宁夏枸杞当做折才玛用，其主要功效是治贫血、咳嗽。虽然少数藏医仅把枸杞子作旁庆（如青海黄南州藏医院）或作旁玛用，但藏医专家认为折才玛的原植物仅为枸杞子，旁玛的原植物应为忍冬科植物。""来源"项记载："旁玛植物为忍冬科的越橘叶忍冬、小叶忍冬、陇塞忍冬、齿叶忍冬、袋花忍冬、华西忍冬及红脉忍冬等。"《中国少数民族传统医药大系》（奇玲，2000）将འཛང་མ།་འབྲས་བུ།（旁玛哲吾）译注为金银忍冬 [*Lonicera maackii* (Rupr.) Maxim.]。从以上著作分析，འཛེར་མ།（折才玛）与འཛང་མ།་འབྲས་བུ།（旁玛摘吾）均具有治疗由心热病引起的头疼、健忘、失眠、情绪反常和妇科病的功效，前者为枸杞属植物，后者为枸杞属和忍冬属植物。

6.《甘肃省中药材标准》·《甘肃省中药材标准》（甘肃省药品监督管理局，2020）记载："本品为茄科植物黑果枸杞（*Lycium ruthenicum* Murr.）干燥成熟果实。【性味与归经】甘平，归肝肾经。【功能主治】清心热，强肾，润肝明目，健胃补脑，抗衰及通经。用于心热病，月经不调，以及虚劳精亏，腰膝酸痛，眩晕耳鸣，阳痿遗精，内热消渴，血虚萎黄，目昏不明。"

7.《青海省藏药材标准》·《青海省藏药材标准》（青海省药品监督管理局、青海省药品检验检测院，2019）记载："本品系藏族、维吾尔族习用药材。为茄科植物黑果枸杞 *Lycium ruthenicum* Murr. 的干燥成熟果实。【性味】甘平。【功能主治】清心热、旧热，心热病、妇科病。"

以上两个标准内容基本一致,只是甘肃省黑果枸杞标准涵盖了中药、维吾尔药和藏药的疗效,标准规定的水分、浸出物、总灰分限度都较高于其他省区,地方药材标准的建立与颁布对藏医药应用黑果枸杞提供了技术保证。

经以上对黑果枸杞的本草考证得出以下结论:①黑果枸杞是 འབྲོང་མ (旁玛)药材来源之一,是 འབྲོང་མའི་འབྲས (旁玛摘吾)枸杞子的黑色种,藏名为 འབྲོང་ནག་འབྲས (旁那摘吾)。②འབྲོང་མ (旁玛)药材为多基原药材品种。འབྲོང་མ (旁玛)类药名有 འབྲོང་མའི་འབྲས (旁玛摘吾)、འབྲོང་ནག་འབྲས (旁那摘吾)、འབྲོང (旁加)、འབྲོང་ཆེན (旁庆)[《青藏高原药物图鉴》(青海生物研究所、同仁县隆务诊疗所,1972)]等,基原品种有枸杞属和忍冬属植物果实10余种。③འཚེར་མ (折才玛)基原为枸杞属多种果实,འཚེར་མ (折才玛)藏语音译是带刺之意,这类药材历史考证和 འབྲོང་མ (旁玛)基原类同,功效也相近,都有治疗由心热病引起的头疼、健忘、失眠、情绪反常和妇科病的功效。但本品在古藏本草中无记载,应视为旁玛的异名或别称,所以旁玛的主流基原应是带刺植物枸杞属果实,包括了几种红果枸杞和黑果枸杞。④འབྲོང་མ (旁玛)以忍冬果入药,将 འབྲོང་མའི་འབྲས (旁玛摘吾)译为金银忍冬,其植物"树皮灰褐色、有纵裂、叶纸质、椭圆或椭圆披针状等。"性状特征与《晶珠本草》(毛继祖,2012)记载不符合,上述忍冬属其他品种与《晶珠本草》(毛继祖,2012)ཤིང་ (奇兴)西藏忍冬"灌木,树干低小,白色;叶细小,花小,果实成熟后红色,状如珊瑚,大小如豆,皮薄欲穿;枝木很柔软。"较为接近。据此罗达尚著(2018)《晶珠本草·正本诠释》收载 ཤིང་ (奇兴扎布)为忍冬属小叶忍冬和红花忍冬果实,功效治肺门病。是否将藏药中忍冬属果实归为 ཤིང་ (奇兴),以别于 འབྲོང་མ (旁玛)枸杞属果实有待进一步考证研究。

(二)黑果枸杞、忍冬果与白刺辨析

旁玛类药物出现一名多物和一物异名,源于各地人员对原植物描述特征认识不一致,按图索骥、就地取材,也源于藏语系不同、口语化不同导致翻译、汉译名不统一造成。

路安民(2003)对枸杞物种鉴定认为,藏医书《晶珠本草》记载药名称与口语化藏药名称不同,造成了

枸杞、黑果枸杞与忍冬的混淆。འབྲོང (旁加)和 འཚེར་མ (折才玛)在《晶珠本草》中无记载,但经藏医药专家认定,"折才玛"的原植物为枸杞和宁夏枸杞,可治贫血、咳嗽、心热和妇科病。黑果枸杞藏语叫 འབྲོང་ནག་འབྲས (旁那摘吾),分布于西藏、青海、四川、甘肃、宁夏、新疆和内蒙古干旱地区。忍冬科的越橘叶忍冬 [Lonicera angustifolia var. myrtillus (Hook. f. & Thomson) Q. E. Yang]和小叶忍冬 (Lonicera microphylla Willd. ex Roem. et Schult.)等,藏语叫 འབྲོང (旁玛)。以上旁玛、旁那摘吾、旁加和《晶珠本草》(罗达尚,1986)旁玛摘吾功效记载相同,即"清心热,治妇科病"。黑果枸杞是多棘刺灌木,高仅2~50 cm(野生状态),忍冬是无棘刺灌木,高2.0~2.5 m,两者的叶子形状和叶片厚薄有明显不同。在藏药中,还有把蒺藜科白刺属(Nitraria)的唐古特白刺(Nitraria tangutorum Bobr.)当成黑果枸杞使用的情况,藏语称白刺为 འབྲོང་ནག (旁那)与黑果枸杞称谓相近。白刺的果实为浆果状核果,成熟时深红色,只有1粒种子,呈狭卵形,先端渐尖,长5~6 mm。黑果枸杞的果实有数粒种子,其种子呈肾形,长约1.5 mm,宽2 mm,褐色。白刺是生长在盐质荒漠上的植物,分布于内蒙古西部、陕西北部、甘肃的河西走廊、青海的柴达木至西藏东北部。笔者查阅了《藏药志》和《中国藏药》,都未见白刺的药用记载。"旁玛"的这种使用混乱情况已引起不少学者的考证并提出看法,混乱品种医方使用不当,重则人命关天,轻则给患者带来痛苦与经济损失。

彭广芳等(1980)通过对茄科中草药的考证,认为西藏藏医习惯以白刺的果实,原植物为蒺藜科植物西伯利亚白刺(Nitraria sibirica Pall.)及其同属植物唐古特白刺(Nitraria tangutorum Bobr.)、大白刺(Nitraria roborowskii Kom.),作枸杞药用。据彭广芳等(1980)考证,老藏医李多美在《藏本草》中记载枸杞有两类,一类为枸杞,叫"傍加";另一类为白刺果,叫"傍努"(又名"努二那",藏译汉音译不同)。并介绍西藏地区枸杞的大类名称为"傍侧",其中包括"傍加"(即真枸杞)和"傍努黑"(当地又称"旁马")。藏医用枸杞治心热和妇科病。直到现在藏医仍以白刺果作枸杞,正品枸杞一般不用,若采不着白刺果,才从医药公司购入真枸杞作代用品。这两种

果实的主要区别在于：白刺果为核果，味酸甜或略带咸味，暗红色或黑红色，内有骨质化硬核1枚，卵形，核内有种子1粒，长卵形或狭卵形；枸杞子为浆果，味甜，红色，内有种子多数，扁肾形。鉴于枸杞子与白刺果形态较相似，造成了误用现象。两者的临床疗效有所不同，无疑，白刺果是枸杞的伪品，不宜混称混用。既然藏医习用白刺果，其疗效又不同于枸杞，不如还其原名白刺果（或"傍努黑"），单列一味药，以免造成混乱。

甘青梅（1995）做过"旁玛"考证及生药学研究，认为，"旁玛"在《晶珠本草》《形态比喻》《祖先口述》《藏药配方新编》《新编藏医学》《藏医百科全书》等藏医药书籍中均有记载。《晶珠本草》（罗达尚、毛继祖，1986）记载ཕང་མའི་འབྲས་བུ།（旁玛摘吾）："清心热，治妇科病……叶细，丛生灌木，分枝多，树皮灰色，果实紫红色，大小如豆粒。常分黑、白两种，俗称灰旁玛（旁加）和黑旁玛（旁那）。"《形态比喻》记载："旁玛叶细，灌木，果实紫红色，味甘，功效清旧热。"《祖先口述》记载："旁玛摘吾清心热，治妇科病，枝条灰色，果实如豆，红色。"《名老藏医》的口传记述："旁玛叶细，枝条白色，果实黑紫色，种子表面有纵沟和凹陷；生长在柴达木盆地盐碱滩上，形似白刺。"甘青梅（1995）按上述记载对"旁玛"进行调查，发现"旁玛"临床上不分黑白种，均用宁夏枸杞（*Lycium halimifolium* Mill.）或枸杞（*Lycium chinense* Miller）。关于黑白两种的区分有两种倾向，其一，将宁夏枸杞列为"旁玛"的白色种，黑色种不详。其二，唐古特白刺（*Nitraria tangutorum* Bobr.）形似白色种，但种子表面无凹陷与考证不符。关于黑色种，甘青梅（1995）经进一步查证发现，生长在柴达木盆地东部边缘干旱、盐碱荒地上的黑果枸杞（*Lycium ruthenicum* Murr.），其枝条坚硬，灰白色，顶端或刺状，叶条形，簇生于短枝上，花浅紫色，果实紫黑色，球形，种子表面具有6条纵向凹沟，并延伸至东部，基部具十数个圆形陷窝，这些特征与典著描述和走访调查基本相符。

通过对黑果枸杞、忍冬类植物、白刺进行实地调查发现，这几种植物虽有相似之处，但区别也很容易，以"灌木丛生，树皮枝条灰色或白色，果实紫红色"按图索骥，三者都可当成"旁玛"，但叶细者更近似黑果枸杞植物。以"叶细、果实紫黑色，有凹陷沟。

种子有纵沟和凹陷"为特点，可明确区分。

（1）黑果枸杞：叶条形，条状披针形或条状倒披针形，浆果球状紫黑色（图1-1-2）。

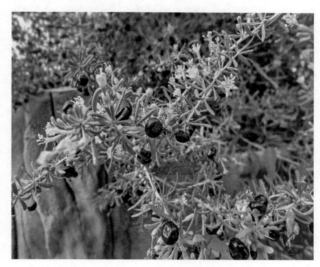

图1-1-2 黑果枸杞

（2）忍冬类植物：叶子卵圆形，果实橙红色（图1-1-3）。

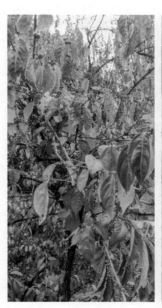
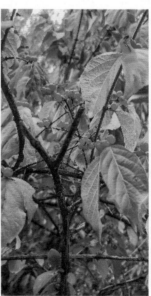

图1-1-3 金银忍冬

（3）唐古特白刺：叶椭圆形至卵状匙形，倒披针形，果实紫红色，酸甘味重（图1-1-4）。

文献研究显示"旁玛"类药物都以"甘，平，治疗心热病、心脏病、旧热、妇科病"为主要功效。心热病、旧热、妇科病等多以阴虚、血虚为主因，都需要滋

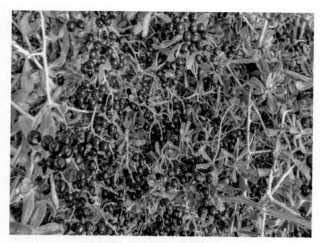

图 1-1-4 唐古特白刺

补肝肾、补阴虚、益精养血的枸杞属植物来治疗与预防。白刺，味甘、酸，性温，主治消化不良。忍冬类味苦，主治炎症和肺门病。现代研究认为枸杞属植物黑果枸杞（*Lycium ruthenicum* Murr.）富含各类花青素，果实中 Fe 元素含量较高，表明果实对冠状动脉硬化等心血管疾病有显著疗效，也是妇女人群常用的药品、保健品。因此笔者认为 1986 版《晶珠本草》译"旁玛摘吾"为枸杞和黑果枸杞确有科学道理，即"旁玛"正品基原为枸杞属植物，黑果枸杞为"旁玛摘吾"基原之一。

白刺果、忍冬果与黑果枸杞混淆代用时年已久，其原因有三，一是黑果枸杞（*Lycium ruthenicum* Murr.）在西藏、四川西部及青海黄南、果洛、玉树等地分布较少，为自给自足的藏医应用带来困难，当地人按图索骥以唐古特白刺（*Nitraria tangutorum* Bobr.）来代替。二是在黑果枸杞生长的地方都有白刺、柽柳等植物分布，黑果枸杞刺多难采，白刺刺少好采、易采易得便代替了黑果枸杞。三是枸杞属植物中的各种红枸杞、黑枸杞与白刺生长环境高度重叠，特别在柴达木盆地，给三者互相代替提供了天然条件。以上因素导致在藏医临床中多有白刺、忍冬果、枸杞属果实混用情况。

"旁玛"正品基原为枸杞属植物的认识有较长的历史渊源，公元 7 世纪，松赞干布统一了青藏高原，建立了吐蕃政权，为藏医药发展奠定了基础。公元641 年和公元 710 年，唐朝文成公主和金城公主两次进藏和亲，带来了大量的医典、医生、医用器械、植物种子和药材，才有了《月王药珍》和后期的《四部医典》著作的形成。据后人考证，带去的中药材中，有112 种至今中药和藏药交叉使用，其中就包括了枸杞（钟国跃，2012）。除西藏以外，云南迪庆、四川西部、甘肃南部、青海等主要藏区都产枸杞属植物的果实，方便这些藏区藏医采购应用。从唐至明清时代，也就是从《四部医典》成书年代到《晶珠本草》成书年代，枸杞这一药材也完成了从中华枸杞到宁夏枸杞为主要药源的变迁，其主产区和道地产区由常山（河北）—茂县（四川）—古代甘州（甘肃）—宁夏、青海的转变（海平、王水潮，2016），所以"旁玛"基原形成了以宁夏枸杞、枸杞为主，截萼枸杞、云南枸杞、北方枸杞、黑果枸杞等同属多植物并用的情况，《中国藏药》（1996）、《中国藏药材大全》（2016）都是在总结前人经验基础上，结合现代科学研究成果支持这一观点。《甘肃省中药材标准》《青海省藏药材标准》对黑果枸杞应用提供了法律技术标准，确保藏医正确、规范地应用黑果枸杞，确保质量与安全。

总之，经以上考证研究，药材正本清源应以性味功效为主线，"旁玛""旁玛摘吾"以治疗心热病、心脏病、妇科病为主要功效，应该以甘平滋补的枸杞属植物物种为基原，"旁玛"应使用枸杞、宁夏枸杞入药，"旁玛摘吾"应使用黑果枸杞入药。对其他植物如忍冬果、白刺应另外单列，以临床疗效为标准，厘清旁玛类药材的正源。

（三）"旁玛"处方

据《藏药方剂宝库》（毛继祖、吉守祥，2014）记载，藏医有 4 500 余个古今方剂，1 200 余种藏药入方，其中，黑果枸杞入方 21 次，入方率为 0.47%。入方用于治疗心脏病 9 次，占黑果枸杞在藏药中总入方的 42.9%；入方用于治疗妇科病 12 次，占黑果枸杞在藏药中总入方的 57.1%。由此得知，黑果枸杞临床应用以治疗心脏病与妇科病为主。同时，黑果枸杞药理功效的现代研究也应得到重视，扩大其应用范围（张弓，2019）。《中国藏药》（第三卷）引用《四篇藏医著作》记载"七味大黄散"："大黄 15 g，沙棘 10 g，黑果枸杞 10 g，广木香 7.5 g，火硝 5 g，干姜2.5 g。碱花 2.5 g。粉碎成细粉，混匀，即得。用于妇科恶血症。口服，每服 3 g，每日 2～3 次。"

二、维吾尔医药应用历史

《维吾尔药志》（刘勇民，1999）是维吾尔族医药大成,在"枸杞子(阿勒卡特)"的"植物来源"项记载:"茄科(Solanaceae)枸杞属(*Lycium* L.)植物,主要有枸杞和宁夏枸杞。"在"功能主治"项记载:"性温。补脑,健身,强肾,滋肝,明目;用于眩晕,视物昏花,肾虚阳痿,身体软弱。用量5~15 g。[附方一]枸杞子、洋甘菊花、余甘子、印香附、榅桲、罂粟子各等份,共成细粉,以2倍蜂蜜制成膏,一日2~3次,每次5~10 g,用于头昏健忘,阳痿,身体虚弱。[附方二]枸杞子、黑桑椹、酸梅肉、鹰嘴豆、刺糖各2份,印豆蔻、唇香草各1份共成细粉,以炼蜜制成0.5 g小丸,每日2~3次,每服5~10丸,用于神经衰弱,肝炎,以及脾虚弱,消化不良等。"在"附注"项记载:"黑果枸杞(*Lycium ruthenicum* Murr.)健胃、滋补和通经。在民间用作滋补强壮以及降压药。旱生灌木,高30~80 cm,全株呈灰白色。茎多分枝,枝条多刺。叶线型或披针形,簇生于刺的基部,花数朵簇生于叶腋,花淡紫红色。浆果小球形,直径5~7 mm,果实含有有机酸、维生素和糖类。"在《中华本草·维吾尔药卷》(阿不都热依木·卡地尔,2005)的"枸杞子(阿勒卡特)"项下有类似内容记载。据笔者新疆实地调研,维吾尔医药中枸杞属多种植物果实,包括黑果枸杞,都可作"阿勒卡特"入药,《维吾尔药志》处方中枸杞子也可用黑果枸杞替代,但现多以红果枸杞入药。

三、中医药应用历史

(一)枸棘考证

中医多用枸杞属植物中枸杞和宁夏枸杞的果实和根皮入药。黑果枸杞在中医中被认为是枸杞和宁夏枸杞的"下品",与枸棘一类相提并论。枸棘一名始见于宋代各家本草,关于枸杞与枸棘的原植物问题,有各种不同看法,讨论的焦点在于有刺无刺。宋代《图经本草》谓:"今人相传,谓枸杞与枸棘二种相类,其实形长,而枝无刺者真枸杞也,圆而有刺者枸棘也,枸棘不堪入药而下品。"这里认为枝无刺,果实长的是真枸杞;有刺而果实圆的是枸棘。而《本草衍义》谓:"后人徒劳分别,又为之枸棘,兹强生名耳,凡杞未有无棘者,虽大至成架,然亦有棘,但此物小则多刺,大则少刺。"很明显,寇宗奭认为,枸杞、枸棘为一种植物。《重修政和本草》谓:"枸棘是枸杞之有针

者。"又引别说云:"枸棘亦非甘物,今按诸文所说名极多,故使人疑,然此物用甚众,花小而红紫色,图经所说实形长,而枝无刺者,真枸杞也,此别是一种类。"这里认为枸棘是枸杞的一种,而以无刺者为真。沈存中方谓:"陕西枸杞长一二丈,其围数寸,无刺。"目前已考证,沈方所载枸杞的原植物应为宁夏前已考证,沈方所载枸杞的原植物应为宁夏枸杞(*Lycium halimifolium* Mill.),以及刺少的截萼枸杞(*Lycium truncatum* Y. C. Wang)。李时珍《本草纲目》引文中谓:"此当采无刺味甜者,其有刺者服之无益。"枸杞属植物通常有刺,只不过有的棘刺多,如黑果枸杞(*Lycium ruthenicum* Murr.);有的棘刺少,如截萼枸杞(*Lycium truncatum* Y. C. Wang)。又如宁夏枸杞(*Lycium halimifolium* Mill.)原有棘刺,经过栽培、修剪等田间管理,逐渐变为小乔木,主干上无刺。又每年修剪不结果的多棘枝、徒长枝及少结果、棘刺较多的中间枝,因此一眼看去,似乎无刺或少刺。枸杞(*Lycium chinense* Mill.)多为野生,棘刺多少不等,根据笔者的观察,枸杞于4月首先萌发叶芽(山东),棘刺是叶腋三芽中间的一个芽,通常两侧叶芽萌发后才萌发此刺芽,刺芽顶端或近顶端有1~3枚通常不发育的芽,说明枸杞的棘刺是一种变态茎枝。前面已考证,唐代已渐变野生枸杞为家种,经管理修枝后,刺相对就少了些,因此至宋代,各家本草对枸杞的质量优劣、有刺无刺,就成了一个形态指标。再回过头来看枸杞与枸棘是否为同一种植物,多数本草认为枸杞与枸棘是两种相类似植物:枸杞无刺,果长,味甜;枸棘有刺,果圆,味不甘。只有宋寇宗奭认为是一种植物,谓:"小则多刺,大则少刺。"寇宗奭认为枸杞均有刺是对的,但认为枸杞与枸棘是一种植物是不全面的。根据以上各本草的记载,所谓真枸杞,主要是指栽培的、刺少、果大、味甜的宁夏枸杞(*Lycium halimifolium* Mill.)。而枸棘是泛指野生的、多棘刺、果小、味不甚甜或带苦味的多种枸杞,其中可能包括黑果枸杞(*Lycium ruthenicum* Murr.)、新疆枸杞(*Lycium dasystemum* Pojark)及其变种红枝枸杞(*Lycium dasystemum* var *rubricaulium* A. M. Lu)、枸杞(*Lycium chinense* Mill.)及其变种北方枸杞[*Lycium chinense* var. *potaninii* (Pojark.) A. M. Lu]等。各地实际并不采收这些野生枸杞的果实,

由于质量次，即使偶尔采点，也只是就地自采自用。这与宋代以后的各家本草所谓"枸棘不堪入药而为下品"是相符的（彭广芳，1980）。所以，古代至现代黑果枸杞在中医处方中没有配方应用的记载。

（二）中医现代应用

随着经济发展与科技进步，人们愈来愈重视疾病预防与养生保健，许多有药用价值的民族药被开发应用于中医药防治疾病和医疗保健中。黑果枸杞虽在过去被认为是枸杞的次品。但近年来，植物化学与药理研究显示，两者不可等同论别，药用价值各不相同，以抗氧化为例，枸杞主要成分是枸杞多糖、β-胡萝卜素在起作用，黑果枸杞则是花青素在起作用。花青素还具有预防心血管疾病、动脉硬化作用，所以利用黑果枸杞开发化妆品、药品、保健品较红枸杞更具有广阔前景。

黑果枸杞与红果枸杞活性成分的区别为黑果枸杞含有丰富的花青素类物质，在所含该类成分的植物中黑果枸杞名列前位。特别是近年来央视报道以后，这个生长在西部盐碱沙漠地区的特有药用物种很快被国内外人们接受，被称为"花青素之王"，市场需求量急剧增加，全国十几家药市售价涨势较快，成为中医滋补肝肾、益精明目、抗氧化、延缓衰老、预防并缓解心血管疾病及动脉粥样硬化、保护视力、预防糖尿病视网膜病变、改善睡眠的医疗保健佳品。

在中医理论指导下应用黑果枸杞，其功效用法类同枸杞子，湖北省、甘肃省、青海省都出台了中医与民族医学应用黑果枸杞的质量标准来规范临床应用，各有特点（表 1-1-1）。

表 1-1-1　黑果枸杞质量标准对比

项目 类别	湖北中药材标准	甘肃中药材标准	青海藏药材标准
基原	黑果枸杞（L. ruthenicum Murr.）	同左	同左； 藏译名：旁那摘吾
性状	类圆形、纺锤形或椭圆形，长 0.5～1.2 cm，直径 0.4～0.9 cm，表面为黑褐色，基部有花萼，常带柄。果皮柔韧，皱缩，果肉干瘪。种子肾形，表面黄棕色，长 1.0～1.5 mm。气微，味甜	类圆形，直径 3～10 mm；表面紫黑色。种子 20～50 粒	类球形或球形，直径 4～10 mm，种子 10～30 粒
鉴别	粉末黑褐色。外果皮表皮细胞表面观呈类多角形或长多角形，表面有平行的角质条纹。垂周壁平直或细波状弯曲。中果皮薄壁细胞呈类多角形，壁薄。胞腔内含橙红色或红棕色球形颗粒。种皮石细胞表面观不规则多角形，壁厚，波状弯曲，层纹清晰	同左	同左； 另有对照药材薄层层析
检查	水分：不得超过 12%，按《中国药典》通则方法操作	杂质：不得超过 5%；水分：不得超过 15%；总灰分：不得超过 8%；均按《中国药典》通则方法操作	水分：不得超过 13%；总灰分：不得超过 10%；酸不溶性灰分：不得超过 2.5%；均按《中国药典》通则方法操作
浸出物	不得少于 48.0%	无	不得少于 50.0%
性味与用法用量	甘，平。6～12 g	同左	甘，平。配方使用，6～15 g
功能主治	滋补肝肾，益精明目。用于虚劳精亏，腰膝酸痛。眩晕耳鸣，阳痿遗精，消渴，血虚萎黄，目暗不明	清心热，强肾，润肝明目，健胃补脑，抗衰通经。用于心热病，月经不调，虚劳精亏，眩晕耳鸣，阳痿遗精，内热消渴，血虚萎黄。目昏不明	清心热、旧热，治疗心热病，妇科病
用法比较	同枸杞子、地骨皮功效。中医枸杞属果实应用方法	具维吾尔医、中医、蒙医疗效	藏医用法兼蒙医使用枸杞子应用方法

中医将黑果枸杞用于养生保健主要源于其花青素含量高于其他植物,这是红枸杞不具备的物质成分。花青素在许多国家按处方药管理,对多种疾病有积极防治作用,美国人均每日推荐摄入量为180~215 mg(张上隆等,2007)。研究证实,黑果枸杞有助于预防多种自由基相关疾病,包括心脏病、肿瘤、早衰和关节炎,可增强动静脉和毛细血管弹性,降低中风发生概率,可松弛血管、促进血流、防治高血压。

(三)服用方法与禁忌

1. 服用方法

(1)直接嚼食吞服或打粉服用,用量以 5~15 g 为宜。

(2)泡水:用盐水(不超过 60 ℃)泡 5~10 min 后饮用,再将泡后的黑果枸杞嚼食服用。

注:不同温度、不同酸碱性的水泡出的黑果枸杞色泽不一致,弱酸性的水呈蓝色;矿物质性水呈紫色至黑色;在热水中偏紫;凉水中偏蓝。这是由于花青素在不同水中溶解所产生的现象,与治疗及预防疾病无重要关系。

(3)泡酒:按酒∶黑果枸杞=5∶3的比例浸泡15~30日为宜,一次服用10~20 mL,1日2次。亦可按医生处方酌情入药服用。黑果枸杞泡酒便于服用,吸收迅速,见效快、疗效高、便于储存。兼有畅通血脉、散瘀活血、祛风散寒、消冷积、医胃寒、健脾胃、提精神和引药上行的作用。

黑果枸杞酒制品按功效常分为 4 类:滋补类、活血化瘀类、抗风湿类和壮阳类(表 1-1-2)。

表 1-1-2 黑果枸杞酒制品种类

名称	配方	制法和用法、用量	功效
疏风明目酒	黑果枸杞 50 g,黄酒 2 000 mL	将黑果枸杞浸入黄酒中,密封贮存 4 个月即可。每次服 30~50 mL,每日服 2 次,饭后服用	清肝明目,疏风散热。用于肝虚白内障、迎风流泪
海马黑枸杞酒	黑果枸杞 30 g,海马 1 对,白酒 500 mL	将上药浸于酒中密封,置阴凉处,2 周后即可。每日 1 次,睡前温服 1 小杯	滋补肾阳
补益精杞园酒	黑果枸杞、龙眼肉各 50 g,白酒 500 mL	将上药浸入酒中,封固,15 天后即可饮用。每次饮 1 小杯,每日 1~2 次	补脑益肾
黑枸杞沙参首乌酒	黑果枸杞、沙参、制首乌、女贞子、金银花、天花粉各 15 g,赤白芍、夏枯草、当归、炙鳖甲、生牡蛎各 30 g,三棱、莪术各 9 g,焦三仙 18 g	水煎服	滋补肝肾,解毒抗癌
党参黑枸杞酒	黑果枸杞 20 g,党参 5 g,米酒 500 g	将党参拍裂切片,与黑果枸杞共置容器中,加放米酒,密封,浸泡 7 日后渣,即成	补气健脾,养肝益胃,脾胃气虚、血虚萎黄。用于食欲不振、肢体倦怠、腰酸头晕
黑果枸杞酒	黑果枸杞 10 g,茯苓、生地黄、熟地黄、山茱萸、牛膝、远志、五加皮、石菖蒲、地骨皮各 20 g,白酒 1 000 mL	将药材切碎,装入布袋,置于白酒中,密封浸泡,14 日后去渣即成。每日早晚各服 15 mL	养心安神,补血益精,强身健体
黑枸杞参白酒	黑果枸杞 70 g,生地黄 100 g,麦冬 60 g,甜杏仁、茯苓 30 g,人参 20 g,白酒 1 000 mL	将药材置于白酒中,密封浸泡,7 日后去渣即成。每日早晚各服 10~15 mL	填精髓,补肾健脾,益气。用于腰困体倦、食欲不振、面容憔悴、肌肤粗糙、大便秘结
黑枸杞虫草酒	黑果枸杞 40 g,冬虫夏草 10 g,白酒 500 mL	将上药置于酒中,装瓶密封,每日振摇 1 次,半个月后开始饮用。每日早晚各温饮 10~20 mL	补虚益精,祛寒助阳

2. 禁忌

（1）黑果枸杞药用与保健用量每日不宜超过 15 g，不可超剂量长时间服用。脾胃虚弱者禁食，以免加重脾胃寒痰瘀滞症状。

（2）5 岁以下儿童不宜服用黑果枸杞。

（3）黑果枸杞有温热身体作用，患有感冒、炎症和腹泻的热性体质人群不可服用。

第二节　黑果枸杞食用历史

一、食用历史考证

（一）新疆小河古墓遗物调查

在世界第二大沙漠塔克拉玛干沙漠东北部的尉犁县周边有一罗布泊，人们称之为"地球之耳"。在 4 000 年前，有欧洲古提人从欧亚草原迁徙塔里木盆地，一部分人到了巴里坤草原，过着游牧生活，成为月氏人的祖先；另一部分人则来到了罗布泊地区，成为罗布泊人的祖先，形成小河氏族和太阳氏族，分布在孔雀河分支流域。在新疆罗布泊生活的先民们早有食用黑果枸杞的习惯，这可以从小河墓地考古中得到证实。在距罗布泊地区孔雀河下游河谷 60 km 的西南荒漠，发现了上千口棺材，距今约有 3 800 年。自 2000 年开始，新疆文物考古研究所对其进行了全面考古研究，对系列样本进行了测年，对人骨做了 DNA 研究，并做了动物、植物、冶金、环境考古分析，对出土残留物、头发、主食、纺织物进行了分析。结果显示小河墓地干尸具有欧罗巴人种外形特征。DNA 分析表明小河早期人群带有东部欧亚谱系和西部欧亚谱系的群体特征，小河墓地动物牛与西部欧亚地区的驯化黄牛 DNA 接近。表明在大约 4 000 年前，东西方人与动物就有迁徙塔里木盆地的可能。在植物考古中发现了黑果枸杞，由于该地区干燥少雨，墓地许多地方还保存着埋藏时的原貌，棺木、尸体，以及大量动物、植物遗存物保存良好。在植物考古中发现小河墓地存有大量植物遗骸，如木棺及棺外立柱所用胡杨、柽柳，随葬的麻黄、芦苇、骆驼刺、黑果枸杞、胀果甘草等，大多保存较好，特征明显，容易识别。小河墓地还出土了大量植物种子，通过形态学鉴定有小麦、黍、画眉草等。表明距今 4 000 年左右，东西方两大农业文化系统已相互接触，并共存

于新疆。蒋洪恩对小河墓地大量发现的一种细微种子进行鉴定，结果为禾本科画眉草属植物，该属植物茎叶柔软，常被当作家畜的饲料利用（已在牛粪中检出）；日本学者河原太八等则认为其形态与原产于非洲的杂谷苔麸（画眉草属）非常接近，并推测苔麸约在公元 2 000 年前经由阿拉伯地区传到了印度，后又传到罗布泊地区（李文英，2013）。

小河墓地植物考古中发现了黑果枸杞遗存物，说明在 3 800 年前新疆的先民就食用或药用黑果枸杞，麻黄、芦苇、胀果甘草、小麦、黍、骆驼刺同在墓中被发现，有食用的、药用的，有用于家畜饲料的，其中麻黄属祭祀神器，这或许与当时的先民食用麻黄后带来精神兴奋和活力有关。小河墓地中的黑果枸杞为后人留下了保存完整的果实和种子，是迄今世界范围内发现最早的枸杞属黑果枸杞标本和实物鼻祖，对研究黑果枸杞起源有重要价值。另外，小河墓地墓主均为女性，因生育有功而被后人崇拜并获得一定的社会地位，墓地中展现了古人对生殖能力的崇拜。墓葬中发现黑果枸杞、胀果甘草，也说明了古代人早就认识到了黑果枸杞、甘草对女性身体大有益处，墓主人身份也说明了黑果枸杞被人们视为珍贵之物，与祭祀神器麻黄同墓共葬。

（二）青海乙弗与吐谷浑人"三刺"食物由来

青海广阔的草原和戈壁滩中的天然绿洲，生长着黑果枸杞、红果枸杞、白刺、柽柳、梭梭、罗布麻、沙棘等植被，为古人类生存、现代生态与畜牧业发展提供了优良条件。早期牧人也是开发者。西晋末，辽东鲜卑慕容氏吐谷浑部移居甘青地区，后发展为吐谷浑国，原来生活在这里的诸羌大部分与鲜卑人杂居融合，融入吐谷浑这个新共同体的还有部分汉族以及氐、杂戎、诸胡等部族的人。吐谷浑主要靠发展

畜牧经济使得国力强盛。当时青海地区畜牧业的发达可从中原封建王朝征伐吐谷浑时往往俘获数以万计的杂畜得知。如北魏和平元年（460 年）六月，魏遣征西将军阳平王新成等击吐谷浑拾寅，一次即"获杂畜三十余万"。吐谷浑国所属的乙弗部（又称乙弗勿敌国）驻牧于青海湖周围，"众有万落，风俗与吐谷浑同。然不识五谷，唯食鱼及苏子。苏子状若枸杞子，或赤或黑"（崔永红，2017）（图 1-2-1）。乙弗部以渔猎和采集隔壁草原植物果实所获作为重要生活来源。苏子，指黑果枸杞、红果枸杞、白刺一类的浆果。这印证了 1 000 多年以前青海柴达木先民就有食用黑枸杞等浆果的习惯，而且被冒险家普尔热瓦尔斯基记载于《走向罗布泊》中，他将都兰香日德、巴隆、宗加、格尔木等地，即柴达木地区，介绍给了世界（海平、王水潮，2020）。

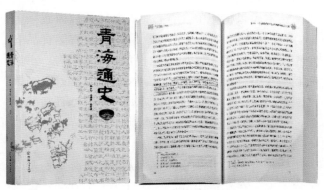

图 1-2-1 《青海通史》

黑果枸杞是草原戈壁沙漠特有种，是柴达木盆地古老植物区系物种。《柴达木开发研究》（程起骏，2009）记载：公元 390 年前后，有一个叫乙弗的部落从辽东率部向西迁徙，穿越祁连山，占据了青海湖，建立了乙弗无敌国。与吐谷浑为邻，包括了今青海的共和县、海北州、海西州天峻县及乌兰县。《北史》载："吐谷浑北有乙弗无敌国，国有屈海（青海湖），周迴千余里，众有万落，风俗与吐谷浑同，然不识五谷，唯食鱼及苏子。苏子状若中国枸杞子，或赤或黑。"鱼及苏子就是指青海湟鱼及黑果枸杞、红果枸杞、沙棘之类浆果。柴达木的蒙古族和藏族同胞祖祖辈辈都有将黑果枸杞、红果枸杞、沙棘晒干打粉、煮茶泡水、掺入糌粑食用的习惯。

乙弗人、吐谷浑是青海牧区先民，也是三刺果最早的开发利用者。在今柴达木盆地、共和盆地中生长着大片的白刺、黑刺、枸杞，一望无际，这就是今日的三刺灌木丛。到夏秋季节，果实累累，特别是黑果枸杞、红果枸杞润洁晶莹，犹如宝石一般。三刺果富含多种维生素、氨基酸。乙弗人采集果实可以鲜吃，也可晒干磨成粉。无论哪种吃法，其味酸酸甜甜，对人极有好处。乙弗人的这一发现意义重大。至今柴达木的蒙古族、藏族还有在糌粑中加添三刺粉的习俗。柴达木的三刺系列产品、药品享誉中外，追本求源，乙弗人和吐谷浑人是三刺开发利用的先行者（海平、王水潮，2020）。

（三）罗布人的长寿果

新疆罗布人也有食用黑果枸杞的历史习惯，这得从罗布人族源说起。对于罗布人的起源，学者们研究较多，有蒙古之说，有突厥之说。但多数学者认为罗布人族源是吐谷浑人，为慕容鲜卑后裔，距今 1700 年前，吐谷浑人从辽宁锦州一带出发，经过阴山、陇山、枹罕山，最后到达白兰一带建立政权，占据今青海环湖并向西扩展，到新疆且末、鄯善一带。罗布泊地区最新发现的注宾城遗址，被学者初步认为是吐谷浑人的遗址，直到 20 世纪初普热瓦尔斯基在罗布泊地区的探险图中出现吐谷浑的蒙古之称"西拉-古热古"。吐谷浑的始迁时间同罗布人的迁移年代跨度均一致，吐谷浑强盛时期的版图与罗布泊方言分布区、历史地理交通上的罗布人等种种线索均可证明罗布人同吐谷浑之间的渊源关系（斯哈娃特，2011）。

盛产于青海环湖地区的"苏子"，即小檗科的黄刺、蒺藜科的白刺和胡颓子科的黑刺——沙棘等灌木刺果，类似枸杞，含有人类不可缺少的氨基酸等，是现代沙棘饮料的原料，早在 1500 年前，它已被乙弗人作为主食之一。前文提及乙弗鲜卑，乙弗鲜卑后被吐谷浑所灭。无论是乙弗鲜卑还是慕容鲜卑都是同源，其语言、风俗习惯应颇为相近。这也是罗布人的典型文化特征之一。《魏书·吐谷浑条》记："吐谷浑北有乙弗勿帝国，俗风与吐谷浑同。不食五谷，唯食鱼及苏子。苏子状若中国枸杞子。"吐谷浑在公元 6 世纪时生活于青海北部及新疆若羌、且末一线，为鲜卑族的一支。罗布人"俗风与鲜卑同"，显然是受了鲜卑人的影响。自此以后 1 000 多年，罗布人不再见于著录。到清雍正元年（1723 年）再度出现罗布淖尔时，罗布人已被称作"回人"（维吾尔人），清政府对他们按伯克制进行管理,又显然是受了维吾尔人的影响。"唯食鱼及苏子"的生活习惯,虽受到客观环境的限制,仍顽强地保存了下来。罗布人"唯食鱼及苏子"的习惯与其说是受鲜卑影响,倒不如说是客观环境制约下的自身生活习惯。从吐谷浑人生活的青海和新疆罗布泊环境来看,确有逐水生活、食鱼的可能。在这种环境下生长着白刺、黑果枸杞和红果枸杞、沙棘等浆果植物,从这些植物的分布来分析,"苏子"主要指黑果枸杞和红果枸杞。

二、主产区人群食用调研

实地调查青海省海西州当地牧民的生活习性,可知在每年秋季,许多群众经常会采摘黑果枸杞鲜食,尤以妇女居多,当地也流传着吃黑果枸杞能美容的佳话。有的摘取枝上的半干果实和部分叶子泡茶饮,常吃使人精气神足。在年长一些的藏族人群中了解到,唐古特白刺的鲜果可直接食用,有开胃健脾的功效,被称为酸胖或卡密;也有晒半干后煎熬成膏用勺子服用,有时拌炒面食用,据说能止咳喘、强体力。这种习惯一直流传至今有几百年的历史,直至现在当地仍有吃红果枸杞、黑果枸杞和白刺干果的饮食习惯,说明青海省海西州、海北州和海南州的部分牧民食用"三刺"(黑、红枸杞、白刺、沙棘)的习俗由来已久且永续流传。

三、进入全国"食"字号大军

西部枸杞产业自2010年以来得到迅猛发展,黑果枸杞成为发展中的新秀,种植面积与产量增长特别快。研究表明,黑果枸杞不仅含有花色苷类、多酚、黄酮、多糖等抗氧化及防治心脑血管的活性物质(闫亚美,2015),也富含糖蛋白及脂肪酸、氨基酸、有机酸、总糖、维生素C、维生素E、维生素B_1、维生素B_2、矿物质和微量元素,药用与食用价值较高。

在"十二五"和"十三五"期间,黑果枸杞研发项目较为集中,企业、科技部门与科研院所积极合作,完成了近50项科研课题并取得了国内外领先成果。在黑果枸杞资源开发与保护,育苗,育种,花青素、黄酮、色素新科技提取与应用,精深产品加工、食用产品开发等方面都取得了可喜的成就。黑果枸杞花青素提取与产品开发研究、黑果枸杞种植技术研究及相关产品开发、黑果枸杞活性保持技术及片剂研发、

黑果枸杞增强免疫功能制剂的研究与开发、柴达木黑果枸杞加工特性及产品开发研究、抗氧化黑果枸杞含片和口服液工艺研究等成果转化快、转化率高。黑果枸杞精华素、口服液、片剂与胶囊剂、酵素、酒等高档食品不断涌现,这些产品含有人类健康的第七营养素——膳食纤维,其保健功能被国际认同,为人们提供了高附加值的高端功能性食品,有效地推进了黑果枸杞资源转化与产业提升。

当前,黑枸杞市场需求量增长较快,价格猛涨,但黑果枸杞只是一味民族医药药材,没有食品"身份证"。因此,青海省经济和信息化委员会、青海省科技厅和青海省卫健委,组织省内科研机构和企业合作立项,向国家卫健委申报黑果枸杞新食品原料准入。例如,2015-JC-B15项目科研成果证实:①黑果枸杞含有花色苷等丰富的活性成分和营养成分,食用价值较高。②通过成分检测及卫生学检验未发现柴达木黑果枸杞中含有有毒有害物质以及致病菌等,重金属含量及其他成分含量均符合我国食品安全相关检验标准。③通过急性经口毒性试验、小鼠骨髓嗜多染红细胞微核试验、小鼠精子畸形试验、鼠伤寒沙门菌/哺乳动物微粒体酶试验及30日喂养试验,发现黑果枸杞对实验动物无毒性,不存在致畸、致癌、致突变等不良作用。以上研究表明,黑果枸杞各指标符合相关食品安全国家标准,是食用安全的可食资源。在新疆产区,李进等(2007b)利用小鼠急性毒性试验、Ames试验、骨髓细胞微核试验、小鼠精子畸变试验和30日喂养试验进行毒理学研究,结果表明黑果枸杞色素具有较好的食用安全性,可以作为药食两用天然色素使用。赵晓辉(2011)的黑果枸杞红色素毒理学安全性评价也有相同结果,进一步说明了黑果枸杞符合食用安全标准。

2017年2月,国家卫计委发布公告,明确了黑果枸杞作为新食品原料的身份。青海省相关部门出具了黑果枸杞(*Lycium ruthenicum* Murr.)在青海具有长期食用历史的证明,可作为普通食品管理,卫生安全指标按照相关标准执行。

国家审批黑果枸杞加入全国"食"字号大军后,黑果枸杞由地区食用资源成长为到全国乃至国内外食用资源。经调研统计,黑果枸杞全国约有20万亩,价值约100亿元,其中青海是黑果枸杞主产区,目前有20多家相关食品加工企业,注册黑果枸杞产

品 30 余种。目前,黑果枸杞深加工产品主要包括黑枸杞果汁及复合饮料、黑枸杞片、黑枸杞酒及醋、黑枸杞粉等,还有以黑果枸杞为原料的加工产品,如黑枸杞茶、果冻、果酱、蛋糕、冰淇淋、糖果、月饼、酸奶、饼干等,这方面的专利有 160 多个。但目前 90% 的黑果枸杞还是作为干果销售,存在产品附加值低、产业链条薄弱等问题,加上市场价格波动大,严重影响从业人员积极性。因此,开发黑枸杞饮料、酒、油和花青素及衍生深加工产品、特色产品、保健食品对黑枸杞产业持续有效发展至关重要。

第三节　黑果枸杞药食同源机制

药食同源(两用)植物是指既有特定的药用功能,能调节人体不平衡机制作用,又可长期安全使用、富有营养的植物资源。目前所称的药用食品、疗效食品、健康食品、功能性食品、膳食补充剂、植物营养剂均属此范围。

一、药用价值

黑果枸杞富含花青素、多酚、黄酮、多糖等活性物质,广泛应用于民族医药、中医药防病治病与保健中,具有滋补强壮、明目、降血压,治疗心热病、心脏病、妇科病的功效。现代药效研究证明黑果枸杞多糖具有抗疲劳、降血糖的功效。黑果枸杞总黄酮具有降血脂活性,可以作为预防高脂血症的新药来源。因此黑果枸杞无论作为保健品,还是药品,前景都很广阔。

二、食用价值

黑果枸杞果实中营养成分种类多,含量丰富。研究表明黑果枸杞含胡萝卜素、硫胺素、核黄素、烟酸、抗坏血酸、β-谷甾醇、亚油酸、玉蜀黍黄素、甜菜碱、酸浆红色素、鞣质等。矿物质常量元素和微量元素如钙、磷、铁、铜、锌等的含量也十分丰富。果实水溶性部分含有丰富的被誉为"天然抗氧化剂"的花青素,是其食用与保健功能的主要有效成分。黑果枸杞中的氨基酸大部分为游离氨基酸,其总量比普通枸杞高,能被人体充分吸收和利用(韩丽娟,2014)。

另外,黑果枸杞具有饲料价值,黑果枸杞果、枝、叶含有丰富的粗蛋白,无氮浸出和粗灰分含量均高,粗纤维含量低,是一种盐生氮碳型饲料。适合于骆驼、绵羊、山羊饲养且对家畜有明显的保健作用。

综上考证,黑果枸杞是一味传统民族医用药材,具有悠久历史,被藏医药、维吾尔医药经典收载,也被现代中医药者关注。黑果枸杞系食药两用物质,也是防沙固沙、水土保持、造林的先锋树种,集经济价值、生态价值、社会价值于一体的草原荒漠特有植物。因此,应传承古人经验,利用科技手段,创新开发黑果枸杞的中藏药产品、保健品与营养食品,创造更大的生态与经济社会效益,拓展更广阔的发展空间。

附　黑果枸杞的历史传说

黑果枸杞是药食两用经济植物,更具有抗沙漠、风寒,耐盐碱、干旱而顽强繁衍的生存能力。黑果枸杞不仅能改善着西部生态,而且其果实有对促进人类健康有较大的功能,被国内外消费者青睐。人们在漫长的探索认识过程中不断挖掘到它的经济价值与生态价值,同时也流传着许多关于它的美丽传说。

天玄地黄之传说

"天地玄黄,宇宙洪荒"作为儿童《千字文》的开篇传唱已有几百年。然而,其"玄"字还与黑果枸杞来历有关。《周易》中曾有"天玄地黄"的记载,玄即为黑色，周天子在祭天之时所穿的衣服就是黑色。当时，北方的猃狁部落举兵犯境，周文王姬昌屡次发兵讨伐，却均告失利。万般无奈之下，周文王派遣他手下的大将南仲前往朔方驻守边疆。南仲在朔方御敌之时，不慎因伤身染恶疾，遍寻名医却没有治好他的病。在他命悬一线之际，一位当地的老者为他送来了一小包黑色的枸杞子。南仲每天都嚼食少许这黑色枸杞子，半个月之后竟然不治而愈了。一年后，南仲率兵力克猃狁部落，得胜而归，并把他后来在当地寻得的黑枸杞进献给了周文王。文王食之大悦，赞其味甘健体，乃天之神果，于是将玄色定为天子之色，将黑枸杞树赐名为"东方玄木"。在那个以信仰和图腾崇拜为价值主流的年代，能被尊为"天子之色"和"东方玄木"，可见黑果枸杞药用价值之高也与其生命顽强旺盛、不息的抗击逆境精神让人敬仰不已息息相关（董得红，2014；奚凤群，2015）。

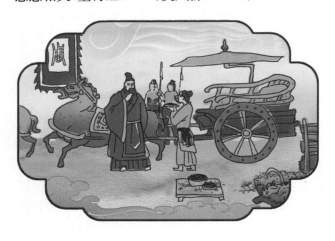

诺木洪千年传说

神话、志怪与传说常常依托于现实这片肥沃的土壤，黑果枸杞是柴达木盆地古老植物区系的主要物种，分布在诺木洪乌龙沟有几百年历史，其至今也是黑果枸杞、枸杞、白刺、柽柳等植物的分布中心。有关黑果枸杞的传说古往今来备受人们喜爱，得以广泛流传。

据说，在汉朝时候，皇帝派一大臣前往西域巡视。这位巡疆大臣行至青海境内的诺木洪，远远看见一年轻妇女在追赶一位老妪，并且边追边打，很是气愤，暗忖儿媳不孝欺负老妪，心里怒道：普天之下，文明极致，这到了西域，民风怎如此不济！于是策马至前，喝住妇女问何缘故。女子款款上前答道：

"我儿媳不听我的话，所以追她打她。"这巡疆大臣大惊，看那妇女面色红润，步履矫健，完全不像是老妪的长辈，便追问，不许欺骗。那妇女答道："本地有宝称枸杞，我常食本地之红枸杞、黑枸杞，所以虽老犹显年轻，而我的儿媳不食枸杞、不饮红景天精茶，所以岁数虽小但显得很老。大人因此误以为我在虐待老人。"大臣遂下马到妇女家，得赠黑果枸杞、红果枸杞，回朝禀于皇帝，黑果枸杞、红果枸杞因此广传宫内，深受人们珍惜（李沅仓，2015）。

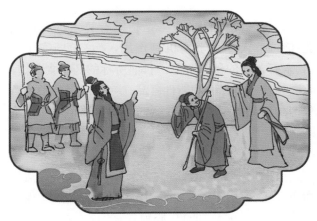

托素克鲁克湖的传说

传说在柴达木盆地德令哈附近，有一位家世贫寒、名为托素的牧民，他和一位部落首领的女儿克鲁克相爱了。由于门户悬殊使这对情侣不能终成眷属，在克鲁克的坚持下，部落首领终于答应年轻的托素，只要他能够到数百里之外的察尔汗盐湖为族人背回所需的盐巴，就把美丽的女儿嫁给他。一对情侣海誓山盟后，克鲁克用忧伤的目光送托素启程。经过艰苦的跋涉，托素到达盐湖取到了盐巴，但在回来的路上，急于见到克鲁克的托素却错过了宿头，在乌兰山下遭遇了沙尘暴，没能返回家园。久盼托素不归，望眼欲穿的克鲁克不顾家人的反对毅然踏上了寻找情人的道路。在漫无目的寻找中她耗尽了所有的食物和体能。在绝境中，克鲁克发现了隐藏在荆棘中的黑色浆果。这种黑色浆果让濒临死亡的克鲁克恢复了体力，得以继续上路。当克鲁克终于找到托素时，却发现情人已经永远地离开了她。在托素紧握的手掌中有着一束同样是黑色的浆果，原来他迷路的原因是为了给他心爱的姑娘采摘这种可以永葆青春美颜的神奇果实。

小伙子真诚的爱情感动了昆仑山的西王母,昔日,周穆王周游天下,乘坐8匹骏马拉的车前来会见西王母,西王母为周王赠送了长寿延年的红枸杞、黑枸杞等礼品,离别后因周穆王过度惜别伤心,将枸杞种子撒入河道,才有了黄河流域红枸杞、黑枸杞的生长。她和周穆王之间的爱情伤心果黑枸杞,今天却成了一对恋人生死不渝爱情的见证。在西王母的感召下,托素的灵魂化作了两个湖,像他死去时背在肩上的褡裢,那是他可以迎娶克鲁克的所有资本。由于褡裢的一头装满盐巴,其中一个湖便成了咸水湖。托素死后不久,忧伤成疾的克鲁克投入另一个湖自尽了。

为纪念这对青年真挚的爱情,后人将咸水湖取名为托素,并且用克鲁克的名字命名另一个湖。神奇的是,克鲁克湖是淡水,贞洁美丽,像草原上所有的姑娘一样;托素湖却常常怒浪滔天,像草原上剽悍的骑手,始终在寻找心爱的姑娘!在两座湖泊的岸上,生长着茂盛的多种枸杞,红色的枸杞,是克鲁克姑娘;黑色的枸杞,是托素少年!据说,有缘的人能在这里吃到一种奇怪的枸杞:它的果实一半甜,另一半苦,人们相信那是这对恋人留下的爱情信物(李沅仓,2015)。

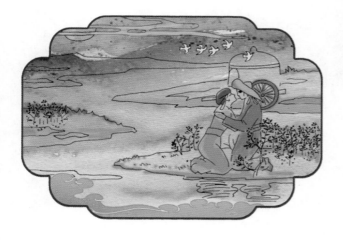

飞天传说

敦煌飞天是中国独有的敦煌壁画艺术专用名词,在传统佛教中意为飞舞天人,有羽化升天、顺天意之意,有飞天飞信称谓。飞天有乾闼婆和紧那罗之分。乾闼婆的任务是在佛国里散发香气,为佛献花、供宝,栖身于花丛,飞翔于天宫。紧那罗的任务是在佛国里奏乐、歌舞,但不能飞翔于云霄。后来,乾闼婆和紧那罗相混合,男女不分,合为一体,变为飞天。

传说黑枸杞是乾闼婆和紧那罗的定情信物,乾闼婆和紧那罗经常会飞到人间为人们载歌载舞,带来福音,他们把黑枸杞的种子撒在敦煌大地,不知不觉中,敦煌沙漠一带长出了一株株小灌木,那些灌木在每年七月生长出一颗颗黑色的小果实,乾闼婆和紧那罗长期服用那些果实,发现自己身体越来越轻盈,容颜越来越美丽。后来,他们把黑枸杞的功效唱颂于众,让越来越多的人知道黑枸杞的价值。沙漠中的人们经过长期服用,发现自己虽然生长在茫茫沙漠,但是容颜却没有丝毫变化,反而越来越年轻。为了让更多人拥有美丽的容颜,生长在沙漠中的人一到七月就开始采摘这种果实,并且把这种果实的价值分享给西域各地的朋友,让越来越多的人们认识到这种珍贵的果实,能够广泛享用。(https://mbd.baidu.com/ug-share/mbox/4a83aa9e65/share)

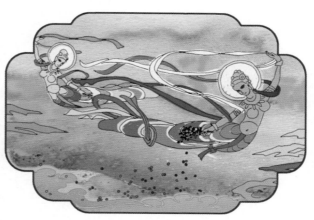

罗布人长寿的密钥

传说在新疆塔克拉玛干沙漠塔里木河下流罗布泊地区海子一带,世世代代生活着勤劳朴实的罗布人,他们使用维吾尔族方言,在沙漠的河流湖泊周围以打鱼为生,千百年来与世隔绝,是为数不多的"最后的罗布人"。他们是古代罗布泊地区居民的"活化石",他们向往一个神圣的地方,这是个用芦苇和胡杨木建成的四方形建筑,距旧阿布旦村(水草丰茂地)很近,该建筑高2m,长宽均为6m,门向南开,西边另外建有一堵小围墙,传说围墙内的地下埋有圣物,罗布人很崇拜这个地方,祖祖辈辈坚守罗布荒原一直生活在这里，坚持着原始风俗习惯，充满了神秘色彩。罗布村风光古朴，远离环境污染，老人们生活简单，日出而作日落而息，长寿老人较多，即便上了岁数的人也是耳不聋眼不花，思维清晰，性情豁达，闻乐起舞纵情歌唱，劳作利索敏捷，谈吐风趣，是国际自然医学界认定的世界著名的四大长寿区之一。国际和国内的医学组织调查发现全国3700多名百岁老人中仅尉犁县周边就有900多人，在全国评出的19名健康百岁老人中罗布人就占了6人。罗布人自己揭开了生命长寿的秘密，除生活饮食与环境外，罗布人经常食用黑果枸杞。这里分布着十几万亩野生黑果枸杞，罗布人祖祖辈辈有食用黑枸杞的习惯，也经常食用罗布麻植物，罗布人的健康长寿奇迹完全得益于天赐大漠的神物——黑果枸杞和罗布麻，这两种植物在罗布泊周围广泛分布，长期采食充饥，可强身健体、延缓衰老。正像罗布百岁老人常言："黑果枸杞我们祖祖辈辈从小都吃，就像胡杨守护着我们的土地一样，黑果枸杞守护着我们的身体。"新疆罗布人的长寿已得到全世界广泛的关注，不再是久远的传说，罗布人长寿的秘密成为今天人们最渴望得到的法宝。长期食用黑果枸杞和罗布麻等，是罗布人长寿的密钥，是罗布人生命密码中的闪烁之光。（https://mbd.baidu.com/ma/s/wnHhG4m2）

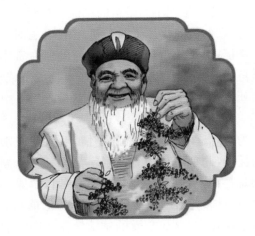

第二章

黑果枸杞野生资源

枸杞属（*Lycium*）来源于希腊语 *Lykion*，指的是一种多刺植物，该类植物最早被发现于土耳其西北部的古老城市吕底亚（Lycia）。枸杞属植物全世界分布有 80 余种，以南美洲分布种类最为丰富。目前该属植物可供药用的有：阴生枸杞（*Lycium ambrosum*）、土库曼枸杞（*Lycium turcomanicum*）、肖氏枸杞（*Lycium shauii*）、欧洲枸杞（*Lycium europeaum*）、灰色枸杞（*Lycium cinereum*）、夜香树枸杞（*Lycium cestroides*）、非洲枸杞（*Lycium afrum*）、安纳枸杞（*Lycium anatolicum*）（江纪武，2015）。我国产枸杞属植物有 11 种 4 个变种（海平、王水潮，2020），其中枸杞（*Lycium chinese*）、宁夏枸杞（*Lycium barbarum*）、黑果枸杞（*Lycium ruthenicum*）是常见的药食两用物种，其中黑果枸杞（*Lycium ruthenicum*）被藏族、维吾尔族医药经典著作收载和应用。我国黑果枸杞野生资源丰富，多分布于西北部荒漠地区，有成林成片分布，有带状分布，亦有零星分布。

第一节　黑果枸杞起源

黑果枸杞为多棘刺灌木，花单生于叶腋或二至数朵同叶簇生，花和果均小型，属典型的茄科枸杞属植物。其分类地位：

茄科——SOLANACEAE

　　茄族——*Solaneae Reichb*

　　　枸杞亚族——*Lyciinae wettst*

　　　　枸杞属——*Lycium* L.

　　　　　黑果枸杞——*Lycium ruthenicum* Murr.

黑果枸杞的发现与命名人是瑞典人 Johan Andreas Murray，在 1780 年的 *Comment. Soc. Sc. Gotting*（德文版）文献中首次被报道。该物种的中文名称来源于《中国植物志》。笔者调研中获得了一张国外产黑果枸杞植物标本照片（图 2-1-1），该标本现存于日内瓦植物园标本馆，植株形态与我国野生黑果枸杞十分相似。

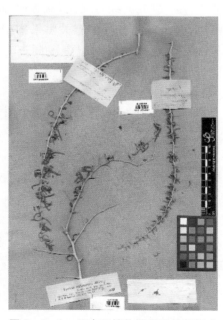

图 2-1-1　日内瓦植物园黑果枸杞标本

第二节　黑果枸杞资源调查

一、实地调查

对黑果枸杞主产区,如青海柴达木盆地的诺木洪、大柴旦、格尔木、德令哈、乌兰、都兰地区,甘肃河西走廊的金昌、张掖、酒泉、嘉峪关、敦煌地区,宁夏的中宁、中卫、银川等地区,新疆的精河、库尔勒普惠乡、尉犁、和静、博湖、昌吉、奎屯,内蒙古的额济纳旗等地区,进行野外调查。在每个调查地点通过走访、咨询、召开座谈会等形式,向当地群众、科研院校专家、医院药剂人员、农牧局、市场局、农副产品农贸市场商户、种植户了解当地黑果枸杞野生资源分布、采购、销售、价格、质量、资源量等情况。拍摄黑果枸杞植株、花、果实、枝与生境,记录产地、种植概况、海拔、经纬度、生态环境因子、伴生植物等相关信息。从 2016 年至 2021 年 10 月总计调研 50 余块样地,基本了解黑果枸杞主产区野生资源分布概况。

二、第四次全国中药资源普查

利用召开座谈会的形式,聘请第四次全国中药资源普查专家小组成员经行交流,对青海、新疆、甘肃、宁夏等地中药资源普查中有关黑果枸杞的信息进行采集、整理,召开黑果枸杞资源调查专题研讨会,拍摄标本照片,调查资源分布,统计贮藏量,对新发现品种、产地进行实地考察,汇总为第四次全国中药资源普查结果与成果。

三、文献调查

大量查阅黑果枸杞植物分类与科研文献及相关书籍,如《中国植物志》《昆仑植物志》(吴玉虎,2012)、《中国藏药》《中国民族药志要》(贾敏如,李星炜,2005)等国家级文献;《青海经济植物志》《青海植物志》(刘尚武,1997)、《内蒙古植物志》(马毓泉,1985)、《新疆植物志》(《新疆植物志》编辑委员会,2019)等地方性文献;中国知网、青海科技文献平台有关黑果枸杞的文献;并对上述资料进行汇集整理。

四、标本馆原植物与标本调研

在宁夏、青海、甘肃、山西、内蒙古、新疆等地调研黑果枸杞生态情况,采集标本、植物,拍摄黑果枸杞植物生长状况,并记录原采样地生态信息。

通过以上方法进一步了解黑果枸杞的分布区域、适宜生长情况、现状、植被生态状况,研究不同县乡行政区划生态地理环境;掌握不同生态下黑果枸杞的形态特征和生物生态学特征。藉此评估野生黑果枸杞分布面积和蕴藏值。

第三节　世界野生黑果枸杞分布

野生黑果枸杞主要分布于苏联(欧洲部分的东南部、高加索地区、中亚地区)、蒙古,以及地中海沿岸的北非和南欧各国(中国科学院《中国植物志》编辑委员会,1978;江纪武,2015),包括罗马尼亚、保加利亚、塞尔维亚、黑山、北马其顿、阿尔巴尼亚、希腊、意大利、斯洛文尼亚、阿尔及利亚、突尼斯、利比亚、苏丹、埃及、俄罗斯、中国、印度、伊朗、巴基斯坦、蒙古等国家(图 2-3-1)。分布的地理区域主要在东经 10°～120°、北纬 10°～60°范围内,常生于盐碱荒漠地、河边或路边。

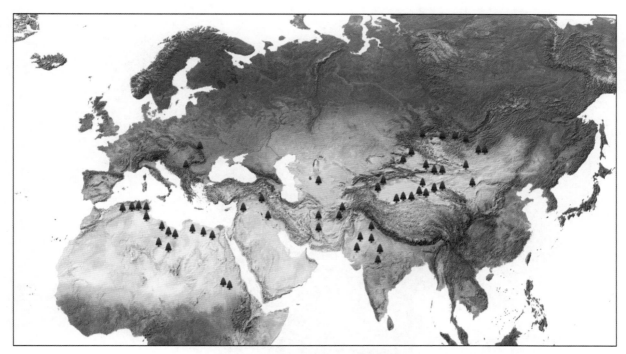

图 2-3-1　世界野生黑果枸杞分布

第四节　中国野生黑果枸杞分布

野生黑果枸杞分布于陕西北部、宁夏、甘肃、青海、新疆、内蒙古和西藏；耐干旱，生长于盐碱土荒地、沙地或路旁。可作为水土保持的灌木（中国科学院《中国植物志》编辑委员会，1978；吴玉虎，2012）。野生黑果枸杞主要分布于中国西北荒漠区，常见于路旁、田边、沙地、盐碱地和荒地，对盐渍土壤适应性很强，为防风固沙的重要植物（杨昌友，2012）。黑果枸杞主要分布在我国西北干旱地区，在青海、新疆、西藏、甘肃、宁夏、陕西、内蒙古地区均有分布，尤其以柴达木盆地和塔里木盆地分布最广、资源量大、多有集中分布、开发利用条件好（韩丽娟等，2014）。

赵泽芳等（2017）研究气候变化对黑果枸杞分布的影响，从中国数字植物标本馆（http://www.cvh.org.cn）收集 493 个黑果枸杞采样点信息，从科技部教学标本资源共享平台（http://mnh.scu.edu.cn/index/）获得 906 个黑果枸杞采样点信息，从中国科学院新疆生态与地理研究所生物标本馆中收集 113 个黑果枸杞标本信息，查询文献数据库获得 91 个采样点；共获得黑果枸杞采样点 1 603 个，经过整理、筛选，最后参与建模的采样点共 138 个。统计显示这些野生黑果枸杞采样点主要分布在河西走廊地区、黑河流域、柴达木盆地、塔里木盆地、准噶尔盆地、吐鲁番盆地、伊犁河流域。这些区域在东经 70°～110°，北纬 32°～45°范围内，处在西北干旱沙漠地区。

笔者于 2016—2021 年开展黑果枸杞资源分布调查，结果发现，中国野生黑果枸杞集中分布于西部干旱区，在青海柴达木盆地及新疆尉犁较为集中，有呈树林状和带状分布的居群，其余地区呈点状分散分布（图 2-4-1）。

一、资源区域

通过实地调查发现，我国黑果枸杞资源主要分布于青海柴达木地区海西蒙古族藏族自治州的都

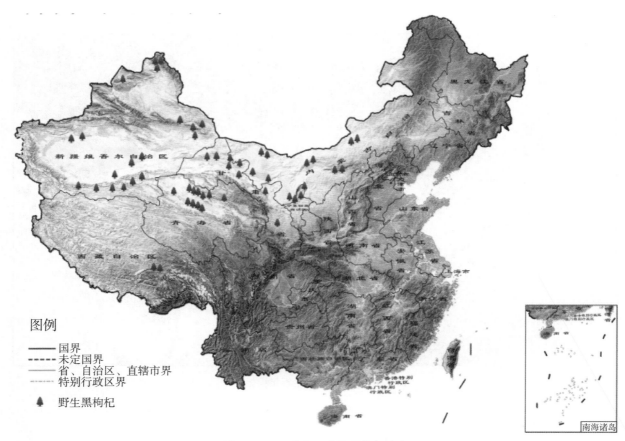

图 2-4-1 中国野生黑果枸杞分布

兰、诺木洪、格尔木、大柴旦、德令哈、乌兰;新疆的昌吉回族自治州、哈密、巴音郭楞蒙古族自治州、阿克苏、阿拉尔、喀什、和田;甘肃河西走廊的嘉峪关、酒泉、张掖、武威、金昌;宁夏的中卫、银川、石嘴山,以及内蒙古的阿拉善盟、巴彦淖尔等地区(刘增根,2018)。

二、生态环境

黑果枸杞的生态环境主要为干旱盐碱化沙地、荒地、戈壁、草原、渠水河床沿岸,属于荒漠生态系统。从年均气温、降水量、海拔等生态地理因子分析,黑果枸杞属喜光、耐盐碱、耐寒、耐旱植物。西部荒漠地区多日照,辐射强,年均气温、降水量与湿度较低,土壤较为贫瘠,在这种环境下生长的黑果枸杞是难得的医药、食用和生态资源。黑果枸杞主要产区生态因子见表 2-4-1。

表 2-4-1 黑果枸杞主要产区生态因子

序号	分布样地	年均气温(℃)	年均降水量(mm)	年均湿度(%)	年均日照时数(h)	海拔(m)
1	青海柴达木盆地及其边缘地区	3.8	113.1	33.6	3 154	2 850
2	新疆中部(塔里木河流域)	10.5	63.2	52.0	2 914	1 100
3	新疆南部	12.2	34.4	42.3	2 583	1 440
4	新疆北部	6.1	239.1	59.8	2 755	670
5	甘肃河西走廊地区	7.9	105.9	46.5	3 011	1 520
6	宁夏中北部	8.6	186.6	53.2	2 903	1 210
7	内蒙古西部	8.7	106.0	43.0	3 015	1 100

三、群落特征

黑果枸杞的生长环境较为严格,生态地理因子对其分布制约显著。黑果枸杞主要分布于盐碱荒漠地、沙地、戈壁及河床、渠路旁,在片状的荒漠盐碱地上呈现片状分布,在干河床或水渠边则呈现点状、带状分布。全国资源分布面积有 115 万~140 万亩。由于种群分布较散,各个种群间有时缺少交流环节。前期的研究表明,黑果枸杞总的遗传变异中 15.55% 存在于居群间,84.55% 存在于居群内,遗传分化在组群与组之间以及组内居群间和居群内存有显著性差异($p<0.0001$)。黑果枸杞主要为异株异花授粉,种群间通过传粉的方式进行基因流动且交流较为频繁(基因流 N=1.82),使得种群间在遗传上多是相互融合的,所以不同种群间表现出形态的一致性。

黑果枸杞植物主要生长在盐碱荒漠地、沙地,群落覆盖度较为单一,芦苇(Phragmites australis)、赖草(Leymus secalinus)等草本植物及多枝柽柳(Tamarix ramosissima)、白刺(Nitraria tangutorum)、胡杨(Populus euphratica)、梭梭(Haloxylon ammodendron)等木本植物为主要建群种。这两类建群种能很好地反映黑果枸杞生长群落的类型及其特征,其他伴生物种主要有盐爪爪(Kalidium foliatum)、泡泡刺(Nitraria sphaerocarpa)、罗布麻(Apocynum venetum)、骆驼刺(Alhagi sparsifolia)、中亚紫菀木(Asterothamnus centraliasiaticus)、黄花补血草(Limonium aureum)、肉苁蓉(Cistanche deserticola)、骆驼蓬(Peganum harmala)、海乳草(Glaux maritima)、膜果麻黄(Ephedra przewalskii)、中麻黄(Ephedra intermedia)、沙拐枣(Calligonum mongolicum)、短叶假木贼(Anabasis brevifolia)、合头草(Sympegma regelii)、宁夏枸杞(Lycium barbarum)、甘草(Glycyrrhiza uralensis)、野胡麻(Dodartia orientalis)、锁阳(Cynomorium songaricum)、盐地风毛菊(Saussurea salsa)、雾冰藜(Bassia dasyphylla)、盐生草(Halogeton glomeratus)、醉马草(Achnatherum inebrians)、球穗薰草(Scirpus wichurae)、沙蓬(Agriophyllum squarrosum)、蒙古韭(Allium mongolicum)等(表 2 - 4 - 2)。调查结果表明:黑果枸杞生长的群落结构中木本层构成较为单一,主要是多枝柽柳、白刺和胡杨,草本层也相对简单,群落植物的科、属组成分散。群落的优势种群通常出现在草本层,但其平均盖度较低,为 5%~10%,局部地方不到 2%,群落植被覆盖率平均为 15%(刘增根,2018)。

表 2 - 4 - 2 野生黑果枸杞群落特征与面积

分布省区	主要产地	生境	主要伴生物种	资源分布面积(万亩)
青海	柴达木盆地及其边缘地区:格尔木、德令哈、都兰(诺木洪)、大柴旦、花土沟	盐碱化沙地、荒地、戈壁滩、干河床、荒漠沙滩、渠路边	芦苇、梭梭、多枝柽柳、胡杨、白刺、锁阳、赖草、膜果麻黄、盐爪爪、盐地风毛菊、雾冰藜、海乳草、合头草、罗布麻	35~40
新疆	北部:吉昌、精河、乌苏、石河子、阜康、奇台、哈密	盐碱荒漠沙滩、河岸、渠路两边	芦苇、多枝柽柳、胡杨、中麻黄、梭梭、盐爪爪、合头草、白刺、泡泡刺、膜果麻黄、骆驼刺、骆驼蓬、球穗薰草、沙拐枣、短叶假木贼、野胡麻、肉苁蓉、中亚紫菀木	7~9
	中部(塔里木河流域):库尔勒、尉犁、轮台、库车、阿拉尔、阿克苏	河床沙滩、渠路边、盐碱荒漠地		18~20
	南部:喀什、英吉沙、叶城、和田、策勒、民丰、且末、若羌	戈壁荒滩、河流、渠路边		15~16
甘肃	河西走廊地区:嘉峪关、敦煌、瓜州、酒泉、张掖、金昌、民勤、武威	荒山野岭、河床沙滩边、荒漠戈壁滩	梭梭、芦苇、野胡麻、中麻黄、甘草、多枝柽柳、泡泡刺、白刺、锁阳、黄花补血草、合头草、盐生草、醉马草、短叶假木贼	15~17

(续表)

分布省区	主要产地	生境	主要伴生物种	资源分布面积（万亩）
宁夏	中北部：石嘴山、银川、青铜峡、中卫	盐化沙地、高山沙林、荒漠河岸边	宁夏枸杞、肉苁蓉、野胡麻、甘草、多枝柽柳、白刺、沙棘、沙蓬、醉马草、合头草	5～7
内蒙古	西部：额济纳旗、阿拉善右旗、阿拉善左旗、巴彦淖尔、乌拉特前旗	盐碱化荒漠地、漠戈壁滩、干河床、渠路边	胡杨、梭梭、肉苁蓉、泡泡刺、白刺、锁阳、多枝柽柳、蒙古韭、中亚紫菀木、沙拐枣、短叶假木贼、醉马草、盐生草、盐地风毛菊、甘草	20～25

四、资源现状

实地调查与文献检索发现，青海、新疆、甘肃、内蒙古、宁夏为黑果枸杞传统分布区，青海和新疆为主要产区，青海格尔木金鱼湖分布有 3 万～4 万亩天然野生黑果枸杞林，青海海西州地区还分布有 8 个黑果枸杞林，是目前世界级黑果枸杞野生种质资源。新疆库尔勒、尉犁、喀什资源也较为丰富，呈带状分布，面积达 45 万亩。2016 年前后，黑果枸杞市场紧俏，市价为每千克 2 000 元左右，使得野生天然枸杞林被过度采摘、剪枝、盗挖，遭受严重破坏。新疆、甘肃和宁夏地区因城镇化建设、公路水利建设等原因导致一些野生黑果枸杞资源被不同程度破坏。另外，生态环境持续恶化、人类活动程度增加等一些不确定因素也导致野生黑果枸杞资源减少。近几年黑果枸杞人工栽培的增长缓解了这种情况，对黑果枸杞资源保护起到了重大作用。

第五节　黑果枸杞资源区划

野生黑果枸杞分布范围西起新疆北部、南部，再经柴达木盆地、河西走廊、敦煌、酒泉、张掖、民勤到内蒙古、宁夏、陕西北部、西藏等地，海拔高度落差从 670 m 到 3 500 m，其生物性表现出极大的差异，导致了黑果枸杞在果形、性味、成分含量、药性、价格等方面出现差异，市场上多以"新疆货、青海货、甘肃货及其他"进行分类，这与笔者对黑果枸杞资源区域划分的调查结果较为吻合，即其主要分布在以上三大区域，在内蒙古、宁夏分布较少。

一、青海野生黑果枸杞资源

青海柴达木盆地与地中海纬度接近，至今仍遗留有许多古老的地中海植物区系成分并在盆地生态中占主导地位，典型的有黑果枸杞、罗布麻、锁阳、白刺、枸杞等，这些物种至今仍在中亚、新疆、甘肃河西走廊和宁夏西部广泛分布。在青海柴达木盆地，黑果枸杞基本在以格尔木为中心、半径 200～260 km 的区域内成林、成带或分散分布。

黑果枸杞是青海道地药材，在藏医经典《晶珠本草》中有收载。《青海经济植物志》（郭本兆，1987）记载："产乌兰、德令哈、格尔木、诺木洪、马海农场，生于海拔 2 900～3 500 m 的沙地、荒漠草滩、路边、盐碱土荒地等处。"《青海植物志》记载："产格尔木、德令哈、乌兰、都兰，生于沙地、河滩、田边，海拔 2 780～2 960 m。"《昆仑植物志》记载："产格尔木、都兰诺木洪农场，生于海拔 2 800～2 900 m 的荒漠盐碱滩、沙丘灌丛、河岸崖壁、河滩草地。"

笔者在 2017—2020 年深入柴达木盆地调查黑果枸杞资源分布，并查阅文献资料，对其分布区域、野生资源情况、种群特征及生物学特征等进行研究，得出野生黑果枸杞在柴达木分布区有下列特征。

（一）资源分布区域

野生黑果枸杞分布在柴达木盆地腹地，基本

在以格尔木市为中心、半径 200 km 的区域内。东起德令哈怀头他拉（E96°51′20.65″），西至格尔木乌图美仁（E93°07′48.57″），北到大柴旦马海村（N38°24′57.15″）。黑果枸杞在柴达木盆地腹部偏东南部的乌兰柯柯镇、希里沟镇、都兰香日德镇、天峻县江河镇、龙门乡亦有分布(图 2 - 5 - 1，表 2 - 5 - 1)。

图例

- 省级界
- ◉ 省级行政中心
- ◎ 地级行政中心
- ○ 县级行政中心
- 自治区行政中心
- 🌲 黑枸杞

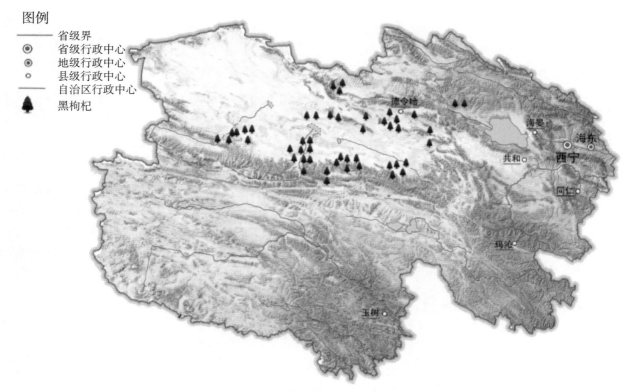

图 2 - 5 - 1　青海黑果枸杞野生资源分布

表 2 - 5 - 1　柴达木黑果枸杞主要分布位置

序号	地区	地理坐标	海拔（m）	气温（℃）	日照时长（h）
1	格尔木市大格勒镇龙羊村	N49°35′34.35″ E117°26′40.60″	2 786	11	12.25
2	格尔木市大格勒镇菊花村	N36°26′35.68″ E95°42′52.51″	2 815	11	12.25
3	格尔木市河东农场连	N36°23′36.24″ E94°34′16.50″	2 820	10	12.25
4	格尔木市河东农场十一连	N36°25′13.77″ E95°08′54.14″	2 825	10	12.25
5	格尔木郭勒木德镇鱼水河牧委会	N136°24′48.00″ E94°53′24.00″	2 788	10	12.25
6	格尔木小岛村	N36°20′15.00″ E94°55′12.00″	2 802	10	12.25
7	格尔木市乌图美仁乡小灶火幸福村	N36°47′44.95″ E93°39′46.31″	2 944	9	12.25
8	格尔木市园艺场	N36°23′53.26″ E94°56′37.77″	2 792	11	12.25

（续表）

序号	地区	地理坐标	海拔（m）	气温（℃）	日照时长（h）
9	诺木洪林场	N36°30′14.00″ E96°30′10.00″	2 729	10	12.32
10	都兰县宗加镇诺木洪乡	N36°26′5.10″ E96°27′20.60″	2 793	10	12.32
11	都兰巴隆布洛格村	N35°54′10.00″ E97°22′30.00″	2 795	9	12.33
12	都兰县香日德镇香乐村	N36°05′13.49″ E97°48′44.92″	3 086	9	12.32
13	都兰县香日德镇小夏滩村	N36°07′43.92″ E97°43′55.12″	3 086	8	12.32
14	都兰巴隆布洛格村铁丝盖	N35°50′15.38″ E97°22′0.90″	3 282	8	12.32
15	大柴旦大柴旦镇	N37°51′16.80″ E95°21′15.98″	3 189	9	12.17
16	大柴旦鱼卡乡	N38°01′4.52″ E94°57′10.27″	3 206	9	12.17
17	德令哈市柯鲁柯镇平原村塔湾克里	N37°18′2.86″ E97°20′54.88″	2 889	9	12.09
18	德令哈市克鲁克基地	N37°22′8.79″ E97°22′20.39″	2 814	10	12.09
19	德令哈市怀头塔拉镇东滩二队	N37°19′4.24″ E96°44′50.68″	2 874	10	12.09
20	德令哈市怀头他拉镇五队	N37°13′7.69″ E97°01′30.74″	2 883	9	12.09
21	乌兰县柯柯镇东村	N36°59′1.07″ E98°16′53.94″	2 963	10	12.36
22	乌兰县希里沟镇西庄村	N36°55′23.53″ E98°28′39.68″	2 938	12	12.36
23	乌兰县柯柯镇纳木哈村	N36°58′4.88″ E98°20′10.87″	2 963	11	12.36
24	天峻县龙门乡	N37°52′43.31″ E98°49′24.93″	3 832	8	12.36
25	天峻县江河镇莫合拉	N37°19′28.74″ E99°26′29.41″	3 404	10	12.36

（二）资源量统计

调查得知生长于柴达木盆地、有开发价值与产业化的天然黑果枸杞林有 40 万亩左右（韩丽娟，2014；刘增根，2018），每年产黑果枸杞 1.5 万～3 万吨，开发黑果枸杞潜在经济价值较高。

柴达木野生黑果枸杞主要分布于四个区，即诺木洪、德令哈、大柴旦、格尔木。这些区有 6～8 个黑果枸杞林。

（1）诺木洪区：贝壳梁 3 410.9 公顷＋奥斯勒草场 7 138.2 公顷＝10 549.1 公顷，约 15.82 万亩。

（2）德令哈分布区：克鲁克湖 848.7 公顷＋托素湖 48.4 公顷＝897.1 公顷，约 1.35 万亩。

（3）大柴旦分布区：马海 489.095 0 公顷，约 0.73 万亩。

（4）格尔木分布区：乌图美仁 168.0 公顷＋乌图美仁 32.5 公顷＋河西九连 254.0 公顷＋金鱼湖 1 368.5 公顷＋鱼水河（490.9 公顷＋198.6 公顷）＝ 2 512.5 公顷，约 3.77 万亩。

4 个分布区总面积 14 447.827 1 公顷，约 21.67 万亩。结合分布区平均盖度为 25.79% 推算，青海全省野生黑果枸杞分布的净面积仅有 5.59 万亩。

1. 青海野生黑果枸杞林·见图 2-5-2～图 2-5-4。

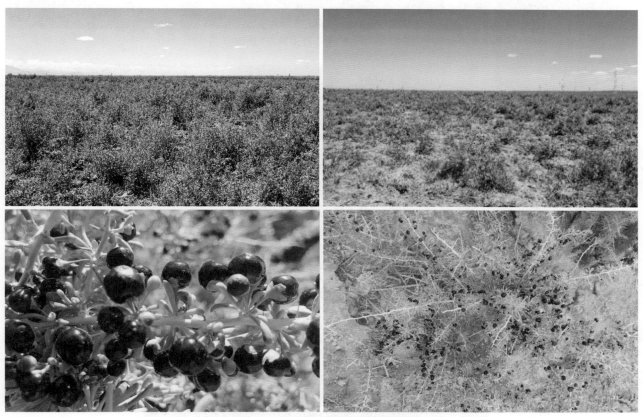

图 2-5-2　金鱼湖野生黑果枸杞林

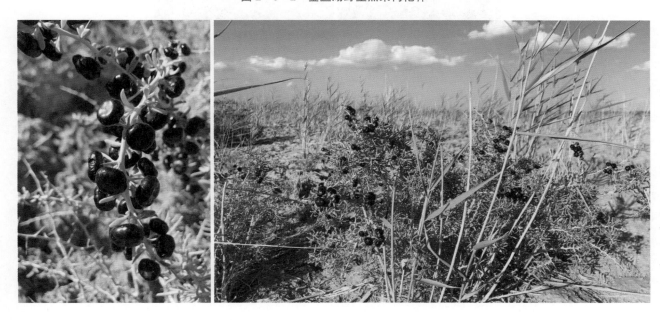

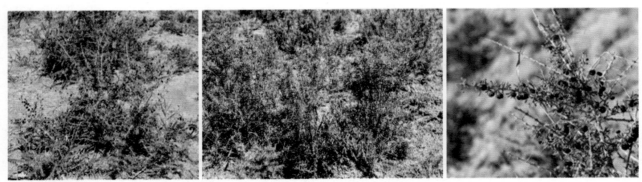

图 2-5-3 托素湖野生黑果枸杞林

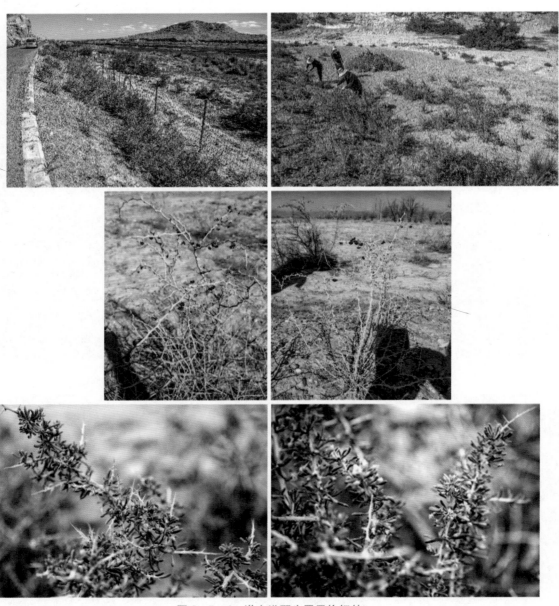

图 2-5-4 诺木洪野生黑果枸杞林

2. 中药资源普查结果·在青海省第四次中药资源普查中，在海西州柯鲁柯镇、格尔木乌图美仁乡、都兰县诺木洪镇、格尔木等地采集到了野生黑果枸杞标本（图 2-5-5）。

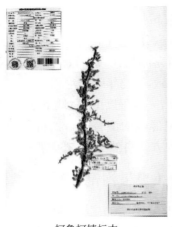
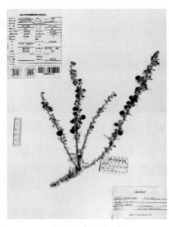
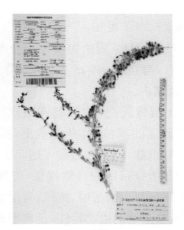

柯鲁柯镇标本　　　　　　乌图美仁乡标本　　　　　　诺木洪镇标本

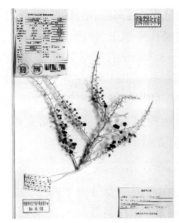
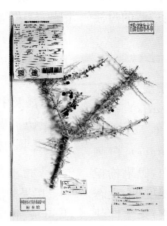
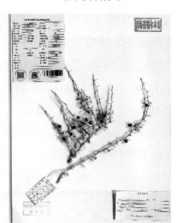

格尔木河东八连标本　　　格尔木金鱼湖标本　　　格尔木鱼水湖中桥标本

图 2-5-5　青海省第四次中药资源普查黑果枸杞标本

(三) 资源分布区自然条件与种源特征

柴达木盆地位于东经 90.27°~99.27°、北纬 35.00°~39.33° 之间。盆地西高东低,西宽东窄,略呈三角形,东西长约 800 km,南北宽约 300 km,面积约 25.78×10⁴ km²,地势自西北向东南缓倾,海拔在 2 600~3 000 m 之间。盆地属高原大陆性气候,以干旱为主要特征。年降水量在 15~200 mm 之间,区域性差异较大。年均相对湿度 30%~40%,最小可低于 5%。年均温度 5 ℃ 以下,绝对年温差可达 60 ℃ 以上,日温差常在 30 ℃ 左右,夏季温度可降到 0 ℃ 以下。盆地植被稀疏,植物种类不足 200 种,以具有高度抗旱能力的灌木、半灌木和草本为主,盐生植物较多。植被结构简单,约有 6/10 的群丛系由一个或几个种组成。黑果枸杞是柴达木盆地主要植被物种之一,分布在盆地腹部,在以格尔木为中心方圆 200 多千米的范围内集中分布。通过青海野生黑果枸杞的地理分布区域可将黑果枸杞分为诺木洪、格尔木、德令哈 3 个种源。

表 2-5-2　黑果枸杞资源地及地理因子

资源分布	气候条件				土壤条件			植被条件
	年均温(℃)	≥0℃积温(℃)	年降水量(mm)	生长期(日)	土类	pH	全盐(g/kg)	主要伴生植物
格尔木	4.3	2 584	41.5	169	半固定风沙土	8.12~8.89	7.85~301.61	芦苇、柽柳、白刺
诺木洪	4.3	2 573.3	39.92	143	草甸盐土	8.1~8.99	2.43~276.68	芦苇、白刺、柽柳
德令哈	3.6	1 927.8	181.8	100	草甸盐土	8.45~8.89	3.28~48.24	盐爪爪、白刺

从表 2-5-2 可知：

（1）气候特征：野生黑果枸杞分布区的年均温 4.0 ℃左右，海拔 2 800 m 左右，年降水量在 40～180 mm 范围内。

（2）土壤特征：野生黑果枸杞分布区的土壤为固定和半固定的风沙土、草甸盐土，偏碱性，pH 在 8.1～8.99，重盐，表土含盐量可达 301.61 g/kg。

综合分析分布区的自然特征，可知野生黑果枸杞具有抗寒、耐重盐、耐瘠、抗风、喜湿但不耐大自然降水、喜疏松土壤的生物特性，是典型的荒漠耐盐沙生植物。从与河流和湖泊相依分布的特性来看，黑果枸杞也是一种从湿生环境向干旱环境过渡的过渡型植物，即半湿半干旱植物类型。

（四）野生黑果枸杞群落特征

黑果枸杞（Lycium ruthenicum）属于混生群落，常见伴生植物有芦苇（Phragmites australis）、盐爪爪（Kalidium foliatum）、柽柳（Tamarix chinensis）、新疆枸杞（Lycium dasystemum）、白刺（Nitraria tangutorum）等。混生群落中，黑果枸杞的生命周期长，土壤熟化程度高，风害程度低，生态条件相对优越，所以，黑果枸杞生长旺盛，果实性状也较好。群落分布区盐渍化程度高，除盐壳外，根系分布土层的土壤熟化程度相对较高，其含水量也大。盐渍化间接地表达着地下水分的变化规律。同时，黑果枸杞以单优群落为主，沿季节性自然河道分布，表现出对沙区地下水的需求关系。分布区内群落本身又呈自然式镶嵌分布，种群具有不连续性。群落内部年龄结构和群落结构比较一致。单优群落的自然更新年龄十分一致，这与年际降水和年内季节性的水分分布规律有关，一定程度上讲，地下水的分布规律决定着黑果枸杞群落的演替。自然群落内，种群以实生和根蘖两种方式自然更新（祁银燕等，2018a）。

二、新疆野生黑果枸杞资源

黑果枸杞在新疆分布广泛，其果实和根皮是一味维吾尔医用药材，收载于《维吾尔药志》中。《昆仑植物志》记载："黑果枸杞产新疆乌恰、喀什、莎车（霍什拉甫乡、磁拉吐孜矿区）、塔什库尔干、和田、于田、且末、若羌。生于海拔 1 420～3 000 m 的荒漠戈壁滩、河滩荒漠。"

笔者于 2016—2021 年在新疆北部的乌苏、精河、吉昌及中部的塔里木河流域调查枸杞属植物资源，走访了当地枸杞行业人员，查阅文献，整理了该区域黑果枸杞资源概况。

（一）资源分布区域

黑果枸杞在新疆主要分布于西南部的喀什、莫吉沙、叶成、和田、策勒、若羌、民丰、且末和中部塔里木河流域的库尔勒、尉犁、轮台、库车、阿克苏、阿拉尔。北部的乌鲁木齐、吉昌、托克逊、高昌、精河、乌苏、石河子、阜康、奇台、哈密也是主要产区。在南疆的野生黑果枸杞适生性明显优于北疆（图 2-5-6，表 2-5-3）。

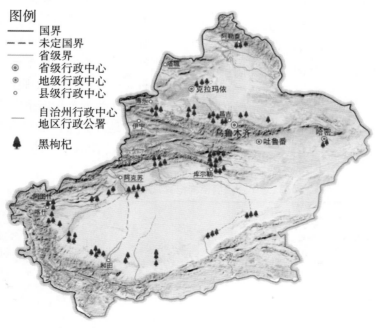

图 2-5-6 新疆黑果枸杞野生资源分布

表 2 - 5 - 3 黑果枸杞资源主要分布

序号	地区	地理坐标	海拔（m）
1	阿勒泰北屯西区生态园	E87.830 483，N47.350 851	530
2	克拉玛依白碱滩	E85.089 906，N45.591 141	270
3	塔城乌苏	E84.713 736，N44.418 887	464
4	阿克苏库车大峡谷	E83.058 169，N42.114 415	2 800
5	石河子炮台镇垦区	E86.037 835，N44.287 045	450
6	昌吉甘河子	E88.353 024，N44.093 394	570
7	哈密七角井	E91.884 918，N43.242 786	921
8	焉耆盆地	E84.969 766，N36.227 885	1 055
9	阿克苏地区阿拉尔市	E80.316 887，N40.873 381	1 104
10	喀什巴楚	E78.549 297，N39.785 155	1 116
11	尉犁	E88.261 321，N41.343 933	840
12	和田墨玉	E80.258 034，N38.683 061	1 195
13	且末	E85.380 31，N38.217 247	1 229
14	若羌	E88.204 124，N39.232 044	814
15	喀什	E87.539 97，N43.889 793	716

（二）资源量统计

1. 野生资源量·新疆野生黑果枸杞资源较为丰富，主要呈带状分布，面积达 45 万亩，主要位于库尔勒、精河、乌苏、阿拉尔等地（刘增根，2018）。笔者在新疆实地调研了精河、库尔勒等地，野生黑果枸杞呈片状、带状、分散状分布（图 2 - 5 - 7）。

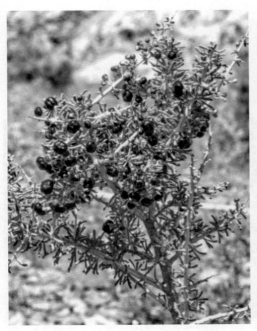

阿图什

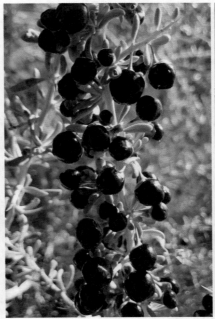

博湖

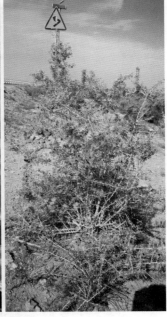

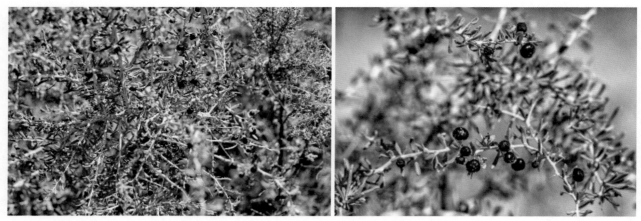

吉昌市老龙河路边

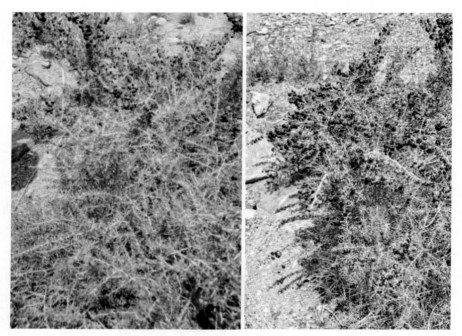

和静县黄水沟

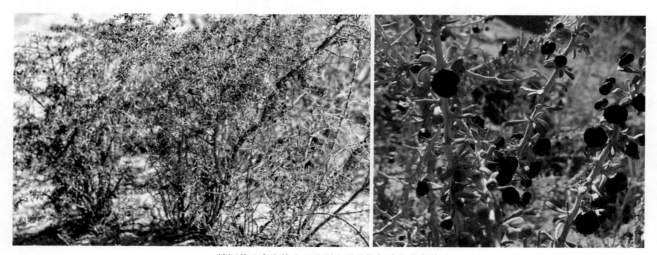

精河县八家户牧业三队野生黑果枸杞片状分布林

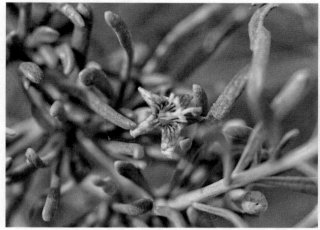

奎屯野生黑枸杞花

奎屯野生黑果枸杞株

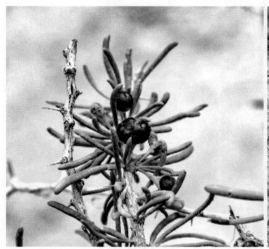
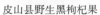

皮山县野生黑枸杞果

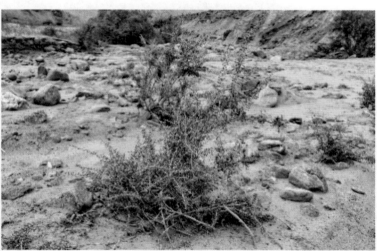

皮山县野生黑枸杞株

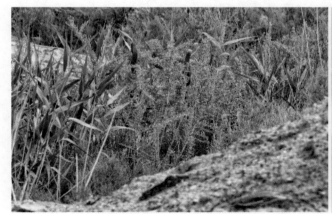

若羌县野生黑枸杞

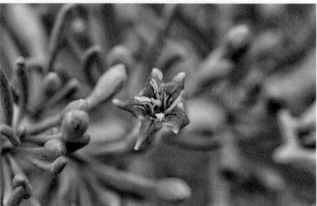

若羌县野生黑枸杞花

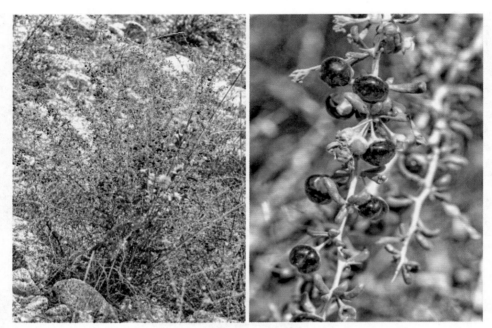

塔什库尔干县大同乡野生黑枸杞株、果

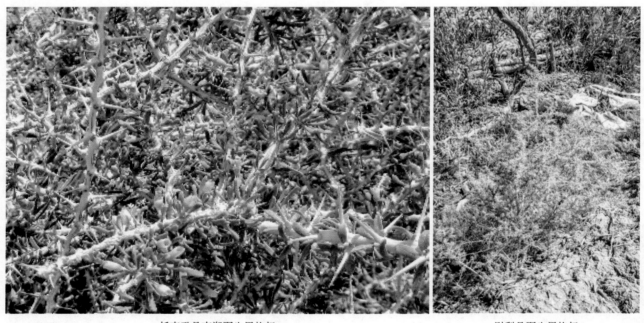

托克逊县南湖野生黑枸杞　　　　　　　　　　　　　　　　　　　尉犁县野生黑枸杞

图 2-5-7　新疆野生黑果枸杞

2. 中药资源普查结果·全国第四次中药资源普查中发现,新疆野生黑果枸杞生于平原荒漠、盐碱地、盐化沙地、河湖沿岸、干河床或路旁,在新疆大多数县市均有分布,包括巴音郭楞蒙古自治州、阿克苏地区、喀什地区、和田地区、克孜勒苏柯尔克孜自治州、哈密地区、吐鲁番市、克拉玛依市、昌吉回族自治州(昌吉市、阜康市、玛纳斯县、呼图壁县)、塔城地区(乌苏市、沙湾县)、伊犁哈萨克自治州直属市(奎屯市)、阿克泰地区(阿勒泰市、哈巴河县、布尔津县、吉木乃县),其中南疆分布面积较大,第四次全国中药资源普查新疆野生黑果枸杞标本见图 2-5-8。

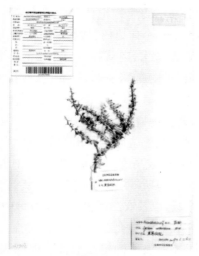
克拉玛依（金东八街）标本

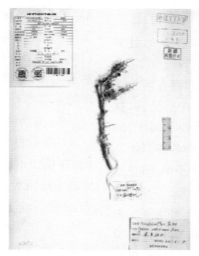
阿图什标本

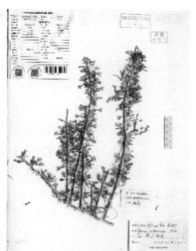
奎屯市东部一队标本

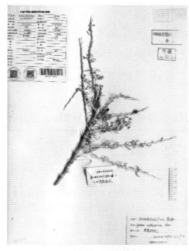

皮山县杜瓦镇标本

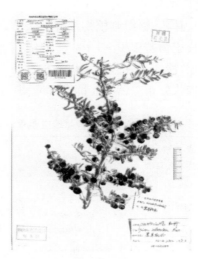
若羌县标本

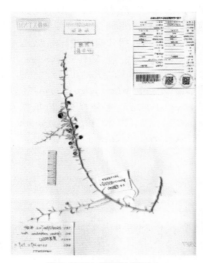
莎车县库木霍伊拉村标本

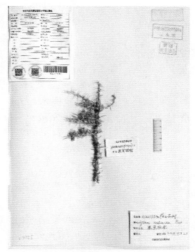
托克逊县南湖标本

图 2-5-8 第四次新疆中药资源普查黑果枸杞标本

(三) 资源分布区自然条件与群落特征

1. **全区分布概况** · 新疆维吾尔自治区地处亚欧大陆腹地,是我国的西北边境省区,介于 34°25′~48°10′N,73°40′~96°18′E 之间。北部拥有阿尔泰山,南部为昆仑山系,天山横亘于新疆中部地区,独特的山势走向与位置分布将新疆分为南北两半,同时形成了位于北部的准噶尔盆地与南部的塔里木盆地。新疆具有温带大陆性气候条件,日照时间充足但早晚温差较大,年日照时间可达 2 500~3 500 h。受地理位置影响,新疆水汽来源不足,年平均降水量为 150 mm 左右,但不同区域降水量相差很大,在地域分布上极不均匀,全年气候干燥,蒸发强烈,具有明显的干旱、半干旱地区的环境特征。这种环境下,生长着胡杨、黑果枸杞、甘草、铃铛刺植物种群。

新疆黑果枸杞生长于海拔 270~1 400 m 地区,主要土壤为盐碱荒漠地、沙地、戈壁,呈片状分布,也有河床、渠路边,呈点带状分布。新疆北部、中部、南部都有连片带状分布的野生枸杞林。群落优势种为黑果枸杞,主要伴生物种有胡杨、梭梭、芦苇、柽柳、白刺、盐爪爪、中亚紫菀木、肉苁蓉、合头草、泡泡刺、麻黄、野胡麻、短叶假木贼、骆驼刺、骆驼蓬、沙拐枣、球穗薰草等。

2. **主产区焉耆盆地概况**

(1) 自然概况:焉耆盆地是天山南麓一个半封闭的内陆山间盆地,海拔高度 1 100 m 左右。中国最大的内陆淡水泊——博斯腾湖位于盆地中。焉耆、博湖、和硕、和静 4 个县,以及农二师也都位于盆地中。

(2) 黑果枸杞在焉耆盆地的自然分布特点:从表 2-5-4 可以看出,黑果枸杞在焉耆盆地的天然草地中具有广泛的分布,其分布涵盖了巴州平原荒漠草地类型中的所有亚类,以及巴州低地草甸类型中除水泛低地草甸亚类和沼泽化低地草甸亚类外的大部分亚类,并在不同的生境条件下参与不同植被组成的草地类型。

表 2-5-4　黑果枸杞在焉耆盆地主要草地类型中的分布及主要植被和主要分布区域

盆地主要草地类型	巴州该类型草地亚类	有/无	主要植被	主要分布区域
平原荒漠类	平原土质荒漠亚类	有	蒿子(*Artemisia* spp.)、驼绒藜(*Krascheninnikovia ceratoides*)、芦苇(*Phragmites australis*)、骆驼刺(*Alhagi sparsifolia*)、虎尾草(*Chloris virgata*)等	分布于博斯腾湖以南,库鲁塔格山山前洪积平原的阿克塔西地区
	平原沙质荒漠亚类	有	膜果麻黄(*Ephedra przewalskii*)、驼绒藜、多枝柽柳(*Tamarix ramosissima*)、芦苇、塔里木沙拐枣(*Calligonum roborowskii*)、光沙蒿(*Artemisia oxycephala*)、泡泡刺(*Nitraria sphaerocarpa*)等	分布于和硕县南部山前洪积平原至博斯腾湖以南复沙地
	平原砂砾质荒漠亚类	有	膜果麻黄、多枝柽柳、泡泡刺、短叶假木贼(*Anabasis brevifolia*)、塔里木沙拐枣、红砂(*Reaumuria soongarica*)、木本猪毛菜(*Salsola arbuscula*)、驼绒藜、光沙蒿、翼果驼蹄瓣(*Zygophyllum pterocarpum*)等	分布于霍拉山、克孜勒山、库鲁克塔格山、萨阿尔明山的洪积-冲积平原
	平原盐漠亚类	有	盐穗木(*Halostachys caspica*)、多枝柽柳、盐爪爪(*Kalidium foliatum*)、盐节木(*Halocnemum strobilaceum*)、花花柴(*Karelinia caspia*)、骆驼刺、芦苇等	分布于博湖县、焉耆县、和硕县农区外围及博斯湖外围区域
低地草甸	水泛低地草甸亚类	无	芦苇	分布于开都河尾段的漫滩
	盐化低地草甸亚类	有	芦苇、小獐毛(*Aeluropus pungens*)、骆驼刺、胀果甘草(*Glycyrrhiza inflata*)、多枝柽柳、盐爪爪、盐穗木、白麻(*Apocynum pictum*)等	分布于博湖、焉耆、和硕、和静农区周围及河阶地、扇缘低地和博斯腾湖湖滨
	沼泽化低地草甸亚类	无	芦苇、拂子茅、薹草(*Carex* spp.)、华扁穗草(*Blysmus sinocompressus*)、牛毛毡(*Eleocharis yokoscensis*)等	分布于博斯腾湖周边被湖水浸淹的湖滨区域及平原低洼地

（续表）

盆地主要 草地类型	巴州该类型 草地亚类	有/无	主要植被	主要分布区域
低地草甸	荒漠化低地 草甸亚类	有	多枝柽柳、芦苇、赖草（Leymus secalinus）、花花柴、白麻等	分布于盆地平原荒漠边缘，与盐化低地草甸衔接区域
	灌丛-低地 草甸亚类	有	多枝柽柳、盐穗木、花花柴、骆驼刺、芦苇等	分布于博斯腾湖周边湖滨区域
	疏林-低地 草甸亚类	有	胡杨（Populus euphratica）、芦苇、骆驼刺、胀果甘草等	分布于和硕县包尔图三分场、胜利乡及沙梁沟渔场

　　从表 2-5-5 可以看出黑果枸杞在焉耆盆地农区的大部分地域都有广泛分布，其生境土壤性状涵盖了壤土、砾质土、沙土、盐碱土，其生境植被种类也较为多样。

表 2-5-5　黑果枸杞在焉耆盆地农区的主要分布地域及其生境的土壤性状和主要植被

农区主要分布地域	生境土壤性状	主要植被
农田周边及外围	壤土、砾质土、沙土、盐碱土	芦苇、苦豆子（Sophora alopecuroides）、赖草、花花柴、骆驼刺等
人工非经济林周围	壤土、砾质土、沙土、盐碱土	芦苇、苦豆子、芨芨草（Achnatherum splendens）、赖草等
荒地	砾质土、沙土、盐碱土	芦苇、多枝柽柳、盐爪爪、盐穗木、塔里木拐枣、光沙蒿、白刺等
河流两岸	沙土、盐碱土	白麻、多枝柽柳、骆驼刺、芦苇、盐穗木等
公路、乡村道路周围	砾质土、盐碱土、沙土	猪毛菜、多枝柽柳、沙拐枣、芦苇、白麻、芨芨草、骆驼刺等
灌渠周围	壤土、沙土	芦苇、苦豆子、赖草、甘草等
排碱渠周围	盐碱土	芦苇、骆驼刺、多枝柽柳、甘草、花花柴等

　　从表 2-5-6 可以看出，黑果枸杞在焉耆盆地周边围限的霍拉山、萨阿尔明山的山体内及周边低山的山地荒漠草原类及山地荒漠类的草地类型中也有广泛分布。巴州的山地荒漠类草地共有 4 个亚类，其中的沙质和土质两个山地荒漠亚类在霍拉山、萨阿尔明山的山体内及周边无此亚类，但在巴州其他山地却有这两个亚类，并有黑果枸杞分布。

　　黑果枸杞的自然分布涵盖了焉耆盆地 2 类 8 个亚类的草地类型，占盆地 10 个亚类草地类型的 80%，

表 2-5-6　黑果枸杞在焉耆盆地周边围限山体的分布及主要植被

围限山体 草地类型	分布亚类	有/无	主要植被	主要分布山体
山地荒漠类	山地砂砾质 荒漠亚类	有	中麻黄（Ephedra intermedia）、红砂、无叶假木贼（Anabasis aphylla）、木本猪毛菜、驼绒藜等	分布于霍拉山、萨阿尔明山山区的洪积扇
	山地砾石质 荒漠亚类	有	中麻黄、驼绒藜、木本猪毛菜、木蓼（Atraphaxis frutescens）、草原锦鸡儿（Caragana pumila）、骆驼蓬（Peganum harmala）等	分布于霍拉山、萨阿尔明山山区的中低山带
山地荒漠草原类		有	沙生针茅（Stipa caucasica subsp. glareosa）、短花针茅（Stipa breviflora）、冰草（Agropyron cristatum）、芨芨草、草原锦鸡儿、中麻黄、刺旋花（Convolvulus tragacanthoides）、驼绒藜等	分布于萨尔明山山体中巴仑台镇区域中上部及霍拉山山体内中部一些区域

并在盆地内的农区广泛分布,为焉耆盆地的广布种,具有分布广,可在盐碱、干旱、瘠薄、高地下水位等严酷的自然生境及农区大部分地域自然生长分布,并可形成较为稳定群落等分布特点。对整个巴州的草地类型而言,黑果枸杞的自然分布涵盖了4类草地类型,占巴州12类草地类型的33.3%,为巴州平原荒漠类和低地草甸类草地上的广布种,也是巴州山地荒漠草原类及山地荒漠类草地上的优势种或主要伴生种。黑果枸杞作为荒漠和低地草甸生态系统中的重要植被组成部分,构建了焉耆盆地乃至巴州绿洲农区外围的生态屏障,对区域生态安全至关重要(何文革等,2015c)。

3. 尉犁县黑果枸杞资源概况·尉犁县是新疆黑果枸杞主产区之一。尉犁县位于新疆中部、巴州腹地、塔里木盆地东北边缘,总面积5.9万 km²。地势西北向东南倾斜,分北部库鲁塔格山前冲积戈壁平原、中部塔里木河和孔雀河冲积平原、南部塔克拉玛干大沙漠三部分。全县野生黑果枸杞面积约有5.33万 hm²(80万亩),分布较为集中的地区约有2万 hm²(30万亩)。主要分布于塔里木乡、古勒巴格乡、墩阔坦乡、喀尔曲尕乡等地,即孔雀河、塔里木河两河沿岸分布较为集中,尤其是铁曼坡、营盘、塔里木水库、大西海子水库至喀尔曲尕大桥的塔河南岸分布密集(韩红,2016)。这种统计方法虽不属中药资源数值化统计,但说明该县黑果枸杞资源分布广泛。在

塔里木河下游和塔克拉玛干沙漠北缘,分布着原始野生黑果枸杞林。当地罗布人有食用黑果枸杞的悠久历史。2015年出现外来人员在尉犁县境内乱采、滥挖、非法收购等现象,导致黑果枸杞林被破坏。

尉犁县野生黑果枸杞群落特征和新疆各大产区相同,主要植被有芦苇、苦豆子、芨芨草、沙拐枣、甘草等十几种植物。

三、河西走廊野生黑果枸杞资源

《中国植物志》《昆仑植物志》等著作,都记载了黑果枸杞产于甘肃,但甘肃地方植物志和中草药书籍未收载黑果枸杞的药用情况。2010年以后,国内外保健热潮兴起,黑果枸杞延缓衰老、美容、抗肿瘤及防治心血管疾病效果得到肯定,甘肃河西走廊兴起了种植黑果枸杞产业。2020年甘肃省地方药材标准收载了黑果枸杞标准,用于规范市场用药需求。2018年以来,笔者调研甘肃河西走廊野生黑果枸杞,访问河西大学、甘肃林业大学及中国人民解放军第二十五医院的黑果枸杞研究专家,研究了甘肃黑果枸杞资源概况。

(一)资源分布区域

黑果枸杞主要分布于甘肃河西走廊、黑河流域以及石羊河流域,呈现带状与散状分布,主要位于嘉峪关西北部、酒泉市东北部、张掖市西北部、金昌市东北部、武威市东部,在临夏东北部有少量点状分布(图2-5-9)。

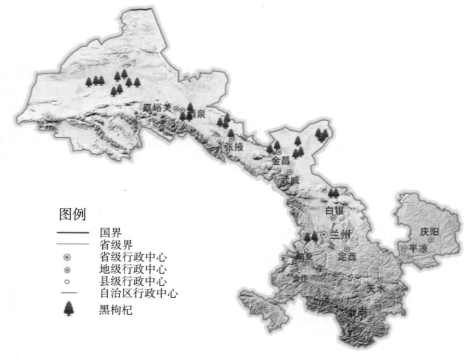

图 2-5-9 甘肃野生黑果枸杞资源分布

（二）资源量统计

1. 野生资源·甘肃河西走廊地区的嘉峪关、敦煌、瓜州、酒泉、张掖、金昌、民勤、武威 8 个区域分布有黑果枸杞 15 万～17 万亩（刘增根，2018）。其中，酒泉地区资源较为丰富，连片生长，百亩或千亩以上大面积连片资源有 10 余处，占酒泉总面积 1‰，约为 0.191 万 km²（吕培霖等，2016）。笔者多次赴瓜州、酒泉、金昌、张掖等地野外调研，发现黑果枸杞野生分布数量较多，大面积集中分布较少，呈片状、零星状分布，实地照片见图 2-5-10。

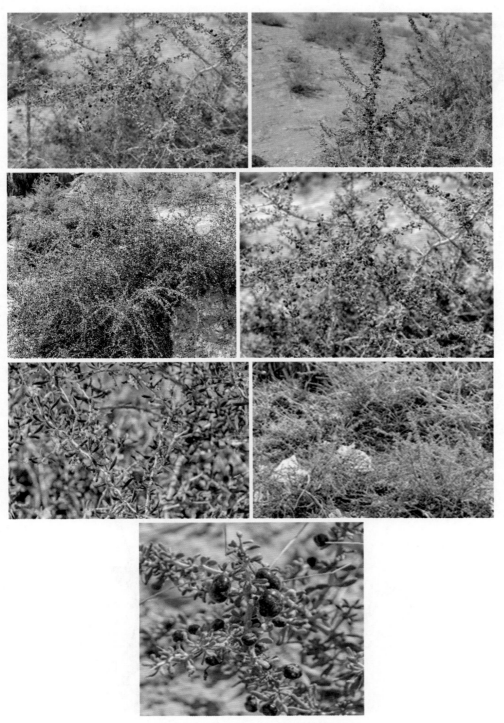

图 2-5-10　甘肃野生黑果枸杞林

2. 中药资源普查结果·在甘肃省第四次中药资源普查中，发现临泽、永昌、高台、瓜州、玉门、景泰、民勤等境内分布有野生黑果枸杞（图 2-5-11）。

其中，在金塔县大庄子乡发现了黑果枸杞与红果枸杞杂交品种——清水河枸杞。

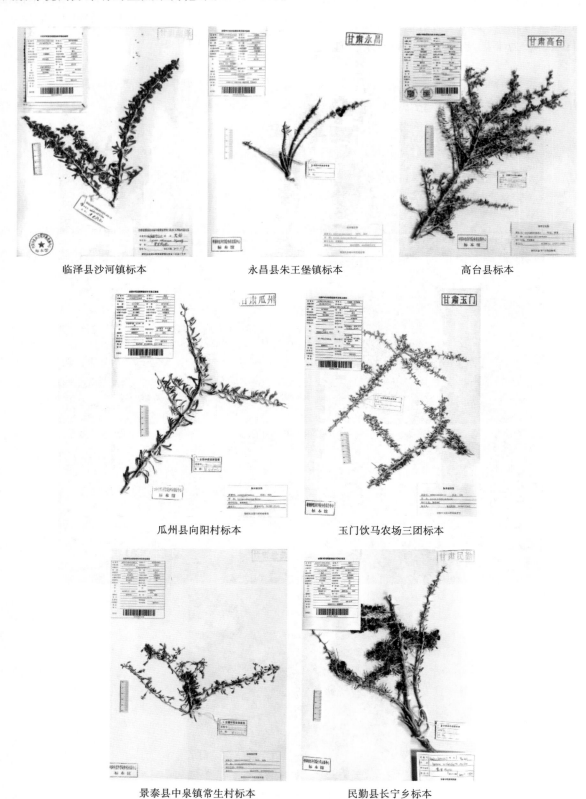

临泽县沙河镇标本　　　　永昌县朱王堡镇标本　　　　高台县标本

瓜州县向阳村标本　　　　玉门饮马农场三团标本

景泰县中泉镇常生村标本　　　　民勤县长宁乡标本

图 2-5-11　第四次甘肃中药资源普查黑果枸杞标本

（三）资源分布区自然条件与群落特征

1. 酒泉地区 · 酒泉市位于甘肃省河西走廊西端、祁连山北麓，东经 92°20′～100°20′，北纬 38°09′～42°48′。海拔 1 050～3 100 m。主要自然土壤有棕漠土、灰漠土、风沙土、沼泽土、草甸土、潮土。年平均气温在 3.9～9.3 ℃，年日照总时数达 3 033.4～3 316.5 h，日照百分率为 68%～75%，昼夜温差 12.1～16.4 ℃，平均无霜期 130 日。年均降水量 36.8～176 mm，年均蒸发量在 2 148～3 140.6 mm。植被类型属典型的荒漠植被类型，以草原、荒漠为主，另有草甸、灌丛和阔叶林，林区和沙区植被多属旱生、超旱生植物，约 43 科，148 属，280 种。主要以草原、荒漠和灌丛为主。防风固沙作用较大，经济价值较高的植物种有柽柳、沙拐枣、黑果枸杞、白刺、麻黄、沙柳、梭梭、沙棘等。黑果枸杞耐盐、抗旱、防风固沙，是酒泉市荒漠戈壁主要的沙生旱生植物和国家重点公益林保护区主要的先锋树种，黑果枸杞分布区为盐化荒漠草甸土、棕漠土、灰漠土、风沙土，土壤盐渍化程度高。在酒泉市主要分布在疏勒河流域、苏干湖流域、黑河流域的非灌溉荒漠戈壁和干旱沙区，涉及阿克塞、敦煌、金塔、玉门、瓜州 5 个县，分布面积 70 973.4 hm²。主要伴生物种有梭梭、芦苇、野胡麻、中麻黄、甘草、柽柳、泡泡刺、白刺、锁阳、黄花补血草、合头草、盐生草、醉马草、短叶假木贼。在疏勒河流域的赤金、花海、踏实、西湖盆地和玉门镇、布隆吉、敦煌平原等，黑果枸杞植被密度相对较高，生长健壮，株高可达 80 cm，果个较大，但单株产量较低。在分布面积最大的苏干湖下游阿克塞县境内，黑果枸杞植被密度相对较低，生长较弱，株高 20～50 cm，果个较小，但丰产性好（冯建森，2013）。

2. 黑河流域中下游区 · 黑河流域中下游面积约 14.29 万 km²，分属三省（区），上游属青海省祁连县，中游属甘肃山丹、民乐、张掖、临泽、高台、肃南、酒泉等市县，下游属甘肃金塔和内蒙古自治区额济纳旗。林丽等（2017b）研究报道在黑河流域中下游，黑果枸杞分布于海拔 1 000～1 500 m 的高山沙林、盐化沙地、河湖沿岸、干河床、荒漠河岸林中，为我国西部特有的沙漠药用植物品种。野生黑果枸杞的生长习性适应性很强，能忍耐 38.5 ℃高温，耐寒性亦很强，在−25.6 ℃无冻害，耐干旱，在荒漠地仍能生长。黑果枸杞是喜光树种，全光照下发育健壮，在庇荫下生长细弱，花果极少。对土壤要求不严，其背景土 0～10 cm 土层土壤含盐量可达 8.0%，10～30 cm 土层土壤含盐量可达 5.1%，根际土土壤含盐量达 2.5%，可见其耐盐碱能力特强，且有较强的吸盐能力；抗涝能力差，低洼积水处不宜栽种。多喜生于盐碱荒地、盐化沙地、盐湖岸边、渠路两旁、河滩等各种盐渍化生境土壤中，其主要伴生植物有骆驼刺、柽柳、芨芨草、苦豆子、胡杨、骆驼蹄瓣、花花柴、沙枣、白杨、霸王、白刺、河西菊、芦苇、柳树、杨树及禾本科植物。黑河流域中下游野生黑果枸杞生长地信息见表 2-5-7、表 2-5-8。

表 2-5-7　黑河流域中下游野生黑果枸杞样地信息

序号	地　　点	样方号	经度（E）	纬度（N）	海拔（m）
1	张掖甘州海潮坝	1	100°28′06″	39°03′06″	1 439
		2	100°27′09″	39°01′56″	1 439
		3	100°28′01″	39°03′02″	1 439
2	张掖靖安乡上堡村四社	1	100°26′53″	39°04′11″	1 432
		2	100°19′57″	39°07′19″	1 435
		3	100°24′22″	39°04′11″	1 427
3	张掖老君庙农场	1	100°11′34″	39°07′16″	1 448
		2	100°13′39″	39°08′36″	1 445
		3	100°06′46″	39°07′10″	1 439
4	临泽县板桥镇土桥村一社	1	100°23′44″	39°08′22″	1 420
		2	100°22′53″	39°09′16″	1 421
		3	100°23′23″	39°09′12″	1 423

（续表）

序号	地　　点	样方号	经度（E）	纬度（N）	海拔（m）
5	临泽县板桥镇友好村	1	100°18′49″	39°13′35″	1 416
		2	100°15′56″	39°12′41″	1 424
		3	100°17′42″	39°16′30″	1 410
6	临泽县板桥镇乡镇府平川方向1000m处路边	1	100°22′53″	39°09′16″	1 421
		2	100°19′51″	39°09′16″	1 424
		3	100°22′53″	39°09′16″	1 420
7	高台县合黎乡六二坝村	1	99°50′45″	39°24′33″	1 352
		2	99°52′33″	39°21′23″	1 356
		3	99°52′35″	39°28′39″	1 349
8	高台县罗城乡桥儿湾村一社30号	1	99°28′30″	39°44′50″	1 288
		2	99°16′40″	39°44′15″	1 326
		3	99°10′21″	39°47′51″	1 332
9	高台县新坝乡楼庄村	1	99°24′57″	39°25′17″	1 422
		2	99°27′34″	39°27′19″	1 419
		3	99°33′45″	39°19′14″	1 425
10	金塔县东坝镇小河口5组	1	99°01′22″	40°09′06″	1 227
		2	99°03′15″	40°11′09″	1 220
		3	99°01′30″	40°08′12″	1 231
11	金塔县大庄子乡双新村	1	99°03′29″	40°13′45″	1 223
		2	99°03′45″	40°14′16″	1 220
		3	99°08′02″	40°14′48″	1 207
12	金塔县航天镇营盘村	1	99°27′45″	40°19′17″	1 183
		2	99°31′52″	40°18′39″	1 186
		3	99°32′24″	40°18′50″	1 190
13	金塔县中东镇	1	98°50′55″	40°06′38″	1 243
		2	98°50′40″	40°06′05″	1 246
		3	98°52′33″	40°08′24″	1 246
14	金塔县中东镇	1	98°50′36″	40°05′50″	1 251
		2	98°50′37″	40°05′52″	1 250
		3	98°57′23″	40°06′45″	1 252
15	金塔县中东镇上午村	1	98°50′35″	40°05′49″	1 254
		2	98°49′40″	40°05′49″	1 260
		3	98°48′22″	40°09′23″	1 240
16	肃南县明花乡	1	99°22′06″	39°23′02″	1 444
		2	99°22′35″	39°26′34″	1 439
		3	99°23′09″	39°21′08″	1 441
17	肃南县明花乡上井村	1	99°27′06″	39°23′02″	1 423
		2	99°21′07″	39°18′23″	1 417
		3	99°20′02″	39°24′07″	1 425
18	肃南县明花乡上井村	1	99°25′03″	39°23′02″	1 423
		2	99°26′04″	39°21′03″	1 429
		3	99°28′21″	39°27′08″	1 425

表 2-5-8　野生黑果枸杞资源蕴藏量估算

序号	海拔（m）	生长环境	样方序号	样方株数(株)	株数(km^2)
1	1 439	路边	1	5	10 000
			2	6	12 000
			3	2	4 000
2	1 432	路边	1	13	26 000
			2	9	18 000
			3	14	8 000
3	1 448	路边	1	2	32 000
			2	1	10 000
			3	5	14 000
4	1 420	路边	1	7	14 000
			2	9	18 000
			3	5	10 000
5	1 416	路边	1	17	34 000
			2	24	48 000
			3	17	34 000
6	1 421	路边	1	21	42 000
			2	33	66 000
			3	12	24 000
7	1 352	荒滩	1	27	54 000
			2	2	50 000
			3	8	76 000
8	1 288	路边	1	17	34 000
			2	16	32 000
			3	17	34 000
9	1 422	田埂边	1	21	42 000
			2	10	10 000
			3	15	30 000
10	1 254	路边	1	11	22 000
			2	13	63 000
			3	18	35 000
11	1 444	路边	1	2	4 000
			2	2	4 000
			3	5	10 000
12	1 423	田埂边	1	18	36 000
			2	13	26 000
			3	16	32 000
13	1 423	路边	1	11	22 000
			2	10	20 000
			3	7	14 000
14	1 227	路边	1	27	327 272
			2	34	412 121
			3	45	545 454

（续表）

序号	海拔（m）	生长环境	样方序号	样方株数(株)	株数(km²)
15	1 223	荒滩	1	62	751 514
			2	59	715 151
			3	72	872 726
16	1 187	路边	1	13	157 576
			2	12	145 454
			3	7	84 848
17	1 243	荒滩	1	8	96 970
			2	2	24 242
			3	10	121 212
18	1 251	荒滩	1	5	60 606
			2	3	36 364
			3	1	12 121
19	1 055	戈壁	1	68	60 606
			2	78	36 364
			3	47	12 121
20	1 048	戈壁	1	15	18 188
			2	28	339 394
			3	39	427 727
21	1 034	路边	1	12	145 454
			2	6	72 727
			3	7	84 848

注：实测面积为 25 m²；黑果枸杞的出材率约为 10%；每千克药材相当于原植物株数约为 11.65；黑河流域中下游面积约为 10.6×10⁴ km²。由计算得出黑河流域中下游黑果枸杞蕴藏量为 1.2×10⁵ kg。

3. 石羊河下游区·石羊河是我国西北部干旱内陆河，下游民勤县曾是天然绿洲，水草肥美，是生态安全屏障。由于石羊河流域经济规模不断扩大，人口剧增，人工绿洲扩张，下游水资源日趋减少，草地沙漠化严重，从而形成了以黑果枸杞、白刺等灌木优势种或建群种的天然灌木林，对石羊河下游生态起到较好的保护作用。

研究区位于石羊河流域下游民勤绿洲外围的荒漠地段，地理位置 103°02′～104°02′E，38°05′～39°06′N，海拔 1 306～1 345 m；年平均气温 7.6 ℃，极端高温 38.1 ℃，极端低温－28.8 ℃，年日照时数 2 832.1 h；研究区常年干燥，降水稀少而蒸发强烈。年均降水量 110 mm，主要集中在 7～9 月，年均蒸发量 2 604.3 mm，是降水量的 23.6 倍；全年风沙日达 83 日，年均风速 2.3 m/s，最大风速 23.0 m/s；地表水以石羊河为主，地下水埋深 18～25 m，受上游来水的限制和人为过度开采，地下水下降速度较快。

区域气候条件严酷，植被稀疏、种类少、生长缓慢，以旱生和超旱生灌木和草本为主。灌木主要有黑果枸杞（Lycium ruthenicum）、白刺（Nitraria tangutorum）、泡泡刺（Nitraria sphaerocarpa）、盐爪爪（Kalidium foliatum）、红砂（Reaumuria soongarica）等，草本主要有盐生草（Halogeton glomeratus）、雾冰藜（Bassia dasyphylla）、猪毛菜（Salsola collina）、碟果虫实（Corispermum patelliforme）、骆驼蒿（Peganum nigellastrum）、黄花补血草（Limonium aureum）、西伯利亚滨藜（Atriplex sibirica）、砂蓝刺头（Echinops gmelinii）、芦苇（Phragmites australis）、画眉草（Eragrostis pilosa）等。土壤多为灰棕漠土或石膏灰棕漠土，土壤表层紧实，部分地区有沙化现象，剖面发育微弱。根据荒漠草地土壤和植被特点，民勤绿洲外围黑果枸杞群落立地类型可分为砾石地、覆沙地、固定或半固定沙丘地和盐碱地等 4 大类，不同

表 2-5-9　不同类型荒漠草地黑果枸杞群落特征

草地类型	经纬度	海拔（m）	优势植物
覆沙荒漠草地	E103°30′47″ N38°45′51″	1 326	黑果枸杞＋盐爪爪
盐渍化荒漠草地	E103°36′15″ N39°03′09″	1 306	碱蓬＋黑果枸杞
砾质荒漠草地	E102°56′53″ N38°49′39″	1 345	狗尾草＋黑果枸杞
固定和半固定荒漠草地	E103°06′09″ N38°58′07″	1 324	黑果枸杞＋骆驼蓬

类型荒漠草地黑果枸杞野生群落特征见表 2-5-9（马俊海，2020）。

郭春秀等（2018）选择以上表中 4 种不同类型荒漠草地，调查不同类型荒漠草地黑果枸杞群落植物的种类、高度、冠幅、个体数及样地生态因子，采用重要值测度群落种群组成，得出不同类型荒漠草地黑果枸杞群落结构特征（表 2-5-10）。在不同类型荒漠草地黑果枸杞群落中多年生草本与一年生草本物种数相近。灌木层与草本层植物数量差距较大，灌木层物种相对单一且数量较少，草本层物种相对丰富且数量较大。优势种群重要值研究表明，在覆沙草地和固定/半固定沙地中黑果枸杞为优势种，其重要值分别为 58.93 和 38.05，在盐渍化草地和砾质荒漠草地中优势种分别为一年生草本碱蓬（*Suaeda glauca*）和狗尾草（*Setaria viridis*），其重要值分别为 23.57 和 28.91。

表 2-5-10　不同类型荒漠草地黑果枸杞群落的物种重要值

生活型	物种	物种重要值			
		覆沙草地	盐渍化草地	砾质荒漠草地	固定和半固定沙地
灌木	黑果枸杞	58.93	17.64	18.2	38.05
	白刺	3.49	6.31		14.18
	盐爪爪	20.74	5.99	3.02	—
	多枝柽柳	—	6.22	—	—
	泡泡刺	—	—	—	4.93
	枸杞	—	2.97	—	—
	中亚紫菀木	—	—	2.96	—
	霸王（*Zygophyllum xanthoxylon*）	—	—	8.97	—
	红砂	—	—	10.96	1.47
	刺旋花	—	—	—	—
	合头草	—	—	—	—
	猫头刺（*Oxytropis aciphylla*）	—	—	—	—
	小计	83.16	39.13	44.11	58.63

石羊河下游不同类型荒漠草地中黑果枸杞群落物种组成明显表现出多数种属于少数科、少数种属于多数科的特征，并且很多种为单属单科。受环境条件的限制，黑果枸杞群落物种组成简单，无乔木层和高大灌木层，矮小的灌木层占有绝对优势，黑果枸杞在不同群落中优势地位明显，对群落的结构、生态

系统功能及稳定性具有重要作用。郭春秀(2018)研究石羊河民勤县不同类型荒漠草地土壤,认为土壤养分含量总体偏低,且含量不均,总体表现为"富K、富N、贫P,有机质含量低"的特征。盐碱地中土壤有机碳、土壤有效磷、全磷、土壤微生物量及酶活性等均有明显的表聚效应,所以盐碱地可为黑果枸杞生长提供良好的生长环境,对保护黑果枸杞种群具有重要意义。

(四) 黑果枸杞新种源

在第四次全国中药资源普查中,甘肃省野外调查工作组在甘肃省金塔县大庄子乡发现了清水河枸杞(*Lycium qingshuiheense* X. L. Jiang & J. N. L)。此种系甘肃省新分布。该物种发现于甘肃省金塔县牛头湾,海拔 1 211 m,东经 99°07′58.806″,北纬 40°15′32.220″,标本收藏于甘肃中医学院中药资源学教研室。清水河枸杞在此地有少量分布,生于荒漠边缘,土壤为砂壤土。时值 8 月初,植株正处于花果期,植株高 55~175 cm,花紫色,少近白色;果实近球形或圆球形,红褐色至黑褐色;伴生植物有黑果枸杞、白刺、芦苇、骆驼刺、花花柴、苦豆子等。该品种是黑果枸杞与宁夏枸杞的杂交品种。

清水河枸杞(*Lycium qingshuiheense*)是李吉宁等 2011 年发表的新种,模式标本采集于宁夏中宁县,此种在甘肃河西走廊地区的分布,使其分布地纬度北移近 3°,经度西移 6°余。当地人将该种果实采收后掺入黑果枸杞果实中一同出售,并有采食习惯。在甘肃的发现,将进一步为药用枸杞种质资源研究提供资料,对研究甘肃植物区系组成以及该属植物的谱系地理学和系统发育具有重要的意义(崔治家,2013)。

四、宁夏野生黑果枸杞资源

宁夏是枸杞属植物主产区,是全国枸杞子的道地产区,黑果枸杞在宁夏点状分布于宁夏中北部(图 2-5-12),《中国植物志》中该种有分布于宁夏的记载。《宁夏植物志》(马德滋,2007)记载了宁夏分布枸杞属植物 4 种,有宁夏枸杞、枸杞、截萼枸杞和黑果枸杞,其中有黑果枸杞"宁夏普遍分布,生于盐碱荒地、沙地、沟渠边上或路边"的记载。在《宁夏中药志》(邢世瑞,2006)中记载了"黑果枸杞 *Lycium*

ruthenicum 分布宁夏"。2015—2020 年,笔者赴宁夏调研枸杞属植物资源,查阅国家和地方志有关文献,拜谒资深专家和业务骨干,请教当地荗农,收集宁夏产区黑果枸杞资源情况。

(一) 资源分布区域

黑果枸杞分布于宁夏的石嘴山市、银川市、青铜峡、吴忠市及中卫等地,呈零星分布(图 2-5-12)。

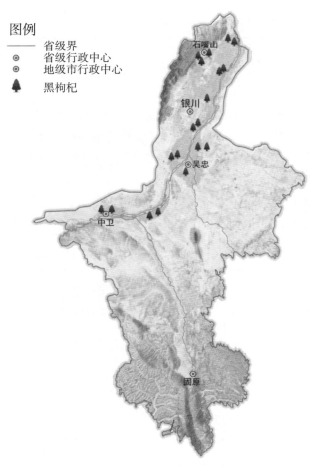

图例
⊚ 省级界
⊚ 省级行政中心
⊚ 地级市行政中心
🌲 黑枸杞

图 2-5-12　宁夏野生黑果枸杞资源分布

(二) 资源量统计

1. **野生资源**·在宁夏中北部的盐化沙地、高山、沙林、荒漠地、河岸边(图 2-5-13),黑果枸杞分布面积 5 万~7 万亩(刘增根,2018)。

2. **中药资源普查结果**·在第四次全国中药资源普查工作中,发现宁夏利通区、同心县、惠农区、平罗县、灵武市境内分布有野生黑果枸杞(图 2-5-14)。

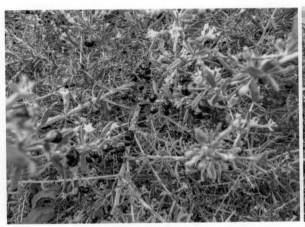
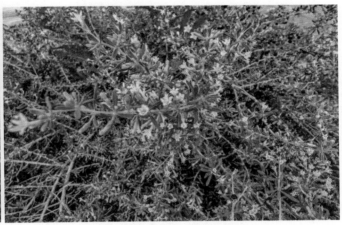

宁夏野生黑果枸杞花　　　　　　　　　　　平罗高庄乡野生黑果枸杞花枝

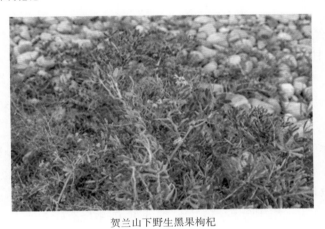

贺兰山下野生黑果枸杞

图 2-5-13　宁夏野生黑果枸杞

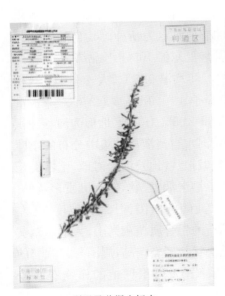
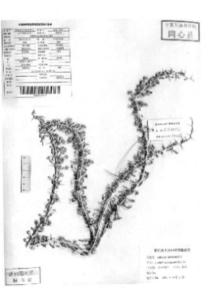
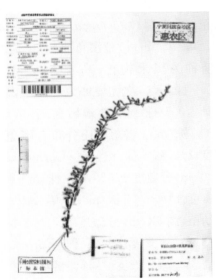

利通马莲渠乡标本　　　　　同心县预旺镇标本　　　　　惠农区礼和乡标本

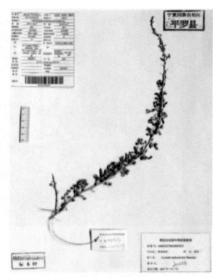 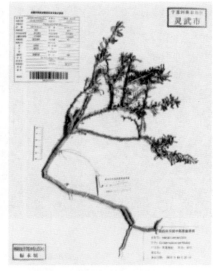

平罗县高庄乡标本 　　　　　　　　灵武市东塔镇标本

图 2-5-14　第四次宁夏中药资源普查黑果枸杞标本

（三）生境自然条件与群落特征

黑果枸杞生于盐碱荒地、盐渍化砂地、沟渠边上、路边、村舍旁等。其生长地属盐碱且干旱或超干旱。在中宁县清水河沿岸、石嘴山市惠农区燕子墩村燕窝池路边，以及燕子墩村至黄渠桥黄渠村路边一带有片状分布，有团簇、斑块化集中分布，并组成优势群落片断。分布于石嘴山市惠农区燕子墩村燕窝池路边立交桥下的黑果枸杞呈带状斑块分布，土壤类型为淡灰钙土、黄绵土，所处群落片断为黑果枸杞-圆头藜（Chenopodium strictum）+盐地碱蓬（Suaeda salsa）荒漠草原，总覆盖度36%。群落优势种为黑果枸杞，高 40～80 cm，分盖度18%，0.9株/m²。次优势种为圆头藜，高 70 cm，分盖度7%，0.1 株/m²；盐地碱蓬高 80 cm，分盖度 4%，0.5 株/m²。群落中还分布有碱蓬，高 40 cm，分盖度 1%，0.2 株/m²；藜（Chenopodium album），高20 cm，分盖度 1.5%，0.6 株/m²；枸杞，高 70 cm，分盖度 1%，0.05 株/m²；臭椿（Ailanthus altissima）幼苗，高53 cm，分盖度 2%，0.1 株/m²；狗尾草，高28 cm，分盖度<1%：稗（Echinochloa crusgalli），高 32 cm，分盖度<1%。群落还伴生有尖叶盐爪爪（Kalidium cuspidatum）、蒙古虫实（Corispermum mongolicum）、鹅绒藤（Cynanchum chinense）、腋花苋（Amaranthus roxburghianus）等。

（四）黑果枸杞新种源

1. **小叶黄果枸杞**·小叶黄果枸杞（Lycium parvifolium T. Y. Chen & X. L. Jiang）是 2009 年在宁夏中宁县清水河泉眼山附近、鸣沙等地附近发现的新种，分布面积较小，零散斑块化，呈群聚特征分布，原生境有较为严重的人为破坏痕迹，已经处于高度濒危状态。该种由知名植物分类专家马德滋、中国科学院植物研究所王文采院士和张志耘、韩国生物科学与生物工艺学研究所 Joongku LEE 运用现代分子生物学技术，鉴定为新种。其自然条件与群落特征为：宁县地处东经105°40′，北纬37°29′，海拔1183.3 m 左右。年均温9.2℃，大于等于 0℃积温3880℃，大于等于 10℃积温3342℃。降水量222.9 mm，年蒸发量2055.3 mm。地形为河谷冲积平原，地势起伏，黄河水自流灌溉。集中分布的小叶黄果枸杞常生于盐碱地、沙地及河漫滩地，土壤类型为沙壤质灌淤土，土壤湿润、松软，但有机质含量低；同时有些也习见于陡峭的向阳沟壁上，坡度80°左右，土壤为夹有砾石的粗骨质淡灰钙土，为重盐碱贫瘠土壤，明显可见块状盐硝类结晶，周围与其毗邻的环境为农田生态系统，大面积种植的作物有小麦（Triticum sp.）、玉蜀黍（Zea mays）和各种蔬菜，田埂、渠沟和路边栽植有乔木，如柳树（Salix sp.）、杨树（Poplus sp.）、榆树（Ulmus pumila）、刺槐

（*Robinia pseudoacacia*）等，灌木常见的有栽培种宁夏枸杞（*Lycium barvarum*），果园里有苹果（*Malus pumila*）、李（*Prunus* sp.）、梨（*Pyrus* sp.）、桃（*Amygdalus* sp.）等（刘王锁，2015）。

　　鸣沙附近小叶黄果枸杞所处群落的植被类型为小叶黄果枸杞＋黑果枸杞-假球蒿（*Artemisia globosoides*）草原化荒漠。优势种分别为小叶黄果枸杞、假球蒿、黑果枸杞、芨芨草，高度75~120 cm，盖度28%；次优势种为芦苇、骆驼蒿、碱蓬等，高度18~85 cm，盖度15%。除此之外，群落内还伴生有远志（*Polygala tenuifolia*）、乳苣（*Lactuca tatarica*）、中亚滨藜（*Atriplex centralasiatica*）、猪毛蒿（*Artemisia scoparia*）、独行菜（*Lepidium apetalum*）、盐爪爪（*Kalidium* sp.）、戟叶鹅绒藤（*Cynanchum acutum* subsp. *sibiricum*）、狗尾草、砂蓝刺头、多裂骆驼蓬（*Peganum multisectum*）、藜、黄花蒿（*Artemisia annua*）、赖草、柔毛蒿（*Artemisia pubescens*）、老芒麦（*Elymus sibiricus*）等。

　　小叶黄果枸杞生境与黑果枸杞相似，在外部形态上，本种与分布于哈萨克斯坦、吉尔吉斯斯坦、乌兹别克斯坦、塔吉克斯坦南部以及我国新疆西部的新疆枸杞（*Lycium dasytemum*）和分布于伊朗、阿富汗、土库曼斯坦、乌兹别克斯坦、塔吉克斯坦西南部以及高加索地区南部的土库曼枸杞（*Lycium turcomanicum*）也比较接近，但新疆枸杞和土库曼枸杞的枝条不呈"之"字形曲折，花常2~3朵或更多与叶一起簇生于短枝顶端，花冠筒部长约为檐部裂片长的2倍，雄蕊着生于花冠筒的近中部，浆果红色。尤其是本种的花萼为杯状或筒状，常2浅裂，花冠裂片边缘无毛而明显不同于土库曼枸杞，后者的花萼为宽钟形，常为4~5裂，花冠裂片边缘有短而稀疏的缘毛。最近利用核基因颗粒性结合淀粉合成酶基因（GBSSI）片段对中国枸杞属这几个新分类群杂交起源的初探表明：小叶黄果枸杞有一个拷贝与宁夏枸杞聚为一支，另一个拷贝则与黑果枸杞聚为一支，表明小叶黄果枸杞是宁夏枸杞和黑果枸杞的杂交后代。

　　2. 清水河枸杞 · 清水河枸杞（*Lycium qingshuiheense* X. L. Jiang & J. N. L）发现于宁夏中宁县大战场乡西沙窝村（37°27′15″N，105°32′39″E），

生于海拔1197 m左右的河漫滩、河岸边。有研究表明，本种与黑果枸杞相接近，但其枝条直伸，不呈"之"字形曲折，花1~4朵簇生，花萼钟形或筒状钟形，花萼裂片边缘无毛，花冠筒部与冠檐近等长，雄蕊着生于花冠筒的喉部，花丝连同花冠无毛或被稀疏短柔毛，浆果扁圆球形，顶端常微凹，深红褐色；种子1~4枚，与后者不同。

　　中宁县大战场乡河漫滩地土壤为粗骨质淡灰钙土，为重盐碱贫瘠土壤。所处群落植被较稀疏，总覆盖率为23%，以清水河枸杞、红砂木本植物层片为优势种，株高30~60 cm，分盖度13%，平均冠幅概约50 cm×80 cm。次优势种为藜、中亚滨藜层片的草本植物，高15~40 cm，分盖度7%。群落还分布有芨芨草、猪毛蒿、狗尾草、独行菜、乳苣、砂蓝刺头、骆驼蓬、稗等。

　　据有关资料显示，利用核基因颗粒性结合淀粉合成酶基因（GBSSI）片段对中国枸杞属的分子系统学初探表明：清水河枸杞有一个拷贝与宁夏枸杞聚为一支，另一个拷贝则与黑果枸杞聚为一支，表明清水河枸杞是宁夏枸杞和黑果枸杞的杂交后代。因此，在开发利用方面，可利用野生枸杞近缘关系进行新品种选育、品系间改良和杂交培育等，具较好前景（刘王锁，2013）。

五、内蒙古野生黑果枸杞资源

　　内蒙古地区是黑果枸杞主要分布区之一，20世纪80年代《内蒙古植物志》记载："黑果枸杞，蒙名哈日-侵娃音-哈日莫格，别名苏枸杞。产巴彦淖尔盟，常生于盐化低地、沙地或路旁、村舍。"

（一）资源分布区域

　　黑果枸杞主要分布于内蒙古地区腾格里沙漠和乌兰布和沙漠边缘地区，具体为阿拉善左旗西北部、临河区西部地区（图2-5-15）。

　　1. 资源统计量 · 在内蒙古西部额济纳旗、阿拉善右旗、阿拉善左旗、巴彦淖尔、乌拉特前旗分布有20万~25万亩野生黑果枸杞（刘增根，2018）。尤其在内蒙古左额济纳旗有大面积分布，因戈壁沙漠人迹罕至，植株长势旺盛。笔者多次去内蒙古额济纳旗采样，实地拍照野生黑果枸杞花枝与果枝（图2-5-16）。

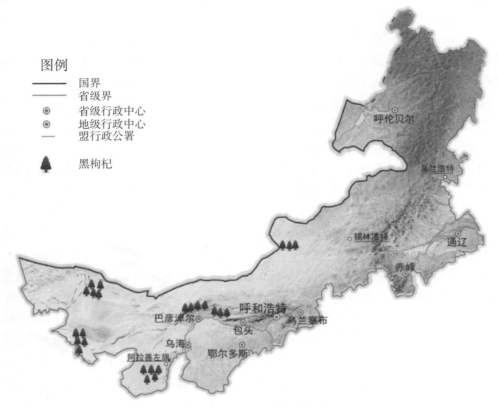

图 2‒5‒15　内蒙古野生黑果枸杞资源分布

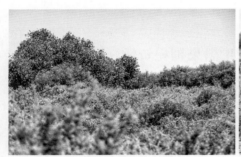
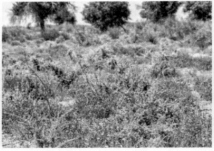
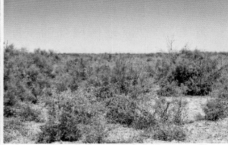

额济纳旗胡杨红柳黑枸杞林

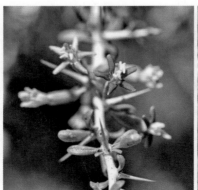
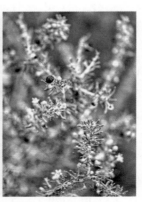

额济纳旗野生黑枸杞花　　　　　　额济纳旗野生黑枸杞果

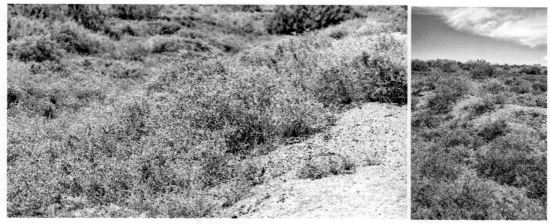

额济纳旗伊布图嘎查队野生黑枸杞林

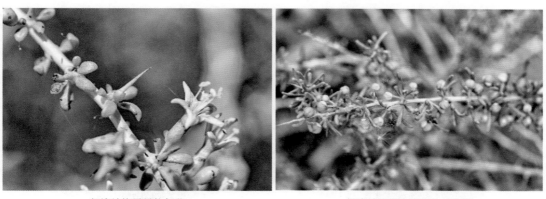

额济纳旗黑果枸杞花　　　　　　　　　额济纳旗野生黑果枸杞青果

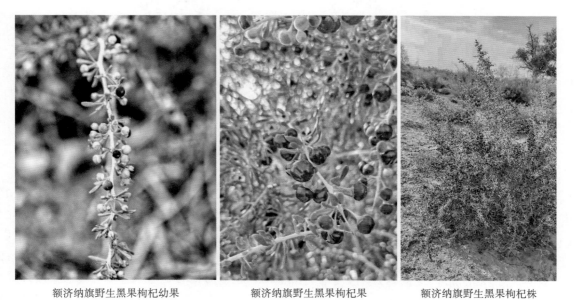

额济纳旗野生黑果枸杞幼果　　　　　额济纳旗野生黑果枸杞果　　　　　额济纳旗野生黑果枸杞株

图 2-5-16　内蒙古野生黑果枸杞

2. 中药资源普查结果·在内蒙古第四次中药资源普查中,在锡林郭勒盟、乌拉特中旗、乌拉特前旗、中旗境内发现了野生黑果枸杞,标本照片见图 2-5-17。

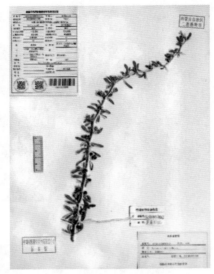 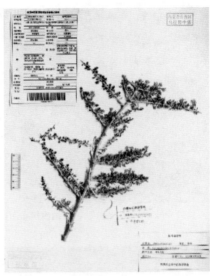

二连浩特市标本 乌拉特中旗新丰二队标本

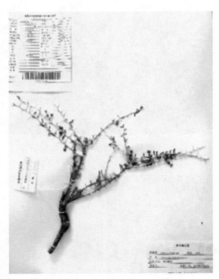 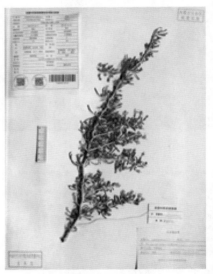

乌拉特前旗巴音花镇标本 杭锦后旗沙海陈二圪旦标本

图 2-5-17 第四次内蒙古中药资源普查黑果枸杞标本

(二) 资源分布区自然条件与群落特征

黑果枸杞生于内蒙古盐碱化荒漠地、戈壁滩、干河床、渠路边，伴生植被有胡杨、梭梭、肉苁蓉、甘草、盐地风毛菊、盐生草、醉马草、泡泡刺、白刺、锁阳(*Cynomorium songaricum*)、多枝柽柳、蒙古韭、中亚紫菀木、短叶假木贼、沙拐枣。

除以上 5 个地区外，在陕西北部、西藏也有野生黑果枸杞分布。张亮等(2020)研究气候变化情景下黑果枸杞的潜在地理分布，结果认为陕西北部、山西、西藏、四川和河北等地区适宜黑果枸杞生长的面积较少，呈现零星分布。且随时间推移将会退化为黑果枸杞的不适宜生长区。全国第四次中药资源普查中，从这些省份未索取到标本的照片和相关信息。

第六节　黑果枸杞资源利用与保护

一、优质的生物资源

21世纪以来，人们的保健意识逐渐增强，对黑果枸杞药用、食用、保健应用非常重视。黑果枸杞也从单一的生态保持向药食两用方向发展，在保健品、美容化妆品领域使用广泛。特别是黑果枸杞富含花青素成分，含量比欧美崇尚的蓝莓高多倍，花青素清除人体内自由基能力是维生素E的50倍、维生素C的30倍，符合了人们逐渐升温的崇尚"黑色食品"的时尚，使该植物资源成为国内国际的主要经济植物。笔者综合分析了黑果枸杞研究文献、成果、专利等，以2010年为界，黑果枸杞资源开发与研究进入高潮阶段，主要研究资源分布、花青素成分、保健食品开发方面。2010年后期在国内保健潮涌的大背景下，人们崇尚黑果枸杞花青素的美容、防皱、延缓衰老、抗肿瘤、防治心血管疾病等功效，各类知名产品研发上市，以野生黑果枸杞为原料生产的黑枸杞片、黑枸杞冻干粉、黑枸杞原浆液、黑枸杞酵素、黑枸杞酒、黑枸杞牛奶、黑枸杞冲剂、黑枸杞茶、黑枸杞冰激凌、黑枸杞饼干、黑枸杞速溶粉及黑枸杞美容片系列产品进入消费市场，一些知名品牌与龙头企业应运而生，如"高原美""诺蓝杞""愿臻"等，其产品满足了消费者保护视力、改善睡眠、提升免疫、延缓衰老、美容护肤、饮品食用、预防心脑血管疾病与肿瘤的需求。人们称黑果枸杞为"软黄金"，黑果枸杞高端产品的发展提升了其生物资源的附加值，将资源优势转化为健康食材产品、功能食品、生物制品更适应市场需求，经济与社会效益更为显著。

二、资源现状

通过近几年调研，黑果枸杞野生资源发现以下情况。

（1）产业链短、深加工产品少。90%黑果枸杞以干果形式在市场流通，精深加工不够，附加值较低。

（2）分布面积小。除青海格尔木和新疆尉犁以外，全国其他地区很少见到黑果枸杞大面积分布情况，在路边、田埂有零星分布，野生黑果枸杞资源分布面积和蕴藏量严重减少。

（3）非法盗采严重。2013—2015年保健潮兴起，野生黑果枸杞售价达到了2000～4000元/kg，在市场上属于高端礼品，因此新疆、甘肃、青海多地资源遭到疯狂采摘、剪枝拔株，甚至出现暴力争夺资源情况。由于食药与保健价值提升了黑果枸杞的经济价值，全国各大产区出现了"淘金"现象，受到利益驱使，在全国几个药材市场出现了以"白刺"冒充黑果枸杞现象。新疆部分群众在尉犁县境内对野生枸杞进行了乱采、盗挖情况。青海格尔木郭勒木德镇金鱼湖草原、阿拉尔草原、清水河草原以及河东农场一带草原被乱采盗挖，有5000多名外来人员进行聚集性乱采，用棍敲打植株，用剪刀剪枝，毁坏了大面积黑果枸杞野生林。在鱼水河牧委会，牧民虽用铁丝围上栅栏，但拦不住盗挖人。为盗挖黑果枸杞，盗挖人多次与当地牧民、承包人及政府人员发生冲突，最严重的还发生了流血刑事案件。

（4）价格波动大。2017年，市场上黑果枸杞价格大幅度回落，由4000元/kg降低至40～60元/kg，这主要是由大面积种植造成的，据调研统计，青海、甘肃、宁夏、新疆、内蒙古几年间种植面积达到30多万亩，价格降低后，群众种植黑果枸杞的积极性也随之降低。2018—2020年，甘肃、宁夏等地种植户由于高投入低产出而不盈利，导致种植地的黑果枸杞无人采摘，自生自灭。多数种植户拔株改种其他农作物。

（5）资源持续减少。近年来城镇化进程加快，公路网建设和各种工业建立使荒漠化的治理成效不佳，以及局部的生态环境持续恶化，各大产区黑果枸杞产量不断减少。原本藏族、维吾尔族医用药材上升为全国性商品药材，供求产生矛盾。内蒙古居延海地区由于水源减少，土地旱化导致植被退化严重，绿洲面积减少，植物种植类由20世纪50年代的130多种退化到今天的30多种。草地生态系统严重退化，生物多样性减少（刘文英，2015），黑果枸杞是该地区荒漠戈壁主要的野生植物之一，资源减退严重。甘肃石羊河下游由于人口数量与经济规模扩大，人工绿洲扩张，下游地表水资源日趋减少，造成了土地沙漠化、盐渍化日趋加剧，加之人为过度采收，造成了黑果枸杞资源减少而亟待保护。

（6）分类更为合理。从药材市场及产区调研得知，绝大部分商家与群众认为青海产黑果枸杞质量好、颜色深。青海货、新疆货、甘肃货为3大类别。内蒙古、宁夏、甘肃产黑果枸杞归为一类。这种合理分类将有利于野生资源开发应用与保护。

三、资源保护

对保护野生黑果枸杞资源，各地政府都在积极应对，新疆尉犁县制定了《尉犁县野生动植物保护专项整治方案》，将黑果枸杞列入保护范围，政府组织大量人力、物力、财力，联合林业、公安多个部门，加强打击盗挖力度，办理多起因盗挖黑果枸杞引起的刑事治安案件。

针对格尔木发生的滥采盗挖黑果枸杞事件，青海省人民政府2015年下发了《关于加强野生黑果枸杞资源管理工作指导意见》，青海省海西州下发了《野生枸杞保护条例》，青海格尔木政府下发了《野生黑果枸杞采摘管理暂行办法》，这些法规文件目的是制止频发的无序采摘野生黑果枸杞，破坏黑果枸杞林和草原基础设施行为。坚决杜绝掠夺式采摘，保护野生黑果枸杞林和生态安全。

野生黑果枸杞资源保护还得走创新之路，首先应该精准提高产业产品附加值，充分利用资源，通过高新技术开发绿色及特色食品、保健品和药品，满足国内外亚健康人群和免疫功能低下人群的健康需求。坚持经济效益与生态效益并重原则，通过野生驯化、良性循环、生态恢复，促进这一珍贵稀有资源充分利用与有效保护，以达到恢复生态动能和可持续利用的总目标，使黑果枸杞野生种质资源利用保护在以后发挥长效可延续效应。

第三章

黑果枸杞种质资源

黑果枸杞种质资源是其亲代传递给子代的遗传物质,一般指野生的黑果枸杞、新培育的系列品种和野生近缘黑果枸杞植物。黑果枸杞种质表现了该物种在自然界的自身遗传现象,是该物种生命延续和繁衍的保证。黑果枸杞的野生资源由于植被的破坏和数量的减少,种质的损失较为严重。本章对黑果枸杞种质资源概况、不同种质资源分述、特异性状类型种质、种质资源研究与评价以及种植分布情况进行了详细阐述,以期人们重视保护和开发黑果枸杞种质资源。

第一节　黑果枸杞种质资源概况

多年野外调查研究发现,野生和栽培黑果枸杞主要分布于我国西北地区,以新疆、青海、甘肃河西走廊、内蒙古阿拉善地区为分布重点区域。野生黑果枸杞适宜生长区域都适合大面积种植。

黑果枸杞种质资源具有以下特点。

1. **重叠生长**·野生黑果枸杞生长旺盛的自然生态环境,都是高适宜种植黑果枸杞的区域,如青海的柴达木盆地腹部、新疆塔里木盆地中部、甘肃河西走廊、内蒙古额济纳旗,这些区域野生和栽培黑果枸杞重叠分布,是种质资源的主产区或集中分布区。其他地方引种成功但其生长并不理想,属于黑果枸杞低适宜生长区域。黑果枸杞种质资源(野生+种植)分布(图 3-1-1)这与第四次全国中药资源普查中野生黑果枸杞分布基本吻合。

2. **海拔多元**·黑果枸杞种质资源分布在海拔 319~5 131 m 范围内,呈波状多元结构。生态因子中最湿润月降水量、最冷季均温、最冷季降水量、表层土壤砾石含量、年均温、月平均日温差直接影响种质资源分布。

3. **适生区分布广**·黑果枸杞种质资源的当代适生区分布,基本涵盖其目前已知实际分布区域,主要分布省份(直辖市、自治区)有青海、新疆、甘肃、内蒙古、宁夏,除此之外,山西、陕西、西藏境内也发现有部分适生区。黑果枸杞植物当代适生区总面积为 284.506 9×10⁴ km²,占中国版图的 29.6%。其中,最佳适生区面积为 17.432 2×10⁴ km² 占适生区总面积的 6%,主要集中于新疆、甘肃等地;高度适生区面积为 85.526 0×10⁴ km²,占适生总面积的 30%,主要分布于新疆、青海等地;中度适生区面积为 84.652 7×10⁴ km²,占适生区总面积的 29.7%;主要分布于新疆、青海的部分地区(林丽等,2017c)。

4. **资源量变化快**·野生黑果枸杞资源受气候变化、城镇化建设进程、公路铁路修建等人为因素影响,居群规模以及分布区资源量减少;栽培种质资源受市场价格与劳动力成本影响,由迅速增长到迅速下滑急剧地变化,据调查全国种植面积由 2017 年约 60 万亩减少至如今不足 26 万亩,黑果枸杞种植面

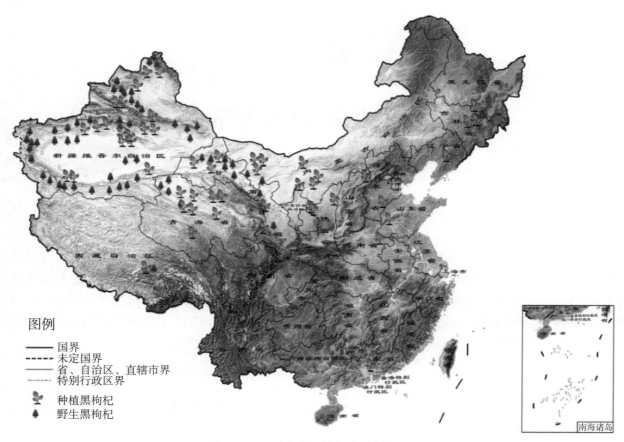

图 3-1-1　中国黑果枸杞种质资源分布

积减少 60%～80%,这一现象在甘肃、宁夏、内蒙古土地资源紧缺的产区较为突出。青海和新疆栽培面积较为稳定。

5. **性状变异多样**·在甘肃、青海黑果枸杞种植基地发现有粉红、白色、黄色、红色等变异植株,这一特殊性状类型种质占 4%～5%。

第二节　黑果枸杞种质资源分述

一、黑果枸杞

形态特征:多棘刺灌木,高 20～50(～150)cm。多分枝,分枝斜生或横卧于地面,白色或灰白色,坚硬,常呈"之"字形曲折,有不规则的纵条纹;小枝顶端渐尖成棘刺状,节间短缩,每节有长 0.3～1.5 cm 的短棘刺;短枝位于棘刺两侧,在幼枝上不明显,在老枝上则成瘤状,生有簇生叶或花、叶同时簇生,更老的枝则成不生叶的瘤状凸起。叶 2～6 枚簇生于短枝上,在幼枝上则单叶互生,肥厚肉质,近无柄,条形、条状披针形或条状倒披针形,有时呈狭披针形,顶端钝圆,基部渐狭,两侧有时稍向下卷,中脉不明显,长 0.5～3.0 cm,宽 2～7 mm。花 1～2 朵生于短枝上;花梗细瘦,长 0.5～1.0 cm;花萼狭钟状,长 4～5 mm,果时稍膨大成半球状,包围于果实中下部,不规则 2～4 浅裂,裂片膜质,边缘有稀疏缘毛;花冠漏斗状,浅紫色,长约 1.2 cm,筒部向檐部稍扩大,5 浅裂,裂片矩圆状卵形,长为筒部的 1/3～1/2,无缘毛,耳片不明显;雄蕊稍伸出花冠,着生于花冠筒中部,花丝离基部稍上处有疏绒毛,同样在花冠内壁等高处亦有稀疏绒毛;花柱与雄蕊近等长。浆果紫黑色,球状,有时顶端稍凹陷,直径 4～9 mm。种子肾形,褐色,长1.5 mm,宽 2 mm。花果期 5～10 月(中国科学院《中国植物志》编辑委员会,1978)(图 3-2-1)。

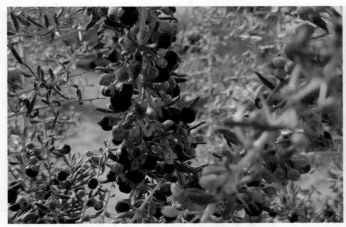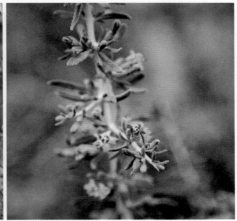

图 3-2-1 野生黑果枸杞

黑果枸杞野生种是 1780 年瑞典人 Johan Andreas Murray 命名的,因最早发现于苏联西伯利亚等地,所以别名"苏枸杞"(王琴,2016),中国北方称之为黑果枸杞或黑枸杞。该野生种是黑果枸杞其他品种的原始母体,由此研究出许多优良种植品种。

二、黑果枸杞栽培品

黑果枸杞栽培品与野生品相比,其叶长、叶宽、叶面积明显增大,果实纵径、横径、单果质量均有增长,植株棘刺明显减少。浆果完全成熟后紫黑色,球形,有时顶端稍凹陷,呈蟠桃形,直径9.0 mm。种子肾形,褐色。花果期6～10 月(图 3-2-2)。

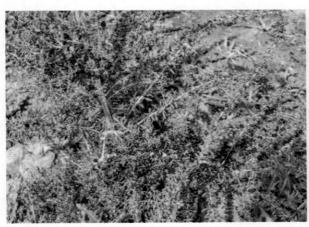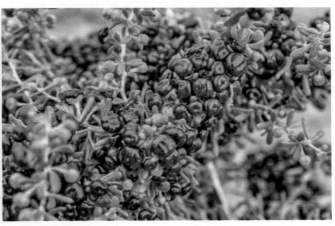

图 3-2-2 黑果枸杞栽培品

该种栽培品在不同海拔和气象条件下果实成熟期差异明显。在青海产区,其叶多肉质柱形,每年 4 月下旬至 5 月上旬发芽展叶,5～8 月中旬开花结果,8 月下旬至 9 月中旬果实成熟,9 月下旬至 10 月中旬采摘果实,10 月下旬叶片干枯凋落。从发芽到采果经历 150 天左右。在甘肃、宁夏、新疆、内蒙古产区,其花果期 6～8 月,叶多线状披针形,叶薄,植株高于青海柴达木盆地植株 10～15 cm。几个产区植物形态略有差异,青海产果柄长,内蒙古产结果枝长,新疆、甘肃产果形多呈扁球形,内蒙古、青海产果实多为圆球形,青海产果实颜色深紫黑色,新疆产果实整齐度高,内蒙古、新疆产果实口感较甜,青海、甘肃产果实相对较酸。

三、黑杞1号

黑杞1号又名尉犁黑枸杞,是新疆维吾尔自治区林业和草原局审定通过的良木树种,优良无性系,新S-SC-LR-黑杞1号品种优良。王建友等(2017)以新疆尉犁县墩阔坦乡琼库勒村黑杞1号示范推广基地样品为研究对象,测出黑杞1号中至少有17种氨基酸,其中人体必需氨基酸7种,儿童必需氨基酸2种,甜味氨基酸6种,苦味氨基酸7种,酸鲜味氨基酸2种,芳香族氨基酸6种,支链氨基酸3种,药效氨基酸7种。氨基酸总量及儿童必需氨基酸、药用氨基酸、酸鲜味氨基酸含量明显高于本地区野生黑果枸杞含量,营养价值较高。王琴等(2019)以尉犁县黑杞1号为研究对象,检测其酸类物质。黑杞1号鲜果总酚含量34.57 mg/g,总花色苷含量16.37 mg/g,总单宁含量6.78 mg/g。与黑杞1号鲜果相比较,干果的总酚含量高2.10 mg/g,总花色苷含量低5.30 mg/g,总单宁含量高0.66 mg/g。黑杞1号鲜果中检测出8种单体花色苷,其中双葡萄糖苷3种,咖啡酰化葡萄糖苷2种,香豆酰化葡萄糖苷3种;黑杞1号干果中检测出4种单体花色苷,其中双葡萄糖苷1种,咖啡酰化葡萄糖苷2种,香豆酰化葡萄糖苷1种。两者均以甲基花翠素葡萄糖苷及其酰化衍生物含量最高。黑杞1号鲜果的单体花色苷总量比干果高6 119.33 μg/g,鲜果中各类型单体花色苷含量均高于干果。黑杞1号鲜果和干果中均检测出29种非花色苷单体酚,包括黄烷醇类7种,羟基苯甲酸类4种,黄酮醇类18种。与干果相较,黑杞1号鲜果中非花色苷单体酚总量低0.54 μg/g。研究结论为黑杞1号作为新兴时尚茶饮和抗氧化功能性成分多酚保健品原料提供了科学依据。

黑杞1号由新疆林业科学院、尉犁县林业局、精河县枸杞产业发展局研究成功,其成果可作为经济林、生态造林树种,适合于新疆枸杞的适生区造林应用。栽培技术主要采用了扦插繁殖,树形以无主干多分枝开心形或纺锤形为主,花期5~8月。该种质树势强旺,枝条灰白色,质地坚硬,1年生枝长0.29~0.37 m,节间长0.30~0.40 cm,每节长短棘刺0.70~0.80 cm;叶片2~6簇生于短枝上,叶片纵径2.55~2.59 cm,叶片横径0.40~0.41 cm,肉质肥厚,近无柄,呈深绿色条形或条状披针形,顶端钝圆,基部渐狭;花冠连合,紫色;果实紫黑色扁球形,平均单果重0.47~0.49 g,果实纵径6.42~6.73 mm,果实横径9.86~10.18 mm,果形指数0.65~0.66;种子数23~27个,可溶性固形物10.3%~10.7%,果皮薄,果肉紫黑色,微甜(图3-2-3)。

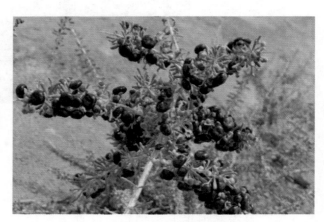

图3-2-3 黑杞1号

四、黑杂1号

黑果枸杞的杂交品种,以野生黑果枸杞为母本杂交培育而成,采用目前枸杞育苗最新高标准无性快繁技术,由甘肃疏勒河蔚丰现代农业科技发展有限公司投资6 500万元在甘肃省瓜州梁湖乡建立基地繁育而来,是最新的杂交黑果枸杞,特点是坐果率高、枝刺少、果粒大、产量高、纯度高、大田移栽成活率高,相比硬枝扦插育苗果实纯度和品质好,是花青素含量较高的经济植物。

形态特征:落叶灌木,高50~120 cm。多分枝,枝条坚硬,常呈"之"字形弯曲,白色,枝上和顶端具棘刺。叶2~4片簇生于短枝上,肉质,无柄,条状披针形或圆棒状,长6~25 mm,先端钝圆。花1~4朵生于棘刺基部两侧的短枝上;花梗细,长3~8 mm;花萼狭钟状,长3~4 mm,3~5裂;花冠漏斗状,颈部较檐部裂片长2~3倍,浅紫色,长1 cm;雄蕊不等长。浆果球形,成熟后纯黑色,直径10~16.5 mm。种子肾形。

生态特征:每年4月下旬至5月上旬发芽并展叶,5月底至8月中旬陆续开花结果,8月下旬至9

月中旬果熟,9月下旬至10月上旬叶片干枯凋落。从发芽到果熟约120天;生长期约130天。它的根适生于砂砾质荒漠上、盐化沙上、盐化灰钙上、盐化原始草甸土、盐化黏土等。适生土壤pH为8.0～9.2。黑杂1号是一种耐旱性很强的耐盐中生植物,其肉质叶片、银白色的茎、枝和庞大、深达1.6m以下的根系均有利于保持水分,并能充分利用土壤中的水分和地下水。因此,在降水量50mm以下、空气相对湿度仅5%～35%、年蒸发量超过降水量百倍的地区仍能生长发育。黑杂1号虽然耐旱,但在排水条件好、土壤水肥条件充足的地段,生长发育得更好;不耐水渍,在水渍条件下易烂根导致死亡。耐寒性强,能适应温差较大的气候环境。在绝对低温零下41℃的地区能安全越冬。黑杂1号耐盐碱性很强,在全盐量达12.16%的盐化土壤上也能生长(图3-2-4)。

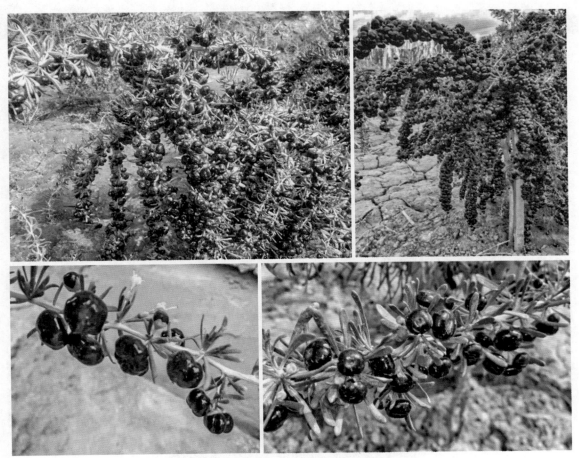

图3-2-4 黑杂1号

五、"诺黑"种源

黑果枸杞"诺黑"种源为青海省农林科学院林业所选育而成。2014年12月19号通过青海省林木品种委员会的审定。该种源在柴达木盆地分布广泛,果形为蟠桃型,果粒大,果实横径平均为10.38mm,纵径为7.04mm,野生鲜果百粒重高达32.1g,人工栽培鲜果百粒重高达59.4g。果实品相好;结果枝长,最长可达30cm以上,果实产量高,果梗较长,易采摘;果实黑色,鲜果花青素含量高,达到8.57mg/g(图3-2-5)。

诺黑种源成果鉴定(青S-SP-LRM-003-2014)认为其优势特征有:①诺木洪种源,浆果蟠桃型,果粒较大,横径/纵经为1∶0.6～0.8。②果梗长度适中,易采摘。③结果枝长,可达30cm以上,结果早,丰产性好,坐果率高。④干果光泽度高,品相好。⑤鲜果、干果花青素含量都相对较高,营养价值更高;生长势相对较强。

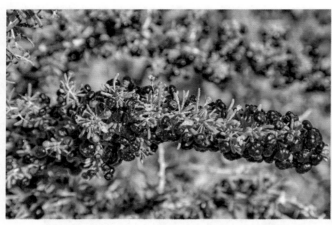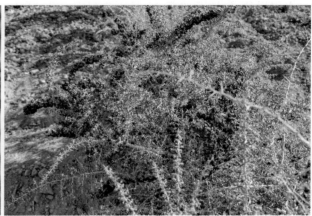

图 3-2-5 "诺黑"种源

六、青黑杞 1 号

青黑杞 1 号是 2017 年青海省林业厅林木品种审定委员会审定的品种,由青海农林科学院樊光辉等培育,是我国首个人工培育的黑果枸杞树木品种(图 3-2-6),填补了我国黑果枸杞栽培良种缺失的空白,解决了人工栽培缺失品种的发展瓶颈,是人工栽培成功的源头和产业可持续发展的必经之路。

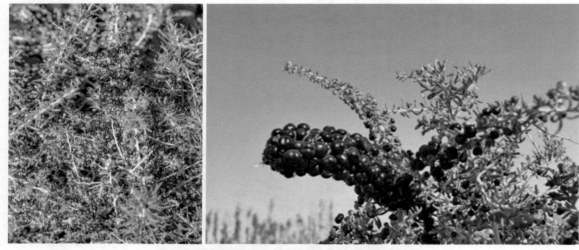

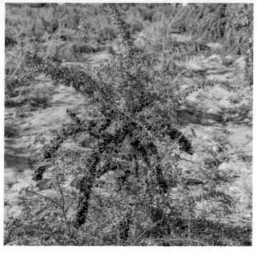

图 3-2-6 青黑杞 1 号栽培品

通过单株选优的方法,从黑果枸杞种植资源圃中初步选择5株果穗为"玉米棒"状的相对优异的单株,并定名为HQ1551、HQ1552、HQ1553、HQ1554、HQ1555。通过果实性状指标测定对比,确定HQ1551为优良单株。利用组培育苗和嫩枝扦插育苗技术,扩繁无性系种苗200 000余株,实现了无性系。2017年,通过青海省林业厅林木品种审定委员会良种认定,定名为青黑杞1号。通过自交亲和性测定试验,青黑杞1号优良无性系自交亲和率为84.30%,可单一品种建园。单株鲜果产量998.00 g,干果产量120.87 g(含水率按13%计,参照红果枸杞),鲜干比8.26∶1。4年后进入盛果期,亩产可达150 kg以上。

青黑杞1号的优势:在盐碱沙地人工栽培条件下,随着栽培技术的成熟和水肥管理水平的提高,青黑杞1号中大部分有效物质的合成和积累获得了更加有利的环境条件,含量得到大幅度提高,增幅分别为:甜菜碱(10.90%)、总黄酮(15.41%)、多元酚(100%)、α-维生素 E(40.15%)、γ-维生素 E(45.16%)、δ-维生素 E(119.74%)、花青素(16.30%)、原花青素(8.06%)。17种氨基酸总量增幅高达99.72%。其中,8种人体不能合成,但又是维持机体所必需的药用氨基酸含量的增幅分别为:谷氨酸(88.35%)、天门冬氨(179.60%)、精氨酸(114.64%)、甘氨酸(71.37%)、苯丙氨酸(90.68%)、酪氨酸(80.26%)、亮氨酸(58.38%)、赖氨酸(64.93%)。甜菜碱、总黄酮、多元酚、α-维生素 E、γ-维生素 E、δ-维生素 E、花青素、原花青素及17种氨基酸含量的增加,对于黑果枸杞人工栽培意义重大。

七、"焦宝兴"黑果枸杞

"焦宝兴"黑果枸杞于2012年5月被甘肃省林木良种审定委员会认定为黑果枸杞母树林,良种编号为甘 S-SS-LYM-303-2011,适宜在永靖等中部干旱区种植。2006年甘肃省林业厅批准了永靖县焦宝兴黑果枸杞种质资源保护及繁育项目,在甘南种植该品种具有推动高效、优质发展生态林的积极作用(图3-2-7)。

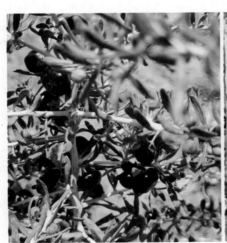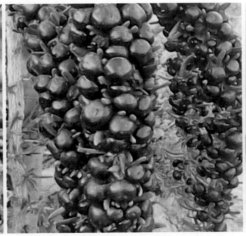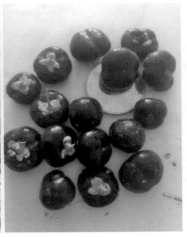

图3-2-7 焦宝兴黑果枸杞

八、"紫宝"黑果枸杞

"紫宝"黑果枸杞以青海诺木洪优质野生黑果枸杞为母本树,经过优选优育、人工驯化培育而来。青海紫元生态科技开发公司率先在青海诺木洪地区建成1000多亩有机种植基地,青海省科技、林业及海西州有关专家实地考察认定该品种具有良好的种植与推广前景。

紫宝系列品种三年龄的黑枸杞树可基本实现全部挂果,果实直径在1.2~2 cm之间,当年的每株树挂鲜果量在0.4~1 kg,个别树型较好,较大的树一茬能采收鲜果达到1.15 kg,三茬单株树年产鲜果量可达1.5~1.8 kg。5~14年龄的壮年树只要树形修剪得好,田间管理到位,单株树的鲜果产量达到3~4 kg,折合干果产量单株为0.5~0.8 kg。经过中国科学院西北高原生物研究所检测,青海紫元

生态科技开发有限公司人工培育的紫宝系列黑枸杞产品中花青素、氨基酸、单糖、多糖等有效成分，

与青海诺木洪野生黑枸杞品质相差无几，品质优异（图3-2-8）。

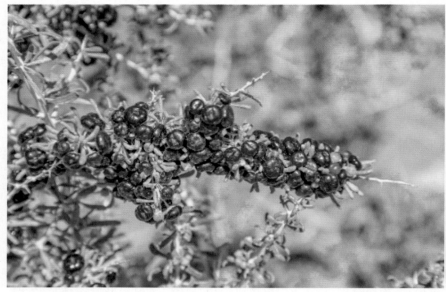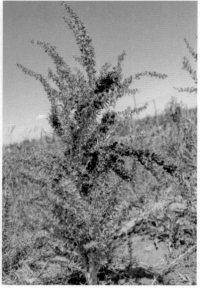

图3-2-8 "紫宝"黑果枸杞

九、华坤黑果枸杞

华坤黑果枸杞是山东博华高效生态农业科技有限公司、山东农业大学和博兴县科学技术局在引进与选育研究中产生的黑果枸杞品种，经筛选的黑果枸杞优良种源及选育的华坤黑果枸杞适宜在黄河三角洲地区轻中度盐碱地上大面积推广种植。研究表明，从成活率、高度、根茎粗度、丛枝数、节间大小、刺长短、分枝数、叶大小厚度、树形生长势分析，华坤黑果枸杞性状表现较好。

十、无刺黑果枸杞

无刺黑果枸杞是2016年宁夏中宁县黄博等组织培养而成，并获得了专利。以采集到的黑果枸杞树为母本，并在母本上采集种条，将种条进行切片分析，分析出有刺基因，采用基因摘除法将有刺基因摘除，将摘除有刺基因的植物细胞在组织液中培养，培养好后进行室内育苗和室外育苗，最后培育出无刺黑枸杞树的种苗。通过试验比较，有刺黑枸杞每人每天采收量在4~6kg，而无刺黑枸杞每人每天采收量可达24~48kg，提高劳动工效6~8倍，对促进产业发展具有重要意义。该品种培育中室内育苗温度8~20℃，室外在北纬37°~50°，东经73°~123°，年

平均气温5.0~13℃，年有效积温2800~3500℃，年日照时数3000h以上的地区育苗栽植。无刺黑枸杞母本源自采集于青海省德令哈市的黑果枸杞，通过基因摘出法培养而成，其产出效率提高了6~8倍。

十一、清水河枸杞（栽培品）

清水河枸杞（栽培品）是黑果枸杞和宁夏枸杞的杂交后代，在甘肃金塔县和宁夏中宁县有野生分布，近年来在中宁县宁安镇有种植。

形态特征：直立小灌木，多分枝，多棘刺，高30~50cm。老枝灰白色、淡灰褐色，少数带棕黄色，幼枝粉白色或白色，枝条直伸，不呈"之"字形曲折，坚硬，有不规则的纵条纹，无毛；小枝顶端常变成锐尖的棘刺，节间短缩，每节有长0.8~3.7cm长短不等的棘刺，向上棘刺渐变稀疏变短；短枝位于棘刺两侧，在幼枝上不明显，在老枝上成瘤状。叶在长枝上单生，互生，在短枝上常2~4(~6)枚簇生，肉质，肥厚，近无柄，条形、条状披针形、条状倒披针形，先端钝圆或稍尖，基部渐变狭，近轴面绿色，远轴面浅绿色，长0.8~2.8cm，宽1~2(~3)mm，中部或上部较宽，宽2~3(~4)mm，无毛。花1~4朵与叶一起簇生于短枝顶端；花梗纤细，长5~10mm，无毛；花

尊钟形或筒状钟形,长3.5~4.5 mm,果实膨大成半球状,包围于果实中下部,不规则2~4浅裂,裂片边缘无毛;花冠筒状漏斗形,紫色或紫红色,长8~12 mm,筒部与冠檐近等长,长4~6 mm,直径1~1.5 mm,向上成漏斗状明显扩大,5浅裂,裂片长圆状卵形,长约为花冠的1/2,宽约2 mm,先端钝圆,无缘毛;雄蕊与花冠近等长或稍短,着生于花冠筒

的喉部,长6~7 mm,花丝丝状,连同花冠无毛或被稀疏短柔毛,长4~4.5 mm,花药长圆形,黄色,长1.8~2.5 mm;雌蕊长8~10 mm,子房长圆形或近圆球形,长1.4~1.6 mm,直径0.5 mm,花柱纤细,柱头2浅裂。浆果扁圆球形,顶端常微凹,深红褐色,直径4~7 mm。种子1~4枚。花果期5~7月(图3-2-9)。

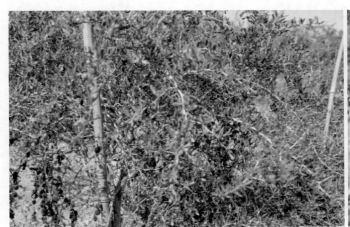 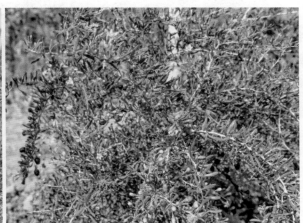

图3-2-9 清水河枸杞

本种形态与黑果枸杞(*Lycium ruthenicum* Murr.)相接近,但其枝条直伸,不呈"之"字形曲折;花1~4朵簇生,花尊钟形或筒状钟形,花尊裂片边缘无毛,花冠筒部与冠檐近等长,雄蕊着生于花冠筒的喉部,花丝连同花冠无毛或被稀疏短柔毛;浆果扁圆球形,顶端常微凹,深红褐色;种子1~4枚;与后者不同。

吴莉莉等(2011)利用核基因颗粒性结合淀粉合成酶基因(GB-SSI)片段对中国枸杞属的分子系统学初探表明:清水河枸杞有一个拷贝与宁夏枸杞聚为一支,另一个拷贝则与黑果枸杞聚为一支,清水河枸杞很可能是宁夏枸杞和黑果枸杞的杂交后代。分子系统学结果表明,清水河枸杞有一个拷贝位于宁夏枸杞所在的分支上,另一个拷贝则与黑果枸杞聚为一支(支持率为78%)。在形态性状上,清水河枸杞与黑果枸杞接近,但前者枝条直伸,无"之"字形弯曲;花冠筒与花冠裂片近等长,花冠筒内以及雄蕊无毛或仅被稀疏短柔毛;浆果深红褐色,扁圆球形;不同于后者。从地理分布看,黑果枸杞分布在我国的陕西北部、宁夏、甘肃、青海、新疆和西藏,宁夏枸杞分布在我国的河北北部、内蒙古、山西北部、陕西北

部、甘肃、宁夏、青海和新疆,这两者的地理分布区高度重叠。调查显示,清水河枸杞正好分布在黑果枸杞和宁夏枸杞分布的重叠区上,综合这些证据,揭示了清水河枸杞的杂交起源,其一个亲本来自宁夏枸杞,另一个亲本则来自黑果枸杞,即清水河枸杞是宁夏枸杞和黑果枸杞交后代。

十二、小叶黄果枸杞(栽培品)

小叶黄果枸杞(*Lycium parvifolium* T. Y. Chen ex X. L. Jiang)在宁夏中宁盐碱地、沙地及河漫滩地有野生分布,2012—2013年,刘王锁等(2015)将其引种到银川永宁县沙窝,经种子繁殖、扦插引种比较,发现扦插引种效果较好。

形态特征:直立小灌木,多分枝,多棘刺,高40~80 cm。老枝灰白色,有明显的纵条纹,幼枝粉白色或白色,枝条呈"之"字形曲折,坚硬,无毛;小枝顶端常变成锐尖的棘刺,节间短缩,每节有长0.8~2.4 cm长短不等的棘刺,向上棘刺渐变稀疏变短;短枝位于棘刺两侧,在幼枝上不明显,在老枝上成瘤状。叶片明显较小而窄,条形、条状披针形、条状倒披针形或狭椭圆形,长1~2.5 cm,宽

1.5～2 mm。花 1～2 朵与叶一起簇生于短枝顶端；花萼杯状或筒状，常 2 浅裂，果时膨大成半球状，不规则 2～4 浅裂，裂片边缘无毛；花冠筒部与冠檐近等长，长 4～5 mm；雄蕊着生于花冠筒的喉部，与花冠近等长，长 6～7 mm，花丝连同花冠无毛或在基部仅被稀疏短柔毛。浆果常淡黄色，近透明，常为扁球形，长 6～10 mm，直径 6～8 mm。种子 5～8 枚（图 3-2-10）。

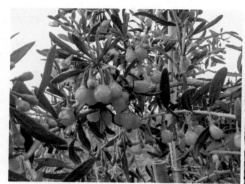
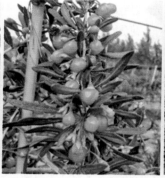
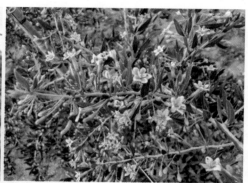

图 3-2-10　小叶黄果枸杞

吴莉莉等（2011）研究茄科新类群杂交起源，结果表明小叶黄果枸杞有一个拷贝与宁夏枸杞的其中一条序列聚为支持率很高的一支（100%），另一个拷贝则位于黑果枸杞所在分支上，在形态性状上，小叶黄果枸杞也与黑果枸杞相似，不同之处在前者的枝条上每节几乎没有裸露棘刺，后者枝条上每节具裸露棘刺；小叶黄果枸杞与宁夏枸杞的区别是前者的叶片较小，常为条形或条状倒披针形，长 1～2.5 cm，宽 1.5～2 mm，而后者的叶片较大，常为披针形或长椭圆状披针形，长 2～4 mm 或更长；由此可见，小叶黄果枸杞的形态介于黑果枸杞和宁夏枸杞之间。如上所述，黑果枸杞和宁夏枸杞的地理分布区重叠，小叶黄果枸杞的地理分布区正处于黑果枸杞和宁夏枸杞的重叠地理区域。因此小叶黄果枸杞也是宁夏枸杞和黑果枸杞的杂交后代。

十三、白果枸杞

白果枸杞发现于青海诺木洪地区野生黑果枸杞（*Lycium ruthenicum* Murr.）群落之中，初步判断是当地野生黑果枸杞和红枝枸杞（*Lycium dasystemum* var. *rubriculiumn* A. M. Lu）的天然杂交种（樊光辉等，2017）。白果枸杞也常见于黑果枸杞种植地中，与野生白果枸杞相比较，栽培品果实呈扁圆形、扁桃形，果色呈白、紫白、白紫等色泽。

形态特征：多棘刺灌木，高 20～150 cm，多分枝。分枝斜升或横卧于地面，白色或灰白色，坚硬，常呈"之"字形曲折；小枝顶端渐尖呈棘刺状，嫩枝茎尖翠绿色，节间短缩。叶 2～6 枚簇生于短枝上，在幼枝上嫩叶基部发白，肥厚肉质，近无柄，条形、条状披针形或条状倒披针形，有时呈狭披针形，顶端钝圆，基部渐狭。花 1～2 朵生于短枝上；花梗细瘦；花萼狭钟状，果时稍膨大呈半球状，裂片膜质；花冠漏斗状，浅紫色或白色，向外翻卷，花冠口无绒毛，具有一条清晰中脉，两条副脉，筒部白色向檐部延伸较长，5 深裂；花柱与雄蕊近等长。浆果白色或表皮略带紫色斑点，球状，有时顶端稍凹陷，直径 4～9 mm。种子肾形，褐色。花果期 5～10 月（刘俭，2015）（图 3-2-11）。

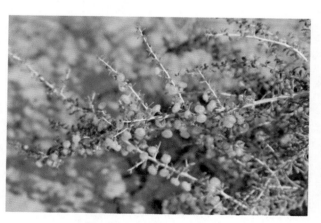

图 3-2-11　野生白果枸杞

黑果枸杞所含花青素是白果枸杞的 40 倍（刘宏，2021）。白果枸杞浸出物为 73.12%，高于黑果枸杞的 56.03%;白果枸杞含甜菜碱为 1.3 g/100 g,高于黑果枸杞和宁杞 1 号、5 号、7 号,白果枸杞含多糖为 2.69 g/100 g,高于黑果枸杞、宁杞 1 号、5 号(刘俭,2015)。

白果枸杞果实中的活性成分种类与黑果枸杞基本相同,但是,各活性成分的含量有所降低或增加。其中各成分增幅为:总糖(17.20%)、总酸(50.51%)、维生素 C(19.71%)。17 种氨基酸中脯氨酸(PRO)和苯丙氨酸(PHE)的含量略高于黑果枸杞,增幅分别为4.35% 和 25.00%。各成分降幅为:多糖(9.36%)、甜菜碱(10.90%)、总黄酮(307.59%)、多元酚(300.00%)、α-维生素 E(5.84%)、γ-维生素 E(90.45%)、δ-维生素 E(659.09%)、原花青素(268.75%),17 种氨基酸总量(10.86%)。7 种人体不能合成但又是维持机体氮平衡所必需的药用氨基酸含量有所降低,降幅为:谷氨酸(5.10%)、天门冬氨酸(14.85%)、精氨酸(21.92%)、甘氨酸(14.29%)、酪氨酸(28.57%)、亮氨酸(15.00%)、赖氨酸(31.58%)(樊光辉等,2017a)。所以开发白果枸杞应避免对照红枸杞,黑果枸杞利用价值,应从它富含的成分入手进行合理开发应用。

十四、黑果枸杞 5 号

黑果 5 号是在宁夏利通区由野生黑枸杞和红枸杞嫁接培育出的新品种,枝条长,针刺少,适宜于人工栽培,经扩繁测定亩产达 25 kg,比我国野生黑果枸杞亩产(2～3 kg)高出 10 倍,目前已获得国家发明专利。

第三节　黑果枸杞特异性状类型种质

调研过程中发现,在青海柴达木黑果枸杞野生林中有变异白果。在青海、宁夏、甘肃等省区黑果枸杞种植基地中有多种变异色果,人工栽培条件下黑果枸杞有形态变异,果实的纵径、横径平均比野生条件下分别增大 25% 和 20.6%,人工鲜果重量是野生的 1.86 倍。果实色泽变异为白色、粉白色、粉红色、紫白色、紫色、红色、黄色、绛黄色等。叶形由针形或长披针形变为披针形,叶面积增大,提高了光合效率。人工种植条件下枝条生长加快,枝条细长,棘刺减少并且变得短而柔软。这些都是人工栽培黑果枸杞的优势。在宁夏贺兰山种植地,也发现有个别变异植株,枝条旺,叶变大变薄,色泽变绿,果实变紫色、黄色,果形由蟠桃形变为卵圆球形,味道由甜变苦。在同一株上有时可见黑果、红果、黄果同时出现,据当地种植技术人员说这种变异可能受红枸杞花粉效应影响(图 3-3-1),变异植株占 4%～5%。在甘肃河西走廊种植地也有这类情况,青海产果实颜色变化较多。

一、变异率调查

据青海农林科学院樊光辉对青海诺木洪农场和青海诺蓝杞生物科技开发公司种植基地调研得:黑果枸杞实生苗变异率在 3.95%～4.42%(表 3-3-1)。

表 3-3-1　黑果枸杞实生苗变异率

种植基地	调查数(株)	粉色(株)	紫色(株)	白色(株)	黄色(株)	变异数(株)	变异率(%)	平均变异率(%)
青海诺木洪农场	580	4	8	2	6	20	3.45	4.42
	536	6	15	5	7	33	6.16	
	542	4	2	8	4	185	3.32	
	578	8	7	1	3	19	3.29	
	562	14	9	8	2	33	5.87	

（续表）

种植基地	调查数（株）	粉色（株）	紫色（株）	白色（株）	黄色（株）	变异数（株）	变异率（%）	平均变异率（%）
青海诺蓝杞生物科技开发公司	322	3	8	1	2	14	4.35	
	311	5	6	0	2	13	4.18	
	308	7	5	2	4	18	5.84	3.95
	345	2	7	0	1	1	2.90	
	362	2	4	3	0	9	2.49	

除以上特殊性状类型外，还发现有粉红色、紫色、 红色、绛紫色的果实形态(图3-3-2)。

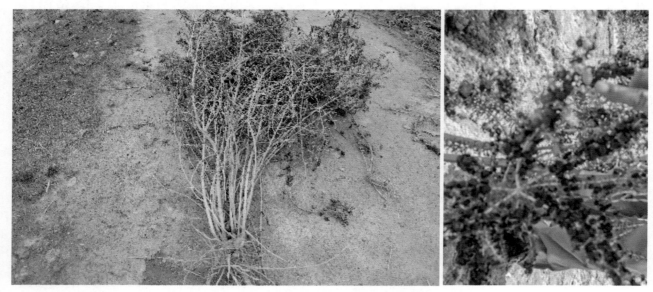

图3-3-1 黑果枸杞花粉效应变异

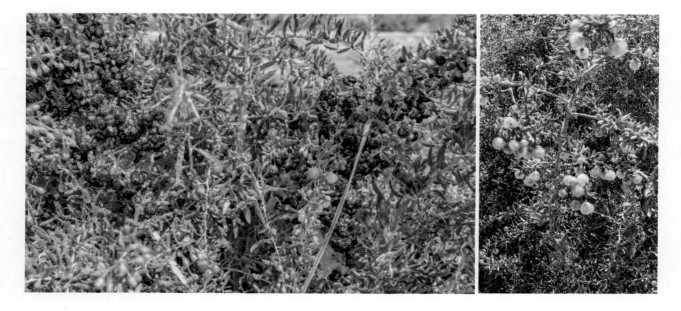

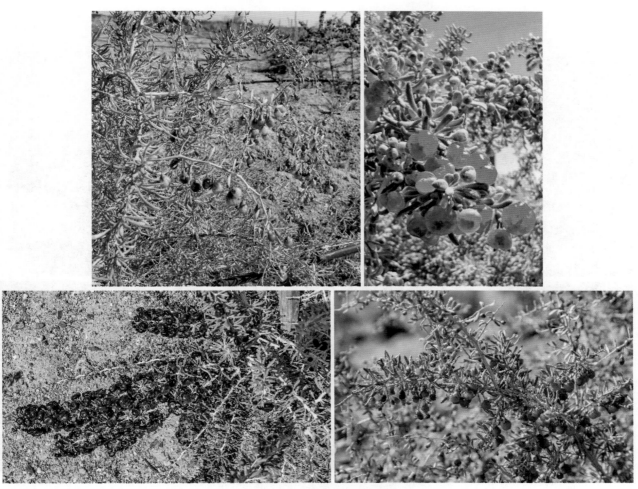

图 3-3-2 黑果枸杞变异

二、特殊性状果实种质

（一）白色果

形态特征：多棘刺灌木，高 20～150 cm。多分枝，分枝斜升或横卧于地面，白色，坚硬，常呈"之"字形曲折；小枝顶端渐尖呈棘刺状，嫩枝茎尖翠绿色，节间短缩。叶 2～6 枚簇生于短枝上，在幼枝上嫩叶基部发白，肥厚肉质，近无柄，条形、条状披针形或条状倒披针形，有时呈狭披针形，顶端钝圆，基部渐狭。花 1～2 朵生于短枝上；花梗细瘦；花萼狭钟状，果时稍膨大呈半球状，裂片膜质；花冠漏斗状，浅紫色或白色，向外翻卷，花冠口无绒毛，具有一条清晰中脉，两条副脉，筒部白色向檐部延伸较长，5 深裂；花柱与雄蕊近等长。浆果白色或表皮略带紫色斑点，球状，有时顶端稍凹陷，直径 4～9 mm。种子肾形，褐色。花果期 5～10 月（图 3-3-3）。

祁银燕等（2018b）在青海省柴达木盆地格尔木

市人工黑果枸杞种植地中随机选取黑果和白果健康植株各 20 株，一次性取 3 个不同时期的浆果样品进行表型观察，黑果枸杞果实成熟后期的 3 个发育期是果实迅速膨大、花青素等内含物大量累积的时期。其中，时期 Ⅰ：果实完全着紫色，开始膨大，硬度变小。时期 Ⅱ：果实紫黑色，迅速膨大。时期 Ⅲ：果实黑色，完全膨大（图 3-3-4）。

通过对白果、黑果植株成熟后期的果实纵径、横径以及质量的测定发现，枸杞白果、黑果果实纵径随着发育进程而缓慢增加，而果实横径在 Ⅰ、Ⅱ 时期缓慢增加，到第 Ⅲ 时期急剧增加，导致这一时期的果型指数相较于前两个时期的变化不明显到急剧下降，果型呈现明显"蟠桃型"，但白果、黑果各发育时期内两两比较变化不明显；白果、黑果的单果重随着发育进程不断增加，而同期内两两比较差异不大（表 3-3-2）。

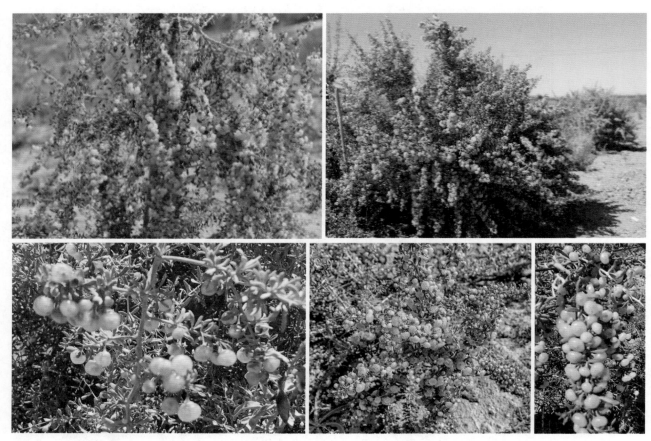

图 3-3-3　黑果枸杞（白色果）

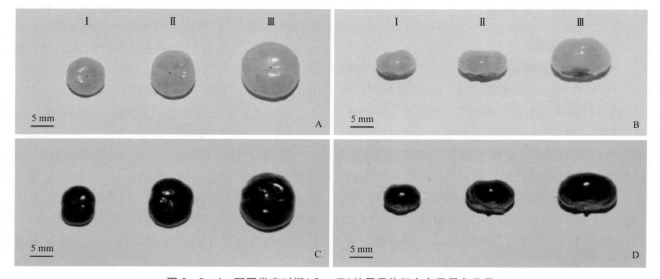

图 3-3-4　不同发育时期（Ⅰ～Ⅲ）的黑果枸杞白色及黑色浆果

[A、B. 黑果枸杞白色浆果的 3 个发育时期（正面和立面）；C、D. 黑果枸杞黑色浆果的 3 个发育时期（正面和立面）]

表 3 - 3 - 2　不同发育时期黑果枸杞浆果的表型性状

指标	发育时期 Ⅰ		发育时期 Ⅱ		发育时期 Ⅲ	
	白果	黑果	白果	黑果	白果	黑果
果实纵径(cm)	0.372±0.069	0.400±0.039	0.493±0.037	0.494±0.041	0.587±0.075	0.607±0.070
果实横径(cm)	0.627±0.038	0.680±0.056	0.891±0.010	0.833±0.009	1.796±0.038	1.835±0.047
果型指数	0.593±0.062	0.588±0.048	0.553±0.048	0.593±0.051*	0.327±0.021	0.331±0.027
果实质量(g)	0.087±0.012	0.130±0.020*	0.227±0.031	0.217±0.015	0.337±0.032	0.330±0.010

研究证明,白果和黑果枸杞果实的发育进程相近,果型一致,体积、质量差异不大,而且果实体积的膨大主要发生在Ⅲ时期。

(二) 紫白色果

形态特征:植株形态同白色果相似。灌木,高达 1.5 m。茎多分枝,分枝斜升或横卧地面;小枝顶端刺状,每节具长 0.3~1.5 cm 棘刺。叶在长枝单生,在短枝 2~6 簇生,线条棒形、线状披针形或线状倒披针形,稀边缘反卷呈柱状,肉质,灰绿色,长 0.5~3 cm,宽 2~7 mm,先端钝圆,基部渐窄。果实半球状、扁球状,熟时色泽紫白色,表皮暗淡,手感滑软;纵径 0.6~1.5 cm,横径 0.6~1.2 cm,内含种子 10~20 粒(图 3 - 3 - 5)。

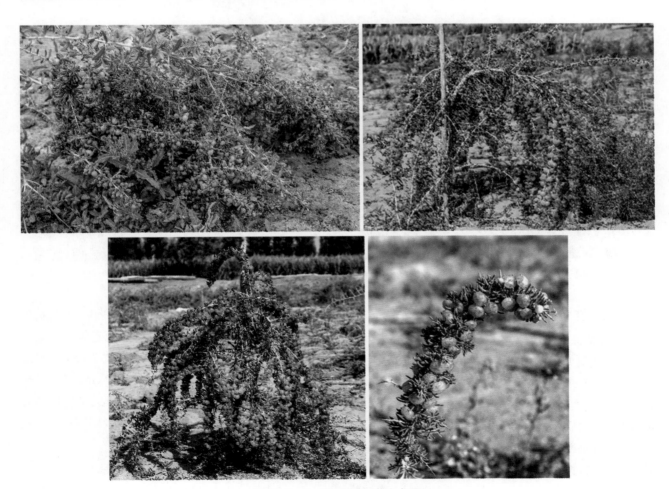

图 3 - 3 - 5　黑果枸杞(紫白色果)

（三）紫色果

形态特征：植株形态同白色果相似。浆果扁桃形或小球状，果熟时色泽紫色，顶端内凹，表皮光亮，手感滑软；纵径 0.5～0.8 cm，横径 0.6～1.3 cm，内含种子 8～22 粒。种子肾形，褐色（图3-3-6）。

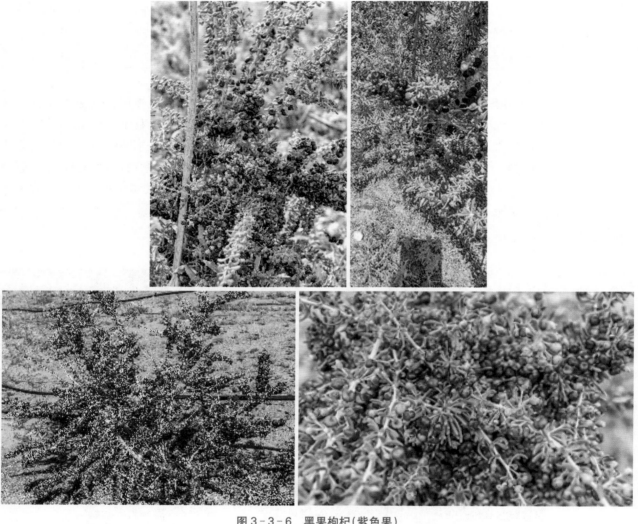

图 3-3-6　黑果枸杞（紫色果）

（四）红色果

形态特征：多棘刺灌木，高 20～150 cm。茎多分枝，分枝斜升或横卧地面；小枝顶端刺状，每节具长 0.3～1.5 cm 棘刺。叶在长枝单生，在短枝 2～6 簇生，线形、线状披针形或线状倒披针形，稀边缘反卷呈柱状，肉质，灰绿色，长 0.5～3 cm，宽 2～7 mm，先端钝圆，基部渐窄；近无柄。花梗长 0.5～1 cm；花萼窄钟状，长 4～5 mm，果时稍增大成半球状，包被果中下部，不规则 2～4 浅裂，裂片膜质，疏被缘毛；花冠漏斗状，淡紫色，长约 1.2 cm，5 浅裂，裂片长圆状卵形，长为冠筒 1/3～1/2，无缘毛；雄蕊稍伸出，花丝近基部疏被绒毛，花柱与雄蕊近等长。浆果红色，小球状，有时顶端稍凹陷，表皮光亮，手感滑软；纵径 0.3～0.5 cm，横径 0.7～1.4 cm，内含种子10～25 粒（图3-3-7）。本品植株较黑果枸杞高大1/3～1/2，叶线状披针形且薄，果实味较黑果枸杞微甜。

（五）粉红色果（灯笼海棠色果）

形态特征：与黑果枸杞植株形态相似，本品植株略高。浆果粉色、粉红色、灯笼海棠色，扁桃圆形，

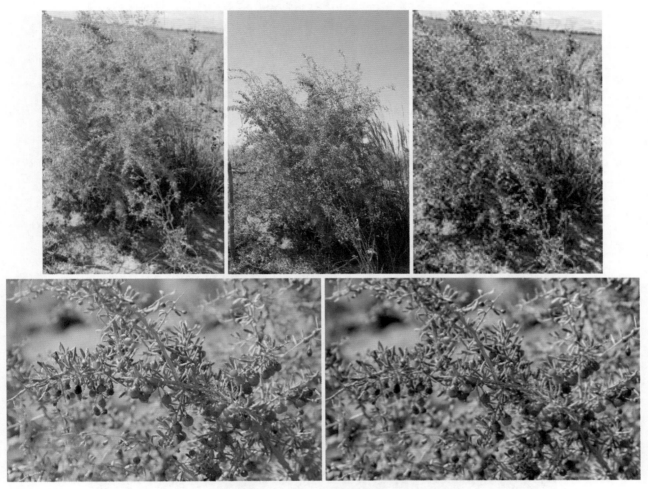

图 3-3-7　黑果枸杞(红色果)

有时顶端稍凹陷,手感滑软,颜色鲜艳;纵径 0.3~
0.5 cm,横径 0.7~1.4 cm,内含种子 10~25 粒。种
子肾形,褐色,长 1.5 mm,宽 2.0 mm(图 3-3-8)。

(六) 黄色果

形态特征:与红色果植株形态接近。浆果椭圆
形、矩圆形、卵圆形或球形,顶端有短尖头或平截,有
时稍凹陷,果皮肉质,多汁液;纵径 0.5~1.5 cm,横
径 0.6~1.5 cm,内含种子 13~25 粒。种子略呈肾
形,扁压,棕黄色,长约 2 mm(图 3-3-9)。

(七) 绛紫色果

形态特征:植株形态与红色果、黄色果接近。
浆果绛紫色,球状,有时顶端稍凹陷,手感滑软;纵径
0.3~0.5 cm,横径 0.7~1.4 cm,内含种子 10~25
粒。种子肾形,褐色,长 1.5 mm,宽 2.0 mm(图 3-
3-10)。

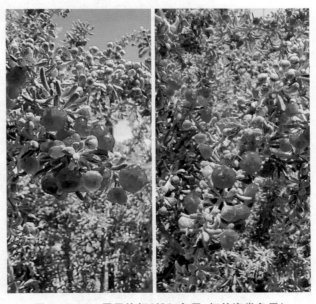

图 3-3-8　黑果枸杞(粉红色果、灯笼海棠色果)

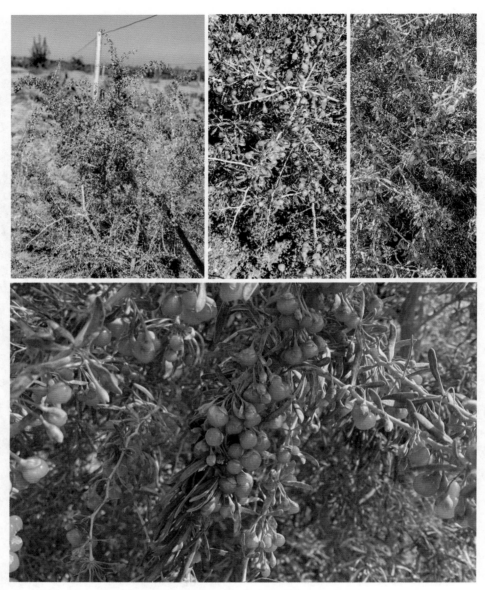

图3-3-9 黑果枸杞(黄色果)

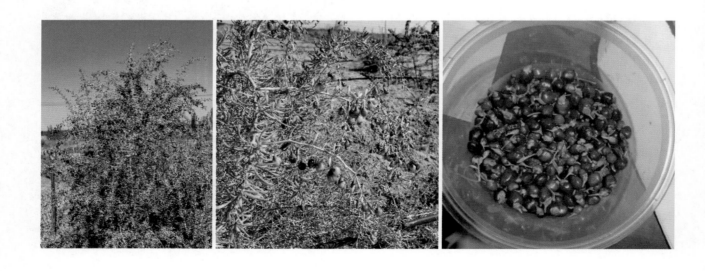

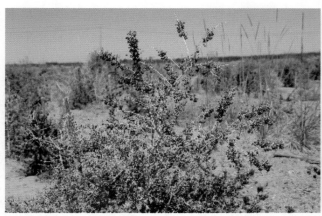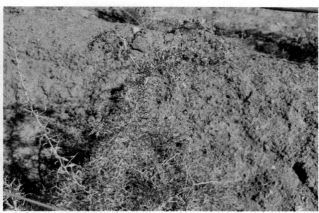

图 3-3-10 黑果枸杞(绛紫色果)

三、白果变异研究

(一)野生黑果枸杞与白果枸杞基因表达差异

黑果枸杞中的花青素生物合成是通过苯丙烷途径完成的,与花青素合成代谢相关的结构基因主要是查尔酮合成酶(CHS)、类黄酮-3羟化酶(F3H)和类黄酮-3',5'-羟化酶(F3'5'H)等。为研究黑果枸杞和白果枸杞的基因表达差异,包雪梅等(2021)首次将 Illumina HiSeq 2000 高通量测序技术用在测定黑果枸杞和白果枸杞转录组研究中,结合生物信息学方法对获得的 unigene 进行功能注释、功能分类及代谢途径分析,结果表明:

(1)黑果枸杞和白果枸杞中共检测到 25 279 个基因差异表达,其中 12 381 个基因在黑果枸杞中表达上调,12 898 个基因表达下调。KEGG 富集结果显示,共有 571 个差异表达基因参与植物次生代谢产物合成,尤其是在黄酮类和花青素生物合成代谢通路中差异最为明显。黑果枸杞中共有 8 个参与花青素合成代谢的结构基因,其表达量均高于白果枸杞,说明花青素的生物合成可能与黑果枸杞的黑果性状相关。调控花青素生物合成的 b HLH 转录因子 CL8159.Contig5_All 的表达水平比白果枸杞增强了 2 139.57 倍,这个基因很有可能是控制黑果枸杞黑果性状的候选基因。

(2)研究发现共有 8 种结构基因 70 个转录本与花青素生物合成有关,60 个差异基因在黑果枸杞中的表达量较高,另外 10 个在白果枸杞在表达量更高,而且,在序列数据库中发现 4 个 F3'H 同源基因,2 个在黑果枸杞中表达量较高,另 2 个在白果枸杞中表达量较高。基因差异表达结果表明,黑果枸杞和白果枸杞中 F3'5'H 表达量差异最大,相对增强了 428.77 倍,其次是 ANS、CHS、F3H,这可能是控制花青素生物合成的关键基因。

(3)花青素生物合成代谢中,转录因子调控结构基因的表达,同源筛选共确定 8 个 MYB 转录因子,其中,4 个转录因子表达量差异不显著,另外 4 个转录因子在白果枸杞中表达量较高,是 CL1622 基因的不同转录本,其中,CL1622.Contig2_All 在白果枸杞中表达量最高,经数据库检索,CL1622.Contig2_All 是参与黑果枸杞花青素合成的 AN2 基因。共筛选出的 8 个 b HLH 转录因子,是 CL8159 基因的 8 个不同的转录本,其中,3 个 b HLH 转录因子在黑果枸杞中表达量较高,可能参与花青素的生物合成,其中,CL8159.Contig5_All 在白果枸杞中几乎不表达,而在黑果枸杞中表达量较高,表达量较白果枸杞增强了 2 139.57 倍,CL8159.Contig1_All 表达量增强了 310.74 倍,CL8159.Contig7_All 表达量增强了 160.45 倍。MYB 和 b HLH 转录因子协同调控花青素的生物合成,MYB 转录因子 CL1622.Contig2_Al 在白果枸杞和黑果枸杞中含量都比较高,而 b HLH 转录因子 CL8159.Contig5_All 在黑果枸杞中含量较高,在白果枸杞中基本不表达,可推断,MYB 和 b HLH 转录因子协同调控,激活了黑果枸杞花青素合成通路,赋予黑果枸杞黑果性状。

(二)黑果枸杞中白果变色机制研究

青海省农林科学院祁银燕(2020)研究产自青海

诺木洪黑果枸杞和白果枸杞不同发育时期的样品,对其进行黑果与白果形成的关键基因筛选,并对其物质差异形成的关键基因的功能进行验证,为珍稀资源特异黑果枸杞种质遗传育种、改良其他种质抗性和丰富花色提供理论依据。

(1)实验通过转录组学的分析,研究了黑果枸杞中与果实着色相关的主要合成途径,分离出决定生物合成和分支的候选基因。

黑果枸杞果实的黑色是由于特异花青素的高积累导致的(矮牵牛素占新鲜果实中总花青素的95%,其是F3′5′H基因的衍生物)。相反,在白果中检测到了极低含量的花青素。自然存在的白果,为揭示复杂分子代谢下的特殊颜色性状提供了机会。

花青素途径被阻断导致了黑果枸杞的白色果实。白果中花青素合成途径中大多数结构基因的表达水平相较于黑果被抑制。尤其是CHS(c105048)、F3′5′H(c102345)、DFR(c92376)、ANS(c70865)、UFGT(c103977)的转录水平,在S3时期,黑果中分别是白果中的25倍、2 391倍、85倍、96倍、119倍。这个结果说明白果中这些基因的低表达为花青素的消失负责。类黄酮生物合成途径通常分成两部分:早期和晚期部分。早期的部分导致了二氢黄酮醇的形成,包含CHS、CHI和分支关键酶(F3H、F3′H、F3′5′H)。通常所知,CHS是决定通量的总开关,假如它的反应被强烈地约束,不仅是花青素生产,而且几乎所有的其他类黄酮都会被有效地消除。因此,CHS的突变是产生无色的花或者果实更加普遍的方式,因为早期基因的敲除更加有效。另一方面,F3′H和F3′5′H是植物花中花色素苷合成途径中最关键的酶,它们通过对类黄酮物质B环的羟基化,来决定B环上羟基的位置和数目,分别是矢车菊素(红色至粉红色)和飞燕草素(紫色至蓝色)产生的必需品。符合预期的是,3个F3′H和1个F3′5′H在黑果中分别低表达和极高表达,汇集代谢流使其流向源于飞燕草色素的花青素积累方向,没有将代谢流分流到矢车菊素。白果中,他们都低表达,最值得注意的是,F3′5′H可能序列的转录在果实膨大期(S3),黑果中比起白果中高2 391倍,飞燕草色素的合成反应被极大抑制,几乎为零,但是代谢流也没有流向矢车菊素。DFR、ANS和UFGT是晚期花青素生物合成基因,负责将无色花青素逐渐催化形成稳定的基本花青素结构的过程。在当前的研究中,DFR(c92376)、ANS(c70865)、UFGT(c103977)在表达水平上具有显著变化,在整个发育期,白果比起黑果显示了低的转录丰度。所以,在黑果枸杞的白果中,所有这些基因的低表达可能解释了在这个植物里缺少飞燕草素的原因。此外,调节基因表达的抑制可能是导致众多结构基因表达下调的关键原因,在许多物种中已经报道了编码转录因子的基因突变导致白花的形成。实验通过qRT-PCR研究了花青素的调节基因(包括MYB、HD-Zip、bZIP)的表达模式,但是没有特别值得注意的表达被发现。在这个研究中,1个新的假设被提出来解释黑果枸杞白果中颜色表型的缺失。事情的真相很可能比在这里所描述的更加的复杂,今后将会通过颜色物质代谢途径中化合物的定量分析和关键差异基因的转化来进行进一步的阐明和验证。

(2)黑果枸杞中积累的大量花青素,使果实呈现黑色的同时,这种类黄酮物质通过保护DNA免受二聚和断裂来阻止紫外线(UV-B)损伤导致的细胞死亡,增强植株自身抗逆性使黑果枸杞得以在青海柴达木盆地的盐渍化荒漠区正常生长发育。因此,花青素是黑果枸杞生态价值和经济价值体现最关键的内含物。变异白果中花青素的消失很可能会降低植株抗逆性使之不能适应柴达木盆地的恶劣环境,而且对黑果枸杞浆果品质的影响也是致命的。实验以黑果枸杞的黑果为对照,结合生理检测和分子分析,来揭示白色浆果颜色的变异机制:①通过花青素含量测定揭示黑果枸杞中黑果和白果颜色的差异是花青素含量的差异导致的,白果中颜色的消失是由于花青素合成途径被阻断。②通过转录组数据分析,共找到了261个和花青素合成相关的基因,且都差异表达。精确注释后,重点比较了其中直接参与花青素合成的55个结构基因和10个调节基因(转录因子)的表达水平,共有27个基因显示了不同的表达模式。③为了揭示基因表达和花青素含量间的关系,并验证数据分析的可靠性,对27个差异基因定量验证后,发现在不断成熟的黑果中,结构基因CHS(c105048)、CHS(c89559)、CHI(c101670)、F3′5′H(c102345)、DFR(c92376)、ANS(c70865)、UFGT(c87418)、UFGT(c103977)的表达和花青素的堆积速率呈显著的正相关,所有这些基因的表达趋势和表达量都高度相似,最高的转录水平是在果实变紫、白果黄色转淡期(S3-be)或果实膨大(S3)时期,并且他们都在白果中低表达,尤其是 F3′5′H (c102345)、UFGT(c103977)、ANS(c70865)、DFR(c92376)、CHS(c105048)的转录水平,在果实膨大(S3)时期,黑果中分别是白果中的 2 391 倍、119 倍、96 倍、85 倍、25 倍,这 5 个基因的低表达导致了飞燕草素的缺失形成白果,而且这些结构基因的低表达不是调节基因的抑制导致的,调节基因不为白果中花青素的缺失负责。④将 F3′5′H 和 DFR 基因克隆后做功能验证,结果显示,F3′5′H 和 DFR 全长分别为 1 527 bp 和 1 140 bp,构建植物过量表达载体转化模式植物,与野生型烟草淡粉色花相比,转基因株系花冠表型出不同程度的颜色加深,转入基因显示了其功能。

对于黑果枸杞白色浆果颜色变异的机制,研究结论认为,花青素是黑果枸杞浆果中最重要的内含物,白色浆果内花青素的消失可能会降低植株抗逆性,对黑果枸杞浆果的品质也有较大影响。以黑果枸杞的黑果为对照,重点比较了 261 个和花青素合成相关的基因中直接参与花青素合成的 55 个结构基因和 10 个调节基因的表达水平。结果显示,白果中 5 个结构基因的低表达为花青素消失的主要原因,花青素合成途径被阻断导致了白果中颜色的消失,调节基因不是导致黑白果颜色差异的原因。揭示了黑果枸杞白果颜色变异的分子机制,为珍惜资源特异种质遗传育种、改良其他种质抗性和丰富花色提供理论依据。

四、不同色果化学成分差异

(一)黑果枸杞黑色与白色果实成分比较

受黑果枸杞研究开发利用大趋势的带动,柴达木白果枸杞也引起了商界广泛关注与热炒。青海大学农林科学院林业科学研究所的樊光辉等(2017a)对白果枸杞和黑果枸杞的干果活性成分(多糖、总糖、总酸、甜菜碱、总黄酮、多元酚、维生素 C、α-维生素 E、γ-维生素 E、δ-维生素 E、原花青素和 17 种氨基酸)含量进行了比较。

测定内容主要包括多糖、总糖、总酸、甜菜碱、总黄酮、多元酚、维生素 C、α-维生素 E、γ-维生素 E、δ-维生素 E、原花青素和 17 种氨基酸含量。测定方法为:多糖、总糖采用 3,5-二硝基水杨酸(DNS)比色法测定,总酸采用酸碱滴定法和 pH 点位法测定,甜菜碱采用凯氏定氮法测定,总黄酮采用比色检测法测定,多元酚采用 Folin 法测定(没食子酸做标准品),维生素 C 采用紫外分光光度法测定,α-维生素 E、γ-维生素 E 和 δ-维生素 E 采用气相色谱法测定,原花青素采用高效液相测定法,氨基酸采用液相色谱-质谱/质谱法测定。

通过对黑果枸杞和白果枸杞果实中多糖、总糖、总酸、甜菜碱、总黄酮、多元酚、维生素 C、α-维生素 E、γ-维生素 E、δ-维生素 E 和原花青素含量的测定,得出以下结果(表 3-3-3)。

表 3-3-3 柴达木黑果枸杞和白果枸杞果实活性成分测定对比

检测项目	黑果枸杞	白果枸杞	增量	增幅(%)
多糖(%)	2.22	2.03	-0.19	-9.36
总糖(%)	50.15	60.57	10.42	17.20
总酸(以柠檬酸计,g/kg)	9.63	19.46	9.83	50.51
甜菜碱(mg/g)	13.74	12.39	-1.35	-10.90
总黄酮(%)	3.22	0.79	-2.43	-307.59
多元酚(%)	2.80	0.70	-2.10	-300.00
维生素 C(mg/100 g)	11.00	13.70	2.70	19.71
α-维生素 E(mg/g)	34.42	32.52	-1.90	-5.84
γ-维生素 E(mg/g)	12.76	6.70	-6.06	-90.45
δ-维生素 E(mg/g)	1.67	0.22	-1.45	-659.09
原花青素(%)	1.77	0.48	-1.29	-268.75

研究结果表明,白果枸杞果实中的活性成分种类与黑果枸杞基本相同,但是,各活性成分的含量有所降低或增加。其中,各成分增量为:总糖(10.42%)、总酸(9.83 g/kg)、维生素 C(2.70 mg/100 g)。17 种氨基酸中脯氨酸(PRO)和苯丙氨酸(PHE)的含量略有增加,增量分别为 0.02% 和 0.06%。含量有所

减小的活性成分有多糖（－0.19%）、甜菜碱（－1.35 mg/g）、总黄酮（－2.43%）、多元酚（－2.10%）、α-维生素 E（－1.90 mg/kg）、γ-维生素 E（－6.06 mg/kg）、δ-维生素 E（－1.45 mg/kg）、原花青素（－1.29%），17 种氨基酸总量（－0.68%）。7 种人体不能合成，但又是维持机体氮平衡所必需的药用氨基酸含量有所降低，降幅为：谷氨酸（－5.10%）、天门冬氨酸（－14.85%）、精氨酸（－21.92%）、甘氨酸（－14.29%）、酪氨酸（－28.57%）、亮氨酸（－15.00%）、赖氨酸（－1.58%）（表3-3-4）。

表3-3-4　柴达木黑果枸杞和白果枸杞果实氨基酸含量测定对比

检测项目	黑果枸杞（%）	白果枸杞（%）	增量（%）	增幅（%）
天门冬氨酸（ASP）	1.01	0.86	－0.15	－14.85
谷氨酸（GLU）	0.98	0.93	－0.05	－5.10
丝氨酸（SER）	0.37	0.36	－0.01	－2.70
甘氨酸（GLY）	0.28	0.24	－0.04	－14.29
精氨酸（ARG）	0.73	0.57	－0.16	－21.92
苏氨酸（THR）	0.35	0.29	－0.06	－17.14
脯氨酸（PRO）	0.46	0.48	0.02	4.35
丙氨酸（ALA）	0.68	0.66	－0.02	－2.94
缬氨酸（VAL）	0.18	0.16	－0.02	－11.11
甲硫氨酸（MET）	＜0.008	＜0.008		
半胱氨酸（CYS）	＜0.008	＜0.008		
异亮氨酸（ILE）	0.13	0.11	－0.02	－15.38
亮氨酸（LEU）	0.20	0.17	－0.03	－15.00
苯丙氨酸（PHE）	0.24	0.30	0.06	25.00
组氨酸（HIS）	0.17	0.14	－0.03	－17.65
赖氨酸（LYS）	0.38	0.26	－0.12	－31.58
酪氨酸（TYR）	0.07	0.05	－0.02	－28.57
17 种氨基酸总量	6.26	5.58	－0.68	－10.86

通过白果枸杞果实活性成分的测定与分析，依据黑果枸杞的评判标准出发，白果枸杞没有太大的利用价值。但是，研究结果为从其他富含成分入手，挖掘利用白果奠定了理论基础，可为合理开发利用柴达木白果枸杞提供参考。

祁银燕等（2018b）对青海全省黑果枸杞野生资源进行清查时，发现了整株都是白色浆果的植株，以成熟后期3个时期的黑果枸杞白色和黑色浆果为材料，对其表型、花青素、多糖、多酚、矿质元素以及维生素 E 的含量进行了测定和对比分析。

1. 花青素、多酚、多糖含量比较·成熟的黑果枸杞黑色浆果中含有丰富的乙酰化的花青素（Zheng J，2016；Li J，2006）。通过对色素大量累积时期的白果和黑果中花青素测定发现，两者花青素含量在3个时期均存在极显著性差异（$p < 0.01$）。同时，黑果中的花青素含量随着果实膨大，从 5.50 mg/g 迅速增加至 17 mg/g，然后有所下降；白果中花青素含量在3个时期均处于很低水平，且基本保持平稳（表3-3-5），花青素的大量消失是其果实颜色呈现白色的原因。同时，酚类化合物是广泛存在于高等植物中的活性化合物（Liu L，2009）。作为一类重要的次生代谢物，多酚因为可以保护人体免受氧化危害，比如肿瘤、心血管疾病、衰老（Liu L，2009；Robards K，1999）等而受到了高度关注。表3-3-5显示，黑果枸杞黑果和白果中的多酚含量随果实发育的变化趋势相似，都明显呈现先增加然后有所回落；整体上，白果中也具有可观的多酚含量，但是黑果中各个时期的多酚含量均明显高于白果，且在Ⅰ、Ⅲ时期均存在显著性差异。

另外，多糖是细胞的 4 个基本组成部分之一（Lowe J，2003），它被认为是一种主要的抗炎、抗氧化、抗病毒、免疫调节、降血糖、抗肿瘤的活性物质。从表3-3-5可知，黑果枸杞白果中虽有多糖的存在，但是其含量在 3 个时期均显著低于黑果；白果和黑果中的多糖含量都随发育进程而增加，且都在Ⅲ时期达到最大，不同于花青素和多酚含量的表现。

2. 矿质元素含量的比较·矿质元素是人体的发育必不可少的（Tokalrglu S，2012）。利用 ICP-MS 测定了两种黑果枸杞果实中 17 种矿质元素（B、Ca、Co、Cr、Cu、Fe、K、Li、Mg、Mn、Na、P、Si、Ti、V、Zn、Al）的含量。表3-3-6显示，K、Na、P、Ca、Mg 是两种黑果枸杞浆果中含量最高的 5 种元素，尤其是 K 的含量非常高，是 Na 含量的 5 倍之多，黑果枸杞属于高钾低钠的植物。两种浆果间比较，白果中的 B、Ca、Li、Mg、Mn、Na、Si 含量在

表 3-3-5 不同发育时期 2 种黑果枸杞浆果中的花青素、多酚、多糖含量(mg/g)

指标	果实类型	发育时期		
		I	II	III
花青素	白果	0.026±0.013	0.025±0.005	0.041±0.022
	黑果	5.501±1.004	17.182±0.469	9.374±0.409
多酚	白果	33.068±6.334	40.012±4.758	38.570±1.622
	黑果	38.155±1.753	43.667±2.323	40.242±3.651
多糖	白果	21.762±1.645	29.644±1.393	44.369±2.505
	黑果	49.021±9.598	66.514±4.425	71.509±2.816

表 3-3-6 2 种黑果枸杞果实中矿质元素含量的比较(mg/g)

矿质元素	时期 I		时期 II		时期 III	
	白色浆果	黑色浆果	白色浆果	黑色浆果	白色浆果	黑色浆果
B	4.432±0.120	2.166±0.223	3.731±0.084	1.523±0.096	3.482±0.291	2.233±0.165
Ca	270.956±3.053	260.613±0.855	238.487±0.755	198.339±0.857	189.217±5.002	174.601±0.678
Co	0.499±0.033	0.515±0.017	0.504±0.045	0.487±0.031	0.519±0.033	0.507±0.023
Cr	0.393±0.009	0.405±0.020	0.378±0.015	0.387±0.011	0.378±0.010	0.375±0.006
Cu	3.046±0.238	7.647±0.096	1.271±0.078	6.654±0.107	2.045±0.572	6.328±0.151
Fe	8.768±0.037	14.625±0.075	6.957±0.034	9.828±0.040	6.078±0.307	7.641±0.031
K	2179.61±4.680	2268.66±3.163	1784.14±6.726	2060.50±8.380	1765.08±9.003	1703.81±4.522
LI	2.646±0.008	1.347±0.002	2.213±0.012	1.365±0.005	2.222±0.017	1.258±0.002
Mg	224.107±1.390	174.035±0.763	164.276±0.920	148.756±0.896	166.048±1.169	144.305±0.491
Mn	0.553±0.006	0.465±0.010	0.275±0.002	0.120±0.003	0.357±0.011	0.106±0.007
Na	398.918±1.061	308.413±0.411	316.718±1.365	245.412±1.076	370.733±7.885	233.403±1.005
P	273.895±0.001	272.640±0.038	264.885±0.206	269.298±0.190	268.781±0.101	268.697±0.037
SI	3.007±0.019	1.772±0.003	2.276±0.014	1.333±0.003	1.999±0.014	1.285±0.001
TI	0.709±0.005	0.909±0.010	0.676±0.018	0.735±0.005	0.636±0.037	0.667±0.009
V	0.500±0.007	0.499±0.013	0.479±0.010	0.487±0.015	0.477±0.015	0.491±0.015
Zn	1.030±0.044	1.198±0.020	0.852±0.007	0.876±0.015	1.597±0.094	0.847±0.022
Al	12.390±0.571	16.753±1.038	20.157±2.221	11.930±0.953	19.360±3.551	13.323±2.734

3 个时期均显著高于同期的黑果,而其 Cu、Fe、Ti 的含量在 3 个时期均低于黑果,且其间 Cu、Fe 含量存在显著性差异;浆果中的 Co、Cr、P、V 等 4 种元素的含量在黑果和白果中不存在显著性差异;浆果中的 K、Zn 和 Al 含量在黑果、白果的发育过程中一直在波动变化,但是它们在 III 时期表现为白果含量高于黑果,且两者间的 K 含量存在显著性差异,Zn 和 Al 含量存在极显著性差异。

3. 维生素 E 含量的比较·维生素 E(VE)作为一类人体不能合成、需从外界摄入补充的微量营养元素,在增强人体免疫系统功能方面起着重要作用(Adachi N,1997)。维生素 E 由一组复合物组成,包括 α-Toc、β-Toc、γ-Toc 和 δ-Toc 等 4 种生育酚和 4 个相应的不饱和衍生物(Van Eenennaam

A，2003）。其中的 α-Toc 的生理活性最强，是人体最易吸收的生育酚，而 γ-Toc 的抗氧化能力最强（吕培军，2011）。祁银燕等（2018b）对黑果枸杞黑、白两种浆果中这两类维生素 E 进行了含量的测定。结果（表 3-3-7）表明，黑果枸杞黑、白两种浆果中都有 α-Toc、γ-Toc 这两类物质存在，且 α-Toc 的含量较于 γ-Toc 含量明显丰富。α-Toc 的含量在黑果、白果中都于Ⅱ时期比较高，后随着浆果发育反而有所下降；黑果中的 α-Toc 含量在Ⅱ、Ⅲ时期均显著高于白果，而在Ⅰ时期显著低于白果。γ-Toc 的含量整体上处在较低水平，在黑果、白果的各发育时期虽有差异，但差异仅在Ⅲ时期达到显著水平，并表现为白果高于黑果。

表 3-3-7　不同发育时期 2 种黑果枸杞浆果中的维生素 E 含量(mg/g)

维生素 E	果实类型	发育时期		
		Ⅰ	Ⅱ	Ⅲ
α-Toc	白果	4.470±0.226	4.307±0.275	2.453±0.214
	黑果	2.940±0.250	7.170±0.050	3.330±0.030
γ-Toc	白果	0.163±0.029	0.099±0.004	0.104±0.009
	黑果	0.176±0.021	0.192±0.027	0.069±0.006

（二）黑果枸杞不同色果实成分比较

笔者在青海诺木洪农场采摘了 6 种不同颜色的黑果枸杞果实，分别为白色、紫白色、紫色、红色、绛红色及黑色，使用紫外分光光度法测定了 6 种不同颜色的黑果枸杞果实总黄酮及总多糖活性成分的含量（表 3-3-8、表 3-3-9）。

表 3-3-8　黑果枸杞不同色果总糖含量

编号	颜色	吸光度	总多糖含量（mg/L）
1	绛红果	0.255 63	0.103 21
2	红果	0.588 33	0.114 26
3	白果	0.411 47	0.108 39
4	紫白果	0.165 51	0.100 22
5	紫果	0.409 84	0.108 33
6	黑果	0.305 83	0.104 88

结果表明，红色果实中含糖量最高，为 0.114 26 mg/L，这与品尝不同颜色果实后通过对甜度的判断得出的结论一致，其总糖含量顺序为红果＞白果＞紫果＞黑果＞绛红果＞紫白果。

表 3-3-9　黑果枸杞不同色果总黄酮含量

编号	颜色	吸光度	总黄酮含量（mg/g）
1	绛红果	0.671 28	6.438 38
2	红果	0.359 92	3.277 36
3	白果	0.435 13	4.040 91
4	紫白果	0.284 03	2.506 90
5	紫果	0.478 16	4.477 77
6	黑果	0.565 71	5.366 59

结果表明，绛红色果实中总黄酮含量最高，为 6.438 4 mg/g，总黄酮含量顺序为绛红果＞黑果＞紫果＞黑果＞红果＞紫白果。

刘宏等（2021）以柴达木地区不同果色枸杞果实为研究对象，分析了不同色泽的枸杞果实所含成分的含量，结论见表 3-3-10。

表 3-3-10　不同果色枸杞营养成分和活性成分含量测定结果

枸杞种类	总糖（g/100g）	多糖（g/100g）	脂肪（g/100g）	蛋白质（g/100g）	花青素（mg/g）	总黄酮（mg/g）	甜菜碱（g/100g）
红果枸杞	49.66±7.22[abc]	3.55±0.56[b]	1.59±0.10[d]	11.47±0.62[ab]	0.001±0.00[f]	0.195±0.04[g]	0.451±0.01[a]
黑果枸杞	35.61±1.44[e]	5.64±1.88[a]	3.37±0.32[b]	10.84±0.51[bcd]	10.06±0.15[a]	0.468±0.02[f]	0.280±0.06[bc]
金果枸杞	56.38±3.44[a]	4.08±0.14[ab]	2.01±0.01[c]	10.33±0.24[de]	0.040±0.01[de]	0.662±0.03[cd]	0.295±0.20[ab]
黄果枸杞	49.04±3.90[bcd]	3.72±0.40[b]	1.063±0.22[e]	10.95±1.19[abc]	0.145±0.01[c]	0.963±0.06[a]	0.280±0.02[b]
白果枸杞	43.10±1.24[d]	3.92±0.37[b]	2.86±0.54[b]	11.90±0.67[a]	0.025±0.00[e]	0.829±0.03[ab]	0.085±0.02[cd]
紫果枸杞	43.12±1.54[d]	4.54±0.09[a]	5.01±0.21[a]	10.64±0.90[cd]	0.347±0.04[b]	0.541±0.00[e]	0.290±0.00[b]

注：同列不同字母表示差异极显著($p<0.01$)，字母相同则差异不显著。

花青素含量依大到小：黑果枸杞＞紫果枸杞＞黄果枸杞＞金果枸杞＞白果枸杞＞红果枸杞。总糖含量依大到小：金果枸杞＞红果枸杞＞黄果枸杞＞紫果枸杞＞白果枸杞＞黑果枸杞。多糖含量依大到小：黑果枸杞＞紫果枸杞＞金果枸杞＞白果枸杞＞黄果枸杞＞红果枸杞。脂肪和蛋白质依大到小：紫果枸杞＞黑果枸杞＞白果枸杞＞金果枸杞＞红果枸杞＞黄果枸杞。总黄酮含量依大到小：黄果枸杞＞白果枸杞＞金果枸杞＞紫果枸杞＞黑果枸杞＞红果枸杞。甜菜碱含量依大到小：红果枸杞＞金果枸杞＞紫果枸杞＞黄果枸杞＞黑果枸杞＞白果枸杞。黄果枸杞和金果枸杞在总糖方面有优势，黑果枸杞和紫果枸杞在多糖、花青素方面有优势，紫果枸杞、黑果枸杞、白果枸杞在蛋白质和脂肪方面有优势，白果枸杞和黄果枸杞在总黄酮方面有优势。这些营养成分的含量可作为开发利用的依据，这些特殊性状的枸杞也可作为种质选育的特异材料，对黑果枸杞开发利用具有很大的促进作用。

（三）黑果枸杞不同色果实中花青素种类及含量差异

花青素是一类水溶性的色素，存在于植物表皮细胞的液泡中，呈现橙色、红色至蓝色。以花色素苷为主要色素的花色从橙色到红、紫、蓝、黑色，显现出十分广泛的色系，这在很大程度上是由花色素苷化学结构上的微小差别导致的，即使化学结构相同，溶液的物理或化学条件不同也会产生色调的变化。

笔者在青海诺木洪农场采摘了6种不同颜色的黑果枸杞果实，分别为白色、紫白色、紫色、红色、绛红色及黑色，委托武汉迈特维尔生物科技有限公司对其进行花青素类和黄酮类等化学成分含量测定，同时对不同颜色黑果枸杞的花青素含量差异进行了代谢组分析。

实验结果：在6种不同颜色黑果枸杞果实中共鉴定出6种花青素化合物，包括矢车菊素、飞燕草素、锦葵色素、芍药花素、矮牵牛素、天竺葵素等。其中飞燕草素-3-O-葡萄糖苷、飞燕草素-3-O-芸香糖苷、飞燕草素-3-O-芸香糖苷-5-O-葡萄糖苷含量较高，为果实中的主要成分。槲皮素-3-O-葡萄糖苷（异槲皮苷）、芦丁、山奈酚-3-O-芸香糖苷为黄酮类化合物的主要成分。矢车菊素-3-O-芸香糖苷、芍药花素-3,5-O-二葡萄糖苷、锦葵色素-3-O-芸香糖苷、矮牵牛素-3-O-芸香糖苷、矮牵牛素-3-O-葡萄糖苷的含量较低。

对6种不同颜色果实中花青素及黄酮含量比较分析显示，花青素类化合物含量最高的是黑果和紫果，其顺序依次是黑果＞紫果＞紫白果＞白果＞红果＞绛红果；黄酮类含量最高的是（绛）红果和白果，其顺序依次是红果＞白果＞紫白果＞黑果＞绛红果＞紫果。结果表明，黑色、紫色、紫白色、白色果实中的差异主要由于矢车菊素和飞燕草素与不同糖苷组合的形成与含量上的差异引起。

花青素含量检测结果见表3-3-11。

总而言之，在全国各大药材市场及各地商铺，普遍认为青海产黑果枸杞果实紫黑色，发亮，比其他产区色泽较深，质量较好，这其实是花青素含量较高的原因。色泽是果实外观品质的核心指标，黑果枸杞中含叶绿素、花青苷、类胡萝卜素和黄酮类物质，在不同的生长期有不同的果实色泽，青果时是叶绿素，黑果时是花青素苷。类胡萝卜素在果实中是一类脂溶性色素，随种类不同呈无色、浅黄色、橙色、红色。花色素苷是苯并吡喃的衍生物，是水溶性黄酮类色素的最重要一类，是红色、紫色、蓝色的主要构成物，在特定条件下呈现黑色。花色素苷以阳离子形式存在于液泡内，着色时的深浅都随pH的变化而改变，呈现不同的颜色。当花色素苷与黄酮及其他的化合物（称为辅色素，copigrment）结合而呈现增色效应及红移，产生从紫色到蓝色的色系，称为共色作用，花色素苷的浓度越高其共色作用越明显（张上隆，2007）。黑果枸杞生长中果实特殊色泽变异及不同温度水泡色泽变化都是花色苷、叶绿素、胡萝卜素这些成分影响产生的结果。目前在黑果枸杞种植生产中产生的这些种质资源的利用价值有待进一步开发利用。作为稀有育种材料，对杂交选育、选育特殊优良类型、适应市场多样化的要求可能会有较高的利用价值。

表3-3-11 花青素检测结果（μg/g）

物质	ZB1	ZB2	ZB3	B1	B2	B3	H1	H2	H3	Z1	Z2	Z3	JH1	JH2	JH3	HG1	HG2	HG3
矢车菊素-3-O-芸香糖苷	0.0841	0.0704	0.0809	0.1189	0.1569	0.0576	0.1113	0.0785	0.0888	0.5102	0.5026	0.1291	0.0198	0.0136	0.0161	1.0720	1.3662	1.0052
飞燕草素-3-O-葡萄糖苷	3.7871	2.8528	2.9295	1.2249	1.8119	1.1611	0.2964	0.2088	0.3683	0.3194	0.5753	0.3847	0.1610	0.0806	0.1219	13.6962	16.5772	12.6588
锦葵色素-3-O-葡萄糖苷	0.15066	0.1577	0.1469	0.0404	0.0391	0.0269	0.0931	0.0383	0.0270	2.2347	2.1336	1.3961	0.6152	0.2226	0.3050	2.1114	0.6615	1.5910
芍药花素-3,5-O-二葡萄糖苷	0.05922	0.05192	0.0608	0.0744	0.0560	0.0657	0.0299	0.0194	0.0373	0.03144	0.0288	0.0265	0.0511	0.0609	0.0659	0.06188	0.0605	0.0611
飞燕草素-3-O-芸香糖苷	1.2285	0.80841	0.6741	0.1965	0.3617	0.1454	1.0495	0.9294	1.0613	4.3644	4.4039	1.1559	0.1492	0.0429	0.0867	30.9504	34.4393	31.9597
飞燕草素-3-O-芸香糖苷-O-葡萄糖苷	13.2559	9.1749	4.6131	5.1727	2.1714	2.5074	2.7950	3.4036	2.7950	2.1582	3.3552	2.0759	0.6753	0.2845	0.4739	0.6846	1.5782	1.4696
锦葵色素-3-O-芸香糖苷	0.2881	0.3056	0.2524	0.0712	0.0754	0.0276	0.0197	0.0138	0.0146	0.0656	0.0636	0.0473	0.0690	0.0236	0.0211	9.2951	1.9547	3.4394
矮牵牛素-3-O-芸香糖苷	0.6595	0.4914	0.6069	0.1219	0.2175	0.0714	0.1381	0.1333	0.1252	0.6455	0.7134	0.3122	0.2579	0.0759	0.0894	14.3070	17.2669	15.5114
矮牵牛素-3-O-葡萄糖苷	0.3037	0.2696	0.2691	0.1533	0.3070	0.1659	0.0686	0.0736	0.0763	N/A	N/A	N/A	0.0531	0.0159	0.0259	0.6228	0.7301	0.6759
飞燕草素-3-O-半乳糖苷	N/A	N/A	N/A	0.3631	0.4476	0.2383	1.1489	0.9423	0.6489	0.2749	0.4797	0.5091	0.3802	0.1091	0.4289	N/A	N/A	N/A
芍药花素-3-O-芸香糖苷	0.0169	0.0176	0.0213	0.0171	0.0209	0.0102	N/A	N/A	N/A	0.0137	0.0150	0.0149	N/A	N/A	N/A	0.2048	0.1317	0.1202
矢车菊素-3,5-O-二葡萄糖苷	0.0099	0.0071	0.0085	0.0054	N/A	N/A	N/A	0.0029	0.0031	0.0058	0.0069	0.0086	N/A	N/A	N/A	N/A	N/A	N/A
矮牵牛素-3-O-半乳糖苷	0.1117	0.1339	0.1256	N/A	N/A	N/A	N/A	N/A	N/A	0.3529	0.3444	0.1758	N/A	N/A	N/A	2.0858	0.8591	1.2899
飞燕草素	N/A	N/A	N/A	N/A	N/A	N/A	0.0093	0.0070	0.0080	0.0165	0.0181	0.0192	0.0201	0.0092	0.0136	N/A	N/A	N/A

（续表）

物质	ZB1	ZB2	ZB3	B1	B2	B3	H1	H2	H3	Z1	Z2	Z3	JH1	JH2	JH3	HG1	HG2	HG3
飞燕草素-3-O-槐糖苷	N/A	N/A	N/A	0.1174	0.1504	0.0688	0.3054	0.2339	0.2154	N/A	N/A	N/A	0.0991	0.0156	0.1246	N/A	N/A	N/A
二氢杨梅黄酮	0.2132	0.1941	0.1831	N/A	N/A	N/A	N/A	N/A	N/A	N/A	N/A	N/A	N/A	N/A	N/A	0.6597	1.0574	0.7977
锦葵色素-3-O-桑布双糖苷	N/A	N/A	N/A	N/A	N/A	N/A	N/A	N/A	N/A	0.0452	0.0367	0.0307	N/A	N/A	N/A	0.0638	0.0317	0.0363
天竺葵素-3-O-芸香糖苷	N/A	N/A	N/A	N/A	N/A	N/A	0.0208	0.0358	0.0103	N/A	N/A	N/A	N/A	N/A	N/A	0.0362	0.0507	0.0402
矮牵牛素-3-O-槐糖苷	N/A	N/A	N/A	0.0256	0.0258	0.0124	0.0309	0.0302	0.0192	N/A	N/A	N/A	N/A	N/A	N/A	N/A	N/A	N/A
飞燕草素-3-O-5-O-(6-O-对香豆酰)-二葡萄糖苷	0.0203	0.0172	0.0172	0.013	0.0102	0.0081	N/A	N/A	N/A	N/A	N/A	N/A	N/A	N/A	N/A	N/A	N/A	N/A
矮牵牛素-3-O-桑布双糖苷	N/A	N/A	N/A	N/A	N/A	N/A	N/A	N/A	N/A	N/A	N/A	N/A	N/A	N/A	N/A	0.0521	0.0857	0.0715
飞燕草素-3-O-(6-O-丙二酰-β-D-葡萄糖苷)	N/A	N/A	N/A	N/A	N/A	N/A	N/A	N/A	N/A	N/A	N/A	N/A	N/A	N/A	N/A	0.0198	0.0299	0.0190
飞燕草素-3-(6-O-p-对香豆酰)-葡萄糖苷	N/A	N/A	N/A	N/A	N/A	N/A	N/A	N/A	N/A	N/A	N/A	N/A	N/A	N/A	N/A	0.0352	0.0373	0.0313
飞燕草素-3-O-阿拉伯糖苷	N/A	N/A	N/A	N/A	N/A	N/A	N/A	N/A	N/A	N/A	N/A	N/A	N/A	N/A	N/A	0.0923	0.1331	0.1210
锦葵色素-3,5-O-二葡萄糖苷	N/A	N/A	N/A	N/A	N/A	N/A	N/A	N/A	N/A	N/A	N/A	N/A	N/A	N/A	N/A	0.1406	0.0266	0.0561
锦葵色素-3-O-槐糖苷	N/A	N/A	N/A	N/A	N/A	N/A	N/A	N/A	N/A	N/A	N/A	N/A	N/A	N/A	N/A	0.6582	0.1468	0.2551

(续表)

物质	ZB1	ZB2	ZB3	B1	B2	B3	H1	H2	H3	Z1	Z2	Z3	JH1	JH2	JH3	HG1	HG2	HG3
矮牵牛素-3-O-阿拉伯糖苷	N/A	N/A	N/A	N/A	N/A	N/A	N/A	N/A	N/A	N/A	N/A	N/A	N/A	N/A	N/A	0.0361	0.0593	0.0711
矢车菊素-3-(6-O-p-咖啡酰)-葡萄糖苷	N/A	N/A	N/A	N/A	N/A	N/A	N/A	N/A	N/A	0.0207	0.03422	0.0268	N/A	N/A	N/A	N/A	N/A	N/A
矢车菊素-3-O-葡萄糖苷	N/A	N/A	N/A	N/A	N/A	N/A	N/A	N/A	N/A	N/A	N/A	N/A	N/A	N/A	N/A	N/A	N/A	N/A
矢车菊素-3-O-槐糖苷	N/A	N/A	N/A	N/A	N/A	N/A	N/A	N/A	N/A	N/A	N/A	N/A	N/A	N/A	N/A	N/A	N/A	N/A
矢车菊素-3-O-桑布双糖苷-5-O-葡萄糖苷	N/A	N/A	N/A	N/A	N/A	N/A	N/A	N/A	N/A	N/A	N/A	N/A	N/A	N/A	N/A	N/A	N/A	N/A
锦葵色素-3-O-半乳糖苷	N/A	N/A	N/A	N/A	N/A	N/A	N/A	N/A	N/A	N/A	N/A	N/A	N/A	N/A	N/A	N/A	N/A	N/A
天竺葵素-3-O-半乳糖苷	N/A	N/A	N/A	N/A	N/A	N/A	N/A	N/A	N/A	0.0489	0.0745	0.1637	N/A	N/A	N/A	N/A	N/A	N/A
天竺葵素-3-O-葡萄糖苷	N/A	N/A	N/A	N/A	N/A	N/A	N/A	N/A	N/A	N/A	N/A	N/A	N/A	N/A	N/A	N/A	N/A	N/A
天竺葵素-3-O-槐糖苷	N/A	N/A	N/A	N/A	N/A	N/A	N/A	N/A	N/A	N/A	N/A	N/A	N/A	N/A	N/A	0.06766	0.0549	0.0382

注：N/A 表示本项目未检测到该物质，原因可能为样本中该物质含量低于仪器检出限或者样本中不含该物质。

第四节 黑果枸杞种质资源研究与评价

自从澳大利亚农学家 Donald 在 1968 年提出了植物理想株型的理论后，国内外学者不断积极开展选育各种优良品种、建立林木良种的实践活动，并在我国茄科植物红枸杞优良品种选育中取得突出成就。我国红枸杞种质资源丰富，有宁杞 1 号至宁杞 10 号十几个品系，这些品种的成功栽培提高了枸杞的产量与品质。黑果枸杞种质资源研究方向尚处于初级阶段，目前黑果枸杞野生驯化、栽培种植优选也不断展开，但近两年来苗木质量受种质退化影响，果实质量不良，产量较低，种植效益不高，加上深加工、开发利用技术滞后，影响了群众的种植积极性。研究黑果枸杞种质资源不仅要重视其经济价值，即药用与食用价值，而且也要重视其生态功能，围绕这一目标，近年来，黑果枸杞种质资源研究也取得了许多成果，在其种质评价和优种选育上，重视花青素质量的同时也重视产品的选择（贺盼，2021）。在黑果枸杞野生驯化中应用了种子育苗和容器育苗，提高了黑果枸杞优质育苗水平，更值得关注的是大量的黑果枸杞组培育苗快繁技术体系研究成果的推广，大大提高了黑果枸杞繁殖系数，快速繁育了优质苗木，为进一步开发利用黑果枸杞种质资源奠定了基础。同时，也出现了多倍体、杂交、嫁接等先进技术，这些技术的推广与应用为黑果枸杞种质资源的有效开发与黑果枸杞林地改造优化提供了依据。

一、种子贮藏与萌发特性研究

每一物种都有其复杂的生存和更新机制，以确保种群在特定的环境中持续生存和繁衍。种子更新是种子植物自然更新的主要方式之一，使植物能更加适应异质环境，提高并维持种群的遗传多样性，对种群的进化十分重要。种子萌发阶段是植物生活史中对环境条件最敏感的时期，多种生物和非生物因素影响着物种更新过程中种子活力、萌发和幼苗存活，进一步影响着种群动态和群落的组成。是何种原因与机制决定植物成功度过萌发这个敏感阶段，

这是目前种群生态学和繁殖生态学的研究热点之一。成熟的种子脱落后有不同的去向，如被沙土掩埋，其果实被动物食用，或散落在地表，或被地表凋落物覆盖。研究证明，温度、水分和光照对种子萌发有显著影响，此外，种子成熟后所经历的环境如凋落物和土壤掩埋对种子萌发、幼苗生长及植物自然更新也有重要影响。凋落物覆盖可降低土壤水分的蒸发率、减少温度的变化幅度、改变动物的取食环境、提供丰富的养分资源等，为种子萌发和幼苗生长建造良好的微环境；然而，如果凋落物厚而致密，凋落物上方的种子不能接触到土壤，将会阻止或延迟幼苗到达土壤表面，同时凋落物极显著地改变了光的强度和光谱组成，导致枯枝落叶层下红光成分下降，从而影响种子萌发和幼苗的建立。覆土或沙埋也是影响种子萌发、幼苗出土和幼苗存活的关键因子，一定深度的覆土或沙埋通过保持土壤温度、增加湿度促进种子萌发和幼苗生长，如地下 1 cm 和 1～2 cm 的埋深可以使醉马草和花棒种子萌发率提高；然而，沙埋过深会减少土壤的透气性，减弱光照及温度波动，从而抑制种子萌发和幼苗出土。

国内外学者对干旱荒漠区植物种子萌发特性及其对各种环境因子（如温度、水分、光照、埋深、盐、干旱）的响应进行了大量的研究，这些揭示了特殊生境植物的种子萌发特性和植物更新机制，也深入探讨了特殊地域尤其是荒漠地带常见植物种子萌发特性和幼苗生长对环境因子的响应，为荒漠植物种群繁殖对策和植物更新的研究提供了基础信息。荒漠地带植被稀疏、种类简单，少量的凋落物可能会改变植物微生境的光照、土壤湿度和温度，进而影响植物的自然更新。

然而，凋落物对植物影响的研究主要集中在森林凋落物的物理障碍、毒性效应和改变微生境条件对种子萌发和幼苗生长等方面，将凋落物作为影响荒漠地带植物更新因子的研究较少（王桔红，2013）。以河西走廊不同生境的 4 种常见茄科植物黑果枸杞、黄果枸杞、红果龙葵和曼陀罗为材

料,研究冬季不同贮藏条件(室温干燥贮藏、冬季凋落物表层、凋落物覆盖、冬季浅层覆土)对种子萌发的影响,探讨在自然条件下4种茄科植物种子萌发和更新对策,从萌发水平上研究植被恢复的方法机制,为荒漠地区植被恢复和重建提供可靠的理论依据。

王桔红等(2011,2013)研究认为黑果枸杞为硬实种子,种子在适宜的条件下萌发,在不利的环境中休眠,这种休眠形式对黑果枸杞种子的延续和传播极为有利,使种子能在较长时期内保持生活力。研究黑果枸杞种子硬实问题在生产实践中对控制种子的休眠萌发和延长种子寿命均具有重要的指导意义,这也是未来黑果枸杞育种栽培工作中极为重要的一个环节。因此,对黑果枸杞早期的种子贮藏和萌发条件进行研究,了解其特有的萌发机制,对指导栽培较为重要。研究对在常规冰箱、冬季湿润冷屋贮藏和室温干燥贮藏3种不同贮藏条件下河西走廊黑果枸杞种子萌发情况进行比较,认为黑果枸杞具有非深度生理休眠,低温层积(-5℃和4℃)是打破黑果枸杞种子休眠的有效方法之一。室温、冬季凋落物表层、凋落物覆盖、冬季浅层覆土4种不同贮藏方式对河西走廊黑果枸杞种子萌发影响的结果表明,经冬季浅层覆土(1 cm)和凋落物覆盖的种子萌发率显著提高,萌发速率加快,未萌发的种子也均保持较高活性,经冬季凋落物表层和室温存放后萌发率降低,未萌发种子活性丢失率也较高,说明冬季的湿冷环境能够打破黑果枸杞种子休眠并保持种子活性,而冬季干燥寒冷环境可使部分种子失活,不利于种群的建植和自然更新。

刘荣丽等(2011)比较了浸种浓度依次为吲哚乙酸(IAA)500 mg/L、吲哚丁酸(IBA)100 mg/L、萘乙酸(NAA)300 mg/L、赤霉素(GA)150 mg/L、生根粉(GGR)550 mg/L的5种植物生长调节剂对黑果枸杞种子萌发及幼苗生长的影响,浸泡时间均为24 h,发现赤霉素(GA)150 mg/L和吲哚乙酸(IAA)500 mg/L都对黑果枸杞幼苗生长有极显著的促进作用,其中以赤霉素(GA)150 mg/L的促进效果最为显著,而清水的促进作用最小,因此,可应用150 mg/L赤霉素(GA)进行种子处理,做到加快种子萌发速度。

刘克彪等(2013)比较了不同温度(20℃、40℃和60℃)的蒸馏水、不同浓度(5%、10%和15%)的吲哚丁酸(IBA)、0.5% NaCl和不同时间(1 min、3 min、5 min)浓H_2SO_4处理等5种方式对黑果枸杞种子发芽指标的影响。结果表明,浓H_2SO_4腐蚀种皮,是加快水分渗入种子,大幅度提高种子的发芽率和发芽势的有效方法,用浓H_2SO_4腐蚀种皮3 min效果最好,不同浓度IBA、0.5% NaCl以20℃和60℃水浸泡种子都抑制了种子发芽,最差为20℃水浸泡种子。这也为今后常规育苗中解决种子发芽率问题奠定了基础。

二、多倍体种质研究

宁夏大学西部特色生物资源保护与利用重点实验室与宁夏大学生命科学院张虹等(2017)建立了黑果枸杞多倍体诱导方法,以产自银川市宁夏农林科学院枸杞工程技术研究中心的黑果枸杞二倍体种子为样品,以黑果枸杞多倍体诱导、DNA相对含量测定、根尖染色体数观察、气孔密度和保卫细胞大小测定、叶绿素含量比较、多倍体营养繁殖后倍性验证、统计分析8个实验步骤,结果表明0.1%的秋水仙素(内含2%的DMSO)可有效地诱导黑果枸杞萌动种子的染色体加倍,其中24 h处理的效果最好,诱导率为33.3%。经流式细胞仪细胞核DNA含量测定以及压片染色体计数等方法鉴定,获得的多倍体有四倍体、八倍体。在形态上,多倍体植株具有叶色深绿,叶脆,易折断,叶片加厚、卷曲,叶下表皮气孔增大,密度减少等特征。本研究建立的黑果枸杞多倍体诱导方法以及利用流式细胞仪进行细胞核DNA含量测定分析植株倍性技术可方便快速地培育出黑果枸杞多倍体植株,为黑果枸杞新品种选育提供参考。

张虹(2017)研究认为:以0.1%秋水仙素(含2%的DMSO)对黑果枸杞萌动种子进行24 h诱导处理,诱导率可达33.3%;经过多种倍性鉴定方法比较,利用Cystain UV Precise P05-5002提取待测植株幼叶的核酸,用50 mg/L的PI染色,并在染色液中加入30 mg/L RNaseA的方法,通过BD FACSCalibur流式细胞仪检测,可在诱导出的植株幼苗阶段较快地鉴定出多倍体、混倍体。此方法可为高产、优质黑果枸杞多倍体的选育提供技术支撑。

高粉红等(2019)采集内蒙古阿拉善左旗

(37°21′～42°47′N，97°10′～106°52′E)的黑果枸杞为材料。精选 3 600 粒黑果枸杞种子，将种子用 5%的 NaClO 溶液消毒 3 min 后，用蒸馏水冲洗干净，均匀地置于铺有 3 层湿润滤纸的培养皿(直径为 9 cm)中，放置于温度为 25 ℃、湿度为 70%的光照培养箱中培养至露白。当种子约有 50%露白时，用浓度为 0.1%、0.2%、0.3%的秋水仙素溶液(含 2% DMSO)进行诱导处理，诱导处理时间分别为 24 h、36 h 和 48 h，以蒸馏水做空白对照(CK)，共设 12 组处理，每个处理 100 粒种子，并设置 3 个重复。诱导结束后将种子放回光照培养箱中继续培养，待种子有 95%萌发时，将其播种在日光温室基质为蛭石-营养土-壤土(1∶1∶3)的花盆(直径为 25 cm)中，适时浇水、锄草、管理病虫害，30 日后统计植株的存活率。

研究认为秋水仙素浓度和处理时间对黑果枸杞种子存活率和诱导率影响较大。在秋水仙素溶液浓度为 0.1%，不同时间处理下，处理 24 h 的种子存活率显著高于其他处理，种子的诱导率在 36 h 时高于其他处理；在秋水仙素溶液浓度为 0.2%，不同时间处理下，处理 24 h 的种子存活率显著高于其他处理，种子的诱导率在 48 h 时显著高于其他处理；在秋水仙素溶液浓度为 0.3%，不同时间处理下，处理 24 h 的种子存活率显著高于其他处理，种子的诱导率在 48 h 时显著高于其他处理。用 0.1%秋水仙素溶液处理 24 h 与其他处理下的种子存活率有显著差异；用 0.2%秋水仙素溶液处理 48 h 与其他处理下的种子诱导率有显著差异。在同一秋水仙素溶液浓度下，随着处理时间的增加，种子的存活率降低，且每个浓度均以处理 24 h 的存活率最高，种子的存活率由高到低为 0.1%＞0.2%＞0.3%。当处理时间相同时，随着秋水仙素溶液浓度的升高，种子的存活率降低，且每个处理时间下均以秋水仙素浓度为 0.1%时存活率最高。种子的存活率由高到低为 24 h＞36 h＞48 h。0.1%、0.2%和 0.3%浓度的秋水仙素处理 48 h 均能成功地诱导出四倍体黑果枸杞，且以浓度 0.2%的秋水仙素诱导率最高。表明在一定的秋水仙素浓度范围内，随着处理时间的延长，多倍体的诱导率增高。经过黑果枸杞二倍体核型分析，染色体加倍体与核型分析结果表明：阿拉善二倍体黑果枸杞核型公式为 2n＝2x＝12＝6sm＋

18m，四倍体黑果枸杞的核型公式为 2n＝4x＝48＝12sm＋36m，染色体核型类型从进化角度均属于为原始的"2A"型，核型不对称系数都小于 60%，最长染色体与最短染色体之比均小于 2，都没有随体，出现这些特征表明它们之间具有相似的遗传特性，亲缘关系极近，表明所得四倍体材料是由二倍体经秋水仙素诱导而来，属同源四倍体。综上所述，采用 0.2%的秋水仙素溶液处理二倍体黑果枸杞种子 48 h 可以有效诱导出同源四倍体材料，诱导率达 22.2%，此方法可为今后进行黑果枸杞染色体的倍性育种提供参考方法和技术依据。

陈金焕等于 2018 年 9 月取得了一种黑果枸杞不定芽途径高效诱导多倍体方法的发明专利(CN108496801B)。其是根据秋水仙素处理浓度和处理时间，直接利用组培无菌苗的幼嫩叶片再生出不定芽进行多倍体诱导，不仅操作方便简易，最重要的是还可以大大提高诱变效率，降低嵌合体比例，进而大量获得多倍体材料，以解决现有方法不易高效获得纯合四倍体的问题，对育种研究以及大规模生产均具有重要意义。黑果枸杞叶片离体多倍体诱导最佳的处理时期及处理浓度可大大提高诱变效率，降低嵌合体比例，该发明的技术中，不定芽的出苗率可达 94.1%，四倍体苗获得率最高可达 42.9%。该发明对黑果枸杞育种研究，改变其株型弱小、产量低，以及培育大株型、大果型、高营养成分黑果枸杞，适应大规模生产均有重要意义。

三、嫁接技术研究

(一)黑果枸杞与枸杞嫁接成活效果研究

黑果枸杞与枸杞相比，黑果枸杞具有植株分枝多，密被短而密且尖的棘刺，芽、叶及果实均生长于棘刺周围等特点；其果实采摘需连同果柄一同采下，否则果实会出现破损，影响品质和商品率。黑果枸杞植株的这些特点严重地影响了其果实人工采摘的效率和品质，以及用其硬枝作为接穗嫁接使用的方便性，并常常造成触碰者多处被扎。为了减少硬枝刺多，改进种质，何文革等(2015a)进行了对黑果枸杞根系的研究，验证了黑果枸杞地下垂直茎也可以作为一种接穗应用于嫁接，在与枸杞的嫁接方面取得了良好的嫁接成活效果，并期望通过嫁接，使"新生植株"融入砧穗植物的相关性状,优化黑果枸杞棘刺方面的性状和果实内容物少、果皮薄、采摘易破损等性状,也为黑果枸杞生产应用和品质改善等方面提供依据。何文革(2015)以野生黑果枸杞地下茎为接穗,以半野生宁夏枸杞主枝为砧木,采用劈接、切结、舌接办法,并以枣树、葡萄树、桃树、杏树为砧木对照,结果证实枸杞砧木具有极高的嫁接亲和性,其他四种砧木与黑果枸杞不具嫁接亲和性。

1. **枸杞砧木 3 种嫁接方法的成活效果比较·**以黑果枸杞地下垂直茎为接穗,分别采用劈接、切接、舌接 3 种方法与枸杞进行嫁接,结果表明:3 种嫁接方法均具有良好的嫁接效果,成活率为 90%、100%,最早萌梢时间均为 15 日,平均萌梢时间均为 16 日(表 3-4-1)。

表 3-4-1 与枸杞砧木 3 种嫁接方法的萌梢及成活率

	劈接法	切接法	舌接法
嫁接数量(个)	10	10	10
最早萌梢时间(日)	14	14	14
平均萌梢时间(日)	16	16	16
成活数量(个)	10	9	10
成活率(%)	100	90	100

从上述结果来看,3 种嫁接方法对黑果枸杞地下垂直茎接穗与枸杞嫁接的成活率没有显著影响($p>0.05$),接穗最早萌梢时间和平均萌梢时间相同,也无差异。说明 3 种嫁接方法均适用于黑果枸杞地下垂直茎接穗与枸杞的嫁接,并在成活率、萌梢时间等方面均具有较高的嫁接稳定性;同时也进一步说明,黑果枸杞地下垂直茎这种接穗与枸杞进行嫁接,具有极高的嫁接亲和性,并具有受嫁接方法影响小、可采用的嫁接方法多等特性。

2. **比较枸杞砧木不同时期嫁接的成活效果·**以黑果枸杞地下垂直茎为接穗,采用劈接法与枸杞进行嫁接试验,结果表明:不同嫁接时期对黑果枸杞地下垂直茎接穗与枸杞嫁接的萌梢率、萌梢时间、成活率均存在影响(表 3-4-2)。3 月下旬至 6 月中旬嫁接,其萌梢率和成活率均可达 50%~100%,说明 3 月下旬至 6 月中旬为适宜嫁接时期;其中,3 月下旬和 6 月下旬嫁接的萌梢率和成活率相对较

低,而 4 月上旬和 5 月中旬嫁接的萌梢率和成活率均为 90% 以上,所需的萌梢时间相对较短,说明 4 月上旬至 5 月中旬间为最佳嫁接时期;7 月中旬和 8 月上旬的嫁接虽然出现了萌梢,但萌梢率低,仅有 30% 和 20%,萌梢所需时间较长,分别为 23 日和 25 日,萌梢生长缓慢,至 10 月底测定的萌梢高度平均为 12.3 cm,进入 11 月以后均逐渐萎蔫死亡,未能存活。所以选择 4 月上旬至 5 月中旬嫁接最好。

表 3-4-2 与枸杞砧木不同时期嫁接的萌梢与成活

	3 月下旬	4 月上旬	5 月中旬	6 月下旬	7 月中旬	8 月上旬
嫁接数量(个)	10	10	10	10	10	10
萌梢数量(个)	7	9	10	5	3	2
萌梢率(%)	70	90	100	50	30	20
平均萌梢时间(日)	18	16	14	13	23	25
成活数量(个)	7	9	10	5	0	0
成活率(%)	70	90	100	50	0	0

(二)嫁接对黑果枸杞当年萌枝生长与性状影响研究

黑果枸杞植株密被大量短而密的尖刺,果皮极薄,采摘困难,成本较高,效益较低,贺文格等(2015)为解决这一问题,研究了黑果枸杞地下茎与红枸杞嫁接方法。这一方法减少植株棘刺,方便于生产加工,同时还研究了嫁接对黑果枸杞萌发生长与生物性状的影响。实验选择了嫁接后生长至 3 cm 的黑果枸杞萌梢,以砧木同源的枸杞、以接穗同源的黑果枸杞为样本对象分别标识为 H1、H2、H3,通过枝条测定、棘刺测定、叶测定、形状色泽等特点剖析,得出生长特点。

1. **嫁接黑果枸杞当年萌枝的生长特征·**由表 3-4-3 可知,3 种枸杞当年萌枝在 2 个长度均值指标及差异性上,均为枸杞 H3>嫁接黑果枸杞 H1>黑果枸杞 H2,且相互间差异均极显著;在直径均值指标及差异显著性上,嫁接黑果枸杞 H1>黑果枸杞 H2 差异极显著,嫁接黑果枸杞 H1>枸杞 H3 差异显著,黑果枸杞 H2<枸杞 H3 且差异不显著。结

果表明,嫁接黑果枸杞在当年萌枝生长长度上"继承"了砧木枸杞生长快的特点,在萌枝直径上却"超越"了其接穗和砧木,其当年萌枝生长具有明显加快的特征,并极有可能促使其提前完成生育前期的营养生长,而导致其提前进入开花结果期。

表3-4-3　3种枸杞萌枝当年生长的差异特征

指标 (cm)	品种	分值			平均值	差异显著性	
						5%	1%
生长总长度	H1	94.5	92.3	91.1	92.63±1.72Bb	b	B
	H2	67.8	74.1	72.5	71.47±3.27Cc	c	C
	H3	102.5	101.8	102.1	102.13±0.35Aa	a	A
标记后生长长度	H1	91.2	87.9	87.2	88.77±2.14Bb	b	B
	H2	64.5	70.6	69.1	68.06±3.18Cc	c	C
	H3	98.4	97.3	98.1	97.93±0.56Aa	a	A
直径	H1	0.79	0.75	0.65	0.73±0.07Aa	a	A
	H2	0.52	0.56	0.54	0.54±0.02Bc	c	B
	H3	0.65	0.59	0.62	0.62±0.03ABbc	Bc	AB

注:H1 为嫁接黑果枸杞,H2 为黑果枸杞,H3 为枸杞,下同。

2. 嫁接黑果枸杞叶与棘刺的性状变化·由表 3-4-4 可知,3 种枸杞在叶的长度、宽度均值指标及差异显著性上,均为枸杞 H3＞嫁接黑果枸杞 H1＞黑果枸杞 H2,且相互间均存在极显著差异;在棘刺长度均值指标及差异性上,为嫁接黑果枸杞 H1＞黑果枸杞 H2 且存在极显著差异;在棘刺密度均值指标及差异性上,为嫁接黑果枸杞 H1＜黑果枸杞 H2,且存在极显著差异。结果表明,嫁接对黑果枸杞当年生叶和棘刺的性状产生了极大的影响,嫁接黑果枸杞较黑果枸杞表现出:叶的长宽、棘刺长度极显著增长(宽),棘刺密度极显著降低等性状变化。嫁接黑果枸杞叶长和叶宽极显著增大,可使

表3-4-4　3种枸杞当年萌枝上叶和棘刺的性状差异

项目	指标 (cm)	品种	分值			平均值	差异显著性	
							5%	1%
叶	长度	H1	2.69	2.68	2.63	2.67±0.03Bb	b	B
		H2	1.26	1.23	1.27	1.25±0.02Cc	c	C
		H3	4.87	5.21	4.95	5.01±0.18Aa	a	A
	宽度	H1	0.53	0.51	0.49	0.51±0.02Bb	b	B
		H2	0.15	0.17	0.19	0.17±0.02Cc	c	C
		H3	1.58	1.81	1.53	1.64±0.15Aa	a	A
棘刺	长度	H1	1.08	1.07	1.09	1.08±0.01Aa	a	A
		H2	0.73	0.69	0.72	0.71±0.02Bb	b	B
		H3						
	密度	H1	1.03	1.04	0.98	1.02±0.03Bb	b	B
		H2	1.34	1.32	1.31	1.32±0.02Aa	a	A
		H3						

注:标记的枸杞 H3 当年萌枝稀有棘刺,未进行长度、密度测定。

其单叶吸收光能的能力和总量极显著提高,并影响其光合作用,导致其植株生长也会发生相应变化。而其当年萌枝的生长加快变化,极有可能与其叶的性状变化所导致的光合作用变化有关,并极有可能仅是这种变化所产生的影响之一。除此之外,叶的大小变化还影响到了嫁接黑果枸杞的呼吸作用和蒸腾作用,使其生理功能也可能发生某些改变,进而影响其植株的生长。嫁接黑果枸杞棘刺长度极显著增长和密度极显著降低,可使棘刺的可视度极显著提高、果实与刺尖之间的间距及棘刺与棘刺之间的间距极显著加大,则可为其现实生产中果实的人工采摘带来极大的有益效果。将嫁接黑果枸杞、黑果枸杞、枸杞一起对比分析可以发现:嫁接黑果枸杞叶与棘刺的性状朝枸杞方向发生了一些变化,说明性状受到了砧木枸杞的影响,但两者差异极显著,则说明受砧木植物影响极不明显;而嫁接黑果枸杞这些性状却与黑果枸杞存在极显著差异,则说明在植物嫁接中,嫁接植物受到砧木植物细微不明显的影响,都可能在嫁接植物与接穗植物之间产生极其明显的差异变化。

3. 嫁接黑果枸杞的其他性状变化· 嫁接黑果枸杞的当年萌枝与黑果枸杞跨年生枝条相比,在枝叶的色泽、叶的形状、棘刺基部的瘤状凸起物等方面存在各不相同的差异。对比判析结果,枝叶整体色泽差异明显,嫁接黑果枸杞为深绿色,而黑果枸杞为浅绿色;枝条特点有一定的差异,嫁接黑果枸杞枝条色泽为白中透绿,枝条开片(纵条纹)明显、且开片色泽为白中带绿,而黑果枸杞枝条色泽为灰白色,枝条开片(纵条纹)稍明显、开片色泽为白中带灰;叶特点差异明显,嫁接黑果枸杞叶大、稍薄、多为条片状、色泽深绿、叶片背面的中脉显现较为明显,而黑果枸杞叶小、稍厚、多为条柱状或圆柱状、色泽灰绿、叶几乎

无中脉显现;棘刺基部的瘤状凸起物差异明显,嫁接黑果枸杞棘刺基部的瘤状凸起物不明显、几无附生物,而黑果枸杞棘刺基部的瘤状凸起物明显、常附生细毛或细刺等附生物。

嫁接黑果枸杞枝叶整体色泽的变化,尤其是叶的色泽变化,不仅说明其体内的色素成分或组成发生了变化,而且还表明其叶内的光合色素组成结构也发生了变化,再加之叶的厚度和形状变化,都对其光合作用产生直接或间接影响,当然也对其呼吸作用和蒸腾作用产生某些影响,但对其生理功能影响最明显和最直接的还是其光合作用。嫁接黑果枸杞叶的厚薄、形状及背面中脉显现等变化说明,其叶的性状向其砧木枸杞方面有所靠近,但还是与砧木枸杞叶薄、长椭圆状披针形、正背面中脉及其他叶脉明显等性状存在极显著差异。嫁接黑果枸杞棘刺基部有所消退的瘤状凸起物上几无附生细刺的性状变化,也为其果实的人工采摘带来一定的有益效果。

(三)嫁接对黑果枸杞结实功能的影响

梅晓红等(2017)研究嫁接黑果枸杞结果性能,结果认为嫁接的黑果枸杞第 2 年就可进入结实期,具有"二茬花果"功能,单株产量较高。实验选择了嫁接黑果枸杞(JL)、野生黑果枸杞(YL)和种子种植黑果枸杞(ZL)为参照对象,在新疆焉耆盆地库鲁克塔山进行试验研究。

1. 嫁接对黑果枸杞结实期的影响· 由表3-4-5可知,供试嫁接黑果枸杞第 1 年无结果现象,但第 2 年就全部进入结果期;说明以黑果枸杞地下垂直茎为接穗,以枸杞为砧木的嫁接,可在嫁接后的第 2 年进入结果期。而采用野生黑果枸杞种子人工种植的黑果枸杞第 1 年和第 2 年均无结果现象,在第 3 年有 7 株结果,占供试植株的 77.8%,2 株未结果,占供试植株的 22.2%;说明采用种子人工种植的黑

表3-4-5 供试"3 种黑果枸杞"不同年份结果情况及其结果株数

品种	2014 年		2015 年		2016 年	
	有无结果	株数	有无结果	株数	有无结果	株数
YL	有	9	有	9	有	9
JL	无	0	有	9	有	9
ZL	无	0	无	0	有	7

注:YL 为野生黑果枸杞,JL 为嫁接黑果枸杞,ZL 为种子人工种植黑果枸杞;下同。

果枸杞大部分可在第 3 年进入结果期,但仍有少部分植株受制于自身萌发及生长发育和外界环境因素的影响,延迟进入结果期。对比两者的结果期,不难发现嫁接黑果枸杞的正常结果期较种子繁育黑果枸杞的正常结果期提前 1 年,而且还存在"全部"和"大部分"的差异。

2. 嫁接黑果枸杞不同年份的结实性能·从表 3-4-6 可以看出,3 种黑果枸杞在同一年份、不同茬期及其当年总的株均结实产量均存在显著差异,在 3 种黑果枸杞均结果的第 3 年,嫁接黑果枸杞产量最高、其次为已多年结果的野生黑果枸杞、最次为采用种子种植的黑果枸杞;同时,嫁接黑果枸杞自第 2 年进入结果期后,其每年一二茬果的株均产量及株均总产量也显著高于已多年结果的野生黑果枸杞,这一方面可能由于试验地的土壤条件和水肥条件相对较好有一定关系,虽然在 3 年的试验期间未进行刻意的人为浇水、施肥,其土壤基质也是砂砾质,但试验地是熟地,其土壤结构与肥力比野生黑果枸杞生长的土壤条件要好得多,这从另一个侧面也说明黑果枸杞的产量具有可塑性,在人工栽培或对

表 3-4-6　供试"3 种黑果枸杞"三年不同茬期株均产量

年份	果茬	品种	分值 (g)			平均值±标准差 (g)
2014 年	一茬产量	YL	48.6	54.1	42.3	48.3±5.9
		JL	0	0	0	0
		ZL	0	0	0	0
	二茬产量	YL	12.6	15.3	10.4	12.8±4.1
		JL	0	0	0	0
		ZL	0	0	0	0
	总产量	YL	60.5	69.4	52.8	60.9±5.2
		JL	0	0	0	0
		ZL	0	0	0	0
2015 年	一茬产量	YL	75.4	81.2	68.3	75.0±6.5
		JL	141.6	124.8	158.3	141.6±16.8
		ZL	0	0	0	0
	二茬产量	YL	24.3	27.1	22.8	24.7±2.2
		JL	46.1	39.6	48.2	44.6±4.5
		ZL	0	0	0	0
	总产量	YL	99.7	108.3	91.1	99.7±88.6
		JL	187.7	164.4	206.5	186.2±21.1
		ZL	0	0	0	0
2016 年	一茬产量	YL	50.4	57.0	45.6	51.0±5.7
		JL	128.8	105.1	132.7	122.2±14.9
		ZL	18.3	13.3	11.8	14.5±3.4
	二茬产量	YL	17.2	20.1	16.1	17.8±2.1
		JL	41.8	36.1	43.5	40.5±3.9
		ZL	6.2	4.6	4.1	5.0±1.1
	总产量	YL	67.6	77.1	61.7	68.8±7.8
		JL	170.5	141.2	176.2	162.6±18.8
		ZL	24.5	17.9	15.9	18.4±4.5

野生黑果枸杞进行人为浇水施肥等管理条件下，其产量有大幅提升的潜力；另一个最主要的原因则是"嫁接优势"的存在。因此，利用已有的枸杞林木资源，采用嫁接技术，也是一种快速建植黑果枸杞林地，实现早产、丰产、稳产的有效技术措施。

3. 嫁接黑果枸杞的"二茬花果"特性·"二茬花果"特性系指相关特定植物在一年中有两个分界明显的开花结果阶段，且其果实或种子均能发育成熟的特性。嫁接黑果枸杞也具有明显的"二茬花果"特性。从表3-4-7可以看出，嫁接黑果枸杞两茬花果期与野生黑果枸杞基本相同，说明"二茬花果"特性是研究区黑果枸杞的共性；两种供试黑果枸杞虽然株均结实产量因年份不同而有所区别，但其不同年份二茬果与一茬果的比值及各自不同年份二茬果与一茬果的比值均在31%～35%之间，比较接近，说明黑果枸杞二茬果与一茬果在产量方面存在一定的相关性。

表3-4-7 供试"3种黑果枸杞"三年不同茬期株均产量

	第一茬花果			第二茬花果			二茬果/一茬果(%)
	花期	果期	株均产量(g)	花期	果期	株均产量(g)	
YL	4月下—6月下，约60天	6月上—7月中，约40天	2015年，75.0 2016年，51.0	8月下—9月下，约30天	9月中—10月上，约40天	2015年，24.7 2016年，17.8	33% 35%
JL	4月下—6月下，约60天	6月上—7月中，约40天	2015年，141.6 2016年，122.2	8月下—9月下，约30天	9月中—10月上，约40天	2015年，44.6 2016年，40.5	31% 33%

植物的生长、发育、开花、结实等特性除与本身的遗传因素有关外，还与外界的环境因素如光照、温度、生长条件等有关。嫁接黑果枸杞之所以表现出"二茬花果"的特性，这可能与接穗本身具有"二茬花果"的遗传因子有关；同时，研究区内除用作接穗的黑果枸杞外，用作砧木的枸杞和栽种的草莓也都表现出"二茬花果"的特性，说明适宜的光照、温度等外部生长条件，可能诱导出某些植物在其他环境条件下所不表现出的一些本身所具有的特性；那么，嫁接黑果枸杞在其接穗和砧木都具有"二茬花果"特性，又生长在其接穗和砧木都能表现出"二茬花果"特性的环境条件下，其表现出的"二茬花果"特性也就理所当然。至于二茬果产量大幅低于一茬果的原因，一方面可能与外界光照、温度等生长条件适宜其开花结果时期短有关，从表3-4-7可以看出"二茬花果期"的维持时间均只有"一茬花果期"的一半；另一方面也可能与其完成第一次开花结实后消耗过大、休养生息期过短（表3-4-7中一茬果期与二茬花期间隔仅有1个月左右），导致其再次开花结实能力有限所致。

（四）嫁接对适生品种选择研究

付金锋等（2021）为评价筛选适合冀东地区种植的黑果枸杞新品种，以诱变选育的黑果枸杞1号、2号、3号、4号、5号5个新品系为对象，嫁接在河北东部适应性强的红枸杞品种宝杞2号砧木上，对黑果枸杞3年生植株的性状（树干粗细、枝条长、棘刺长、果柄长、叶面积），产量性状（单株单枝数、单枝结果数、百粒质量、单株产量）和花青素质量分数进行比较研究。

1. 主要形态性状的比较·测定结果表明，5个黑果枸杞品系之间的树干粗、枝条长、果柄长、棘刺长和叶面积等主要形态性状均存在显著或极显著差异（表3-4-8）。树干粗在1.40～1.90 cm之间，其中黑杞1号树干最粗，显著高于其他4个黑果枸杞品系，但只极显著高于黑杞2号和黑杞5号；而黑杞2号树干最细。枝条长在103.3～122.6 cm之间，其中黑杞3号枝条最长，极显著高于黑杞1号，而与

表3-4-8 供试5个黑果枸杞品系的形态学比较

品系	树干粗(cm)	枝条长(cm)	果柄长(cm)	棘刺长(cm)	叶面积(cm²)
黑杞1号	1.90aA	103.3cB	0.82abAB	1.17aA	0.298cB
黑杞2号	1.40cC	115.3bA	0.94aA	0.43cD	0.374bcB
黑杞3号	1.70bAB	122.6aA	0.72bBC	0.76bBC	0.619aA
黑杞4号	1.69abAB	117.8abA	0.46cD	0.63bCD	0.413bB
黑杞5号	1.50cBC	118.0abA	0.55cCD	0.98aAB	0.423bB

注：小写字母不同表示5%水平差异显著，大写字母不同表示1%水平差异显著，下同。

黑杞 4 号和黑杞 5 号差异不显著,黑杞 1 号枝条最短。果柄长在 0.46~0.94 cm 之间,其中黑杞 2 号和黑杞 1 号果柄较长,黑杞 2 号果柄长极显著高于黑杞 3 号、黑杞 4 号和黑杞 5 号,而黑杞 4 号和黑杞 5 号果柄较短。由于黑果枸杞枝条布满棘刺,生产上一般使用剪刀剪断果柄采摘果实以避免扎伤手指,果柄较长的黑果枸杞品种便于采摘操作,果实误伤率低,采摘效率也较高。

棘刺长在 0.43~1.17 cm 之间,其中黑杞 1 号和黑杞 5 号棘刺较长,黑杞 1 号棘刺长极显著大于黑杞 2 号、黑杞 3 号和黑杞 4 号,而黑杞 2 号棘刺最短。

叶面积在 0.298~0.619 cm² 之间,其中黑杞 3 号叶面积最大,高达 0.619 cm²,极显著大于其他 4 个品种,而黑杞 1 号叶面积最小。黑果枸杞叶面积一般较小,相对较大的叶面积有利于光合产物的合成。

2. 农艺性状及产量的比较· 黑果枸杞产量由夏果和秋果组成,但夏果产量最为主要,对 5 个黑果枸杞品系夏果产量性状测定结果列于表 3-4-9。可以看出,除了果实中水的质量分数在 5 个品系之间没有显著性差异外,单株果枝数、单株结果数、百果质量、单株产量和单位面积产量在品系间均存在显著或极显著差异。

表 3-4-9　参试 5 个黑果枸杞品系产量及产量性状的比较

| 品系 | 单株果枝数（个） | 单株结果数（个） | 百果质量 (g) | | 果实中水分的质量分数(%) | 单株产量 (g) | | 单位面积产量 (kg/hm²) | |
			鲜果	干果		鲜果	干果	鲜果	干果
黑杞 1 号	104.9aA	54.1bB	35.32bB	3.73cC	89.4aA	2 003.3aA	211.7cC	16 677.0aA	1 762.5cC
黑杞 2 号	55.8bB	67.3aA	39.50bB	5.41bB	86.3aA	1 483.4cC	203.2dC	12 349.5cC	1 692.0cC
黑杞 3 号	98.2aA	58.9bB	34.20bB	4.15cC	87.9aA	1 978.1bB	240.0bB	16 468.5bB	1 998.0bB
黑杞 4 号	94.4aA	55.8bB	37.40bB	5.14bB	86.3aA	1 970.1bB	270.8aA	16 401.0bB	2 254.5aA
黑杞 5 号	102.8aA	30.1cC	64.55aA	6.62aA	89.7aA	1 995.8aA	204.8dC	16 615.5aA	1 705.5cC

黑杞 2 号单株果枝数最少,极显著低于其余 4 个品系,而黑杞 1 号、黑杞 3 号、黑杞 4 号单株果枝数间无显著性差异。单株结果数最多的是黑杞 2 号,达到 67.3 个,与其他 4 个品系差异均达极显著水平,而黑杞 5 号单枝结果数最少。百果鲜质量最大的是黑杞 5 号,高达 64.55 g,极显著高于其余 4 个品系。百果干质量也是以黑杞 5 号为最高,极显著高于其余 4 个品系;黑杞 1 号和黑杞 3 号百果干质量较小。单株鲜果产量排在第一位的是黑杞 1 号,为 2 003.3 g,其次为黑杞 5 号,但两者差异不显著;黑杞 3 号和黑杞 4 号分别排在第 3 位和第 4 位,两者差异也未达显著水平;黑杞 2 号单株鲜果产量最低。与单株鲜果产量排序相比,单株干果产量排序发生了较大变化。排在第 1 位的是黑杞 4 号,且极显著高于其余 4 个品系,黑杞 3 号排在第 2 位,极显著高于黑杞 1 号、黑杞 5 号和黑杞 2 号。单位面积鲜果产量和单位面积干果产量排序与单株鲜果产量和单株干果产量的排序相同,黑杞 4 号单位面积

干果产量最高,达 2 254.5 kg/hm²,极显著高于其他 4 个品系。

3. 花青素质量分数的比较· 5 个黑果枸杞品系花青素质量分数测定结果见表 3-4-10。可以看出,5 个黑果枸杞品系花青素质量分数存在着极显著差异。黑杞 4 号花青素质量分数高达 37.62 mg/g,极显著高于黑杞 2 号,但与黑杞 1 号、黑杞 3 号和黑杞 5 号相比差异不显著。

表 3-4-10　参试 5 个黑果枸杞品系花青素
质量分数的比较

品系	花青素 (mg/g)	5% 显著水平	1% 显著水平
黑杞 1 号	37.38	ab	AB
黑杞 2 号	37.04	b	B
黑杞 3 号	37.55	a	A
黑杞 4 号	37.62	a	A
黑杞 5 号	37.57	a	A

通过测定以上 3 年生 5 个黑果枸杞品系形态学性状、产量性状和花青素质量分数。结果表明,5 个黑果枸杞品系除果实中水的质量分数没有显著性差异外,其余指标均存在显著或极显著差异。黑杞 1 号树干最粗,黑杞 3 号枝条最长且叶面积最大,黑杞 2 号具有最长的果柄。黑杞 4 号由于单株果枝数、单枝结果数和百果干质量均比较占优势,干果产量在参试 5 个品系中最高,达 2 254.5 kg/hm²;另外,黑杞 4 号花青素质量分数在参试 5 个品系中也最高,为 37.62 mg/g。因此,黑杞 4 号具有高产和高花青素特点,可优先在冀东地区生产上示范应用。

四、杂交技术研究

王成玉(申请公布号:CN 104221723 A)获得一项把野生黑果枸杞改造成优良品种方法的发明专利,该发明涉及一种在农作物领域的超远缘复式育种技术,不同于常规育种与转基因育种技术,该发明的特点是成功解决了把木本野生黑枸杞嫁接到草本番茄上的这一技术难题,并且在其开花期再用红枸杞杂交,使两种远缘植物的优点重新组合成有强大杂种优势的新品种。至今国内外尚无成功的先例。野生黑枸杞是世界上含生物色素和天然花青素最多的植物,具有清除自由基的特异功效,对提高人体免疫力和防治多种疾病有显著效果。但是由于野生黑枸杞的植株矮小,匍匐生长,不便管理,果实小而产量低使其经济价值得不到发挥。该发明则在当年便可得到直立生长,植株高,果实大,产量高的枸杞新品种资源。完全克服了野生黑枸杞的上述缺点,其经济价值巨大。该专利技术要点把在野外采集的生长良好的野生黑枸杞的种子和番茄的种子播种到试验田里,待黑枸杞苗出土生长出 4~6 片叶,番茄生长出 10~12 片叶时,以番茄为砧木,黑枸杞为接穗进行嫁接。嫁接方式为插接:砧木的劈口长 1~1.2 cm,接穗削成楔形长 1~1.2 cm,两者插接后,用细竹签横穿结合部,以防其因排异脱落,然后用塑料带绑扎结合部,以防水分损失,至此嫁接工序完成。嫁接苗开始生长,成为旺盛的植株。等到接穗黑枸杞到了开花期,即进行杂交工序,用栽培红枸杞的花粉与其进行杂交即可,待枸杞结果成熟后,即可从后代中选出优良杂种。杂交后,进入结果期的黑枸杞植株经过以上复合培育技术,即嫁接再杂交,就显著

克服了野生黑枸杞的长势矮,果粒小,产量低,不便管理的缺点,在当年便可得到植株高,果实大,产量高的枸杞新品种资源。

马贵龄(申请公布号:CN 106912368 A)在 2015 年获得一项黑果枸杞辣椒的远缘复式培育方法的发明专利。首先进行红枸杞和辣椒的嫁接,其次用红枸杞花粉进行杂交从而获得红枸杞辣椒种子,再种植红枸杞辣椒到开花时用野生黑枸杞花粉进行授粉,最终获得黑枸杞辣椒的杂种,简称为一次嫁接二次杂交。该发明成功地把野生黑果枸杞的营养成分,特别是天然花青素(oligomeric proantho cyanidins,OPC)转移到了辣椒中,大大提高了辣椒的商品价值,这种黑果枸杞辣椒的果实在成熟过程中,由绿转黑,最终呈现紫红色,成熟后,肉厚籽少,色泽奇异,口感极佳,产量也得到大幅度提高,从而为辣椒家族带来一个全新的品系。

该发明专利的技术要点:①嫁接前的准备。要预先准备好以下物品,单面刀片、医用酒精(75%乙醇)、无静电塑料条(1 cm 宽)、不锈钢镊子、细竹针(粗细如缝衣针,长度 1 cm)、无菌手套。嫁接时必须佩戴无菌手套,所有工具均要用医用酒精消毒,尤其是竹针要提前消毒干燥后放入无菌袋中备用。②嫁接的时机。在红枸杞和辣椒幼苗出土数天后,红枸杞和辣椒幼苗开始长出 2~4 片真叶时,则以红枸杞为砧木,辣椒为接穗进行嫁接。如果幼苗长出更多真叶时嫁接,虽然容易成活,可是植株属性已基本定性,活泼期已过,已经很难改变彼此的性状,将使基因交流失败。③嫁接的要领。用刀片从红枸杞的一对真叶中间垂直向下切开,切深(12±1)mm,接穗辣椒则把下部切成楔形长(11±1)mm,幼苗切口部位必须预先用医用酒精擦拭消毒,两者迅速插接在一起,再用竹针横穿结合部固定,然后用塑料条包扎结合部防止水分蒸发。嫁接过程越快越好,整个过程不宜超过 1 min,以防氧化失败。砧木和接穗要粗细一致,嫁接不得错位,砧木和接穗的表皮必须对齐,至少要有一边对齐,否则会造成营养不能交流而失败。横穿竹针的工序必不可少,其作用有二:一是防止接穗从接口中脱落。二是促进生成愈伤组织,提高嫁接结合部的愈合能力,该竹针最终不必取出。嫁接成功并开始生长的植株是砧木枸杞上嫁接的辣椒接穗生长良好的早期植株,该嫁接植株上部

的辣椒叶片和下部的枸杞叶片性状区别明显。

1. 第一次杂交· 嫁接植株生长到接穗辣椒开花时,则要进行第一次杂交工序,将辣椒花拨开去雄,授以红枸杞花粉,杂交时注意不要将花药夹破,不能碰伤柱头,要数清雄蕊必须全部取出。杂交后,要套好隔离袋以防止其他花粉杂交,授粉约7天以后,将隔离袋摘掉,以使杂交穗正常生长发育,结实成熟后,便获得红枸杞辣椒的杂种。

2. 第二次杂交· 播种上述红枸杞辣椒种子,待其生长到辣椒开花时,则授以野生黑果枸杞的花粉,进行杂交,其详细操作过程同第一次杂交的过程相同,这样待果实成熟后,便获得了黑果枸杞辣椒的杂种,果实在成熟过程中,由绿转黑,最终呈现紫红色。

3. 收获· 黑果枸杞辣椒的果实成熟后,从中选出优良杂交种子,根据杂交表现和要求,还可以再做多次复交,直到达到要求为止。

五、资源形态分类与评价

(一)资源形态划分

不同地域野生黑果枸杞形态特征的变异差异较大,同一物种黑果枸杞在不同产区的表现性状变异十分丰富。戴国礼等(2017)对宁夏5个县、青海3个县、新疆5个县、甘肃2个县共4个省区15个县具有代表性的26个乡镇的104株野生黑果枸杞进行调查,数据分析结果见表3-4-11。从表3-4-11中可见,黑果枸杞的表型性状变异十分丰富,其中,节间长度、果实横径、叶宽度的变异系数分别为13.28%、12.56%、19.89%,其余数量性状的变异系数超过20%,枝条长度、平均单果质量、果柄长度、单株产果量的变异系数更是超过30%。尤其是

表3-4-11 黑果枸杞形态特征调查结果

性状	变异种类(范围)	数量性状		
		平均值	标准差	变异系数(%)
株高(m)	0.31～1.26	0.82	0.17	26.89
枝条平均长度(m)	0.04～0.46	0.18	0.04	32.45
枝条平均粗度(mm)	1.09～5.41	2.52	0.45	21.07
平均节间距(mm)	5.6～12.33	7.04	2.29	13.28
叶长(mm)	11.24～32.45	24.13	6.58	23.14
叶宽(mm)	1.17～4.12	2.45	0.57	19.89
花冠平均直径(mm)	9.15～12.85	11.49	1.29	21.09
平均单果质量(g)	0.12～0.59	0.39	0.09	34.56
平均纵经(mm)	4.44～10.89	7.26	0.89	31.69
平均横径(mm)	7.86～14.91	10.26	0.59	12.56
果柄平均长度(mm)	4.12～17.64	8.02	1.23	36.78
单株产量(g)	12～689	251.07	112.38	68.74
花青素含量(mg/g)	6.75～28.75	12.36	3.59	32.45
茎尖颜色	灰绿,无紫色条纹=1;深绿,有紫色条纹=2;黄绿,无紫色条纹=3			
分枝	横卧于地面=1,直立=2			
棘刺量	主干、枝条都具有棘刺=1,枝条具少量棘刺=2			
叶形	近无柄条形=1,条状披针形=2,条状倒披针形=3			
果实颜色	黑色=1,玫红色=2,白色=3,无色=4			
果实形状	球状=1,扁圆状=2,桃形=3			
成熟期	一致=1,不一致=2			

单株产果量的变异幅度为 12～689 g,变异系数最大,高达 68.74%;其次是果柄长度变异幅度为 4.12～17.64 mm,变异系数为 36.78%。在树体、果实、叶片和花等 4 类性状中,果实性状变异丰富,变异系数平均为 36.13%;其次为树体性状,平均为 23.42%;叶片和花性状的变异系数相对较小,平均分别为 21.52%和 21.09%,说明树体和果实性状的变异程度高于叶片和花性状。

根据调查结果,提出黑果枸杞种质资源单性状分类。

1. 按照树体的分枝形状划分

(1)直立形:一级分枝角度小于 45°,冠形为直立塔形,冠幅体积小,产量普遍较低。

(2)灌木形:冠形丛生,主干多且细,侧枝密集、紧贴地面,若不经过修枝,冠形似灌木,冠幅体积大,往往产量高。

2. 按果实的大小划分

(1)大果型:单果质量在 0.4 g 以上,平均纵径 7.0 mm,平均横径 10.0 mm 以上。

(2)小果型:果实极小,单果质量小于 0.4 g,平均纵径 7.0 mm,平均横径 10.0 mm 以下。

3. 按照果实的成熟期划分

(1)成熟期一致:结果枝条上的果实集中成熟,密布于枝条。

(2)成熟期不一致:结果枝条上的果实成熟不一致,枝条上成熟果实、青果均有分布。

4. 根据果实的形状划分

(1)圆球形果:圆球形及不规则的近球形,纵径、横径基本相同。

(2)扁球形果:球形呈压扁状,纵径小于横径。

(3)桃形果:果实形状似桃子,果实纵向两端窄尖,纵径大于横径。

5. 按照果实的颜色划分

(1)黑色:果实颜色为黑色。

(2)玫红色:果实顶部颜色多为玫红色、紫色,下半部白色。

(3)白色:果实颜色为白色。

(4)无色:果实基部为白色,顶部近无色。

6. 按照叶片形状划分·黑果枸杞叶片在不同枝条上呈现多为条形、条状披针形或条状倒披针形,有时呈狭披针形,顶端钝圆,基部渐狭。

按当年生枝条叶片可划分为以下几类。

(1)条形:近无柄,条形。长度变异较大,宽度变异较小。

(2)条状披针形:近披针形,长度变异较小,宽度变异较大。

(3)倒披针形:呈狭披针形,顶端钝圆。

7. 按照花冠的大小划分

(1)小花型:花萼紫色,花冠幅直径小,多在 11.0 mm 以下,一般果小、叶小的植株多开小花。

(2)大花型:花萼紫色,花冠幅直径大,多在 11.0 mm 以上,一般果大、叶大的植株多开大花。

戴国礼(2017)在调查性状中,综合 R 型聚类和主成分分析结果,可初步选择花青素含量、单株产量、果柄长度、平均单果质量、株高 5 个性状作为类型划分的指标。在这 5 个性状中,花青素含量作为黑果枸杞的特异性状代表了黑果枸杞的最终选育目标,是判断黑果枸杞品质好坏的最关键性状指标;但是作为形态学指标,花青素含量需要进行实验室测定,所以暂不纳入黑果枸杞自然类型的分类依据,应作为最终衡量指标。单株产量、果柄长度、平均单果质量 3 个性状相互之间均呈显著或极显著相关,说明这 3 个性状均可作为黑果枸杞类型划分的指标。而且这 3 个性状都是果实性状,是稳定的遗传性状。但综合分类应遵循分类等级不宜过多、可检索性强、容易识别区分的原则,应采用性状变异明显,容易判别,且与果实产量相关密切的性状进行划分。因此,应从这 5 个性状中选出 1 个或 2 个与果实产量紧密相关的性状来进行类型划分。经调查和统计分析发现黑果枸杞的果柄长度、株高等性状差别明显,这与黑果枸杞的选优目标一致,此外,多年的调查发现,黑果枸杞果实成熟期差异明显,因此,果实成熟期是否集中的生态型特征也应作为黑枸杞的分类指标,可分集中成熟和不集中成熟两大类。

综上,针对黑果枸杞种内既有不同资源类型又有特殊变异类型的事实,依据主要形态学指标分为黑果枸杞、白果枸杞两大类型。其中黑果枸杞的划分原则以单株产量、果柄长度、平均单果质量、株高形态特征结合成熟期生态型的方法对黑果枸杞进行综合的形态分类,将黑果枸杞自然类型初步归纳为:大果高秆集中成熟型、小果高秆集中成熟型、大果矮秆集中成熟型、小果矮秆集中成熟型、大果高秆分批成熟型、小果矮秆分批成熟型、大果矮秆分批成熟型、小果矮秆分批成熟型8个自然变异类型和特异种质白果枸杞2个自然变异类型(表3-4-12)。

表3-4-12 黑果枸杞形态类型划分

类型	主要性状
大果高秆集中成熟型	果实大、平均单果质量≥0.4 g,主干直立,果实多为球状、扁球状,叶片大,果实成熟时密布于结果枝条上
小果高秆集中成熟型	果实小、平均单果质量≤0.4 g,主干直立,果实多为球状、扁球状,叶片小,果实成熟时密布于结果枝条上
大果矮秆集中成熟型	果实大、平均单果质量≥0.4 g,主干丛状,分支横卧于地面,果实多为球状、扁球状,叶片大,果实成熟时密布于结果枝条上
小果矮秆集中成熟型	果实小、平均单果质量≤0.4 g,主干丛状,分支横卧于地面,果实多为球状、扁球状,叶片小,果实成熟时密布于结果枝条上
大果高秆分批成熟型	果实大、平均单果质量≥0.4 g,主干直立,果实多为球状、扁球状,叶片大,果实成熟期不一致,成熟果实分散分布于结果枝条上
小果高秆分批成熟型	果实小、平均单果质量≤0.4 g,主干直立,果实多为球状、扁球状,叶片小,果柄长,果实成熟期不一致,成熟果实分散分布于结果枝条上
大果矮秆分批成熟型	果实大、平均单果质量≥0.4 g,主干丛状,分支横卧于地面,果实多为球状、扁球状,叶片大,果柄长,果实成熟期不一致,成熟果实分散分布于结果枝条上
小果矮秆分批成熟型	果实小、平均单果质量≤0.4 g,主干丛状,分支横卧于地面,果实多为球状、扁球状,叶片小,果实成熟期不一致,成熟果实分散分布于结果枝条上
白果枸杞	果实小、平均单果质量≤0.4 g,主干丛状,分支横卧于地面,果实多为扁球状,叶片小,果实成熟时密布于结果枝条上
无色枸杞	果实大、平均单果质量≥0.4 g,主干丛状,分支横卧于地面,果实为桃形,叶片大,成熟果实分散分布于结果枝条上

对黑果枸杞资源形态分类是属种内类型的初步划分,是在全国各大产区广泛调查和集中分布区定株观测统计的结论,较为全面反映种质资源状况。对各产区黑果枸杞种质资源类型划分,刘桂英等(2016)报道了柴达木野生黑果枸杞表型分类。以柴达木盆地野生黑果枸杞分布区域的3个野生群体为

研究对象,对其19个表型性状进行比较分析。结果表明:野生黑果枸杞表型性状除浆果性状在群体间存在显著性差异外,其他13个表型性状在群体间和群体内中均不存在显著性差异;通过聚类分析将3个野生黑果枸杞分为2类,第一类为格尔木和德令哈,第二类为诺木洪。柴达木盆地分布区的诺木洪种源、格尔木种源和德令哈种源的黑果枸杞从分枝枝条长10 cm距离内的叶簇数、叶形态、果梗长、果型、百果重等性状进行了测定比较,结果发现诺木洪种源整体具有优势,果实果粒大,果实品相好;枝上叶簇间距长,果实分散,果梗相对较长,易采摘。这一研究为柴达木黑果枸杞种质资源保护及其创新利用提供了理论依据。

(二)种源评价

李承科等(2017)以青海柴达木、西宁、西藏林芝、宁夏银川、新疆尉犁县、库尔勒市、昌吉9个黑果枸杞资源种子播种后获得的实生苗为材料,研究其在山东黄河三角洲博兴蔡寨试验区生长情况和性状表现,通过成活率、株高、丛枝数、丛植高度一致性、茎粗、节间大小、刺长短、主枝上分枝数、叶大小及厚度、树形、生长势等植株观测分析,进行种源评价,结果表明:①黑果枸杞引种栽培中,统计的12个性状中最为稳定的是叶片厚度,变异系数仅为0.01;最不稳定的是主枝上分枝数,平均变异系数高达0.55,其次是丛枝数,充分说明黑果枸杞具有萌芽、萌蘖力强的特点。②综合分析统计的12个性状,青海柴达木种源表现最为稳定,变异程度最小;变异程度最大的两个种源是宁夏银川和新疆库尔勒种源。③9个种源中西藏林芝地区种源植株成活率最低,生长势最弱,且长势个体间差异较大,故山东黄三角地区引种黑果枸杞时不建议引种该地区种源;青海柴达木种源植株成活率最高,达84.44%,但总体长势相对较弱,需后期持续观测;成活率较高、生长势较强且变异系数较小的种源为种源青海西宁。④青海柴达木和青海西宁两个种源植株在生产中树形管理容易,树势较强。

李小娥(2018)在甘肃白银区王岘镇雒家滩农业高新技术产业园区引种了青海、山东、兰州黑果枸杞种源,经引种试验得出以下数据见表3-4-13至表3-4-18。

表3-4-13　不同产地1年生黑果枸杞引种生长量、成活率对比

名称	种源地	平均苗高（cm）	平均地径（cm）	平均成活率（%）	备注
野生黑果枸杞	青海	55	0.37	91.5	
野生黑果枸杞	山东	35	0.35	83.2	1年生裸根苗
野生黑果枸杞	兰州	30	0.3	91.6	

表3-4-14　不同产地2年生黑果枸杞引种生长量、成活率对比

种源	平均苗高（cm）	平均苗高增量（cm）	平均地径（cm）	平均地径增量（cm）	越冬成活率（%）	备注
野生黑果枸杞（青海）	76	21	0.98	0.29	95.2	
野生黑果枸杞（山东）	49	14	0.6	0.25	89.3	2年生
野生黑果枸杞（兰州）	45	15	0.53	0.23	90.4	

表3-4-15　2年生青海苗对比黑果枸杞不同栽植密度生长情况对比

栽植密度	平均株高（cm）	地径（cm）	平均成活率（%）	生态描述
1 m×2 m	96	1.2	92	丛生枝条，叶表面有绒毛，绿色，生长健壮
1 m×1.5 m	116	0.98	92	植株较高，茎细，稍微有徒长表现
1 m×3 m	93	1.22	92	植株相对矮小，茎稍粗

表3-4-16　黑枸杞及其子一代引种试验物候期记录表

种源	休眠期	生长期				
		萌芽、展叶期	叶片生长期	开花结果期	果实成熟期	落叶期
青海引种 山东引种 兰州引种	11月上中旬—翌年3月下旬	4月上旬发芽并展叶	4月中旬—10月中旬	5月中旬—8月中旬陆续开花结果	8月上中旬—9月中旬	10月上中旬

表3-4-17　同一种源黑果枸杞在不同土地的不同表现

2年生青海苗对比	平均株高（cm）	地径（cm）	单果平均重量（g）	果肉率（%）	单株鲜果产量（g）	产鲜果量（kg/亩）	产干果量（kg/亩）
农耕地	120	1.2	0.22	17	500	235	40
轻盐碱地	76	0.98	0.21	20	480	160	32
盐碱程度较大	73	0.95	0.19	23	460	146	29

表3-4-18　不同产地2年生黑果枸杞生产量汇总表

种源	单果平均重量（g）	果肉率（%）	单株鲜果产量（g）	产鲜果量（kg/亩）	产干果量（kg/亩）
2年生青海黑枸杞	0.21	20	480（20 cm长的结果枝接75颗共计有30条左右）	160（栽植密度为333棵/亩）	32
2年生山东黑枸杞	0.18	22	270	90	20
2年生兰州黑枸杞	0.16	23	234	78	18

试验数据表明：从青海和甘肃兰州引进的野生黑果枸杞生长健壮,成活率相对较高(表3-4-13)。从青海引进的野生黑枸杞苗平均苗高、平均地径、平均成活率均优于从山东和兰州引进的黑枸杞(表3-4-14)。野生黑果枸杞引种栽植后物候期正常,在

盐碱程度不同的土壤中均能正常生长结果。从青海引进的野生黑果枸杞单株鲜果产量、亩产鲜果量、亩产干果量均优于从山东和兰州引进的黑枸杞。通过试验得出：5 kg黑枸杞鲜果可以制成1 kg干果(表3-4-15~表3-4-18)。

第五节　黑果枸杞种植资源分布

通过调研黑果枸杞主要种植产区发现,黑果枸杞人工种植主要分布在青海、新疆、甘肃、宁夏、内蒙古地区(图3-5-1),育种育苗技术基本成熟,组织快繁育苗得到应用,多倍体种质已研发成功,优良品种繁育技术引起业内高度关注。2017年全国种植

达高峰,但2019年后各地种植大幅度减少,各产区情况各不相同。但都是采用人工采摘或剪枝地头自然晾干,拣挑枝叶,留果继续自然晾干的办法,形式单一,产业相对滞后。

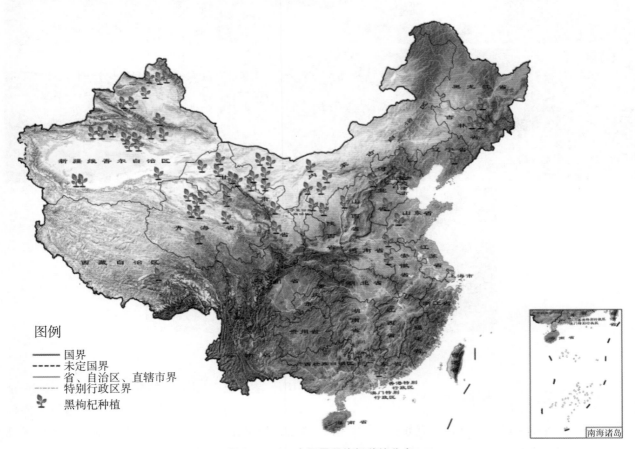

图例

———— 国界
------ 未定国界
———— 省、自治区、直辖市界
-·-·- 特别行政区界
🌱 黑果枸杞种植

南海诸岛

图3-5-1　中国黑果枸杞种植分布

一、青海黑果枸杞种植概况

青海主要种植地在格尔木市河东农场、八连、大

格勒乡、金鱼湖、郭勒木德镇。都兰县诺木洪地区二大队、宗加乡、诺木洪乡、香日德等地。德令哈克鲁克湖、尕海、大柴旦(0.73万亩)、乌兰柯柯镇、海东

乐都区有少量种植。2018 年统计青海种植面积 15 万～18 万亩（刘增根，2018）。青海黑果枸杞从 2019 年种植面积不断减少，受生产资料和人工费影响，德令哈、乌兰两地几乎少有种植，全省种植面积约有 10 万亩。但青海气候条件优势，有机种植占绝对优势（图 3-5-2）。

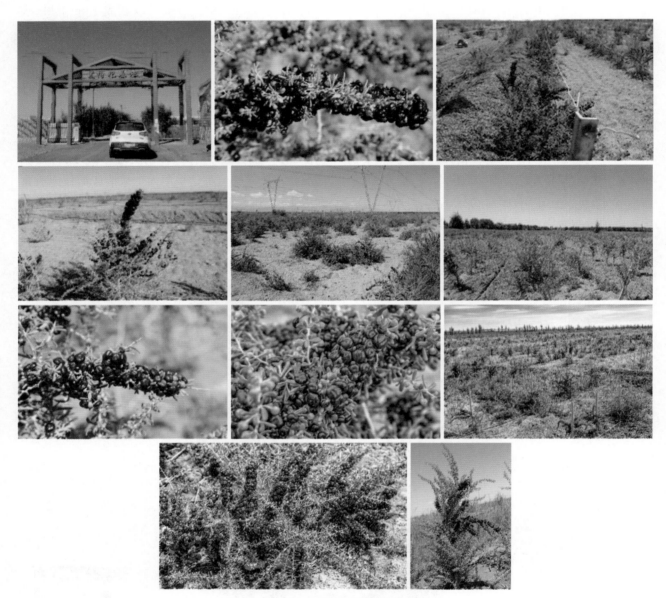

图 3-5-2　青海黑果枸杞种植情况

二、新疆黑果枸杞种植概况

新疆主要种植于塔里木盆地阿克苏、渭干河、雀河一带，库尔勒郊区、托布力其乡、尉犁县、精河、昌吉、阿拉尔、乌苏等地。若羌县、186 团阿勒泰吉木乃口岸、188 团阿勒泰北屯有大面积种植。在乌鲁木齐市郊、沙滩、和静、克拉玛依乌尔禾都有栽培。2018 年统计新疆种植面积 13 万～18 万亩（刘增根，2018）。尉犁县利用闲置的棉花农田土地，2015 至 2016 年种植约 4.8 万亩黑果枸杞。在塔里木灌区黑果枸杞可在春秋 2 季栽植，人工栽培丰产技术开发项目，大幅提高了盆地灌区林草植被覆盖度，种植在该地区产生了较大的经济效益（图 3-5-3）。但据笔者实地访问栽培黑果枸杞主要分布在若羌县、富蕴县、和布克赛尔县、尉犁县，根据 2021 年初步统计，种植面积约有 9 000 亩。

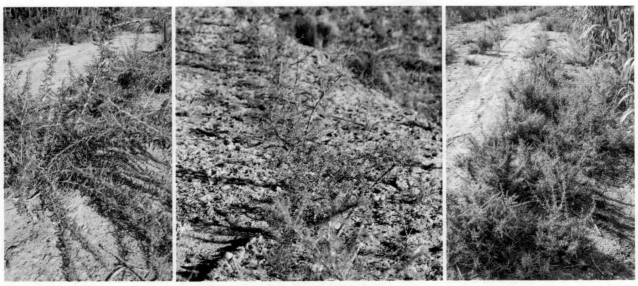

精河县八家户种植黑枸杞弃地

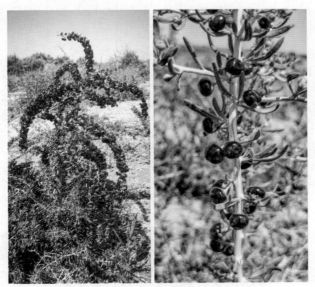

库尔勒黑枸杞株

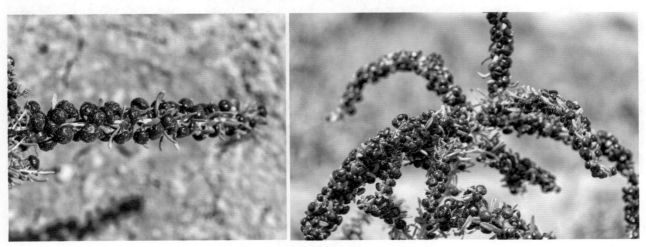

库尔勒黑枸杞果

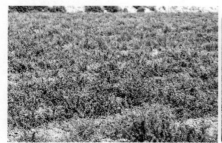

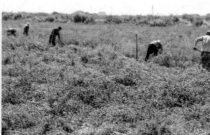

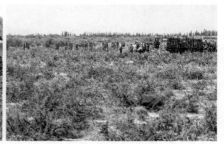

库尔勒黑枸杞田　　　　　　　　库尔勒黑枸杞田除草　　　　　　　库尔勒黑枸杞田采摘

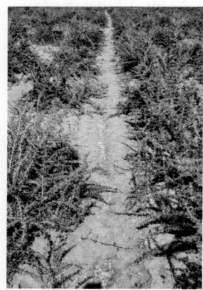

尉犁县阿克其开村黑枸杞地

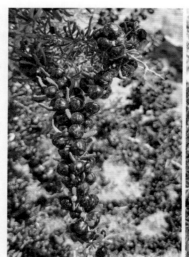

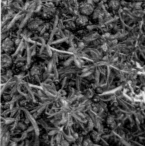

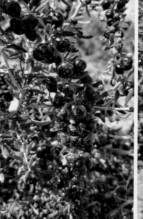

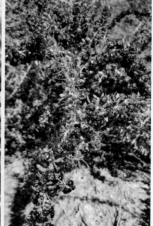

尉犁县黑枸杞株

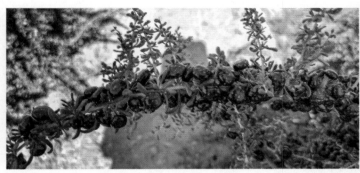
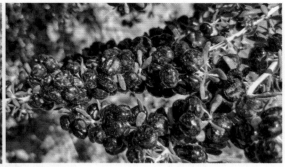

尉犁县黑枸杞果枝

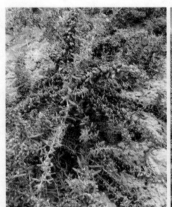
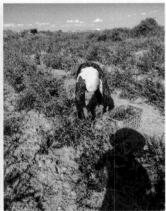
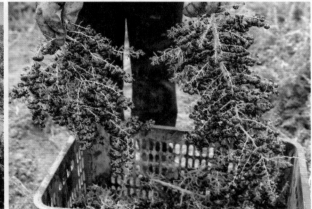
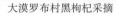

大漠罗布村黑枸杞基地　　　　　　　　　大漠罗布村黑枸杞采摘

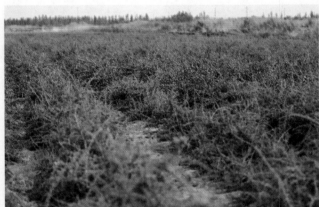
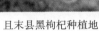
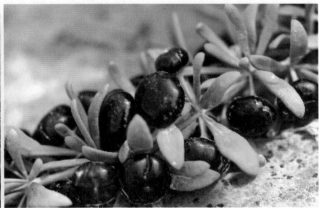

且末县黑枸杞种植地　　　　　　　　　　且末县种植黑枸杞果枝

图 3-5-3　新疆黑果枸杞种植情况

三、甘肃黑果枸杞种植概况

甘肃主要种植在河西走廊张掖高台县、玉门花海镇、瓜州西湖乡。在永靖县、民勤苏武乡、古浪、白银也有引种。2018 年种植面积 6 万～8 万亩(刘增根,2018),但根据作者实地调研,在甘肃河西走廊,2014 年由于价格飙升,黑枸杞成为"花青素之王"

"软黄金",在酒泉市、玉门市、瓜州县、金塔县野生黑果枸杞盗挖严重,玉门各地农民自发采挖盗种,种植面积达十几万亩,仅一个玉门市花海镇及周边乡镇种植达 6 万亩,这种情况到 2020 年由于价格降到最低谷,大量种植株被拔掉,现有种植面积约 2 万亩。在适生条件中度水平的古浪县、永靖县也有种植面积大大减少的情况(图 3-5-4)。

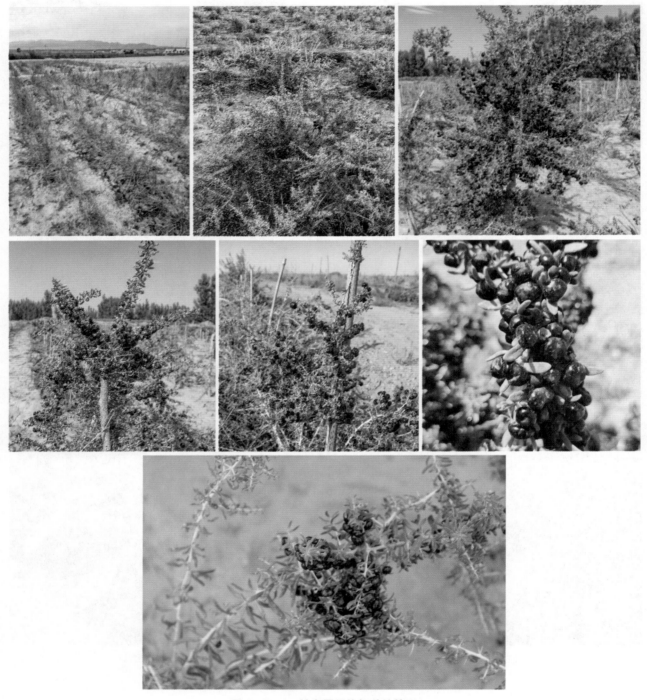

图 3-5-4　甘肃黑果枸杞种植情况

四、宁夏黑果枸杞种植概况

宁夏在银川市芦花台、贺兰山、平罗县、中宁宁安镇营盘滩、吴忠红寺堡、石嘴市燕子墩、中卫沙坡头宣和站有种植。2018 年种植面积 2 万～3 万亩（刘增根，2018）。在宁夏利通区有 21 000 亩黑果枸杞规范化栽培技术示范区，培育出了"黑果枸杞 5 号"新品种。但在中宁县和红寺堡，也有 12 000 多亩黑果枸杞拔株改种其他农作物的情况，宁夏全区种植面积不足 1 万亩（图 3-5-5）。

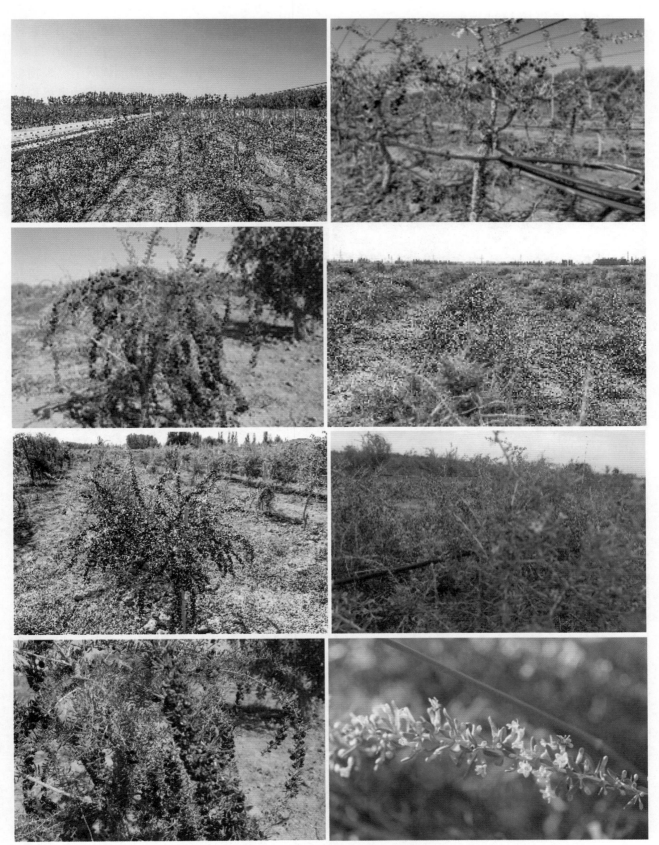

图 3-5-5 宁夏黑果枸杞种植情况

五、内蒙古黑果枸杞种植概况

内蒙古在鄂尔多斯杭锦旗北部独贵塔拉镇、科尔比沙地、赤峰李井滩有种植的报道。在内蒙古西部额济纳旗有种植。2018年内蒙古种植面积10万~13万亩(刘增根,2018)。据调研内蒙古种植黑果枸杞主要在阿拉善左旗、阿拉善右旗、额济纳旗,种植高峰期在十几万亩,受市场影响在阿拉善左旗、阿拉善右旗大面积减少,现主要在额济纳旗种植约2万亩。种植的黑枸杞大部分放弃人工管理变为野生自生自灭。在额济纳旗达来呼布镇,笔者实地调研了黑果枸杞种植基地,发现内蒙古有在梭梭林下套种黑果枸杞新的生产模式,梭梭树还可作为肉苁蓉寄生物,3种药材一起间作套种生产效益较高(图3-5-6)。

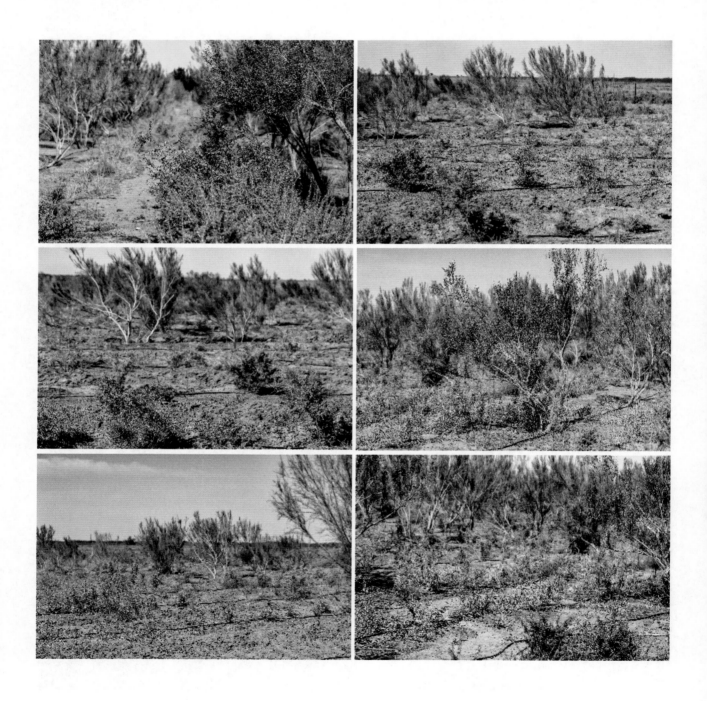

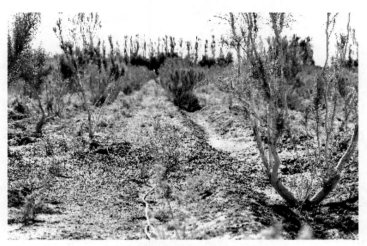

额济纳旗梭梭林套种黑果枸杞

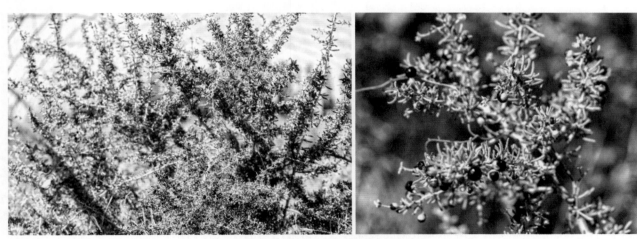

额济纳旗达来呼布镇种植黑果枸杞株

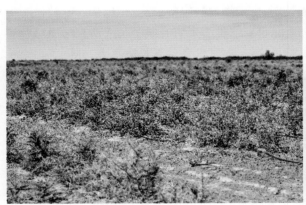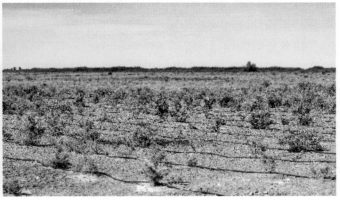

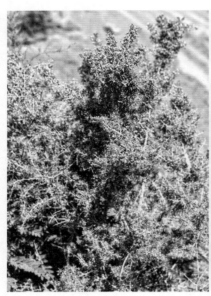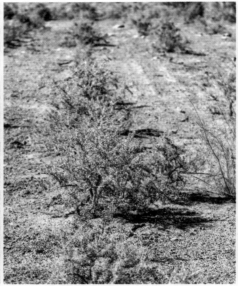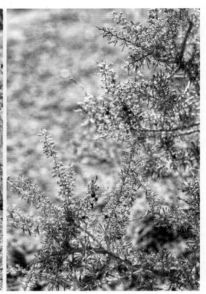

额济纳旗达来呼布镇黑果枸杞种植

图 3-5-6　内蒙古黑果枸杞种植情况

其他地区：西藏日喀则市郊，北京百善基地，河北元氏县、井陉县、易县、康保、巨鹿县、石家庄鹿泉区，陕北榆阳区、神木毛乌素沙区，山西大同市新荣区、宁武县阳方口镇、静禾县，黑龙江肇东市合居乡，吉林松原市，辽宁沈阳南郊，河南方城平原，山东黄河三角洲盐碱地泰安，安徽阜阳市银泉区、界首市，广东佛山市禅城区都有引种黑果枸杞成功的报道。

黑果枸杞在陕西北部榆林种植其生长、开花、结果和抗逆性比杏、桃、油菜有优势，在北部沙区的补浪河、小纪汗、金鸡滩乡镇及南部黄土区的农业园、大墩梁苗圃等地整个生育期内可相对集中成熟 4 次，年产鲜果可达 259.87 kg/hm²，表现出良好的适应性与抗逆性（白生堆，2019）。

西藏日喀则地区海拔 3 836 m，北纬 29.15°，东经 88.55°，是目前世界上引种青海黑果枸杞最高的产区，2013—2014 年大面积种植做繁育试验，出苗率达 90%，单株产量可达 0.05 kg，植株个体长势良好。

河北省农科院药用植物中心从青海开始引种黑果枸杞，并取得成功。近年来一些企业也相继从青海、新疆、内蒙古、宁复、甘肃等地引进黑果枸杞开始人工栽培，栽培面积 1.33～2 hm²，面积较小。人工大量栽植苗木大多从甘肃等地调运，种苗质量参差不齐，植株变异较大，成活率和保存率不高。部分栽植采用初选优系扦插苗，形成了一定规模。由于规模小，管理水平不一，还尚未实现标准化栽培和规模化管理，也未形成一定的产量（徐振华，2018）。

北京京鄂胜心工贸有限公司成功克隆出绿色有机黑果枸杞，在试验条件下长势喜人，开创了黑果枸杞在平原地区人工培植的先河。

第六节　黑果枸杞种质资源保存与保护

一、青海黑果枸杞种质资源保护

青海林业部门针对野生黑果枸杞资源盗挖破坏现象，出台了野生黑果枸杞保护法律法规，在格尔木、诺木洪建立了黑果枸杞资源保护区，并将野生枸杞纳入珍稀濒危物种保护范围，通过人大立法使其合法化，依法管理。青海农林科学院在诺木洪农场建立了"青海省枸杞种质资源圃"。占地 95 亩，目前资源圃中有野生、诺黑种源、青黑杞 1 号等种质。西北高原生物研究所在柴达木盆地都兰县英德尔羊场建立了黑果枸杞资源苗圃,收集了不同产区黑果枸杞种质资源,为其种质资源繁育与人工种植推广提供了原材料。

二、甘肃资源保存圃

甘肃农业大学在平凉市崆峒区建立了黑果枸杞异地种质资源保存圃,占地 2 亩。在对甘肃敦煌、甘州、玉门、金塔、瓜州、临泽、民勤、永靖和西固 9 个区域黑果枸杞生境、生长实地调查基础上,收集了种质资源保存于苗圃。甘肃武威也建立了 10 亩黑果枸杞资源圃。这些为黑果枸杞新品种选育提供了物质保障。

三、宁夏枸杞工程中心品种资源圃

在银川西夏区镇北堡镇建立有枸杞种质资源圃,在该资源圃中,收集枸杞种质 60 个品种,2 000 余份中间材料,其中黑果枸杞类 300 份。是目前世界上黑果枸杞遗传多样性涵盖量最大,种质资源最丰富的基因库。

第四章

黑果枸杞生物学特征

黑果枸杞(*Lycium ruthenicum* Murr.)为茄科枸杞属多棘刺落叶灌木,广泛分布于我国西北干旱地区,在青海、新疆、甘肃、宁夏、陕西、内蒙古、西藏等地区均有分布,尤其以柴达木盆地、塔里木盆地和河西走廊分布最广,资源量最大。《中国植物志》1978版对其形态描述最为全面详细。黑果枸杞耐干旱、耐盐碱,具有良好的抗风固沙功能,其果实富含多糖、花青素等活性成分,是一种具有很高经济价值和生态价值的植物。本章主要从黑果枸杞植物形态、器官与解剖形态特征、繁育系统特征、黑果枸杞树生活史、环境适宜性、黑果枸杞核型分析、生物遗传多样性、基因克隆及微生物九个方面进行阐述,为黑果枸杞在资源开发、环境保护及综合利用方面提供科学依据。

第一节 黑果枸杞植物形态特征

一、植株性状描述考证

清代藏医药经典《晶珠本草》中对黑果枸杞植物性状描述较为粗略,有叶细、灌木丛生、树皮灰色、枝多、果实紫色等记载。近代关于黑果枸杞(*Lycium ruthenicum* Murr.)植物形态描述,记载最权威、最全面详细的是1978版《中国植物志》(中国科学院中国植物志编辑委员会,1978),后来记载较为一致的是1994版《中国植物志》(中国科学院中国植物志编辑委员会,1994)和《昆仑植物志》。《昆仑植物志》对黑果枸杞主产区新疆和青海分布生境记载较为详细,植物形态和1978版《中国植物志》较一致。林丽等(2013b)报道了黑果枸杞研究进展,总结出其植物性状形态的区别点,共同特征为:

黑果枸杞为多棘刺灌木,高20~150 cm。多分枝,枝条坚硬,常呈"之"字形弯曲,白色,老枝着生棘刺两侧,并呈瘤状。叶2~6片簇生于短枝上,肉质,无柄,条形、条状披针形或圆柱形,长5~30 mm,顶端钝而圆。花1~2朵生于棘刺基部两侧的短枝上;花梗细,长5~10 mm;花萼狭钟状,长3~4 mm,2~4裂;花冠漏斗状,筒部常较檐部裂片长2~3倍,浅紫色,长1 cm;雄蕊不等长。浆果球形,成熟后紫黑色,直径4~9 mm。种子肾形,褐色。黑果枸杞多生长于海拔400~3000 m的地区。不同地区的黑果枸杞,由于海拔、水分、土壤等因素的不同其植物形态也不同。例如,内蒙古、青海、新疆三个地区的黑果枸杞地上部分平均高度和花果期均不同,内蒙古、青海的地上部分平均高度一般在15~40 cm,花果期在6~8月,而新疆的地上部分平均高度可达70 cm,花果期在5~10月,且分两期。这对黑果枸杞的采收有着重要的参考价值。

从1978年至今40多年间,中国西北地区气候条件发生了些许变化,主产区青海、新疆、甘肃河西走廊受珠穆朗玛峰顶峰下降(1.3 m)和祁连山冰川缩减、雪线上升、人口膨胀、过度开垦、乱砍滥伐、水位下降等因素影响,植被生物环境都受到影响,使得黑果枸杞野生资源量不断下降,种群株丛密度减少,其植物形态也发生着一些变化。20世纪90年代以后,各地植物志记载黑果枸杞植物形态就有了不同文字描述。《青海经济植物志》(郭本兆,1987)记载黑果枸杞高20～50 cm;花果期7～9月;生于海拔2 900～3 500 m处等。《青海植物志》(刘尚武,1997)记载黑果枸杞株高15～40 cm,叶线状圆柱形或线状披针形,长5～25 mm,宽1～2 mm;花萼筒状钟形,长3～5 mm,裂片卵状长圆形。该书没有记载分枝横卧于地面和果有时顶端少凹陷等情况,在笔者调研中很少见到分枝横卧于地面情况,但黑果枸杞的果实顶端稍凹陷者占多数,呈球状或扁桃形状者多,应再进一步调查考证完善植物形态文字记载。《内蒙古植物志》(内蒙古植物志编辑委员会,1985)记载黑果枸杞株高20～60 cm,花期6～7月,这些也有记载在1978版《中国植物志》,但《内蒙古植物志》记载了本品产巴彦淖尔市,突破了野生黑果枸杞在内蒙古有分布的记载,这是1978版《中国植物志》未收载的产地生境。据笔者调研,在内蒙古阿拉善盟下额济纳旗多地分布大量的野生黑果枸杞,这些都补充丰富了各书籍中对野生黑果枸杞分布区域。《宁夏植物志》(马德滋,1986)记载:株高20～60 cm;叶线形、线状披针形、线状倒披针形;花果期6～10月,分布我国西北及内蒙古、西藏等地。以上地方植物志对黑果枸杞生物学特性不同的记载,反映了生境生态因子不同,黑果枸杞有着丰富的生物多样性。

二、形态类型研究

为揭示黑果枸杞遗传多样性水平及其居群遗传结构特点,了解物种的进化历史及其适应性,保护野生黑果枸杞濒危物种,戴国礼等(2017)在青海、新疆、甘肃、宁夏等15个县26个乡镇,选择了26个生态区野生黑果枸杞进行形态学调查研究,结论认为树体和果实性状的变异程度高于叶片和花性状,按照树体的分枝形状划分,可将不同产地黑果枸杞分为直立形:一级分枝角度小于45°,冠形为直立塔形,冠幅体积小,产量普遍较低。灌木形:冠形丛生,主干多且细,侧枝密集,紧贴地面,若不经过修枝,冠形似灌木,冠幅体积大,往往产量高。但黑果

枸杞表型性状变异十分丰富,通过13个黑果枸杞数量性状的尺型变量聚类,得到了5个主成分,即花青素含量贡献率33%,单株产量贡献率22%,其他果柄、平均单果质量、株高贡献率44%。选择花青素含量、单株产量果数、果柄长度、平均单果质量、株高5个性状作为黑果枸杞类型划分的主要指标,将黑果枸杞自然类型初步归纳为:大果高秆集中成熟型、小果高秆集中成熟型、大果矮秆集中成熟型、小果矮秆集中成熟型、大果高秆分批成熟型、小果高秆分批成熟型、大果矮秆分批成熟型、小果矮秆分批成熟型8个自然变异类型和特异种质白果枸杞2个自然变异类型。

三、柴达木黑果枸杞形态调查

柴达木盆地是黑果枸杞分布中心区域,主要分布乌兰县、德令哈、格尔木、诺木洪地区和马海农场的盐化荒漠土上(郑贞贞,2012)。通过对格尔木花果山、格尔木河东园艺场、诺木洪五大队、诺木洪乡政府北126段公路、诺木洪农场、德令哈可鲁克湖6个居群黑果枸杞调查,对性状进行测定,测植株高、冠幅长、冠幅宽、植株分枝数,从各居群中随机分散选取15～20株,测定后计算平均值。叶长、叶宽、叶厚从各居群植株上随机选取30～40片测定后计算平均值。花茎、花冠长、花萼长、花萼数、花柄长从各居群植株上随机选取10～15朵小花测定后计算平均值。枝条长从各居群植株上随机选取10～20个枝条测定后计算平均值。节间长从选取的枝条中随机选20～30节间测定后计算平均值。10 cm枝条刺数,刺长从选取的枝条中分别随机选20～30份测定后计算平均值。果纵径、果横径、果柄长、单果重、种子数从各居群植株上随机选取10～15个果测定后计算平均值。调查结果得出柴达木黑果枸杞形态特征为:

黑果枸杞,灌木,多棘刺,高25～180 cm。多分枝,常呈"之"字形曲折,白色或灰白色,具不规则纵条纹,枝条长2.8～55 cm,节间长0.3～2.2 cm;小枝顶端成棘刺状,每节具短棘刺,长3.21～15.00 mm,枝条每10 cm有4～27根棘刺;短枝在幼枝上不明显,在老枝上着生于棘刺两侧,并呈瘤状。叶2～6枚簇生于短枝上,在幼枝上单叶互生,近棒形、条形至匙形,有时为条状披针形或条状倒披针形,幼枝叶长

3.75～33.90 mm，宽 0.12～4.70 mm，厚 0.15～1.67 mm；老枝叶长 7.30～32.34 mm，宽 0.69～4.48 mm，厚 0.26～1.05 mm，顶端钝，基部渐窄，肉质，无柄。花 1～4 朵生于棘刺基部两侧的短枝上；花梗细，长 4.95～9.38 mm；花萼窄钟状，不规则 2～4 裂，裂片膜质，边缘具疏缘毛，长 4.26～5.66 mm；花冠漏斗状，白色、淡紫色或紫色，长 6.21～9.95 mm，先端 5～6 浅裂，裂片无缘毛；花茎 7.03～11.92 mm；雄蕊着生于花冠筒中部，花丝基部稍上处和同高处花冠内壁均具稀疏绒毛；花柱和雄蕊近等长。浆果球形，纵径 3.98～6.61 mm，横径 5.47～8.77 mm，单果重 0.07～0.28 g，果柄长 7.88～12.63 mm，成熟后黑紫色，汁液呈紫色，单果种子数 1～10 粒。种子肾形，长约 1.5 mm。花果期 5～10 月（郑贞贞，2012）。

刘桂英（2016）通过对诺木洪、德令哈、格尔木 3 个野生群体黑果枸杞进行表型多样性特征分析，用直尺测定植株当年生枝、木质化枝和老枝的分枝枝条长度、叶长、叶宽（叶片最宽处）、枝条长度；用游标卡尺测定叶直径、果实纵径和横径、果梗长；计数 10 cm 距离内的叶簇数，每群体测定 30 个个体，每个个体随机测定 15 个叶片（测量精度为 0.01 cm）；定义叶长和叶直径之比为形状指数，果实纵径与横径之比为果实形状指数。用分析天平称量 100 粒种子的质量，重复 3 次。对数据进行统计分析得表 4-1-1、表 4-1-2。

表 4-1-1　黑果枸杞 3 个野生群体表型性状各指标的平均值、标准差以及多重比较

指标	诺木洪	格尔木	德令哈	指标	诺木洪	格尔木	德令哈
B_{ly} (cm)	19.93±2.10a	10.68±0.67b	8.76±0.78b	L_{lob} (mm)	16.30±3.75a	13.70±0.52a	11.85±1.26a
B_{ll} (cm)	15.02±2.20a	14.73±0.39a	12.53±0.54a	D_{lob} (mm)	1.95±0.32a	1.95±0.04a	1.70±0.68a
L_{cny}	16.20±0.56b	17.72±0.67a	17.31±0.46ab	L_{lob}/D_{lob}	8.41±2.03a	7.03±0.38a	7.90±3.34a
C_{lnl}	17.27±0.12b	17.27±0.35b	18.51±0.29a	S_{lf} (mm)	9.14±0.45a	6.08±0.51b	6.14±0.33b
L_{ly} (mm)	8.66±0.92a	8.84±0.70a	6.98±0.83b	L_{df} (mm)	7.04±0.40b	9.60±0.41a	6.03±0.61c
W_{ly} (mm)	2.37±0.22ab	2.69±0.14a	2.12±0.18b	T_{df} (mm)	10.38±0.23a	9.85±0.28a	8.34±0.45b
L_{ly}/W_{ly}	3.65±0.21a	3.65±0.13a	5.65±0.43a	L_{df}/T_{df}	0.68±0.25b	0.97±0.71a	0.72±0.11b
L_{ll} (mm)	15.39±1.87a	11.20±0.60b	10.12±0.85b	W_{sf} (g)	0.340±0.045a	0.280±0.051a	0.250±0.048a
D_{ll} (mm)	2.15±0.15a	1.85±0.19ab	1.60±0.28b	W_a (g)	32.10±1.75a	24.60±1.41b	19.83±1.30c
L_{ll}/D_{ll}	7.36±1.10a	6.09±0.42a	6.41±0.96a				

注：B_{ly}：当年生分枝枝条长度；B_{ll}：木质化分枝枝条长度；L_{cny}：当年生分枝上 10 cm 距离内的叶簇数量；C_{lnl}：木质化分枝上 10 cm 距离内的叶簇数量；L_{ly}：当年生枝上的叶长；W_{ly}：当年生枝上的叶宽；L_{ly}/W_{ly}：当年生枝的叶形指数；L_{ll}：木质化枝上的叶长；D_{ll}：木质化枝上的叶直径；L_{ll}/D_{ll}：木质化枝的叶形指数；L_{lob}：老枝上的叶长；D_{lob}：老枝上的叶直径；L_{lob}/D_{lob}：老枝的叶形指数；S_{lf}：果梗长；L_{df}：果实纵径；T_{df}：果实横径；L_{df}/T_{df}：果形指数；W_{sf}：最大单果质量；W_a：百果质量。数据为"平均值±标准差"，同行字母相同者为相互间差异不显著。

表 4-1-2　黑果枸杞群体间和群体内表型特征的方差分析

指标	均方			F 值	
	群体间	群体内	机误	群体间	群体内
B_{ly}	107.093	1.820	1.768 23	58.786**	1.029
B_{ll}	5.570	1.758	0.549 04	3.174	3.202
L_{cny}	1.857	0.324	0.280 37	5.729	1.156
C_{lnl}	1.415	0.074	0.213 19	19.138	0.347
L_{ly}	3.163	0.676	0.379 71	4.679	1.780
W_{ly}	0.241	0.034	0.097 43	7.191	0.349

（续表）

指标	均方			F 值	
	群体间	群体内	机误	群体间	群体内
L_{ly}/W_{ly}	0.123	0.142	0.123 42	0.863	1.151
L_{ll}	15.261	1.814	0.758 32	8.414	2.392
D_{ll}	0.229	0.034	0.095 78	6.768	0.355
L_{ll}/D_{ll}	1.317	0.768	0.951 69	1.714	0.807
L_{lob}	14.974	5.303	0.926 19	2.824	5.726*
D_{lob}	0.061	0.187	0.131 56	0.326	1.421
L_{lob}/D_{lob}	1.461	5.163	0.686 16	0.283	7.524**
S_{lf}	9.163	0.189	0.519 92	43.395**	0.364
L_{df}	10.141	0.234	0.548 81	43.359**	0.427
T_{df}	3.373	0.110	0.320 77	30.576**	0.343
L_{df}/T_{df}	0.078	0.006	0.051 15	13.922**	0.117
W_{sf}	0.006	0.002	0.018 75	2.466	0.107
W_a	114.877	2.234	1.837 71	51.429**	1.216

注：指标含意见表 4-1-1 注释。** $\alpha=0.01$ 水平差异显著，* $\alpha=0.05$ 水平差异显著。

（一）群体间形态变异特征

黑果枸杞 3 个野生群体表型性状的各指标的平均值和标准差如表 4-1-1 所示。对各指标数据进行多重比较和方差分析，结果分别见表 4-1-1 和表 4-1-2。

从表 4-1-1 中各性状指标的多重比较结果可以得出，当年生枝条长度在 3 个野生黑果枸杞群体间存在极显著性差异，以诺木洪群体的当年生枝条长度为最长，德令哈群体的当年生枝条长度最短。

野生黑果枸杞果梗长特征在群体间存在显著差异，以诺木洪群体的果梗为最长，格尔木和德令哈群体的果梗较短。野生黑果枸杞的果型特征在群体间存在显著差异，格尔木群体的果实纵径最长，其次为诺木洪群体，德令哈群体的果实纵径最短，诺木洪群体的果实横径较格尔木和德令哈长，浆果形状指数（浆果纵径/浆果横径）以格尔木者为最大。

野生黑果枸杞的百粒质量在各个群体间差异较大，最重的是诺木洪群体的浆果，其平均百粒质量为 32.10 g，最轻的为德令哈群体的浆果，平均百粒质量为 19.83 g，诺木洪的平均百粒质量大约是德令哈的 1.6 倍。

从表 4-1-2 中的方差分析结果得出，所测的木质化和老枝枝条长度、分枝枝条上 10 cm 距离内的叶簇数、叶形态等 13 个表型性状在群体间不存在显著差异，只有老枝的叶形态指数在群体内存在极显著差异，3 个野生黑果枸杞在当年生枝条长度、果梗长、果实横纵径、果实形态指数和百果质量 6 个性状指标在群体间存在极显著性差异。

（二）群体内形态变异特征

黑果枸杞 3 个野生群体表型性状的变异系数见表 4-1-3。

表 4-1-3　黑果枸杞 3 个野生群体表型性状的变异系数（Cv）

指标	诺木洪	格尔木	德令哈	合计
B_{ly}	10.53	6.27	8.90	8.57
B_{ll}	14.56	2.65	4.31	7.20
L_{cny}	3.46	3.89	2.66	3.37
C_{lnl}	0.69	1.90	1.57	1.39
L_{ly}	10.62	7.92	11.89	10.14
W_{ly}	9.28	5.20	8.49	7.66

（续表）

指标	诺木洪	格尔木	德令哈	合计
L_{ly}/W_{ly}	5.75	2.79	7.61	5.38
L_{ll}	5.65	5.36	8.40	6.47
D_{ll}	6.98	10.27	17.5	11.58
L_{ll}/D_{ll}	14.95	6.89	14.98	12.27
L_{lob}	23.00	3.79	10.63	12.47
D_{lob}	16.41	2.05	40.00	19.49
L_{lob}/D_{lob}	24.14	5.41	42.28	23.94
S_{lf}	4.92	8.39	5.37	6.27
L_{df}	5.68	4.27	10.12	6.69
T_{df}	2.12	2.84	5.40	3.45
L_{df}/T_{df}	36.76	73.20	15.28	41.75
W_{sf}	13.24	18.21	19.2	16.88
W_a	5.45	5.73	6.56	5.91

注：指标含意见表4-1-1注释。

从表4-1-3可以得出，野生黑果枸杞在枝条长度、10 cm距离内的叶簇数、叶形态、浆果等4个表型性状的平均变异系数间有一定的差异。叶片性状的平均变异系数最大，Cv为19.94%；其次为浆果性状，Cv为16.88%；枝条长度、10 cm距离内的叶簇数2个性状的平均变异系数最小，Cv分别为8.57%和3.37%，说明野生黑果枸杞的枝条长度和10 cm距离内的叶簇数较其他表型性状的稳定性高。而其叶片性状、浆果性状中均以其形状指数的变异系数最大，如叶长/直径、浆果纵径/横径，Cv分别为23.94%和41.75%。说明在群体内叶片和浆果性状的形状指数与单个的表型性状之间存在着一定的差异。

进一步对各群体变异系数进行比较，结果表明（表4-1-3），德令哈群体的野生黑果枸杞在枝条长度、10 cm距离内的叶簇数、叶形态、浆果等表型性状的变异系数变化比较大，平均变异系数达到12.69%，说明德令哈群体较其他2个群体的表型多样性丰富，格尔木群体的变异系数最小，平均变异系数为9.32%，说明格尔木群体的表型多样性比较单一。

以上通过19个表型性状指标分析，3个野生黑果枸杞在表型性状上分为2类，第Ⅰ类包括格尔木和德令哈，第Ⅱ类诺木洪单聚一类。

（三）表型变异与生态因子间相关性

研究表明，木质化分枝枝条长度与纬度呈极显著负相关，与年均温呈极显著正相关；果梗长与7月均温呈显著正相关；当年生枝分枝枝条长度与经纬度、海拔、1月均温和年降水呈负相关关系，但均未达到显著水平，各性状与海拔呈负相关关系，除木质化分枝上10 cm距离内的叶簇数量、当年生枝的叶形指数、木质化枝的叶形指数和老枝的叶形指数，除当年生分枝上10 cm距离内的叶簇数量、木质化分枝上10 cm距离内的叶簇数量、当年生枝的叶形指数和老枝的叶形指数外，各性状与年均温呈正相关关系；除当年生分枝上10 cm距离内的叶簇数量、木质化分枝上10 cm距离内的叶簇数量、当年生枝的叶形指数外，各表型性状与年降水呈负相关关系。说明木质化分枝上10 cm距离内的叶簇数量、当年生枝的叶形指数、木质化枝的叶形指数和老枝的叶形指数这4个表型性状比较稳定，受地理生态因子的影响不大。

四、河西走廊黑果枸杞形态特征

郭有燕等（2019）研究了甘肃河西走廊张掖市甘州区、临泽县、肃南县不同生境下黑果枸杞实生苗数量、生长状况等形态特征。不同生境均有黑果枸杞实生苗分布，农田地埂生境实生苗数量相对水渠边、盐化沙地、盐碱荒地分别增加66.67%、122.22%、215.79%。因环境条件差异，不同生境的黑果枸杞实生苗采取了不同的生存策略适应环境：农田地埂生境的黑果枸杞主要为增高生长，盐化沙地的黑果枸杞主要为冠幅的增长，而盐碱荒地的黑果枸杞主要增粗生长。空气湿度、土壤含水量对黑果枸杞幼苗数量及幼苗生长有显著影响。通过研究区概况调查、样地设置与调查、实生苗调查与统计，得出以下结论：

（一）不同生境生态因子特征

不同生境黑果枸杞环境因子特征见表4-1-4。

表 4 - 1 - 4　不同生境黑果枸杞环境因子特征

环境因子	海拔 (m)	总盖度 (%)	光照强度 (lux)	气温 (℃)	空气湿度 (%)	土壤含水量 (%)	pH
农田地埂	1 529	95	745	32	26	37.91	8.42
水渠边	1 456	30	993	27	24	24.72	8.46
盐化沙地	1 389	50	1 070	23	22	14.82	8.32
盐碱荒地	1 406	40	919	26	20	6.9	8.7

（二）不同生境黑果枸杞幼苗数量特征

从图 4 - 1 - 1 中可以看出，不同生境均有黑果枸杞实生苗分布，农田地埂的黑果枸杞实生苗数量最多，而盐碱荒地的实生苗数量最少。农田地埂 1~3 年生黑果枸杞实生苗数量与其他生境差异显著（$p < 0.05$）。农田地埂生境实生苗数量相对水渠边、盐化沙地、盐碱荒地分别增加 66.67%、122.22%、215.79%。各生境 1~3 年生黑果枸杞实生苗数量均表现为 1 年生＞2 年生＞3 年生。

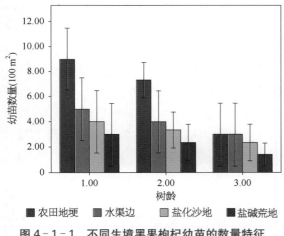

图 4 - 1 - 1　不同生境黑果枸杞幼苗的数量特征

（三）不同生境黑果枸杞幼苗生长状况

农田地埂、水渠边、盐化沙地、盐碱荒地生境因水分、盐分等环境条件的不同，黑果枸杞实生苗高度、基径、冠幅存在差异（图 4 - 1 - 2）。1~3 年生黑果枸杞实生苗高度在 4 个生境表现为农田地埂＞水渠边＞盐化沙地＞盐碱荒地，农田地埂生境 3 年生黑果枸杞实生苗高度与其他生境实生苗高度相比差异显著（$p < 0.05$）。1~3 年生黑果枸杞实生苗基径在 4 个生境表现为盐碱荒地＞盐化沙地＞水渠边＞农田地埂。1~3 年生黑果枸杞实生苗冠幅在 4 个

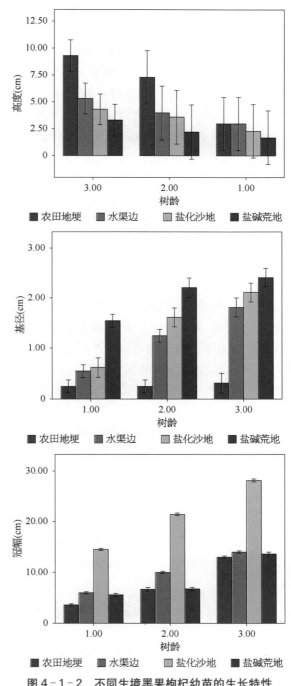

图 4 - 1 - 2　不同生境黑果枸杞幼苗的生长特性

生境表现为盐化沙地>水渠边>盐碱荒地>农田地埂,盐化沙地生境的黑果枸杞实生苗冠幅与其他生境差异显著($p<0.05$)。

综上,在甘肃河西走廊不同的生态因子背景下,从农田地埂、水渠边、盐化沙地到盐碱荒地,野生黑果枸杞数量显著减少。其植物形态农田地埂株形最高;盐碱荒地其植物株基径最大;盐碱沙地其植株冠幅最大。说明水分充足可使黑果枸杞植株长高,光照充足可使黑果枸杞茎长势增粗。水分与光照更有利于生长。

马俊梅等(2020)研究了甘肃民勤县不同立地类型黑果枸杞形态学特征与土壤因子的关系,通过对覆沙地、盐碱地、砾石地、固定或半固定沙丘4种生境下黑果枸杞群落物种组成、生长特征、土壤因子调查,分析环境因子对其生长影响,总结出同立地类型黑果枸杞主要生物学特征:

不同立地类型中黑果枸杞种群密度、株高、冠幅等生物学特征差异均显著。群落密度从小到大依次为砾石地、固定或半固定沙丘地、覆沙地、盐碱地;株高从大到小依次为固定或半固定沙丘地、盐碱地、覆沙地和砾石地;冠幅从大到小依次为固定或半固定沙丘地、盐碱地、砾石地和覆沙地。

研究发现:①黑果枸杞密度是盐碱地最大,覆沙地次之,固定或半固定沙丘地和砾石地中最小。②黑果枸杞株高是固定或半固定沙丘地最高,盐碱地次之,覆沙地和砾石地最低。③黑果枸杞冠幅是固定或半固定沙丘地最大,盐碱地次之,砾石地和覆沙地最小。

表现特征是:覆沙地黑果枸杞密度较大,但株高和冠幅偏小,固定或半固定沙丘地黑果枸杞密度不大,但长势良好,株高和冠幅均为4种立地类型中最大的;砾石地黑果枸杞分布分散,密度最小,且长势明显小于其他3种立地类型,究其原因可能是在砾质地类型中植物种类多,密度大,对水分竞争激烈,加上砾质地不利于水分贮存,导致黑果枸杞长势相对较差。

五、栽培与野生黑果枸杞形态比较

卢文晋等(2014)选择青海诺木洪柴达木黑果枸杞的20个野生居群和种植样地选择相同数量的标准植株,测定果、枝条、叶形态指标,主要有果实单果质量、纵径、横径及果形指数(纵径/横径);叶片的长度、宽度、厚度,叶面积及叶形指数(叶宽/叶长);1年生枝条的长度、直径及新生枝尖削度(直径/长度);多年生枝条枝刺数、刺长等指标。利用EXCEL软件分析,结果证明在人工栽培的条件下,叶长叶宽叶面积明显增大,更利于光合作用效率提高,果实增大增重,枝条生长加快,棘刺相对减少,易于生产加工。

(一) 黑果枸杞果实形态变化

人工栽培与野生状态的黑果枸杞在纵、横径、单果鲜质量3个指标方面均有显著差异(表4-1-5)。人工栽培条件下,果实的平均纵径、横径分别比野生条件下增大1.20 mm、1.48 mm,分别增加了25.36%和20.64%;平均单果鲜质量比野生条件下增加0.12 g,是野生状态下的1.86倍。人工栽培条件下的单果鲜质量变异系数最大,单果鲜质量的变异系数为16.14%,其变异范围为0.4~1.1 mm。野生状态下,果形指数的变异系数为22.4%,其变异范围为0.09~2.15 mm(图4-1-3)。从图4-1-3可以看出,人工栽培条件下果形指数在0.70~0.74范围内数量最多,占总量的63.4%;野生条件下果形指数在0.62~0.66范围内数量最多,占总量的55.6%。结果表明,人工栽培可显著提高黑果枸杞单果鲜质量,并使果实更加饱满。

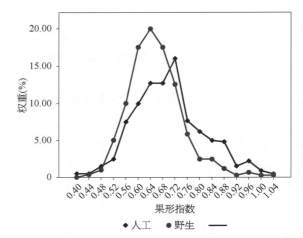

图4-1-3 人工栽培与野生条件下果形指数的对比

表 4-1-5　黑果枸杞果实数量性状的自然变异

性状指标	生长条件	样本数	平均值	范围	变异系数	F	$F_{0.05}$	$F_{0.01}$
纵径(mm)	人工栽培	273	5.95	3.34～9.53	18.22	146.89	5.96*	6.69**
	野生状态	179	4.75	0.73～8.87	19.40			
横径(mm)	人工栽培	273	8.65	4.50～14.39	24.77	68.97	3.86*	6.69**
	野生状态	179	7.17	4.13～11.00	17.71			
单果鲜质量(g)	人工栽培	273	0.26	0.01～0.94	64.62	80.01	3.86*	6.69**
	野生状态	179	0.14	0.04～4.13	45.72			
果形指数	人工栽培	273	0.71	0.40～1.11	16.14	6.62	3.86*	6.69
	野生状态	179	0.67	0.09～2.15	22.40			

注：* 在 0.05 水平上差异显著($p<0.05$)；** 在 0.01 水平上差异显著($p<0.01$)。下同。

(二) 黑果枸杞叶片形态变化

叶片是植物进行光合作用和蒸腾作用的主要器官，与植物生长环境的关系最为密切，对环境变化比较敏感且可塑性较大，因而植物对环境的反应也较多地反映在叶的形态结构上。生长条件的改变使黑果枸杞的叶片形态特征也发生了较大变化。黑果枸杞叶片形态变异分析结果见表 4-1-6。从表 4-1-6 中方差分析结果可以看出，人工栽培与野生状态黑果枸杞在叶长、叶宽、叶面积 3 个方面均有显著性差异。人工栽培条件下叶片长度比野生状态下略有增加，增幅为 9.4%；叶片宽度增加较明显，平均叶宽为 2.96 mm，比野生状态下增加 48%；而 2 种生长状态下叶片厚度无显著差异。人工栽培条件下的叶面积在 20.46～30.41 mm² 范围内叶片数量最多，占总叶片数的 50%，而野生状态下叶面积在 7.52～17.47 mm² 范围内叶片数量最多，占总叶片数的 41%。人工栽培和野生状态条件下黑果枸杞叶面积的对比见图 4-1-4 所示。从图 4-1-4 可以看出，2 种条件下平均叶面积分别为 46.72 mm²

和 29.38 mm²，增大 17.34 mm²，增幅达 59.02%。人工栽培条件下，黑果枸杞叶形指数减少，叶形由针形或长披针形变为披针形，叶面积增大，更有利于提高黑果枸杞的光合效率。人工栽培的黑果枸杞叶长、叶宽、叶面积明显增大是生长条件良性变化导致叶形态特征的响应与适应。

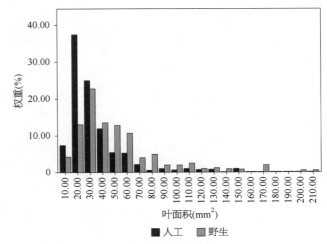

图 4-1-4　人工栽培与野生条件下叶面积的对比

表 4-1-6　黑果枸杞叶片形态变异

指标	生长条件	样本数	范围	平均值	增幅 (%)	F	$F_{0.05}$	$F_{0.01}$
叶长(mm)	人工栽培	300	4.14～37.53	14.43	9.40	6.59	3.86*	6.68
	野生状态	300	3.22～31.86	13.19				
叶宽(mm)	人工栽培	300	0.88～5.72	2.96	48.00	172.82	3.56*	6.68**
	野生状态	300	0.63～5.28	2.00				

（续表）

指标	生长条件	样本数	范围	平均值	增幅（%）	F	$F_{0.05}$	$F_{0.01}$
叶厚（mm）	人工栽培	300	0.16~1.90	0.88	3.53	1.33	3.56	6.68
	野生状态	300	0.26~1.91	0.85				
叶面积（mm²）	人工栽培	300	5.54~204.53	46.72	59.02	47.42	3.86*	6.68**
	野生状态	300	2.55~158.92	29.38				
叶形指数	人工栽培	300	1.51~17.21	5.03	−28.95	101.09	3.86*	6.68**
	野生状态	300	1.88~17.48	7.08				

（三）黑果枸杞枝条形态变化

在野生状态下，干旱、盐碱等的胁迫使黑果枸杞枝条生长缓慢，枝条短粗且多棘刺，人工栽培使生长环境发生变化，枝条形态也随之发生明显变化。黑果枸杞枝条形态变异调查结果见表4-1-7。由表4-1-7可知，人工栽培条件下与野生状态下的新生枝枝长分别为28.23 cm和15.15 cm，增加13.08 cm，增幅达86.34%；枝条尖削度分别为100.3和65.8。人工栽培条件下，除枝条变得细长外，枝条棘刺数量和棘刺长度也变化明显，多年生枝条中间部位枝刺数由1.3个/cm减少到1.0个/cm。人工栽培条件下棘刺长度略有增加，与野生状态相比，棘刺变得比较柔软，部分发育为短枝。枝条总体表现为野生条件下生长的枝条短粗，刺多而密，人工栽培条件下枝条生长加快，枝条细长，棘刺减少。

表4-1-7 黑果枸杞枝条形态变异

性状指标	样本数	平均	方差	F	$F_{0.05}$	$F_{0.01}$
新生枝长（cm） 人工栽培	30	28.23	228.73	25.31	3.95*	6.94**
野生状态	60	15.15	98.52			
新生枝粗（mm） 人工栽培	30	2.71	0.76	10.20	3.95*	6.94**
野生状态	60	2.17	0.55			
新生枝尖削度 人工栽培	30	100.3	7.99	31.71	3.95*	6.94**
野生状态	60	65.8	7.36			
枝刺数（个/cm） 人工栽培	36	1.0	10.53	10.09	3.98*	7.02**
野生状态	36	1.3	12.78			
刺长（cm） 人工栽培	180	7.37	13.89	10.27	3.87*	6.71**
野生状态	180	6.23	9.21			

（四）结论

由于人工栽培与野生状态环境条件的差异，明显造成黑果枸杞叶片、果实、枝条的形态变化。

（1）人工栽培的黑果枸杞与野生状态的黑果枸杞在纵径、横径、单果鲜质量3个指标方面均有显著差异，平均单果鲜质量比野生的增加0.12 g，是野生状态下的1.86倍，并使果实更加饱满。

（2）人工栽培的黑果枸杞叶长、叶宽、叶面积明显增大，这是生长条件良性变化导致叶的形态特征的响应与适应。人工栽培的黑果枸杞叶形指数和叶面积的增加，更有利于提高植物的光合效率。

（3）野生条件下黑果枸杞枝条短粗，刺多而密，人工栽培使枝条生长加快，棘刺减少，易于果实采收。

通过对《中国植物志》及一些地方植物志考证，参考近十几年科研文献，实地调查主要分布区，调研总结黑果枸杞形态特征如下：一是不同地区的黑果枸杞由于海拔（800～3 300 m）不同，温度、水分、土壤条件不同，植物形态上有区别，这与生长它的生态地理和气象因子有一定的相关性，但种群之间形态变化不显著。二是调查研究中发现黑果枸杞植株最小 13 cm，株最高有 180～200 cm，但各地植株平均高度符合各产区地方植物志关于株高的记载，青海分布的黑果枸杞地上高度在 20～40 cm；内蒙古、甘肃 15～60 cm；新疆分布的黑果枸杞株地上高度最高可达 70 cm，这些形态特征丰富完善了《中国植物志》记载的内容。三是各产区花果期不相同，青海产黑果枸杞花果期为 6～10 月；内蒙古、甘肃、宁夏产黑果枸杞花果期为 6～8 月；而新疆产黑果枸杞花果期为 5～10 月，且分 2 期。四是各产区种植栽培的黑果枸杞由于种植条件系列变化，其形态特征中叶、枝均变大、增粗，果实增重且饱满，棘刺减少。经测定大部分有效活性成分与营养成分有 8.06%～119.74% 的增幅，栽培有利于光合效率与生产效率提高。五是各产区黑果枸杞果实特征可作为其鉴定的依据，内蒙古果枝最长，青海果枝短。内蒙古和青海果实为圆球形，横径/纵径为 1：1，青海果实颜色较深，呈紫黑色，果肉多，果柄最长，呈浅白色或银白色；内蒙古果柄较短，呈淡白色至淡黄色；新疆和甘肃果实为扁球形，横径/纵径接近 3：1，新疆果肉少，但整齐度高，甘肃果柄和宁夏果柄浅黄色。内蒙古和新疆果实口感较甜，青海、甘肃和宁夏果实相对酸甜。六是各产区不同土壤的黑果枸杞形态特征区别主要体现于叶子和茎高上，荒漠与盐碱、干旱的地区土壤中黑果枸杞叶子厚短且成肉质线型，果形小，一般植株较矮，在 40～50 cm 之间；干河床或渠和农田路边，黑果枸杞叶子细长扁平，果形大，株高一般平均在 80～120 cm 之间。在不同群间的植物形态表现较为一致。

第二节 黑果枸杞器官与解剖形态特征

一、根系组成

何文革等（2015b）研究证明，黑果枸杞根系为根蘖型，由水平根及地下垂直茎组成。不定根作为特殊组成部分，具明显的季节性和特定性。

（一）根系系统

黑果枸杞的根系属于根蘖型，其根系主要由横卧或匍匐于地下的水平根和一端与水平根相连、另一端与地面植株部分相连并呈垂直状态的地下垂直茎组成；不定根作为季节性和特定性萌生，大部分仅在夏季后参与木质化的水平根和地下垂直茎组成的根系系统中存在，经过冬季后又大都消亡。水平根是黑果枸杞根系中功能最多、最重要、最复杂的部分；地下垂直茎则是根蘖植株或根出条在地下垂直生长的茎，是一种茎的根化变态，并具有根的某些功能。对比以种子繁育的实生苗的根发现，野外以种子繁育的基株早期具有主根，但在以后成长中大多衰退，而以根蘖形式克隆繁殖的植株则没有主根，只有水平根。

（二）水平根的萌蘖特征

黑果枸杞初期和早期的水平根一般较细、肉质、色泽乳白鲜嫩、表面光滑、局部稍有扭曲、稀有须根或不定根，具有较强的吸收和繁殖功能，但随着生活年限的增加，逐渐发生木质化，表现出根条加粗、表面粗糙局部开裂、色泽变为浅褐色、可季节性萌生大量不定根等特点。同时，自身的吸收和繁殖功能衰退，但水分及营养储存能力大幅提高，其吸收和繁殖功能由原来的主要依靠自身完成转变为主要依靠不定根来完成。

水平根是黑果枸杞根系中最主要的组成部分，为次生侧根，横卧或匍匐分布于地下。水平根在不同阶段，具有不同的功能，包括生理整合、吸收储蓄水分养分、以分蘖的方式进行无性繁殖等。水平根上蘖点即可分蘖地下垂直茎（或根出条），也可继续分生水平根，并依其分生方向可分为延原水平根方向继续延伸的延向分生水平根和与原水平根多呈近垂直角度向两侧或一侧分生的侧向分生水平根两类。

在黑果枸杞水平根的一个蘗点上,一般最多连有 4 条水平根(1 条为基株或上一蘗点延伸来的水平根,3 条为蘗点萌生的水平根),多呈十字状分布,最少仅有 1 条水平根,也就是说这个蘗点上未萌发或暂时未萌发水平根,最为常见的是连有 2 条水平根呈一字状分布或连有 3 条水平根呈"T 状"或"倒 T 状"分布;而对于蘗生的地下垂直茎而言,最多为3 条,最常见的为 1 条。此特性的意义在于,单蘗点分蘗地下垂直茎数直接反映这个蘗点的无性分蘗繁殖能力,而单蘗点连接的水平根数直接反映出这个蘗点分生水平根的能力,间接地反映出其后续无性分蘗繁殖的能力,意味着黑果枸杞后续无性分蘗繁殖的能力更大。

不同黑果枸杞群落的水平根分布深度差异显著,与具体土壤条件有关,说明不同土壤条件下,水平根的分布深度也会有差异;相邻蘗点间距、单蘗地下垂直茎最多数量差异显著,与土壤、水分及光照等资源状况以及群落植株的密度有关;单蘗水平根数量无显著差异,说明黑果枸杞最重要的根系器官水平根的分生具有较高的遗传稳定性;水平根蘗点数量、单蘗地下垂直茎最少数量存在一定程度的差异,则说明水平根蘗点数量、单蘗地下垂直茎最少数量具有一定的遗传稳定性,但也受到土壤、水分及光照等资源状况以及群落植株的密度的影响。

单位面积上的蘗点数反映了其无性繁殖能力,数量越多,无性繁殖能力也越强。水平根上相邻蘗点间距反映其分蘗频度,间距或间隔越短,说明其分蘗频度越高。一般情况下,延向分生水平根相邻蘗点间距较短,侧向分生水平根相邻蘗点间距较长。表明分蘗能力、分蘗数量不仅受到土水光等资源状况以及群落植株的密度的制约,也与他们间的共栖竞争等因素有关。

(三)地下垂直茎的形态及分生特征

地下垂直茎是水平根经分蘗萌生的植株或根出条在地下的部分,因其属于茎且在地下呈垂直状态,故称之为地下垂直茎,也有直接将其称为根出条,是黑果枸杞根系的一个重要组成部分,具有支撑固定地面植株、储存养分、吸收水分等功能。黑果枸杞地

下垂直茎在不同的生长阶段,也存在 3 种形态变化特点,初期和早期一般具有茎条较细、肉质色泽乳白鲜嫩、表面光滑等形态特点;当茎条直径达到 3 mm时,其呈现出色泽变为灰褐色、表面变得粗糙、密布鳞状突起、局部呈现弯折或扭曲,且距地面越近,颜色越深、突起越密集、越明显等形态特点;随着生长时间的增加,逐渐发生木质化,并表现出茎条进一步加粗、表面粗糙局部开裂、色泽变为浅褐色、鳞状突起渐不明显、可季节性萌生大量不定根等形态特点。黑果枸杞地下垂直茎依其在地下的特点也可分为两种类型,一种是从水平根上的蘗点到地面之间没有出现分生的单生地下垂直茎;另一种是从水平根上的蘗点到地面之间出现分生的复生地下垂直茎(图4 - 2 - 1)。

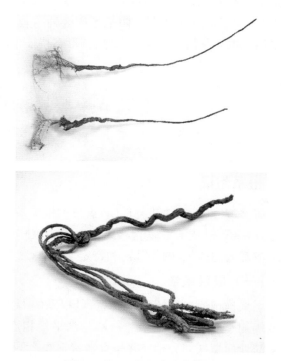

图 4 - 2 - 1　野生黑果枸杞根

黑果枸杞的地下垂直茎在地面上都可形成植株,其分生现象所导致的最终结果是水平根蘗初生地下垂直茎将以倍增的方式在地面上生成了更多的植株。正常条件下,由水平根蘗生的地下垂直茎在地面上可形成一株植株,但在一级和二级分生条件下,可在地面上最少生成 2 倍或 4 倍植株。对于黑果枸杞地下垂直茎分生现象的成因,很有可能是一些内外部因素导致初生地下垂直茎顶端生长优势的

暂时停顿或衰弱、或因水平根其他部位的分蘖受阻等原因而产生的一种分蘖的补偿机制等，有待于进一步研究。

黑果枸杞地下垂直茎其"茎"的根本属性决定了其与地面硬枝为同一"茎枝"属性，奠定了其作为接穗的基础，也决定了其作为接穗不同于其地面枝芽接穗的特质：一是黑果枸杞地下垂直茎不具棘刺、且质地较软，便于嫁接操作和接穗的裁剪处理。二是黑果枸杞地下垂直茎上密布大小不一、发育状况不同的鳞芽，这些鳞芽正常情况下并不萌发，但当地面植株死亡或被去除后，就会有鳞芽迅速萌发，在地面上生成新的植株；当与水平根和地面植株分离后，在适宜的条件下，这些鳞芽便如打开了生长"阀门"般快速陆续萌发，并形成多数萌梢。黑果枸杞地下垂直茎鳞芽的"阀式"萌发相比其硬枝芽的"到时"萌发，具有更强的"可控性"和"即时性"，再加之鳞芽数量多、密度大，用于嫁接时，其具有更快更强的萌发性和嫁接成活效果。三是黑果枸杞地下垂直茎还是营养储备器官并具主动吸收环境水分的功能，作为接穗使用时相比地上硬枝拥有更好的水分、养分等物质条件，也更利于其嫁接成活。同时，其主动吸收环境水分功能可能会促使砧穗之间的水分、营养物质等交流变得容易，而有利于砧穗结合和成活。

黑果枸杞地下垂直茎的这些属性特质，使黑果枸杞嫁接用接穗的取材由地上转为地下，造就了其比传统的地上接穗更加便利、更易成活、更优成活效果的嫁接特性，进一步扩大了植物接穗的取材范围，丰富接穗种类。何文革等（2015a）以野生黑果枸杞地下垂直茎为接穗，以宁夏枸杞为砧木，获得了新型黑果枸杞。嫁接黑果枸杞与黑果枸杞相比，在枝、棘刺等方面的性状和功能上发生了许多明显变化，其中当年萌枝生长明显加快、棘刺长度增加密度下降、棘刺基部的瘤状凸起物有所消退和其上细刺等附生物的消失等变化，在当年就直接显现出为现实生产应用带来的一些有益效果。

（四）不定根的产生与生长特征

不定根是黑果枸杞根系中一个特殊的部分，仅在特定的时间和条件下参与根系的组成，具有吸收和繁殖等功能，并有以下几个显著的特点：一是介质的特定性，黑果枸杞的不定根一般只在木质化的水平根和地下垂直茎上产生，而在肉质或半肉质的水平根和地下垂直茎上稀有发生。二是季节性，黑果枸杞的不定根一般只在夏季头茬果后大量萌发，而在此之前水平根和地下垂直茎上稀有萌发。三是繁殖性，水平根和地下垂直茎上萌发的不定根有些可形成水平根，并可进行无性萌蘖繁殖。四是更新性，水平根和地下垂直茎上萌发的大部分未形成水平根的不定根在经过冬季后大多消亡，在第2年7月中旬后又重新萌生。这些特性可能与其水平根和地下垂直茎木质化后吸收养分和水分能力以及水平根木质化后自身无性分蘖繁殖能力的衰退，木质化后的水平根和地下垂直茎储存营养能力增强，对营养需求增大等方面的原因形成的一种补偿机制。

二、叶形态特征

黑果枸杞叶2～6片簇生于短枝上，肥厚肉质，近无柄、条形、条状披针形或条状倒披针形，顶端圆钝，基部渐狭，中脉不明显。在不同产地，叶的性状、厚度略有不同，野生与种植叶性状也不同。

黑果枸杞叶的横切面为椭圆形或圆形，表皮细胞呈方形或长方形，侧壁突起，有角质膜纹饰，气孔器下陷，有明显的孔下室。叶肉分化为栅栏组织和贮水组织两部分，栅栏组织细胞呈"环栅型"，沿上下表皮排列，2～3层，叶脉维管束不发达，有一大的主脉位于中央的贮水组织之中或稍偏上表皮一侧，小叶脉维管束沿栅栏组织与贮水组织交界处呈不连续的圆环排列；其叶脉维管束和机械组织不发达。相关研究表明，不同盐质量浓度下，黑果枸杞叶形态均不同。低质量浓度盐环境下，其叶表皮细胞排列紧密，细胞壁随之增厚，角质膜具有条纹，气孔下陷并具有孔下室；高质量浓度盐环境下，黑果枸杞叶表皮气孔密度较小，但表皮细胞及保卫细胞面积明显较大，且角质膜厚度也显著增加，该变化有利于植物减少水分蒸腾。高碘酸-希夫（periodic acid-Schiff，PAS）反应表明，叶内无多糖积累；汞-溴酚蓝染色反应表明，叶内无蛋白质积累。可见，黑果枸杞对于减轻土地盐碱化具有实际意义。

（一）宁夏不同盐度黑果枸杞叶形态特征

章英才（2004）研究宁夏产区两种盐浓度环境下的黑果枸杞叶的性状与形态解剖特征，结果认为黑果枸杞是典型的贮盐植物,两个不同浓度盐土壤环境下的黑果枸杞有显著的性状差异。

1. 高盐浓度土壤叶形态特征 · 生长在含量 0.4% 盐浓度较高的环境中的黑果枸杞,植株高大,枝条直立,树冠较小,叶片呈倒卵形或线形,且高度肉质化,表面无毛,常为绿、红色或浅红色。

叶顶面观,其表皮细胞形状为多边形,气孔器属十字交叉型或不等型。上、下表皮保卫细胞表面积分别为 $100.00\ \mu m^2$ 及 $92.81\ \mu m^2$,气孔密度分别为 46.68 个/mm^2 及 43.30 个/mm^2,角质膜常形成各种条状纹饰。叶横切面为椭圆形或圆形。叶片厚度为 $1085.93\ \mu m$,宽度是厚度的 $0.5\sim4$ 倍或近似相等。上、下表皮细胞面积分别为 $245.42\ \mu m^2$ 及 $321.67\ \mu m^2$,角质膜厚度分别为 $3.42\ \mu m$ 及 $1.60\ \mu m$。表皮细胞呈方形或长方形,侧壁突起,并有角质膜纹饰,气孔器下陷,有明显的孔下室。叶肉分化为栅栏组织和贮水组织两部分。栅栏组织细胞呈"环栅型",沿上、下表皮排列,$2\sim3$ 层。细胞面积为 $1615.83\ \mu m^2$,厚度为 $357.00\ \mu m$。贮水组织位于叶片的中央,其厚度为 $511.33\ \mu m$,占叶肉体积的 $2/3$ 以上,由大型薄壁细胞构成,没有或很少含有叶绿体。叶脉维管束不发达,有一大的主脉位于中央的贮水组织之中或稍偏上表皮一侧,直径为 $2116.70\ \mu m$,小叶脉维管束沿栅栏组织与贮水组织交界处呈不连续的圆环排列,数目为 14 个。

2. 较低盐浓度土壤叶形态特征 · 生长在浓度 0.1% 盐浓度较低的环境中的黑果枸杞,植株矮小,树冠开阔,叶极为退化,呈线形,无柄,肉质化,且表面无毛。

叶顶面观,其下表皮细胞为长形蜂巢状,气孔器属十字交叉型,保卫细胞表面积为 $62.33\ \mu m^2$,气孔密度为 1676.00 个/mm^2。上表皮细胞为蜂巢形,气孔器属十字交叉型,保卫细胞表面积为 $72.03\ \mu m^2$,气孔密度为 860.00 个/mm^2。在扫描电镜下,叶上、下表皮细胞壁明显向外隆起,垂周壁深陷且平直,气孔器保卫细胞的位置低于表皮细胞,角质膜纹饰呈条纹状。在低盐浓度和干旱荒漠环境中生长的黑果枸杞,其叶横切面为椭圆形,厚度为 $307.50\ \mu m$,宽度是厚度的 $2\sim3$ 倍。上、下表皮细胞面积为 $134.93\ \mu m^2$ 及 $196.75\ \mu m^2$,排列紧密,呈方形或长方形,外切向壁外突,且具较厚的角质膜。上、下表皮角质膜厚度分别为 $0.70\ \mu m$ 及 $1.29\ \mu m$,气孔器深陷,具有旱性结构特征。由此表明,该植物是在水分供应不足的环境中生活。

叶肉分化为栅栏组织和贮水组织两部分。栅栏组织细胞呈"环栅型",在上、下表皮之内,这种结构也是植物适应旱生环境的特征之一。栅栏组织细胞面积为 $102.61\ \mu m^2$,厚度为 $62.00\ \mu m$,内含丰富的叶绿体,在叶缘处较发达。贮水组织位于叶片的中央,厚度为 $172.66\ \mu m$,由大型薄壁细胞构成,其细胞壁不同程度地向内折叠,从而扩大了细胞之间物质交换的表面积,有利于提高短距离运输的功效。在贮水组织和叶肉组织中常有晶细胞。叶脉维管束极不发达,主脉维管束位于贮水组织之中偏上表皮一侧,直径为 $100.00\ \mu m$。多数小叶脉维管束沿栅栏组织之内缘排成不连续的一圈,数目约为 22 个。

3. 两种盐浓度环境下叶的外形特征 · 生长在盐浓度较低且较干燥土壤中的黑果枸杞,叶极为退化,体积较小,呈线性,无柄,肉质化,且表面无毛。

生长在盐浓度较高且偏潮湿土壤中的黑果枸杞,叶体积较大,呈倒卵形或线性,高度肉质化,叶表面无毛,常为绿、红色或浅红色。叶片呈现红色是由于黑果枸杞体内,尤其是成熟叶内大量积累盐离子以减轻盐分对植物生长部分的伤害,以保证植物正常生长,使叶中叶绿素含量大幅度减少,抑制了光合作用,叶片显示了胡萝卜素和叶黄素的颜色。由此可知,高盐浓度环境中的黑果枸杞与前者相比其盐生植物的特征更明显。

4. 两种盐浓度环境中叶的内部结构特征

(1)表皮:在两种盐浓度环境下,叶表皮细胞排列紧密,细胞壁增厚,角质膜具各种条状纹饰,气孔器下陷且有孔下室,这是植物对盐离子和干旱胁迫的适应。与低浓度盐环境相比,高浓度盐环境下的黑果枸杞叶表皮的气孔器密度较小,而表皮细胞及保卫细胞面积明显较大,且角质膜厚度也显著增加,这种适应性的变化均有利于植物减少水分蒸腾,以适应其所生长环境中含有大量盐分而造成的生理干旱。盐胁迫不仅可使表皮细胞壁增厚,而且可诱导角质膜增厚。

(2)叶肉:盐生环境对叶肉组织的分化影响,主要表现在栅栏组织和海绵组织的变化及贮水组织的产生。黑果枸杞生长在阴阳离子主要是 Cl^-、

SO_4^{2-}、K^+、Na^+ 的土壤中,因此叶片中海绵组织退化,栅栏组织发达,贮水组织也较发达。所以生长在高浓度盐环境中的黑果枸杞叶呈现出叶片较厚、栅栏组织细胞层数较多、厚度明显增加、贮水组织较发达、叶片肉质化程度较高。

(3)叶脉:在两种盐浓度环境中,黑果枸杞叶脉维管束和机械组织均不发达,这也是盐生植物有别于旱生植物的典型特征之一。

总之,盐地植物在适应盐胁迫中,其形态结构所发生的变化是不同的,即使在同一环境中,同一植物一生中从土壤中获得的盐分也不是恒定的,因此,同种植物在不同环境中生长,在力争有效地利用水分,提高气体交换和增强光合效率等方面是相同的,但在形态和结构上产生的适应特征却各有不同。

(二)柴达木盆地不同生境黑果枸杞叶形态结构特征

辛菊平等(2015)对柴达木盆地5个盐生境的黑果枸杞进行了形态结构比较,探讨黑果枸杞为适应环境的响应。野生黑果枸杞叶样品采集于格尔木郭勒木德镇、小岛村、诺木洪林场、都兰巴隆布洛格村。种植黑果枸杞样品采集于小岛村种植基地,依次为A、B、C、D、CK序号,A、B属氯化物-硫酸盐型土壤,C、D、CK处属硫酸盐-氯化物型土壤。研究表明:

1. **叶片形态结构** · 相对于人工栽培的黑果枸杞来说,野生植株的叶片长度比栽培叶片长了 $19.2\%\sim61.6\%$,叶片最长是样地 B 的 $2.02\pm0.1\,cm$,比栽培叶片长了 61.6%;野生叶片的宽度比栽培叶片小 $21.9\%\sim65.6\%$,D 的样品宽度仅占 CK 的 1/3。野生植物无叶柄,叶脉不明显。但是,人工栽培的叶片变薄,叶片厚度比野生叶片小 $126.92\%\sim157.69\%$。叶片最厚的是样地 C 的 $0.136\,cm$,随着叶片厚度变化,叶形也由野生叶片的圆条状变成栽培叶片的披针形,叶柄变长,叶脉能明显辨认。

2. **叶片显微结构** · 野生黑果枸杞的叶片厚度较栽培叶片明显增大,最大的 C 为 $1363.5\,\mu m$。上、下表皮厚度的变化趋势也和叶片厚度大体一致,最大值分别是 C 的 $83.64\,\mu m$ 和 B 的 $55.43\,\mu m$。4 个采样点的野生黑果枸杞叶片栅栏组织发达,海绵组织退化,贮水组织形成。栅栏组织厚度比对照分别增加了 44.4%、68.3%、36.7%、41.6%;贮水组织增加比例分别为 80.1%、62.9%、95.7%、87.9%。上下表皮均有气孔分布,而且各个采样点的气孔密度值存在差异,A、D、CK 的样品叶片下表皮气孔密度较大,而 B、C 则上表皮气孔密度较大。盐生环境对叶肉组织的分化影响主要表现在栅栏组织和海绵组织的变化及贮水组织的产生。4 个野生采样点的黑果枸杞叶肉组织也发生了相应的变化,圆条状叶片叶肉组织是由 $2\sim3$ 层栅栏细胞沿上下表皮成"环栅形"组织结构,栅栏组织排列紧密,胞间隙和孔下室较大,栅栏组织内部充满 $2\sim3$ 层大型薄壁细胞,为贮水组织,其胞壁向内折叠,增加了细胞内外物质交换的表面积,加快叶内物质运输。但是,对照人工栽培区的披针形叶片叶肉组织则由 $1\sim2$ 层栅栏细胞呈条形栅栏结构,其内部的贮水组织 $1\sim2$ 层。

3. **叶片形态结构与土壤盐分含量的关系** · C 和 D 的野生黑果枸杞,植株长势良好,植株高大,枝条直立,冠幅较小、紧凑,叶形趋于细长条形,叶面无毛,横切面近似圆形,叶片较厚,长宽比大,高度肉质化,叶肉中栅栏组织 $2\sim3$ 层,形成"环栅型"结构,贮水组织 $2\sim3$ 层,叶脉不明显,无叶柄,枝条被尖利、坚硬枝刺。土壤分析显示,2 个采样点的土壤 K^+、Na^+ 中 K^+ 含量较高,Cl^-/SO_4^{2-} 比值较大,为氯化物-硫酸盐型土壤,全盐含量较高,pH 较大。

A、B 的野生黑果枸杞,植株长势相对较弱,植株矮小,冠幅开张,叶短条形,叶面无毛,横切面为椭圆形,叶片厚度变小,长宽比较小,轻度肉质化,叶肉中栅栏组织 $2\sim3$ 层,形成"环栅型"结构,贮水组织 $2\sim3$ 层,叶脉不明显,无叶柄,枝刺短小、钝圆。土壤分析显示,2 个采样点的土壤 K^+、Na^+ 中 Na^+ 含量较高、Cl^-/SO_4^{2-} 比值相对较小、为硫酸盐-氯化物型土壤,全盐含量较低,pH 相对较小。

CK 种植条件下的黑果枸杞,长势介于两者之间,冠幅稍开张,但叶片变化较大,叶形变为披针形,叶面有白色短绒毛,厚度较小,长宽比较低盐分野生植株更小,叶肉中栅栏组织 $1\sim2$ 层,条形栅栏组织结构,贮水组织 $1\sim2$ 层。叶脉明显,形成短小的叶柄,枝刺变长、变软。土壤中离子以 K^+ 为主,Cl^-/SO_4^{2-} 比值最大,为硫酸盐-氯化物型土壤,pH 最小,全盐含量最小。

黑果枸杞因生境含盐量的不同而植株冠幅、长势、叶形等发生较大变化,并且野生植株叶片厚度、上下表皮厚度增大,海绵组织退化,形成"环栅栏"栅栏组织和贮水组织,叶片退化为线形,并高度肉质化。说明其可通过形成上述这些特征性结构来适应不同盐生境,从而维持植物的正常生长发育。由此说明,植物能通过增加肉质性来增加耐盐能力。

总之,不同盐分生境植株形态特征差异明显。全盐含量高、K^+含量高、Cl^-/SO_4^{2-}比值大的氯化物-硫酸盐型土壤中植株高大,冠幅小而紧凑,叶片长条形,横切面圆形,高度肉质化,叶肉栅栏组织形成"环栅型"结构,叶脉不明显,无叶柄,枝刺尖利、坚硬;全盐含量低、Na^+含量高、Cl^-/SO_4^{2-}比值小的硫酸盐-氯化物型土壤中植株形态反之。但人工栽培后,K^+为主,Cl^-/SO_4^{2-}比值大的硫酸盐-氯化物型土壤中植株较高,叶变为披针形,栅栏组织呈条形,叶脉明显,具短小叶柄,枝刺变长、变软。

刘桂英等(2016)研究柴达木盆地格尔木、德令哈、诺木洪3个野生群体黑果枸杞表型性状,发现叶片性状的平均变异系数最大,叶簇数平均变异系数较小。通过对3个野生群体黑果枸杞叶形态的观察,发现野生黑果枸杞当年生枝条的叶子形态为条状或披针形,木质化和老枝的叶子形态为棒状。

(三) 甘肃不同生境区黑果枸杞叶片形态特征

马彦军等(2018b)以分布于甘肃省永靖县(YJ)、临泽县(LZ)和敦煌市(DH)的3个地理种群黑果枸杞为研究对象,采用石蜡切片技术和光学显微观察法对其叶片解剖结构进行比较分析,结果表明甘肃黑果枸杞叶片厚度和角质层较厚,表皮细胞内有贮水组织,栅栏组织发达且为环栅型,海绵组织相对退化,主脉直径较大且有含晶细胞,支脉较多,是典型的贮盐植物。

1. 叶片形态特征·甘肃三个产区黑果枸杞叶片一般为2~6片簇生于短枝上,肉质,无柄或叶柄极短,条形、条状披针形或圆柱形,顶端钝而圆,叶表面无毛。在叶片长方面三个产区差异显著,临泽叶片最长,达21.681 mm;叶片宽度也存在显著差异,永靖叶片宽度最大,为2.458 mm;叶片厚度方面不同产地差异显著,临泽叶片厚度为833.262 nm。不同含量可溶性盐土壤条件下黑果枸杞叶片通过改变其叶片厚度来适应外界环境条件。

2. 叶片解剖结构特征·黑果枸杞叶表皮气孔特征见表4-2-1。

表4-2-1 黑果枸杞叶表皮气孔特征

	上表皮			下表皮		
	长 (μm)	宽 (μm)	长/宽	长 (μm)	宽 (μm)	长/宽
永靖	29.83b	16.01b	1.86	97.45a	39.08a	2.49
临泽	37.67b	16.32b	2.31	53.70b	27.25b	1.97
敦煌	51.66a	24.86a	2.08	92.97a	38.09a	2.44
均值	39.72	19.07	2.08	81.37	34.81	2.30

注:小写字母a、b等表示种群间差异显著($p<0.05$)。

(1) 气孔特征:由图4-2-2可看出,黑果枸杞叶片上表皮和下表皮均有气孔,气孔由2个肾形保卫细胞组成,呈椭圆形,在表皮上随机分布,气孔陷。不同种群黑果枸杞气孔长、宽差异显著($p<0.05$)(表4-2-1),上表皮气孔明显小于下表皮气孔,由表4-2-1可看出,敦煌黑果枸杞上下表皮气孔长和宽最大,永靖黑果枸杞上表皮气孔和临泽下表皮气孔长和宽最小。

(2) 表皮特征:由图4-2-3和表4-2-2可以看出黑果枸杞叶片主要由表皮、栅栏组织、海绵组织和叶脉组成。上下表皮外壁均有明显的角质层,上下表皮各由一层细胞组成,大小不等,细胞排列整齐、紧密,呈矩圆形或近圆形。由图4-2-2可看出,叶表面无绒毛,上下表皮细胞均呈现不规则形,大小不等,排列紧密。上角质层、下角质层厚度分别在1.83~2.38 μm与1.89~2.28 μm之间,DH种

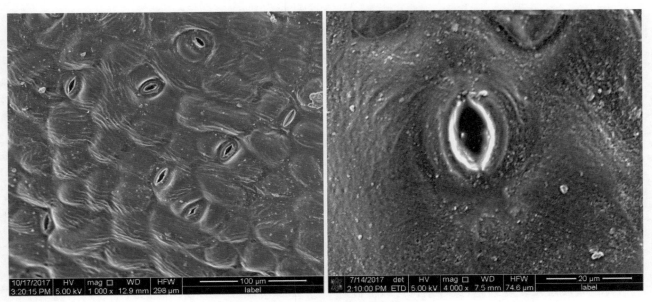

图 4-2-2 黑果枸杞叶气孔

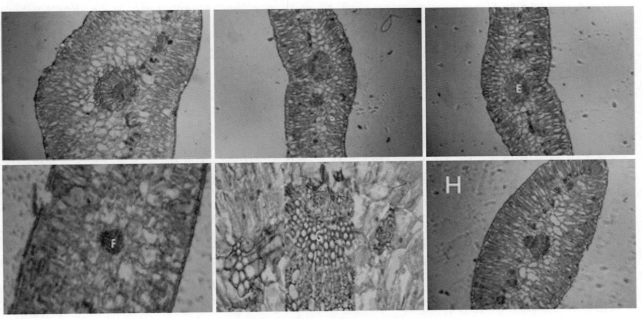

图 4-2-3 黑果枸杞叶片解剖结构

（A：上表皮细胞；B：下表皮细胞；C：上栅栏组织；D：下栅栏组织；E：主脉直径；F：支脉直径；G：维管束；H：横切面整体）

表 4-2-2 黑果枸杞叶片解剖结构特征值及方差分析(μm)

指标	YJ	LZ	DH	F 值
上角质层厚度	1.83±0.55	2.07±0.61	2.38±0.84	65.81**
下角质层厚度	1.89±0.59	2.16±0.56	2.28±0.59	44.84**
上表皮细胞厚度	23.62±6.67	23.78±7.45	19.05±4.81	151.11**
下表皮细胞厚度	22.55±5.88	22.74±5.96	20.88±4.63	314.995**

（续表）

指标	YJ	LZ	DH	F 值
上栅栏组织厚度	132.36±28.45	228.16±45.92	179.44±30.79	776.028**
下栅栏组织厚度	108.72±46.32	195.96±69.56	157.52±23.44	566.141**
海绵组织厚度	144.93±41.09	350.76±78.13	341.84±55.01	604.339**
主脉直径	53.69±42.41	178.19±30.46	149.48±27.68	241.015**
支脉直径	39.62±13.65	50.21±11.34	64.69±12.49	69.041**

注：** 表示差异极显著，$p < 0.01$，无符号表示差异不显著。

群角质层较厚而 YJ 的角质层相对较薄；上表皮细胞、下表皮细胞厚度分别在 $19.05 \sim 23.18 \, \mu m$ 与 $20.88 \sim 22.55 \, \mu m$ 之间；总体来说黑果枸杞叶片具有较厚的角质层及表皮细胞，这种结构可以提高叶片的贮水量，有效防止水分的流失，还可以保护叶肉细胞，避免叶片受到强光的烧伤，表现出耐盐碱耐干旱的旱生结构。

（3）叶肉特征：叶片上下表皮均有发达的栅栏组织，较厚且为 3 层，环绕整个细胞，呈现出典型的"环栅性"，其中上栅栏组织的厚度在 $132.36 \sim 228.16 \, \mu m$ 间，下栅栏组织的厚度在 $108.72 \sim 195.96 \, \mu m$ 间，上栅栏、下栅栏组织厚度差异较大，最发达的为 LZ 而厚度最小的为 YJ。海绵组织整体在 $144.93 \sim 416.19 \, \mu m$ 间；主脉直径的变化范围是 $104.19 \sim 224.80 \, \mu m$，而支脉直径的变化范围是 $39.62 \sim 64.69 \, \mu m$。

以上 3 个种群黑果枸杞叶表皮的共同特征是表皮细胞由 1 层排列紧密、外切向壁和部分径向壁参差不齐的细胞组成，这是对盐渍环境适应的产物，表皮细胞壁增厚则是植物对盐离子和干旱胁迫的适应。这是由于叶表皮细胞直接暴露于外界，本身又处在干旱和盐碱环境中，只有通过增加表皮细胞壁厚度和角质膜的厚度才能减少水分的蒸腾，以适应盐渍环境中含盐量过高而产生的生理干旱。

盐生植物叶肉组织绝大多数都为栅栏组织，栅栏组织含两层细胞，有的排列紧密，有的排列疏松，排列紧密且呈环栅型，充分减少强光的辐射，保存体内水分，提高光合效率；而海绵组织则相对退化。3 个种群黑果枸杞叶片均有较发达的栅栏组织，上下表皮紧密排列着"环栅型"细胞，有贮水组织，海绵组织发育不如栅栏组织，具有盐生植物的解剖特征。

盐碱土壤影响了黑果枸杞叶片的性状，而黑果枸杞的耐盐性可由叶片的厚度、角质层厚度与栅栏组织厚度指标反映出来，抗盐性由强到弱结果为临泽（LZ）＞敦煌（DH）＞永靖（YJ），正与其生境中土壤表层盐含量相符。

倪强等（2019）以青海格尔木一年生黑果枸杞苗栽于甘肃农业大学试验地内的黑果枸杞植株为研究对象，在不同浓度 NaCl 处理下，观察黑果枸杞叶片形态特征的变化，采用石蜡切片技术研究叶片解剖结构的变化，分析各参数间的差异及与 NaCl 处理之间的关系。结果表明，随着 NaCl 浓度的增大，黑果枸杞叶厚、栅栏组织厚度和中脉厚度也随之增大，表皮细胞厚度呈先增大后减小的趋势，海绵组织厚度呈下降趋势，表现出贮盐植物典型特征。当 NaCl 浓度为 $100 \, mmol/L$ 时，处理 15 日时上下表皮厚度和叶片组织结构紧密度分别为 $67.72 \, \mu m$、$44.39 \, \mu m$ 和 29.90%，处理 30 日时分别为 $79.70 \, \mu m$、$55.99 \, \mu m$ 和 33.54%；当 NaCl 浓度继续增加，上下表皮厚度和叶片组织结构紧密度呈下降趋势，其余指标无明显的规律性变化。黑果枸杞可在 NaCl 浓度为 $100 \, mmol/L$ 以下时正常生长，当盐浓度继续增加时，其生长受到抑制。

黑果枸杞植物在内部结构上对盐渍环境适应途径，对其新品种选育和种质资源抗盐性鉴定提供了解剖结构方面的科学依据。

（四）新疆黑果枸杞叶形态特征

乔梅梅（2017）选新疆北屯市 186 团设施农业基地（85°37′39″E，47°29′50″N，海拔 789 m）黑果枸杞研究其植物学特征，观察叶的形态。由图 4-2-4、表 4-2-3 可知，黑果枸杞子叶是一对无叶柄和托叶的披针形不完全叶。真叶随枝的生长年限和环境不同有明显变化,即黑果枸杞叶片具有明显"异形叶"特征,表现出对外界环境变化极强的响应能力。一年生枝叶片大而薄,披针状居多,1～5片叶子簇生于棘刺两侧,一般为单叶互生,棘刺正下方也有一片叶子,中脉较明显,长2～3 cm,宽3～8 mm;两年生枝叶片较小而厚,肉质,圆条状居多,少量狭披针形,5～6片叶子簇生于棘刺两侧,棘刺正下方为一叶痕,顶端钝圆,稍向下弯曲,基部渐窄,中脉不明显,长0.3～3 cm,宽0.3～3 mm,两者均无叶柄和托叶。

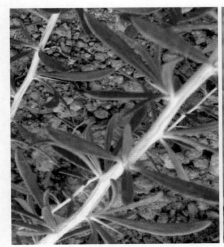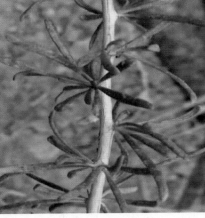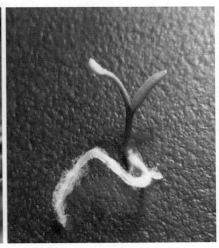

一年生枝叶　　　　　　两年生枝叶　　　　　　子叶

图4-2-4　黑果枸杞叶的形态

表4-2-3　黑果枸杞叶的形态特征

类型		叶序	叶形	叶尖	叶缘	叶中脉	托叶
子叶		对生	披针形	渐尖	全缘	明显	无
	一年生枝叶	互生	披针形	渐尖	全缘	明显	无
真叶	多年生枝叶	簇生	圆形	钝形	全缘	不明显	无

　　黑果枸杞叶片存在异质性,多年生叶片一般圆条形居多,肉厚,中脉不明显,而一年生叶多为披针状,中脉明显。人工栽培形态结构介于两者之间。叶片生长速率在盛花期之前,整体生长速度较快。叶绿素含量在一年生未结果枝含量最多。

(五)天津不同土壤黑果枸杞叶片形态结构

　　毛金枫等(2017)对来自甘肃民勤两年生实生苗,在天津农学院校区栽培,选当年生成熟叶子分析其在碱土地、红棕土地、砂壤土中不同土壤中生长的形态结构。

　　不同土壤环境下黑果枸杞叶片形态也不相同,见表4-2-4。红棕土中黑果枸杞叶片与碱性黏土、砂壤土上生长的黑果枸杞叶片最长,最宽,最厚。这是因为红棕土保水保肥性好,营养好,适宜生长。碱

表4-2-4　不同土壤黑果枸杞叶片形态比较

采样地点	叶长(mm)	叶宽(mm)	叶厚(μm)
A 东校区碱性黏土	15.733 3±1.085 7[a]	2.183 3±0.222 0[a]	381.770 8±14.307 3[b]
B 西校区砂壤土	15.500 0±1.466 7[a]	2.180 4±0.210 5[a]	396.555 5±19.364 3[b]
C 蓟州区红棕土	17.283 3±1.160 3[a]	2.831 3±0.219 4[a]	528.125 0±45.457 7[a]

注:数据为平均值±标准误;同列数据不同小写字母表示在0.05水平下差异显著,下同。

性黏土与砂壤土通气透水性差,保水保肥性较差的原因。生长在碱性黏土和砂壤土中的黑果枸杞叶片呈长披针形,红棕土中的黑果枸杞叶片则呈近长椭圆形。

黑果枸杞叶片横切面呈长条形,叶片由表皮层、叶肉和叶脉(维管束)3部分组成。叶片边缘微微上翘;上下表皮细胞各一层,排列整齐,外被角质层,上下表皮均有气孔分布,叶缘偶见腺毛;为异叶面,栅栏组织2～3列细胞,近长方形,过主脉,排列紧密,且与海绵细胞分化明显;主脉近平略突起,主脉维管束1个,近半圆形,占叶片1/3～1/4;叶肉细胞中可见叶绿体和草酸钙晶沙(图4-2-5)。黑果枸杞属旱生植物,旱生植物叶片表现出明显的旱生形态,具有厚的角质层、外层表皮细胞壁厚、叶肉的栅栏组织密度高。

黑果枸杞叶片的形态结构在不同土壤环境下差异明显(表4-2-5)。C(红棕土)土壤中黑果枸杞叶片气孔密度相比于其他两种土壤类型的叶片较密,平均45个/mm²;B(砂壤土)和C(红棕土)土壤中叶片的角质层厚度接近,A(碱性黏土)土壤中叶片的角质层最薄,只有B(砂壤土)土壤中叶片的81.0956%;A(碱性黏土)、B(砂壤土)、C(红棕土)三种土壤下的叶片表皮厚度接近,分别为25.8750μm、25.6000μm和26.2500μm;叶片栅栏组织的厚度从高到低依次是C(红棕土)、B(砂壤土)和A(碱性黏土),分别为191.8750μm、161.3333μm和127.5000μm;同样,C(红棕土)土壤中叶片的海绵组织也最厚,高达286.2500μm,比A(碱性黏土)和B(砂壤土)土壤中叶片的海绵组织分别高了39.6341%和59.0279%;C(红棕土)土壤中叶片的主脉维管束最大,B(砂壤土)土壤中的次之,A(碱性黏土)最小,其大小依次是265.0000μm、220.3333μm、206.2500μm;三种土壤环境下叶片维管束总个数接近。从表4-2-5数据可知,C(红棕土)土壤中的叶片的气孔密度较大,表皮等保护组织较厚,叶肉的栅栏和海绵组织较发达,主脉维管束最大,过叶柄维管束最小;B(砂壤土)土壤中叶片的表皮最薄,叶肉中的海绵组织最不发达;A(碱性黏土)土壤中叶片的气孔密度最小,角质层最薄,栅栏组织最不发达,主脉维管束最小。

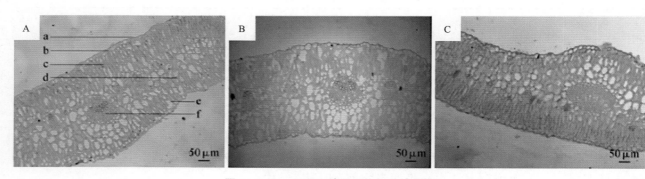

图4-2-5 不同土壤黑果枸杞叶片结构

(A 碱性黏土;B 砂壤土;C 红棕土。a. 角质层;b. 表皮;c. 栅栏组织;d. 海绵组织;e. 气孔;f. 维管束)

表4-2-5 不同土壤黑果枸杞叶片结构比较

采样土壤类型	A(碱性黏土)	B(砂壤土)	C(红棕土)
气孔密度(个/mm²)	31 ± 1.1520^e	38 ± 3.4140^b	45 ± 1.0390^a
角质层厚(μm)	4.5729 ± 0.3610^a	5.6389 ± 0.7484^a	5.2083 ± 1.1822^a
表皮厚(μm)	25.8750 ± 1.5934^a	25.6000 ± 1.4996^a	26.2500 ± 4.0263^a
栅栏组织厚度(μm)	127.5000 ± 8.2916^b	161.3333 ± 20.0444^{ab}	191.8750 ± 22.3082^a
海绵组织厚度(μm)	205.0000 ± 13.3170^b	179.9999 ± 9.4868^b	286.2500 ± 32.7395^a
叶柄维管束(μm)	206.2500 ± 34.6720^b	220.3333 ± 39.5404^{ab}	265.0000 ± 27.4289^a
维管束个数(个)	20 ± 1.0300^a	19 ± 1.3720^a	19 ± 4.1180^a

不同土壤环境下,黑果枸杞叶片气孔密度有明显差异。气孔是植物蒸腾作用和气体交换的主要通道,气孔调节是植物抵御干旱和适应环境的机制之一,气孔密度随着环境中水分和湿度减少而增加。毛金枫等(2017)研究表明,保水性好的 C 土壤的气孔密度比保水性差的 B 土壤大,即湿润土壤环境中黑果枸杞叶片气孔密度比相对干旱土壤中的气孔密度大。C 土壤中黑果枸杞的栅栏组织和海绵组织厚度与 A、B 土壤中的厚度差异显著,且栅栏组织和海绵组织都排列紧密 C 土壤中黑果枸杞的栅栏组织和海绵组织相对较发达,除了 C 土壤养分和水分充足,使植物生长健壮,还由于 C 土壤所处的海拔相较高,光照强。不同土壤下的黑果枸杞叶片的主脉维管束差异显著。维管束越发达,植物的生命力越旺盛,植物的抗逆性越强,A、B 土壤中的黑果枸杞则通过增加叶肉细胞中的小维管束个数来加强水分的供给而保证植物的生长所需的水分。

三、茎和棘刺形态与结构

(一)茎枝形态

1. 茎的形态 · 黑果枸杞茎圆柱形,分枝多,多为斜升,有时横卧于地面。茎枝白色或灰白色,坚硬。常有"之"字形状弯曲,有不规则纵条纹,小枝顶端渐尖呈棘刺状,节间短缩有 0.3～1.5 cm 短刺,幼枝上不明显,在老枝上则呈瘤状。

乔梅梅(2017)研究日光温室条件下黑果枸杞茎的形态特征,结果表明:一年生黑果枸杞茎圆柱形,茎颜色抽生时的浅紫逐渐转变为青色直至白色为止,有少量不规则纵条纹且条纹颜色较浅,节间缩短为 0.5～2 cm,每节长有 0.3～1.5 cm 的短棘刺,短棘刺颜色由青色变为白色;两年生茎颜色为白色或灰白色,不规则纵条纹较多且颜色较深,节间缩短较一年生茎更短,呈"之"字形曲折,短棘刺分布更密集、坚硬(图 4-2-6)。

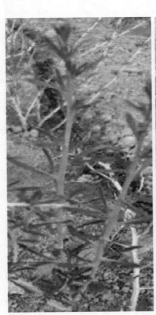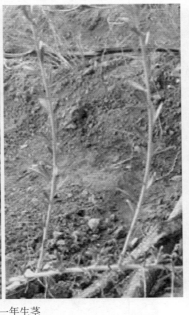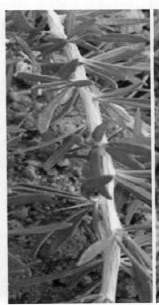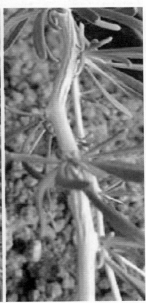

一年生茎　　　　　　　　　　　　两年生茎

图 4-2-6 黑果枸杞茎的形态

黑果枸杞水平枝的分枝能力强,分枝较多,茎上和根茎均可抽生短枝,短枝位于棘刺两侧,且幼枝上短枝数较少,短枝顶端形成棘刺,若茎匍匐,则短枝 90°且在同一面上抽生,若直立,则 30°到 60°沿各个方向抽生,短枝顶端渐尖成棘刺状。一年生茎最大茎粗可达到 8.40 mm,抽枝长度可达 160 cm。

2. 茎枝显微 · 毛金枫(2017)研究不同土壤环境下黑果枸杞茎的形态结构,结果表明在碱性黏土(A)中黑果枸杞茎表皮和维管束最发达,砂壤土(B)中茎的皮层最发达,红棕土(C)里茎较前两种土壤中茎粗,韧皮部发达,髓最大,三种土壤中茎的形态结构差异明显(表 4-2-6、图 4-2-7)。

表4-2-6　不同土壤黑果枸杞茎形态结构比较

采样土壤类型	A	B	C
茎粗（μm）	1 517.813 6±84.058 5ᵃ	1 434.313 9±40.472 9ᵃ	1 530.000 0±167.820 0ᵃ
表皮厚度（μm）	18.861 1±2.085 6ᵃ	15.361 1±1.573 5ᵃ	16.562 5±1.562 5ᵃ
皮层厚度（μm）	238.609 2±28.824 3ᵃ	257.257 0±10.844 6ᵃ	243.229 2±23.557 6ᵃ
维管束直径（μm）	246.575 3±15.006 8ᵃ	166.632 0±12.946 5ᵃ	181.250 0±40.824 8ᵃ
韧皮部厚度（μm）	35.104 2±3.992 8ᵇ	51.136 1±4.594 6ᵃᵇ	61.979 2±9.354 7ᵃ
髓腔直径（μm）	450.625 0±41.908 7ᵃ	453.541 7±21.628 6ᵃ	523.958 3±47.418 1ᵃ

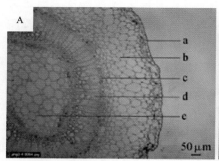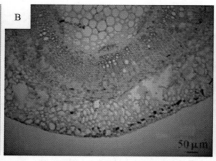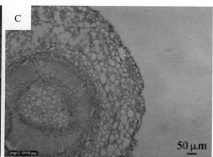

图4-2-7　不同土壤黑果枸杞茎形态结构
（a. 表皮；b. 皮层组织；c. 韧皮部；d. 维管束；e. 髓腔。A. 碱性黏土；B. 砂壤土；C. 红棕土）

从表4-2-6可知，黑果枸杞茎的结构在不同土壤类型下差异不明显。C土壤中的黑果枸杞茎最粗，A土壤中的黑果枸杞茎次之，B土壤中的茎最细，依次为1 530.000 0 μm、1 517.813 6 μm、1 434.313 9 μm；B土壤中茎的表皮最薄，厚15.361 1 μm，A土壤中的黑果枸杞表皮比B土壤的厚了22.784 8%，C土壤中的茎表皮比B土壤中的皮层厚了7.821 1%；B土壤中的皮层最厚，A土壤中的皮层最薄，B土壤中皮层比A土壤中的厚了7.815 2%；C土壤中的黑果枸杞茎韧皮部最发达，高达61.979 2 μm，比A土壤中的茎韧皮部高了76.557 8%；A土壤中的茎维管束最发达，比最小B土壤中的维管束大了47.976 0%；C土壤中的茎髓腔最大，B土壤中的髓次之，A土壤中髓最小，依次是523.958 3 μm、453.541 7 μm、450.625 0 μm，C的髓腔比A区大了16.273 7%。由图4-2-7可知，A土壤中的黑果枸杞茎最细，表皮最厚，皮层和韧皮部最不发达，维管束最发达，髓最小，输水能力强；B土壤中的黑果枸杞皮层最薄，皮层最发达；C土壤中的茎最粗，韧皮部最发达，髓最大。黑果枸杞通过改变茎和叶的形态结构进而改

变其功能以适应环境变化，在不易储藏水分的土壤中，通过强化茎和叶的储水组织和减少蒸腾来保持水分平衡；在土壤养分贫瘠的土壤中，通过加强黑果枸杞植株的光合作用和根系活力保证养分供应。

（二）茎刺形态

1. 茎刺形状·黑果枸杞小枝顶端渐尖成棘刺状，节间缩短，每节有长0.3～1.5 cm的短棘刺。黑果枸杞不同发育时期茎刺外部形态不一致（图4-2-8）。

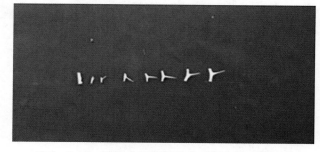

图4-2-8　黑果枸杞不同发育时期茎刺外部形态
（从左到右依次为未长刺时期、软初期茎刺、软短期茎刺、软中期茎刺、软长期茎刺、转硬期茎刺、硬化期茎刺）

从茎刺的外部形态可以看出，随黑果枸杞茎刺的不断发育，茎刺由小变大，茎刺颜色由绿色逐渐变为白色，茎刺的硬度由柔软逐渐变为坚硬。

2. 茎刺解剖结构 · 由图4-2-9A、B黑果枸杞茎的纵切面可知，黑果枸杞的主茎由表皮、皮层、维管束、髓组成。最外层是由一层呈长方形、排列紧密的表皮细胞组成，表皮细胞外侧有角质层。表皮内侧多层排列疏松的薄壁细胞则为皮层，维管束包括由筛管、韧皮纤维等组成的韧皮部、由环纹导管等组成的木质部及木质部和韧皮部之间的束中形成层三部分组成。髓由体积较大的薄壁细胞组成且位于茎中央。从叶腋处的茎刺纵切面可以看出，茎刺结构与主茎结构相似也由表皮、皮层、维管束、髓组成，但在皮层层数和厚度、韧皮部纤维数量、木质部中导管数目和口径大小、髓所占比例等方面则有较大差

别见图4-2-9C~N。从未长刺的黑果枸杞茎结构中可以看出，只在茎的中央有维管组织，在叶腋处未发现维管组织，在黑果枸杞茎的叶腋处生长有不同发育时期茎刺的内部结构中均发现有维管组织，此处维管组织是由位于叶腋处的叶原基分化而来，且位于皮层位置，即皮层维管束。同时在茎刺内部结构中存在腋芽原基。随着黑果枸杞茎刺从幼嫩时期发育到木质化时期，位于皮层位置的维管组织也从最开始的只有几束微弱的环纹导管细胞，经过不断的发育，环纹导管数量不断增多，茎刺高度木质化、髓部所占比例逐渐减小，并且环纹导管发展为分化程度更高的网纹导管，慢慢朝两个方向不断扩大、伸长，一方面是为了与主茎上的维管束相连接，另一方面形成了成熟的茎刺结构。这也进一步说明了黑果枸杞的棘刺为茎刺。同时，在茎刺内部存在着潜藏芽。

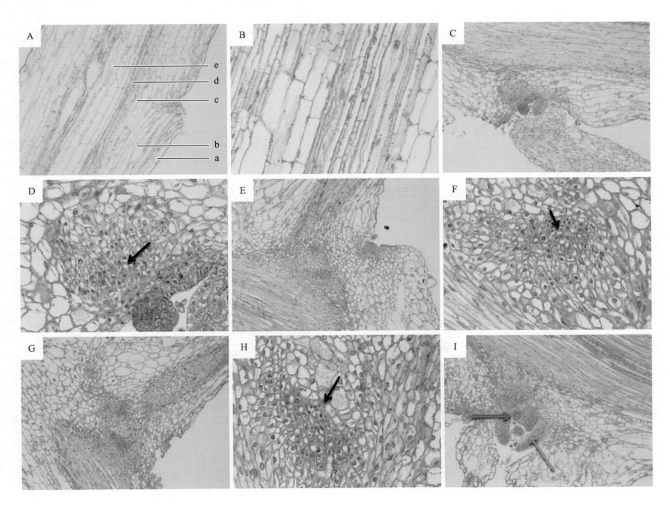

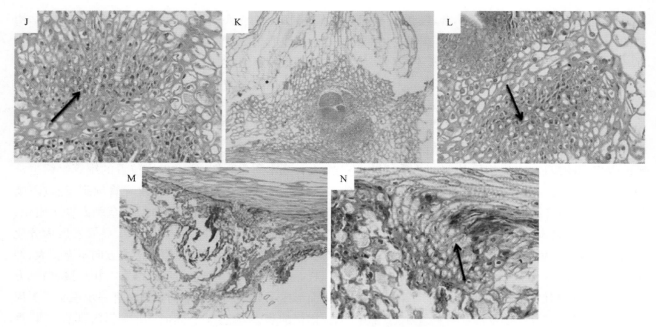

图 4-2-9　黑果枸杞不同发育时期茎刺纵切面

　　[A 为黑果枸杞未长刺茎的纵切面(×100)；B 为黑果枸杞未长刺茎的纵切面，局部放大图(×400)；C 为黑果枸杞"软初期"茎刺的纵切面(×100)；D 为黑果枸杞"软初期"茎刺的纵切面，局部放大图(×400)；E 为黑果枸杞"软短期"茎刺的纵切面(×100)；F 为黑果枸杞"软短期"茎刺的纵切面，局部放大图(×400)；G 为黑果枸杞"软中期"茎刺的纵切面(×100)；H 为黑果枸杞"软中期"茎刺的纵切面，局部放大图(×400)；I 为黑果枸杞"软长期"茎刺的纵切面(×100)；J 为黑果枸杞"软长期"茎刺的纵切面，局部放大图(×400)；K 为黑果枸杞"转硬期"茎刺的纵切面(×100)；L 为黑果枸杞"转硬期"茎刺的纵切面，局部放大图(×400)；M 为黑果枸杞"硬化期"茎刺的纵切面(×100)；N 为黑果枸杞"硬化期"茎刺的纵切面，局部放大图(×400)。a. 表皮；b. 皮层；c. 韧皮部；d. 木质部；e. 髓。黑色箭头所指向的为导管；红色箭头所指向的为腋芽原基；黄色箭头所指向的为叶原基]

四、花部形态与解剖结构

(一) 花形态特征

　　黑果枸杞花 4～7 朵生于短枝上，瑾紫色，花梗细瘦；花萼狭钟状，不规则 2～4 浅裂，裂片膜质，边缘有稀疏缘毛；花冠漏斗状，浅紫色，平均单花直径为 10.09 mm，筒部向檐部稍扩大，5 浅裂，裂片距圆状卵形，平均萼筒长 8.05 mm，无缘毛，耳片不明显；雄蕊 5～6，平均花丝长 4.62 mm，平均花药长 2.02 mm，稍伸出花冠，花丝着生于花冠筒中部，花丝离基部稍上处有疏绒毛，同样在花冠内壁等高处亦有稀疏绒毛；花柱与雄蕊近等长，平均花柱长 4.58 mm，子房 2 室，多胚珠。黑果枸杞花的结构特征见表 4-2-7 (戴国礼，2013)。

表 4-2-7　黑果枸杞花形态特征

观测项目		观测结果
花瓣发育状态	颜色变化	瑾紫色—淡紫色—白色—褐色
	形状变化	伸展—蜷缩
雄蕊发育状态	花丝长短	平均距离 4.62 mm
	空间位置	由包围柱头向各方向散开
	花药与柱头的空间距离	与柱头齐平—高于柱头
	花药开裂方式	背着药，向外 2 纵裂
	颜色变化	乳白色—黄色—褐色
花柱和柱头的发育状态	形状变化	柱头两裂，无明显变化
	颜色变化	青绿色—黄绿色—褐色

（续表）

观测项目		观测结果
	空间位置	直立,不等长,由被花药包围至产生空间距离
	花柱长短	平均距离 4.58 mm
花瓣、雄蕊和雌蕊枯萎顺序	花瓣—雄蕊—雌蕊	
气味	有,特殊香味	
分泌物	有	

　　乔梅梅等（2017）通过实验观察新疆北屯市186团日光温室种植的黑果枸杞花的生长与形态特征,结论与前者报道相似。黑果枸杞花多为1～3朵、少数7～13朵簇生于棘刺两侧,花两性,花梗细瘦,长0.5～1 cm；花萼狭钟状,长3～5 mm,不规则2～4片浅裂,3片居多,裂片边缘膜质化,果实稍膨大成半球状,包裹果实中下部,宿萼；合瓣花冠,漏斗状,紫色,筒部向檐部稍扩大,5片浅裂,裂片矩圆状卵形,两侧稍向下弯曲,早落冠；雄蕊稍伸出花冠,生长在花冠筒中部,花丝离基部稍上和花冠内壁等高处均生有疏绒毛,颜色在现蕾初期为白色,现蕾期为紫色,花药着生方式为丁字着药或背着药,花丝长3～8 mm,花药长2～3.2 mm；柱头中部单侧向下凹陷,直径1.0 mm左右,花柱直径0.45 mm左右。花柱与雄蕊多数情况下等长,但外界环境变化可改变黑果枸杞花柱长短,明显形成长、中、短花柱（图4-2-10～图4-2-12,表4-2-8、表4-2-9）。

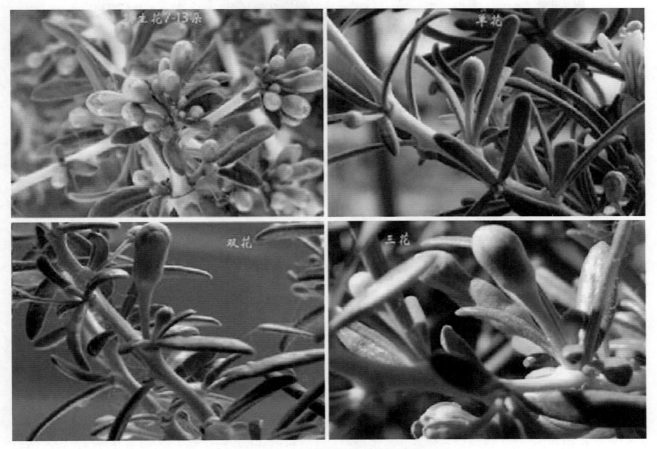

图4-2-10　黑果枸杞的簇生花蕾

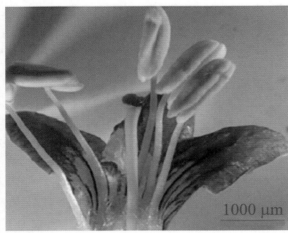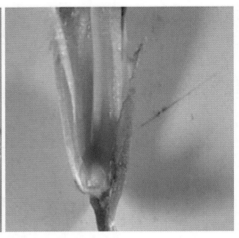

图4-2-11　黑果枸杞花的结构

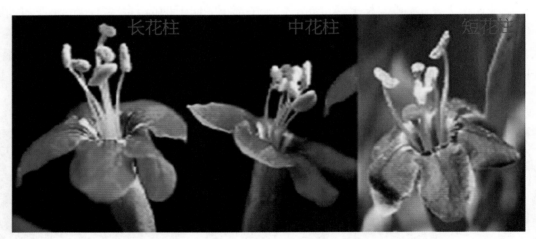

图4-2-12　黑果枸杞长、中、短花柱

表4-2-8　黑果枸杞花的形态结构

花的组成	花的性别	花梗	花萼	花冠
完全花	两性花	细瘦	合萼	漏斗状
雄蕊类型	花药着生方式	花药开裂类型	子房类型	胚胎类型
离生雄蕊	丁字药或背着药	纵裂	子房上位 周位花	中轴 胎座

表4-2-9　黑果枸杞花开时的形态结构

雄蕊	花丝长	花药长	花柱长	花柱直径	柱头直径	子房直径
5枚	3～8 mm	2～3.2 mm	3～8 mm	0.45 mm左右	1.0 mm左右	1.3 mm左右

吴佳豫(2018)通过实验观察甘肃张掖市发育良好的黑果枸杞花,总结了花的形态特征:黑果枸杞花通常2~4朵同叶簇生,花梗长约5 mm,萼片上部开裂或呈不规则边缘,花中部自下而上呈筒状扩大,长6~8 mm,花冠呈漏斗状,完全开放时花冠直径为8~12 mm,花瓣向四周平展,颜色为紫色或粉紫色,

多为五裂,偶有四裂,开放时雄蕊略高于柱头或与柱头等高,开花后约1h花药开始散粉,雨天花药外壁收缩,颜色由乳白色变为褐色,散粉推迟或不散粉。

(二)花器官发育特征

吴佳豫(2018)对黑果枸杞大小孢子发生和雌雄配子体发育进行研究,在黑果枸杞花器官原基分化末期,花蕾内壁出现许多凸起物,雌蕊原基和雄蕊原基开始分化。到雌雄蕊分化期,雄蕊原基持续伸长,花丝花药逐渐发育成型,过程中雌蕊原基开始膨胀,下部膨胀生长成为子房,中部伸长成为花柱,上部生长形成柱头。

1. 小孢子发生和雄配子体发育

(1)花药壁的发育:黑果枸杞的1枚花药具有4个花粉囊,花药发育初期表面为原表皮,里面为分生组织(图4-2-13A);花粉囊来源于花药四角的基本组织内一群具高度分生能力的孢原细胞(图4-2-13B),后孢原细胞经平周分裂,内外分裂形成造孢细胞和周缘细胞(图4-2-13C)。随后外层的初生周缘层分裂发育为药室内壁、中层、绒毡层,花粉囊壁发育完成(图4-2-13D),花粉细胞初步形成,薄壁细胞形成,原形成层细胞开始分化,形成维管束,药隔初步形成。

内层的初生造孢细胞发育产生次生造孢细胞,随后发育成为小孢子母细胞。随着小孢子发育,形成花粉的过程中,绒毡层开始出现退化现象,花粉发育到单核后期时绒毡层在退化的过程中解体,此时花粉萌发沟初步形成(图4-2-13E)。至花粉发育成熟时,花粉药室内壁在发育的过程中发生纤维层

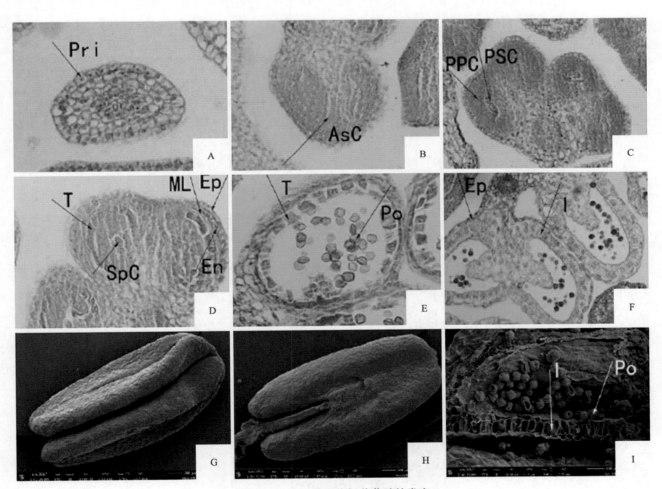

图4-2-13 黑果枸杞花药壁的发育

［A:花药原始体;B:花药横切面,造孢细胞开始发育(箭头);C:孢原细胞平周分裂,初生造孢细胞和初生周缘层(箭头);D:花粉囊壁的形成,药室内壁、中层、绒毡层、表皮(箭头);E:萌发沟初步形成,花粉发育到单核后期,绒毡层解体(箭头);F:绒毡层消失,纤维层出现(箭头);G:花药形态的扫描电镜观察1;H:花药形态的扫描电镜观察2;I:花粉纤维层囊壁(箭头)。Pri:原表皮;AsC:孢原细胞;PPC:初生周缘细胞;PSC:初生造孢细胞;T:绒毡层;Ep:表皮;En:药室内壁;ML:中层;SpC:造孢细胞;Po:花粉;I:花粉内壁］

带状增厚,竖向拉伸延长后形成竖向排列的纤维层,此时花粉囊壁中层细胞消失,绒毡层完全退化消失,仅剩纤维层状的花粉内壁和表皮,纤维层有助于花粉囊开裂散粉(图4-2-13F),后花药发育成熟。

（2）小孢子发生和雄配子体发育:孢原细胞进行平周分裂后,形成两个细胞,向外形成初生壁细胞层,向内形成初生造孢细胞,初生造孢细胞经几次有丝分裂形成次生造孢细胞,次生造孢细胞继续发育后成为小孢子母细胞(图4-2-14A、B),在此过程中绒毡层开始发育(图4-2-14C)。小孢子母细胞接着进行减数分裂(图4-2-14D),其外侧开始积累胼胝质壁,减数第一次分裂时,产生两个子核(图4-2-14E、F),后进行减数第二次分裂,产生4个子核,随后细胞壁慢慢生成,四分体产生(图4-2-14G、H)。四分体时期持续时间较短,小孢子母细胞经减数分裂形成四分体小孢子,此时绒毡层处于

发育最快的时期(图4-2-14I)。由绒毡层释放出的胼胝质酶使得胼胝质壁开始慢慢分解,随后胼胝质壁消失,使得四分体中的细胞分离,成为单核花粉,小孢子游离到花药室中,成为游离小孢子,单核后期,绒毡层开始解体。

孢原细胞向外分裂成的初生周缘层,后经分裂发育为药室内壁、中层和绒毡层,其中中层和绒毡层将作为雄配子体形成过程中提供养分的来源而在发育过程中消失。小孢子母细胞经减数分裂产生四分体后,释放出初期小孢子。初期小孢子细胞核大且位于中央,周围包裹着浓厚的细胞质(图4-2-14J),随着小孢子细胞核的发育,核细胞体积开始变大,细胞质开始液泡化,体积开始变大,细胞核被挤到了变厚的细胞壁一侧,进入单核靠边期(图4-2-14K)。后进行第一次有丝分裂,产生了较大的营养细胞和相对较小的生殖细胞,进行第二次有丝分裂

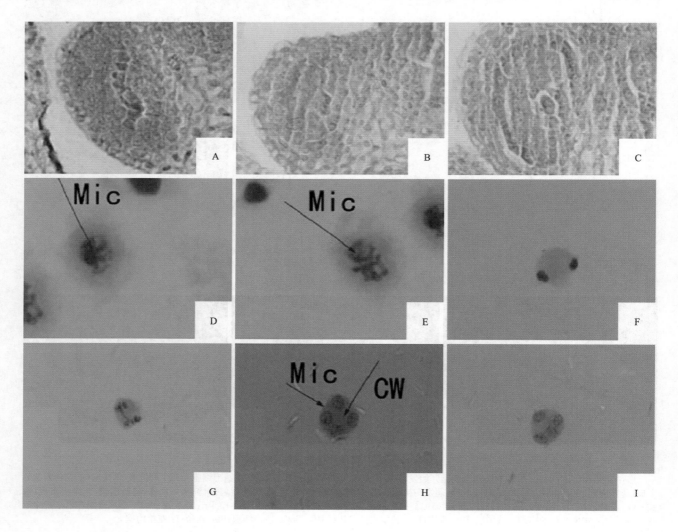

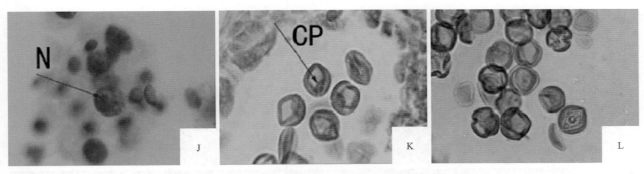

图4-2-14 黑果枸杞小孢子发生和雄配子体的发育

［A：孢原细胞平周分裂；B：初生壁细胞层和初生造孢细胞形成；C：绒毡层发育；D：小孢子母细胞（箭头）；E：减数分裂Ⅰ；F：小孢子母细胞减数分裂末期Ⅰ；G：减数分裂Ⅱ；H：四分体时期；I：四分体时期；J：初期小孢子（箭头）；K：单核靠边期；L：有丝分裂Ⅱ。Mic：小孢子母细胞；CW：胼胝质壁；N：细胞核；CP：细胞板］

时，生殖细胞与花粉内壁脱离，成为游离在营养细胞细胞质中的胞中胞（图4-2-14L），随后发育成为成熟的花粉。

2. 大孢子发生和雌配子体发育

（1）胚珠的发育：黑果枸杞雌蕊原基分化成为子房、花柱和柱头，基部膨大成为子房，外部形成子房壁，内部逐渐发育形成子房室（图4-2-15A、B）。子房壁心皮的腹缝线向内卷入，逐渐向中央融合，此时胚珠原基还未分化，后心皮闭合形成轴胎座。在此过程中，其表皮下的细胞开始分化。当心皮完全闭合，中轴胎座形成时，隔膜形成，子房腔室变为双子房室，此时中轴胎座的皮下细胞在持续分化的过程中形成了许多小突起，胚珠原基形成（图4-2-15C、D）。后胚珠原基继续膨大，前段的孢原细胞逐渐发育成为珠心，基部长成珠柄，基部的外围细胞开始加速分化，两侧生长产生环状凸起发育成为珠被（图4-2-15E），逐渐包裹珠心，发育过程中外侧珠被细胞分裂速度较快，内侧较慢，珠被细胞两侧发育速度不一致，导致珠心逐渐倒转，开始向株柄靠近，在珠心顶端形成珠孔，最终形成倒生胚珠（图4-2-15F、G）。在子房发育的过程中，雌蕊原基上部开始伸长形成线性花柱，花柱的顶端开始分裂膨大，最终形成二裂头状柱头（图4-2-15H、I）。

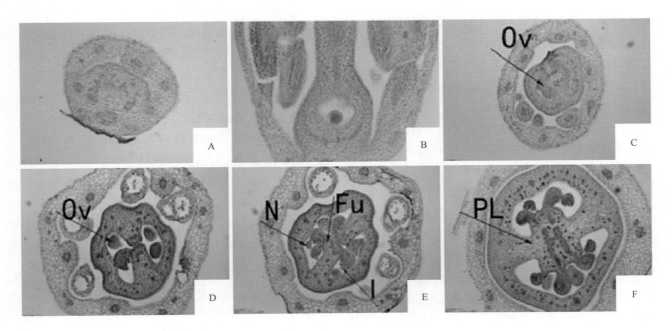

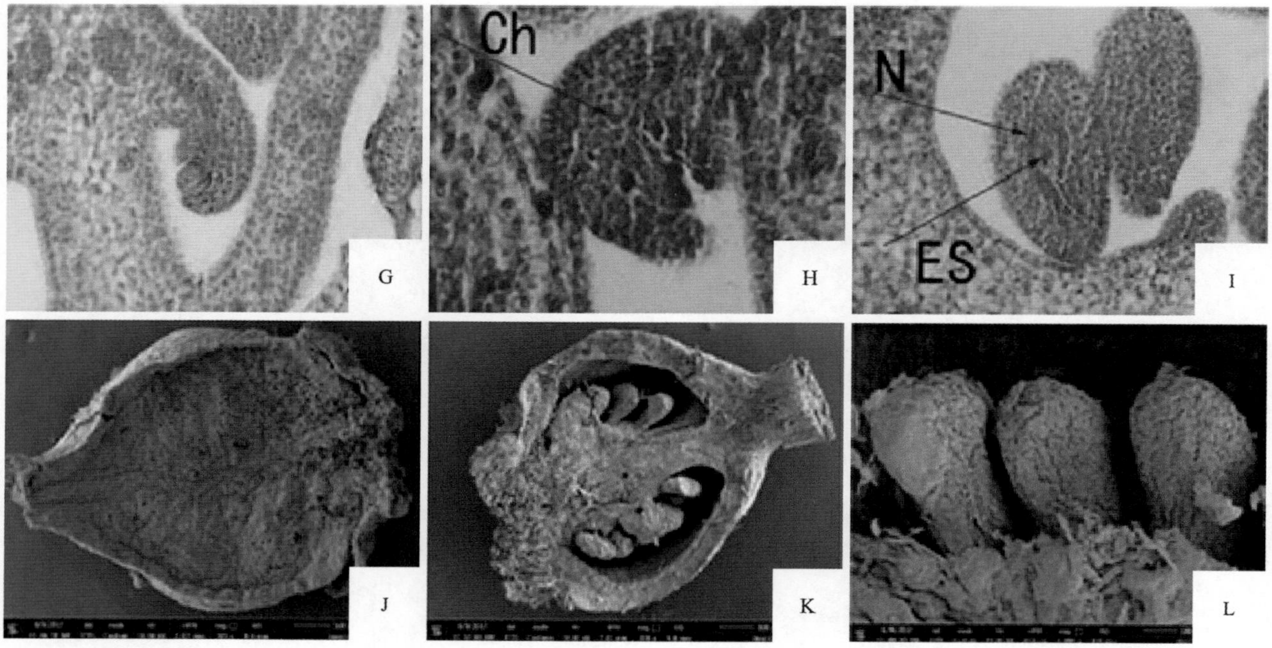

图4-2-15 黑果枸杞大孢子发生和雌配子体的发育

［A：膨大的子房；B：子房室形成；C：胚珠开始发育（箭头）；D：腹缝线示意；E：珠心、珠被、珠柄（箭头）；F：腹缝线合缝，中轴胎座形成（箭头）；G：倒生胚珠；H：合点（箭头）；I：珠心、胚囊（箭头）；J：扫描电镜下的子房隔膜；K：扫描电镜下的子房室；L：扫描电镜下的胚珠。Ov：胚珠；N：珠心；Fu：珠柄；I：珠被；PL：胎座；Ch：合点；ES：胚囊］

（2）大孢子发生和雌配子体发育：黑果枸杞的孢原细胞直接起到了大孢子母细胞的作用，其大孢子母细胞由孢原细胞经过减数分裂直接发育形成，减数第一次分裂时，细胞开始形成1个细胞壁将大孢子母细胞从中央分为两个子细胞，母细胞进入二分体时期。后进行减数第二次分裂，形成四分体。母细胞通过两次减数分裂产生4个子细胞，呈线型排列，后功能大孢子继续发育形成大孢子母细胞，其他三个将退化，随后消失。黑果枸杞的胚囊发育类型为单孢型胚囊，即蓼型胚囊。

一般情况下，珠孔端为功能大孢子，在发育成为大孢子母细胞的过程中，细胞核周围包裹着致密的细胞质，随后细胞体内产生液泡，核体逐渐被液泡挤压位移到了侧边，第一次有丝分裂珠孔端的功能大孢子形成的两个子核分别位移到了胚囊的珠孔端与合点端，后再经两次有丝分裂发展成八核胚囊。珠心细胞最外面的一层由于大孢子细胞体积的快速发育而变形。珠孔端由子核发育而来的四个单相核其中1个继续发育成中央极核，其他3个则分别发育成卵器结构，即1个卵细胞和两个助细胞。而合点端的4个三相核1个发育成为合点极核，另外3个发育成反足细胞。至此，完整的黑果枸杞雌配子体发育完成。

五、果实形态与解剖结构

（一）鲜果形态

黑果枸杞果实为浆果，黑果枸杞种质资源丰富，果实形状有扁圆和圆球两种类型。果实颜色由绿色逐渐变为紫红，再变黑色成熟，成熟时顶端稍向下凹陷（图4-2-16），内含丰富的色素，最大单果质量重0.816 g。果实颜色有紫色、黄色、白色、黑色和透明，其中黄色果植株形态更接近于红果枸杞（乔梅梅，2017）。黑果枸杞种植地有见白色、粉白、紫白、红色、黄色、降褐色、粉红色的果实（图4-2-17），这些属特异性状类型黑果枸杞，这些稀有资源对育种有利用价值（戴国礼，2017）。

对柴达木野生黑果枸杞资源的果实形态进行实地调查发现有两种果实表现型，根据果型指数将这两种果实表现型描述为"蟠桃型"和"圆球型"。"蟠桃型"浆果横径平均为10.38 mm，纵径为7.04 mm，果型指数为0.68，"圆球型"浆果纵径平均为9.60 mm，横径为9.85 mm，果型指数为0.97（图4-2-18）（祁银燕等，2018a）。

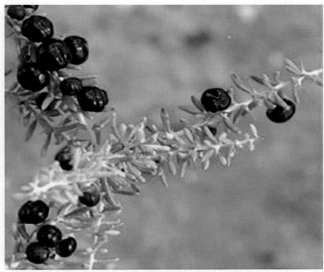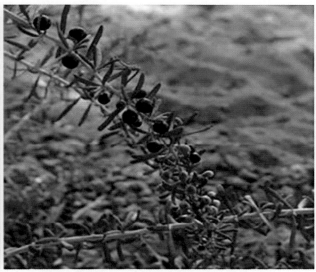

果实扁圆形　　　　　　　　　　　　　　　　　果实圆球形

图 4 - 2 - 16　黑果枸杞果实果形

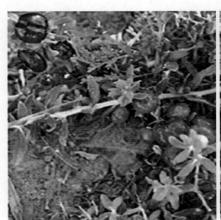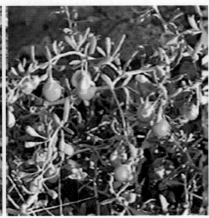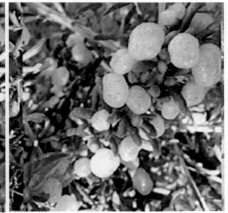

紫色果　　　　　　　　　　　黄色果　　　　　　　　　　　白色果

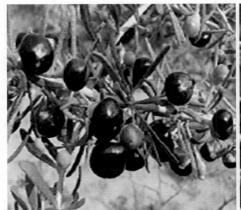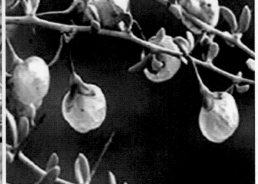

黑色果　　　　　　　　　　　　　　　　　透明果

图 4 - 2 - 17　黑果枸杞果实颜色

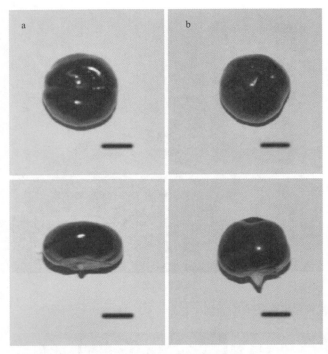

图 4 - 2 - 18　蟠桃型和圆球型黑果枸杞
(a:"蟠桃型"黑果枸杞;b:"圆球型"黑果枸杞)

（二）种子形态

黑果枸杞种子小,坚硬,表面粗糙、凹凸不平,形状较多,但大多数为近肾形或不规则形,种皮颜色褐色或灰色,种子长 2 mm,宽 1.5 mm,有胚乳,胚小,白色,子叶 2 枚,千粒重 0.85 g。黑果枸杞结实率多少在不同环境下存在较大差异,野生植株内含种子 49～50 粒,最少 9 粒,人工栽培种子数量减少,为 15～29 粒,最少 8 粒(乔梅梅,2017)(表 4 - 2 - 10、图 4 - 2 - 19)。

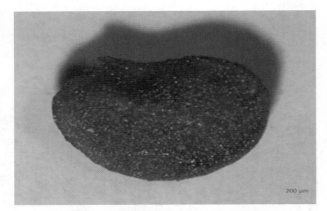

图 4 - 2 - 19　黑果枸杞种子外观形态

表 4 - 2 - 10　黑果枸杞种子形态特征

种子长（μm）	种子宽（μm）	种子千粒质量（g）	种子形状	种子表面特征
2 060.331±60.057	1 520.220±25.028	0.854±0.022	近肾形或不规则形	表面凹凸不平

（三）种子性状与果实性状相关性

王建友等(2017)以新疆巴州尉犁县墩阔坦乡琼库勒村黑果枸杞为材料,从不同果粒大小、结果部位、品种角度,研究黑果枸杞种子性状与果实性状的相关性。结果表明,黑果枸杞种子粒数对果实大小发育影响较大,种子重量对果实大小发育影响不大。黑果枸杞果粒横径及果粒纵径影响单果重。人工栽培的黑果枸杞种子数量和重量均显著高于野生种。

1. 不同大小黑果枸杞果粒的种子性状·横径分布:大果粒 13.49 ～ 16.89 mm,中等大果粒 7.63～11.60 mm,小果粒 5.18～7.14 mm。由图 4-2-20 可知,不同大小黑果枸杞果粒中,种子数存在显著差异,平均果粒种子数:大果粒＞中等大果粒＞小果粒,分别为 38 个、23 个、19 个。大果粒的种子数是小果粒的 2 倍。由图 4-2-21 可知,不同大小黑果枸杞果粒中种子百粒重差异不显著,大、中、小果粒平均百粒重分别为 0.22 g,0.23 g,0.21 g,以中等大果粒种子的百粒重最大,小果粒种子百粒重最小。

2. 黑果枸杞栽培种和野生种的种子性状·由图 4-2-22 可知,栽培种和野生种的种子数存在显著差异。野生黑果枸杞果粒平均种子数为 15 粒,栽培种的种子数是野生的 1.53 倍。由图 4-2-23 可知,栽培种的种子百粒重比野生黑果枸杞重 0.02 g,存在显著性差异。另黑果枸杞种子数和种子百粒重以新梢上最多最重,下部次之。

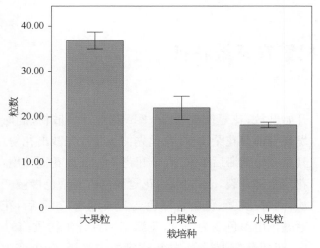

图 4-2-20 不同大小黑果枸杞种子数

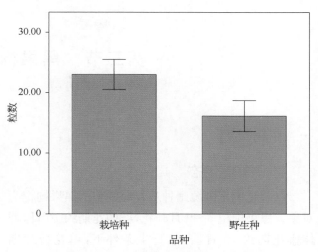

图 4-2-22 不同品种黑果枸杞的种子数

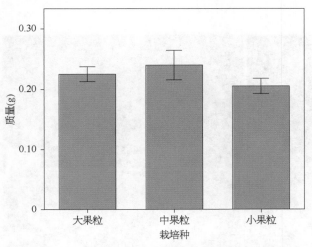

图 4-2-21 不同大小黑果枸杞的种子百粒重

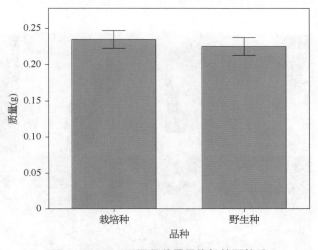

图 4-2-23 不同品种黑果枸杞的百粒重

3. 黑果枸杞种子性状与果实性状的相关性分析·黑果枸杞果实内种子数和果粒纵径呈显著正相关,相关系数 0.997。种子百粒重与果粒横径、果粒纵径、单果重均呈不显著正相关。果粒横径与果粒纵径和单果重呈不显著正相关。果粒纵径与单果重呈极显著正相关,相关系数 1.000。

不同结果部位黑果枸杞的种子数和果粒横径呈显著正相关,与果粒纵径和单果重呈极显著正相关,相关系数分别为 0.973 和 0.969。种子百粒重与果粒横径、果粒纵径、单果重均呈不显著正相关。果粒横径与果粒纵径、单果重呈极显著正相关,相关系数分别为 0.953 和 0.966。果粒纵径与单果重呈极显著正相关,相关系数为 0.992。

不同品种黑果枸杞的种子性状与果实性状的相关系数。果实种子数与果粒横径、果粒纵径、单果重均呈极显著正相关,相关系数分别为 0.880、0.973、0.959。种子百粒重与果粒横径、果粒纵径、单果重均呈不显著正相关。果粒横径与果粒纵径、单果重呈极显著正相关,相关系数分别为 0.888 和 0.962。果粒纵径与单果重呈极显著正相关,相关系数为 0.945。

种子是植物激素产生的中心,能促进营养物质向果实转运,研究证明黑果枸杞种子数对果实大小发育影响较大,在种植生产中有必要维持一定数量的种子数。人工栽培黑果枸杞种子数和重量均显著高于野生黑果枸杞,科学化育种,获得品质好的果实,培育多种子丰产品系,将会推动黑果枸杞产业较大发展。

第三节　黑果枸杞繁育系统特征

一、花物候期

(一) 开花动态

以宁夏枸杞资源圃种栽青海种苗的黑果枸杞为对象。黑果枸杞 5～9 月开花,群体花期约 70 日,群体盛花期约 40 日,自然野生条件下,单花持续期 2～3 日,白天晚间都有花朵绽放(图 4-3-1)。早晨 8:00 进行观察,9:00 花冠开始松动,10:00 花冠开始开放,花冠绽放后 1～2 h,花药开裂散粉;同时发现有部分花朵 1～2 花丝先伸长并首先散出花粉;其余 3 雄蕊滞后 1～2 h,于开花 3～4 h 内花冠伸展,花药全部开裂,5～6 h 后,花冠颜色由瑾紫色慢慢变淡,同时花柱颜色由青绿色变为黄绿色,24 h 后,花冠颜色由堇色变为白色,花瓣基部具分泌物质;48 h 后,花药壁变为褐色,柱头逐渐失去光泽,绿色变为褐色,花冠开始萎蔫(戴国礼,2013)。

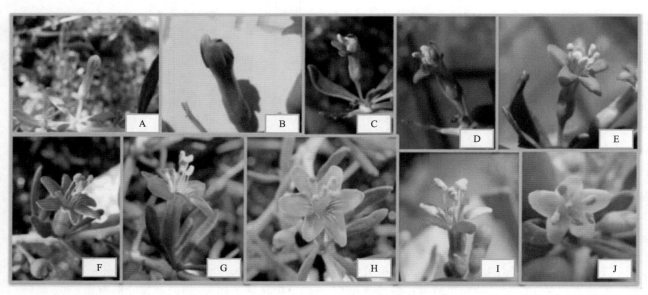

图 4-3-1　黑果枸杞开花动态观察

(A: 开花当日 8:00;B: 开花当日 9:00,花冠松动;C: 开花当日 10:00,花冠打开,花药开始伸展;D: 开花当日 11:00,花冠未完全打开,花药逐次开裂;E: 开花当日 12:00,花冠完全打开,2 枚花药先开裂;F: 开花当日 13:00,5 枚花药开裂;G: 开花当日 15:00,花冠开始褪色;H: 开花当日 18:00,花冠颜色明显减淡,花柱头,开始出现褐色;I: 开花后 24 h,花冠白色;J: 开花后 48 h,花药药壁变为褐色,柱头逐渐失去光泽)

吴佳豫(2018)观察张掖地区黑果枸杞发现,黑果枸杞单花的开花始花期为 5 月 20 日,单花花期为 3 日,终花日期为 5 月 22 日;个体单株花期持续时间为 64 日,开花始花期为 5 月 30 日,开花高峰日期为 7 月 1 日,高峰期持续时间为 16 日,终花日期为 8 月 1 日;群体花期持续时间为 77 日,开花始花期为 5 月 25 日,开花高峰日期为 7 月 1 日,高峰期持续时间 26 日,终花日期为 8 月 9 日(表 4-3-1)。

表 4-3-1　7 年黑果枸杞开花物候观察

观测项目	观测水平		
	单花水平	个体水平	种群水平
始花日期	5 月 20 日	5 月 30 日	5 月 25 日
开花高峰日期	—	7 月 4 日	7 月 1 日
高峰期持续时间(日)	—	16	26
花期持续时间(日)	3	64	77
终花期	5 月 22 日	8 月 1 日	8 月 9 日

黑果枸杞开花前2日(图4-3-2A)花冠显著增大,开花前1日部分花蕾开始出现花冠松动现象(图4-3-2B)。开花当日早上8:00左右花瓣开始松动(图4-3-2C),早11:00完全开放,开放后花瓣多呈紫色或紫粉色(图4-3-2D),花脉清晰可见,花瓣基部为白色与紫色相间,中部呈微黄色沿花脉向花冠延伸,花丝与花柱几乎同高(图4-3-2E、F、G、H)。1h后,花丝逐渐伸长且变细,颜色逐渐由绿色变为浅绿色,花药开裂散粉,此时雄蕊高于雌蕊。次日花瓣颜色变淡,花药逐渐收缩(图4-3-2I),48h后花瓣由淡紫色开始变为褐色(图4-3-2J),花药柱头收缩干燥发黑,花柱由浅绿色变为乳白色,花冠开始萎蔫,后逐渐变干脱落(图4-3-2K、L)。阴雨天黑果枸杞花会推迟开放1h左右,开放后花药不饱满,颜色呈现紫色,无花粉散出,雨后变为褐色,柱头呈乳白色,部分呈现褐色。

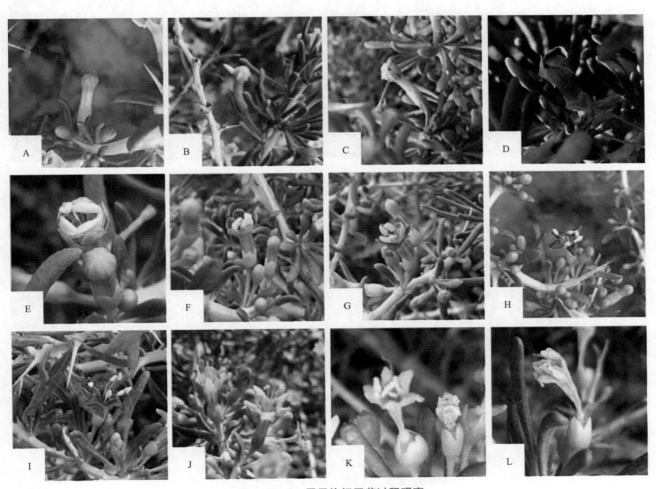

图4-3-2 黑果枸杞开花过程观察
(A:开花前2日;B:开花前1日;C~H:开花当日的动态过程;I:开花后1天;J:开花后2天;K:开花后3日;L:开花后4日)

(二) 花期划分

黑果枸杞单花花期从现蕾到死落地持续约30日,依据花蕾形态特征,划分为以下5期(图4-3-3)(乔梅梅,2017;吴佳豫,2018)。

1. **现蕾期** · 自叶腋产生绿色的幼小花蕾开始,到花蕾直径1.4mm左右,长2.5mm左右,花萼包被花冠,此时花冠颜色为青绿色,花药、柱头、子房已形成,但均呈透明状(图4-3-4),生长期5~7天。

2. **幼蕾期** · 自花蕾直径约为2.5mm、长5mm时开始,花萼绿色,包住花瓣,花瓣上部颜色为淡紫色,花药乳白色长约3mm,花丝长约0.3mm,花柱长约2.5mm,子房直径约为1mm,柱头绿色,生长期约10天。

3. **露冠期** · 自花萼开裂露出花冠到花冠松动前

止,花冠伸出花萼,花瓣紫红色,花蕾长约5.6 mm,粗2.5 mm,花药和子房为乳白色,花粉为淡黄色,柱头墨绿色,上有白色粘结物质,生长期2~4天。

4. 开花期·自花瓣松动开始,到向外平展止,花冠裂片紫红色,2~6 h。雄蕊呈"3+2"伸出冠筒,即先伸出3个,0.5 h左右再伸出2个;多数与雌蕊近等长,花药两纵裂,花粉淡黄色,大量散落;柱头头状,绿色(图4-3-5),子房基部蜜腺丰富。

5. 谢花期·自花瓣淡白色转变为深褐色;雄蕊干萎,后为淡褐色;柱头由墨绿色变为黑色,子房明显膨大,胚珠多数,白色。整个花冠干死脱落为期2~3天。

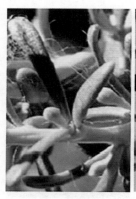 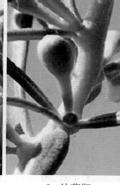 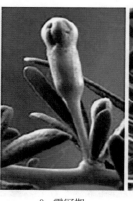 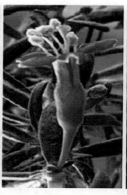 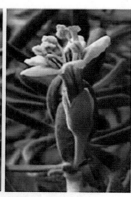

1. 现蕾期　　　2. 幼蕾期　　　3. 露冠期　　　4. 开花期　　　5. 谢花期

图4-3-3　黑果枸杞开花过程外部形态

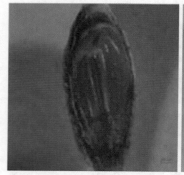 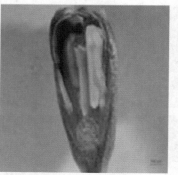 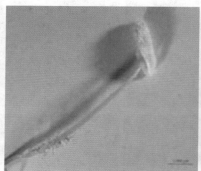 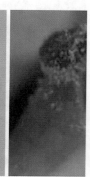

图4-3-4　现蕾期花内部形态　　　　　　图4-3-5　成熟的花粉与柱头

郭有燕等(2019)报道了甘肃荒漠区黑果枸杞实生苗更新过程的生态学特征,结果证明黑果枸杞每个花药具有4个花粉囊,小孢子母细胞减数分裂类型属同时型,雌蕊发育成熟时为中轴胎座。黑果枸杞花期5~10月,单花花期为3日,单株花期持续时间为64日,群体花期为77日,种群开花高峰期持续26日,开花当日黑果枸杞花粉活力最高,达到78.7%,自然条件下花粉寿命为2~3日。开花前两天黑果枸杞柱头即具有可授性,开花当天至开花后1日内柱头可授性较强,主要传粉媒介为虫媒,黑果枸杞结实主要集中在树冠的上部和中部,下部较少。

二、花粉形态特征

吴佳豫等(2018)采用扫描电子显微镜观察黑果枸杞花粉的赤道面观和极面观形状、萌发沟数目及延伸状态、沟痕深浅、花粉粒外壁表面纹饰,并随机选取花粉粒测量其极轴长与赤道轴长(花粉粒大小用P×E表示)。

(一)黑果枸杞花粉的一般形态特征

赤道面观为椭圆形,极面观呈3裂近圆形,萌发沟3裂延伸至两极、沟痕整体呈细长条形,中部较浅有细微隆起,向两极逐渐加深,花粉粒外壁雕纹呈网状长条形紧密交错排列分布,表面不规则分布穿孔。

随机选取开花期花粉粒若干进行测量,平均 P/E 值为 1.84(表 4-3-2),参照 G. Erdtman 关于 P/E 比值表示花粉粒形状的规定(其中 P 表示花粉极轴长,E 表示花粉赤道轴长),黑果枸杞形状属于长球形(P/E 在 1.33～2.0 之间属于长球形,P/E 值大于 2.0 属于超长球形)。

(二)不同花期的花粉形态特征

1. **幼蕾期** · 花粉粒长球形,赤道面观椭圆形,极面观三裂近圆形,花粉粒大小为 40.52(40.28～40.68)μm × 23.64(23.52～23.75)μm,P/E = 1.71,三孔沟,表面网状长条纹饰,条带宽度约 0.26 μm,条带间距约 0.23 μm,表面穿孔直径约 0.18 μm。

2. **露冠期** · 花粉粒长球形,赤道面观椭圆形,极面观三裂近圆形,花粉粒大小为 43.21(43.09～43.45)μm × 21.79(21.29～22.35)μm,P/E = 1.98,三孔沟,表面网状长条纹饰,条带宽度约 0.23 μm,条带间距约 0.22 μm,表面穿孔直径约 0.26 μm。

3. **开花期** · 花粉粒长球形,赤道面观椭圆形,极面观三裂近圆形,花粉粒大小为 44.36(43.44～44.68)μm × 24.15(23.75～24.38)μm,P/E = 1.84,三孔沟,表面网状长条纹饰,条带宽度约 0.39 μm,条带间距约 0.33 μm,表面穿孔直径约 0.29 μm。

(三)不同花期的花粉形态特征比较

1. **花粉形状与大小** · 幼蕾期花粉粒为长球形,花粉极较圆润;露冠期花粉的平均 P/E 值达到 1.98(表 4-3-2),形态接近超长球形,花粉极开始变尖;开花期花粉与露冠期花粉形态相似。幼蕾期花粉体积为 40.5(40.28～40.68)μm × 23.64(23.52～23.75)μm,露冠期花粉体积为 43.21(43.09～43.45)μm × 21.79(21.29～22.35)μm,开花期花粉体积为 44.36(43.44～44.68)μm × 24.15(23.75～24.38)μm。

表 4-3-2 不同时期黑果枸杞花粉形态比较

花期	极轴长 (P)(μm)	赤道轴长 (E)(μm)	P/E	花粉粒形状	表面纹饰
幼蕾期	40.52 (40.28～40.68)	23.64 (23.52～23.75)	1.71	长球形	长条状纹饰 表面有穿孔
露冠期	43.21 (43.09～43.45)	21.79 (21.29～22.35)	1.98	长球形	长条状纹饰 表面有穿孔
开花期	44.36 (43.44～44.68)	24.15 (23.75～24.38)	1.84	长球形	长条状纹饰 表面有穿孔

2. **花粉的萌发器官** · 黑果枸杞极面观可见三萌发孔沟,三沟在极面没有交会,赤道面观萌发沟延伸至两极。幼蕾期花粉萌发沟较浅,由孔膜处向两极逐渐扩大,沟缘整齐,沟界极区平展(图 4-3-6A、B、C);露冠期沟裂变窄加深,在孔膜处重合向两极延伸,在沟末端变宽形成凹陷,沟缘较整齐(图 4-3-6D、E、F);开花期萌发沟在孔膜处重合向两极孔沟变宽,沟缘整齐(图 4-3-6G、H、I)。

3. **花粉的表面纹饰** · 3 个时期的黑果枸杞表面雕纹基本一致,都为长条形,表面穿孔直径从大到小依次排列分别是开花期、露冠期、幼蕾期、幼蕾期花粉表面条纹呈纵向不规则交错排列,形成条纹网,在沟裂末端呈不规则横纵交错排列,条带之间沟较深,表面不规则分布穿孔;露冠期花粉粒表面条纹纵向分布整齐,条带之间的沟变浅,表面穿孔减少;开花期花粉粒长条形纹饰条脊顶端变平滑,条纹之间不规则零星分布有穿孔(图 4-3-6)。

通过以上对黑果枸杞幼蕾期、露冠期、开花期的花粉形态特征的扫描电子显微镜观察,发现黑果枸杞花粉形态特征在以上三个时期表现出一定的差异性,这些差异性表现在:①外部形态存在差异,黑果枸杞花粉的体积大小在不同花期有一定差异,三个花期中,开花期花粉最大,露冠期次之,幼蕾期最小。从 P/E 值可以看出黑果枸杞在不同发育阶段花粉形态的变化过程,极轴长度随花粉花期的发展逐渐增长,而赤道轴长在幼蕾期为 23.64 μm,露冠期为 21.79 μm,开花期为 24.15 μm,极轴长度的变化趋势反映出黑果枸杞花粉随着花期的变化,形态从长

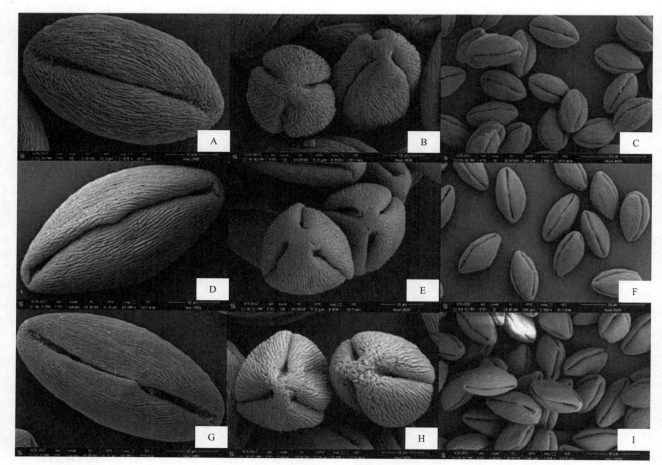

图4-3-6 不同时期黑果枸杞花粉
(A～C：幼蕾期；D～F：露冠期；G～I：开花期)

球形—接近超长球形（两极变尖、极轴增长、赤道轴缩短）—长球形的形态变化过程。②黑果枸杞萌发器官为三孔沟，萌发沟长度随着花期变化逐渐增长，深度逐渐加深，沟宽逐渐缩窄。③黑果枸杞表面雕纹为长条形，但在不同花期有着一定细节差异，从幼蕾期到开花期，花粉外壁条纹由不规则条纹网状纹饰逐渐变为排列整齐的长条形纹饰，条脊顶端表面趋于平滑，表面穿孔直径缩小，数量相应减少。实验结果表明黑果枸杞花粉在不同花期，形态特征上表现出了一定的差异性，但这种差异性对黑果枸杞花期及花粉发育时期判断是否具有参考价值，则需进行后续的实验完善及相关花粉细胞实验的证明。

黑果枸杞花粉粒一般特征为花粉粒形状为极面观三裂，萌发沟三裂；花粉外壁雕纹呈网状长条形纹饰，这与枸杞属植株花粉形态的一般特征描述基本一致，但在具体的形态细节方面存在一定的差异性，这种种属之间的差异性对于枸杞属品种分类具有一

定的参考价值。此外，所观察到黑果枸杞花粉外壁纹饰，除条纹间出现了不规则分布的表面穿孔，其他特征与樊云芳等（2008）对黑果枸杞的形态研究基本一致，这种同种之间细微差异出现的具体原因还有待于进一步研究。

三、繁育系统检测

花粉是种子植物的雄配子体，在有性繁殖中作用重大，其中花粉的生活力是花粉具有存活、生长、萌发或发育能力的表现；柱头可授性及最佳授粉时期在植物生殖过程中非常重要，很大程度上影响传粉成功率，所以，花粉活力与柱头可授性检测至关紧要。

戴国礼（2013）研究表明黑果枸杞5～9月开花，单花持续期2～3日；黑果枸杞花粉活力在花药开裂时处于最强的状态，达到93.02%，15日后，为2.97%；开花当日黑果枸杞柱头都具有可授性，在散

粉后 0～36 h 内，为传粉受精的最佳时间；杂交指数 OCI 为 3 或 4，P/O 值（花粉量与胚珠比）为 8750～10652，结合坐果率判断黑果枸杞不存在无融合生殖现象，部分自交亲和，繁育系统属于异交，需要传粉者。黑果枸杞的繁育系统以异交为主，但其仍保留着一定的自交花部综合特征。

（一）花粉活力检测

黑果枸杞花粉活力与对照"宁杞 1 号"花粉活力没有明显的差异，在花药开裂时花粉活力处于最强的状态，达到 93.02%，此后随着时间推移花粉活力逐渐下降，15 日时为 2.97%（图 4-3-7）。可见，室温条件下花粉活力的丧失比较缓慢，为黑果枸杞的正常传粉受精提供了基础。

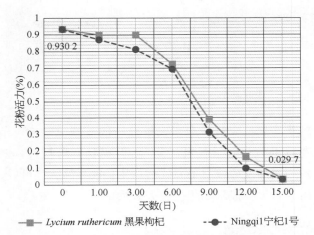

图 4-3-7　室温下黑果枸杞花粉活力

（二）柱头可授性

依据 Dafni（1992）的方法，在开花当日黑果枸杞柱头都具有可授性，在散粉后 0～36 h 内，雌蕊花柱柱头具有可授性，观察显示柱头表面具有大量气泡，且周围反应液也有大量气泡，这一时期为传粉受精的最佳时间。在雄蕊花药成熟前，雌蕊花柱柱头就已经具有了可授性，证明了花药散粉与柱头可授时间存在间隔，且雌蕊先熟。

（三）单花花粉量与胚珠比的估算

经过检测，黑果枸杞的花粉量与宁夏枸杞的花粉量差异不大，花粉量约为 245000，每花胚珠数目为 23～32，胚珠数量平均为 26 个。花粉量与胚珠比（Pollen-ovule ratio，P/O）为 8750～10652，主要集中在 9000 左右，依据 Cruden（1977）的划分标准

确定枸杞的繁育系统为专性异交类型（obligate xenogamy）。

（四）杂交指数的估算

根据杂交指数（outcrossing index，OCI）的估算标准：①黑果枸杞的单花直径为 10.09 mm，黑果枸杞的单花直径应计为 3。②由花药开裂和柱头可授性存在时间隔离，且属于雌蕊先熟，故花药散粉与柱头可授时间间隔应计为 0。③研究中发现枸杞花药的开裂方式存在逐次开裂的现象，五枚花药中，先有 1～2 枚花药先开裂，此时应不存在空间隔离；随后其他花药陆续开裂，开始散粉，当全部花药开裂散粉时，花药与花柱的空间距离及相对位置不再发生变化，此时应存在空间隔离。由于花药和花柱的生长，使其相对位置及空间距离产生了变化，故研究中花药与花柱的空间隔离应计为 0 或 1。

综上，黑果枸杞的杂交指数累计分值为 3 或 4，故黑果枸杞繁育系统类型应记为兼性异交型或异交型。

（五）黑果枸杞花的结构对繁育系统的影响

从不同来源花粉处理结果中，发现自花授粉处理的结实率明显地低于异株异花授粉处理，存在一定的近交衰退，而自花授粉的平均结籽率和单果平均种子数与异株异花授粉处理之间的统计分析结果差异显著，证实黑果枸杞自然条件下的有性繁殖系统受到花粉限制和缺少传粉昆虫的影响。对于黑果枸杞而言，其雄蕊在开花前紧靠柱头，具有共同进化的花部结构；花药在散粉时 1～2 花丝先伸长并首先散出花粉；其余 3 雄蕊滞后 1～2 h 开裂散粉，这就延长了花药散粉的时间，提高了花柱授粉的概率，这种花器官的主观行为实现了生殖保障、克服传粉媒介的短缺、有利于野生黑果枸杞种群的局部适应以及后代能够直接获得其优良性状。

吴佳豫（2018）对繁殖系统检测证明，黑果枸杞开花当天花粉活力最高，达到 78.7%，自然条件下花粉寿命为 2～3 日。在开花前 2 天黑果枸杞柱头即具有可授性，开花当天至开花后 1 天内柱头可授性较强。黑果枸杞人工授粉最佳时期为盛花期开花后的 24 h 之内。黑果枸杞繁育系统为异交型，部分自交亲和。通过对花粉活力 8 种检测方法筛选，采

用了 0.5% TTC 试剂 II 在 20 ℃,时间 35 min 条件下进行检测。

1. **花粉活力检测** · 黑果枸杞花粉在开花前 2 天时,视野内未观测到染色花粉。开花前 1 天时,花粉已经具有一定活力,且出现强活力花粉,其占花粉总数的 6.9%(表 4-3-3)。开花当天,花粉活力最强,达到 78.7%,每个视野内的平均花粉数达到 162 粒,强活力花粉较开花前 1 日上升 19.6%,无活力花粉仅占花粉总量的 21.3%。开花 24 h 后,有活力花粉与花粉总量均极显著下降,视野内无强活力花粉,有活力花粉仅为 13.9%,视野内平均花粉粒数仅为前 1 日的 20% 左右。开花 48 h 后,视野内无染色花粉,花粉完全失去活性,视野内平均花粉数较开花当日下降了 91.9%,为 20 粒。开花 3 日时,每个视野内平均花粉数为 15 粒,此时视野内无着色花粉,花粉完全失去活性。

表 4-3-3　黑果枸杞开花过程中的花粉活力变化

开花时间（日）	花粉粒数	强活力花粉粒率（%）	弱活力花粉粒率（%）	花粉活率（%）
−2	149±13a	0b	0b	0c
−1	135±43a	6.9±7.3b	17.4±20.4b	24.3±21.0b
0	162±14a	26.5±9.3a	52.2±5.9a	78.7±15.1a
1	34±0.4b	2.3±1.5c	11.6±7.5c	13.9±7.8bc
2	20±10b	0b	7.4±8.1bd	7.4±8.1bd
3	15±11c	0b	0e	0e

注：表中数据为平均数±标准差,同一列数据后不同小写字母表示不同的开花天数差异显著($p < 0.05$)。

2. **柱头可授性测定** · 由表 4-3-4 可以看出,黑果枸杞柱头在开花前 2 日即具有可授性,且随着开花时间的临近,柱头可授性持续上升,在开花当天达到最高值,开花当日及次日,柱头活性最高,此时柱头滴加反应液后产生大量致密的蓝紫色气泡,开花后 48 h 柱头活性开始下降,但仍具有可授性,表现为滴加反应液后仍有气泡产生但明显减少。开花后 3 日部分黑果枸杞柱头失去活性。

表 4-3-4　黑果枸杞柱头可授性检测

检测时间（日）	−2	−2	0	1	2	3
柱头可授性	+	++	+++	+++	++	−/+

注："+"越多表示柱头可授性越强;"+"柱头具有可授性;"++"柱头具有强可授性;"+++"柱头具有最强可授性;"−/+"部分柱头具有可授性,部分柱头不具有可授性。

3. **花粉量-胚珠比** · 经实验结果统计,黑果枸杞花粉变化幅度较小,统计的单花花粉数最小为 21 883 粒,最大为 23 837 粒,每朵黑果枸杞花的总花粉粒数平均在(22 759±992.53)粒,胚珠数为(43±1.15)粒,平均花粉量-胚珠比(P/O)为(521.06±10.84),表明其繁育系统为兼性异交,异交为主、自交为辅,需要传粉媒介。

4. **杂交指数** · 根据测量计算,黑果枸杞平均单花直径为 11 mm,记为 3;其在开放后散粉时花药基本均高于其柱头,柱头与花药存在空间隔离,记为 1;黑果枸杞为雌蕊先熟,记为 0;按照划分标准计算,黑果枸杞繁育系统应为异交型。

5. **控制授粉试验** · 不同方法处理下黑果枸杞单果结籽数有一定的差异(表 4-3-5),在自然状态下,黑果枸杞结实率为 100%(CK),套袋不去雄的结实率为 0,表明其无自花授粉现象;套袋去雄的结实率为 20%,表明其有一定的融合生殖现象;人工异株异花授粉结实率为 80%,表明其为异交结实;同株异花授粉结实率为 30%,表明其存在自交亲和现象;套网袋去雄结实率为 10%,与对照组进行比较,表明在自然条件下,黑果枸杞需要传粉媒介,但风媒对黑果枸杞传粉的作用较小。

表 4 - 3 - 5 不同方法处理下的黑果枸杞的结实率

处理方法	处理花数量	结实数	平均单果结籽数	结实率（%）
自然传粉(CK)	10	10	18	100
套纸袋,不去雄	10	0	0	0
套纸袋,去雄	10	2	23	20
套纸袋,去雄,人工辅助授同株异花花粉	10	3	8	30
套纸袋,去雄,人工辅助授异株异花花粉	10	8	10	80
套网袋,去雄	10	1	18	10

四、传粉生物性

阿力同·其米克等(2014)研究新疆库尔勒 6 个不同生境野生黑果枸杞有性生殖产出差异生态性,得出以下结论:

(一) 传粉者种类丰富

野外观测结果表明,黑果枸杞不同居群的传粉者构成差异较大。焉耆县霍拉山居群的传粉者种类最为丰富,共记录到 11 种不同类型的传粉昆虫,分别属于条蜂属(*Anthophora*)、切叶蜂属(*Megachile*)、地蜂属(*Andrena*)、隧蜂属(*Halictus*)、木蜂属(*Xylocopa*)、盾斑蜂属(*Croisa*)及意大利蜂(*Apis mellifera*)等,涵盖了黑果枸杞其他居群的所有传粉者类型,其中最频繁的传粉者为意大利蜂和一种条蜂属昆虫。和静县克拉古提乡的居群观测记录到 4 种类型的传粉昆虫,分别隶属于隧蜂属、地蜂属、切叶蜂属等。和静县的巴伦台和华侨农场居群各自记录到两种传粉者类型,如和静巴伦台居群的传粉者为隧蜂属和条蜂属昆虫,和静华侨农场居群的传粉者为意大利蜂及条蜂属昆虫。焉耆县的霍拉山河沟和八棵树村两个居群均只记录到一种传粉昆虫,分别为条蜂属昆虫和意大利蜂。

传粉频率图显示(图 4 - 3 - 8A)居群间访花频率差异极显著,按从大到小排列依次为:焉耆县霍拉山＞霍拉山河沟＞和静华侨农场＞八棵树村＞和静巴伦台＞和静县克拉古提乡。

(二) 胚珠数

黑果枸杞的单花胚珠数量在不同居群之地有明显差异,按从大到小排列依次为:和静县克拉古提乡＞焉耆八棵树村＞焉耆县霍拉山＞和静华侨农场＞和静县巴伦台＞焉耆霍拉山河沟。

(三) 柱头花粉落置数量和胚珠数

单花柱头花粉落置数量在居群间具有显著差异。与单花胚珠数量相比,柱头上花粉落置数量都远远大于其胚珠数量(图 4 - 3 - 8B、C)。和静华侨农场黑果枸杞居群中花冠有砂石堵住花冠情况。花粉落置数量从大到小依次为:焉耆县霍拉山＞焉耆霍拉山河沟＞焉耆八棵树村＞和静县克拉古提乡＞和静县华侨农场＞和静县巴伦台。

(四) 坐果率与结实率

6 个居群坐果率和结实率明显存在差异。普遍坐果率较低。坐果率最大是焉耆霍拉山河沟,最小是和静县巴伦台,其余 4 个居群较低。焉耆县霍拉山和霍拉山河沟结实率最高,达到 90%,其余 4 个居群 28%～38%(图 4 - 3 - 8D、E)。

(五) 单株果实产量

6 个居群差异显著,焉耆县霍拉山单株产量(5 358±293)个,远远大于其余各居群,最低是焉耆霍拉山河沟和和静县巴伦台(60～100)个(图 4 - 3 - 8F)。

(六) 有性生殖成功率与传粉者访花频率和效率关系

相关性分析表明,柱头花粉落置数量与访花频率间无显著相关性;访花频率与坐果率之间存在显著相关关系;访花频率与结实率之间有显著正相关关系;单株果实产量与传粉频率之间无显著相关关系。

(七) 虫媒访花行为观察

吴佳豫(2018)对黑果枸杞访花昆虫种类及其访

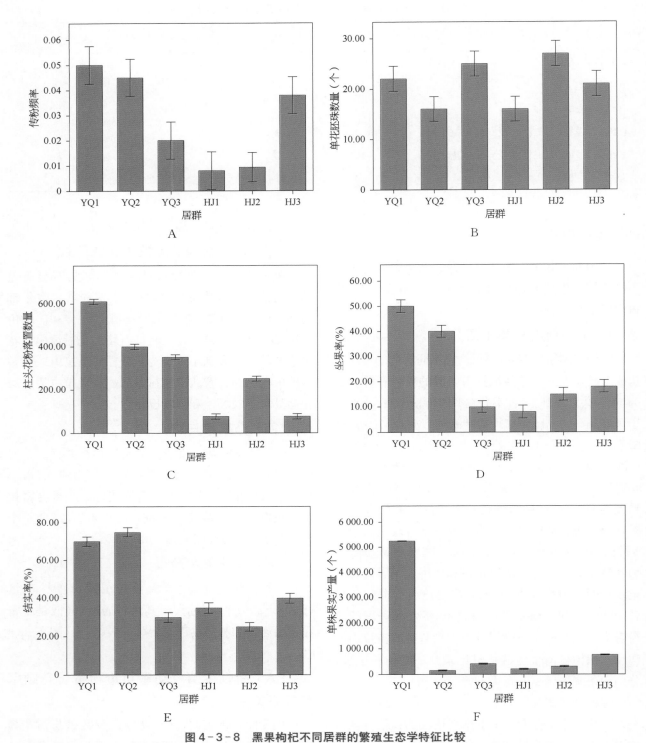

图 4 - 3 - 8　黑果枸杞不同居群的繁殖生态学特征比较

[A. 访花频率(每10 min 每花的传粉者数量);B. 胚珠数;C. 柱头花粉落置数量;D. 坐果率(%);E. 结实率(%);F. 每株果实产量]

花行为进行观察,发现甘肃河西学院实习基地黑果枸杞访花昆虫主要有6种(图4-3-9),分别为双翅目2种,膜翅目4种(表4-3-6),这些昆虫均以吸食花蜜为访花目的。

访花者访花行为观察:长尾管蚜蝇(图4-3-9A)花中滞留时间为(2.66±0.57)s,平均每次访(6.80±2.58)朵花,其访花时头部会深入花药之间来回拨弄吸食花蜜;普通黄胡蜂(图4-3-9B)花中

表4-3-6　访花昆虫种类

目级	科	种	访花次数
双翅目	食蚜蝇科	长尾管蚜蝇	95
		大灰食蚜蝇	54
膜翅目	胡蜂科	普通黄胡蜂	9
	蜜蜂科	意蜂	192
		伊犁黑蜂	28
	姬蜂科	黄胸木蜂	10

滞留时间为（2.33±1.15）s，平均每次访（2.40±0.89）朵花，访花时身体轻触花冠随即飞离；意蜂（图4-3-9C）花中滞留时间为（16.66±12.58）s，平均每次访（6.20±3.49）朵花，其腿和胸腹部重复充分接触花粉和柱头，停留时间较长，属于腹触式传粉类型；黄胸木蜂（图4-3-9D）花中滞留时间为（1.33±0.57）s，平均每次访（1.20±0.44）朵花，只接触一朵花稍停留后便会离开；大灰食蚜蝇（图4-3-9E）花中滞留时间为（6.33±1.52）s，平均每次访（7.00±2.91）朵花，其会在花间来回爬动，并用触角

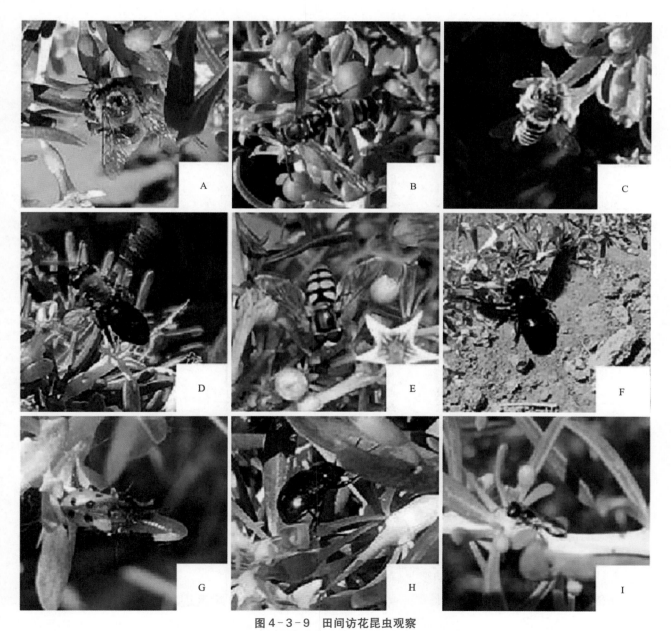

图4-3-9　田间访花昆虫观察

（A：长尾管蚜蝇；B：普通黄胡蜂；C：意蜂；D：黄胸木蜂；E：大灰食蚜蝇；F：伊犁黑蜂；G、H、I：其他昆虫）

拨弄花药;伊犁黑蜂(图4-3-9F)花中滞留时间为(1.62±0.47)s,平均每次访(1.80±0.74)朵花,其访花时用头腹部及翅膀重复接触花蕾,稍做停留后飞离。在观察期间还发现若干瓢虫、蚂蚁、家蝇等昆虫(图4-3-9G、H、I),其均无明显访花行为。

研究发现黑果枸杞通过风媒和虫媒进行传粉,但虫媒是黑果枸杞主要的传粉方式。通过对甘肃河西学院农学基地的黑果枸杞访花昆虫进行观察发现,黑果枸杞有6种访花昆虫,其中意大利蜜蜂、长尾管蚜蝇和大灰食蚜蝇访花较为频繁。意大利蜜蜂的嚼吸式口器长于蝇类的唇舌式口器,更常拜访筒状花,而蝇类的舔吸式口器决定了这类访花者只需要少量花蜜就能满足其需求,黑果枸杞的花部形态与传粉昆虫两者相互适应,保证了黑果枸杞授粉过程的完成。在自然授粉条件下,黑果枸杞的柱头可授性与花粉活力所持续的时间短,外界传粉媒介主要是昆虫,由于黑果枸杞是虫媒花,传粉者在其授粉过程中发挥着重要作用,因此高效的传粉者可以提高黑果枸杞的坐果率。

总之,传粉对黑果枸杞的繁殖成功有着重要作用,传粉者种类和数量越多,黑果枸杞的繁殖成功率也越高。但是限制黑果枸杞繁殖成功的因素并不仅限于传粉者服务水平,频繁的风沙侵蚀也将导致其产量低下,在黑果枸杞大规模人工种植过程中,此结果对于如何规避风沙、合理选址具有实际的应用指导价值。另外,针对黑果枸杞丰富的野生资源建立自然保护区或采取切实有效的措施规范或阻止人为无序采伐,对于黑果枸杞野生种质资源的维护和持续发展意义重大。

第四节　黑果枸杞树生活史

黑果枸杞从苗期至衰老枯死,每年都经历生长期与冬季休眠期,生长期即黑果枸杞的物候期。

一、生命周期

(一)苗期

实生苗树从种子萌发开始,繁殖成后,到第一次开花结果前这一时间段。1.5~2年时间,树冠与根系生长旺盛,这一时间段肥水使用非常关键,培育壮苗对后期早期丰产很重要。

(二)结果初期

结果初期是幼树期,从第一次开花结果到大量结果为止。苗期1.5~2年,至第4~5年幼树止。这一时间段树冠和根系生长旺盛,分枝生长势也较强,骨干形成较强。

(三)结果盛期

盛果期指5年起到20~30年止,这时树冠达到最大,一般20~50 cm,一些地区达到60~120 cm。果实产量达到最高时期。这一时期要加强肥水管理,防治病虫害,剪修衰枝以利于光照。

(四)结果后期

盛果后期指盛果期从20年或30年至40年止。结果能力下降,果实变小,少有新梢生长,下部主枝慢慢开始死亡。

(五)退化衰期

自种子萌发30~40年(韩丽娟,2014),树体生长开始退化,结果能力显著衰退,产量剧减,果实质量参差不齐,枝开始死亡,根茎腐烂严重。此时黑果枸杞树经济生命结束。

二、物候期

黑果枸杞在一年当中温度的寒暑节律性变化,从而形成与此相适应的发育规律性周期变化起止日期称之为黑果枸杞物候期。包括了叶生长物候期(芽膨大期、芽开放期、展叶初期、盛期和末期)5个阶段;花物候期(种群与个体的始花期、高峰期、终花期)3个阶段,花在生长过程中分现蕾、幼蕾、露冠、开花与凋谢5个时期;结实物候有坐果期、膨大期、色变期、成熟期4个阶段;落叶物候分始期与末期,最后进入休眠期。

(一)物候期表现特征

经多年实地统计与查阅资料,黑果枸杞物候期从每年3月下旬地上部分开始萌发生长,到10月落叶至进入休眠期。此期间萌芽、展叶、枝梢生长为黑果枸杞展叶生长过程(图 4-4-1)。花芽分化、开花、凋谢见图 4-4-2,结果和落叶见图 4-4-3、图 4-4-4。包括了整个生长发育过程。以上汇总见表 4-4-1。

表 4-4-1 黑果枸杞物候变化表

物候表现		特征	图示	时间
叶物候	芽膨大期	枝条节位处深褐色芽体开始膨大,尖端出现新鲜颜色	图 4-4-1A、A₁	3 月下旬—5 月上旬
	芽开放期	枝条上有出叶小点,当鳞芽裂开,芽露出绿色叶尖且叶伸长,枝条上有出叶小芽	图 4-4-1B、B₁	
	展叶初期	当叶片达到 0.5 cm,芽从芽苞中展出	图 4-4-1C、C₁	
	展叶盛期	枝条上有 1/2 节位上展出叶片	图 4-4-1D、D₁	
	展叶末期	从出叶初进行观测与叶片数统计,当连续三次叶片数量一致时则为末期	图 4-4-1E、E₁	
开花物候	种群始花期	开花动态 25% 开花	图 4-4-2A、B	5 月上旬—8 月上旬
	种群开花高峰期	50% 植株达到开花高峰	图 4-4-2C、D	
	种群终花期	95% 植株开花	图 4-4-2E、F	
	个体开花始期	以第一朵开放花的时间为始期	图 4-4-2G、H	
	个体开花高峰期	开花高峰的枝条数大于或等于 50%	图 4-4-2I、J	
	个体终花期	整个植株无花开放	图 4-4-2K、L	
	现蕾期	叶腋长出绿色小花蕾,1 枚或多枚同叶簇生,平均花蕾长 1.44 mm,平均花蕾直径 0.91 mm	图 4-4-3A	
	幼蕾期	花梗长 2~3 mm,平均花蕾长 3.27 mm,平均花蕾直径 1.91 mm,花萼基部绿色,顶部呈黄绿色,雌蕊和花药呈淡绿色,平均花柱长 1.87 mm	图 4-4-3B 图 4-4-2G、J	
	露冠期	花萼开裂,标志着花蕾由幼蕾期进入露冠期,到花冠松散开裂为止,过程持续 3~5 日,平均花蕾长 7.34 mm,平均花蕾直径 2.66 mm,雌蕊呈乳白色,花药呈淡绿色,平均花柱长 5.54 mm	图 4-4-3C 图 4-4-2H、K	
	开花期	花冠开始松动到花瓣完全展开过程持续约 3 h,完全展时花冠直径约为 8 mm~12 mm,花瓣 5 裂,颜色为紫色或粉紫色,花脉清晰可见,花瓣基部为白色与紫色相间,中部呈微黄色沿花脉向花冠延伸,雄蕊略高于柱头或与柱头等高,雄蕊呈乳白色,子房基部呈浅紫色,花药呈乳白色,平均花柱长 5.83 mm	图 4-4-3D 图 4-4-2I、L	
	凋谢期	整个过程约为 2 日,在此期间,黑果枸杞花瓣颜色变淡,花药壁逐渐收缩,颜色由乳白色逐渐变为褐色,花冠开始萎蔫,后逐渐变干直到脱落	图 4-4-3E	
结果物候	坐果期	花瓣萎干,子房微鼓起,变大时果实坐果	图 4-4-4N	8 月上中旬—9 月下旬
	膨大期	绿色果实开始明显变大时果实膨大	图 4-4-4P	
	色变期	果实色泽由绿色变为褐色,开始变深	图 4-4-4Q	
	成熟期	果实黑色发亮,顶端稍向下凹陷,手感捏变软	图 4-4-4R	
落叶物候	落叶始期	叶片开始变黄、变干、脱落,进入落叶期	图 4-4-4S	10 月下旬
	落叶末期	叶片变褐或坏死,直至完全变黄或已经掉落	图 4-4-4T	
	休眠期	冬季落叶末期至翌年初春萌芽,生理生化活动极微弱		11 月—翌年 3 月

注:表中相关数据与信息来源:吴佳豫,2018;刘克彪,2019;刘娜,2020。

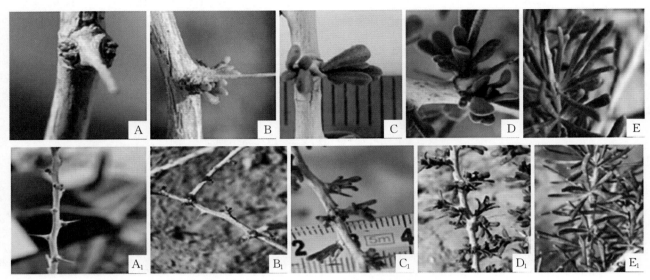

图 4-4-1　黑果枸杞展叶动态

（节位：A. 芽膨大期；B. 芽开放期；C. 展叶初期；D. 展叶盛期；E. 展叶末期。枝条：A1. 芽膨大期；B1. 芽开放期；C1. 展叶初期；D1. 展叶盛期；E1. 展叶末期）

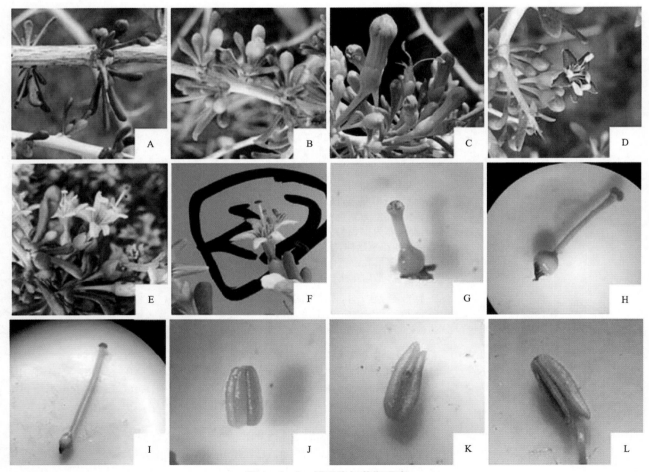

图 4-4-2　黑果枸杞花期观察

（A. 现蕾期；B. 幼蕾期；C. 露冠期；D. 开花期；E、F. 凋谢期；G. 幼蕾期雌蕊；H. 露冠期雌蕊；I. 开花期雌蕊；J. 幼蕾期花药；K. 露冠期花药；L. 开花期花药）

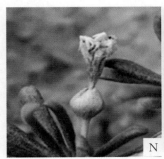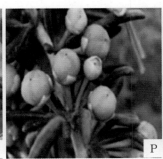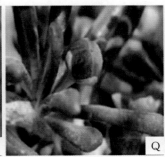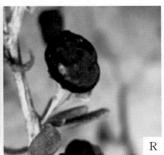

图4-4-3 黑果枸杞果实生长发育动态

（N. 果实形成期；P. 果实青果期；Q. 果实色变期；R. 果实成熟期）

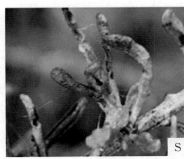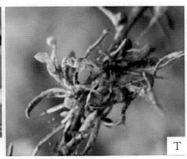

图4-4-4 黑果枸杞的落叶动态

（S. 落叶始期；T. 落叶末期）

（二）物候对增温增湿响应

以荒漠地区黑果枸杞在增温、增湿、增温增湿和正常生长对照组四个模拟条件下，观察其物候，研究四种条件下黑果枸杞物候的变化。

1. 叶生长物候·黑果枸杞出叶时间为4月中旬至5月初，增温增湿处理后叶物候显著提前，对落叶起始和终止明显晚于增湿和对照CK组。四种条件下对叶物候各期影响见表4-4-2。

表4-4-2 黑果枸杞展叶物候参数对增温增湿的响应（日）（平均值±标准误差）

观测项目	增温(W)	增温增湿(WP)	增湿(P)	对照(CK)
芽膨大期	14.54±1.10b	16.67±0.50b	17.17±1.44b	20.50±2.25a
芽开放期	16.87±1.02b	17.33±0.50b	18.92±0.14b	24.75±2.70a
展叶初期	21.33±0.95b	21.75±0.75b	21.50±0.43b	25.12±0.20a
展叶盛期	24.00±0.75c	25.33±0.52bc	25.75±1.15b	29.25±0.75a
展叶末期	32.25±0.11c	32.54±0.20c	39.46±0.43b	44.39±0.46a
展叶持续期	10.92±0.89b	10.79±0.65b	17.96±0.51a	19.27±1.34a
落叶起始期	187.08±0.45a	188.17±0.42a	183.50±0.34b	183.92±0.34b
落叶终止期	214.83±0.53a	215.33±0.56a	209.17±0.30b	208.33±0.38b
落叶持续期	27.75±0.59a	27.17±0.73a	25.67±0.22b	24.42±0.31b
生长季长度	193.50±0.12a	193.58±0.16a	187.67±0.30b	183.16±0.10c

注：同行不同小写字母表示处理间差异显著（$p < 0.05$）。

2. 开花物候·黑果枸杞花期为5月上旬—8月初,个体水平和种群水平的增温和增湿增温在始花期、开花高峰期、终花期显著早于增湿和对照组(CK)。黑果枸杞开花物候期对增温增湿的响应参数见表4-4-3。

表4-4-3 黑果枸杞开花物候参数对增温增湿的响应(日)(平均值±标准误差)

	观测项目	增温(W)	增温增湿(WP)	增湿(P)	对照(CK)
个体水平	始花期	45.92±0.51c	48.25±0.87c	50.00±0.63b	53.08±0.38a
	开花高峰期	70.50±0.33c	69.50±0.31c	77.10±0.43b	95.33±0.41a
	终花期	69.42±1.69c	67.83±1.49c	89.10±0.58b	92.83±0.32a
	花期持续时间	53.50±1.72c	49.58±1.71b	69.10±1.04a	69.75±0.39a
种群水平	始花期	44.00±0.00c	44.67±0.33c	48.00±0.58b	52.33±0.67a
	开花高峰期	70.33±0.67c	69.33±0.33c	76.67±0.67b	95.00±0.58a
	终花期	103.00±1.53b	100.67±0.67b	121.00±0.00a	123.67±0.33a
	花期持续时间	59.00±1.53b	56.00±1.00b	73.00±0.57a	71.33±0.88a

注:同行不同小写字母表示处理间差异显著($p < 0.05$)。

3. 结实物候·黑果枸杞结实物候期对增温增湿的响应参数见表4-4-4。增温、增温增湿和增湿处理坐果期、果实膨大期均显著早于对照组(CK)。果实色变期、果实成熟期和果实生育期各处理差异均显著。

表4-4-4 黑果枸杞结实物候参数对增温增湿的响应(日)(平均值±标准误差)

观测项目	增温(W)	增温增湿(WP)	增湿(P)	对照(CK)
坐果期	70.75±0.72b	70.75±0.74b	73.50±0.63b	82.92±2.89a
果实膨大期	80.17±0.69bc	77.92±0.56c	83.42±0.95b	96.42±2.91a
果实色变期	103.25±1.00c	94.67±1.40d	110.00±1.76b	119.58±2.47a
果实成熟期	111.83±1.14c	102.25±1.64d	125.50±1.68b	130.83±2.11a
果实生育期	41.08±1.08c	31.50±1.56d	52.00±1.86a	47.92±1.94b

注:同行不同小写字母表示处理间差异显著($p < 0.05$)。

总之,增温处理使得黑果枸杞的展叶、开花、结实物候始期显著向前分别推移了3.8日、7.2日、12.2日($p < 0.05$),落叶物候始期显著推迟了3.2日($p < 0.05$),展叶、开花、结实持续时间分别显著缩短了10.9日、12.3日、6.8日($p < 0.05$),落叶持续时间延长了3.3日,生长季显著延长了10.3日($p < 0.05$)。增湿处理表现出与模拟增温相似效果且低于增温,生长季比对照显著延长4.5日,个体和种群的开花持续时间与对照无显著差异,比增温处理显著长15.9日和14.0日($p < 0.05$),结实物候始期比对照提前了9.4日,比增温处理晚2.8日,果实生育期比对照显著延长了4.1日($p < 0.05$),比增温处理长10.9日。增温增湿处理展叶物候、个体与种群水平始花期迟于增温,开花高峰期、终花期均提前于增温,且开花持续时间缩短,对结实物候产生交互作用,并提前于增温。说明增加土壤水分会影响物候对模拟增温的响应,物候进而影响展叶、开花、结实物候。

(三)不同种源黑果枸杞物候期比较

刘克彪等(2019)以青海、新疆、宁夏、甘肃等6

个不同种源黑果枸杞种植于甘肃民勤地区,研究物候期差异以及与地理气候因子相关性,结果证明同一生境不同种源黑果枸杞物候期存在一定差异。气候因子对物候期有一定影响,新疆种源适合作为产地条件较好区域水土保持林的建群种,青海格尔木、甘肃民勤和宁夏银川种源则适合作为经济林树种;年均温可影响黑果枸杞的物候期,而海拔和年太阳总辐射可影响黑果枸杞干果中原花青素含量。不同种源物候差异如下。

1. 叶物候期差异比较·叶物候期差异比较结果(表4-4-5)表明:不同种源黑果枸杞均在2017年4月上旬和2018年4月下旬开始展叶,且其展叶始期在2017年较2018年早18日;各种源的展叶始期接近,相差3日,其中,宁夏银川种源的展叶始期最早,而新疆博乐和青海格尔木种源的展叶始期最晚。不同种源黑果枸杞从展叶始期到展叶盛期在2017年和2018年分别需要18~23日和11~14日,且其展叶盛期在2017年较2018年早9~11日;各种源的展叶盛期相差5~7日,其中,新疆精河、甘肃民勤和宁夏银川种源的展叶盛期较早,而青海格尔木种源的展叶盛期较晚。不同种源黑果枸杞落叶末期在2017年和2018年基本一致;各种源的落叶末期相差6~7日,其中,甘肃民勤和宁夏银川种源的落叶末期较早,而青海格尔木种源的落叶末期最晚。

表4-4-5 不同种源黑果枸杞叶物候期差异比较

种源	展叶始期 (MM-DD)		展叶盛期 (MM-DD)		落叶末期 (MM-DD)	
	2017	2018	2017	2018	2017	2018
新疆福海	04-06	04-24	04-28	05-07	10-20	10-20
新疆博乐	04-07	04-25	04-28	05-07	10-21	10-21
新疆精河	04-05	04-23	04-23	05-04	10-18	10-19
青海格尔木	04-07	04-25	04-30	05-09	10-24	10-23
甘肃民勤	04-05	04-23	04-25	05-04	10-17	10-17
宁夏银川	04-04	04-22	04-25	05-04	10-17	10-18

2. 花物候期差异比较·花物候期差异比较结果(表4-4-6)表明:不同种源黑果枸杞均在2017年和2018年6月上旬开始开花,且其始花期在2017年较2018年早1~3日;各种源的始花期接近,相差2~3日,总体来看,宁夏银川种源的始花期最早,而新疆福海种源的始花期最晚。不同种源黑果枸杞从始花期到盛花期在2017年需要7~11日,在2018年需要7~12日,且其盛花期在2017年较2018年早1~2日;各种源的盛花期接近,相差2日,总体来看,新疆福海种源的盛花期最早,宁夏银川种源的盛花期最晚。不同种源黑果枸杞在9月8日至11日进入末花期,且其末花期在2017年较2018年晚2~3日;各种源的末花期十分接近,仅相差1日。

表4-4-6 不同种源黑果枸杞花物候期差异比较

种源	始花期 (MM-DD)		盛花期 (MM-DD)		末花期 (MM-DD)	
	2017	2018	2017	2018	2017	2018
新疆福海	06-07	06-09	06-14	06-16	09-11	09-09
新疆博乐	06-06	06-08	06-15	06-16	09-11	09-09
新疆精河	06-06	06-07	06-15	06-16	09-10	09-08
青海格尔木	06-06	06-09	06-15	06-16	09-11	09-09
甘肃民勤	06-06	06-06	06-15	06-17	09-11	09-08
宁夏银川	06-05	06-06	06-16	06-18	09-10	09-08

3. 果实物候期差异比较·果实物候期差异比较结果（表4-4-7）表明：不同种源黑果枸杞分别在2017年7月中旬和2018年7月下旬开始成熟，且其始果期在2017年较2018年早7～9日；各种源的始果期接近，相差2～3日，总体来看，宁夏银川种源的始果期最早，新疆福海种源的始果期最晚。不同种源黑果枸杞从始果期到盛果期在2017年需要11～12日，在2018年需要4～6日，且其盛果期在2017年较2018年早1～2日；各种源的盛果期接近，相差2～3日，总体来看，宁夏银川种源的盛果期最早，新疆福海种源的盛果期最晚。不同种源黑果枸杞均在2017年和2018年9月下旬进入末果期，且其末果期在2017年较2018年晚2～3日；各种源的末果期十分接近，仅相差1日。

表4-4-7　不同种源黑果枸杞果实物候期差异比较

种源	始果期（MM-DD）		盛果期（MM-DD）		末果期（MM-DD）	
	2017	2018	2017	2018	2017	2018
新疆福海	07-14	07-23	07-26	07-27	09-24	09-22
新疆博乐	07-13	07-22	07-24	07-26	09-24	09-21
新疆精河	07-13	07-21	07-24	07-26	09-24	09-22
青海格尔木	07-14	07-21	07-25	07-27	09-24	09-22
甘肃民勤	07-13	07-21	07-24	07-26	09-24	09-22
宁夏银川	07-12	07-20	07-23	07-25	09-25	09-22

总体来看，在甘肃民勤不同种源黑果枸杞叶、花和果实的物候期存在差异，宁夏银川种源的展叶始期、展叶盛期和落叶末期均较早，而青海格尔木种源的展叶始期、展叶盛期和落叶末期较晚；宁夏银川种源的始花期、始果期和盛果期最早，盛花期最晚；新疆福海种源的始花期、始果期和盛果期最晚，盛花期最早；各种源的末花期和末果期十分接近，仅相差1日。结合宁夏银川的年均温高于青海格尔木的实际情况，认为年均温较高地区种源黑果枸杞的叶物候期早于年均温较低地区种源黑果枸杞。相关性分析表明，黑果枸杞的叶、花和果实的各物候期（包括展叶始期、展叶盛期、落叶末期、始花期、末花期、始果期和盛果期）与年均温呈极显著负相关，盛花期与年均温呈极显著正相关，各物候期与其他地理-气候因子的相关性基本上不显著。综合分析认为年均温对黑果枸杞的物候期有极显著影响，可能是影响黑果枸杞物候期差异的主要环境因子。

（四）柴达木黑果枸杞物候期特点

柴达木盆地是黑果枸杞分布中心地带，研究其物候期十分重要，雷玉红等（2018）根据青海省都兰县诺木洪气象站2015—2016年黑果枸杞发育、气温、日照及土壤湿度等气象资料，统计分析了黑果枸杞的生长发育周期，结果在柴达木盆地与其他产区物候期相对晚22～30日，包括了芽开放、展叶期、春梢生长期、老眼枝期、老眼枝果实形成期、老眼枝果实成熟期、春梢开花期、夏果成熟期、秋梢生长期、秋梢开花期、秋果成熟期、落叶期。在柴达木盆地，黑果枸杞发育期比红枸杞较晚，春季日平均气温达到10℃左右，黑果枸杞开始发育，5月中旬开始萌芽生长，到11月上旬落叶，停止生长，生长期180日（表4-4-8）。

表4-4-8　柴达木黑果枸杞各发育期日期

发育期	2015年	2016年	年平均值日期
芽开放	5.16	5.6	5.11
展叶期	6.2	5.19	5.26
春梢生长始期	6.4	5.28	6.1
老眼枝开花期	6.22	6.15	6.19
老眼枝果实形成期	7.20	6.29	7.10
老眼枝果实成熟期	8.30	7.6	8.3
春梢现蕾期	7.10	6.24	7.2
春梢开花期	7.24	7.12	7.18
夏果形成期	8.30	7.20	8.10
夏果成熟期	9.4	8.30	9.2
秋梢生长期	8.20	7.11	7.31
秋梢开花期	9.15	8.14	8.30
秋果成熟期	10.28	10.10	10.19

表4-4-8表明,5月中上旬黑果枸杞开始萌芽,5月下旬进入芽开放盛期,5月底6月初为展叶期,6月上旬春梢开始生长;老眼枝在6月下旬开花,7月上旬末开始形成老眼枝果实,8月中旬老眼枝果实开始成熟,月底达成熟盛期,第一批果实采摘开始。

黑果枸杞在6月底7月初春梢现蕾,7月中下旬春梢开花,8月底夏果开始形成,9月底至10月上旬夏果成熟,第二批果实采摘开始。

8月上旬至中旬末柴达木黑果枸杞开始进入秋梢生长期,9月下旬秋梢开花并达到盛期,10月下旬秋果开始成熟,到10月底达到成熟盛期,此时秋果的采摘也开始进行,并同时进入秋季落叶期。

第五节 黑果枸杞环境适宜性分析

一、黑果枸杞对生态因子要求

(一) 温度

黑果枸杞具有较强的适应性,耐寒,喜凉爽气候,可以在最高气温33.9~42.9℃或最低温度-41.5~-25.5℃中生存。气温稳定通过7.0℃时,黑果枸杞种子就会发芽,20.0~25.0℃的温度下最适合种子发芽,幼苗期间可短暂性地抵抗-3.0~-2.0℃的低温,春天的时候气温在8.0~14.0℃时根系的生长速度极快。黑果枸杞春芽在气温稳定通过6.0℃时开始萌动,温度16.0~18.0℃是茎叶生长的最佳温度,温度在16.0~23.0℃时候是黑果枸杞最佳开花期,温度在20.0~25.0℃时是最佳结果期,秋季气温通常低于10.0℃,这在一定程度上使果实在生长发育过程中的速度变慢。

(二) 光照

黑果枸杞是一种强阳性植物,喜光,没有光不结果实,不适合栽植在阴凉的环境中。具有较好的光照时,树体就会苗壮成长,果枝也具有较长的寿命,结果数量多,产量高;相反,结果就少。同时,黑果枸杞也是一种长日照植物,对日照的要求较高,全年光照应保持在2600~3500h。

(三) 水分

通常黑果枸杞易生长的环境较为湿润,但害怕积水,具有十分发达的根系,可在地下5~6m处吸收水分,且由于黑果枸杞叶片因其栅栏组织较为发达,各个细胞之间的缝隙较小,所以在一定程度上影响叶面水分的蒸发,有利于保证叶面的水分充足。

因此,黑果枸杞在生长过程中,土壤最佳含水量在18.0%~22.0%。然而,在黑果枸杞结果的阶段则需要保证较为充足的水分,但积水可导致黑果枸杞的根出现腐烂现象,导致黑果枸杞死亡。在黑果枸杞的生长旺季中,土壤最佳含水量为20.0%~25.0%,雨水较多的季节应重视第一时间进行排涝。

(四) 土壤

黑果枸杞在生长的过程中对土壤的肥力要求较低,具有耐贫瘠和耐盐碱的特性。土壤中pH为8.0~8.5,含盐为0.3%~0.9%(李四清,2016),能够生长于具有较高含钙量和较少有机质的荒漠土和灰钙土中,甚至pH在10.0时也能够生长。如果种植土壤具有良好的排水性,土质较为松散,含盐量小于2.0%,特别是灌淤土最适合进行栽培,可以实现高产(李永善,2020)。

(五) 气象灾害

黑果枸杞遇到的主要气象灾害有干旱、高温、大风、霜冻、沙尘暴等,干旱是影响黑果枸杞生长主要灾害。

二、黑果枸杞适生区研究

全球气候变化对生物资源可持续利用造成潜在威胁的同时,也引起了预测物种分布、生物进化等领域的科研快速发展。药用植物资源,作为一种具有战略性意义的天然野生健康储备资源,其今后的开发与利用至关重要。Maxent由美国普林斯顿大学(Princeton University)研究室研发,用于物种分类模型预测的专业软件,在业内得到广泛的应用。随着最大熵模型（Maxent）在物种分布预测领域的广泛应用，以及其对模拟分布数据有限、生态位较窄物种分布的有利预测，使得科学研究者借助 Maxent，可及时了解物种对气候变化的适应及其反馈，应用于药用植物资源领域，对其资源的保护和可持续开发利用至关重要。国外 Maxent 模型应用较为成熟，国内已经开展了大量的研究，赵泽芳（2017）、林丽等（2017c）及张亮（2020）利用 Maxent 模型对黑果枸杞在当前气候条件下的种植适宜性进行了研究，并预测了在未来不同排放情境下黑果枸杞的种植适宜性潜在分布取得了较大成绩。

（一）潜在适生区

基于单一气温、降水相关数据研究黑果枸杞的生境，但建模过程并未考虑土壤对黑果枸杞的影响。张亮（2020）在前人研究的基础上，增加表层土壤因子，利用 Maxent 模型模拟预测黑果枸杞当前、2050 年和 2070 年三种气候情景（RCP2.6、RCP4.5、RCP8.5）下的潜在适宜分布区（图 4-5-1），识别影响适宜区的主要环境因子，并分析当前至 2050 年、2050 年至 2070 年潜在适宜区时空演变，为野生资源可持续利用、大面积推广试验田发展特色农业、荒漠化治理、改善西北荒漠地区的生态环境以及西北地区精准扶贫等提供一定参考。以上研究笔者汇成表 4-5-1。

（1）黑果枸杞在我国适生范围主要在青海、新疆、甘肃、内蒙古、宁夏等西北干旱地区沙漠—绿洲过渡地带。以上研究与刘增根（2018）黑果枸杞资源调查结果相一致，也与韩丽娟（2014）报道的黑果枸杞资源地理分布较统一。最湿月降水量、最冷季均温、最冷季降水量、表层土壤砾石含量、年均温、月平均日温差等因子影响黑果枸杞分布，其中降水因子对黑果枸杞生长影响较大。

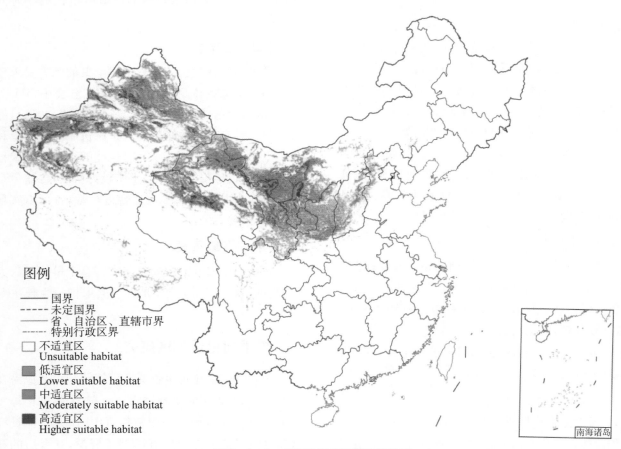

图例

—— 国界
----- 未定国界
—— 省、自治区、直辖市界
----- 特别行政区界
☐ 不适宜区
　Unsuitable habitat
■ 低适宜区
　Lower suitable habitat
■ 中适宜区
　Moderately suitable habitat
■ 高适宜区
　Higher suitable habitat

南海诸岛

图 4-5-1　中国黑果枸杞潜在适生区

表4-5-1 气候变化背景下黑果枸杞适宜区分布

适宜区分布变化 \ 信息来源	气候变化情景下黑果枸杞的潜在地理分布（张亮，2020）	气候变化背景下黑果药果枸杞的潜在适宜区分布预测（林丽等，2017c）	黑果枸杞（Lycium ruthenicum）分布对气候变化的响应及其种植适宜性（赵泽芳，2016）
分析方法	运用 MaxEnt 模型和刀切法（Jacknife）预测分析，以 ROC 受试者工作特征曲线进行检验	运用最大熵模型（Maxent）和地理信息系统（ArcGIS 10.3.1）软件预测	运用 MaxEnt 应用 ArcGIS 10.1 预测
黑果枸杞样本与环境因子数据	1. 黑果枸杞有效样本点 172 个； 2. 生态环境因子 29 个	1. 黑果枸杞原植物分布点 149 个； 2. 生态环境因子 19 个； 3. 1:400 万中国地图和行政区划图	1. 黑果枸杞样点 138 个； 2. 生态环境因子 22 个
适宜区划分标准	4级 不适宜区 P<0.3； 低适宜区 0.3≤P≤0.5； 中适宜区 0.5≤P≤0.7； 高适宜区 0.7≤P<1	5级 非适生区 P<2； 低适生区 0.2≤P<0.4； 中适生区 0.4≤P<0.6； 高适生区 0.6≤P<0.8； 最佳适生区 0.8≤P<1	3级 评价系数<0.3，不适宜区； 评价系数 0.3∼0.5，低适宜区； 评价系数 0.5∼1 适宜区
主要环境因子	MaxEnt 模型可以计算环境变量对物种分布的相对贡献。模型结果表明，最湿月降水量(24.2%)、最冷季均温(23.7%)、年降水量(14%)、土壤砾石含量(12%)、月平均日温差(6.0%)为影响黑果枸杞分布的主要环境因子，其累计贡献率达 86.6%。通过单因子响应曲线研究黑果枸杞潜在分布概率与 6 个主要环境因子之间的关系。当黑果枸杞潜在分布概率>0.3 时最湿月降水量 80.75 mm 左右，最冷季均温−13∼−0.85℃，最冷季降水量 19.59 mm 左右，表层土壤砾石含量 9∼22%(v/v)。通过各因子阈值定量分析，表明黑果枸杞耐旱，最湿月平均日温差 9∼16.5℃，生长干旱、半干旱的荒漠、沙地	有 7 个气候因子对模拟结果的贡献率大于或接近于 10%，由高到低依次为：最冷季降水量、年均温、等温性、温度季节性变化的标准差、最湿季度平均温度、最湿季度降水量、最湿季平均温度，累积贡献率为 90.5%，说明以上气候因子是影响黑果枸杞适宜性分布的主导型气候因子，并且其分布受多重气候因子共同影响	Bio18(最热季降水量)贡献率最高为 30.3%、Bio7(温度年较差)、Bio1(年平均气温)、Bio11(最冷季平均温度)分别为 14.8%、12.6%和 9.4%、Bio15(降水量的季节性变化)、Bio13(最湿月降水量)、Bio9(最干季平均温度)分别为 8.8%、6.3%、5.9%，Bio12(年降水量)以及 ASL(海拔)分别为 3.7%和 2.4%，这 9 个因子的累积贡献率高达 94.2%，基本可用于表征黑果枸杞适宜种植区的气候环境特征
当代时期潜在适宜区分布	当前黑果枸杞主要分布在新疆、甘肃、青海、宁夏等地区，在西藏、四川、山西、河北也有少量分布。黑果枸杞潜在适宜区总面积约为 111.942×10⁴ km²，约占国土总面积的 11.62%。其中适宜区面积为 12.907×10⁴ km²，占总适宜区面积的 11.53%；中适宜区面积为 31.738×10⁴ km²，约占总适宜区面积的 28.35%；低适宜区面积约为 67.297×10⁴ km²，约占总适宜区面积的 60.12%。新疆地区黑果枸杞适宜区分布较为广泛，塔里木盆地、吐鲁番盆地、噶什噶尔平原、伊	黑果枸杞当代适生区主要分布于我国青海、新疆、甘肃、内蒙古、宁夏。当代适生区面积 284.506949×10⁴ km²，占中国国土面积 29.6%，相对稳定区域为总适生区的 25.2%，其中最佳适生区 17.432292×10⁴ km²，高度适生区 85.526043×10⁴ km²，中度适生区 84.652779×10⁴ km²，低度适生区 96.895835×10⁴ km²	在当前气候背景下，黑果枸杞适宜种植区面积 207382.8 km²，主要分布于河西走廊及其周边柴达木盆地、塔里木盆地、准格尔盆地、吐鲁番盆地。适生面积新疆 114018.2 km²、青海 9338.00 km²、甘肃 29864.68 km²、宁夏 16639.84 km²、内蒙古 37476.44 km²，依次占面积百分比 6.87%、0.79%、6.58%、25.06%、5.2%。低适生新疆 1313463.12 km²、甘肃 1113042.00 km²、青海 657095.10km²、347452.40km²、内蒙古 24667.60 km²、宁夏

（续表）

信息来源	气候变化情景下黑果枸杞的潜在地理分布（张亮，2020）	气候变化背景下藏药果枸杞的潜在适宜分布预测（林丽等，2017c）	黑果枸杞（Lycium ruthenicum）分布对气候变化的响应及其种植适宜性（赵泽芳，2016）
适宜区分布变化			
当代时期潜在适宜区分布	犁谷地周边地区以及古尔班通古特沙漠、塔卡拉玛干沙漠边缘地区，具体包括哈密市西部、吐鲁番市南部、乌鲁木齐市东北部、昌吉市东北部、石河子市北部、奎屯市东北部、伊宁市东南部、阿克苏市南部及西吐鲁番、喀什市东部及西南部、和田市大部分地区。甘肃省沿黑河河西走廊、黑河流域以及石羊河流域呈现带状分布，主要位于嘉峪关市西北部、酒泉市东北部、张掖市西北部、金昌市东北部、武威市东部以及临夏东北部少量分布。内蒙古地区主要分布在腾格里沙漠和乌兰布和沙漠边缘地区，具体为阿拉善左旗西北部、巴彦淖尔市临河区西部地区。青海地区主要集中分布于柴达木盆地周边地区，具体包括德令哈市西南部、都兰县北部、乌兰县南部、格尔木市大部分地区。宁夏地区集中分布在石嘴山市、银川市、吴忠市以及中卫等地区。陕西、山西、西藏、四川等河北等地区适宜区面积较少，且呈现零星分布	气候变化背景下A1B(5个年代2020—2060年)，B1(7个年代2020—2080年)，各降适生区面积由284.506949×10⁴ km²为262.633685×10⁴和245.185768×10⁴ km²，在A2气候背景下，在未来7个年代(2020—2080年)总适生面积284.506949×10⁴ km²增加至323.526047×10⁴ km²。在未来5个年代A1B气候变换场景下，黑果枸杞的最佳适生区与高度适生区均呈减少情况，最佳适生区减少29%，高度适生区减少18%。但在未来7个年代A2气候场景下最佳适生区转化为最佳适生区有15.7%的增加。高度适生区转化为最佳适生区。在未来7个年代B1气候背景下黑果枸杞高度适生区，最佳适生区呈现大面积减少，最佳适生区由17.432292×10⁴ km²减少到9.958333×10⁴ km²，减少42.9%；高度适生区由85.526043减少到71.855904×10⁴ km²，减少16%	依次占面积百分比 14.01%、5.12%、16.84%、37.79%、3.67%
未来潜在适宜区分布	不同气候情境下黑果枸杞潜在适宜区评价基于RCP2.6、RCP4.5、RCP8.5三种情景。2050年，2070年，潜在分布区仍以新疆、甘肃、内蒙古、青海、宁夏等地区为主。其中高适宜区主要集中分布于甘肃河西走廊、内蒙古西部、青海柴达木盆地、宁夏北部、新疆准噶尔盆地和塔里木盆地边缘地区以及南疆和田地区。 2050年，2070年不同气候情境下三种不同气候情境下，不适宜区、低适宜区、中适宜区和高适宜区分布区面积存在明显差异性。2050年，RCP2.6，RCP4.5情景下总适宜区（低适宜区、中适宜区、高适宜区总和）呈现扩张趋势，分别增加13.617×10⁴ km²，12.298×10⁴ km²；RCP8.5情境下总适宜区呈扩张趋势，增加6.154×10⁴ km²。2070年，RCP2.6情景下总适宜区呈扩张趋势；RCP4.5，RCP8.5情境下总适宜区呈退缩趋势，分别减少10.157×10⁴ km²，2.760×10⁴ km²		在RCP2.6、RCP4.5、RCP6.0、RCP8.5四种排放情景下至2041—2060年，黑果枸杞适宜生境将有较大程度的增加，将分别增加至233291.21 km²、315545.12 km²、236638.14 km²、336609.90 km²，黑果枸杞适宜种植区域面积平均增加73138.29 km²；到2061—2080年黑果枸杞可种植区域将进一步增加，其中在RCP2.6、RCP6.0、RCP8.5排放情景下，黑果枸杞可种植区域继续显著增加，分别达到292801.23 km²、236638.13 km²、612298.41 km²，而在RCP4.5黑果模拟结果将有一定程度减少，其面积为253777.54 km²，4种排放情景下2061—2080年黑果枸杞的适宜生境将在适宜种植面积平均为388962.01 km²，较当前气候环境下黑果枸杞的潜在适宜种植面积增加了87.6%

（续表）

信息来源	气候变化情景下黑果枸杞的潜在地理分布（张亮，2020）	气候变化背景下藏药黑果枸杞的潜在适生区分布预测（林丽等，2017c）	黑果枸杞（Lycium ruthenicum）分布对气候变化的响应及其种植适宜性（赵泽芳，2016）
适宜区分布变化	1. 气候变化影响下，当前、2050年、2070年三个时期黑果枸杞潜在适宜区总体呈现先后减少的变化趋势。 2. 当前至2050年黑果枸杞潜在适宜区呈现先后增长趋势，整体向当前适宜区的东和东南部移动。新增适宜区总面积为115.27×10⁴ km²，主要分布在塔里木盆地东部和柴达木盆地边缘地区，准噶尔盆地南部、河西走廊西北部、柴达木盆地东北部、毛乌素沙地北部、库布齐沙漠西北部；退化区域（适宜区转变为不适宜区）面积为30.12×10⁴ km²，主要分布在额尔齐斯河东北部、玛纳斯河西部、塔克拉玛干沙漠西南和西北部边缘地区、柴达木盆地西北部、马鬃山周边地区、巴丹吉林沙漠大部分地区以及西藏、四川、山西、陕西等地区的零星适宜区退化为不适宜区。 3. 2050年至2070年，潜在适宜区总面积108.29×10⁴ km²，整体向当前适宜区北部移动。新增适宜区总面积为15.38×10⁴ km²，主要分布在乌鲁木齐市东部、都兰县西部、福海县南部、吐鲁番市北部、敦煌市西北部，其他地区域有极小的转变区域，退化区域（适宜区转变为不适宜区）面积约23.41×10⁴ km²，主要分布在哈密市西南部、疏勒县西南部、新和县南部、巴楚县南部、额济纳旗东南部、榆林市南部，其中甘肃与四川、陕西交界地区退化最为明显。	1. 在A1B气候场景下，甘肃、新疆、青海、宁夏4省区适生区面积均呈减少趋势，分别减少2.7%、9.5%、7.6%、0.46%，只有内蒙古地区所在的适生区呈增加趋势，增幅达22.2%。 2. 在A2气候场景下，甘肃、宁夏、新疆适宜的适生区面积较为缓和，而青海、内蒙古的适生区面积呈上升趋势，其中青海、内蒙古的增幅较为显著，达到16.8%。 3. 在B1气候场景下，新疆、青海、内蒙古3个省区的适生区面积变化较为显著，而其他两省适生区面积变化较为平缓，其中新疆与青海两省适生区面积分别呈现出11.5%、21.9%的下降趋势。 4. 通过对3种气候变化场景、5个省区的适生区面积综合分析，甘肃、新疆、内蒙古、青海、宁夏适生区面积变化幅度分别为6%、7%、35%、15.4%、0.46%。 5. 在5个省区中，黑果枸杞相对稳定适生区主要分布于宁夏，相对稳定且适生区面积增幅最大的省份为内蒙古。因此，可以考虑在这一区域开展人工栽培	1. 模型预测结果表明，2041—2060年黑果枸杞核心种植区面积为102770.90 km²，主要分布在新疆、青海、甘肃、宁夏，但在空间上分布不均，黑果枸杞核心种植区较广。其中新疆黑果枸杞核心种植区同上分布分散，主要包括准噶尔盆地东南缘、伊犁河流域、吐鲁番盆地、焉耆盆地以及周边地区，塔里木盆地北缘以及和田地区。 2. 2041—2060年，预测由气候变化导致的适宜黑果枸杞种植区损失（种植敏感区）为104611.9 km²。2061—2080年黑果枸杞核心种植区较2050年核心种植区进一步缩减，其面积为90970.83 km²，种植敏感区面积为39996.15 km²，种植区北移。种植敏感区已经没有黑果枸杞适宜生长区域，黑果枸杞新增的适宜种植区面积为141976.23 km²，其中宁夏地区已没有黑果枸杞适宜种植区长区域，黑果枸杞新增的适宜种植区面积有所增大，而相较2050年新增的适宜种植区面积有所增大，而且位置变化较大，其中新疆维吾尔自治区兑拉玛依位置区适宜种植区域向东扩展，哈密市出现适宜依地区适宜种植区域向东扩展，吐鲁番适宜种植区域向东扩展，库尔勒市东部重新成为适宜种植区，喀什中部出现适宜种植区域，和田地区适宜种植区域向北扩展，甘肃酒泉市北部出现适宜种植区且适宜种植区，青海省柴达木盆地适宜种植区，内蒙古阿拉善左旗北部出现适宜种植区
气候变化对适宜区影响分析	4. 黑果枸杞潜在适宜区主要分布于青海柴达木、新疆、甘肃、内蒙古、宁夏、陕西等荒漠、沙地和盐碱地、中国西北部，空气相对湿度小于30%，黑果枸杞北降水量50 mm左右，黑果枸杞可以通过调整自身生物量的分配以适应干旱荒漠环境。全球气候变化情景下，适宜生境发生变化，导致黑果枸杞相对较大。 5. 气候变化使得物种分布范围发生一定程度的迁移，随气候变暖，物种向高纬度、高海拔地区迁移。2050~2070年，黑果枸杞总适宜区向北移动，对于新增适宜区，抓紧西北干旱区黑果枸杞种植，确保生态环境保护与特色农业双丰收。对退化区巴丹吉林沙漠区，柴达木盆地西北部额济纳旗东南部，合作市南部野生黑果枸杞林应禁止乱采，人工培育保护		

（2）气候变化对不同等级适宜区产生的影响不同，在高适宜区分布范围相对较为稳定，可以适应未来气候变化。未来适宜区潜在分布范围及其空间迁移存在一定规律性，可以为沙漠化治理、生态环境保护、发展特色农业提供一定的参考信息。针对稳定不变的适宜区，可以增加黑果枸杞人工培育面积，对于2050年、2070年黑果枸杞退化区域，应采取有效保护措施。

（3）黑果枸杞生长区域狭窄，对环境要求较高，人工种植难度较大，甘肃河西地区、黑河流域、青海柴达木盆地以及新疆塔里木盆地部分地区是黑果枸杞的核心种植区域。在未来气候条件变化的预设情景下，黑果枸杞适宜种植区域将大幅增加，但是传统产区将有一定量的减少，内蒙古西部地区将会出现大面积黑果枸杞适宜种植。

野生黑果枸杞在青海、新疆、西藏、甘肃、宁夏、陕西、内蒙古等地均有分布，其主要生境为中国西北干旱地区的戈壁、绿洲边缘、盐碱滩地以及半固定沙丘的下部或覆沙的丘间低地、路旁、田埂等处；文献记载黑果枸杞的最适宜生境主要分布在准噶尔盆地、伊犁河流域、吐鲁番盆地、焉耆盆地、塔里木盆地、柴达木盆地与甘肃河西地区。以上通过MaxEnt模型预测的黑果枸种植适宜性分布结果与文献报道的分布区相符，说明建模的科学性和准确性。同时对于黑果枸杞野生资源的保护应该选择核心种植区加以管理，并进一步扩大其种群数量，特别在黑果枸杞种植基地选址和建设时应充分考虑核心种植区，加大人工种植力度，收集优良种质，实现经济效益与生态保护的双赢。

（二）新疆适生区

根据新疆维吾尔自治区的气象资料及已知的胡杨、铃铛刺、黑果枸杞、甘草的物种分布情况，采用Arcgis与MaxEnt模型相结合的方式，史浩伯等（2020）对黑果枸杞等4种植物在新疆生长的适生区进行预测。结果表明：胡杨、铃铛刺、黑果枸杞、甘草的适生区面积分别占新疆总面积的40.79%、38.54%、41.99%、30.55%。对胡杨分布预测贡献率最高的两个气象因子分别是平均相对湿度与平均昼夜温差；对铃铛刺与黑果枸杞分布预测贡献率最高的两个气象因子分别是等温性与最冷月最低

温。经ROC曲线验证，显示该预测结果准确。结合刀切法对各因子贡献率的分析结果，总结出4种植物共同适生的气象条件为：年平均湿度60%以上，年均昼夜温差25.5℃以下或27.25~27.5℃，等温性介于36~36.5之间，最冷月最低温大于-20℃。

黑果枸杞的适生区具有块状扩散分布的特点，以天山为界，新疆北部具有1块，南部具有3块。其中：①高度适生区占地面积115046.84 km²，约占全疆面积的7.05%，主要分布在北部的乌鲁木齐、昌吉、托克逊、高昌，南部的库尔勒、和田地区、阿克苏地区以及以阿图什市为主的喀什部分地区。②中度适生区除上述地区的相邻部分外还包括塔城地区，阿克苏与库尔勒之间的连接地段以及喀什地区与和田地区相连的大部分地区；同时，在新疆东北方向的哈密附近也存在中度适生区，总体占地面积为570175.38 km²，约占全疆面积的34.94%。③低度适生区则以扩散形式分布在以上地区的相邻地带，占地面积为660417.79 km²，占新疆总面积的40.47%。通过色块比对能够发现，基于新疆整个地域进行分析，黑果枸杞在新疆西南部的适生性明显好于新疆北部。

李四清（2016）通过分析新疆北部莫索湾气候得出，莫索湾地区丰富的光照资源可完全满足黑果枸杞生长发育需求，温度、降水量的年内分布基本上与黑果枸杞生长发育对应，雨热同季使得黑果枸杞开花、结果期达到热量需求，一定的降水也满足了水分供给要求；尽管莫索湾地区大部分土壤盐碱化，但黑果枸杞具备的耐盐碱性正好可以克服这一不利影响，因此莫索湾地区适合大面积种植黑果枸杞。

（三）青海气象适宜性

利用青海都兰县诺木洪气象台站2015—2016年黑果枸杞发育期的观测资料，在确定柴达木黑果枸杞主要发育期的基础上，结合同期温度、光照、土壤水分等气象观测要素资料（雷玉红，2018）分析了柴达木黑果枸杞发育期与气象条件之间的关系，探讨了黑果枸杞生长发育的气象适宜性条件和灾害影响，提出了气象灾害防治应对措施，对提高柴达木黑果枸杞生产水平有重要的参考价值。

1. **黑果枸杞生长发育及气温** · 年内气温的高低决定着积温的多少也直接决定着黑果枸杞发育期出现的时间,芽开放、展叶、落叶、休眠与≥10 ℃的有效积温关系密切,春梢生长、开花、果熟与≥15 ℃有效积温关系密切。柴达木盆地黑果枸杞全生育期需≥5 ℃积温达 2 300 ℃、≥10 ℃积温达 2 100 ℃以上时发育期正常(图 4 - 5 - 2)。

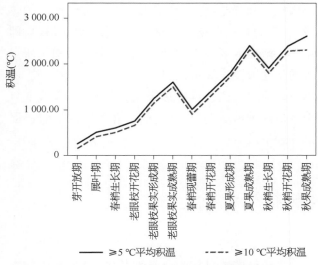

图 4 - 5 - 2　2015—2016 年柴达木黑果枸杞
发育期≥5 ℃、≥10 ℃积温曲线

柴达木地区黑果枸杞整个发育期日平均气温在 10 ℃的有效积温高,生长周期长,容易获得高产;而温差也起重要作用,春梢开始生长—老眼枝果实形成成熟—夏果形成期的 6 月上旬—7 月上旬—8 月下旬,温差达到 20 ℃左右;秋梢开花—秋果成熟期 9 月中旬—10 月中旬,随着秋季气温下降,温差在 5~10 ℃。日夜温差小,呼吸、蒸腾强度大,有效积累偏少;日夜温差大,有效积累多,容易获得高产。

2. **黑果枸杞生长发育与日照** · 黑果枸杞是喜阳植物,光照强弱和日照长短直接影响光合产物,影响黑果枸杞树的生长发育。柴达木盆地平均日照时数在 3 118.4 h 左右。根据观测被遮阴的黑果枸杞树比在正常日照条件下的黑果枸杞树生长发育慢,枝条细弱,发枝力弱,枝条寿命短,结果差,果实个头小,产量低。柴达木黑果枸杞 2015—2016 年全生育期平均日照时数为 1 524.6 h,较好地满足黑果枸杞正常生长发育(图 4 - 5 - 3)。

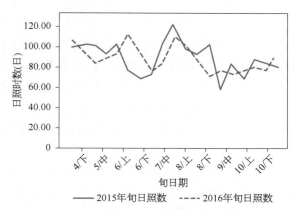

图 4 - 5 - 3　2015—2016 年柴达木黑果枸杞旬日照时数

3. **黑果枸杞生长发育与土壤水分** · 黑果枸杞根系发达,最长可达 1 m,加上其植株矮小、叶面短窄,耐旱能力很强,在生长发育进程中消耗水分较少;根据野生柴达木黑果枸杞田间分层土壤水分分析,柴达木地区黑果枸杞近地层土壤相对湿度应保持在 20% 以上为宜,特别是 20~40 cm 深度,应保持在 30% 以上有利于生长期正常发育,并且可以降低由于天气突变引起的低温冷害、霜冻等气象灾害等造成的损失;柴达木盆地在枸杞生长季砂砾土壤应每隔 20 日左右灌溉,沙土土壤应每隔 25 日左右灌溉为宜。

(四) 内蒙古西部适生区

内蒙古自治区孪井滩气象站李永善(2020)依据黑果枸杞对自然界温度、光照、水分等需求条件,分析了内蒙古西部孪井滩地区种植黑果枸杞的气候适宜性。

孪井滩生态移民示范区是内蒙古自治区唯一的黄河四级扬水农业灌溉区,其位于阿拉善盟阿拉善左旗东南部。干旱少雨,风大沙多,冬寒夏热,四季气候特征明显,昼夜温差大。主要气象灾害有干旱、高温、大风、霜冻、沙尘暴等,其中干旱是影响农牧业发展最主要的气象灾害。

1. **温度** · 根据 2002~2010 年气温资料统计可以了解到,孪井滩地区年均气温为 8.8 ℃,最低气温和最高气温分别为 −30.8 ℃和 36.8 ℃。一年中 1 月气温最低,月平均气温为 −8.5 ℃。借助黑果枸杞种植试验分析,3 月土壤开始解冻,气温升高,黑果枸杞开始发芽、长叶,新梢开始生长,老枝叶开始开花,孪井滩地区 4 月平均气温升高至 11.4 ℃,温度条件适合枸杞的生长。孪井滩地区 5～9 月份平均气温在 17.6～16.4 ℃,6～8 月平均温度为 22.0 ℃,此时是黑果枸杞结果的最佳时期,9 月份平均气温为 16.4 ℃,白天的温度较高,而夜晚的温度快速下降,这样昼夜的温差有利于黑果枸杞果实中维生素和碳水化合物的运转积累。同时,当气温较高时,有利于顺利采收黑果枸杞的果实和晾晒。

2. 降水·孪井滩地区年均降水量为 161.4 mm,降水主要集中在 5～10 月,占全年降水量的 90.5%,8 月降水量最多,为 37.9 mm,9 月后,降水变少,9 月降水量为 20.9 mm。孪井滩地区降水不多,但主要降水也恰好是黑果枸杞最需要水的时期,降水时间分布符合黑果枸杞生长发育对水分的需求规律。

3. 光照·孪井滩地区年均日照时间 2 960.1 h,从 3 月起,日照时间显著增多,6 月日照时间最多,日照时间为 315.1 h,4～9 月日照时间在 278.2～213.4 h,每日平均日照时间为 9～11 h,特别是在 5～6 月,平均每天日照时间超过 10 h。光照资源丰富。内蒙古西部自然资源丰富为黑果枸杞的生长发育提供充足的条件,温度和降水量的年内分布对黑果枸杞生长发育十分有利,雨热同季不仅可以使黑果枸杞顺利开花,也有利于为结果期提供充足的热量,一定的降水也能让水分供给要求得到了满足;即使孪井滩地区诸多土壤盐碱化,但是黑果枸杞所具备的耐盐碱性正好可以将这不利影响有效攻破,所以孪井滩地区适合推广黑果枸杞的种植,以改变目前本地区种植结构单一的现状,并可以增加农民群众的经济效益。

第六节　黑果枸杞核型分析

一、核型分析在细胞分类中应用

细胞分类学是应用细胞学的特征和性状,如染色体的形态、数目和行为,寻求它们与分类等级之间的关系,探索种群的发育和演化,从而对植物类群的变异和起源能获得更广泛、更有根据的资料。细胞学的核型分析资料用作分类学的重要证据,越来越被分类学家所重视。20 世纪 20 年代 Rosenberg 对茅膏菜属两个种的分析及 Belling 创立的染色体压片技术,推动了染色体在细胞分类中的应用。

核型是某一个体或一样缘个体的染色体组分中染色体数目、大小和形态,是有丝分裂中期看到的染色体组分的形态,是中期染色体或染色体类型按顺序的排列表达。因此体细胞有丝分裂中期或配子体细胞有丝分裂中期染色体的照片、描图以及把染色体按大小顺序的排列都可以称为核型,只不过前者称为体细胞核型,后者称为单倍体核型或配子体核型。以同源染色体为单位,按一定顺序排列起来的核型,特称为核型图。因此核型分析的内容就是确定染色体数目和分析染色体各项形态参数。

染色体的数目作为分类性状的价值,在于它在种内相当恒定。一个种内的各个植株,通常具有相同的染色体数目,但也有很多例外的情况。染色体基数通常以 X 来表示,即为二倍体的配子体的染色体数目,X＝n,因此二倍体的孢子体数目为 2n＝2X,四倍体为 2n＝4X,六倍体为 2n＝6X……依此类推。由三整套或更多套染色体的个体称之为多倍体,有同源异源之分。有些科或属的染色体基数不止一个,则其最原始的基数称为原始基数,由它衍生的基数称为派生基数。派生基数又可分为原初基数和次生基数。

染色体核型亦称"组型",是指某一个个体或种的全部染色体的形态结构,包括染色体的数目、大小、形状、主缢痕和副缢痕等特征的总和。细胞减数分裂过程中,染色体的形态和行为发生一系列特有的变化。染色体的行为这里是指染色体在减数分裂时是否配对或联会。配对或联会这一现象本身体现了染色体之间的同源性;不配对通常说明染色体的非同源性。根据染色体的同源性和非同源性可以:①知道是否出现了杂交。②查明染色体结构上的差异。③解释不育的原因。④指明一个种的衍生关系,这在分类学上具有重要意义(吴甘霖,2006)。

二、黑果枸杞核型分析研究

在我国黑果枸杞的细胞染色体核型分析起步晚,研究的成果较少。根据陈海魁等(2008a)对黑果枸杞研究发现枸杞体染色体数目为 24,总臂平均长度为 3.62 μm,核型公式为 2n=24=20m+2sm+2m(sat),第 3 对为具随体染色体,染色体长度系数的组成为 2n=2L+10M2+12M1,核型不对称系数为 56.9%,核型类型为"1A"型。杨雪君(2016)对黑果枸杞进行核型分析研究,得出染色体数目为:2n=2x=24。臂指数为:48;最长染色体/最短染色体为 1.31;臂比>2 染色体的比例为 0.08;核型不对称系数为 57.02;核型分类为 2A 型染色体。核型公式:2n=24=20m+4sm。何丽君(2019)以青海省柴达木地区黑果枸杞为研究对象,对黑果枸杞染色体进行了核型检测与分析。结果表明柴达木地区黑果枸杞染色体数为 2n=24,其核型公式是 2n=24=18sm+2m+2st+2m(SAT),全组染色体总长度为 33.32 μm,长臂总长为 11.34 μm,核型不对称系数(As. K. %)为 68.1,属于核型不对称型"2B"型,在进化程度上属于原始野生种。从以上研究文献可以看出,黑果枸杞染色体数目较恒定,为 24 条,但由于种源、手段方法等因素影响,会导致核型研究结论有时有差异。但比较传统的形态解剖学鉴定手段,染色体细胞核型鉴定还是较为先进的科学手段,黑果枸杞染色体数目和核型是稳定的,具有自我复制能力,是决定其物种繁衍的遗传物质的载体,也是研究其分类、进化及染色体结构、形态和功能之间关系的科学手段。

何丽娟(2016)选用 11 份包含有青海、新疆、甘肃、内蒙古 4 个地区的黑果枸杞和清水河枸杞饱满种子进行组织培养,取胚根为材进行不同种源黑果枸杞染色体核型分析:

(一)不同种源黑果枸杞染色体核型分析

1. 清水河枸杞染色体核型及分析·对清水河枸杞细胞统计染色体数的结果显示:44 个细胞内染色体数为 24 条,占总计数细胞的 88%,染色体基数为 12,数目为 2n=2x=24 条,为二倍体植物。染色

体参数见表 4-6-1,染色体中期分裂相及核型见图 4-6-1,核型模式见图 4-6-2。

表 4-6-1 清水河枸杞染色体参数

染色体序号	相对长度(%)			臂比	相对长度系数	类型
	长臂	短臂	全长			
1	6.69	4.35	11.04	1.54	1.33	m
2	6.08	3.84	9.92	1.58	1.19	m
3	6.11	3.23	9.34	1.89	1.12	sm
4	6.06	2.90	8.95	2.09	1.08	sm
5	5.56	3.11	8.66	1.79	1.04	m
6	5.16	3.19	8.34	1.62	1.00	m
7	5.38	2.68	8.06	2.01	0.97	sm
8	4.98	2.81	7.79	1.77	0.94	m
9	4.58	2.91	7.49	1.57	0.90	m
10	4.36	2.83	7.19	1.54	0.87	m
11	4.20	2.59	6.79	1.62	0.82	m
12	3.57	2.61	6.19	1.37	0.74	m

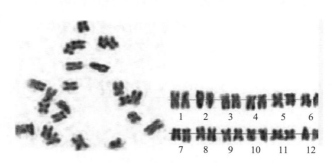

图 4-6-1 清水河枸杞染色体中期分裂相及核型

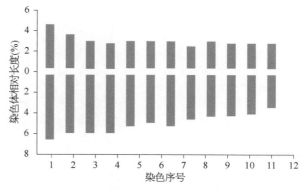

图 4-6-2 清水河枸杞核型模式

由表 4-6-1 可知,清水河枸杞染色体的核型公式为 2n=2x=24=14m+10sm,其中 3 号、4 号、

5号、7号、8号为近中部着丝点染色体(sm),臂比值变化范围为1.77~2.09,其余全为中部着丝点染色体(m),臂比值变化范围为1.37~1.62,未发现具随体染色体。染色体相对长度变化范围为6.19%~11.04%,全组染色体的平均相对长度为8.31%。相对长度系数变化范围为0.74~1.33,根据郭幸荣等(1972)对染色体长度的分类方法,12号为短染色体(S),2号、3号、4号、5号为中长染色体(M2),1号为长染色体(L),其余的都为中短染色体(M1),故清水河枸杞染色体相对长度的组成为2n=2L+8M2+12M1+2S。染色体长度比为1.78,小于2:1,属于"A"型染色体,臂比值变化范围为1.37~2.09,大于2:1的染色体为4号、7号,占总染色体数的16.67%,根据核型分类标准可知清水河枸杞染色体核型为"2A"型。核型不对称系数(As. K.%)为62.87%。

2. 民勤黑果枸杞染色体核型及分析·对黑民勤黑果枸杞细胞染色体数统计结果显示:48个细胞内染色体数为24条,占总计数的96%,染色体基数为12,数目2n=2x=24条,为二倍体植物。染色体参数见表4-6-2,染色体中期分裂相及核型见图4-6-3,核型模式见图4-6-4。

表4-6-2 黑果枸杞-民勤染色体参数

| 染色体序号 | 相对长度(%) | | | 臂比 | 相对长度系数 | 类型 |
	长臂	短臂	全长			
1	5.89	4.69	10.58	1.26	1.27	m
2	5.72	4.13	9.86	1.39	1.18	m
3	5.63	3.81	9.45	1.48	1.13	m
4	5.33	3.75	9.08	1.42	1.09	m
5	5.22	3.50	8.72	1.49	1.05	m
6	5.01	3.42	8.42	1.46	1.01	m
7	4.86	3.29	8.15	1.48	0.98	m
8	4.56	3.19	7.75	1.43	0.93	m
9*	4.83	2.65	7.48	1.82	0.90	sm
10	4.41	2.87	7.28	1.54	0.87	m
11	4.15	2.75	6.91	1.51	0.83	m
12	4.17	2.19	6.36	1.91	0.76	sm

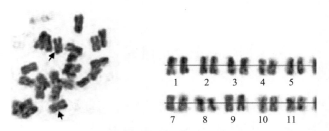

图4-6-3 民勤黑果枸杞染色体中期分裂相及核型

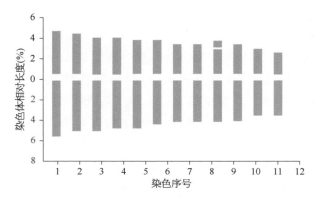

图4-6-4 民勤黑果枸杞核型模式

由表4-6-2可知,民勤黑果枸杞染色体的核型公式为2n=2x=24=20m+4sm(2SAT),12对染色体中,9号、12号为近中部着丝点染色体(sm),臂比值分别为1.82、1.91,其余全为中部着丝点染色体(m),臂比值变化范围为1.26~1.54,9号为具随体染色体,随体位于染色体短臂末端。染色体相对长度变化范围为6.36%~10.58%,全组染色体的平均相对长度为8.34%。相对长度系数变化范围为0.76~1.27,根据郭幸荣等(1972)对染色体长度的分类方法,未发现短染色体(S),2号、3号、4号、5号、6号为中长染色体(M2),1号为长染色体(L),其余的都为中短染色体(M1),故黑果枸杞-民勤染色体相对长度的组成为2n=2L+10M2+12M1。染色体长度比为1.66,小于2:1,属于"A"型染色体,染色体的臂比值变化范围为1.26~1.91,均小于2:1,根据核型分类标准可知黑果枸杞-民勤染色体核型为"1A"型。核型不对称系数(As. K.%)为59.78%。

3. 玉门黑果枸杞染色体核型及分析·对玉门黑果枸杞细胞染色体数统计结果显示:47个细胞内染色体数为24条,占总计数细胞的94%,染色体基数为12,数目为2n=2x=24条,为二倍体植物。染色体参数见表4-6-3,染色体中期分裂相及核型见图4-6-5,核型模式见图4-6-6。

表4-6-3　黑果枸杞-玉门染色体参数

| 染色体序号 | 相对长度（%） | | | 臂比 | 相对长度系数 | 类型 |
	长臂	短臂	全长			
1	5.91	4.29	10.20	1.38	1.22	m
2	5.61	3.91	9.52	1.43	1.14	m
3	5.41	3.78	9.19	1.43	1.10	m
4	5.34	3.58	8.92	1.49	1.07	m
5	4.81	3.87	8.68	1.24	1.04	m
6	5.32	3.08	8.40	1.73	1.01	sm
7	5.01	3.21	8.21	1.56	0.99	m
8*	4.73	3.15	7.88	1.50	0.95	m
9	4.97	2.57	7.54	1.94	0.90	sm
10	4.58	2.99	7.57	1.53	0.91	m
11	4.75	2.44	7.19	1.95	0.86	sm
12	3.92	2.75	6.67	1.43	0.80	m

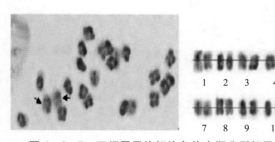

图4-6-5　玉门黑果枸杞染色体中期分裂相及核型

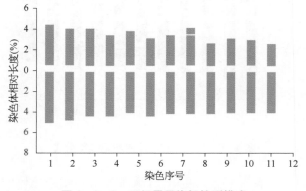

图4-6-6　玉门黑果枸杞核型模式

由表4-6-3可知,玉门黑果枸杞染色体的核型公式为2n=2x=24=18m(2SAT)+6sm,其中6号、9号、11号为近中部着丝点染色体(sm),臂比值变化范围为1.73~1.95,其余全为中部着丝点染色体(m),臂比值变化范围为1.24~1.56,8号为具随体染色体,随体位于短臂末端。染色体相对长度变化范围为6.67%~10.20%,全组染色体的平均相对长度为8.33%。相对长度系数变化范围为0.80~1.22,根据郭幸荣等(1972)对染色体长度的分类方法,未发现短染色体(S)和长染色体(L),1号、2号、3号、4号、5号、6号为中长染色体(M2),其余的都为中短染色体(M1),故玉门黑果枸杞染色体相对长度的组成为2n=12M2+12M1。染色体长度比为1.53,小于2∶1,属于"A"型染色体,染色体的臂比值变化范围为1.24~1.95,均小于2∶1,根据核型分类标准可知玉门黑果枸杞染色体核型为"1A"型。核型不对称系数(As.K.%)为60.38%。

4. 诺木洪黑果枸杞染色体核型及分析·对诺木洪黑果枸杞细胞染色体数统计结果显示:47个细胞内染色体数为24条,占总计数细胞的94%,染色体基数为12,数目为2n=2x=24条,为二倍体植物。染色体参数见表4-6-4,染色体中期分裂相及核型见图4-6-7,核型模式见图4-6-8。

表4-6-4　黑果枸杞-诺木洪染色体参数

| 染色体序号 | 相对长度（%） | | | 臂比 | 相对长度系数 | 类型 |
	长臂	短臂	全长			
1	6.61	3.88	10.49	1.70	1.26	sm
2	5.86	3.89	9.75	1.50	1.17	m
3	5.72	3.49	9.21	1.64	1.10	m
4	5.40	3.56	8.96	1.52	1.07	m
5	5.27	3.38	8.65	1.56	1.04	m
6	5.17	3.23	8.39	1.60	1.01	m
7	5.02	3.11	8.13	1.62	0.97	m
8	4.80	3.11	7.91	1.54	0.95	m
9	4.62	3.00	7.63	1.54	0.92	m
10*	4.39	2.98	7.36	1.47	0.88	m
11	4.43	2.57	6.99	1.73	0.84	sm
12	3.89	2.65	6.54	1.47	0.78	m

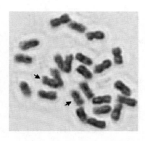
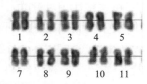

图 4-6-7　诺木洪黑果枸杞染色体中期分裂相及核型

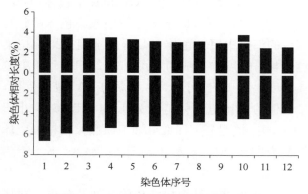

图 4-6-8　诺木洪黑果枸杞核型模式

表 4-6-5　黑果枸杞-白碱滩染色体参数

染色体序号	相对长度（%）			臂比	相对长度系数	类型
	长臂	短臂	全长			
1	5.62	4.36	9.98	1.29	1.20	m
2	6.07	3.35	9.42	1.81	1.13	sm
3*	5.49	3.80	9.29	1.44	1.11	m
4	5.98	3.18	9.16	1.88	1.10	sm
5	5.33	3.50	8.82	1.52	1.06	m
6	5.06	3.47	8.53	1.46	1.02	m
7	4.81	3.31	8.11	1.45	0.97	m
8	4.78	3.13	7.91	1.53	0.95	m
9	4.94	2.76	7.70	1.79	0.92	sm
10	4.29	3.13	7.42	1.37	0.89	m
11	4.32	2.72	7.04	1.59	0.84	m
12	3.97	2.57	6.54	1.55	0.78	m

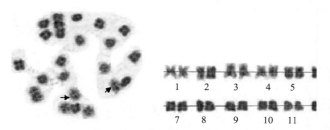

图 4-6-9　白碱滩黑果枸杞染色体中期分裂相及核型

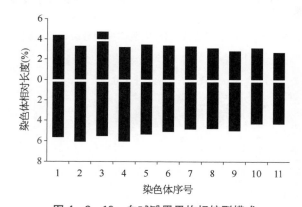

图 4-6-10　白碱滩黑果枸杞核型模式

由表 4-6-4 可知,诺木洪黑果枸杞染色体的核型公式为 $2n=2x=24=20m(2SAT)+4sm$,其中 1 号、11 号为近中部着丝点染色体(sm),臂比值分别为 1.70、1.73,其余全为中部着丝点染色体(m),臂比值变化范围为 1.47~1.64,10 号为具随体染色体,随体位于短臂末端。染色体相对长度变化范围为 6.54%~10.49%,全组染色体的平均相对长度为 8.33%。相对长度系数变化范围为 0.78~1.26,根据郭幸荣等(1972)对染色体长度的分类方法,未发现短染色体(S),1 号为长染色体(L),2 号、3 号、4 号、5 号、6 号为中长染色体(M2),其余的都为中短染色体(M1),故黑果枸杞-诺木洪染色体相对长度的组成为 $2n=2L+10M2+12M1$。染色体长度比为 1.60,小于 2∶1,属于"A"型染色体,染色体的臂比值变化范围为 1.47~1.70,均小于 2∶1,根据核型分类标准可知黑果枸杞-诺木洪染色体核型为"1A"型。核型不对称系数(As. K.%)为 61.16%。

5. 白碱滩黑果枸杞染色体核型及分析·白碱滩黑果枸杞细胞染色体数统计结果显示:46 个细胞内染色体数为 24 条,占总计数细胞的 92%,染色体基数为 12,染色体的数目为 $2n=2x=24$ 条,为二倍体植物。染色体参数见表 4-6-5,染色体中期分裂相及核型见图 4-6-9,核型模式见图 4-6-10。

由表 4-6-5 可知,白碱滩黑果枸杞染色体的核型公式为 $2n=2x=24=18m(2SAT)+6sm$,其中 2 号、4 号、9 号为近中部着丝点染色体(sm),臂比值变化范围为 1.79~1.88,其余全为中部着丝点染色体(m),臂比值变化范围为 1.29~1.59,3 号为具随体染色体,随体位于染色体短臂末端。染色体相对长度变化范围为 6.54%～9.98%,全组染色体的平均相对长度为 8.34%。相对长度系数变化范围为 0.78～1.20,根据郭幸荣等(1972)对染色体长度的分类方法,没有短染色体(S)和长染色体(L),1 号、2 号、3 号、4 号、5 号、6 号为中长染色体(M2),其余的都为中短染色体(M1),故白碱滩黑果枸杞染色体相对长度的组成为 2n=12M2+12M1。染色体长度比为 1.52,小于 2∶1,属于"A"型染色体,染色体的臂比值变化范围为 1.29～1.88,均小于 2∶1,根据核型分类标准可知白碱滩黑果枸杞染色体核型为"1A"型。核型不对称系数(As. K. %)为 60.74%。

6. 额济纳旗黑果枸杞染色体核型及分析·通过对额济纳旗黑果枸杞根尖细胞染色体的大量观察,选出 50 个中期分裂相良好的细胞统计染色体数,统计结果显示:46 个细胞内染色体数为 24 条,占总计数细胞的 92%,有 4 个细胞内染色体数为 22 条,占总计数细胞的 8%,根据李懋学等对于核型分析的标准,额济纳旗黑果枸杞细胞染色体基数为 x=12,染色体的数目为 2n=2x=24 条,为二倍体植物。染色体参数见表 4-6-6,染色体中期分裂相及核型见图 4-6-11,核型模式见图 4-6-12。

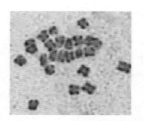
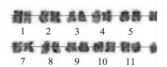

图 4-6-11 额济纳旗黑果枸杞染色体中期分裂相及核型

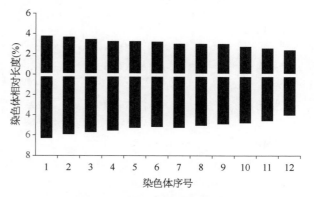

图 4-6-12 额济纳旗黑果枸杞核型模式

由表 4-6-6 可知,额济纳旗黑果枸杞染色体的核型公式为 2n=2x=24=20m+4sm,其中 7 号、11 号为近中部着丝点染色体(sm),臂比值分别为 1.76、1.74,其余全为中部着丝点染色体(m),臂比值变化范围为 1.58～1.68,未发现具随体染色体。染色体相对长度变化范围为 6.45%～10.07%,全组染色体的平均相对长度为 8.33%。相对长度系数变化范围为 0.77～1.21,根据郭幸荣等(1972)对染色体长度的分类方法,未发现短染色体(S)和长染色体(L),1 号、2 号、3 号、4 号、5 号、6 号为中长染色体(M2),其余的都为中短染色体(M1),故额济纳旗黑果枸杞染色体相对长度的组成为 2n=12M2+12M1。染色体长度比为 1.56,小于 2∶1,属于"A"型染色体,染色体的臂比值变化范围为 1.58～1.76,均小于 2∶1,根据核型分类标准可知额济纳旗黑果枸杞染色体核型为"1A"型。核型不对称系数(As. K. %)为 62.24%。

(二)不同种源黑果枸杞间染色体核型特征比较

不同种源黑果枸杞染色体核型特征比较见表 4-6-7。由表 4-6-7 可以看出,各个种源的黑果枸杞染色体相对长度变异不大,最长染色体均在 10.28%左右,波动幅度不超过 0.30%,最短染色体

表 4-6-6 黑果枸杞-额济纳旗染色体参数

染色体序号	相对长度 (%)			臂比	相对长度系数	类型
	长臂	短臂	全长			
1	6.28	3.79	10.07	1.66	1.21	m
2	5.85	3.70	9.56	1.58	1.15	m
3	5.68	3.53	9.22	1.61	1.11	m
4	5.56	3.32	8.88	1.67	1.07	m
5	5.33	3.35	8.67	1.59	1.04	m
6	5.22	3.24	8.45	1.61	1.01	m
7	5.26	2.99	8.25	1.76	0.99	sm
8	5.04	3.00	8.04	1.68	0.96	m
9	4.85	3.00	7.84	1.62	0.94	m
10	4.69	2.79	7.48	1.68	0.90	m
11	4.51	2.59	7.10	1.74	0.85	sm
12	3.97	2.48	6.45	1.60	0.77	m

均在 6.41% 左右,波动幅度不超过 0.26%;相对长度系数变异较小,在 0.76~1.27 范围内,波动幅度不超过 0.10;各个种源染色体长度比在 1.56 左右,均小于 2∶1,平均臂比值在 1.58 左右,没有大于 2∶1 的染色体,故核型都为"1A"型,均为较原始的类型。

表 4-6-7 不同种源黑果枸杞染色体核型特征比较

参数	染色体数	核型公式	随体位置	相对长度(%)	长度比	臂比值	平均臂比	着丝点平均指数(%)	相对长度系数	相对长度组成	核型不对称系数(%)	核型类型
黑果枸杞-民勤	2n=2x=24	20m+4sm(2SAT)	9号	6.36~10.58	1.66	1.26~1.91	1.52	39.92	0.76~1.27	L+5M2+6M1	59.78	1A
黑果枸杞-诺木洪	2n=2x=24	20m(2SAT)+4sm	10号	6.54~10.49	1.60	1.47~1.70	1.57	38.88	0.78~1.26	L+5M2+6M1	61.16	1A
黑果枸杞-玉门	2n=2x=24	18m(2SAT)+6sm	8号	6.67~10.20	1.53	1.24~1.95	1.55	39.44	0.80~1.22	6M2+6M1	60.38	1A
黑果枸杞-白碱滩	2n=2x=24	18m(2SAT)+6sm	3号	6.54~9.98	1.52	1.29~1.88	1.56	39.25	0.78~1.20	6M2+6M1	60.74	1A
黑果枸杞-额济纳旗	2n=2x=24	20m+4sm	无	6.45~10.07	1.56	1.58~1.76	1.65	37.73	0.77~1.21	6M2+6M1	62.24	1A

5 个种源黑果枸杞染色体核型公式差异明显,黑果枸杞-民勤、黑果枸杞-诺木洪、黑果枸杞-额济纳旗是由 10 对中部着丝点染色体(m)和 2 对近中部着丝点染色体(sm)组成,黑果枸杞-玉门、黑果枸杞-白碱滩是由 9 对中部着丝点染色体(m)和 3 对近中部着丝点染色体(sm)组成。其中,黑果枸杞-额济纳旗枸杞细胞内无带随体染色体,而黑果枸杞-民勤、黑果枸杞-诺木洪、黑果枸杞-玉门、黑果枸杞-白碱滩枸杞细胞内均有带随体染色体,且带随体染色体的位置都不同,黑果枸杞-民勤枸杞细胞的 9 号为带随体染色体,且此染色体为近中部着丝点染色体,黑果枸杞-诺木洪枸杞细胞的 10 号为带随体染色体,黑果枸杞-玉门枸杞细胞的 8 号为带随体染色体,黑果枸杞-白碱滩枸杞细胞的 3 号为带随体染色体。各个种源相对长度的组成也不同,其中黑果枸杞-民勤、黑果枸杞-青海是由 1 对长染色体(L)、5 对中长染色体(M2)和 6 对中短染色体(M1)组成,未发现短染色体(S),黑果枸杞-玉门、黑果枸杞-白碱滩、黑果枸杞-额济纳旗是由 6 对中长染色体(M2)和 6 对中短染色体(M1)组成,都未发现长染色体(L)和短染色体(S)。黑果枸杞-额济纳旗的平均着丝点指数为 37.73%,明显小于其他黑果枸杞,而核型不对称系数为 62.24%,大于其他种源黑果枸杞。

由图 4-6-13 可知,不同种源黑果枸杞间进化程度最高的为黑果枸杞-额济纳旗,其次为黑果枸杞-诺木洪,黑果枸杞-白碱滩、黑果枸杞-玉门、黑果枸杞-民勤相互之间进化程度相当,由表 4-6-7 可知,核型不对称性系数黑果枸杞-白碱滩(60.74%)>黑果枸杞-玉门(60.38%)>黑果枸杞-民勤(59.78%),故不同种源黑果枸杞由进化到原始的顺序为:黑果枸杞-额济纳旗>黑果枸杞-诺木洪>黑果枸杞-白碱滩>黑果枸杞-玉门>黑果枸杞-民勤。

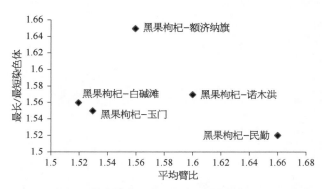

图 4-6-13 不同种源黑果枸杞染色体核型不对称程度散布图

何丽娟(2016)5 个种源黑果枸杞虽然染色体数目相同,核型类型均为"1A"型,染色体都由中部着丝点染色体和近中部着丝点染色体组成,但染色体相对长度、臂比值、随体的位置等形态差异较大,其中除额济纳旗黑果枸杞外,其他均有 1 对具随体染色体,且额济纳旗黑果枸杞的核型不对称系数为 62.24%,平均臂比为 1.65,较其他种源要大,这可能与同种植物受不同生态因子的影响有关。同种植物为了适应当地生态环境,在长期自然选择的作用下,不仅外部形态、生理特性有一定程度的变化,在染色体的形态、结构也会有差异,但染色体数目并无变化,这都为丰富枸杞的种质资源提供了可靠的细胞学依据。额济纳旗黑果枸杞进化程度最高,其他次之,这可能与诺木洪、额济纳旗较低的降雨量和较

高的海拔有关,复杂的生境可能会使物种间基因交流减少而造成遗传受阻,从而与其他枸杞的遗传距离变远,也说明差异较大的环境条件可促进植物物种的进化。

陈海魁等(2008a)对甘肃民勤的黑果枸杞做了相关方面的研究,认为染色体由 s 和 sm 两种类型组成,有 1 对具随体染色体,核型类型为"1A"型,这与何丽娟(2016)黑果枸杞-民勤的研究结果一致,在随体位置方面,陈海魁等(2008a)认为第 3 号为具随体染色体,而何丽娟(2016)结果显示第 9 号为具随体染色体。产生这种差异的原因可能与不同的选材有关。

第七节　黑果枸杞生物遗传多样性

遗传多样性包含着所有生物的遗传信息,是生命系统的基本特征,也是物种进化的产物。遗传多样性的高低决定着物种抵御不良环境的能力,一般来说,水平越高,物种存在的时间越久,适应环境能力越强,反之则越弱。遗传多样性的水平反映物种进化历史程度,并影响未来生存和发展,多样性越高,变异越丰富,对环境变化适应能力就越强,越容易扩展分布区域,也推动了生物学研究。

黑果枸杞遗传多样性研究起步较晚,但已在形态、细胞、生化、分子水平上渐渐有了较深研究,有黑果枸杞表型多样性分析(刘桂英,2016),有同工酶生化分析(郑贞贞,2012),有核型细胞分析(何丽娟,2016;何丽君,2019),本节主要介绍分子标记检测方法。

一、柴达木黑果枸杞遗传多样性

(一) 野生种群黑果枸杞 AFLP 分析

王锦楠等(2015)采用扩增片段长度多态性(AFLP)分子标记技术对青海省柴达木地区的德令哈怀头他拉、诺木洪贝壳梁、诺木洪奥斯勒草场、格尔木乌图美仁、格尔木鱼水河 5 个野生黑果枸杞种群的 120 份样品的遗传多样性进行分析。柴达木地区野生黑果枸杞具有很高的遗传多样性,9 对选扩

引物共得到 1 691 条清晰条带,其中多态性条带 1 678 条,多态性变异率为 99.23%,表明了选择引物在黑果枸杞间有较高的多态性水平,5 个地区 120 个黑果枸杞样品间的遗传多样性较高且有着丰富的变异。采用 POPGen32 软件分析 5 个种群内部遗传多样性,结果存在显著差异,同时研究表明诺木洪为柴达木地区黑果枸杞种质资源的分布中心。种群间的有效等位基因数为 1.4712,Nei's 基因多样性为 0.3245,Shannon 信息指数为 0.4367。分子方差分析(AMOVA)结果表明柴达木地区 5 个黑果枸杞种群的遗传变异主要存在于种群内部(92%),种群间的遗传分化较小(8%,遗传分化系数 0.08)。柴达木 5 个黑果枸杞种群的分析结果表明,总基因多样性指数(H_t)为 0.1779,种群内的基因多样性指数(H_s)为 0.1643,种群间的基因多样性指数(G_{st})为 0.0756,基因流(N_m)为 6.5511,表明柴达木地区黑果枸杞种群间存在着广泛的基因交流。黑果枸杞种群间的遗传相似系数介于 0.9709—0.9922 之间,平均值为 0.9835。种群间的聚类及 Mantel 检验($\gamma=0.3368$,$p=0.8064$)均表明柴达木地区黑果枸杞种群地理距离与遗传距离之间的相关性不明显;黑果枸杞个体间的聚类表明同一种群的个体不能完全聚在一起。

利用 AFLP 分子标记检测出柴达木地区野生

黑果枸杞种群具有较高的遗传多样性,种群间的地理距离并没有影响种群间的基因交流,所以种群内的遗传多样性远高于种群间的遗传多样性,种群的多样性与地理距离并没有显著性关系,即地理分布近的种群遗传距离并不一定相近。柴达木地区的野生黑果枸杞仍维持着较高的遗传多样性水平,而种群间的遗传分化很低,这些遗传多样性是该物种适应环境以及进化的基础。尽管目前人为的过度采摘和生境的破坏还没有对柴达木地区野生黑果枸杞种群产生较大破坏,但如果不进行有效的控制,势必会导致遗传多样性的大量丧失。同时种群内部的遗传多样性表明诺木洪贝壳梁和诺木洪奥斯勒草场种群内部多样性与其他种群的差异显著,这说明诺木洪的野生黑果枸杞的种群内部遗传变异较多,证明诺木洪种群在柴达木地区野生黑果枸杞种源中的重要地位。

(二)种植黑果枸杞 SSR 分布特征分析

以青海格尔木人工种植的黑果枸杞为研究对象,郝广婧等(2019)研究利用 Illumina Hi Seq™ 4000 高通量测序平台对黑果枸杞进行 RNA - seq 测序,再通过专业数据分析 MISA 对测序所获得的 Unigene 进行 SSR 深入挖掘和特征分析。结果显示,黑果枸杞转录组测序共获得 101 466 条 Unigenes,筛选搜索到含 SSR 位点的序列 15 494 条,共得到 20 269 个 SSR,发生频率为 19.98%。黑果枸杞转录组中的 SSR 含量较为丰富,处于双子叶植物中等偏上水平。平均约每 4 kb 出现 1 个 SSR 位点。黑果枸杞 SSR 中主要重复单元类型为单碱基和二碱基重复,分别占 SSR 总数的 74.83% 和 12.68%,在统计的 46 种重复类型中(C/G)n 所占比例最高(14 652,72.15%),其次是(AG/CT)n(1 195,5.90%)、(AT/AT)n(3.72%)和(AC/GT)n(3.04%)。SSR 重复基元的种类及数量在很大程度上反映该物种经历的进化时间长短,存在大量简单重复单元可表明其具有较高的进化水平。该研究反映出黑果枸杞具有较丰富的变异频率或具有较长时间的进化历程。在黑果枸杞中 SSR 重复次数的变化范围在 5～23 之间,以 10 次的重复频率最高(30.66%),重复 12 次以上的频率为 30.83%,表明黑果枸杞转录组 SSR 重复次数较高,具有较高的多态性。在 SSR 序列长度方面,长度变化范围最大的为三碱基重复(15～39 bp),其次是单碱基重复(10～32 bp),SSR 位点的频率与分布长度呈负相关。

综上所述,格尔木种植黑果枸杞 SSR 位点分布频率较高,重复单元类型丰富,分布密度大,具有较高的特异性和多态性。

(三)野生黑果枸杞空间遗传结构分析

王春成等(2020)基于 cp DNA 序列,研究柴达木野生黑果枸杞的遗传多样性、遗传结构和单倍型进化关系,可为其种群的遗传保护提供理论依据。该研究基于 3 个筛选的叶绿体多态引物:psb A - trn H、psb K - psb I 和 trn V,利用群体遗传分析方法研究柴达木盆地野生黑果枸杞的遗传变异格局,利用软件 DnaSP6.0 和 Permut2.0 计算分子多样性指标,利用分子方差分析研究组间和种群间的遗传变异来源,利用单倍型网络分析和主坐标分析研究单倍型的聚类关系;利用最大自然树和贝叶斯系统树分析单倍型的谱系进化关系。结果显示:叶绿体序列 psb A - trn H、psb K - psb I 和 trn V 拼接后的总长度为 1 454 bp,鉴别出 14 个核苷酸变异位点,共定义了 7 个单倍型。证实了种群内,诺木洪林业站种群单倍型多样性较高,格尔木新乐村核苷酸多样性较高,德令哈红光村和格尔木大格勒乡种群分别表现出最低的单倍型多样性和核苷酸多样性。种群间总的遗传多样(h_T)和种群内遗传多样性(h_S)分别为 0.916 和 0.512。AMOVA 分析结果表明,80% 以上的遗传变异来源于组间和种群间。叶绿体单倍型的贝叶斯系统树和最大自然树均表明柴达木盆地黑果枸杞种群聚为 2 支:德令哈和格尔木为一支,诺木洪为另一支。单倍型网络和主坐标分析结果揭示的拓扑结构和聚类关系与系统树一致。Mantel 检验结果表明柴达木黑果枸杞种群间的遗传距离与地理距离存在显著的弱相关关系($r =$ 0.591 1,$p =$ 0.000 9)。

(四)柴达木黑果枸杞遗传多样性特征

1. **种群的遗传多样性** · 柴达木盆地黑果枸杞种群间总的遗传多样性($h_T =$ 0.916)显著高于种群内遗传多样性($h_S =$ 0.512)。相关学者基于核 DNA 标记对西北部分黑果枸杞种群及柴达木盆地黑果枸杞种群的遗传多样性进行研究,结果也表明该植物种群具有较高的遗传多样性水平（Czl A，et al，2012；王锦楠等，2015）。另外，对柴达木盆地黑果枸杞种群开展的表型性状变异研究，也表明该植物存在丰富的形态变异（刘桂英等，2016）。一方面，黑果枸杞是丝绸之路盐碱地、荒漠地最具有开发价值的特色资源物种，也是枸杞原生态区遗传多样性相对丰富的原始物种（郝媛媛等，2016），另一方面，采样区黑果枸杞的生境多样性较高，包括湖泊盆地、冲积扇、河流沿岸、风积沙丘边缘和山间盐土平原，环境的异质性利于遗传突变的产生和遗传变异的累积。而且，基于叶绿体序列变异还揭示出诺木洪组的两个种群表现出了相对较高的遗传多样性水平，这可能是由于诺木洪农场和林业站黑果枸杞种群的个体数相对较多，受干扰较小，利于遗传变异的产生与积累。诺木洪也被推测为柴达木地区野生黑果枸杞种质资源的中心分布区（王锦楠等，2015；刘桂英等，2016）。

2. 种群的遗传结构与遗传分化 · AMOVA 分析结果和种群间较高的遗传分化系数都表明黑果枸杞种群间以及两个种群组间存在显著的遗传分化。叶绿体单倍型网络和 PCoA 分析均表明两个种群组间无共享单倍型，具有显著的聚类关系。柴达木盆地黑果枸杞种群表型性状的分析，表明格尔木、德令哈与诺木洪的种群呈现 2 组（刘桂英等，2016）。王春成（2020）研究中两个种群组相比，诺木洪采样群分布于荒漠盐土生境，人类活动干扰较少，黑果枸杞植株/灌丛长势较好。最大自然树和贝叶斯树均支持德令哈和格尔木的种群组与诺木洪的种群组之间显著的谱系分化，但基于核 DNA 标记对柴达木黑果枸杞种群的遗传研究表明种群间遗传分化较低，绝大多数的遗传变异来源于种群内（王锦楠等，2015）。这可能是因为叶绿体非编码区序列，具有单亲遗传特点，不仅在种间种内被频繁地检测到了较高的遗传变异，还能显示出显著不同的地理分布和种群遗传分化。

王春成（2020）研究基于叶绿体变异检测了黑果枸杞受限的种子流对种群间显著遗传分化的贡献。柴达木盆地野生黑果枸杞的果实为浆果，种子很小且轻，主要依靠鸟类和啮齿动物进行传播，因受风沙侵扰，沉积的沙石容易导致柱头污染和堵塞，造成传粉质量降低，加上分布区气候干旱、土壤盐渍化和人

为活动干扰等，野生黑果枸杞普遍具有较低的结实率（刘桂英等，2016；祁银燕等，2018a）。野生黑果枸杞的种皮较厚，存在浆果层，种子只有在强降雨后才能萌发，而且萌芽期的抗旱性较弱，幼苗成活率和成株率都较低（阿力同·其米克等，2014；何文革等，2015c）。因此，野生黑果枸杞较低的结实能力和种子萌发率都在很大程度上限制了种群间的种子流，促进了种群间的遗传分化。另根据野外调查，格尔木和德令哈的采样种群分布生境严重片段化、破碎化。黑果枸杞的种群片段化，分布的间隔区增大也进一步限制了种群间的基因交流，加强了种群组间和种群间的遗传分化。

3. 保护建议 · 柴达木盆地野生黑果枸杞集中分布范围较小，目前采样区种群面积急剧缩小和严重片段化，意味着该植物可能正在遭受遗传漂变和近交概率增加的风险，最终将造成种群内遗传多样性降低。因此，从遗传多样性保护的角度而言，王春成（2020）研究揭示具有较高遗传多样性的诺木洪林业站和格尔木新乐村种群可划分为两个保护管理单元，作为保护现有种群遗传多样性的重点。而且，在柴达木盆地野生黑果枸杞的分布区，应减少或杜绝人为活动的干扰，保护该植物的原生生境，帮助其恢复和扩大种群，以减少遗传漂变、自交等带来的潜在风险。

二、新疆黑果枸杞遗传多样性

阿力同·其米克等（2013）采用 ISSR 分子标记对新疆南部黑果枸杞 6 个自然居群及甘肃 2 个自然居群共 115 个样品进行了 DNA 多态性分析，从 60 个随机引物中筛选出 7 个有效引物，共产生 64 条 DNA 片段，其中 50 条为多态性条带，多态位点百分率（PPL）为 78.1%。相比较而言，黑果枸杞在物种水平上具有较高的遗传多样性，Nei 基因多样性（H）和 Shannon 多样性指数（I）分别为 0.29 和 0.43。对黑果枸杞 8 个居群的 AMOVA 分析结果表明，其遗传变异主要存在于居群内（77.0%），而居群间的遗传分化较小（23%，$F_{ST}=0.23$）。黑果枸杞各居群间的遗传距离在 0.057 0～0.191 3 之间变化。居群间的聚类及 Mantel 检验（$r=0.360\,2$，$p=0.910$）均表明新疆黑果枸杞居群地理距离与遗传距离之间的相关性不明显；黑果枸杞个体间

UPGMA 聚类结果表明,同一居群的个体不能完全聚在一起,来自新疆和甘肃两区域的黑果枸杞材料也不能完全分开。研究表明新疆南部产黑果枸杞居群目前具有生物多样性,居群间存在较高的基因流,可能由遗传漂变引起遗传分化。新疆居群和甘肃居群各自聚为一支,体现出在较大范围上地理隔离对黑果枸杞遗传分化的影响,这两个区域间可能存在的基因流很可能是历史上具有较近缘关系个体的扩散迁移所致。

新疆南部黑果枸杞居群仍维持着较高的遗传多样性水平,居群间的遗传分化也较小。这些遗传多样性是该物种适应环境以及进化的基础,是该种避免灭绝而长期生存的前提,同时也能为进一步开发利用黑果枸杞提供优良的种质资源。尽管目前人为的砍伐采摘活动及生境的恶化还没有严重影响到该种的遗传多样性,但若不能有效阻止环境恶化和人为活动的破坏,势必会加速黑果枸杞野生居群的片断化,居群规模会进一步减小。由此也必将引起居群遗传漂变的发生,从而会导致当前丰富的遗传多样性的大量丧失,进而会影响到该物种的生存及可利用的优异种质资源的丧失。考虑到导致黑果枸杞野生资源丧失的最主要的原因是人为的砍伐采摘及生境的破坏,笔者建议应尽快建立黑果枸杞保护区。

三、宁夏黑果枸杞遗传多样性

贝盏临等(2011)以宁夏产宁杞 1 号和黑果枸杞叶片采用优化 CTAB 法提取枸杞叶片基因组 DNA,从 101 个随机引物中筛选出扩增条带清晰、重复性好的引物 12 个,各引物扩增条带在 2~11 条之间,共产生 111 条条带清晰且重复性好的 RAPD 扩增带,平均每个引物扩增出 9 条带,长度在 200~5 000 bp 之间。其中有 61 条带表现多态性,多态性比率达 54.95%。"宁杞 1 号"与"黑果枸杞"的相似系数 S=0.618,遗传距离 D=0.382,由此可知,"宁杞 1 号"与"黑果枸杞"的亲缘关系较远。

四、不同种源黑果枸杞遗传多样性

(一)四省区黑果枸杞 ISSR 分析

李佳(2019)以青海、新疆、甘肃、内蒙古 4 个省区不同产地 14 份黑果枸杞为试验材料,经过基因组

DNA 提取及 ISSR 引物合成,ISSR - PCR 反应体系优化等过程,利用 11 个引物共筛选出 119 条清晰条带,其中 112 条是多态性条带,多态性比率高达 94.12%,这说明供试黑果枸杞存在的时间较久,具有极其丰富的遗传多样性。通过对 14 份黑果枸杞遗传距离分析,其范围在 0.1500~0.9310,表明 14 份供试材料间有较大的遗传差异,与胡秉芬等(2016)对 17 份中美枸杞材料的 SSR 遗传多样性研究发现遗传距离在 0.1142~0.8291 研究的范围相近。聚类分析可知,在阈值为 0.57 处,全部品种可分为三大类,第一大类包括 1、2 号等 7 个野生黑果枸杞品,其中 1、2、3、5 及 6 号均来自青海,遗传距离在 0.2500~0.6667,7 号及 8 号来自内蒙古,两者遗传距离为 0.4118,说明其亲缘关系较近。第二大类只有 4 号,4 号黑果枸杞为人工栽培品种,经过了长期的人工驯化,受人为因素的影响,与其他黑果枸杞有较大的遗传差异。第三大类包括 9、10、11 号等 6 份黑果枸杞,其遗传距离在 0.1500~0.6000,亲缘关系较近,这与安巍等(2013)的研究结果相似,内蒙古栽培 4 号、青海称多县 12 号及内蒙古阿拉善右旗 8 号黑果枸杞在不同阈值上先后与其余地区黑果枸杞分离,野生黑果枸杞亲缘关系远近与其品种来源没有必然联系,很大程度与生长地理环境相关。14 份供试材料具有较大的遗传差异性,这为丰富黑果枸杞的种质资源及保护其遗传多样性提供分子水平的依据。

(二)三省区黑果枸杞 EST - SSR 分析

通过对青海海西蒙古族藏族自治州农科所 25 份枸杞(黑果枸杞 5 份,黄枸杞 1 份,红枸杞 19 份)和新疆、甘肃 5 份黑果枸杞,共 30 份黑果枸杞进行遗传多样性分析,任重等(2020)以美国生物技术信息中心 NCBI 公布的黑果枸杞果实转录组数据为基础,挖掘转录因子 SSR 引物,经基因组 DNA 提取、转录组数据处理及引物设计、遗传多样性扩增统计、分析得到枸杞的 EST - SSR 分子标记,合成了符合设计标准的 182 对 EST - SSR 引物,经过扩增和多态性筛选后,将多态性好的引物用于 30 份枸杞材料的遗传多样性分析。结果在 182 对引物中,有 176 对引物可以扩增出条带,共筛选出 20 对多态性好、有特异性的引物,其多数引物扩增条带数为 2~8

条。使用 20 对引物在 30 份枸杞材料中共扩增得到 121 条条带，平均每对引物扩增出 6.05 条，有效等位基因数（N_e）的均值为 1.473 1 个，Nei's 多样性指数（H）的均值为 0.291 7，Shannon 信息指数（I）的均值为 0.451 7，多态性信息含量（PIC）均值为 0.667，30 份材料的遗传相似系数为 0.459 2 ~ 0.991 8，表明品种间具有较丰富的遗传差异。聚类分析结果表明，30 份枸杞材料被分为 6 个组，黑果枸杞与红果枸杞属不同类型，不同种源地的黑果枸杞可以明显区分，相同省区或相近地区的材料多聚在一组，由此推测，这与其种质遗传成分具有一定的相似性有关。整体聚类分析结果与供试材料来源信息基本对应。红果枸杞栽培品种之间的遗传距离较小，甘肃的黑果枸杞与青海、新疆的黑果枸杞材料之间其遗传多样性均存在较大差异，新疆、甘肃的黑果枸杞聚为一类，青海和新疆的黑果枸杞遗传距离较近，而与甘肃黑果枸杞遗传距离较远。从 182 对引物中筛选出 20 对多态性 SSR 引物，可用于证明分析黑果枸杞种质资源多样性，20 对引物多样性信息量丰富，平均 0.667，可从分子水平上检测鉴别不同种源黑果枸杞。也可用于黑果枸杞分子辅助遗传育种方面的研究。利用黑果枸杞转录组数据开发出的 SSR 分子标记，不仅适用于枸杞的遗传多样性研究，还可适用于黑果枸杞遗传多样性的分析与评价。

（三）西北野生黑果枸杞遗传多样性分析

目前，我国在枸杞种质资源生产和经营方面还很不规范，尤其是黑果枸杞大多处于野生状态，优良品系很少，引种和栽培异常混乱，多数"品种"（系）在形态上相似性极高或同一"品种"（系）在不同地区皆有栽培，给黑果枸杞种质鉴定带来一定困难。DNA 分子标记是在分子水平上直接对 DNA 进行研究，能克服林木世代周期长、遗传基因高度复杂等问题，是进行遗传图谱构建、遗传多样性分析、品种鉴定及系统发育等研究的有效工具，更是客观、高效及准确的种质鉴定技术。

王红梅等（2020）研究采用 SSR 分子标记技术对来自甘肃、青海、宁夏、新疆不同省区的 22 个枸杞材料进行遗传多样性分析，筛选出 37 对 SSR 引物共检测到 233 个等位变异，其中多态性位点 213 个，平均每个引物扩增条带数为 6.3 条，多态性位点比率为 91.4%，遗传相似系数在 0.483 1 ~ 0.936 4 之间，平均 GS 值为 0.628 6，在分子水平上证明了不同省区供试黑果枸杞之间差异较大，遗传多样性较为丰富。通过遗传距离测算明确了供试材料间亲缘关系的远近，以大武口十分沟和阿克塞多巴沟的黑果枸杞遗传相似系数最大（0.936 4），可能是由于地区之间相互引种引起枸杞遗传背景相似；而表型性状非常相似的宁杞 1 号和宁杞 2 号借助分子标记可以有效区分开来，充分证明了 SSR 标记技术可以从分子水平上有效鉴别枸杞种质间的遗传差异。研究筛选出的 37 对 SSR 引物，将为枸杞品种鉴定和今后枸杞遗传育种研究提供技术支撑。

根据聚类分析来判断枸杞种质材料之间亲缘关系远近比较准确。聚类分析发现，在相似系数 0.61 处所有供试材料分为 2 个类群，即 I 类和 II 类。2 个宁夏红果枸杞与青海格尔木和新疆基布克村的黑果枸杞聚为 I 类，其中宁杞 1 号和宁杞 2 号的遗传背景较近，相似性系数达 0.889 8。在相似系数为 0.779 7 水平，精河的黄果枸杞独立聚类，17 份黑果枸杞材料全部聚为一类，试验结果可将红果枸杞、黄果枸杞与黑果枸杞之间可完全分类。来自甘肃、青海、宁夏和新疆的 17 份黑果枸杞材料，在相似系数 0.800 8 处聚为 2 个亚类，宁夏兴庆、惠农和中卫的黑果枸杞独立聚为 1 个亚类，其余 14 个材料另外聚为 1 个亚类。研究中供试材料的聚类分析结果与供试材料的种类有较好的一致性，同一地理来源材料在不同程度上聚为一类（如来自宁夏、甘肃的部分材料），不同来源的黑果枸杞材料在聚类图中既有区别又有交叉，尤其新疆的材料在几个亚类中分布相对分散。分析认为风媒和鸟类携带不同地域枸杞的花粉和种子交叉传播，可能导致部分地理来源不同的材料遗传背景相似；同时西北荒漠区气候环境的复杂性影响枸杞的自然选择方向，导致地理来源相近的材料遗传变异较大，因此出现了地理来源相近的材料被归入不同类群。

五、黑果枸杞基因组 SSR 标记开发技术

尹跃等（2019）分析黑果枸杞转录组中简单重复序列（SSR）位点信息，开发 SSR 分子标记。采用 MISA 软件在黑果枸杞转录组中共检测到 73 896 个 SSR 位点，分布于 56 170 条单基因簇（unigenes）中，

出现频率为 26.36%，平均分布距离为 3.55 kb。优势重复基序为单核苷酸、二核苷酸和三核苷酸，分别占总 SSR 位点的 74.33%，13.30% 和 11.81%；共发现 84 种重复基序，重复次数为 5～33 次，其中出现频率最高的基序为 A/T，AG/CT，AT/AT，C/G 和 AAC/GTT。针对 SSR 位点设计了 12 674 对引物，随机挑选 128 对引物进行多态性验证，其中 74 对(57.8%)得到清晰的扩增产物；用其中的 28 对高多态性引物对 24 份枸杞种质进行扩增，共检测到等位基因 256 个，平均为 9.1 个。平均主效等位基因频率、观察杂合度、期望杂合度和多态信息量分别为 0.432、0.439、0.712 和 0.678。以上结果表明：基于黑果枸杞转录组测序得到的 Unigene 信息可作为开发 SSR 标记的有效来源，获得的大批量 SSR 标记可为枸杞遗传多样性分析、品种鉴定和遗传图谱构建分子标记辅助育种提供可靠的标记选择。

黄兴发等(2021)利用 Illumina Hiseq 2500 测序平台对 2 年生的黑果枸杞 Lr-01 无性系的基因组进行 PE150 测序，用 MISA 软件对获得的基因组序列进行检索与分析。在此基础上，以 18 份宁夏枸杞、1 份中国枸杞、23 份黑果枸杞和 6 份其他枸杞种质为供试材料，利用 Primer 3.0 设计 SSR 引物，进行 SSR 引物筛选和多样性验证。证明在黑果枸杞中共检索到 2 326 条 Scaffolds，含有 2 494 个 SSR 位点，每 5.29 kb 就有 1 个 SSR 位点，优势重复基序为单核苷酸、二核苷酸和三核苷酸，分别占总 SSR 位点的 59.18%，27.11% 和 11.75%。重复基元类型共 21 种，其中类型最多的为单核苷酸重复 A/T，占总数的 56.05%；其次为二核苷酸重复 AT/AT，占总数的 12.35%。从设计的 SSR 引物中，随机挑选合成 150 对引物进行 PCR 扩增，筛选出 10 对高多

态性 SSR 引物，分析其在 48 份枸杞种质中遗传参数，结果共检测到 186 个等位基因，平均为 19 个；观察杂合度、期望杂合度和多态信息含量平均值分别为 0.615，0.834 和 0.817。UPG-MA 聚类分析结果表明，48 份枸杞种质被分为 2 个类群，其中类型 I 包括 23 份种质，全部为黑果枸杞；类型 II 包括 25 份种质，主要为宁夏枸杞。分析结果显示，48 份枸杞种质群体结构和群体种质资源遗传结构均可分为 2 个类群，与聚类分析结果基本一致。通过高通量测序技术开发黑果枸杞 SSR 标记是一种简单而高效途径，这些 SSR 标记为黑果枸杞种质资源的遗传多样性分析及遗传图谱构建等研究提供了可靠的标记选择。该研究结论同郝广婧(2019)较为一致，黑果枸杞转录组中 SSR 位点分布丰度，分布频率较高，重复单元类型丰富，有较高多态性，为今后黑果枸杞遗传多样性及品种鉴别提供了理论根据。

以上分析证明，西北干旱荒漠地区黑果枸杞遗传多样性较为丰富，不同种类枸杞对系统聚类结果影响较大，但种内材料地域分布规律性不明显，这些遗传多样性是该物种适应环境及进化的基础。李佳(2019)研究青海黑果枸杞与内蒙古黑果枸杞亲缘关系较近。任重(2020)研究新疆、甘肃的黑果枸杞聚为一类；青海和新疆黑果枸杞遗传距离较近，而与甘肃黑果枸杞遗传距离较远。王春成(2020)、王锦楠(2015)一致研究证明柴达木盆地野生黑果枸杞具有较高的遗传多样性，柴达木盆地(90.27°～99.27°E，35.00°～39.33°N)是黑果枸杞的主要分布区，也是西北、中国乃至世界黑果枸杞的中心分布区。为保护资源，青海省人民政府 2017 年出台《青海省重点保护野生植物名录》，为黑果枸杞种质资源开发、保护利用搭建了科技平台。

第八节　黑果枸杞基因克隆研究

基因克隆技术是挖掘新基因，分离控制植物重要性状基因的有效手段，随着拟南芥、番茄等植物全基因组测序的完成，我国基因研究进入到植物基因功能、表达、调控的后基因组时代，基因克隆技术成为热点技术被广泛应用。黑果枸杞基因克隆技术随

着分子研究水平提高，不断取得成果，与黑果枸杞有效成分相关的关键调控酶基因研究不断取得了进展，从分子水平揭示了黑果枸杞有效成分含量动态积累规律和关键调控基因模式，对促进黑果枸杞靶向育种，增强其抗旱耐盐抗害功能，改良黑果枸杞植

物本身性状都具有重要意义。

一、花青素合成相关基因克隆

（一）R1-MYB 转录因子基因的克隆

王翠平等（2018）对可能参与花青素代谢调控的黑果枸杞 R1-MYB 转录因子基因进行克隆、生物信息学分析和不同品种、同一品种不同器官及盐胁迫条件下差异表达分析。通过同源基因克隆和RACE 方法得到黑果枸杞 R1-MYB 转录因子编码区全长，通过转录组数据获得宁夏枸杞同源基因序列。通过 Prot、Param、Smart、PSORT 和 SOPMA进行生物信息学分析，通过 MEGA 5.0 构建 NJ 系统进化树。同时采用 Real-time PCR 的方法进行基因表达分析。获得黑果枸杞 Lr MYB1R1（KY568981）及宁夏枸杞 Lb MYB1R1（KY568982）基因全长 cDNA，cDNA 编码区全长 1 496 bp，编码区为 927 bp，编码产物包含 308 个氨基酸，编码蛋白相对分子质量分别为 33 400 和 33 490，理论等电点分别为 7.80 和 7.78，属于 R1-MYB 转录因子，经预测其编码蛋白位于细胞核中；Lr MYB1R1 和 Lb MYB1R1 与茄科植物番茄、马铃薯、烟草中的MYB1R1-like 蛋白具有高度相似性。Lr MYB1R1的表达表现出器官和发育阶段中差异性，具有品种特异性，Lr MYB1R1 的表达受盐胁迫抑制。该研究丰富了对 R1-MYB 转录因子的研究，为接下来的基因功能研究及利用基因工程手段提高黑果枸杞中花青素含量奠定基础。

朱雪冰（2019）对柴达木黑果枸杞 cDNA 进行Solexa 高通量转录组测序并用 PCR 方法克隆黑果枸杞中 *MYB* 基因的转录因子 Sl AN2。该基因全长 774 bp，编码 257 个氨基酸，分子量为 29 775.84，等电点为 7.79，具有两个属于 SANT 超基因家族的保守区，蛋白具有一定的亲水性，二级结构主要以 α-螺旋和不规则卷曲为蛋白质最大量的结构元件，跨膜区分析推测该蛋白质可能不具有跨膜区，主要是在膜外进行作用。进化分析表明 *SlAN2* 基因与番茄、矮牵牛、辣椒等物种的调节基因的亲缘关系很近。研究为解析黑果枸杞果实中调控花青素合成代谢基因分子遗传机制、更好地利用花青素提供了科学依据。

MYB 转录因子家族广泛参与植物的生长发育和代谢调控过程，为研究该基因生物功能与代谢调控机制，严莉等（2017）基于黑果枸杞转录组测序（RNA-Seq）数据，利用 NR、NT、Swiss-Prot 和PFAM 4 个数据库和 NCBI 网站，对宁夏产区黑果枸杞 MYB 基因进行筛选注释；利用 Web Logo3、Prot Comp 9.0、MEGA5.0 软件进行保守结构域、亚细胞定位和系统进化等生物信息学分析。基于转录组数据分析 MYB 基因在黑果枸杞果实不同发育期的差异表达模式，并采用荧光定量 PCR 方法进行验证。基于转录组测序数据，注释得到 83 个黑果枸杞 MYB 类转录因子基因，根据结构特性将其分为 4大类：R2R3-MYB、1R-MYB、3R-MYB 和 4R-MYB。结构域分析表明 R2R3-MYB 类转录因子的 R2 MYB 基序中包含 3 个极度保守的色氨酸残基，R3 MYB 基序中的第一个色氨酸残基被疏水氨基酸替代。比较分析黑果枸杞 MYB 家族和拟南芥MYB 家族共同构建的进化树发现，黑果枸杞的MYB 家族在进化上包括 3 个大类，6 个亚类。亚细胞定位预测结果显示，44 个 MYB 转录因子定位于细胞质中，37 个定位于细胞核中。基于转录组数据的 MYB 差异表达模式分析表明，黑果枸杞 MYB 基因可能参与了果实不同发育时期花青素变化的调控；基于荧光定量 PCR 的差异表达数据进一步验证了部分 MYB 转录因子在果实不同发育时期的花青素合成中可能起到调控作用。结论证明黑果枸杞MYB 基因家族注释得到 83 个黑果枸杞 MYB 类转录因子基因，为进一步研究 MYB 家族的基因结构和生物学功能奠定了基础。

MYB 转录因子是植物中最大的转录因子家族之一，广泛参与植物的生理生化过程，包括植物表皮细胞分化、气孔发育、类黄酮生物合成、非生物胁迫及病原体抗性等。黑果枸杞是茄科枸杞属植物，花青素含量丰富。花青素属类黄酮类化合物，是构成植物花或果实颜色的主要水溶性色素之一。对黑果枸杞 MYB 转录因子家族进行分析鉴定，可为黑果枸杞 MYB 基因的功能研究奠定基础，为研究 MYB基因对黑果枸杞类黄酮或花青素的代谢调控提供重要借鉴。

（二）LrTTG1 基因克隆

马得森等（2018）以都兰县诺木洪黑果枸杞为材

料,按照 MiniBest Universal RNA Extraction Kit 操作流程,提取总 RNA,并反转录成 cDNA。以 Primer-F1/R1 为引物,使用 EX Taq 酶进行扩增获得 LrTTG1 基因的中间保守序列,将克隆获得的序列连接至 pMD19-T 载体上进行测序。

黑果枸杞 LrTTG1 基因的生物信息通过 ORF Finder 发现 LrTTG1 的长度为 1 029 bp,编码 342 个氨基酸,理论分子量为 38.302 1 kDa,等电点为 4.95;将 LrTTG1 推导的氨基酸序列与其他植物 TTG1 转录因子氨基酸序列进行比对,并构建进化树,发现 LrTTG1 与茄子 SmTTG1(KP006501.1)进化距离最近,相似性高达 83.73%,与黄瓜、马铃薯等茄科植物均有较高的序列相似度。与云杉 PaTTG1(KU131225.1)的进化关系相对较远,相似性为 58.4%。通过 DNAman6.0 比对不同植物的 TTG1 氨基酸序列,多重对比显示它们的氨基酸相似性比较高。SOPM 软件分析结果显示,LrTTG1 蛋白二级结构中 α 螺旋(alpha helix)结构占 9.36%,β 转角(beta turn)结构占 4.09%,无规则卷曲(random coil)结构占 51.75%,延伸带(extended strand)结构占 34.80%。利用在线软件 NCBI CDD 预测 LrTTG1 蛋白的保守域,结果表明 LrTTG1 属于 WD40 超家族。亚细胞定位预测表明,LrTTG1 蛋白定位于细胞核的可能性为 69.6%,符合转录因子的亚细胞定位特征。

qRT-PCR 分析显示,LrTTG1 基因在茎、叶、花、青果、紫果和黑果中均有表达,且在青果中的表达水平(最高)约为黑果(最低)的 4 倍;紫外胁迫下 LrTTG1 基因的表达随胁迫时间的延长呈先降低后升高的变化趋势。花青素含量分析表明,黑果的花青素含量最高(11.3 mg/g),分别约为紫果(1.2 mg/g)和青果(0.53 mg/g)含量的 9.4 倍和 21.3 倍。研究表明随着黑果枸杞果实的发育,LrTTG1 基因的表达量呈现下降趋势,而花青素的含量则呈上升趋势,两者呈负相关关系;推测 LrTTG1 基因在黑果枸杞花青素合成中可能具有重要的调节作用。

(三) LrDFR、LrANS、LrLAR、LrANR 基因克隆

杨锋(2017)以山西省静乐县黑果枸杞为实验材料,经 RNA 提取及 cDNA 合成,关键酶基因 PCR 扩增等方法获得四种基因序列。提取获得黑果枸杞 RNA,测得其浓度为 865 ng/μL,反转录得 cDNA 后,经高保真酶和特异性引物扩增,本试验获得了大小分别为 1 140、1 251、1 002 和 1 017 bp 的 LrDFR、LrANS、LrLAR 和 LrANR 基因,均符合预期的片段长度。经 Blast 比对发现,黑果枸杞的这四种酶基因与同科属物种的相应酶基因具有较高的相似性,如 LrDFR 与宁夏枸杞(Lycium barbarum)的 DFR 基因相似性最高,可达 98%,而与其他同科的植物相似性也约为 90%;LrANS 同茄科的 Iochroma calycinum 的 ANS 基因相似性为 92%;LrLAR 和 LrANR 均与马铃薯(Solanum tuberosum)相应的酶基因相似性最高,分别为 89% 和 91%。而且由于引物设计时都以基因的起始密码子开始、终止密码子结束,所以获得的酶基因片段的长度就是其 ORF 的长度,经预测发现 4 个酶基因分别编码产生大小为 379、416、333 和 338aa 的蛋白质。

软件和在线工具分析 4 种酶蛋白的性质参数如表 4-8-1 所示,从中能够发现 ANS 和 LAR 一般分布于细胞质中,DFR 主要分布于高尔基体中,而 ANR 的亚细胞定位预测表明其可能分布于叶绿体和高尔基体中。而且相较于其他酶蛋白的稳定性,LrANS 的性质较不稳定。信号肽和跨膜结构域预测的结果表明 4 种酶均不存在信号肽,所以它们均不属于分泌蛋白;而且除了 LrDFR 的 7~29 位氨基

表 4-8-1　4 种关键酶的蛋白质理化性质分析

关键酶	分子量 (Da)	等电点	分子式	不稳定系数	亚细胞定位
LrDFR	42 273.55	6.15	$C_{1905}H_{2979}N_{495}O_{559}S_{16}$	29.52(稳定)	高尔基体
LrANS	46 623.93	5.55	$C_{2075}H_{3269}N_{559}O_{635}S_{13}$	43.56(不稳定)	细胞质
LrLAR	37 457.47	6.26	$C_{1685}H_{2658}N_{444}O_{482}S_{19}$	35.90(稳定)	细胞质
LrANR	36 707.36	6.33	$C_{1640}H_{2615}N_{423}O_{494}S_{17}$	27.20(稳定)	叶绿体/高尔基体

酸处具有一个明显的跨膜结构域之外,其他酶都无跨膜结构。

对比 LrDFR 蛋白和其他物种的 DFR 蛋白的氨基酸序列,发现其 N 端的 19～39 位置处具有一个 NADP 的结合位点"VTGAAGFIGSWLIMRLLERGY",具有较高的保守性,仅是 22 位的丙氨酸残基(Ala, A)与部分物种的丝氨酸残基(Ser, S)有差异。

同样在 140～165 位也有一个反应底物的结合位点,其保守性相比之下较 NADP 结合位点小,可明显发现 LrDFR 的 142 位的底物特异性氨基酸残基为天冬氨酸(Asp, D),与茄科 DFR 的残基一致,但区别于其他科植物。

利用 NCBI Conserved Domains 数据库对 LrANS 蛋白的保守结构域进行预测,发现其存在典型的两个保守功能域 DIOX_N 和 2OG‐FeII_Oxy,分别在 51～164 和 216～311 位氨基酸区域处,证明了 LrANS 与其他 ANS 蛋白一样,同属于这两个超家族。进一步分析其 2OG‐FeII_Oxy 功能域的氨基酸序列,会发现其具有保守的组氨酸(His, H)、天冬氨酸(Asp, D)、谷氨酸(Glu, E)和精氨酸(Arg, R)残基。

分析 LrLAR 的蛋白的序列,发现其具有典型的植物无色花色素还原酶结构特征,包含 3 个保守的结构域 RFLP、ICCN 和 THD。从氨基酸残基差异性来看,茄科的植物 LAR 结构域具有自己特点。茄科 RFLP 结构域的氨基酸残基为谷氨酸(Glu, E),而其他种属植物的残基为天冬氨酸(Asp, D);黑果枸杞与烟草 LAR 的 ICCN 结构域中具有一个缬氨酸(Val, V),而马铃薯和其他植物的残基为异亮氨酸(Ile, I);而且 THD 结构域中茄科的特异氨基酸为 E 和 R。

对 LrANR 的结构域进行分析时发现,其含有黄酮类还原酶(Flavonoid reductase, FR)活性区域,且属于 NADB‐Rossmann 超家族蛋白。分析其氨基酸序列时,发现其具有一段保守的甘氨酸富集序列(GXGXXA)和保守的 YXXXK 序列,分别为 NADPH 结合位点和酶催化活性位点。

克隆获得的黑果枸杞的 *LrDFR*、*LrANS*、*LrLAR* 和 *LrANR* 基因,与已研究报道的基因有高度相似性,但也发现了可能由于产地不同而导致的黑果枸杞 *LrLAR* 和 *LrANR* 的差异位点。进一步

分析 4 种酶蛋白的序列,均可发现它们具有相应蛋白家族的特征位点及结构域,且与同科属的番茄、马铃薯及烟草等具有一定程度的相似性和亲缘性。

花色苷作为一大类水溶性颜料,在野生黑果枸杞含量极其丰富,而且它的积累量与变化直接参与果实表观颜色的形成,甚至决定产品的质量。王德富(2020)利用 pH 示差法对采自静乐县的人工栽培黑果枸杞成熟果实花色苷进行测定,其含量高达 6.08 mg/g(干重),同时利用香草醛‐浓盐酸检测到成熟果实中原花青素含量为 22.3 mg/g(干重),该实验结果分别与楼舒婷(2015)和段雅彬等(2015c)的报道结果一致,说明人工栽培黑果枸杞可作为花色苷提取的重要原料。同时发现随着花色苷的不断积累,黑果枸杞果实颜色也在逐渐加深,且 ANS 的表达量也随之增加,这种变化模式与在草莓(*Fragaria ananassa*)黑莓(*Rubus fruticosus*)等植物中所体现出的趋势相一致。在原花青素的积累规律上,发现其含量总体变化为上升趋势,但后期若果实过度成熟,其含量反而有所下降,这种变化模式与毛果杨(*Populus trichocarpa*)叶片中原花青素含量变化趋势相一致。因原花青素具有预防肿瘤和心血管疾病等功效,生产中为避免果实过度成熟而影响其提取效率,在实际操作过程中建议在 S3 期采收。

许多植物果实形成和成熟过程中,花青素积累受到多种转录因子的共同调控,常被看作是监测果实成熟度和感官品质的有效标志物。王德富(2020)试验对黑果枸杞不同生长时期中花青素积累水平进行分析,发现随着果实颜色逐渐变深,其花青素含量也呈逐渐上升趋势。同时发现在果实生长前期,LrLAR 表达量高于 LrANR,而 LrANR 表达量低的原因可能是由于 LrANR 途径在果实生长前期缺乏花色素前体物质所致,具体原因还需进一步研究。

花色苷的生物合成是在 11 种关键酶的多步催化下完成,而且该合成通路在许多植物中得到广泛研究,相关结构基因也已鉴定。王德富(2020)研究从栽培黑果枸杞成熟果实中克隆得到的 4 种关键酶基因在花色苷和原花青素生物合成中同样起到关键调控作用,分别对其编码蛋白结构域进行分析,发现 LrDFR 与宁夏枸杞和猕猴桃 DFR 位点序列一致,都存在保守的 NADP 结合位点,且其底物特异结合位点均为 Asp142。LrANS 存在 2OG‐FeII_Oxy

和 DIOX_N 两个保守功能域,且都与 Fe^{2+} 的结合有关,推测 LrANS 可能通过 2 个酶活中心共同催化产生花青素。LrLAR 存在 RFLP、ICCN 和 THD 等 3 个保守结构域,通过与其他已报道的 ANS 序列比对,发现存在 5 个差异性氨基酸位点,进一步通过 SIFT 软件分析,发现这些氨基酸残基的变化不会对 LrLAR 功能产生影响。LrANR 作为 NADB - Rossmann 超家族成员,与葡萄 ANR 亲缘关系较近,同时 LrANR 属于黄酮还原酶 SDR 超家族,具有 SDR 家族特征,与葡萄 VvANR 催化位点一致。

(四) LrANS 基因克隆

王联星(2019)以青海柴达木诺木洪黑果枸杞为材料,利用同源克隆和 RACE 技术克隆了花青素合成相关基因 LrANS。序列分析表明,LrANS 基因 cDNA 全长为 1 527 bp,包含 1 290 bp 的开放阅读框,编码 429 个氨基酸;亚细胞定位显示,LrANS 主要分布于细胞质及细胞膜上;同源序列比对表明,LrANS 与烟草 NtANS 的氨基酸序列相似性较高,达到 77.2%。RT - PCR 分析显示,LrANS 基因在根、茎、叶、花、青果、紫果和黑果中均有表达,且在黑果中的表达显著高于其他组织;在紫外胁迫下,LrANS 基因的表达显著下降。推测 LrANS 基因在花青素合成中发挥着重要作用。

ANS 作为植物花青素合成的关键基因,对植物生长发育至关重要,其分子机制及功能研究受到了广泛的关注。实验从黑果枸杞中克隆了 LrANS 基因,序列分析表明,LrANS 属于 PLN03178 超家族,包含典型的 2OG - Fe(II)结构域。系统进化树分析与氨基酸序列比对结果显示,黑果枸杞 LrANS 蛋白与烟草、茄子、马铃薯等茄科植物的 ANS 蛋白处于同一进化分支,其中又与烟草的相似性较高,达到 77.2%。

已有研究证实,马铃薯 StANS、茄子 SmANS 及烟草 NtANS 基因参与了花青素的合成。因此,推测黑果枸杞 LrANS 基因的功能与它们的相似,也与花青素的合成有关。

(五) LrF3′5′H 和 LrDFR 基因克隆

虎娟等(2017)研究提取了宁夏银川黑果枸杞成熟果实 RNA 进行转录组测序,分析得到黑果枸杞花青素生物合成途径中的 7 类关键基因的序列并登录到 NCBI 上注册。通过 Blast 分析和构建系统进化树,发现 7 种基因编码的氨基酸序列与宁夏枸杞、辣椒、茄子和矮牵牛等同属于茄科植物的基因具有很高的同源性,其中 LrF3′5′H 和 LrDFR 基因与宁夏枸杞亲缘关系最为较近,LrANS 基因与旋花科番薯和蔷薇科玫瑰的亲缘关系最为较近。通过预测这些基因氨基酸的二级结构和三级结构,发现其蛋白质主要元件是 α-螺旋和 β-折叠,与拟南芥、香雪兰等物种的蛋白质结构成分相似,这些蛋白均为亲水性蛋白,且亚细胞定位均在细胞质中,其中 LrF3H 和 LrANS 属不稳定类蛋白质,其他均为稳定类蛋白质。黑果枸杞的这些基因大多具有与其他植物花青素生物合成途径相关基因的典型特点,如 LrCHS 具有 Cys^{164}、His^{303} 和 Asn^{340} 共 3 个活性位点,两段高度保守的"RLMMYQQGCFAGGTVLR"和"GVLFGFGPGL"结构功能域,完全符合查耳酮合酶家族的序列特征;LrCHI 氨基酸序列间存在与其他植物高度保守的活性位点;LrF3H 在 217~220 位和 275 位氨基酸间有保守的 Fe^{2+} 结合位点,在 199~302 位和 285~291 位氨基酸间有保守的 2OG 结合位点;LrF3′H 氨基酸序列在 33~37 位和 443~452 位具有"LPPGP"的细胞色素 P450 保守域和"FGAGRRICAG"的 C 端血红素结合域。F3′H 和 F3′5′H 基因是形成蓝色花青素(飞燕草色素)的关键酶,很多植物由于不含有此类基因而没有蓝色品种,LrF3′H 和 LrF3′5′H 的氨基酸序列具有与其他物种保守的血红素结合域,使其颜色成为紫黑色。DFR 基因在大部分物种中存在相对保守"VTGAS GFVGSWLVMRLLEHGY"NADPH 结合域,并且该区域决定底物的特异性,如非洲菊的 DFR 能以 DHM、DHK 和 DHQ 为底物,而矮牵牛 DFR 则主要催化 DHM,而对 DHK 没有转化作用,因而矮牵牛缺乏橙色的天竺葵色素。LrDFR 的氨基酸序列也同样存在相似的 NADPH 结合域"VTGAAGFIGSWLVMRLLERGY",但其中 3 个氨基酸残基与大部分物种有所差异。此差异是否与黑果枸杞形成紫黑色果实、底物特异性有关,还有待进一步酶活性和底物特异性鉴定。ANS 是无色花青素形成相应有色花青素的关键酶,其表达具有组织、时期和品种差异性。LrANS 编码的蛋白 N 末端具有高度保守的 2OG - FeII_Oxy 氧化酶结构域,在 236 和 292 位分别有与 Fe^{2+} 结合的保守位点,在 241 位有天冬氨酸的保守位点,在 302 和 304 位有与 2-酮戊二酸结合的保守位点,但 C 末端不具有 DIOXN 结构域,可能是影响其果实颜色的主要原因。

根据转录本拼接序列以及 CDS 预测,该研究进一步以合成的 cDNA 为模板,通过 PCR 技术扩增了此 7 个关键基因的全长,其 PCR 产物分别直接与载体连接,对重组质粒测序验证表明 PCR 扩增的基因全长与转录本拼接的序列完全一致,说明转录组测序的结果正确、可靠。今后将通过融合蛋白在原核细胞内表达的方法,获取这些基因所编码的酶类并进行体外反应,验证这些基因的功能和所编码的酶的活性。为黑果枸杞的遗传改良及花青素基因的利用奠定了分子基础。

二、类黄酮合成相关基因克隆

(一) F3′5′H 基因克隆

类黄酮- 3′,5′-羟化酶合成基因($F3'5'H$ 基因)是合成使黑果枸杞果实呈黑色的矮牵牛色素的关键节点基因。为阐明 $F3'5'H$ 基因的表达机制,明晰 $F3'5'H$ 基因在黑果枸杞呈色中的作用,确定黑果枸杞及其白化果实中 $F3'5'H$ 基因启动子的活性,最终揭示黑果枸杞及其白化果实呈色差异的原因。陈雪妍(2017)以青海柴达木黑果枸杞果实的 S_1 青绿果、S_2 青紫果、S_3 紫色果、S_4 紫黑果、S_5 果色果为研究对象,以其青海柴达木白化果实为对照,首先确定了两者中 $F3'5'H$ 基因的表达模式,继而克隆黑果枸杞果实 $F3'5'H$ 基因全长 cDNA 序列,以该序列为模板,设计引物克隆两者中 $F3'5'H$ 基因的启动子。将启动子与 GUS 基因融合构建植物瞬时表达载体,利用农杆菌介导的瞬时转化法转化烟草叶片,烟草培养后进行组织化学染色以确定启动子的启动活性。通过 Real-time PCR 技术检测 $F3'5'H$ 基因的表达,结果表明在黑果枸杞及其白化果实的果实中均检测到 $F3'5'H$ 基因的表达,但表达量存在差异,推测这种基因表达的差异是两种果实呈色差异的主要来源。在黑果枸杞白化果实中,$F3'5'H$ 基因在 S1 时期的表达量最高,在 S2 时期降到最低,随着果实的发育,$F3'5'H$ 基因的表达量逐渐增加,

到 S4 时期达到一个小高峰后在 S5 时期下降。在黑果枸杞中,随着果实的生长,$F3'5'H$ 基因的表达量在 S1~S3 时期显著增加,在 S3 时期达到最高值,之后逐渐下降。表明 $F3'5'H$ 基因的表达量在果实的生长发育过程中表现出了特异性。

通过 RACE 技术克隆黑果枸杞 $F3'5'H$ 基因的全长,得到长度为 1 689 bp 的黑果枸杞果实 $F3'5'H$ 基因全长 cDNA 序列。通过生物信息学分析发现该基因的开放阅读框长为 1 527 bp,编码 508 个氨基酸。其核苷酸序列与宁夏枸杞(Lycium barbarum,登录号 KC161968)的同源性最高,达 99%;其次为长筒蓝曼陀罗(Iochroma cyaneum, KJ094354),90%;蓝花茄(Lycianthes rantonnei, AF313490),89%;马铃薯(Solanum tuberosum, AF288226),89%。表明 $F3'5'H$ 基因的核苷酸序列具有较高的保守性。黑果枸杞 $F3'5'H$ 基因编码的氨基酸序列与宁夏枸杞(Lycium barbarum)的同源性高达 98%,与其他植物的同源性也均高达 88% 及以上,由此得知,黑果枸杞 $F3'5'H$ 基因的保守性较高。由黑果枸杞与近缘植物的 $F3'5'H$ 氨基酸序列绘制出的系统进化树可以看出黑果枸杞(Lycium ruthenicum)与宁夏枸杞(Lycium barbarum)、蓝花茄(Lycianthes rantonnei)以及长筒蓝曼陀罗(Iochroma cyaneum)等在进化树中同属于一个大分支,且在植物分类中同属茄科,表明它们有着共同的起源或进化模式。而同属于茄科的碧冬茄属植物在进化树中却属于另一个大分支,表明碧冬茄属与茄科其他属间的起源及进化模式存在一定的差异。由 $F3'5'H$ 氨基酸序列构建的进化树表明黑果枸杞与宁夏枸杞的进化关系最近,而他们在植物学中的亲缘关系亦最近,由此可知,$F3'5'H$ 基因的演化与其来源植物的亲缘关系具有相对一致性。

对 $F3'5'H$ 基因的荧光定量分析以及克隆为研究黑果枸杞果实颜色的形成提供了理论依据,也为 $F3'5'H$ 基因的基因工程奠定了基础。同时为进一步研究黑果枸杞及其白化果实中 $F3'5'H$ 基因启动子的活性以及其转录因子的作用提供了理论基础。

祁银燕(2017)对黑果枸杞及其白化果实 $F3'5'H$ 基因启动子克隆及序列分析克隆得到的黑果枸杞及其白化果实 $F3'5'H$ 基因启动子的长度分别为 1 881 bp 和 1 890 bp。且序列同源性高达 90.3%。分析表明

2个启动子中所包含的元件类型基本相同,均含有多种顺式作用元件,包括大量可以增强启动子强度的典型的真核生物启动子元件 TATA - Box 元件和 CAAT - Box,以及多个与光响应相关的元件 Sp1、BoxI、G - box、GAG - motif、CATT motif 和 TCT - motif,推断该启动子很可能被光诱导,并且可能具有复杂的光应答机制,这与光诱导大多数植物中花青素的合成的研究结果相一致。除此之外,还有防御和胁迫应答元件 TC - rich repeats、创伤响应元件 WUN - motif,推断该启动子在黑果枸杞的胁迫应答反应中发挥重要作用。另外在黑果枸杞启动子中预测到茉莉酸甲酯响应相关的元件 TGACG - motif,而在黑果枸杞白化果实启动子中没有预测到。茉莉酸甲酯元件(Me JA motif)是涉及 Me JA 信号转录因子的结合位点,并且可能与植物对病原体感染的响应有关。

通过农杆菌介导的方法瞬时转化烟草叶片,通过观察 GUS 染色后烟草叶片的颜色变化来确定启动子的启动活性,结果显示,2个 $F3'5'H$ 基因启动子与 GUS 融合载体在烟草叶片上均表现出蓝色,而在对照的叶片中没有显示蓝色,表明 PLr$F3'5'H$ 及 PAlr$F3'5'H$ 基因启动子均具有启动活性。进一步荧光定量实验结果表明,黑果枸杞 $F3'5'H$ 基因启动子所驱动的 GUS 基因的表达水平高于黑果枸杞白化果实,且前者是后者的 3.09 倍,表明黑果枸杞 $F3'5'H$ 基因启动子的启动活性高于黑果枸杞白化果实 $F3'5'H$ 基因启动子,从而造成了两者果实中 $F3'5'H$ 基因表达水平的差异,揭示了两者果实呈色差异的原因。而黑果枸杞 $F3'5'H$ 基因启动子中与光响应相关的元件 CATT motif 数量的差异可能是使两者启动子存在差异的因素。

(二) 果实成熟中转录组测序分析

孟小伟等(2020b)以甘肃黑果枸杞果实发育过程中青果期、变色期和成熟期的果实为材料,利用新一代高通量测序技术平台 Illumina Solexa 进行转录组测序和数据 de novo 组装,并对得到的 Unigene 进行功能注释、分类及代谢通路分析。实验基于转录组测序数据得到 N50 值为 1743 bp 及平均长度为 1262.65 bp 的黑果枸杞 Unigene 共有 43 573 条。在 GO、KEGG、KOG、NR 和 SwissProt 数据库上

得到注释的 Unigene 总数为 23 723 条,占总 Unigene 的 54.44%,有 3 726 条 Unigene 在这 5 个数据库中同时得以注释,但还有 19 850 个 Unigene 在这些数据库中没有得到注释。23 559 条和 17 212 条 Unigene 分别在 Nr 和 SwissProt 数据库有同源比对信息。GO 数据库中注释到的 15 064 个 Unigene 分为细胞组分、分子功能及生物学过程等 3 大类 62 个功能组。KOG 数据库中注释到的 13 128 个 Unigene 功能系统分为 25 类,其中黄酮类代谢途径所属的 Q 类(次生代谢产物生物合成、运输和代谢)共获得了 520 个 Unigene 注释。以 KEGG 数据库为参考,将 4 951 个 Unigene 定位到 215 个代谢途径分支,其中有 45 个 Unigene 与类黄酮生物合成相关。在黑果枸杞果实转录组中发现 16 815 个 SSR 位点:最多的为单核苷酸 SSR,占 72.92%;最少的是 6 核苷酸,占 0.04%。实验共得到 43 573 条 Unigene,有 23 723 条 Unigene 在 GO、KEGG、KOG、NR 和 SwissProt 等 5 个数据库中得以注释,筛选出与类黄酮生物合成有关的 Unigene 45 个,这为与黑果枸杞果实品质有关基因筛选、克隆和功能分析等提供研究基础和理论依据。

三、高盐低温相关基因克隆

(一) DREB 基因克隆

DREB(Dehydrate responsive element binding factor)转录因子是植物非生物逆境适应中的关键调节因子,该类转录因子具有保守的 AP2/EREBP 结构域,在低温、高盐等非生物逆境胁迫下,可调控下游逆境应答基因的表达,对增强植物的抗逆能力有重要作用。黑果枸杞具有极强的耐干旱、盐碱能力,为研究黑果枸杞 DREB 类基因在低温、盐碱响应中的功能,李艾佳等(2020)以青海格尔木产区强抗盐灌木黑果枸杞总 RNA 为模板,基于前期转录组测序拼接序列,利用 RT - PCR 方法克隆得到一条 DREB 基因。该基因含有一个 1 116 bp 的开放阅读框,编码 372 个氨基酸。系统进化树分析显示,*LrDREB1* 基因属于 DREB 亚家族 A2 组成员,与拟南芥 *AtDREB2B*、*AtDREB2E* 具有较高的相似性。荧光定量 PCR 结果显示,*LrDREB1* 受盐胁迫、ABA 胁迫和低温胁迫诱导表达,可能参与依赖

ABA 的信号转导途径，调节黑果枸杞抗盐响应。*LrDREB1* 基因能够响应盐胁迫、ABA 胁迫和低温胁迫的表达，参与黑果枸杞在逆境中的胁迫反应，增强其在恶劣环境中的生存适应能力。通过对黑果枸杞 *LrDREB1* 基因的克隆、序列分析和表达分析，为研究 *LrDREB1* 的功能及黑果枸杞抗盐机制提供了帮助。

（二）LrMCIP8 - like 基因克隆

黑果枸杞种植与野生分布区域都存在不同程度的土壤盐渍化问题，如何提高黑果枸杞耐盐旱功能以适应盐渍化土壤正常生长，分子技术的发展给其耐盐黑果枸杞提供了机会，通过转基因技术将能提高植物耐盐性的基因转入黑果枸杞中以提高对盐碱旱地的适应性。冷欢（2014）以甘肃河西走廊产区黑果枸杞为材料，克隆得到了 E3 酶的 cDNA 命名为 LrMCIP8 - like，为培育耐盐黑果枸杞提供了技术支持。

1. 黑果枸杞 LrMCIP8 - like 克隆和序列分析· 以黑果枸杞为材料利用同源克隆的方法，克隆得到一种泛素 E3 酶的 cDNA，命名为 LrMCIP8 - like，全长 CDS 区共 1 271 bp。编码一个 363 个氨基酸的蛋白质，分子量 40.094 kDa，等电点（PI）4.04。LrMCIP8 - like 基因与茄科的番茄 CIP8 - like 基因不论是核苷酸还是氨基酸水平上的同源性都很高。黑果枸杞 LrMCIP8 - like 基因是与番茄的泛素 E3 连接酶 LrMCIP8 - like 同源性较高的基因，它们的基因核酸全长相似度达 79%，氨基酸序列相似度达到 74%。这说明 LrMCIP8 - like 基因属于泛素 E3 酶类的基因。LrMCIP8 - like 富含天冬氨酸和谷氨酸等氨基酸，总亲水系数为 -0.826，说明具有很高的亲水性。二级结构分析表明，α 螺旋和无规则卷曲结构交错构成了二级结构的主要部分。这种二级结构的特点保障了 LrMCIP8 - like 蛋白具有高度的柔性和流动性，使蛋白分子可以在各个方向上拉伸弯曲，保护细胞结构，特别是使膜系统免抗旱耐盐的伤害。软件分析黑果枸杞 LrMCIP8 - like 不具有跨膜结构，推断黑果枸杞 LrMCIP8 - like 在细胞质中合成前体蛋白质，无信号肽引导其进入其他亚细胞器，而是留在细胞质中，经过 mRNA 翻译后修饰加工成为成熟蛋白质，并与相关代谢底物结合发挥作用。

2. 过表达 LrMCIP8 - like 植株在萌发期和幼苗期对盐胁迫和干旱响应· 将过表达目的基因植株和野生型植株春化后的种子分别种在 MS、100 mmol/L NaCl 和 300 mmol/L Sorbitol，结果表明过表达目的基因萌发率明显低于野生型植株。将过表达目的基因植株种子种在 150 mmol/L NaCl 盐胁迫培养基培养 10 天后和上个实验的结果相同，推测在萌发期 LrMCIP8 - like 负调控植株对盐胁迫和干旱胁迫的敏感性。为了更进一步了解过目的基因功能，将生长 3 周植株在测定相对保水率，以及将生长 3 周植株用 350 mmol/L 的 NaCl 处理 10 天，测定电解渗透率和叶绿素含量。研究证明，生长 3 周的过表达目的基因植株的抗旱耐盐的能力要高于野生型植株，推测在幼苗期过表达目的基因正调控植株的抗旱耐盐性。幼苗期过表达外源目的基因植株对干旱和盐响应结果和萌发期对干旱和盐胁迫响应的结果相反。过表达玉米 bZIP 转录因子拟南芥植株对干旱和盐胁迫响应也有相似的研究结果。

用在线软件对黑果枸杞 LrMCIP8 - like 用 Interpro 和 SMART，看出在 276～316 氨基酸之间有一段 RING 结构，此为蛋白的主要功能区域。也符合 LrMCIP8 - like 为 E3 连接酶里的 RING 分类。从多种多样物种中所发现的 RING 锌指蛋白，他们和多种环境胁迫比如干旱和其他非生物胁迫和生物胁迫都有着密切联系。高盐是一种对植物生长和作物生产影响巨大的自然胁迫，植物可以通过一系列分子，细胞，生理改变去响应盐胁迫这样的环境，在这个过程当中有很多盐诱导基因参与其中。很多锌指结构蛋白参与到植物对生物和非生物胁迫中，比如 C_2H_2 - type 型蛋白 Zat12 在拟南芥活性氧和非生物胁迫信号通路中起着重要的作用。过表达很多锌指结构蛋白可以激活一些和盐相关的基因，从而提高植物的抗盐性。

黑果枸杞 LrMCIP8 - like 基因参与抗旱耐盐机制的调节，提高了过表达拟南芥种子萌发期对盐胁迫和干旱胁迫的敏感性，并提高了转基因拟南芥植株幼苗期的抗旱耐盐能力。该基因功能的研究为提高植物的耐盐性提供了新的基因资源和分子工具，具有广泛的应用前景，也为研究黑果枸杞基因工程方面的研究提供了基础信息。

（三）SKOR 基因克隆

刘丽萍等（2018）以前期测得的转录组数据为基础，从青海格尔木黑果枸杞种子育种，在北京林业大学育种基地的黑果枸杞根系中成功克隆得到 SKOR 基因。研究已知，SKOR 属于钾转运蛋白中的 Shaker 家族，典型的植物 Shaker 通道蛋白从 N 末端至 C 末端包括一个大约由 60 个氨基酸组成的细胞质 N 末端区、由 6 个跨膜区构成的疏水核和一个很长序列的细胞质 C 末端区。其中，C 末端区含有调节结构域，包括一个推测的环核苷酸结合区（CNBD）、一个存在于大部分 Shaker 通道中的锚蛋白区和一个靠近 C 末端的富含疏水酸性残基区（KHA）。本研究对该基因编码的蛋白保守结构域预测，发现其分别存在一个锚蛋白区和 KHA 四聚化保守结构域，说明该基因编码的蛋白属于与 K^+ 运输有关的 Shaker 家族蛋白。Shaker 通道的一个重要特点是能形成异源四聚体结构，KHA 是钾离子通道蛋白的四聚化结构域，可能参与了这个过程，从而使该蛋白起到调节细胞中的 K^+ 转运活性的功能；锚蛋白结合位点可使该蛋白质特异地定位在质膜上，并潜在地影响蛋白与蛋白之间的相互作用。通过对 LrSKOR 编码氨基酸同源性序列比对和系统发育进化分析，得出 LrSKOR 与拟南芥、胡杨、蓖麻等双子叶植物的外整流 K^+ 通道相比同源性较低，但与茄科植物如马铃薯、番茄等同源性达 90% 以上，构建进化树中聚在一起，这表明黑果枸杞与其他茄科植物 SKOR 蛋白进化程度相似，LrSKOR 同样具有推测的参与 K^+ 向木质部运输的功能，也说明了黑果枸杞与其他茄科植物存在较近的亲缘关系。通过核酸序列及基因编码蛋白的理化性质分析，测序所得到的 SKOR 基因序列全长为 2 448 bp，包括 1 个完整的开放阅读框，其编码的 SKOR 蛋白包含 815 个氨基酸残基。在 NCBI 数据库进行 Blast 序列比对分析结果显示，该基因序列与拟南芥（NM_111153.3），葡萄（Vitis vinifera，AJ490336），蓖麻（Ricinus communis，XM_002533405）和胡杨（EU382997.1）等植物外整流 K^+ 通道基因的核苷酸序列的同源性均在 65% 以上，其中与葡萄推测的外整流 K^+ 通道基因的核苷酸序列的同源性达到 70.36%；通过和茄科植物马铃薯（XM_006352418.2），番茄（XM_004250158.3），甜辣椒（Capsicum annuum），XM_016696732.1）等比对同源性很高，其中与马铃薯全长同源性最高，达到 90.31%，表明本研究已克隆到外整流 K^+ 通道基因全长，将其命名为 LrSKOR。用 ExPASy 网站分析该蛋白的理化性质，得到其相对分子量约为 9.33×10^4，理论等电点为 6.32，其中数量最丰富的氨基酸依次是亮氨酸（Leu），异亮氨酸（Ile）和丝氨酸（Ser），分别占 11.2%，8.6% 和 7.2%，色氨酸（Trp）含量最少，只占 1.2%。本研究还发现，LrSKOR 在盐碱胁迫下的表达丰度最高，高盐胁迫下次之，对照最低。这表明，黑果枸杞 LrSKOR 作为外整流 K^+ 通道，其基因表达除了受盐分胁迫影响外，与土壤 pH 还存在密切的联系，这与很多前人研究的推论相一致。因此，LrSKOR 很可能在黑果枸杞耐盐性发挥方面具有重要作用。这也为进一步阐明盐生植物黑果枸杞 K^+ 和 Na^+ 选择性运输机制提供分子层面的依据。

（四）K^+/Na^+ 平衡关键基因克隆

钾是一种重要的常量营养元素，在植物体内通常以离子形态存在，与其他金属离子相比，钾在植物活细胞中的浓度较高，可以达到干重的 2%~10%。作为一种常见的大量元素，钾参与植物体内很多重要的代谢过程，如调节细胞内渗透压及各种酶的活性、参与脂肪及蛋白质的合成、中和阴离子的负电荷、控制细胞膜的极化、促进植物的光合作用、调节气孔运动等。

植物细胞中维持较高浓度的 K^+/Na^+ 是植物细胞正常发挥功能的必要条件。高 Na^+ 浓度会抑制 K^+ 的吸收和运输，导致 K^+ 的缺乏，而 K^+ 是生长和发育的重要元素，因此会导致植物生产力降低，甚至可能导致死亡。高浓度的 Na^+ 还会破坏膜的结构和功能，导致细胞内 K^+ 外排，细胞中的 Na^+/K^+ 比进一步升高，最终导致跨膜区的 pH 降低，植物体内离子稳态失衡，矿质元素缺乏，植物生长受到抑制并最终死亡。此外，盐诱导的活性氧的形成可导致细胞内多种成分的损伤，中断植物重要的细胞功能。

K^+ 含量及其在胁迫后的变化是植物耐盐性的一个重要体现，植物体内 K^+/Na^+ 比决定了细胞的代谢能力。植物体内 K^+ 调控家族分为 K^+ 通道家族及 K⁺ 转运蛋白家族。其中 Shaker 家族是目前研究最深入的 K⁺ 通道家族,外整流钾离子通道研究相对较少;KUP/HAK/KT 钾转运蛋白家族是数量最多的一类,也是功能最丰富的一类钾转运蛋白。为了进一步深入研究黑果枸杞的耐盐机制,戴逢斌(2019)对青海格尔木黑果枸杞旺盛株进行 200 mmol/L、300 mmol/L 和 400 mmol/L 盐处理,采集新疆沙雅县黑果枸杞进行耐盐基因克隆,从中克隆出两个参与钾离子调控的重要基因 LrSKOR 及 Lr8 - like,分析基因序列与蛋白结构,并通过构建重组载体,以本生烟草为材料进行瞬时表达研究,探索两个基因在细胞内的表达位置;同时利用黑果枸杞愈伤及叶片为材料进行遗传转化,以期得到转基因材料,为进一步鉴定基因功能、揭示植物耐盐机制奠定基础。

1. LrSKOR 及 Lr8 - like 生物信息学分析·研究用黑果枸杞组培苗叶片提取总 RNA 并经反转录,利用黑果枸杞拟 LrSKOR 及 Lr8 - like 基因上反向引物进行 PCR 扩增后,经电泳获得约 2.5 kb、2.3 kb 的片段。在回收得到 PCR 纯化产物后,将其连接 T 载体并转化大肠杆菌,选择 PCR 呈阳性的单菌落进行测序,测序结果显示黑果枸杞 LrSKOR 的 CDS 序列全长 2 448 bp,NCBI 提交 Genbank 登录号为 KY563342.1;Lr8 - like 的 CDS 序列全长 2 316 bp,NCBI 提交 Genbank 登录号为 MF510512.1,两者的 CDS 序列均为完整的 ORF。

其中,LrSKOR 编码 815 个氨基酸,预测其氨基酸分子量 93.38 kDa,理论 PI 为 6.29,主要氨基酸包括 Leu(10.9%)、Ile(8.5%)、Ser(7.4%),正/负电荷残基数分别为 91 和 99,预测分子式为 $C_{4\,220}H_{6\,584}N_{1\,118}O_{1\,208}S_{33}$,不稳定指数为 40.73,为不稳定蛋白,平均亲水值为 -0.116,属于亲水蛋白。Pfam 蛋白结构域预测结果显示 LrSKOR 属于植物钾离子通道基因家族,NCBI 进一步 blast 及进化树分析显示,LrSKOR 属于 Shaker 家族中的 SKOR 亚家族。

Lr8 - like 编码 771 个氨基酸,预测其氨基酸分子量 86.77 kDa,理论 PI 为 7.59,主要氨基酸包括 Leu(10.9%)、Val(9.1%)、Ser(7.3%),正/负电荷残基数分别为 67 和 66,预测分子式为 $C_{3\,992}H_{6\,195}N_{1\,017}O_{1\,070}S_{38}$,不稳定指数 36.98,属于稳定蛋白,平均亲水值为 0.351,为疏水蛋白。Pfam

蛋白结构域预测结果显示 Lr8 - like 属于植物钾转运蛋白家族,NCBI 进一步 blast 显示,Lr8 - like 属于植物钾转运蛋白家族中的 KUP/HAK/KT 基因家族。

2. LrSKOR 及 Lr8 - like 基因在盐胁迫下的表达分析

(1)长期盐胁迫处理的表达分析:如图 4 - 8 - 1 所示,在 250 mm NaCl 胁迫处理 50 日后,LrSKOR 在叶中的相对表达量较茎高,在新叶中的相对表达量最高,另外三种器官中老叶的相对表达量高于老茎高于新茎,且在四种器官中的差异不显著。LrKUP8 在叶中的相对表达量较茎高,在新叶中最高,且同其他三种器官中的相对表达量差异显著($p < 0.05$),另外三种器官中老叶的相对表达量高于老茎高于新茎,但这三者之间的表达量差异不显著。

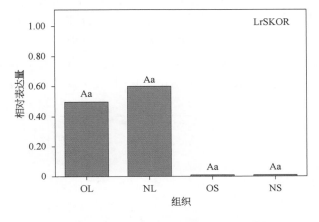

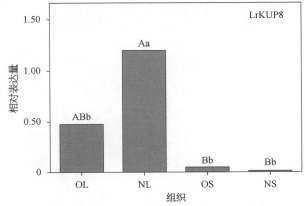

图 4 - 8 - 1 250 mmol/L NaCl 胁迫处理 50 日后 LrSKOR 及 LrKUP8 在不同器官中的相对表达

[a: OL(老叶);NL(新叶);OS(老茎);NS(新茎)]

(2)短期盐胁迫处理的表达分析:如图 4 - 8 - 2 示,在经过不同浓度的 NaCl 处理不同时间后,

LrSKOR 在 300 mmol/L NaCl 处理后的 1h、3h 内相对表达量下降,在 6h 时相对表达量上升,但 0h、1h、3h、6h 四个时间段的相对表达量差异不显著,在 12h 后的相对表达量达到最高,且同前面四个时间段差异极显著($p < 0.01$);*LrSKOR* 在 400 mmol/L NaCl 处理后的 4 个时间段内相对表达量较 0h 均上升,且差异极显著($p < 0.01$),但是在 3h 时的相对表达量较 1h 降低,之后第 6h 时相对表达量继续上升,在 12h 时相对表达量达到最高,且同其他 4 个时间段差异极显著($p < 0.01$),总体上看,在相同的处理时间下,*LrSKOR* 在更高浓度的盐胁迫下相对表达量更高。*LrKUP8* 在 300 mmol/L NaCl 处理后的 1h、3h 内相对表达量均下降,但差异不显著,在 6h 时相对表达量上升,且同 1h、3h 时相对表达量差异极显著,同 0h 相比相对表达量差异显著,在 12h 时相对表达量达到最大,且同其他四个时间段相比相对表达量差异极显著;*LrKUP8* 在 400 mmol/L NaCl 处理后的 1h 内相对表达量下降,但差异不显著,在 3h 时相对表达量开始上升,在 12h 时相对表达量达到最大,且 0h、3h、6h、12h 之间的相对表

达量差异极显著。总体上看,在相同的处理时间下,*LrKUP8* 在更高浓度的盐胁迫下相对表达量更高。

总之,根据戴逢斌(2019)的黑果枸杞盐胁迫下的转录组数据,利用同源基因克隆,从黑果枸杞 cDNA 中成功克隆到两个 Na^+/K^+ 平衡调节相关的基因 *LrSKOR* 及 *LrKUP8*,通过生物信息分析发现 *LrSKOR* 属于 Shaker 家族,*LrKUP8* 属于 KUP/HAK/KT 家族,两者从不同方面发挥各自的作用对黑果枸杞体内 Na^+/K^+ 平衡进行调控。在不同时间、不同浓度的盐处理下,可以看到两个基因的表达差异也较大。在中等浓度(250 mmol/L)的盐胁迫长期处理下,两个基因均在长出的新叶中达到了最高相对表达量,且在新茎中的相对表达量低于老茎。有研究显示植物在生长发育的过程中会优先向新生叶片中供 K^+,并将 Na^+ 提供到生理上次重要的结构,如老叶、老茎及表皮中(沈悦,2015)。在高浓度(300 mmol/L、400 mmol/L)短时间的盐胁迫下,*LrKUP8* 的相对表达量均呈现先增大后减小的趋势,*LrSKOR* 的相对表达量在 300 mmol/L 处理时先下调后上升,在 400 mmol/L 处理时的相对表达量总体都升高,但在 3h 的相对表达量较 1h 降低。

(五)NaCl 胁迫下黑果枸杞转录组测序分析

为研究黑果枸杞在不同浓度盐胁迫下基因表达谱变化情况,探究其抗盐分子机制,马彦军等(2020)以甘肃农业大学林学院实验室保存的黑果枸杞组培苗为材料,对 0 mmol/L(CK)、50 mmol/L、250 mmol/L NaCl 溶液胁迫的黑果枸杞组培苗的根和叶在胁迫时间为 0h、1h、12h 时分别取样,采用转录组测序(RNA-Seq)技术进行测序分析。结果表明,转录组测序共产生 222.49Gb 原始数据,拼接出 Unigenes 86 037 条,注释到 7 大功能数据库(GO、KEGG、KOG、NR、Pfam、Swiss-Prot 和 egg NOG)上的 Unigenes 总数为 46 594 个,占总 Unigenes 的 54.76%,还有 38 929 个 Unigenes 在这些数据库中没有得到注释。通过 GO 分类和 KEGG Pathway 富集性分析,分别归于 51 个 GO 类别和 211 条代谢途径。差异表达基因分析显示,黑果枸杞叶片和根的上调基因和下调基因数随着 NaCl 浓度的增大和处理时间的延长均呈增加趋势,叶片中

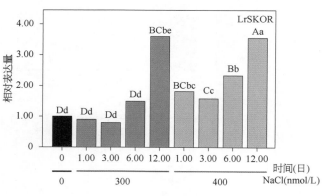

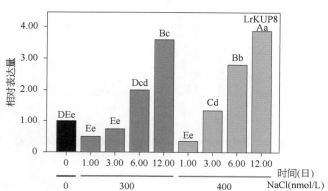

图 4-8-2 不同时间及浓度盐胁迫下 *LrSKOR* 及 *LrKUP8* 在叶中的相对表达

的上调基因数（7 514）小于下调基因数（9 032），根中的上调基因数（12 347）大于下调基因数（11 559）。在黑果枸杞盐胁迫下转录组中发现 28 325 个 SSR 位点，最多的为单核苷酸 SSR，占 70.47%。综合分析表明，黑果枸杞对盐胁迫的反应是一个多基因参与、多个生物过程协同调控的过程，基因表达量的变化可能是基因调控的主要方式。

四、甜菜碱合成相关基因克隆

Liu 等（2017）克隆了黑果枸杞中甜菜碱合成的关键基因 LrMADH1、LrMADH2，通过异源转化细菌，在细菌中证明了该基因与盐耐受性的关系。

五、与生长相关的基因克隆

（一）bHLH 基因克隆

bHLH 转录因子在植物黑果枸杞中行使多种功能，它可以保护植物黑果枸杞免受干旱、高盐、寒冷、高温、缺少微量元素等多种胁迫损伤，同时，在植物的生长发育和形态建成、信号转导中也具有重要的作用。bHLH 的等位变异与植物组织的颜色性状相关，缺失会引起白色果皮表型。

赵鑫等（2018）以青海柴达木黑果枸杞为研究对象，利用 RT-PCR 方法从黑果枸杞 cDNA 中克隆一个 *bHLH* 的转录因子——*LrJAF13*，通过生物信息学的分析，发现该基因的全长为 1 890 bp，编码 624 个氨基酸的亲水蛋白，其分子式是 $C_{3012}H_{4843}N_{853}O_{978}S_{24}$，分子量为 6.94 kD，脂肪指数（Aliphatic index）为 85.45，等电点 pI 为 5.24，亲水性（Grand average of hydropathicity）为 -0.497，不稳定指数（Instability index）为 50.13，推断出该基因编码的蛋白位于细胞核中，蛋白质三维结构复杂，包含多个 α-螺旋和 β-折叠结构，与矮牵牛拟南芥 *bHLH* 基因编码的蛋白序列的一致性为 88%，进化树的分析表明黑果枸杞的 *Lr JAF13* 与矮牵牛的 *bHLH* 的转录因子 petunia_JAF13 的亲缘关系比较接近。通过上述分析，为解析黑果枸杞果实中高花青素含量的分子遗传机制、优异资源筛选和新品种选育提供了理论依据。

（二）LrFT 和 LbFT 基因克隆

薛定磊等（2015）以宁夏中宁县黑果枸杞同一棵植株上根、茎、嫩叶、花瓣和果实为材料通过转录组数据设计引物分别克隆获得控制黑果枸杞和宁夏枸杞开花的关键因子 *FT* 基因，分别命名为 *LrFT* 和 *LbFT*。*LrFT* 和 *LbFT* 编码一个由 173 个氨基酸组成的蛋白质。通过氨基酸序列比对发现 LrFT 与 LbFT 序列相似度高达 98%，并且它们和马铃薯、烟草的氨基酸序列相似度也非常高，这与它们同属茄科一致。蛋白质结构域及功能域分析表明 LrFT 和 LbFT 具有共同的 PEBP 结构域，该结构域在植物 *FT/TFL1* 基因家族是高度保守的，因其能在体外结合磷脂酰乙醇胺而得名。基因表达分析表明，*LrFT* 和 *LbFT* 两个基因主要在两种枸杞的嫩叶中表达，且在宁夏枸杞嫩叶中的表达量要高于黑果枸杞。此外，在黑果枸杞和宁夏枸杞的根、茎、花和果实中，*LrFT* 和 *LbFT* 也有表达，但表达量都相对较低，这与拟南芥等多数模式植物的 *FT* 同源基因表达模式基本一致，同时与 *FT* 基因编码的蛋白可以通过叶片韧皮部运输到茎顶端分生组织和 FD 蛋白结合进而诱导植物开花的研究相一致。

由于黑果枸杞和宁夏枸杞的药用部位主要是果实；而黑果枸杞和宁夏枸杞均系多年生灌木，花期 5～10 月，正常植株从幼苗到开花结果至少需要一年的生长周期；因此，不利于枸杞种质资源的改良和经济效益的提高。*LrFT*、*LbFT* 基因全长的克隆获得，为今后黑果枸杞和宁夏枸杞早花株系的培育、促进果实品质性状的研究奠定了基础。

六、外源基因遗传转化

王静等（2020）以黑果枸杞下胚轴为试材，采用农杆菌浸泡侵染法，建立简单有效的黑果枸杞遗传转化体系，以期为深入研究黑果枸杞基因功能提供参考依据。结果表明：成功构建 pORE R1-35S：GUS：NOS 质粒载体，并通过冻融法导入农杆菌 GV3101。调整菌液浓度至 $OD_{600}=0.5$，侵染黑果枸杞下胚轴，经选择培养基筛选、PCR 及 GUS 检测后，获得转基因阳性植株，转化阳性率为 16%，通过驯化移栽后转基因植株均可成活。表明可通过农杆菌 GV3101 侵染黑果枸杞下胚轴实现外源基因的转化。

pORE R1-35S：GUS：NOS 是研究转基因过程的理想载体。载体上的植物筛选标记为 *NPT II* 基因，编码了新霉素磷酸转移酶，若植物转化成功，则具有了抗卡那霉素的能力。黑果枸杞下胚轴对卡那霉素的耐受浓度为 20 mg/L，更高浓度的卡那霉素会抑制下胚轴分化并使下胚轴白化停止生长。若下胚轴转化成功，在 20 mg/L 的筛选培养基可分化出健康的不定芽。有研究表明，卡那霉素会抑制植物生根（许仕珍，2006），故在不定芽生根时，可降低生根培养基中卡那霉素的浓度至 10 mg/L，先诱导生根，待植株健壮后再通过 PCR 及 GUS 染色检测阳性率。植物材料不同，对卡那霉素的敏感度不同，转基因拟南芥种子筛选时浓度为 50 mg/L（赵爽，2008），种子的耐受度较下胚轴更强。选取的侵染外

植体不同，抗生素的本底抗性需要摸索。GUS 基因是研究遗传转化体系及启动子活性的理想报告基因（Gallagher，1992；Hull，1995），染色方法简单易行，肉眼观察即可判断染色过程。有许多研究通过 GUS 载体建立并优化遗传转化体系（姜娜娜，2012；郝彦玲，2005）。该试验转化 pORE R1 - 35S：GUS：NOS 后，转化后的阳性植株叶片、根呈不同程度的蓝色。农杆菌 GV3101（pORE R1 - 35S：GUS：NOS）介导的黑果枸杞遗传转化方法证明，黑果枸杞下胚轴可通过农杆菌 GV3101 侵染获得转基因植株，转化率较高。

第九节　黑果枸杞微生物

微生物生存于地球有 10 亿多年，在其漫长的生命进化中，形成了各种各样的代谢功能，可以通过生物合成形成许多结构复杂的代谢产物，这些代谢大多与酶相互作用，具有分泌形成新型生物活性化合物的能力。微生物是天然产物的新宠儿，是潜在的药用资源。黑果枸杞微生物包括了根际微生物和内生细菌群落，与黑果枸杞活性成分合成、新的活性因子形成，耐盐抗旱等密切相关，对今后黑果枸杞获得结构新颖的高活性物质，分离多种抗肿瘤活性以及增强防虫、抗病、抵御盐碱干旱的能力都有重要作用。

一、根际微生物

（一）根际微生物简介

1. 根际与根际效应·根际（rhizosphere）是指根-土界面不足 1 mm 到几 mm 范围的微区土壤，也是植物-土壤-微生物与其环境条件相互作用的场所。根际范围的大小主要取决于根毛长度。由于根毛和根分泌物的作用，以及根际范围内微生物活动，使根际土壤物理、化学和生物学等方面的特性明显不同于原土体的特殊土壤微区（图 4-9-1）。

特定环境和生态条件下生活在"根际"中的微生物在数量、种类和活性上都与非根际土壤不同，表现出特定的根际效应（rhizo-sphere effect）。根际效应

用根土比（R/S ratio）表示，即根际微生物数量与相应的无根系影响的非根际土壤微生物数量之比。大量的研究表明，根土比在 5～20 之间。由于不同的植物和土壤的特性不同，使这一比值也产生较大差异（赵艳，2007）。

2. 影响根际微生物的因素·影响根际微生物的因素是多方面的，植物的种类和品种、生长发育阶段、栽培管理以及理化环境等都会影响根际微生物的数量、分布、种群结构和多样性。

（1）根系分泌物：作为根际微生物的主要碳源和能源，植物根系分泌物对根际微生物的代谢、生长发育及多样性产生重要影响。根系分泌物主要来自两个途径：其一是植物地上部的光合产物。分析表明，植物约有 20％的合成物会以根渗出物的形式进入土壤中；另一个途径是根尖脱落的衰老细胞，根尖在伸展的过程中和土粒摩擦受伤而不断脱落被新的根冠所取代。这些渗出物和脱落细胞释放出的物质在根和土壤的界面富集成营养带，促进了大量微生物的繁殖和发育，其中也包括病原微生物。根系分泌物的质和量对根际微生物群体结构和生态功能有很大影响。不同的植物甚至同一植物的不同品种其根际微生物的数量及种类都具有十分显著的差异。

（2）植物生长期：植物在不同的生育期，其根际微生物的种类及数量、结构差异较大。根际微生物群体的季节性变化，在营养生长阶段，根际微生物

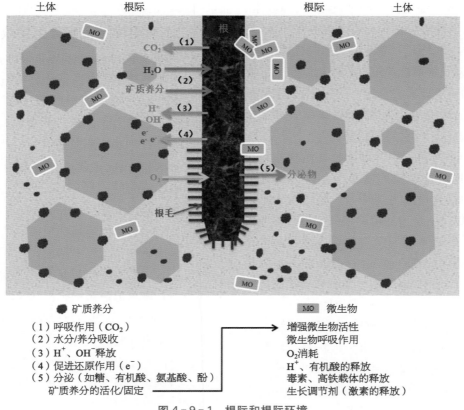

（1）呼吸作用（CO_2）
（2）水分/养分吸收
（3）H^+、OH^-释放
（4）促进还原作用（e^-）
（5）分泌（如糖、有机酸、氨基酸、酚）
矿质养分的活化/固定

增强微生物活性
微生物呼吸作用
O_2消耗
H^+、有机酸的释放
毒素、高铁载体的释放
生长调节剂（激素的释放）

矿质养分　　　MO 微生物

图4-9-1　根际和根际环境

活性和细菌丰度明显高于根外土壤；但在植物生殖生长阶段，由于根系可溶性碳的释放下降，根际效应随之消失，可培养细菌的生物多样性也明显下降。

（3）地上部生物多样性的影响：根际微生物生物多样性也受地上部生物多样性的影响。地上部生物多样性对土壤微生物结构的影响只在根际有明显反映，若将根际微生物分成植物根紧密结合型（如固氮细菌、菌根菌和内生细菌等）和非紧密结合型（如硝化细菌）两类，植物生物多样性对紧密结合型微生物的影响显著大于非紧密结合型。植物生物多样性对根际微生物的生物多样性有很大的调控作用。

（4）环境因素：根系自身的生长发育受根际微生态环境影响。当根系处于逆境胁迫下，如土壤干旱、盐害、酸害和营养匮乏等的胁迫，将导致生理代谢障碍或植物组织损伤，所产生的根系分泌物将出现异常，进而影响根际微生物群落和功能。

（5）种植方式：连作造成根际微生物类群的显著变化，使某些特定的微生物类群得到富集，特别是植物病原真菌，打破根际土壤中微生物种群的平衡，而使得植物根部病害发生，这一现象是导致连作障碍的主要原因之一。随着根际微生物的深入研究，利用人工调控改变连作植物根际微生物区系也许是克服"连作障碍"的有效途径（胡江春等，1996）。

3. 根际微生物对植物生长的效应·根际微生物分为有益（2%～5%）、有害（8%～15%）和中性（80%～90%）3类。能够促进植物生长、防治病害、增加作物产量的微生物被称为促生根际菌。根际中的有益微生物在增加土壤肥力、改善根际环境、促进根系生长和防治植物病害等方面均有着积极的促进作用，主要表现在：

（1）改善植物营养：根际微生物代谢作用和所产生的酶类，加强了有机物质的分解，促进营养元素的转化；提高土壤磷素及其他矿质养料的可给性；根际中的自生固氮菌的固氮作用可增加植物的氮素营养。

（2）根际微生物可以合成氨基酸、植物生长素和赤霉素：这些物质可以加快种子萌发速率和刺激根毛的发育，从而有利于植物种群数量的扩大和植物正常生长。

（3）生防作用：根际微生物占据着有利的生态

位,通过营养竞争、空间占领;产生抗生素、细菌素、嗜铁素、胞外溶解酶等抑菌物质有效抑制病原菌;有些还能作为免疫调节因子,激活植物体内抗病基因,诱导植物产生系统抗病性等多种作用机制有效抑制病原菌,使植物免受或减轻危害,尤其是对化学药剂难以发挥作用的植物土传病害、维管束病害和系统性病害的防治更显示其独特的优势。

(4)生物修复作用:根际微生物在植物修复过程中能影响植物对重金属的富集及耐性。研究证实,根际微生物是通过以下几种方式影响植物对重金属吸收和富集。一是增加植物根的生长和根毛的数量,从而增加吸收重金属的有效根表面积。二是产生一些化合物例如螯合物或络合物,促进根际土壤重金属的溶解。三是根际微生物刺激植物的离子转运系统,提高植物对重金属离子的转运。

(5)进化作用:根际土壤是直接受植物根系和分泌物影响的土壤区域,是土壤微生物与植物相互作用的重要场所。根际土壤微生物与根系之间存在适应性协同进化关系,并形成植物-微生物之间的互惠关系。植物通过根系活动改变根际土壤的养分含量及其他土壤理化性质,改变根际微生物群落的组成,使得根际与非根际土微生物群落组成和多样性上具有明显的差异。根际微生物对植物生长具有重要的作用,促植物生长细菌(PGPR)通过自身代谢活动将土壤营养物质分解、转化为植物可吸收利用的形态,促进植物生长,部分细菌分泌的激素等物质可提高植物的适应性,如干旱、盐碱等胁迫条件。

根际土壤微生物的群落结构受植物影响,如植物种类、生长阶段、健康状况,另外,土壤理化性质对微生物群落也具有重要的影响,如土壤营养状况、水分和pH、温度。土壤盐渍化作为一种重要的环境胁迫因子,不仅影响植物的生长、植被群落结构,而且对土壤微生物群落多样性和组成具有重要的影响。

根际有害微生物对植物生长的影响主要表现在根际有害微生物产生植物毒素。其培养物释放的挥发性代谢产物氰化物可抑制植物生长。Bakker等(1987)认为连作西红柿根际微生物产生的氰化物是抑制西红柿生长的原因。Alstrom等(1989)发现当在无菌土壤中接种抑制植物生长的菌种时,大豆根际土壤的氰化物成分持续升高。当该菌种在体外培养时,其氰化物的释放量足以抑制植物生长。

(二)黑果枸杞根际微生物效应研究

1. 不同荒漠草地根际与非根际微生物分布·郭春秀(2018)选择甘肃民勤县黑果枸杞种群分布的沙质荒漠草地、盐渍化荒漠草地、砾质荒漠草地为调查取样地,研究不同土壤黑果枸杞微生物多样性。试验以PLFA即磷脂脂肪酸(Phosphor Lipid Fatty Acid)生物细胞膜的重要成分在不同类的微生物的结构和组成不同的依据,对黑果枸杞不同土壤环境下微生物群落组成差异进行评价,运用PLFA技术对不同类型荒漠草地黑果枸杞根际微生物与非根际微生物组成研究得出以下结论:

(1)不同荒漠草地黑果枸杞根际土壤细菌量:不同类型荒漠草地黑果枸杞根际与非根际细菌量的对比,研究证明在不同类型荒漠草地$0\sim60$ cm土层中黑果枸杞根际与非根际土壤中细菌的数量差异性显著,总体变化趋势为:盐渍化荒漠草地>沙质荒漠草地>砾质荒漠草地。而就不同类型的荒漠草地来看,其黑果枸杞根际细菌的量也不同,总体而言盐渍化荒漠草地细菌量最高,沙质荒漠草地次之,砾质荒漠草地最低。

(2)不同荒漠草地黑果枸杞根际土壤真菌量:不同类型荒漠草地黑果枸杞根际与非根际真菌量的对比,研究证明黑果枸杞根际与非根际土壤中真菌的量差别很大,在盐渍化荒漠草地、砾质荒漠草地和砂质荒漠草地的黑果枸杞都是根际土壤中真菌的量显著高于非根际土壤。而就不同类型的荒漠草地来看,其黑果枸杞根际细菌的量也不同,总体而言盐渍化荒漠草地细菌量最高,砾质荒漠草地和砂质荒漠草地真菌量基本持平。

(3)不同荒漠草地黑果枸杞根际土壤放线菌量:不同类型荒漠草地黑果枸杞根际与非根际放线菌量的对比,研究证明黑果枸杞根际与非根际土壤中放线菌的量差别很大,在盐渍化荒漠草地、砾质荒漠草地和沙质荒漠草地的黑果枸杞都是根际土壤中放线菌的量显著高于非根际土壤。而就不同类型的荒漠草地来看,其黑果枸杞根际放线菌的量也不同,总体而言盐渍化荒漠草地放线菌量最高,砾质荒漠草地和沙质荒漠草地放线菌量基本持平。

(4)不同荒漠草地黑果枸杞根际细菌组成结

构：不同类型荒漠草地黑果枸杞根际与非根际土壤中革兰阴性菌与革兰阳性菌的组成数量不同，三种荒漠草地都显示出了黑果枸杞根际土壤中革兰阴性菌数量显著高于非根际土壤的趋势。盐渍化荒漠草地（SD）黑果枸杞根际革兰阴性菌数量最高，沙质漠草地（SS）次之，砾质荒漠草地（GD）数量最低。革兰阳性菌与阴性菌表现出了相似的规律，都是黑果枸杞根际土壤中革兰阳性菌数量显著高于非根际土壤，而盐渍化荒漠草地（SD）黑果枸杞根际革兰阳性菌数量最高，沙质荒漠草地（SS）次之，砾质荒漠草地（GD）数量最低。

GN/GP 是常用的反应样品细菌群落结构的指标，图 4-9-2 为不同类型荒漠草地黑果枸杞根际与非根际土壤的 GN/GP，由图可以看出，黑果枸杞根际土壤和非根际土壤 GN/GP 差别很大，根际土壤微生物的 GN/GP 普遍高于非根际土壤微生物，但不同类型荒漠草地这一差值不同，如图中沙质荒漠草地（SS）黑果枸杞根际土壤与非根际土壤 GN/GP 的差值最大，盐渍化荒漠草地（SD）的差值最小，砾质荒漠草地（GD）居中。另外，由图 4-9-2 还可以看出，不同类型的荒漠草地 GN/GP 的差值也很明显，就根际土壤来看为沙质荒漠草地（SS）最高，盐渍化荒漠草地（SD）次之，砾质荒漠草地（GD）最低。而就非根际土壤来看，则是盐渍化荒漠草地（SD）最高、砾质荒漠草地（GD）次之，砂质荒漠草地（SS）最低。

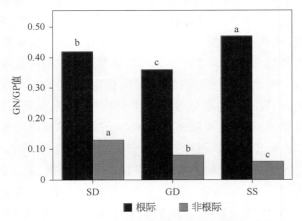

图 4-9-2 不同类型荒漠草地黑果枸杞根际与非根际土壤 GN/GP

（SS：沙质荒漠草地，SD：盐渍化荒漠草地，GD：砾质荒漠草地。不同的小写字母表示同一指标不同类型荒漠草地差异显著，$p < 0.05$）

（5）不同荒漠草地黑果枸杞根际与非根际土壤总 PLFA：总 PLFA 是反应总微生物的指标，不同类型荒漠草地黑果枸杞根际与非根际土壤总 PLFA 的对比见图 4-9-3。由图 4-9-3 可以看出，同一样地的黑果枸杞根际与非根际土壤总 PLFA 相差明显，根际土壤总 PLFA 远高于非根际土壤，反映出根际土壤微生物量高于非根际土壤，而不同样地的总 PLFA 又有所不同，总体而言，盐渍化荒漠草地（SD）土壤总 PLFA 最高，沙质荒漠草地（SS）次之，砾质荒漠草地（GD）最低。

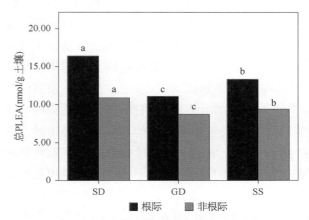

图 4-9-3 不同类型荒漠草地黑果枸杞根际与非根际土壤总 PLFA

（SS：沙质荒漠草地，SD：盐渍化荒漠草地，GD：砾质荒漠草地。不同的小写字母表示同一指标不同类型荒漠草地差异显著，$p < 0.05$）

（6）不同荒漠草地黑果枸杞根际与非根际土壤微生物生长压力指数：不同类型荒漠草地黑果枸杞根际与非根际土壤微生物压力指数，研究证明，无论哪一种类型的荒漠草地，黑果枸杞根际土壤微生物的生长压力指数远低于非根际土壤，显示了植物根系为土壤微生物提供了良好的生态位。另一方面，不同类型的荒漠草地土壤微生物的生长压力指数不同，砾质荒漠草地（GD）最高，沙质荒漠草地（SS）次之，盐渍化荒漠草地（SD）最低。

以上研究得出：①同一类型的荒漠草地黑果枸杞根际土壤细菌、放线菌、真菌、总 PLFA 的量都远高于非根际土壤。②不同类型的荒漠草地土壤微生物不同，总体而言，盐渍化荒漠草地（SD）土壤微生物最高，沙质荒漠草地（SS）次之，砾质荒漠草地（GD）最低。③黑果枸杞土壤微生物的组成方面，就根际土壤来看为沙质荒漠草地（SS）最高，盐渍化荒漠草地（SD）次之，砾质荒漠草地（GD）最低。而就非根际土壤来看，则是盐渍化荒漠草地（SD）最高，砾质荒漠草地（GD）次之，沙质荒漠草地（SS）最低。④黑果枸杞植物根际微生物的生长压低于非根际微生物。生长压力指数反映了微生物在生长过程中承受的不良环境的胁迫强度，生长压力指数越大，预示着微生物承受的不良环境压力越大，该研究的结果显示出植物的根系系统降低了微生物的生长压，为微生物的生长定殖提供了良好的生态位。

总而言之，土壤微生物量和结构能敏感地指示土壤理化性状的变化，是植物与土壤间联系的载体。虽然只占土壤有机质的 1%～5%，但它是控制土壤生态系统中其他养分的关键，能快速地指示土壤质量的变化；土壤微生物量直接影响土壤的生物化学活性及其养分的组成与转化，也是度量生态系统功能恢复与维持的关键指标，它的高低直接影响着土壤生产力，关乎生态系统结构和功能的稳定性。在农业生产中，土壤的干旱和盐碱化是所有农作物种植中都要遇到的难题，据统计，每年因为荒漠化而造成的损失约为 200 亿美元。如何治理荒漠化，如何提高植物在干旱盐碱环境的存活率，是荒漠治理和戈壁农业发展中必须面对的难题。植物根际微生物调控技术的出现为解决这一难题带来了新的思路，以上研究证实植物根际微生物的量显著地高于非根际土壤，这些微生物充当了植物土壤界面的联结者，它不但能提高植物对环境的适应能力，增加植物在不良环境的存活率，也能放大植物对土壤的改良作用，它通过自身的代谢，转化植物的残体和脱落物，改良土壤的理化性质。

2. 根际与非根际微生物群落多样性·为研究典型生境黑果枸杞根际与非根际土壤微生物群落多样性及其与土壤理化性质间的关系，为进一步研究黑果枸杞抗逆性提供理论数据。李岩等（2018）采集新疆精河县艾比湖地区（EB）盐碱地、乌苏市（WS）路旁荒地、五家渠市（WQ）人工林带的黑果枸杞根际与非根际土壤，利用 Illumina-MiSeq 高通量测序技术分析细菌和真菌群落组成和多样性。结果表明：根际土壤细菌多样性高于非根际土壤（WQ 除外），而根际真菌多样性低于非根际土壤。WQ 非根际土壤细菌和真菌多样性均高于 EB 和 WS；根际细菌多样性排序为 EB＞WS＞WQ，根际真菌多样性

排序为 WS＞EB＞WQ。根际土壤优势细菌门依次是变形菌门、拟杆菌门、放线菌门、酸杆菌门，真菌优势门为子囊菌门、担子菌门。根际土壤细菌变形菌门、拟杆菌门、酸杆菌门的相对丰度高于非根际土壤，而厚壁菌在根际土壤中的丰度显著降低，真菌优势门丰度在根际土和非根际土中的变化趋势因地区而异；*Haliea*、*Gp10*、*Pelagibius*、*Microbulbifer*、假单胞菌属、*Thioprofundum*、*Deferrisoma* 是根际土壤细菌优势属；多孢子菌属、支顶孢属、*Corollospora*、*Cochlonema* 是根际真菌优势属。细菌、真菌优势类群（门、属）的组成以及丰富度存在地区间差异，厚壁菌门在 EB 地区的丰富度显著高于含盐量较低的 WS、WQ；盐碱生境 EB 中根际土壤嗜盐细菌的丰度高于非盐碱生境（WQ、WS），如盐单胞菌属、动性球菌属、*Geminicoccu*、*Pelagibius*、*Gracilimonas*、*Salinimicrobium* 等。小囊菌属是 EB 根际真菌的最优势属，*Melanoleuca* 是 WQ 和 WS 的最优势属，地孔菌属、*Xenobotrytis*、*Brachyconidiellopsis*、多孢子菌属等在 EB 根际土壤中的丰度显著高于 WQ 和 WS。非盐碱生境（WS 和 WQ）的微生物群落之间的相似性较高，并且高于与盐碱环境（EB）之间的相似性，表明土壤含盐量对微生物群落组成丰度具有重要的影响。

3. 不同荒漠草地植物根际微生物效应及其活性·王卫霞等（2010）新疆塔里木河下游黑果枸杞等 7 种荒漠植物为对象，研究其根际微生物的活性，结果表明，荒漠植物根际微生物数量、组成与根外有较大差异，具有不同的根际效应。黑果枸杞、刚毛柽柳、花花柴、盐穗木具有显著的根际正效应，其根际细菌的 R/S 为 1.26～150.42，以黑果枸杞根际效应最为突出。不同荒漠植物根际微生物数量差异较大，具有不同的根际效应。黑果枸杞、刚毛柽柳、花花柴、盐穗木的根际菌数明显高于根外，体现出明显的根际正效应。根际效应为黑果枸杞＞刚毛柽柳＞花花柴＞盐穗木。其中黑果枸杞根际细菌的 R/S 为 150.42，根际效应最为显著；其次是真菌，R/S 为 3.09；放线菌则产生负的根际效应，R/S 为 0.41。而骆驼刺、罗布麻和河西菅则产生负根际效应，其根际、根外微生物总数的 R/S 分别为 0.70、0.62 和 0.505。这可能与不同植物、不同生育期及不同的土壤环境下根系分泌物的成分和数量对根际微生物的

影响作用有关。

测定的 7 种荒漠植物的根际土壤微生物组成均以细菌占绝对优势，占微生物总数的 67.60％～99.97％，是根际微生物的主要类群；放线菌其次，占微生物总数的 0.025％～31.14％，真菌最少。

生理群微生物氨化细菌和纤维素分解菌均表现出强烈的正根际效应，而硝化细菌未检出。荒漠植物的生长对根际土壤脲酶、碱性磷酸酶具有较强的促进作用，活性大于非根际土壤，但不同荒漠植物根际对土壤呼吸作用强度、过氧化氢酶活性的影响表现出较大差异。7 种荒漠植物有 5 种根际土壤呼吸强度高于非根际土壤，其中黑果枸杞根际效应最为显著，因土壤呼吸强度是土壤微生物活动的重要标志，反映了 7 种植物中黑果枸杞根际微生物效应最大，是构成灌丛的优势种。总体而言，荒漠植物增加了根际微生物的数量及活性，促进了土壤养分的积累和转化，对于维持荒漠生态系统的功能具有重要的作用。灌木的根际效能优于草本植物，可作为西北地区受损荒漠生态系统植被恢复与重建优先考虑的物种。

4. 不同植被对盐碱地土壤微生物数量及酶活性影响·同一生态类型的土壤，由于植物群落的组成不同，导致土壤理化性质的改变，因而在土壤微生物组成和数量上表现出明显的差异。孟小伟等（2020a）以甘肃敦煌黑果枸杞群落土壤为对象，研究不同植物群落根际微生物结构特征及酶活性。研究中土壤的细菌，放线菌及真菌数量存在显著差异（$p < 0.05$），土壤中细菌的数量最多，放线菌次之，真菌数量最少，牛世全等（2011）的研究结果也表明在甘肃河西走廊不同盐碱土壤中微生物数量最多的是细菌。这是由于细菌在微生物数量中占有绝对优势，且在有机体分解、养分循环过程中承担着不可替代的作用。

研究中土壤中过氧化氢酶，转化酶及碱性磷酸酶活性差异显著（$p < 0.05$），而脲酶活性差异不显著（$p > 0.05$）。这是由于不同植物根际对土壤中各种酶的影响程度不同，同时土壤酶活性受环境、肥料、根际分泌物等多种因素的影响。土壤酶是土壤中各种酶类的总称，催化土壤中的一切生化反应，土壤酶活性反映了土壤生态系统中生化反应的强度及方向，可以作为衡量土壤生物学活性，土壤生产力和

土壤肥力的重要指标，也反映了土壤的肥力和自净能力。土壤过氧化氢酶活性可以反映土壤有机质的含量水平并判断其转化状况，土壤脲酶能促进尿素和有机物分子中碳氢键的水解，主要表征土壤氮素的供应强度，土壤转化酶活性能够反映土壤有机碳累积、分解和转化规律，土壤磷酸酶活性在很大程度上取决于土壤的腐殖质含量、有效磷含量、能分解有机磷化合物的微生物的数量和植物种类等因素。研究中土壤过氧化氢酶、脲酶、转化酶及碱性磷酸酶活性在不同植被和不同土层中不同，这也反映出了该区域土壤养分在土层中的分布状况。

总之，孟小伟等（2020a）研究区域的盐碱地由于年平均蒸发量大于降水量，土壤中主要的阴离子 Cl^- 和阳离子 Na^+ 含量随着水分的蒸发而集中在土壤表层；不同植被和不同土层中均以细菌数量最多，真菌数量最少，放线菌数量介于细菌和真菌之间；不同植被和不同土层中土壤的过氧化氢酶、转化酶及碱性磷酸酶活性差异显著（$p < 0.05$），而脲酶活性差异不显著（$p > 0.05$）。该区域土壤中的盐以 NaCl 为主，细菌是该区域盐碱地中的主要微生物。研究结果对保持土壤肥力，改善生态环境方面起着重要作用。

5. Biolog 碳源法测定荒漠黑果枸杞根际微生物特征·顾美英等（2017）测定南疆不同生态条件下野生黑果枸杞根际土壤理化性质、微生物特征和果实抗氧化成分的组成情况，分析三者之间的相关性，采用常规测定方法、Biolog 微平板和分光光度计法分别测定土壤理化性质、微生物特征和果实抗氧化成分，运用统计学方法对这三者之间的相关性进行分析。结果证明黑果枸杞根际土壤理化性质、微生物特征和果实抗氧化成分含量不同地区差异较大，但存在着一定的相关性。①根际土壤 pH、电导率的变化幅度分别为 8.86～8.04 ms/cm 和 16.43～0.06 ms/cm，两者与微生物活性（AWCD）、Shannon 丰富度指数之间呈显著负相关；电导率与 Simpson 优势度指数、McIntosh 均匀度呈显著正相关。②144 h Biolog 碳源利用表明，黑果枸杞的根际土壤微生物的 AWCD 值阿克陶和野云沟分别为 2.04 和 1.62，库尔楚园艺场为 0.71，其余均较低。土壤养分含量与 AWCD 和 Shannon 指数呈负相关；与 Simpson 指数和 McIntosh 指数呈正相关。载荷因

子分析表明,影响黑果枸杞根际土壤微生物的碳源类型为碳水化合物、羧酸类和多聚物类碳源。③果实中花青素、还原糖和多糖含量分别变化于$46.88 \sim 11.75$ mg/g、$351.16 \sim 229.19$ mg/g 和$176.34 \sim 169.52$ mg/g。土壤 pH、电导率、有机质、全氮与黑果枸杞果实花青素呈正相关。pH 和多糖呈显著正相关;但电导率和养分与多糖呈负相关。Shannon 指数与花青素和多糖含量呈显著正相关。提高 pH、盐分含量和微生物丰富度能增加果实抗氧化成分的累积。

新疆野生黑果枸杞分布区大多为盐碱土,土壤酸碱度和盐分含量对土壤中微生物群落养分的利用、胞外酶的产生和分泌都会产生影响。罗倩等(2013)对新疆盐渍土 3 种植被类型微生物群落碳源利用的研究结果表明,土壤 pH 对土壤微生物群落碳源利用有显著影响,但与可溶性总盐差异不显著。研究表明,黑果枸杞根际土壤 pH 和电导率与微生物活性和 Shannon 丰富度指数呈显著负相关,总体上表明土壤 pH 和电导率的增加可导致土壤中微生物的数量和种类减少,这与陆爽、李凤霞等的研究结果一致(陆爽,2011;李凤霞,2013);但电导率与Simpson 优势度指数和 McIntosh 均匀度呈显著正相关,这说明随着盐度的增加,土壤中耐盐微生物数量在增加。

根际土壤微生物功能多样性,参与土壤 C、N、P 等元素循环转化的生物化学过程,对植物生长发育具有多方面的调节作用,在土壤能量和营养交换、营养循环中起着重要作用。研究表明黑果枸杞不同样地根际土壤微生物碳源利用方面存在差异,说明地理生态条件、土壤类型、黑果枸杞根系显著影响土壤微生物的种群结构。黑果枸杞根际土壤养分含量与 AWCD 和 Shannon 指数的相关性不显著,但呈负相关;与 Simpson 指数和 McIntosh 指数呈正相关,即土壤养分含量的增加使土壤微生物群落更趋均匀,增加了某些耐盐碱的微生物菌属的活性。载荷因子分析表明,影响黑果枸杞根际土壤微生物的碳源类型较多,碳水化合物、羧酸类和多聚物类碳源均对微生物活性产生影响,因此在人工栽培中可通过调节土壤中的有机物来增加黑果枸杞根际土壤微生物多样性。

二、内生细菌

(一)内生细菌简介

黑果枸杞内生细菌群落一般指生活在黑果枸杞植物组织内或者生活史的某一阶段生活在其植物组织内,对其根、茎、叶、果、花等组织没有引起明显病害症状的细菌(真菌)群落,是生活在其植物组织的一类微生物。

在植物体内蕴含着丰富的微生物多样性。植物内生细菌是植物组织内正常存在的微生态群落,它们共生在植物体内,经过长时间协同进化,与寄主植物之间建立了和谐共处的平衡关系。环境条件和宿主基因型决定内生细菌的遗传多样性。研究表明内生细菌与宿主的共生关系,一方面内生细菌通过分泌代谢产物,提高宿主植物对生态环境的适应性,促进植物生长,另一方面,植物提供给内生菌生存必需的生态环境、营养成分和能量物质等。内生细菌通过产生信息传导通路或参与其生物合成代谢,和宿主植物产生相同或相似的次生代谢产物,包括生物碱类、萜类、甾体、有机酸、肽类、酮类和醌类等活性产物。内生细菌还具有溶磷、解钾、固氮等作用以及产生铁载体、抗菌活性物质和植物生长激素来促进宿主植物生长、营养物质积累和提高抗逆性(抗病虫害、高温、盐碱或干旱等)。此外由于外界环境的改变以及非寄主生物入侵内生细菌会产生一些非专一性的有毒物质或溶解酶,对宿主植物细胞组成、植物的生理功能以及对其敏感的非宿主生物造成毒害损伤或抑制作用。目前内生细菌已成为生物防治中有潜力的微生物肥料、农药或作为潜在的生防载体菌而加以利用。除此之外,部分内生菌具有抗重金属、耐高盐的特性,这有利于重污染地区生物治理,盐生植物改良盐碱地,保护环境等。

黑果枸杞是一种分布于我国西北干旱区的耐盐植物。目前对黑果枸杞微生物的研究主要集中在根际土壤微生物、可培养内生菌多样性及抗逆和促生功能等方面。近十年来黑果枸杞不同组织内生细菌物种组成,群落结构及多样性的变化规律研究成为热点,丰富和完善了黑果枸杞内生细菌种质资源,为进一步探讨内生细菌抗逆及促生长等生态功能提供了理论依据。

（二）黑果枸杞内生细菌多样性研究

1. 不同组织内生细菌群落多样性·顾美英等（2021）以新疆喀什地区疏勒县黑果枸杞为对象，研究其花（H）、叶（Y）、果（G）、茎（J）、根（R）不同组织中内生细菌群落多样性。经样品处理、基因组 DNA 提取及扩增测序，应用 Illumina MiSeq 高通量测序技术对黑果枸杞内生细菌的 16SrRNA V5—V7 区域序列进行测定，并分析群落组成、多样性及功能等生物学信息。

（1）不同组织内生细菌多样性：本研究采用高通量测序技术对黑果枸杞植株不同组织内生细菌群落多样性进行了分析，明确黑果枸杞不同组织部位内生细菌群落结构组成特点和多样性指数分析，结果见表4-9-1。黑果枸杞花、叶、果、茎和根不同组织内生细菌产生的原始序列质控后获得 V5—V7 区有效序列总数分别为 40 465、36 438、64 478、68 060 和 70 303（表4-9-1）。在 97％的序列相似性水平上，这些有效序列产生的 OTUs 分别是 182、173、119、187 和 254。其中根部获得的有效序列数最多，产生的 OTUs 也最多。基于 OTU 数及相对丰度，对黑果枸杞不同组织内生细菌进行多样性分析，结果表明黑果枸杞不同组织内生细菌多样性指数存在一定的差异，不同组织的 Shannon 指数和 Simpson 指数分别在 2.441～6.037 和 0.561～0.968 之间，其中根部的内生细菌多样性最高，花部的内生细菌多样性次之，接下来是果部和茎部，叶部最低。

表4-9-1 黑果枸杞不同组织内生细菌群落多样性指数分析

样本	有效序列数	OTUs数	香农多样性指数	辛普森指数	覆盖率(%)
H(花)	40 465	182	3.432	0.803	100.00
Y(叶)	36 438	173	2.441	0.561	100.00
G(果)	64 478	119	2.983	0.810	99.90
J(茎)	68 060	187	2.955	0.720	99.90
R(根)	70 303	254	6.037	0.968	100.00

（2）在属水平上内生细菌分布表现出的器官差异性：选取在属分类水平上相对丰度排名前26的菌群，分析黑果枸杞不同组织的细菌菌群分布和变化情况。结果表明，根的细菌菌群种类和丰度均要显著高于其他组织，种类由高到低分别为根＞叶＞茎、花、果。

花部内生细菌在属水平上，相对丰度≥1％的有6个属，其中能够准确分类的属有3个，分别是沙雷氏菌属（Serratia）、不动杆菌属（Acinetobacter）和红球菌属（Rhodococcus），分别占 11.57％、8.55％和 2.68％。但花中还含有大量未知的内生细菌菌属，其中 59.73％为变形菌门肠杆菌科未知属种。

叶部内生细菌在属水平上，相对丰度≥1％的有12个属，其中能够准确分类的属有7个，分别是红球菌属（Rhodococcus）、慢生根瘤菌属（Bradyrhizobium）、短波单胞菌属（Brevundimonas）、沙雷氏菌属（Serratia）泛菌属（Pantoea）、戴尔福特菌属（Delftia）和两面神菌属（Janibacter），分别占 29.68％、5.53％、2.34％、1.62％、1.60％、1.22％和 1.01％。此外还含有 12.6％未知门的内生细菌、5.73％的变形菌门肠杆菌科未知属种。

果实中有6个相对丰度≥1％的属，其中能够准确分类的属有3个，分别是泛菌属（Pantoea）、红球菌属（Rhodococcus）和沙雷菌属（Serratia），分别占 23.12％、5.52％和4.29％，而变形菌门肠杆菌科未知属，占比为 51.51％。

茎部有8个相对丰度≥1％的属，其中能够准确分类的属有6个，分别是沙雷氏菌属（Serratia）、假单胞菌属（Pseudomonas）、Kushneria、泛菌属（Pantoea）、盐单胞菌属（Halomonas）和海杆菌属（Marinobacter），分别占 12.03％、17.71％、2.18％、1.91％、1.59％和 1.26％。其余为变形菌门肠杆菌科未知属，占比为 54.52％。

根部的内生细菌种类较为丰富，有19个相对丰度≥1％的属，其中能够准确分类的属有18个，分别是盐单胞菌属（Halomonas）、Fodinicurvata、Lipingzhangella、需盐杆菌属（Salegentibacter）、Gracilibacillus、叶杆菌属（Phyllobacterium）、Idiomarina、Salinimicrobium、Palleronia、交替红杆菌（Altererythrobacter）、红球菌属（Rhodococcus）、Aidingimonas、Fodinicurvata、糖多孢菌（Saccharopolyspora）、链单孢菌属（Streptomonospora）、枝芽孢杆菌属（Virgibacillus）、海杆菌属（Marinobacter）和德沃斯菌属（Devosia），分别占 24.18％、

5.16%、4.86%、3.65%、3.13%、2.50%、2.42%、2.22%、2.07%、2.07%、2.04%、1.91%、1.87%、1.80%、1.40%、1.29%、1.25%和1.03%。变形菌门肠杆菌科科未知属，占比为1.04%。

2. 内生真菌分离、鉴定、分布及抑菌活性研究· 王维(2013)以采自甘肃靖远药用植物黑果枸杞的根、茎、叶作为研究对象，进行内生真菌分离与鉴定，得出了以下结论：

（1）黑果枸杞内生真菌的分离：从黑果枸杞植物的根、茎、叶中，共分离得到81株内生真菌，其中从常态下分离得到60株，于高盐条件下分离得到21株（其编号为E1-E21），如图4-9-4和图4-9-5。将分离得到的81株内生真菌初步鉴定为7目，10科，13属，其中曲霉属(Aspergillus)占总数的37.04%，丝核菌属(Phoma)占总数的9.88%，镰孢霉属(Fusarium)占总数的8.64%，毛霉属(Mucor)占总数的7.41%，曲霉属为优势菌群，如表4-9-2和表4-9-3所示。

表4-9-2 黑果枸杞内生真菌的菌属分布表

目	科	属	菌株	百分比（%）
Eurotiales	Eurotiaceae	*Aspergillus*	30	37.04
		Penicilliopsis	4	4.94
Pleosporales	Pleosporaceae	*Bipolaris*	2	2.47
Mucorales	Mucoraceae	*Mucor*	6	7.41
Moniliales	Moniliaceae	*Botrytis*	2	2.47
		Penicillium	6	7.41
		Paecilomyces	5	6.17
	Dematiaceae	*Alternaria*	5	6.17
	Tuberculariaceae	*Fusarium*	7	8.64
Peronosporales	Pythiaceae	*Pythium*	1	1.23
Sphaeropsidales	Sphaeropsidaceae	*Phoma*	8	9.88
	Nectrioidaceae	*Zythia*	1	1.23
Xylariales	Xylariaceae	*Thamnomyces*	4	4.94

表4-9-3 黑果枸杞内生真菌种类

编号	菌属	菌落特征
1	*Aspergillus*	初期菌落为白色，然后变为褐色，生有颗粒状孢子，基质呈现黑色
2	*Penicilliopsis*	初期菌落为白色，然后变为绿色，生有颗粒状孢子，基质呈现浅绿色
3	*Bipolaris*	菌落暗褐色，分生孢子弯曲
4	*Mucor*	初期菌落为白色，后期变为灰白色，生有毛状菌丝体
5	*Botrytis*	菌落白色，菌丝密集，基质呈现白色
6	*Penicillium*	初期菌落为白色，然后变为黑绿色，生有绿颗粒状孢子，基质呈现黄色
7	*Paecilomyces*	初期菌落为白色，菌丝体密集，菌丝呈现毯状，生有褐色孢子，基质呈现灰褐色
8	*Alternaria.*	初期菌落白色，最后变为黑绿色，菌丝体密集，基质呈现黑色
9	*Fusarium*	菌落颜色为白色，菌丝体稀疏且呈现短绒毛状，基质呈现黄色
10	*Pythium*	菌落颜色为黑色，生有暗黑色孢子，菌丝类似棉絮状，基质呈现黑色
11	*Phoma*	菌落颜色为白色，菌丝体呈现短绒状，基质呈现白色
12	*Zythia.*	菌落颜色为白色，菌丝体密集，基质呈现浅黄色
13	*Thamnomyces*	菌落颜色为白色，短绒毛，基质呈现黄色

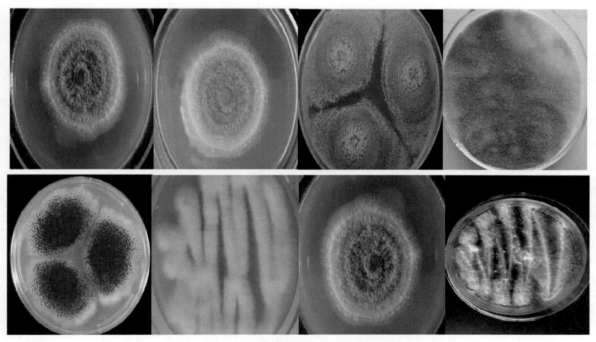

图 4-9-4 部分黑果枸杞内生真菌菌落形态

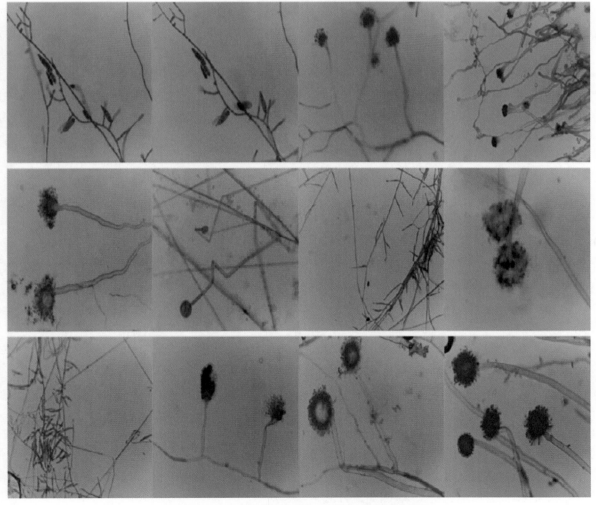

图 4-9-5 部分黑果枸杞内生真菌显微摄影形态

（2）黑果枸杞内生真菌分布：将 81 株内生真菌在植物组织内的分布情况进行统计，发现从植物根部分离得到 60 株内生真菌，占总数的 74.07%，从茎部分离得到 16 株，占总数的 19.75%，从叶部分离得到 5 株，占总数的 6.17%。黑果枸杞长期生长在干旱半干旱地区，因此相对于其他生长在雨水丰富地区的植物，黑果枸杞茎部、叶部接触外界感染源的机会很少，所以从茎部、叶部得到的内生真菌所占比例远远小于根部得到的。而根部作为唯一长期接触土壤的组织，其中寄生着丰富多样的真菌资源，如表 4-9-4 所示。

表 4-9-4　黑果枸杞内生真菌分布表

组织	菌株	百分比（%）
根	60	74.07
茎	16	19.75
叶	5	6.17
总计	81	100.00

以黑果枸杞植株的根、茎、叶为研究对象，共分离得到 81 株内生真菌，分别属于 7 目，10 科，13 属，可见植物组织内广泛存在着各种类型的内生真菌，并且这些内生真菌以宿主植物提供的营养物质生存，并且产生各种不同的代谢产物以增加宿主的抗逆性，同时内生真菌并不是单一地存在于某一组织，而是广泛地分布于植物各个组织之内。

（3）黑果枸杞内生真菌活性菌株分布：对内生真菌活菌和次生代谢产物抑菌活性进行统计，以活菌至少对 4 种测试菌具有活性，次生代谢产物至少对 5 种测试菌具有活性为标准。实验表明共分离得到 81 株内生真菌，活性菌株占总数的 60.49%，高活性菌株占总数的 14.81%；常态下从根部分离得到内生真菌 39 株，其中活性菌株占总数的 61.54%，高活性菌株占 7.69%；茎部得到 16 株，活性菌株占 37.50%，高活性菌株占 6.25%；由叶部得到 5 株，活性菌株占 60.00%，高活性菌株占 20.00%；盐碱胁迫条件下得到 21 株，活性菌株占 76.19%，高活性菌株占 33.33%，如表 4-9-5 所述。结果发现，由盐碱胁迫条件下分离得到的高活性菌株总数最多，而且所占比例最大，因此此方法是

分离高活性菌株的有效方法。

表 4-9-5　黑果枸杞内生真菌活性菌株分布

存在部位	测试菌数	活性菌数	抗菌活性		
			低活性	中等活性	高活性
根	39	24	2	19	3
茎	16	6	1	4	1
叶	5	3	0	2	1
逆境	21	16	1	5	7
合计	81	49	4	30	12

注：无活性，$\Phi<6\ mm$；低活性，$6\ mm<\Phi<10\ mm$；中等活性，$10\ mm<\Phi<16\ mm$；高活性，$\Phi>16\ mm$。

分离得到的内生真菌因为数目众多，因此为了更加行之有效地研究所分离得到的真菌，实验分别通过活菌和次生代谢产物筛选相结合的方式对内生真菌进行了活性筛选，最终确定 E21 菌株为活性目标菌株。对内生真菌活性菌株分布情况进行分析，发现盐胁迫条件下分离得到的高活性菌株总数最多，所占比例最大，因此盐胁迫对于黑果枸杞内生真菌的分离具有重要的意义。

（4）E21 次生代谢产物及抑菌性：经固体发酵，分离纯化，从黑果枸杞内生真菌 E21 菌株中共分离得到 7 个纯品化合物，经核磁共振分析确定化合物 1 为 Dehydromonacolin K、化合物 2 为 Monacolin K、化合物 3 为 $5\alpha,8\alpha$-环二氧麦角甾-6,22-二烯-3β-醇、化合物 4 为麦角甾醇、化合物 5 为胡萝卜苷、化合物 6 为 $5\alpha,6\alpha$-环氧-24（R）-甲基胆甾-7,22-二烯-3β-醇、化合物 7 为青霉酸。化合物 2 是治疗心血管疾病洛伐他汀药品的主成分，其化合物结构如图 4-9-6。

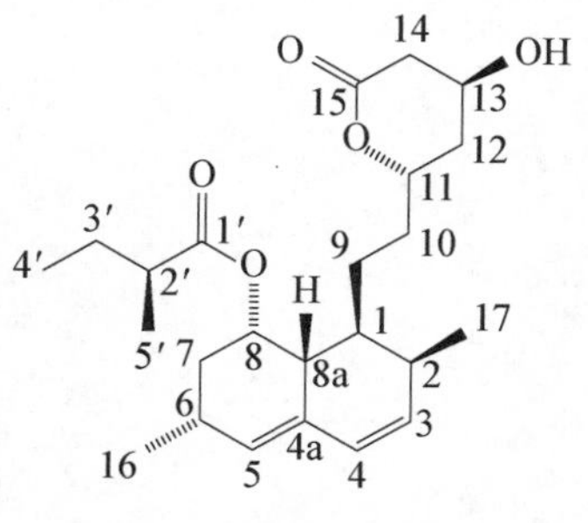

图 4-9-6　化合物 2 结构

化合物抑菌活性采用 2 种革兰阴性菌和 3 种革兰阳性菌为测试菌,对化合物 1-7 进行抑菌活性测试。实验结果表明,化合物 1 和化合物 7 对所有测试菌均具有较强的抑菌活性,其中化合物 7 的抑菌活性最强。化合物 3 和化合物 4 没有抑菌活性,化合物 2 对枯草芽孢杆菌的最低抑菌浓度为 125 μg/mL,化合物 5 对绿脓杆菌、大肠杆菌、枯草芽孢杆菌和乳链球菌的最低抑菌浓度为 125 μg/mL,化合物 6 对绿脓杆菌的最低抑菌浓度为 31.1 μg/mL,对乳链球菌的最低抑菌浓度为 15.6 μg/mL(表 4-9-6)。实验中设置的液体培养基和 DMSO 溶剂阴性对照组中测试菌株生长正常。

表 4-9-6 化合物 1-7 的抑菌活性

化合物	最低抑菌浓度 MIC（μg/mL）				
	绿脓杆菌	大肠杆菌	枯草芽孢杆菌	金色葡萄球菌	乳链球菌
化合物 1	62.5	62.5	31.2	62.5	31.2
化合物 2	>500	>500	125	>500	>500
化合物 3	>500	>500	>500	>500	>500
化合物 4	>500	>500	>500	>500	>500
化合物 5	125	125	125	>500	125
化合物 6	31.1	>500	>500	>500	15.6
化合物 7	7.8	15.6	7.8	7.8	3.9
青霉素钠	125	125	62.5	3.9	3.9

通过固体发酵得到 E21 代谢产物浸膏,采用多种分离纯化手段得到化合物 1-7。采用理化分析和光谱分析(质谱、核磁共振等)确定了所有化合物分子结构,并对所有化合物抑菌活性进行测定。结果发现 dehydromonacolin K 和青霉酸抑菌活性最好。

化合物 2 为 Monacolin K,据文献报道,该化合物中含有一个同 HMG-CoA 极为相似的基团,可以竞争性地抑制 HMG-CoA 还原酶,进而抑制体内胆固醇的合成,同时还能够加快胆固醇的分解。因此以 monacolin K 为主要药用成分的药品洛伐他汀被誉为治疗心血管系统疾病的里程碑,该研究发现的白耙齿菌(*Irpex lacteus*)有可能成为获得治疗心血管疾病药物的新资源。

(5) 内生真菌 E21 次生代谢产物研究:对以上 E21 次生代谢产物有较为一致报道的有王维等(2013)对采自甘肃靖远黑果枸杞植株进行内生真菌分离纯化,从其根部分离得到菌株 E21,对其进行形态学分析、ITS 序列分析、代谢产物定性鉴别、种子液制备与发酵、代谢产物纯化与活性分析,结果证明:菌株 E21 形态特征菌株 E21 在 PDA 培养基上 28 ℃ 培养 7 日,菌落质地绒毛状,菌落顶端生黄色孢子,基底为淡黄色。经过 PCR 扩增后获得的 ITS 序列长 649 bp(Gen-Bank 中的登录号为 JX192606),该序列与白耙齿菌(*Irpex lacteus*)的 ITS 序列同源性为 99%,综合形态学特征和 ITS 序列分析结果,将菌株 E21 鉴定为白耙齿菌(*Irpex lacteus*)。菌种 E21 次生代谢产物成分经理化鉴别与预试分析,含有生物碱、甾体、萜类、有机酸、内酯、蒽醌类、氨基酸、糖类。菌株 E21 发酵液中分离得到 4 种化合物分别为 monacolin K、dehydromonacolin K、5α,8α-环二氧麦角甾-6,22-二烯-3β-醇和麦角甾醇,其中 monacolin K 和 dehydromonacolin K 首次从白耙齿菌(*Irpex lacteus*)中分离得到。研究表明,monacolin K 含有一个与 3-羟基-3-甲基戊二酰辅酶 A(HMG-CoA)极为类似的基团,能竞争性地抑制 HMG-CoA 还原酶,进而抑制体内胆固醇的合成,同时还能够加快胆固醇的分解。因此以 monacolin K 为主要药用成分的药品洛伐他汀被誉为治疗心血管系统疾病的里程碑(李雪梅,2011),研究发现的白耙齿菌(*Irpex lacteus*)有可能成为获得治疗心血管疾病药物的新资源。同时抑菌试验还表明,monacolin K 对革兰阴性菌和阳性菌都具有很好地抑制作用,而 dehydromonacolin K 仅对枯草芽孢杆菌具有一定的抑制作用,因此 monacolin K 有可能成为新的抗菌类药物。

3. 内生真菌香气菌株分离与成分含量·李丹等(2017)以青海柴达木盆地格尔木地区产的黑果枸杞为材料,选根、茎、叶和棘刺不同部位,经内生真菌分离、内生真菌挥发性成分固相微萃取-气相色谱-质谱解吸附分析(SPME-GC-MS),得出以下结论:

(1) 内生真菌分离鉴定:共得到 18 株内生真菌,其中棘刺 3 株,根部 10 株,茎部 5 株,经鉴定 18 株黑果枸杞内生真菌分别属于 7 个属(表 4-9-7),

其中曲霉属(27.78%)为优势菌,其他较多的是木霉属(16.67%)和茎点霉属(16.67%)。黑果枸杞内生真菌具有多样性。

表4-9-7 黑果枸杞内生真菌分离菌株的种属组成

属名	菌株数	所占比例 (%)
青霉菌(Penicillium)	2	11.11
茎点霉菌(Phoma)	3	16.67
镰刀属(Fusarium)	2	11.11
木霉(Tricholderma)	3	16.67
毛霉属(Mucor)	1	5.55
曲霉(Aspergillus)	5	27.78
丝核菌属(Rhizoctonia)	2	11.11

(2) 香气菌株挥发成分含量:从中筛选具有一定气味的4株内生真菌,使用固体发酵技术放大培养,在发酵期间使用自制的固相微萃取材料对其挥发性成分进行固定吸附后,经过GC-MS技术解吸附-分析,对比NIST数据库,排除培养基本身的挥发性成分。

4株采于青海柴达木地区格尔木产的黑果枸杞植物内生真菌 KLBMPLR001(Mucor)、KLBMPLR004(Fusarium)、KLBMPLR013(Aspergillus)和KLBMPLR018(Rhizoctonia)中的挥发性成分多属于有机酸、芳香烃、酯类及其少量醇类、酚类和倍半萜化合物。4株菌株有机酸百分含量分别为48.69%、51.26%、47.75%和17.78%;芳香烃类百分含量分别为6.79%、19.23%、8.65%和5.75%;酯类百分含量分别为17.18%、7.37%、5.45%和7.95%。相对含量最高的为棕榈酸,其中,KLBMPLR001、KLBMPLR004、KLBMPLR013和KLBMPLR018分别含27.03%、26.973%、46.396%和15.67%,其次含量较高的是芳香烃类和酯类化合物,表中占比例较高的乙酸乙酯为溶剂。该研究也对后期探索黑果枸杞内生真菌挥发性物质与宿主植物间的关系奠定了理论基础。

4. **内生真菌 R43 次生代谢产物研究** · 李婷等(2014)对采自甘肃靖远黑果枸杞植株进行内生真菌分离,从其根部分离得到菌株R43,经过内生真菌分离纯化、菌种形态学与分子生物学鉴定,发酵和代谢产物分离与抗菌活性检测,结果证明:①形态学鉴定:R43菌落外观初期为白色,随后变为黑色,培养基基地无染色;显微镜下可观察到圆形孢子囊,生有颗粒状孢子,且孢子易散落,因此初步确定内生真菌为曲霉属真菌。其次对其进行分子生物学鉴定,经过PCR扩增后获得的ITS序列长549 bp,该序列与塔宾曲霉(Aspergillus tubingensis)序列的同源性为99%,综合形态学特征和ITS序列分析结果,最终确定R43为塔宾曲霉(Aspergillus tubingensis)。②代谢产物:从其发酵产物中分离得到6个化合物,分别为 rubrofusarin B(1)、campyrone A(2)、asperpyrones A(3)、2,5-二羟基-苯乙酸(4)、麦角甾醇(5)、甘露醇(6)。其中化合物4为首次从真菌发酵产物中分离得到。③代谢化合物抑菌活性:对化合物1~6的抑菌活性进行检测,结果表明,对比硫酸链霉素,化合物1对大肠杆菌有很好的抑制作用,而化合物2~4有一定程度的抑菌活性。化合物5~6对革兰阴性菌和阳性菌的抑制作用不明显。

根据以上形态学特征和ITS序列分析结果,把分离自黑果枸杞根部的内生真菌R43鉴定为塔宾曲霉(Aspergillus tubingensis),从其固体发酵产物中分离得到6个化合物,根据活性测试,化合物1~4有一定的抑菌活性,尤其化合物1对大肠杆菌有较强的抑制活性。研究发现,有吡喃酮环的许多化合物具有多种生物活性,在抗炎、抗肿瘤、抗病毒等方面表现出重要的作用,如被应用于艾滋病蛋白酶的有效抑制剂(Vara,1994),胆固醇生物合成抑制剂(Marrison,2002),环氧合酶-2的高效抑制剂(Deck,1999)。而化合物1~3属于吡喃酮类化合物,因此塔宾曲霉有望成为生产吡喃酮类化合物的工程菌。

5. **内生固氮菌** · 内生固氮菌是指定殖在健康植物的各种组织和器官的细胞间隙或细胞内,与宿主植物在长期的共同进化过程中形成紧密的关系,与宿主植物进行联合固氮的细菌(Endophytic Diazotrophs)。它可分为兼性内生固氮菌和专性内生固氮菌。前者在植物根表、根内以及土壤中都表现出活跃的生存状态,而后者仅能在植物根内和茎叶等部位定殖,在土壤中则很难存活。内生固氮菌的内生固氮作用不形成特异化结构,几乎可以在宿主植物的各种营养器官内发挥固氮作用,从而为植物提供氮源(张丽梅等,2004),促进植物生长。

王卫霞(2009)以新疆吐鲁番沙漠植物园和塔里木河下游1~2年生的多枝柽柳、黑果枸杞植株为材料,分离内生固氮细菌并进行一系列研究。

(1)固氮细菌分离及固氮酶活性测定:采用CCM培养基从多枝柽柳和黑果枸杞根、茎组织中共分离纯化获得341株内生细菌菌株。将分离菌株再反复回接于无氮选择性培养基 Ashby 和 Nfb 培养基上,确定能同时在 Ashby 和 Nfb 培养基上正常生长的有239株,作为备选的内生固氮菌菌株,待测其固氮酶活性。

在 CCM 培养基上初筛并经 Ashby 和 Nfb 无氮选择性培养基复筛后获得的菌株中随机选取58个菌株测定其固氮酶活性,部分测定结果列于表4-9-8。不同分离菌株的固氮酶活性具有显著差异,在0.26~388.58nmol/(h·mL)之间,固氮酶活性最高的是 EB55 - THQ 菌株,最低的为 EB2 - TUC 菌株。

表4-9-8 多枝柽柳、黑果枸杞部分内生固氮菌株固氮酶活性测定结果

菌株编号	分离材料	固氮酶活性[nmol/(h·mL)]	菌株编号	分离材料	固氮酶活性[nmol/(h·mL)]
EB55 - THQ	HG	388.58	EB27 - THQ	DG	48.20
EB86 - THQ	HG	161.88	EB42 - TUC	HG	37.05
EB20 - THQ	DG	140.74	EB10 - THQ	DG	33.77
EB19 - THQ	DG	133.54	EB94 - THQ	HJ	30.49
EB6 - THQ	DG	127.83	EB8 - TUC	DG	25.58
EB2 - THQ	DG	116.45	EB29 - TUC	DG	18.60
EB23 - THQ	DG	111.18	EB63 - THQ	DJ	15.89
EB29 - THQ	DG	110.73	EB69 - THC	DG	1.27
EB21 - THQ	DG	108.33	EB143 - THC	DG	0.61
EB8 - THQ	DG	107.87	EB44 - TUC	HJ	0.59
EB60 - THQ	HG	102.29	EB168 - THC	HG	0.44
EB42 - THQ	HG	98.14	EB105 - THC	HJ	0.39
EB36 - THQ	DG	86.24	EB170 - THC	HG	0.32
EB22 - THQ	DG	85.02	EB43 - THC	DJ	0.27
EB81 - THQ	HG	65.51	EB2 - TUC	DJ	0.26

注:THQ:塔里木河秋季样;THC:塔里木河春季样;TUC:吐鲁番春季样;HG:黑果枸杞根;DG:多枝柽柳根;HJ:黑果枸杞茎;DJ:多枝柽柳茎。

测定结果表明,不同地区、灌木种类、组织和生长年限对分离的内生固氮菌株的固氮酶活性有一定影响。多枝柽柳、黑果枸杞的根、茎内均有内生固氮菌的分布,但其固氮酶活性的大小差异显著。从根中分离菌株的固氮酶活性远高于从茎中分离出的菌株,固氮酶活性大于100 nmol/(h·mL)的11个菌株均分离出自荒漠灌木植物的根部。生长于塔里木河下游多年生中龄多枝柽柳和黑果枸杞中分离菌株的酶活高于1~2年生幼龄植株。而同为1~2年生

幼龄植株,吐鲁番地区分离菌株的固氮酶活性却高于塔河下游。这些可能与内生固氮菌的宿主及其所处的环境条件有关。黑果枸杞 EB55 菌株酶活性最高达到388.58nmol/(h·mL),表明在荒漠灌木植物组织中也可分离到较高固氮酶活性的菌株。

研究以新疆典型荒漠灌木多枝柽柳、黑果枸杞为材料,从中分离筛选出固氮效能高、功能稳定的内生固氮菌株,表明内生固氮菌在长期的进化过程中与灌木植物建立起"和谐联合共生"的关系,对增强

宿主的生态适应性具有重要的意义。另外,内生固氮细菌在植物体内存活生长、传导,并以一定数量稳定定殖于植物体内,与寄主植物之间建立起"和谐联合关系"是发挥其独具优势的关键。试验获得的固氮菌株是否能在植株体内良好地定殖和传导,在植株体内能否保持高固氮效能,是否还同时具有分泌生长素、溶磷等特性是今后面临的新课题。

(2) 固氮菌株分子鉴定:对试验筛选出具有固氮、溶磷、分泌植物生长激素多种促生功能的 EB2 - THQ、EB6 - THQ、EB19 - THQ、EB20 - THQ 和 EB55 - THQ 菌株,经 DNA 制备、引物、PCR 反应等方法得出结论,菌株 EB2 - THQ,EB6 - THQ,EB19 - THQ,EB20 - THQ,EB55 - THQ 与 Klebsiella sp. (SSU31075), Klebsiella pneumoniae (EF466143), Klebsiella pneumoniae (EU078621), Klebsiella pneumoniae (EF466143), Klebsiella pneumoniae (Y17657) 菌株的 16SrDNA 序列相似性达到了 98.4%~99.4%。比较各菌株的形态特征与各属生理生化特征也基本相似,应为同属或同种,故所鉴定的 5 株内生固氮菌属于克雷伯氏菌属 (Klebsiella)。从新疆荒漠灌木植物组织分离筛选出的 5 株具有较高促生效能的 EB2 - THQ,EB6 - THQ,EB19 - THQ,EB20 - THQ,EB55 - THQ 菌株与克雷伯氏菌属 (Klebsiella) 组成一簇,其中 EB6 - THQ,EB20 - THQ 与 Klebsiella pneumoniae (EF466143) 关系最为密切,其密切相似性分别达到 98.50% 和 98.70%,EB2 - THQ 与 Klebsiella sp. (SSU31075) 关系最为密切,其密切相似性达到 98.40%,EB19 - THQ 与 Klebsiella pneumoniae (EU078621) 关系最为密切,其密切相似性达到 99.40%,EB55 - THQ 与 Klebsiella pneumoniae (Y17657) 关系最为密切,其密切相似性达到 99.10%,EB55 - THQ 是从塔里木河秋季黑果枸杞样中分离出的菌株,说明其菌种为克雷伯氏属。

(3) 固氮菌对生态因子适宜性研究:季华等 (2011) 以新疆塔里木河下游荒漠区多枝柽柳和黑果枸杞为材料获得 5 个内生固氮菌株,其中 DENB2、DENB6、DENB19、DENB20 分离自多枝柽柳根组织,DENB55 分离自黑果枸杞根组织。以 5 个内生固氮菌株为对象,研究其对温度、pH、含盐量、化合态氮含量、干旱的适应能力,结果证明:

1) 酸碱度对菌株生长和固氮酶活性的影响:测定培养基不同初始 pH 下各菌株的生长量和固氮酶活性,结果测定的 5 个菌株在 pH 为 5.0~10.0 的范围内均能生长和表达固氮酶活性,表明菌株具有较广的酸碱适应范围。

2) 温度对菌株生长和固氮酶活性的影响:菌株在 15~40 ℃ 范围内均能生长,其中 DENB2、DENB6、DENB19、DENB20 菌株在 35 ℃ 时生长量达到最高,当温度为 40 ℃ 时,生长量有所降低。DENB55 菌株在 25 ℃ 时生长量最大。在 25~35 ℃ 温度范围内各菌株都能检测到固氮酶活性,DENB55 菌株在 35 ℃ 时固氮酶活性最高,具有一定的耐热性。其他菌株则在 25 ℃ 时达到高峰,其中 DENB6 菌株的固氮酶活性达到了每天 558.58 nmol C_2H_4,是 5 个菌株中最高的。当温度低于 15 ℃ 和高于 40 ℃ 时,检测不出固氮酶性。由此说明,各菌株的最适生长和表达固氮酶活性的温度有所差异,但均在 25~35 ℃ 范围内。

3) NH_4^+ 浓度对菌株生长和固氮酶活性的影响:测定不同 NH_4^+ 浓度对菌株生长和固氮酶活性的影响,结果在无氮培养基中添加 NH_4^+ 能为固氮菌提供速效氮源,进而促进其生长。在 NH_4^+ 浓度为 0~5 mmol/L 的范围内,随着 NH_4^+ 浓度增加,菌体生长量均呈现出急剧增加的趋势。在 NH_4^+ 浓度为 0~4 mmol/L 的范围内,各菌株均有固氮酶活性表达,但不同菌株对 NH_4^+ 浓度的耐受性有较大差异。随着 NH_4^+ 浓度增加,DENB55、DENB19、DENB2 菌株的固氮酶活性迅速降低,NH_4^+ 显著抑制了其固氮酶活性的表达。当 NH_4^+ 浓度在 0.5 mmol/L 时,DENB55、DENB19、DENB2 菌株的固氮酶活性分别下降至原固氮酶活性(NH_4^+ 浓度为 0 mmol/L)的 20.7%、41.5%、41.6%;当 NH_4^+ 浓度为 4 mmol/L,DENB55、DENB19、DENB2 菌株的固氮酶活性分别下降至原固氮酶活性的 1.9%、6.1%、6.3%,DENB55 菌株的下降幅度最大。而 DENB6、DENB20 菌株表现出一定程度的耐 NH_4^+ 能力,当 NH_4^+ 浓度为 0.5 mmol/L 时,其固氮酶活性分别较原固氮酶活性增加 2.7% 和 22.5%,之后随着 NH_4^+ 浓度增加固氮酶活性下降。

4) NaCl 浓度对菌株生长和固氮酶活性的影响：不同的 NaCl 浓度对菌株生长和固氮酶活性产生不同影响，各菌株均能耐受 0.1%～5.0% 的 NaCl，并能在此浓度范围内生长和具有固氮酶活性，表现出一定的耐盐特性，但菌株间的耐盐能力有差异。DENB55 菌株的耐盐力较强，在 1% NaCl 浓度时，菌体能旺盛生长并保持较高的固氮酶活性。DENB2 菌株对 NaCl 较敏感，NaCl 浓度由 0.1% 提高到 1% 时，仅能保持其原固氮酶活（NaCl 浓度为 0.1%）的 30.4%。当 NaCl 浓度＞3% 时，各菌株的生长势明显减弱，只能维持微弱的固氮酶活性。

5) 干旱对菌株生长和固氮酶活性的影响：用 PEG6000 调节培养基的渗透势模拟不同的干旱水平，测定菌株的耐旱性，结果在渗透势 －0.3～－0.15 MPa 的范围内，各菌株均能缓慢生长并保持一定的固氮酶活性，但不同菌株耐受干旱的能力不同。随着 PEG6000 浓度的增加，培养基中渗透势降低，水分胁迫逐渐加剧，各菌株的生长量与对照相比都呈现下降趋势。当培养基的渗透势为 －0.3 MPa 时，菌株 DENB55 的生长势明显下降，生长量仅有其原生长量的 13.2%；在培养基的渗透势为 －0.6 MPa 时，菌体生长基本停滞。但随着渗透势的进一步降

低，各菌株所表现的生长功能不同。DENB55 菌株随着渗透势的降低生长量逐渐减小，而 DENB2、DENB6、DENB19、DENB20 菌株在 －0.9 MPa 时的生长量高于在 －0.6 MPa 时的生长量，DENB2、DENB6、DENB19 菌株在 －0.15 MPa 时的生长量高于在 －0.12 MPa 时的生长量。

总之，内生固氮菌侵入寄主植物建立起共生关系之前，在土壤中的生存及其固氮过程都不可避免地要受到多种不利环境因子的影响，抗逆能力是影响其生态适应范围和固氮能力的重要指标。评价筛选抗逆能力较强的菌株，对扩大固氮菌的应用范围、提高固氮效率具有重要意义。黑果枸杞中分离的内生固氮菌株也体现出酸碱适应范围宽，有较强的温度适应性和一定的耐盐、耐 NH_4^+ 和耐旱能力，表现出对环境因子的良好适应性。黑果枸杞具有根系发达、抗旱、耐盐碱、耐贫瘠、寿命长等特性，干旱区极度衰败的荒漠植被中尚存的极少物种，始终保持着先锋种、优势种的地位，其生境属大陆性暖温带极端干旱气候，干旱少雨、蒸发强烈、昼夜温差大、土壤含盐量高。生长于此环境下的荒漠灌木植物与其中的内生固氮菌相互选择、共同进化，在长期适应环境胁迫的过程中形成了独特的忍耐逆境的遗传特性。

第十节　黑果枸杞生物特性聚集

（1）黑果枸杞为多棘刺灌木，在《中国植物志》等专著中记载较为详细。产于青海、新疆、甘肃、宁夏、内蒙古等地的黑果枸杞植株高低、叶形、采收期均有差别，青海采果期为 8～10 月，新疆、甘肃等地采果期为 7～9 月。随着海拔增高，叶形由披针形向棒状或棒状披针形方向转变。

（2）黑果枸杞形态类型以单株产量、果柄长平均单果质量、株高、花青素含量 5 个性状为划分标准，将黑果枸杞自然类型初步归纳为：大果高秆集中成熟型、小果高秆集中成熟型、大果矮秆集中成熟型、小果矮秆集中成熟型、大果高秆分批成熟型、小果高秆分批成熟型、大果矮秆分批成熟型、小果矮秆分批成熟型 8 个自然变异类型和特异种质白果色、紫果色、黄果色、红果色枸杞多个自然变异类型。

（3）野生与种植黑果枸杞生物性状不同，两个居群因人为因素在株高、叶、果形态发生了变化。人工栽培的黑果枸杞比野生状态的黑果枸杞在纵径与横径均增长，单果鲜质量明显增长，平均单果鲜质量比野生的增加 0.12 g，是野生状态下的 1086 倍，并使果实更加饱满。人工栽培的黑果枸杞叶长、叶宽、叶面积明显增大，这是生长条件良性变化导致叶的形态特征的响应与适应。人工栽培的黑果枸杞叶形指数和叶面积的增加，更有利于提高植物的光合效率。人工种植条件下，植株生长加快，棘刺减少，利于采摘果实。

（4）黑果枸杞植物器官特征明显，一是黑果枸杞植物根系属于根蘖型，由水平根与垂直根组成，根系十分发达。黑果枸杞地下垂直根茎可扎深土壤

1~1.2 m,是用于嫁接用接穗的优质材料,黑果枸杞地下垂直根茎不具棘刺,且质地较软,便于嫁接操作和接穗的栽剪处理。黑果枸杞地下垂直根茎上密布大小不一、发育状况不同的鳞芽,这些鳞芽正常情况下并不萌发,但当地面植株死亡或被去除后,就会有鳞芽迅速萌发,在地面上生成新的植株;用于嫁接时,其具有更快更强的萌发性和嫁接成活效果。黑果枸杞地下垂直根茎还是营养储备器官并具主动吸收环境水分的功能,作为接穗使用时相比地上硬枝拥有更好的水分、养分等物质条件,也更利于其嫁接成活。同时其主动吸收环境水分功能可能会促使砧穗之间的水分、营养物质等交流变得容易,而有利于砧穗结合和成活。以上黑果枸杞根系发达特点也成为干旱荒漠区林业部门治理荒漠的选择树种。二是黑果枸杞叶多为2~6片簇生,无柄或近无柄,肉质,有条形、条形披针形或圆柱棒状、棒状披针形、倒披针形特征。随生长区域生态因子不同,叶片通过改变厚度形态以适应外界环境条件。黑果枸杞叶片厚度和角质层厚度较厚,叶肉细胞内有贮水组织,栅栏组织发达且为环形栅栏,海绵组织相对退化,主脉直径较大且含有晶细胞,支脉较多,是典型的贮盐植物。三是黑果枸杞茎上棘刺为茎刺,在茎刺内部存在着潜藏芽。茎刺成长由软初期茎刺、软短期茎刺、软中期茎刺、软长期茎刺、转硬期茎刺、硬化期茎刺。随黑果枸杞茎刺的不断发育,茎刺由小变大,茎刺颜色由绿色逐渐变为白色,茎刺的硬度由柔软逐渐变为坚硬。茎刺的解剖结构与主茎类似,由表皮、皮层、维管束、髓组成。四是黑果枸杞花形态特征为通常2~4朵同叶簇生,花梗长约5 mm,萼片上部开裂或呈不规则边缘,花中部自下而上呈筒状扩大,长6~8 mm,花冠呈漏斗状,完全开放时花冠直径为8~12 mm,花瓣向四周平展,颜色为紫色或粉紫色,多为5裂,偶有四裂,开放时雄蕊略高于柱头或与柱头等高,开花后约1 h花药开始散粉,雨天花药外壁收缩,颜色由乳白色变为褐色,散粉推迟或不散粉。五是黑果枸杞浆果球形。通过栽培培育有球形、扁圆球形、蟠桃形果形,蟠桃形浆果横径为10.38 mm,纵径为7.04 mm,果形指数为0.68。果实颜色有白色、紫色、黄色、红色等特异性状类型,对今后种质资源培育有利用价值。

(5)黑果枸杞物候期从每年3月下旬地上部分萌发生长开始,到10月落叶至进入休眠期,有萌芽、展叶、枝梢生长、花芽分化、开花、凋谢、结果、落叶整个过程。因年均温不同,同一地区生境不同的种源黑果枸杞物候期存在一定差异,柴达木盆地黑果枸杞物候期较其他产区物候期相对晚22~30天,所以各地采摘期不同。

(6)适宜生长的生态因子主要是最湿月降水量、最冷季均温、最冷季降水量、表层土壤砾石含量、年均温、月平均日温差,这些因子对黑果枸杞生长影响较大。在我国适生范围主要在青海、新疆、甘肃、内蒙古、宁夏等西北干旱区沙漠——绿洲过渡地带。青海诺木洪、格尔木,新疆昌吉、库尔勒、和田都是高度适生区,也是黑果枸杞分布中心。

(7)不同种源黑果枸杞中,民勤黑果枸杞、玉门黑果枸杞、诺木洪黑果枸杞、白碱滩黑果枸杞、额济纳旗黑果枸杞的染色体核型公式分别为 $2n=2x=24=20m+4sm(2SAT)$、$2n=2x=24=18m(2SAT)+6sm$、$2n=2x=24=20m(2SAT)+4sm$、$2n=2x=24=18m(2SAT)+6sm$、$2n=2x=24=20m+4sm$,核型类型都为"1A"型。清水河枸杞染色体的核型公式为 $2n=2x=24=14m+10sm$,为"2A",核型不对称系数(As. K. %)为62.8%,较以上黑果枸杞进化。

(8)野生黑果枸杞种群具有较高的遗传多样性,而种群间遗传分化低,这是该物种适应环境以及进化基础。也是该种避免灭绝而长期存在的前提。

(9)黑果枸杞有效成分相关的基因克隆有:与花青素合成相关基因 R1 - MYB 转录因子、LrTTG1、LrDFR、LrANS、LrANR、LrF3′5′H 和 LrDFR。与类黄酮合成相关基因 F3′5′H 与高盐低温相关基因 DREB、LrMCIP8 - like、SKOR。与 K^+/Na^+ 平衡关键基因 LrSKOR 及 Lr8 - like。与甜菜碱合成相关基因 LrMADH1、LrMADH2。与生长相关基因 bHLH、LrFT 和 LbFT。这些基因克隆从分子水平揭示了黑果枸杞有成分含量动态积累规律和关键基因调控模式,对今后增强抗性、改良育种都有积极作用。

(10)根际微生物。黑果枸杞根际土壤中真菌、细菌、放线菌、革兰阳性菌数量、土壤总 PLFA 均大于非根际土壤。微生物量总体表现为盐渍化荒漠草地>沙质荒漠草地>砾质荒漠草地。同一类型荒漠草地表层微生物量大,随土层加深呈减少趋势。

存在于黑果枸杞根、茎、叶、果的内生菌,主要分布于根和叶中,共分离得到 81 株内生真菌,约有 10 科 13 属,其中曲霉属占 37.04%,丝核菌属占 9.88%,链孢霉属占 8.64% 等,这些内生真菌一方面分泌代谢产物,提高黑果枸杞对生态环境的适应性,有的代谢化合物是药品洛伐他汀的主要药用成分,是治疗心血管疾病药物的新资源。另一方面具有抗金属、耐盐特性,对改良土壤保护环境有较大益处。

第五章

黑果枸杞生态学特征

黑果枸杞多在干旱贫瘠环境下生长良好，这些环境一般不利于多数植物成长，存在许多对植物生长产生伤害的因素，被人们称之为逆境或胁迫。黑果枸杞多生长于我国西北荒漠地区干旱、盐渍、风沙与寒冷的环境里，拥有极强的耐寒、耐旱、耐盐碱生物特性，是我国西北地区天然药用沙漠的主要植物品种之一，也是水土保持和防风固沙的先锋树种，由于其独特的抗逆生理特性成为保护生态的理想植物，也因其富含花青素及多种微量元素，营养和药用价值极高，成为开发西北荒漠区的宝贵资源。本章主要介绍黑果枸杞在干旱、盐渍、风沙、寒冷等逆性环境下的生态特征，以便让读者了解黑果枸杞作为食用、药用、保健应用的经济价值和其治理干旱盐碱荒漠成为先锋树种与最佳植被恢复模式的生态价值。

第一节　黑果枸杞生态条件

一、中国西北荒漠状况与主要植被

（一）荒漠地质概况

土地的荒漠化主要包括以下几种：风力作用下的风蚀荒漠化即风力堆积型和戈壁化；流水作用下的水蚀荒漠化，即石漠化、岩漠化、土漠化；物理化学作用下的土地盐渍化、次生盐渍化、碱土化等。土地荒漠化是当前全球最主要的生态环境问题。全球荒漠化土地总面积达 3 600 万 km²，占地球陆地总面积的 1/4，并以每年 5 万～7 万 km² 的速度扩大，其主要发生在北半球干旱、半干旱、干旱亚湿润区域，以非洲、西亚、中亚和中国北部、澳大利亚、北美中西部、南美西部沿岸及欧洲地中海地区和欧洲西南的西班牙等地区最为集中。

据第三次荒漠化普查结果的公布，中国荒漠化土地面积为 263.62 万 km²，占国土总面积的 27.46%，荒漠化土地不仅面积大，而且发展变化也大，发展迅速的同时，各种地质灾害频发，水土流失、沙尘暴、降泥雨等，给国民带来较大损失。

西北地区是我国主要的土地荒漠化分布的主要区域。据陕西地质矿产研究所 2001 年的"北方荒漠化环境地质调查"结论，北方包括新疆、青海、甘肃、宁夏、内蒙古、陕西、山西等共有荒漠化土地 175.81 万 km²，加上戈壁、盐碱地和以流沙为主的沙漠 126.36 万 km²，则北方地区有荒漠和荒漠化土地达 302.23 万 km²，荒漠化形势严峻。新疆是我国最大的盐渍化土地分布区，占我国全部盐土的 78.0%。其次为甘肃、青海、内蒙古，其面积分别为 0.78 万 km²、0.96 万 km² 和 1.23 万 km²。而荒漠化以甘肃、陕西、内蒙古、山西最为严重，占全国水蚀荒漠化面积 70%（李智佩，2006）。

（二）盐碱化土壤特点

我国西北盐渍区位于欧亚大陆中心，分布在东经 75～110°、北纬 35～48°之间。降水自东向西由 250 mm 逐渐递减到 50 mm，甚至 20 mm 以下。但是，日照强烈,一般年辐射量 670～837 kJ/cm²,蒸发量高于降水量十几倍乃至上百倍。气温冬季寒冷,夏季炎热,日温差在 20℃上下,形成了典型的干旱和半干旱气候。另外,植被稀疏、地表径流严重、淋溶作用微弱,使低洼部分发育着大片盐渍土。加之水系以内流为主,潜水和湖泊所含化学成分增多,以致盐碱湖泊星罗棋布,特征之一是盐渍主要受成土母质、内流水系、地下水位、洪积坡积等影响,如祁连山、天山夏季山洪携带含盐地层的大量盐分,随洪水流入山前平原,在气候极端干旱条件下强烈蒸发,在地表直接积盐。还有古代的残余盐土,如南疆和宁夏等地的干盐土,就是历史上形成的盐土经河流改道、地壳上升等原因形成。特征之二是这一地区盐土分布面积大,含盐量高,盐分组成复杂。如甘肃河西走廊荒地中有40%、青海柴达木荒地中有 90%都是盐渍土;表层积盐量大于 5%的极为普遍,最高可达 60%以上,即使耕地盐化土,其耕作层含盐量一般也在 0.3%以上,其成分除含氯化物外,还有硫酸盐、苏打等。此外,还有甘肃河西、新疆焉耆的镁盐土,新疆哈密盆地的硝酸盐土,柴达木乌图美仁等地的硼酸盐土等(王尊国,1995)。

在以上特定的生态条件下,不少植物以惊人的耐力生存了下来,其中的黑果枸杞不仅是战胜盐渍的先锋,也是可供开发利用的药用资源。

(三)盐渍化植被资源

西北是我国中药材重要产区之一,其中不少生长在盐渍环境中,据了解至少有解毒、止咳、清热、理血、祛风湿、补益、消化、祛暑、止痛、固涩、外用药等60～70 种。主要有黑果枸杞(Lycium ruthenicum)、柽柳(Tamarix chinensis)、中麻黄(Ephedra intermedia)、胡杨(Populus diversifolia)、白刺(Nitraria sibirica)、刺槐(Robinia pseudo-acacia)、骆驼蓬(Peganum harmala)、罗布麻(Apocynum venetum)、甘草(Glycyrrhiza uralensis)、肉苁蓉(Cistanche deserticola)、锁阳(Cynomorium songaricum)、枸杞(Lycium chinense)、沙棘(Hippophae rhamnoides)、小花棘豆(Oxytropis glabra)、骆驼刺(Alhagi pseudalhagi)、玫瑰(Rosa rugosa)、沙枣(Elaeagnus angustifolia)等,其中尤以黑果枸杞、枸杞、甘草、锁阳、红花、罗布麻等不仅产量大,还以质量好畅销国内外。

二、黑果枸杞主要分布区生态因子

黑果枸杞分布于我国西部,是西北部特有的干旱沙漠植物、荒漠植物、耐盐植物,分布于青海柴达木、新疆北部和西南部、甘肃河西走廊、宁夏贺兰山、内蒙古西部一带(刘增根,2018;韩丽娟,2014;林丽等,2017b;吕培霖,2016)。黑果枸杞资源分布与前节介绍的中国西部荒漠化地区高度吻合,在这些荒漠土壤上主要分布着野生的灌木草丛、胡杨、多枝柽柳、白刺、芦苇、疏叶骆驼刺、枸杞、黑果枸杞、花花柴等植物,其中黑果枸杞是低地草甸、湿性荒漠草地的优势种和主要伴生种(闫凯,2011)。

(一)柴达木中心分布区生态与气象监测

1. 生态因子 · 柴达木盆地的腹部(东经96°51'20.65″～93°07'48.57″,北纬 38°04'57.24″～36°24'07.15″)是黑果枸杞的中心分布区,其成片成带状主要分布于格尔木、诺木洪、德令哈。这些地区的年均温度在 4℃左右,海拔在 2 800 m 左右,年降水量的范围为 40～180 mm。土壤以固定或半固定的风沙土、草甸盐土为主,土壤偏向于碱性 pH 在 8.1～8.99,土壤有机质含量较低,重盐,表土含盐量可以达到 301.61 g/kg。则说明野生的黑果枸杞具有抗寒、耐重盐、耐瘠、抗风、喜湿但不耐大自然降水、喜疏松土壤的生态特性,是典型的荒漠耐盐沙生植物,从与河流和湖泊相依分布的特性来看,黑果枸杞也是一种从湿生环境向干旱环境过渡的过渡型植物,即半湿-半干旱植物类型(祁银燕,2018a)。

2. 气象监测 · 从 2015 年开始,青海省气象部门对柴达木特色农业产品枸杞与黑果枸杞气象要素进行连续观测,适时发布温度、光照、湿度及水分情况,并提供大风、干热风、低温冻融等专门预警等特色农业气象服务。据青海省海西州气象部门观测,2018 年柴达木盆地年平均气温为 3.9℃,与历年同期相比偏高0.7℃;年平均降水量为 224.1 mm,与历年同期相比偏多 4 成;年平均日照时数为 2 891.5 h,与历年同期相比偏少 212.6 h。2019 年柴达木盆地基本气候概况气温偏高,降水量偏多,日照时数偏少。全海西州年平均气温 3.8℃,与历年同期平均值 3.3℃相比偏高 0.5℃;年平均降水量 214.9 mm,其中东部地区年降水量在219.3～444.2 mm 之间,与历年同期平均值相比偏多一至六成,西部地区年降水量在 45.0～136.0 mm 之间,与历年同期平均值相比格尔木持平,其余地区偏多 5～8 成;年平均日照时数 2 656.7 h,与历年同期平均值 3 070.2 h 相比偏少 14%。2020 年柴达木盆地基本气候概况气温略偏高,降水量持平,日照时数偏少。

全海西州年平均气温 3.6 ℃,与历年同期 3.3 ℃ 相比偏高 0.3 ℃;年平均降水量 158.7 mm,与历年同期 164.0 mm 相比基本持平。年平均日照时数 2 699 h,与历年同期 3 070 h 相比偏少 12%。对以上气温、降水、日照监测数据见表 5-1-1、图 5-1-1～图 5-1-6。

表 5-1-1　青海柴达木枸杞气象因子监测表

气象因子 年份	气温	降水量	日照时数
2018	海西州各地平均气温 0.6～6.7 ℃(图 5-1-1)。海西州各地各季平均气温与历年同期比与后冬、秋冬基本持平,春季夏季各地均偏高 0.8～2.1 ℃(图 5-1-2)	海西州各地降水量 17.6～495.6 mm 之间,茫崖偏少,德令哈、都兰降水量大(图 5-1-3)。各地各季节降水量与历年比,都兰持平,其余地区偏少 4～9 成(图 5-1-4)	海西州各地日照时数在 2 563.7～3 430.1 h 之间(图 5-1-5)。各季间日照时数与历年同期相比各地区基本持平(图 5-1-6)
2019	海西州各地平均气温在 0.1～6.5 ℃ 之间。各季节平均气温与历年同期比较春季 3—5 月各地偏高 0.4～1.3 ℃,夏季德令哈、都兰茫崖偏低 0.3～0.4 ℃	海西州各地年降水量 45.0～444.2 mm 之间,除格尔木持平外,其余地区偏多 1～8 成。各季降水量与历年同期相比,在春季绝大多数地区偏多 1～1.1 成,夏季除格尔木以外均偏多 2～6 成	海西州各地总日照时数在 2 540.7～2 916.1 h 之间。各地各季日照时数与历年同期平均值相比有偏少趋势
2020	海西州各地平均气温在 -0.1～6.2 ℃ 之间。与历年同期相比,多数地区高 0.2～0.6 ℃。各地各季平均气温与历年相比,春季平均在 -0.1～7.7 ℃ 之间,夏季平均气温在 10.1～17.4 ℃ 之间	海西州各地平均降水量 158.7 mm,与历年同期 164.0 mm 相比基本持平。各地各季节降水量与历年同期相比基本持平,春季各地降水量在 0.1～145.3 mm 之间,夏季各地降水量在 17.5～252.2 mm 之间	海西州各地年日照时数在 2 646～2 994 h 之间,与历年同期相比偏少 2%～11%。各地各季节同历年同期相比较冬季秋季偏多,春季夏季偏少

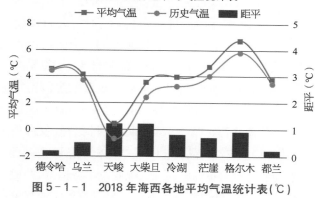

图 5-1-1　2018 年海西各地平均气温统计表(℃)

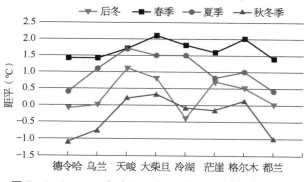

图 5-1-2　2018 年海西州各地各季平均气温距平(℃)

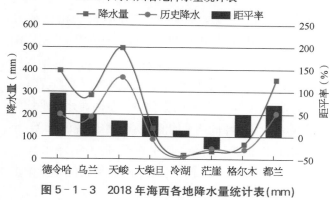

图 5-1-3　2018 年海西各地降水量统计表(mm)

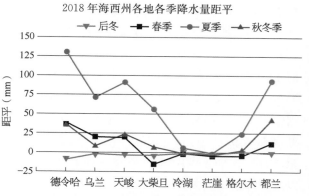

图 5-1-4　2018 年海西州各地各季降水量距平(mm)

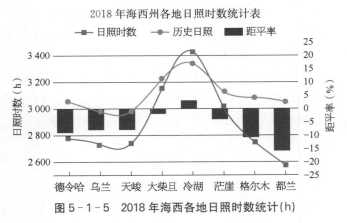

图 5-1-5 2018 年海西各地日照时数统计(h)

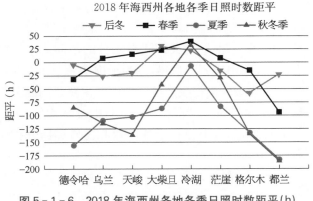

图 5-1-6 2018 年海西州各地各季日照时数距平(h)

(二)新疆分布区生态因子

1. 新疆黑果枸杞生态因子

(1)南疆与北疆生态差异:南疆气温较高,气候干旱,蒸发量大,北疆气温较低,干旱程度稍逊,蒸发量小,再加之两地岩石组成成分上的不同,造成南疆的盐分表聚集性强度、土壤含盐量均高于北疆,这就使得一些适应低、中度盐渍化环境的盐生药用植物难以生长。同时由于南疆盐渍土多以荒漠盐土为主,土壤水分含量少,而北疆则以荒漠盐土、盐化草甸土和沼泽盐土为主,土壤含水量相对较南疆高,使得盐生药用植物更易适应和生长。就药材产区而言,药用植物种类如甘草、光果甘草、深裂肉苁蓉、大叶补血草、锁阳、盐生肉苁蓉等主要分布在北疆。胀果甘草、管花肉苁蓉、胡杨、白麻、大花白麻等多产自南疆。而对于黑果枸杞,因其生长环境的需求在新疆全境内均有野生分布。

(2)塔里木灌区生态因子:塔里木灌区位于新疆南部,是我国最大的封闭性内部盆地,位于新疆天山、昆仑山及阿尔金善之间,属于典型的内陆性温带沙漠性气候,水源缺乏、气候干燥、早晚温差较大,生态环境脆弱。塔里木盆地常年干旱,年均降水量仅为 20～70 mm,阳光照射强烈,蒸发量大,达到 1 500～3 000 mm。塔里木灌区地形封闭,河流水源为内陆河,通过地表水和地下水径流,从山区淋溶盐分,从而使盆地内部的耕地盐分不减反增,导致盆地灌区土壤表层的盐分不容易淋溶,且含盐的地下水在强烈蒸发的条件下,又上升聚集到地表。地形封闭、盐碱程度高,塔里木盆地灌区周围的水位上升下降过程盐分也会上下变化,造成灌区耕地土壤盐碱化加重(曹琦,2017)。

(3)焉耆盆地生态因子:焉耆盆地位于新疆巴音郭楞蒙古自治州(简称巴州)东北部,是天山南麓一个半封闭的内陆山间盆地,由西侧的霍拉山和东部的克孜勒山、南部的库鲁克塔格山以及北部的萨阿尔明山所围限,并在海西期褶皱基底之上形成和发展起来的一个中、新生代复合盆地,海拔高度 1 100 m 左右,地理纬度为北纬 40°～42°之间,东西长 170 km,南北宽 80 km,总面积约 13 000 km²。属典型的暖温带干旱荒漠气候,全年可照时数 4 440.1 h,太阳年总辐射量 655.59 kJ/cm²。年平均无霜冻期 176 日,年平均降水量 74.4 mm,年均气温 8.2 ℃,极端最高气温 38.8 ℃,极端最低气温-35 ℃。中国最大的内陆淡水湖泊博斯腾湖位于盆地中,流经巴州两条主要河流开都河和孔雀河,巴州所辖八县一市中的焉耆、博湖、和硕、和静 4 个县以及农二师 8 个农业团场都是黑果枸杞分布区域(何文革等,2015c)。

(4)阿勒泰山南缘生态因子:石河子炮台镇垦区(野生黑果枸杞),43°20′～45°20′N,84°45′～85°20′E;≥10 ℃的有效积温 3 765 ℃,无霜期为 176 日,年降水量为 125.0～207.7 mm;阿勒泰北屯市西区生态园(野生和人工驯化栽培),47°2′～47°34′N,85°31′～85°33′E;≥10 ℃的有效积温 2 882 ℃,无霜期为 147 日,年降水量为 87～188.6 mm;阿勒泰吉木乃口岸 186 团(人工驯化栽培),47°29′～47°36′N,85°37′～85°38′E;≥10 ℃的有效积温 2 306 ℃,无霜期为 120 日,年降水量平均为 208.6 mm。

(5)精河县产区生态因子:精河县≥5 ℃日数在 204～209 日,≥5 ℃积温为 3 800～4 100 ℃,7 月平均气温 25～27 ℃,7 月最高气温 33 ℃,9～10 月的平均气温在 12～14 ℃,保证了黑果枸杞 2 季成熟对热量和温度的需求。≥5℃期间的降水量在70～140 mm、日照时数1850～2000 h，光照充足，降水量少，利于调节枸杞生长期间对水分的不同需求和糖分、有效药用成分的积累，也利于枸杞晒干和霉菌减少。影响该区枸杞生产的气象因素主要是高温天气较多，≥30℃的日数在75～80日。月平均气温高，气温日较差大，十分利于各类营养物质和糖分积累（汪智军，2013）。

（6）尉犁县产区生态因子：尉犁又名罗布淖尔，位于新疆天山南麓、塔里木盆地东北缘，东经84°02′50″～89°58′50″，北纬40°10′33″～41°39′47″。尉犁县地势西北向东南倾斜，地域分北部库鲁塔格山前冲积戈壁平原，中部塔里木河和孔雀河冲积平原，南部为塔克拉玛干大沙漠三部分。尉犁县属暖温带大荒漠气候，冷热差异悬殊，温度的年月变化大，最热月与最冷月的平均气温差多达36℃冬季干冷，夏季炎热，春季升温迅速而不稳定，秋季降温剧烈。全年热量丰富但不稳定，空气干燥，蒸发强劲，降水稀少，且年际变化大，光照充足，全年平均日照2975 h。全年平均气温10.1℃，最冷的一月份平均气温−11.2℃极端最低气−22.6℃；最热的7月份平均气温25.6℃，极端最高气温为38.3℃；气温的年较差为36.8℃。年无霜期为144～212日。年降水量30～150 mm，年平均降水量为43 mm，年均蒸发量为2700 mm。

2. 新疆气候特征研究·吴秀兰等（2020）研究1961—2017年新疆89个国家级气象站资料，分析新疆气候变化特征得出以下结论：①在全球变暖背景下，近57年新疆及北疆、天山山区、南疆各分区的年和四季平均气温呈现一致的显著上升趋势，年平均气温升温速率为0.31℃/10年，1997年开始出现了明显增暖，并连续14年持续偏高。其中冬季升温趋势最明显。20世纪60年代以来气温呈逐年代阶梯式上升，21世纪10年代比20世纪60年代升高了1.3℃。新疆温度增幅不仅高于全球水平，而且也高于我国东部地区。②1961—2017年，新疆年平均最高气温呈上升趋势，升温速率为0.22℃/10年，升温趋势不显著，未通过0.05的显著性水平检验。1997年开始出现了明显增暖。年平均最低气温升温速率0.52℃/10年，远高于年平均气温和年平均最高气温的升温速率，对平均气温的升高贡献率最大。③新疆区域1961—2017年降水量呈显著增加趋势，增加速率为5.94%/10年。冬季降水量增加趋势最明显，为10.2%/10年。北疆、天山山区、南疆的年和四季降水量呈现一致的增多趋势，南疆增加速率最大，天山山区最小。降水量1987年开始明显增多，20世纪60年代以来呈逐年代增多趋势，21世纪10年代比20世纪60年代增多了43.54 mm，增幅为30%，夏季降水量增加幅度最大。④1961—2017年，随着降水的增加，新疆区域及各分区平均年暴雨日数和暴雨量均呈显著增加趋势。20世纪90年代中期以后增加明显，天山山区最显著，较南疆高达6倍之多。

买买提江·赛提尼牙孜（2020）选择新疆地区7个气象站1987—2016年资料分析气候特征，结论认为1987—2016年新疆地区年平均气温以0.315℃/10年的速率呈现出一定的升温趋势。春季、夏季与秋季平均气温呈现出不同程度的升温趋势，而冬季平均气温则有所下降。其中春季增温最为显著，夏季次之，而秋季增温最为平缓。7月为最热月，而1月为最冷月；1987—2016年新疆地区年日照时数以−14.921/10年的速率呈现出明显的减少趋势。以春季和夏季日照最为集中，而冬季日照时数最少。各季节日照时数的变化表现出春季＞秋季＞冬季＞夏季的特点。6月份日照最为充沛，12月份最少；预测在未来一段时间内新疆地区平均气温将呈一定程度的增加趋势，年日照时数则有所减少。

姚俊强等（2020）基于1961—2018年新疆逐日气象观测资料、1961—2017年新疆代表性流域径流资料和Landsat TM/ETM和环境减灾卫星遥感监测的1999—2018年典型湖泊夏季湖泊面积资料，结合最新的相关研究成果，研究了新疆水文气候要素变化趋势与演变特征，结果认为1961—2018年新疆升温速率为0.30℃/10年（$p < 0.01$），升温幅度高于全国平均水平，冬季升温贡献最大；最低温度升温速率是最高温度升温速率的2倍；降水量和降水日数均明显增加，夏季降水增加最显著；1997年以后出现了明显增暖，21世纪以来气温和降水均在高位波动，但增加幅度减缓，气候有从暖湿化向暖干化转折的迹象，干旱化趋势加剧；1961—2018年极端最高气温、极端最低气温和高温日数显著增加，高温初日提前，高温终日推迟；极端降水事件、暴雨雪强度

和频次明显增加;21世纪以来,极端事件的强度和频次增加更加显著;受气候变化和人类活动共同影响,新疆地表水资源发生明显改变。塔里木河流域源流区径流量明显增加,干流径流量微弱减少;博斯腾湖水位阶段性变化明显,2013年以来逐渐扩张;艾比湖总体萎缩,而山区湖泊赛里木湖面积稳定扩张;新疆气候变化经历了"暖湿化"的过程,目前研究对变化趋势和物理过程认识还不清楚,对水文气象灾害风险加剧难以把控,水安全问题迫在眉睫。建议趋利避害,抓住气候机遇,加快新疆生态环境建设,开展综合科学考察,构建综合观测协同网络,提高水文气象灾害风险调控能力。

(三)甘肃分布区生态因子

1. 甘肃黑果枸杞生态因子

(1)河西走廊生态因子:甘肃河西走廊在合黎山以南,祁连山以北,乌鞘岭以西。东西长约1000 km,南北宽数十千米,海拔1500 m左右。大部分为山前倾斜平原。走廊分为三个独立的内流盆地:玉门、安西、敦煌平原,属疏勒河水系;张掖、高台、酒泉平原,大部分属黑河水系,小部分属北大河水系;武威、民勤平原,属石羊河水系。

河西走廊冬春二季常形成寒潮天气。夏季降水的主要来源是侵入本区的夏季风,气候干燥、冷热变化剧烈,风大沙多。自东而西年降水量渐少,干燥度渐大。如武威年降水量:158.4 mm,敦煌36.8 mm;酒泉以东干燥度为4~8,以西为8~24。降水年际变化大。夏季降水占全年总量50%~60%,春季15%~25%,秋季10%~25%,冬季16%。云量少,日照时数增加,多数地区为3000 h,西部的敦煌高达3336 h,年均温5.8~9.3℃,但绝对最高温可达42.8℃,绝对最低温为−29.3℃,两者温差超过72.1℃。昼夜平均温差15℃左右,一天可有四季。民勤年沙暴日50天以上,而安西8级以上的风日一年有80天,有"风库"之称。走廊风向多变。武威、民勤一带以西北风为主;嘉峪关以西的三门、安西、敦煌等地,以东北风和东风为主。降水很少,全年日照2550~3500 h,属大陆性干旱气候。

(2)黑水河域生态因子:黑河从发源于祁连山到居延海全长821 km,流域总面积12.91×10⁴ km²,多年以来,黑河流域在人类活动强烈作用和区域气候变化双重驱动下,各类景观元素发生了十分复杂的结构变化和相互转换,山地景观、荒漠化景观与绿洲景观强烈分异,生态环境持续恶化。上游地区森林带退缩、天然植被退化、生物多样性减少等,使水源涵养能力受到威胁;中游地区农业绿洲虽有较大发展,但近多年沙漠化强烈,部分地区土地盐碱化严重,局部河段水质污染加重;下游地区河道断流加剧,湖泊干涸,地下水位下降,水质矿化度明显升高,天然林面积和植被覆盖大幅度减少,生态功能降低,沙尘暴在加剧、扩展、延伸,成为我国沙尘暴的重要沙源之一。黑河流域中下游面积约14.29万km²,分属三省区,上游属青海省祁连县,中游属甘肃山丹、民乐、张掖、临泽、高台、肃南、酒泉等市县,下游属甘肃金塔和内蒙古自治区额济纳旗(林丽等,2017b)。

(3)石羊河下流生态因子:石羊河是中国西北干旱区典型的内陆河,地理位置介于103°02′~104°02′E和38°05′~39°06′N,海拔1000~1936 m。常年干燥,少雨,蒸发强烈,寒冬长,夏热短,昼夜温差悬殊,日照充足,多风。年日照时数为2832.1 h。年均风速为2.3 m/s。年平均气温为7.4℃,极端最高气温达38.1℃,极端最低气温−28.8℃。年平均蒸发量2604.3 mm。年均降水量是113.2 mm,年内分布不均匀,73%的降水量集中在7~9月。土壤类型为灰棕漠土或石膏灰棕漠土。石羊河下游的民勤地区曾是水草肥美的天然绿洲,对我国生态安全屏障建设和生物多样保护具有重要作用。然而,由于石羊河流域中游地区人口数量与经济规模的不断扩大,尤其是人工绿洲的扩张,下游地表水资源日趋减少,地下水严重超采,矿化度上升,自然植被受到了严重的干扰和破坏,土地沙漠化、盐渍化等一系列生态问题日趋加剧。(郭春秀,2018)

(4)武威生态因子:甘肃武威位于38°05′N,102°43′E,海拔1632 m。为温带大陆性气候,日照充足、降水稀少、蒸发量大,生态环境十分脆弱,属于典型干旱区。该区土壤为碱化灰棕漠土,土层深厚,土壤pH为7.5~9.2,有机质7.33 g/kg、全磷0.94 g/kg,总体肥力低下,生产潜力差,处于退化状态。近10年研究调查结果显示,该区年均气温7.9℃,日照时数超过3000 h,降水量140 mm,蒸发量2900 mm,无霜期150日以上。

2. 河西走廊气候特征研究·陈丽娜等(2019)

对河西走廊西部 7 个气象站 1971—2010 年高温(日最高气温≥35℃)、低温(日最低气温≤－20℃)气象资料,运用统计学方法分析了高、低气温的时空分布、强度和环流形势等气候特征。结果表明河西走廊西部高温天气主要发生在中部盆地和北部川区,低温天气主要发生在海拔较高的北部山区和戈壁。随着气变暖,高温日数呈增加趋势,强度增强;低温日数总体变化不明显,强度略有减弱。高温天气主要出现在 6、7、8 月,低温天气主要出现在 1、2、12 月,高温天气出现在刚热带高压控制区域内,低温天气出现在强冷空气堆积和入侵的区域内。

白明等(2019)利用非参数 Mann-Kendall(M-K)气候趋势检验方法,结合线性倾向和 5 年滑动平均对河西走廊 6 个国家气象站从 1960—2017 年近 58 年气温要素时空分布规律和变化趋势进行分析研究,结果证明河西走廊 58 年来气温呈逐年上升趋势,气温在 20 世纪 60~70 年代整体温度略低,变化平缓,20 世纪 80 年代中、后期开始迅速上升,20 世纪 90 年代波动上升,58 年累计上升 1.9℃,线性倾向率为 0.0386℃/年,超过 IPCC 第 5 次报告中变暖率的 2 倍;1980 年后冬半年比夏半年增温幅度明显,并且还有继续升温的趋势,对祁连山冰川容量、雪线高度和水源影响比较大。温度分布由西向东、从北向南升温率逐步扩大,线性倾向率西北站点高台低,东、南面站点山丹、民乐高。肃南地理位置处于最南端,但各项系数相较其他站点偏小,与其特殊的地理位置、海拔和环境因素密不可分。河西走廊升温幅度超过 IPCC 第五次评估变暖率的 2 倍,既有全球气候变暖的大环境影响,也与本地人类活动、生态环境的改变有密切关系。

(四)宁夏生态因子

1. 宁夏黑果枸杞生态因子

(1)贺兰山生态因子:宁夏贺兰山生态区位于宁夏回族自治区北部,东临黄河,西部为山地,东部为平原,温带大陆性气候。年均温 9.7℃,极端最高温度 36.90℃,极端最低气候温度－24℃,年降水量 138.8 mm。

贺兰山位于宁夏平原西北边缘贺兰山的中段,跨石嘴山、平罗、贺兰、银川、永宁 5 个市县,西坡属于内蒙古自治区,东坡属于宁夏回族自治区,中段为贺兰山的主体。北起麻黄沟,南至三关口,西到分水岭,东至沿山脚下。地里坐标为东经 105°49′~106°41′,北纬 38°19′~39°22′。南北长 170 km,东西宽 240 km。贺兰山深居大陆内部,屹立于广阔干旱的草原与荒漠中,具有典型的大陆性气候,冬季这里受强大的蒙古冷高压控制,时间长达 5 个月之久,天气多晴朗、干燥和严寒,盛行西北风。春季增温较快,并常有寒潮侵袭,乍寒乍暖,天气不甚稳定,并多大风。夏季由于地面增温比海洋迅速,蒙古高气压向西北撤退,东南季风乘势而入,但因距离海洋较远,湿润气流至此已成为强弩之末,降水量很少,天气晴燥炎热,午后常有雷阵雨发生。秋季,地面逐渐冷却,大陆高气压系统重新加强,西北风复占优势,天气晴朗,但为时甚短,10 月初始见霜降,很快进入冬季。贺兰山所在地区的水势条件首先以东侧山前地带为例,从南部永宁向北到石嘴山,尽管海拔高度逐渐降低,年平均气温仍随纬度增高而降低,由 8.6℃逐渐下降到 8.2℃。最低月(1 月)平均气温南部高于北部,最高月(7 月)平均气温与此相反,极端最低与最高气温也有类似的变化趋势,这就使气温的日较差和年较差分别高于 13℃和 31℃,并且北部均大于南部。年平均降水量以银川较高,为 202.8 mm,石嘴山最低,为 183.3 mm,由南向北逐渐减少。降水的季节分配也不均匀,集中于 7~9 月,占全年降水量的 60%~70%,而以七八月最多。雨热同步出现,有利于植物生长,出现冬枯夏荣的自然景象。

上述气候要素变化状况反映了贺兰山低山区及其周围地区气温变化剧烈,干旱少雨,气候大陆性表现十分明显。

(2)中宁县生态因子:中宁县位于宁夏回族自治区中部西侧。地处东经 105°26′~106°7′,北纬 37°9′~37°50′之间,东临利通区、青铜峡市,西依中卫城区,南接同心县,北靠内蒙古阿拉善左旗,县境东西宽约 50 km,南北长约 60 km。总面积 4 226.5 km²。中宁县属北温带季风气候区。中宁县年平均气温 9.5℃,年平均降水 202.1 mm,6~8 月的降水量占全年降水量的 61%;年蒸发量 1 947.1 mm,为年平均降水量的 9.6 倍。中宁县整体地形由西向东、由南向北倾斜。境内海拔高度在 1 100~2 955 m 之间。中宁地处内蒙古高原和黄土高原的过渡带。

（3）中卫市生态因子：中卫市位于宁夏回族自治区中西部，东临吴忠市，南与固原市及甘肃省靖远县相连，西与甘肃省景泰县接壤，北与内蒙古自治区阿拉善毗邻。地形由西向东、由南向北倾斜。境内海拔高度在 1 100～2 955 m 之间。地貌类型分为沙漠、黄河冲积平原、台地、山地和盆地等 5 个较大的地貌单元。其中西北部腾格里沙漠边缘卫宁北山面积 12 万 hm²，占全市土地总面积的 7%；中部卫宁黄河冲积平原 10 万 hm²，占全市总面积的 5.9%；位于山区与黄河南岸之间的 6 万 hm²，占全市土地面积的 3.5%；南部陇中山地与黄土丘陵面积 142.45 万 hm²，占全市土地面积的 83.6%。

中卫市深居内陆，远离海洋，靠近沙漠，属半干旱气候，具有典型的大陆性季风气候和沙漠气候的特点。春暖迟、秋凉早、夏热短、冬寒长，风大沙多，干旱少雨。年平均气温在 8.2～10℃之间，年均无霜期 159～169 日，年均降水量 138～353.5 mm，年蒸发量 1 729.6～1 852.2 mm，全年日照时数 3 796.1 h。

2. **宁夏石嘴山气候特征研究**·宁夏石嘴山市位于我国内陆地区，地处宁夏回族自治区北部，属北半球中温带半干旱气候。虽位于我国季风气候区西缘，但大陆性气候特征，十分明显。地势呈北高南低，西高东低中间洼。该区内植被稀疏，降水少、蒸发大、风沙多、日照长，冬季严寒，夏季酷热，干旱、冰雹、沙尘、霜冻等气象灾害较频繁。

年日照时数为 3 004.1～3 112.3 h，年日照百分率为 66%～78%。一年中 4～9 月日照时数为 1 680 h 左右，约占全年日照时数的 55%。此时段正值各种作物生长旺盛季节，充足的光照条件可以促进作物营养生长和生殖生长，为农、林、牧业生产的全面发展提供了优越的环境条件，同时对发展日光温室和提高太阳能的利用率提供了得天独厚的气候资源优势。

年平均气温在 8.4～9.9℃之间，气温平均年较差在 31.1%～33.3℃之间。气温日较差大，为增加作物呼吸作用，干物质积累提供了较好的条件。全年最热月 7 月平均气温为 23.3～24.7℃，对水稻、玉米等喜温作物的生长发育比较有利。全年最冷月 1 月平均气温为 −9.2～−7.0℃，全年极端最低气温为 −30.3～−22.7℃，出现在 1 月，这对个别地区冬小麦安全越冬有不利影响。

年降水量在 166.9～177.4 mm 之间。主要集中在 6～9 月，平均降水量为 124.2～137.6 mm，占年总降水量的 70%，冬季和春季降水量相对较少，这时正是作物需水的高峰期，降水量的多少对农作物的生长发育有十分密切的关系。总体来说，自然降水偏少，远不能满足各种作物需水之求，必须依靠灌溉来弥补水分的不足。

年平均风速 2.0～3.0 m/s；年平均最大风速为 19.7～30.0 m/s；全年大风日数在 126～476 日之间，以 3～5 月最多，春季大风、沙尘天气较为频繁，成为区域性农业气象灾害性天气之一。年平均相对湿度在 43%～55% 之间，季节变化是冬季大，春季小，这与春季大风天气多有关。

年平均蒸发量在 1 708.7～2 512.6 mm 之间，年蒸发量约为年降水量的 10～14 倍，其中 5～8 月的蒸发量为 94.4～1 447.8 mm。占全年蒸发量的 55% 以上。由此可见，强烈的蒸发不仅使土壤中的水分大量散失，而且也是造成土壤盐渍化比较严重的原因之一。

气象灾害类多，危害较重，有干旱、霜冻、干热风、大风、沙尘、冰雹、洪水等（顾宁，2015）。

（五）内蒙古西部生态因子

1. **阿拉善黑果枸杞生态因子**·内蒙古西部的阿拉善盟地处亚洲大陆腹地，为内陆高原，远离海洋，周围群山环抱，形成典型的大陆性气候。干旱少雨，风大沙多，冬寒夏热，四季气候特征明显，昼夜温差大，年均气温 6～8.5℃，1 月平均气候 −9～14℃。极端最低气温 −36.4℃；7 月平均气候 22～26.4℃，极端最高气温 41.7℃。年平均无霜期 130～165 天。由于受东南季风影响，雨季多集中在 7～9 月。降雨量从东南部的 200 mm 以上，向西北部递减至 49 mm 以下；而蒸发量则由东南部的 2 400 mm 向西北部递增至 4 200 mm。年日照时数达 2 600～3 500 h，年太阳总辐射量 147～165 kcal/cm²。多西北风，平均风速 2.9～5 m/s，年均风日 70 日左右。

2. **额济纳旗气候变化特征研究**·黎浩许等（2013）以额济纳旗地面气象站近 50 年的气象观测数据为基础资料，运用累积距平法和小波分析法，对该地区的气候变化特征进行了分析。结果表明在研究时段内,额济纳旗气温先减小后增加,其减小阶段平均每年累积距平值减小 0.698℃,增加阶段平均每年累积距平值增加 0.911℃,研究时段内气温整体呈上升趋势,其幅度为 1.61℃;降水和相对湿度整体趋势变化不明显,但中间年份波动性较大;蒸发量、风速和日照时数都先增加后减少,其先后平均每年累积距平增、减值分别为 236.72 mm 和 294.26 mm、0.55 m/s 和 0.40 m/s、48.87 h 和 53.37 h,且整体呈减少趋势;额济纳旗近 50 年气温、蒸发量、风速、日照时数和相对湿度的突变年份分别为 1986 年、1978 年、1980 年、1986 年、1969 年;气温、降水、风速和相对湿度在它们各自的不同时段都存在较明显的周期,其周期分别为:5～8 年和 12～16 年、3～5 年和 6～10 年、6～8 年和 10～16 年、5～6 年和 8～12 年。

魏新梅(2018)以额济纳旗 1981～2015 年逐月平均气温、极端最高与最低气温资料进行分析,结果表明额济纳旗近 35 年平均气温为 9.5℃,平均气温呈逐年增加趋势,增温幅度较为显著,气候倾向率 0.546℃/10 年。额济纳旗春、夏、秋、冬季年平均气温均呈逐年增加趋势,同年平均气温变化趋势保持一致,秋季和春季增温幅度最显著,然后为夏季,冬季增温较小,由此说明秋季和春季增温对年平均气温增幅贡献最大,额济纳旗极端最高/低气温气候倾向率分别为 0.586℃/10 年和 0.565℃/10 年,均呈逐年增加的趋势。

黑果枸杞在以上 5 个分布区的生态因子,均以干旱、戈壁盐渍、沙漠化、缺水、植被稀少、多风、寒冷为其特征,在这种逆境下,植被类型属典型的荒漠植被类型,以草原荒漠为主,另有草甸灌丛和阔叶林,林区和沙区植被多属旱生、超旱生植物。在这种逆境下分布有防风固沙作用与经济价值较高的物种,比如白刺、沙棘、柽柳、沙拐枣、麻黄、沙柳、枸杞、黑果枸杞等。近十多年来黑果枸杞研究兴起,主要集中于研究黑果枸杞在逆境中的野生驯化、种植、沙化经济林养护以及在逆境中是否适应生存等。对于黑果枸杞在逆境下能成为药食两用的佳品和成为生态保护的先锋树种值得学者不断探讨。

第二节　黑果枸杞光合作用

光合作用是黑果枸杞植株体重要的代谢反应,任何植物的光合作用对自然界的能量转换并维持大气平衡起着重要的作用。黑果枸杞光合作用的强弱是决定其干物质积累程度的关键,在进行光合作用时,吸收利用光能,将水和二氧化碳转化成有机物质,释放出氧气,其中光强度是一个关键因素。但由于黑果枸杞生长于西北荒漠区域,干旱、盐渍、风沙及种植中施肥等都对其光合作用特性有不同程度的影响。

一、黑果枸杞光合作用特征

(一) 光合作用日变化特征

马彦军等(2016a)以民勤县野生黑果枸杞为材料进行组织培养育苗后,研究其叶片光合作用在夏季日变化规律,分析黑果枸杞光合作用生理特性:

1. 黑果枸杞叶片净光合速率和蒸腾速率日变化·黑果枸杞的净光合速率(P_n)和蒸腾速率(T_r)随着有效辐射(PAR)、大气温度(Ta)、空气 CO_2 浓度(Ca)等环境因子的变化,也发生了相应变化。实验得出从早晨开始,黑果枸杞叶片的净光合速率随着光合有效辐射的增强而增大,中午黑果枸杞叶片净光合速率第 1 个峰值出现,此后随着光照强度增大,净光合速率随之下降,当光照强度达最大时,黑果枸杞叶片净光合速率下降,之后随着光照强度的降低,黑果枸杞叶片净光合速率又开始上升,到 14:00 出现第 2 个峰值,第 2 个峰值比第 1 个峰值较小。并且从其研究中得出黑果枸杞叶片日平均净光合速率为 10.27 $\mu mol/(m^2 \cdot s)$,光合速率受光照强度的影响,光照强度过大,不利于黑果枸杞叶片进行光合作用(图 5 - 2 - 1)。同时随着光照强度、大气温度和叶室温度的增加,黑果枸杞叶片蒸腾速率也逐渐增大,到 14:00 左右,叶片蒸腾速率达到最大

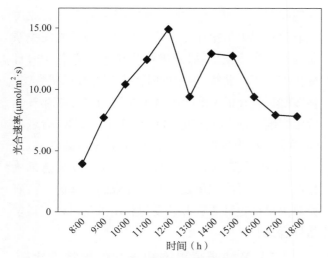

图5-2-1 黑果枸杞光合速率日变化

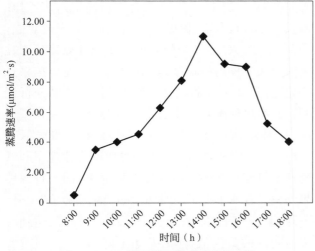

图5-2-2 黑果枸杞蒸腾速率日变化

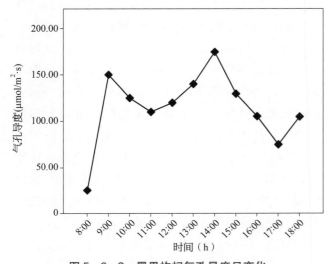

图5-2-3 黑果枸杞气孔导度日变化

（图5-2-2）。此时，大气温度和叶室温度还没有达到最大值，而气孔导度达到最大值（图5-2-3），这说明了影响黑果枸杞叶片蒸腾速率日变化的主要因素是气孔导度。从日变化规律可以看出，黑果枸杞叶片蒸腾速率日变化表现出在大气温度高峰期间（13:00～15:00）及光照强度高峰区间（13:00～15:00）有较高的蒸腾速率，早晨和傍晚较低，日变化为单峰曲线。

2. 黑果枸杞叶片气孔导度、气孔限制值及胞间CO_2浓度的日变化·黑果枸杞叶片气孔导度的日变化规律和黑果枸杞叶片净光合速率日变化规律一样都呈双峰曲线型。黑果枸杞叶片气孔导度的第一个峰值出现时间比叶片净光合速率第一峰值要提前，而叶片气孔导度的第二个峰值和叶片净光合速率第二峰值出现时间一致，则在温度和光照强度相对较低的情况下，影响黑果枸杞叶片光合速率的主要因素为环境因子，而在温度和光照强度较高的情况下，气孔导度是影响黑果枸杞叶片光合速率的主要原因。

而且黑果枸杞叶片气孔限制值的日变化趋势为"升-降"（图5-2-4）。最后通过图5-2-5可以看出黑果枸杞叶片胞间CO_2浓度日变化趋势为"降-升"，与气孔限制值日变化趋势相反。当黑果枸杞叶片净光合速率达到峰值时，此时胞间CO_2浓度降到最低，这是由于当净光合速率较高时，固定较多的CO_2，引起胞间CO_2浓度下降。

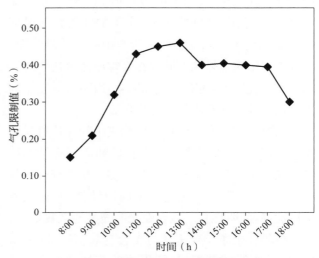

图5-2-4 黑果枸杞气孔限制值日变化

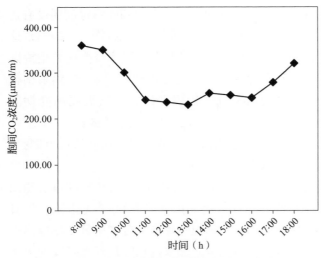

图 5-2-5　黑果枸杞胞间 CO_2 浓度日变化

3. **黑果枸杞光合作用-光响应曲线及表观量子效应**·经实验测定随着光照强度增加,黑果枸杞叶片光合作用速率不断增强,在 $1\,700\,\mu mol/(m^2 \cdot s)$ 时形成拐点慢慢下降,为此黑果枸杞光饱和点(LSP),根据光响应曲线计算出饱和点(LSP)$1\,698.88\,\mu mol/(m^2 \cdot s)$、光补偿点(LCP)$41.31\,\mu mol/(m^2 \cdot s)$,表观量子效率(AQY)0.051。

4. **黑果枸杞叶片的净光合速率日变化**·黑果枸杞叶片的净光合速率日变化呈现双峰曲线,在中午有明显的光合"午休"低谷现象,引起这一现象是由于环境因子和黑果枸杞本身生理因素造成,达到低谷时光照强度和气孔限制值为一天当中最大,大气温度和气孔导度接近于一天当中的最大值,而胞间 CO_2 接近于一天当中的最小值。结合净光合速率(Pn)与气孔导度(Gs)、辐射(PAR)和大气温度(Ta)之间的关系以及它们一天当中的变化趋势图,可以得出影响黑果枸杞叶片在夏季净光合速率的因素既有气孔因素,也有非气孔因素,由两者共同影响黑果枸杞叶片在夏季的光合作用。

植物饱和点和补偿点分别代表植物叶片对强弱光的利用能力,表示了需要光特性和需要光量即可利用光的最大值和最小值。LSP 是 $1\,698.88\,\mu mol/(m^2 \cdot s)$ 表明黑果枸杞是典型的阳性植物,对强光适应性好,耐阴性差。适合在光照充足地区栽培。

黑果枸杞净光合速率与光合有效辐射、叶室温度、叶片温度、大气温度、气孔导度、蒸腾速率具有极显著正相关关系,与空气 CO_2 浓度有显著正相关,

与胞间 CO_2 浓度具有极显著负相关关系。王亚涛(2017)对黑果枸杞在光合特性与环境因子之间关系研究有一致性报道,黑果枸杞叶片光合速率(Pn)日变化出现双峰曲线,中午的时候出现低谷说明有"午休"现象。Pn 正午下降因素主要受到气孔或非气孔因素影响。前者使胞间 CO_2 浓度(Ci)降低,后者使 Ci 增高。在中午强光、高温、低湿的环境条件下,当 Pn 与气孔导度(Gs)下降时,Ci 上升。说明黑果枸杞的光合"午休"现象是由非气孔限制引起的。该研究对黑果枸杞种质资源开发与利用以及引种有科学指导意义。

(二)多种源黑果枸杞光合作用特性比较

为充分验证并阐明黑果枸杞光合特性,马彦军等(2018a)采取 Li-6400 光合作用测定系统,对甘肃敦煌、瓜州、金塔、民勤、玉门、大武口,宁夏惠农、中卫、平罗、兴庆 10 个野生黑果枸杞种源移栽于甘肃农业大学校内种植基地,对样品进行光合速率日变化测定、光响应曲线和叶绿素测定,结果分析证明:①不同种源叶绿素含量差异显著,宁夏兴庆最高、甘肃民勤最低,叶绿素 a/叶绿素 b 的比值在 $2.311 \sim 2.1769$ 之间。②不同种源间光合速率和蒸腾速率日变化在同一时间段差异显著,同一种源黑果枸杞光合速率在不同时间段的变化趋势为"上升-下降-上升-下降"。在 9:00~10:00 时间段达到一天时间内的最大值,然后开始下降,11:00~12:00 时间段下降到低点,过了 12:00 后开始逐渐上升,13:00~14:00 上升到一天时间内第二次峰值,但这次峰值比第一次低,此后随着时间推移,光合速率一直下降。金塔和民勤的黑果枸杞 9:00~10:00 时间段净光合速率最大,大武口的黑果枸杞净光合速率最小。③不同种源间胞间 CO_2 浓度日变化在同一时间段差异显著,同一种源黑果枸杞胞间 CO_2 浓度在一天时间内呈现出"下降-上升"趋势,在 9:00~14:00 时间段降到最低,而这一时间段净光合速率达到最大。④不同种源黑果枸杞表观量子效应(AQY)在 $0.028 \sim 0.043$ 之间,不同种源之间最大光合速率存在显著差异,金塔最大,大武口最小。

总之,不同种源黑果枸杞的光合速率日变化均为双峰曲线,存在"光合午休"现象。这和马彦军等(2016a)、王亚涛(2017)研究特点一致。不同种源间

黑果枸杞叶绿素含量差异显著。黑果枸杞在净光合速率、蒸腾速率、胞间 CO_2 浓度及水分利用效率之间具有相似的变化趋势，但不同种源间这些参数日变化在同一时间段差异显著。黑果枸杞的表观量子效率（AQY）在 $0.028 \sim 0.043$ 之间，最大光合速率在 $9.004 \sim 32.046\ \mu mol/(m^2 \cdot s)$ 之间，暗呼吸速率在 $1.8503 \sim 6.5487\ \mu mol/(m^2 \cdot s)$ 之间，光补偿点在 $153.6761 \sim 290.3694\ \mu mol/(m^2 \cdot s)$ 之间，光饱和点在 $678.959 \sim 1382.839\ \mu mol/(m^2 \cdot s)$ 之间。黑果枸杞对强光适应能力较强，适宜在光照充足的地区栽培，栽培时不宜密植。

二、干旱胁迫下黑果枸杞光合特性

干旱化趋势已经成为全球关注的热点，随人类社会经济发展、人口增长，水资源短缺现象日益严重，在我国西北，干旱呈普遍的自然现象。干旱胁迫对种子萌发、营养器官与生殖器官的形成等生长阶段都会产生严重的影响。研究表明干旱胁迫影响黑果枸杞植物形态，生长受到抑制，最直观是引起叶片、幼茎萎蔫卷曲，株畸形、株矮小，进而影响其光合作用和代谢水平。黑果枸杞光合作用直接关系到其植物的生长发育、产量形成以及次生代谢物质的合成积累，被认为是自然条件下限制植物生长，影响植物生产力的最重要因子之一。光合作用对干旱胁迫更为敏感，它不仅受气孔导度下降的限制，而且受严重胁迫时叶绿体水平破坏的限制。面对干旱胁迫，黑果枸杞植物一般通过各种保护措施抵抗胁迫或通过自身修复能力缓解胁迫所造成的危害，因此，从光合特性方面研究黑果枸杞植物对干旱胁迫的响应与适应特征，对深入探讨植物适应干旱的能力及对策显得非常重要。

（一）干旱胁迫对光合作用影响

张桐欣等（2018）通过对黑果枸杞实生苗培育，移栽于装有相同土壤的花盘中，进行干旱胁迫，分别为土壤田间保持水量 67.37%（WHC）的 100%、80%、60%、40%，4 个模块，在胁迫 15 日、30 日、45 日、60 日时进行株高、叶绿素含量、光合特征因子实验检测发现：

1. 干旱胁迫对黑果枸杞叶片净光合速率的影响·随处理时间的延长，在 100%、80% WHC 条件下，黑果枸杞叶片的净光合速率差异均较小，无明显的变化趋势；在 60%、40% WHC 条件下，黑果枸杞叶片的净光合速率呈现出下降的变化趋势。随干旱胁迫强度的增加，在处理第 15 日、30 日、45 日、60 日时，黑果枸杞叶片的净光合速率均呈下降趋势，且四者之间的差异均达到显著水平。所以，随着干旱程度的增加，黑果枸杞叶片的净光合速率显著下降。

2. 干旱胁迫对黑果枸杞叶片蒸腾速率的影响·随处理时间的延长，在 60%、40% WHC 条件下，黑果枸杞叶片的蒸腾速率呈下降趋势；在 100%、80% WHC 条件下，黑果枸杞叶片的蒸腾速率无明显的变化。随干旱胁迫强度的增加，不同处理时间黑果枸杞的蒸腾速率均呈下降趋势；在处理第 15 日时，4 种处理之间的黑果枸杞叶片蒸腾速率的差异达到显著水平，在处理第 30 日、45 日、60 日时，在 60% 和 40% WHC 条件下，黑果枸杞叶片蒸腾速率的差异均不显著，但与在 100%、80% WHC 条件下的蒸腾速率差异均达到显著水平。则随着干旱程度的增加，黑果枸杞叶片的蒸腾速率显著下降。

3. 干旱胁迫对黑果枸杞叶片气孔导度的影响·气孔导度变化规律与净光合速率变化规律相类似。随处理时间的延长，在 100%、80% WHC 条件下，黑果枸杞叶片的气孔导度差异均较小，且无明显的变化趋势；在 60%、40% WHC 条件下，黑果枸杞叶片的气孔导度均呈现出下降的趋势。随干旱胁迫强度的增加，在处理第 15 日、30 日、45 日、60 日时，黑果枸杞叶片的气孔导度均呈下降趋势，四者之间的差异均达到显著水平。则随着干旱程度的增加，黑果枸杞叶片的气孔导度显著下降。

4. 干旱胁迫对黑果枸杞叶片胞间 CO_2 浓度的影响·随干旱程度的增加，在处理第 15 日、30 日、45 日、60 日时，黑果枸杞叶片的胞间 CO_2 浓度均呈上升趋势，且四者之间的差异均达到显著水平。随处理时间的延长，在 100%、80% WHC 条件下，黑果枸杞叶片的胞间 CO_2 浓度均无明显的变化趋势；在 60%、40% WHC 条件下，黑果枸杞叶片的胞间 CO_2 浓度均表现出明显的上升趋势。

5. 干旱胁迫对黑果枸杞叶片叶绿素的影响·叶绿素含量变化规律与胞间 CO_2 浓度的变化规律完全相反。在干旱处理的第 15 日、30 日、45 日、60 日时，随干旱程度的增加，黑果枸杞叶绿素含量均呈下降趋势,且四者之间差异达到显著水平。随处理时间的延长,在100%、80%WHC条件下的叶绿素含量均无明显变化,在60%、40%WHC条件下叶绿素含量有明显的下降趋势。

在增强干旱胁迫程度时,黑果枸杞叶片的净光合速率、蒸腾速率、气孔导度、叶绿素含量总体上均呈现出下降的趋势,胞间CO_2浓度则呈现出上升的趋势,且差异均达到显著水平。光合作用的减弱,导致黑果枸杞的植株高生长呈现下降趋势。

(二)干旱胁迫对叶绿素荧光特性影响

郭有燕(2016)以当年生黑果枸杞幼苗为试验材料,通过称重控水的方法设置对照(CK,土壤含水量为32.96%~35.35%)、轻度干旱胁迫(T_1,土壤含水量为21.18%~22.32%)、中度干旱胁迫(T_2,土壤含水量为12.20%~13.82%)和重度干旱胁迫(T_3,土壤含水量为7.89%~8.73%)4个水分梯度,研究了干旱胁迫对黑果枸杞叶片光合色素、光合特性、叶绿素荧光特性的影响,揭示了黑果枸杞对干旱胁迫的适应能力和适应机制,结果与张桐欣(2018)结论一致,随着干旱胁迫强度的增加,黑果枸杞幼苗叶片叶绿素含量、类胡萝卜素含量均呈显著下降趋势;黑果枸杞幼苗叶片净光合速率(P_n)、蒸腾速率(T_r)、气孔导度(G_s)在中度和重度干旱胁迫下显著下降;其胞间CO_2浓度(C_i)、水分利用效率(WUE)随干旱胁迫强度的增加而逐渐增加,而气孔限制值(L_s)随干旱胁迫强度的增加而逐渐降低。

干旱胁迫影响黑果枸杞幼苗叶片绿素荧光参数,随着土壤含水量的降低,黑果枸杞幼苗叶片初始荧光(F_0)和非光化学猝灭系数(q_N)逐渐增加,而其最大荧光(F_m)、PSII最大光化学效率(F_v/F_m)、实际光化学效率(φ_{psII})和光化学猝灭系数(q_p)均逐渐降低。在干旱胁迫条件下,黑果枸杞叶片过多的能量以热的形式被耗散,反应中心开放程度降低,从而避免PSII反应中心受到损伤,表现出一定的耐旱性;黑果枸杞生长所允许的最大土壤水分亏缺为7.89%,维持黑果枸杞具有较高的水分利用率(WUE)和净光合速率(P_n)的土壤水分阈值为12.20%~13.82%(图5-2-6),随着干旱胁迫程度的加剧,土壤含水量降低,黑果枸杞幼苗叶片初始荧光(F_0)逐渐增加,而同期的最大荧光(F_m)逐渐降低,且在中度和重度干旱胁迫下与CK差异均达到显著水平。

同时,黑果枸杞幼苗叶片PSII最大光化学效率(F_v/F_m)和实际光化学效率(φ_{psII})在干旱胁迫下均逐渐降低,轻度、中度和重度干旱胁迫处理的F_v/F_m分别较CK显著降低了6.80%、6.93%和13.31%,而其φ_{psII}则较CK分别显著降低了7.12%、20.04%和34.65%。另外,黑果枸杞幼苗叶片光化学猝灭系数(q_p)随土壤含水量的降低逐渐降低,而同期非光化学猝灭系数(q_N)却逐渐增加,轻度、中度和重度干旱胁迫处理的q_P较CK分别降低了2.13%、6.75%和13.42%,其相应的q_N值较CK分别增加了8.63%、41.69%和57.10%,且后两者变化均达到显著水平。以上结果说明轻度干旱胁迫下黑果枸杞幼苗叶片叶绿素荧光参数、PSII最大光化学效率和实际光化学效率受显著影响外,其他参

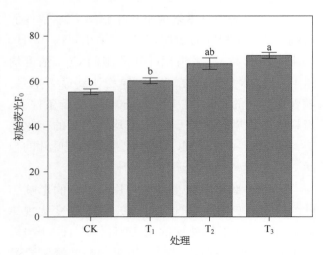

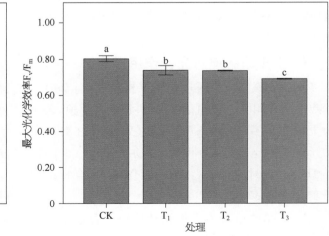

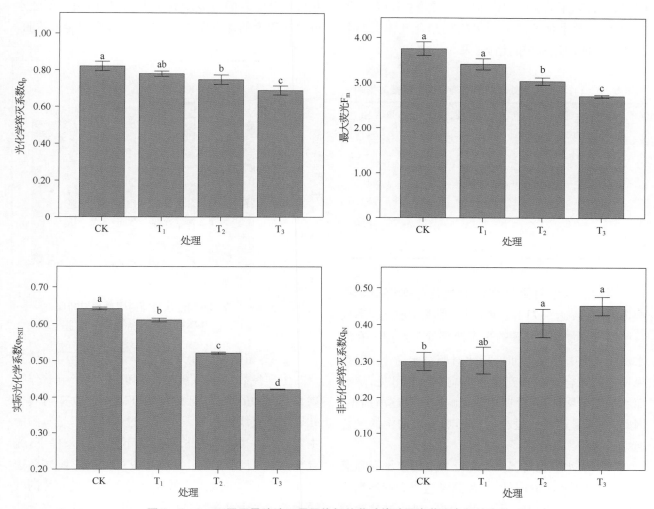

图 5-2-6　不同干旱胁迫下黑果枸杞幼苗叶片叶绿素荧光参数的变化

数均未受影响。而在重度干旱胁迫下最大荧光、光化学猝灭系数显著降低。

　　综上所述,在干旱胁迫下,黑果枸杞幼苗通过增加 Chla/b 值以减少叶片对光能的捕获,降低光合机构遭受光氧化破坏的风险。当土壤含水量低于 13.82% 时,黑果枸杞光合作用降低的主要原因是非气孔因素的限制,随干旱胁迫程度的增加,黑果枸杞幼苗通过降低 q_p、φ_{psII} 和增加 q_N 以降低反应中心的开放程度,避免 PSII 反应中心受到损伤。黑果枸杞生长所允许的最大土壤水分亏缺为 7.89%,维持黑果枸杞具有较高的水分利用率(WUE)和净光合速率(P_n)的土壤水分阈值为 12.20%～13.82%。

(三) 不同土壤水分对光合特性影响

　　吴飞等(2017)以引进 3 年生青海诺木洪黑果枸杞新生枝条为试材,采用 4 种不同水平的水分控制试验,

CK 为 6 000 m³/hm²(充分灌水);T_1 为 4 500 m³/hm²(节水 25%);T_2 为 3 000 m³/hm²(节水 50%);T_3 为 1 500 m³/hm²(节水 75%)测定其叶片光合参数及果实产量,结果证明不同灌水量对黑果枸杞光合气体交换参数有显著影响,随着灌水量的减少,黑果枸杞光合气体交换参数(光合速率、蒸腾速率和气孔导度)均呈先增加后减弱的趋势;不同灌水条件下黑果枸杞叶绿素含量较对照均有上升,且处理间差异显著。根据不同灌水处理下经济效益和土壤水分的可持续利用原则,采用滴灌条件下,灌溉定额以 3 000 m³/hm² 为宜。

　　不同灌水量对黑果枸杞光合气体交换参数的影响中水作为光合作用的主要原料,直接影响着作物光合速率的变化,影响光合产物的形成。不同灌水处理对黑果枸杞叶片光合速率(P_n)、蒸腾速率

（T_r）、光合利用效率（SUE）和气孔导度（G_s）有显著影响，随着灌水量的降低黑果枸杞光合气体交换参数均呈先增加后减弱的趋势（表 5-2-1）。

表 5-2-1　不同灌水处理对黑果枸杞光合参数的影响

处理	T_r [μmol/(m²·s)]	P_n [μmol/(m²·s)]	G_s [μmol/(m²·s)]	SUE (%)
T_1	2.77	8.99	119.25	3.98
T_2	2.94	7.05	127.95	4.60
T_3	3.30	5.20	199.03	3.56
CK	2.71	6.98	82.92	3.05
变异系数（%）	6.46	6.71	25.52	12.96

不同灌水量对黑果枸杞的光合速率有显著影响，变异系数达 6.71%，T_1、T_2 处理的光合速率较对照均有增加，T_3 处理的光合速率低于对照。在灌水量达 1500 m³/hm² 时，相比对照节水 75%，但黑果枸杞的光合速率受到显著影响。由此可见，随着灌水量逐渐增加，光合速率受影响程度也逐渐加重。因此，灌水量过大或过小同样影响黑果枸杞的光合速率。

不同灌水量也对黑果枸杞叶片蒸腾速率有显著影响，随着灌水量的降低，叶片蒸腾速率表现逐渐增大的趋势，与对照相比，T_1、T_2 和 T_3 处理叶片蒸腾速率增幅分别达 2.2%、8.5% 和 21.7%。各处理间叶片光能利用效率差异显著，变异系数为 12.96%。随着灌水量的减少，黑果枸杞叶片光能利用效率表现先增加后降低的趋势，T_3 处理光能利用效率最大，为 4.60%，与对照相比增加 50.8%，达到极显著水平。气孔导度随着灌水量的减少表现逐渐增大的趋势，与蒸腾速率的变化趋势一致。T_3 处理测得的叶片气孔导度达 199.03 mmol/(m²·s)，与对照相比增加 140.1%。

不同灌水量对黑果枸杞叶绿素含量的影响，叶片叶绿素含量的大小影响植物光合作用的进行（图 5-2-7）。在不同灌水处理下，黑果枸杞叶片中叶绿素含量较对照均有上升，且处理间差异显著。随着灌水量的逐渐减少，水分胁迫逐渐加重，黑果枸杞叶绿素含量下降幅度也增大，T_1 处理黑果枸杞叶片叶绿素含量最高。说明在水分胁迫条件下，黑果枸

杞叶片叶绿素的合成受到了抑制，且抑制程度随水分胁迫程度的加重而加重，导致光合作用能力减弱。

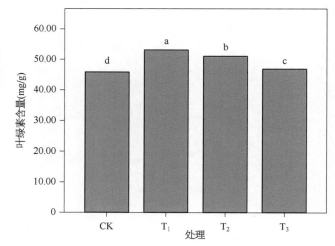

图 5-2-7　不同灌水处理对黑果枸杞叶片
叶绿素含量的影响

总之，植物源叶净光合速率是光合作用中最主要的生理参数，反映了光合作用的强弱，影响着作物碳水化合物的积累，且植物源叶净光合效率与其气孔导度呈直线正相关。水分通过气孔蒸腾是蒸腾的主要方式。黑果枸杞长期处在不同水分条件下，光合特性发生变化，灌水量过高或过低均影响光合速率和蒸腾速率的大小。低灌水量黑果枸杞叶片的叶绿素含量大于高灌水量黑果枸杞叶片。随着水分胁迫的加重，黑果枸杞叶片叶绿素含量下降幅度也逐渐增大，说明在水分胁迫条件下，枸杞叶绿素的合成受到了抑制，胁迫程度越重，受抑制程度越重。

段珍珍（2015）研究了青海省都兰县巴隆黑果枸杞、北方枸杞、宁夏枸杞两年生苗木在三种土壤中水分含量（SWC）条件下光合特性，结果证明三种枸杞植物的光合速率、蒸腾速率和水分利用效率与土壤水分含量有极为密切的关系。试验中，相近的土壤水分含量条件下，3 种枸杞各生理指标的变化趋势基本一致。黑果枸杞的光合速率（P_n）和蒸腾速率（T_r）变化幅度最小，对土壤水分含量的变化及水分胁迫有较强的忍耐力，且能保持水分的高效利用。既要维持较高的 P_n，又要保证较高的水分利用效率，又能提高经济效益，则北方枸杞土壤水分含量（SWC）在 11%～13% 之间，中宁枸杞土壤水分含量（SWC）在 10%～14% 之间，黑果枸杞土壤水分含量

(SWC)在 11%～17% 之间均可。

三、盐胁迫下黑果枸杞光合生理影响

黑果枸杞多生长于盐分较高的土壤中,土壤中盐胁迫会给黑果枸杞生长发育带来抑制,而且盐分含量越重,影响更加严重。土壤中的盐分会使黑果枸杞叶片面积缩小,叶片增厚,叶片角质层变薄,栅栏组织层增厚,出现特殊的管泡状结构,这些都是黑果枸杞与环境相适应表现出来的形态变化。叶片是黑果枸杞光合作用的主要器官,这种盐胁迫变化使叶绿体结构发生变化,叶绿素含量和光合作用有关酶活性发生变化,从而影响了叶绿体对光能的吸收能力,使光合速率减慢。研究黑果枸杞盐逆境下光合作用特征,对黑果枸杞种质资源开发,改变盐渍化土壤有积极指导作用,对黑果枸杞资源保护大为重要。

(一) 盐逆境下光合生理指标影响

为揭示柴达木盆地黑果枸杞盐逆境条件下生理变化规律,李远航等(2019)选柴达木诺木洪农场黑果枸杞 1 年生幼苗进行盐胁迫对比试验,设对照 CK 组、T_1 50 mmol/L、T_2 100 mmol/L、T_3 200 mmol/L、T_4 400 mmol/L NaCl 材料,土壤含水量 17.2%,测定光合生理指标进行分析。

1. 盐胁迫对黑果枸杞光合色素含量的影响。随着盐浓度的增高,叶绿素 a、叶绿素 b 和类胡萝卜素含量均呈先增加后降低的趋势见表 5-2-2。受盐胁迫影响,叶绿素 b 与类胡萝卜素含量的下降幅度均大于叶绿素 a;在 T_4 实验组中,植株受盐胁迫程度最大,3 种色素均显著低于其他试验组。

表 5-2-2　盐胁迫下黑果枸杞幼苗光合色素含量变化

盐胁迫浓度 (mmol/L)	叶绿素 a (mg/g)	叶绿素 b (mg/g)	叶绿素总质量分数 (mg/g)	类胡萝卜素 (mg/g)	叶绿素 a 变化率	叶绿素 b 变化率	类胡萝卜素 变化率
CK	1.104a	0.487a	1.591a	0.343a			
50	1.136a	0.504a	1.640a	0.369a	28.98%	3.49%	7.58%
100	0.982b	0.404b	1.386b	0.278b	−11.05%	−17.04%	−18.95%
200	0.819b	0.285c	1.104b	0.238b	−25.81%	−41.47%	−30.61%
400	0.574c	0.184d	0.758c	0.141c	−48.01%	−62.21%	−58.89%

光合色素含量的变化可以衡量植物的光合能力,同样会影响植株的光合作用。研究发现当盐浓度超过 100 mmol/L 时,叶绿素 a、叶绿素 b、类胡萝卜素均显著低于对照组。低盐浓度(0～50 mmol/L)时,叶绿素 a、叶绿素 b 和类胡萝卜素的含量均高于对照组。3 种色素含量增高的原因可能是 Na^+ 的吸收一定程度增高了叶绿素酶的活性,从而促进叶绿素的形成;随着盐浓度的增加,叶绿素的降解加剧,光能吸收效率下降。分析叶绿素含量的变化率可以发现,各处理组的叶绿素 b 和类胡萝卜素含量下降幅度均大于叶绿素 a,可能是由于叶绿素酶对叶绿素 b 和类胡萝卜素的降解能力较强,对叶绿素 a 的影响较小。

2. 盐胁迫对黑果枸杞叶绿素荧光参数的影响。通过测量初始荧光(F_0)、最大荧光(F_m)和最大光化学效率(F_v/F_m)来探究黑果枸杞的耐盐机制。如

图 5-2-8 随盐浓度增加,F_0 逐渐增高,400 mmol/L 时,F_0 显著升高;F_m 随盐胁迫程度增大而降低,400 mmol/L 时 F_m 显著降低,其他处理变化不显著。F_v/F_m 呈现随盐浓度增高而降低的趋势,只有 400 mmol/L 时达到显著差异水平,其他处理不显著。在不同浓度盐逆境下,黑果枸杞 F_v/F_m 出现波动,当胁迫程度增大时,F_v/F_m 会显著下降,说明盐分抑制了光合作用的电子传递和 CO_2 同化,降低了光合速率。保持 F_v/F_m 在 0.8～0.83 之间为最佳状态。

3. 盐胁迫对黑果枸杞净光合速率的影响。黑果枸杞植株净光合速率(P_n)的日变化,随盐浓度增高呈先增后降的趋势如图 5-2-9。低盐浓度(50 mmol/L)的 P_n 较 CK 增高。高盐浓度(100～400 mmol/L)下,P_n 受到不同程度的抑制作用,此时差异显著。在不同时间段,受气象因子(水汽压差、温度、光照和湿度等)影响,P_n 也不同,从 08:00 开

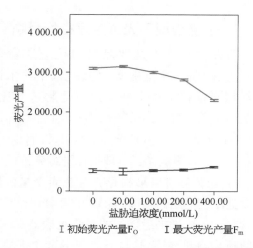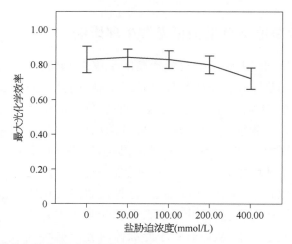

Ⅰ 初始荧光产量F_O　　Ⅰ 最大荧光产量F_m

图5-2-8　盐胁迫下的黑果枸杞幼苗的叶绿素荧光产量变化

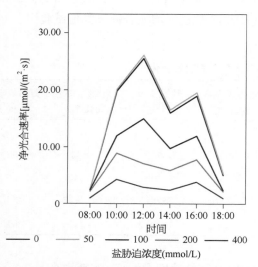

图5-2-9　盐胁迫下黑果枸杞光合参数变化参数趋势

始,各组的 P_n 开始上升,12:00 时 CK、T_1 和 T_2 组的 P_n 达到最高,随着光强和温度的继续增强,植株发生光合午休现象,P_n 逐渐下降,直到 14:00 时开始出现逐渐上升的趋势,第 2 个峰值出现在 16:00,之后开始下降。在不同程度的盐胁迫下 P_n 基本都表现为双峰曲线。T_3 和 T_4 组植株受盐胁迫影响较大,光合组织遭受一定损伤,导致植株提前达到光合午休。在其他时间段内,各组的大体趋势较为相似,均是第 1 个峰值大于第 2 个峰值。

最大净光合速率表示植株的光合能力大小。随盐胁迫程度增加,最大光合速率呈现先增高后降低的趋势。在 50 mmol/L 浓度下影响不显著,其他浓度下均起到显著的抑制效果。这一结果与马彦军等(2016b)对甘肃民勤黑果枸杞光合速率日变化情况类

似,日变化有午休现象,只是双峰第 3 个峰推迟了 2 h,说明盐逆境下午休时间较长一些。但相同条件下黑果枸杞光合特性研究中马梦茹(2018)有不同结论,以柴达木黑果枸杞为研究,设对照组 CK,设盐胁迫但共 7 个不同浓度盐分处理,分别 W_1 100 mmol/L、W_2 200 mmol/L、W_3 300 mmol/L、W_4 400 mmol/L、W_5 500 mmol/L、W_6 600 mmol/L、W_7 700 mmol/L。光合速率日变化没有"午休""双峰"现象。

黑果枸杞在不同浓度盐分处理下净光合速率的日变化随着盐浓度的增加,黑果枸杞的净光合速率不断降低。试验表明所有的盐处理组的净光合速率在上午 11:00 左右达到最大值,但各处理组之间的峰值存在差异。CK 相较于其他六个处理组,净光合速率明显较高。随着时间的变化,各处理组的净光合速率都表现出先上升后下降的特点,这与日光的日变化有紧密联系。上午 11:00 时,光强辐射较大,植物的光合作用加剧达到峰值,随着时间的延长,光强辐射逐渐降低,植物的光合作用不断减弱。随着盐分浓度的增加,净光合速率的日均值也逐渐降低。W_2 与 W_3 处理下的黑果枸杞净光合速率虽然降低,但仍能够进行正常的光合作用。W_5 与 W_6 处理下黑果枸杞的净光合速率较低,与其受盐胁迫较深有紧密联系,跟同处理下植株表现出的叶片脱水、萎蔫凋落十分吻合,更加进一步说明了高浓度盐胁迫对黑果枸杞净光合速率的影响较深。

4. 盐胁迫对黑果枸杞蒸腾速率的影响・蒸腾速率 T_r 的日过程趋势类似于 P_n,同为双峰曲线如

图 5-2-10。CK、T₁ 和 T₂ 组在 12:00 达到第 1 次峰值，在 16:00 出现第 2 个峰值。T₃ 和 T₄ 受到盐胁迫伤害较大，10:00 时第 1 次到达峰值，之后 Tᵣ 值逐渐下降，在 16:00 达到第 2 次峰值。在盐浓度为 50 mmol/L 时，植株蒸腾速率有升高趋势，但结果不显著；当盐浓度超过 50 mmol/L 时，蒸腾速率显著下降。

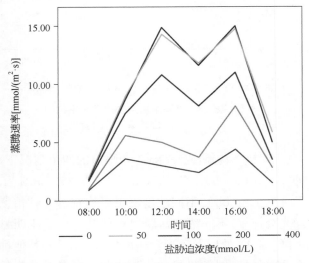

图 5-2-10　盐胁迫下黑果枸杞蒸腾参数变化趋势

马梦茹（2018）在类似盐胁迫条件下黑果枸杞蒸腾速率日变化无双峰特征，随着盐分浓度的增加，蒸腾速率日均值逐渐降低。在上午 11:00 时蒸腾速率出现峰值，且不同处理组之间蒸腾速率的日均值具有差异性，随着盐分浓度的增加，蒸腾速率的日均值逐渐降低。黑果枸杞植株在午后气温升高后并未出现蒸腾速率增高的现象，分析其原因，可能是因为黑果枸杞本身为耐干旱树种，降低蒸腾速率可以减少植物细胞水分的散失，保证自身正常的生长。

马彦军等（2016b）研究在无盐胁迫条件下黑果枸杞蒸腾速率和马梦茹结论较为一致日变化为单峰曲线，只是两者蒸腾速率时间不一样，盐胁迫条件下 11 点 Tᵣ 日变化达到峰值，每天 10 点至 13 点有较高的蒸腾速率。

5. 盐胁迫对黑果枸杞气孔导度的影响·气孔是叶片与外界进行气体交换的主要通道，在逆境条件下，气孔的调节可以最大限度降低水分蒸腾损失如图 5-2-11。通过分析可以发现气孔导度（Gₛ）的趋势大致相似于 Pₙ 和 Tᵣ、CK、T₁ 和 T₂ 分别在

12:00 和 16:00 达到峰值；T₃ 和 T₄ 受气象因子影响，在 12:00 时发生光合"午休"现象，多数气孔关闭，减少组织水的损失，分别在 10:00 与 16:00 达到峰值。在无盐胁迫环境下，马彦军等（2016b）也有类似报道，呈双峰，只是在 09:00～15:00 达到最高峰值。

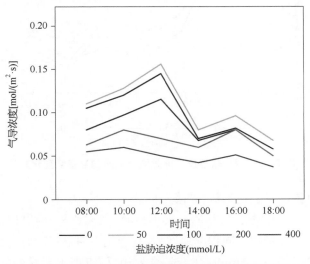

图 5-2-11　盐胁迫下的黑果枸杞气孔导度参数变化趋势

在盐胁迫同类似条件下，马梦茹（2018）有不一致报道，变化不呈双峰变化。研究证明，上午随着光照增强、气温升高，气孔导度逐渐升高，气孔开放，通过气孔的 CO_2 浓度升高，使得光合速率增强，气孔开放程度越高，通过气孔散失的水分也在逐渐增多，即蒸腾速率加强。随着光强减弱，气孔逐渐关闭，气孔导度降低，通过气孔的 CO_2 浓度降低，使得光合速率减弱，气孔开放程度越低，通过气孔散失的水分也在逐渐减少，即蒸腾速率减弱。同样明显看出随着盐浓度的增加，黑果枸杞的气孔导度也在不断降低。W₅ 500 mmol/L 和 W₆ 600 mmol/L 处理由于盐分浓度较高，抑制了植株的气孔开放，进一步导致了净光合速率和蒸腾速率的降低。

6. 盐胁迫对黑果枸杞胞间 CO_2 浓度的影响·在光合生理研究领域中，胞间 CO_2 浓度（C_i）是判定影响光合作用的因素为气孔限制还是非气孔限制的重要参数，因此测定与分析 C_i 的变化成为研究光合作用的重要部分如图 5-2-12。胞间 CO_2 浓度日趋势为"降-升"，T₄ 组的 C_i 最大值在 18:00 出现，其他均出现在 08:00。该研究与无盐胁迫下马彦军等（2016b）结论较为一致，黑果枸杞叶片胞间 CO_2

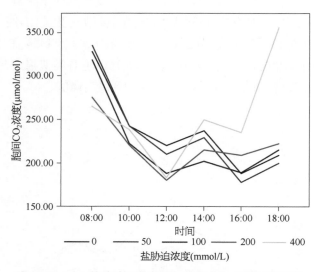

图 5-2-12　盐胁迫下黑果枸杞胞间 CO_2 参数变化趋势

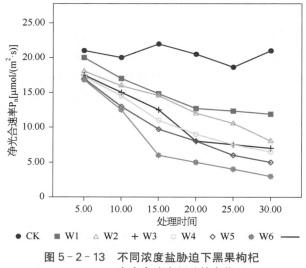

图 5-2-13　不同浓度盐胁迫下黑果枸杞
净光合速率(P_n)的变化

浓度日变化趋势为"降-升"。

当盐浓度为 50 mmol/L 时,黑果枸杞幼苗叶绿素含量均不同程度地增高,其变化不明显;高盐浓度(100~400 mmol/L)时,结果相反,表现出明显的抑制作用;400 mmol/L 的盐浓度下,植株的 F_v/F_m、F_m 显著降低,F_0 显著增高,其他处理组结果无明显变化;当盐浓度为 0~100 mmol/L 时,C_i 逐渐降低,光合作用主要受气孔限制影响;当盐浓度为 200 mmol/L 时,C_i 开始增加,此时非气孔限制为影响光合作用的主要作用。黑果枸杞植株在低盐胁迫下(0~50 mmol/L)生长和生理指标变化不明显,主要受气孔限制的影响,具有一定的耐盐性;高盐胁迫(100~400 mmol/L)会导致植株的叶绿素含量下降、光化学效率降低,非气孔限制成为影响光合作用的主要因素。

（二）盐胁迫下黑果枸杞净光合生理的逐日变化

1. 净光合速率日变化·净光合速率大小是植物光合能力强弱的体现,也是植物物质积累快慢程度的判断依据。马梦茹(2018)研究证明随着盐胁迫时间的增加,黑果枸杞净光合速率下降更加明显。在低浓度盐处理下,W_1 100 mmol/L、W_2 200 mmol/L,生长状况较好,其净光合速率还可以保证植株正常发育。当 W_6 600 mmol/L 处理胁迫 30 天,叶片卷曲,植株干瘪,导致黑果枸杞净光合速率迅速下降(如图 5-2-13)。

龚佳(2017)研究在 NaCl 盐胁迫的四个情况下,即 T_1 250 mmol/L、T_2 500 mmol/L、T_3 750 mmol/L、T_4 1 000 mmol/L 不同浓度下黑果枸杞等 4 种植物净光合速率,不同浓度盐胁迫都使其光合速率明显下降,除 T_4 处理下净光合速率持续下降外,其他都在 20 天时有回升趋势,30 天时光合速率上升到最高值,在 40 天时净光合速率开始下降,这一结论与上述马梦茹(2018)研究成果一致。

2. 蒸腾速率逐日变化·蒸腾可会使黑果枸杞失去植株水分,蒸腾速率是耗水能力的体现,反映了黑果枸杞适应外环境能力的强弱。马梦茹(2018)试验盐胁迫 5 日、10 日、15 日、20 日、25 日、30 日,得出了不同浓度盐胁迫下,黑果枸杞蒸腾速率(T_r)逐日变化趋势。随着盐(NaCl)胁迫时间的增加,蒸腾速率降幅明显。随着盐(NaCl)胁迫浓度增加,蒸腾速率渐渐减少,与净光合速率较为相似(图 5-2-14)。

3. 气孔导度逐日变化·气孔是植物进行光合和蒸腾作用的重要场所,通过气孔植物来吸收环境中的 CO_2,也通过气孔来进行植物体与外界水分的交换。研究逆境中植物的气孔导度能够了解植物的生理状态,对研究逆境中植物的生理变化有重要作用。随着盐(NaCl)胁迫时间延长,气孔导度降幅明显;随着盐浓度增高,气孔导度降幅越大。马梦茹(2018)研究 6 种盐浓度气孔逐日变化趋势,在盐胁迫 30 天时,W_6 600 mmol/L 降幅达到 82.03%,叶片的气孔近关闭状态(图 5-2-15)。

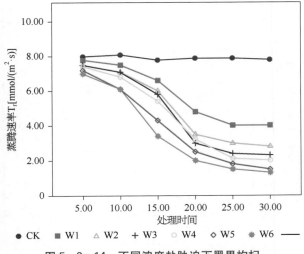

图 5-2-14 不同浓度盐胁迫下黑果枸杞蒸腾速率（T_r）的变化

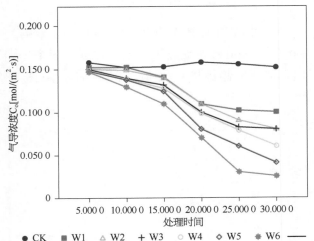

图 5-2-15 不同浓度盐胁迫下黑果枸杞气孔导度的变化

盐胁迫下的黑果枸杞净光合速率、蒸腾速率、气孔导度、水分利用效率随着盐胁迫时间的持续程度产生明显的变化。黑果枸杞净光合速率下降程度随着盐胁迫时间的增加而加深，与对照对比明显。在不同盐胁迫处理条件下，植株的光和特性也表现出了差异性。当盐胁迫进行至30天时，W_6 处理出现了严重的叶片卷曲、植株干瘪情况，说明 W_6 600 mmol/L 处理下的浓度对黑果枸杞造成的伤害较深。随着盐胁迫时间的延长，盐胁迫的6个处理组，气孔导度降幅十分明显，且随着盐浓度增高，气孔导度的降幅度越大。W_6 600 mmol/L 处理的气孔导度值显示出该处理下，黑果枸杞叶片的气孔几近关闭状态，这与该处理组下叶片的净光合速率和蒸腾速率反映的结果相

一致，表明高浓度的盐胁迫对黑果枸杞光合生理的影响十分严重。W_6 600 mmol/L 处理的水分利用效率始终低于对照组 CK，说明了高浓度盐胁迫对其的破坏程度较深，植株的自我调节能力有限，无法单纯通过减少蒸腾来减少水分的丧失。而低浓度的盐胁迫下水分利用效率远远高于高浓度盐胁迫处理，表现出黑果枸杞具有较强的自我调节能力和逆境适应能力（马梦茹，2018）。

（三）盐胁迫下黑果枸杞光合生理指标对光合有效辐射的响应

马梦茹（2018）通过红蓝光源模拟自然光，测定不同光合有效辐射强度下，黑果枸杞叶片的净光合速率、蒸腾速率、气孔导度的光响应，水分利用率的光响应，结果说明随着盐分浓度的增加，黑果枸杞的净光合速率受到了抑制，低浓度盐处理下黑果枸杞光响应程度要高于高浓度处理，且浓度越高，光响应程度越低，说明高浓度的盐处理抑制了黑果枸杞的光合。随着盐处理浓度的增加，黑果枸杞利用强光的能力逐渐减弱。光补偿点 LCP 随着盐浓度的增加，逐渐升高，说明盐胁迫降低了植物对弱光的利用能力，且盐浓度越高，降低程度越明显。高浓度的盐胁迫处理对黑果枸杞的蒸腾速率起到了抑制作用。当光合有效辐射超过 2 000 $\mu mol/(m^2 \cdot s)$ 时，各个处理的蒸腾速率均逐渐下降，说明强光抑制了植物的蒸腾作用，植物通过降低蒸腾速率减少自身的水分流失；随着光合辐射有效强度的增加，气孔导度表现出先增高后下降变化趋势，当达到 200 $\mu mol/(m^2 \cdot s)$ 时，气孔导度下降并逐渐关闭。高浓度盐分胁迫处理导致黑果枸杞的气孔导度降低，从而抑制了蒸腾作用，由此来减少植株体内水分的流失；随着光合有效辐射强度的增加，各样组水分利用率均不同程度升高。到达 250 $\mu mol/(m^2 \cdot s)$ 左右时显著增高，2 000 $\mu mol/(m^2 \cdot s)$ 左右时，水分利用率逐渐降低。说明盐分胁迫使得植株降低蒸腾作用，充分利用自身体内水分，发挥自身的调节机制，且低浓度的盐分处理一定程度上增强植株的水分利用效率，表现出了植株对盐分胁迫的一定适应能力。

（四）盐胁迫黑果枸杞叶绿素荧光动力学参数变化影响

叶绿素荧光动力学参数可以反映植物光合作用

的内在信息,是研究逆境生理的内在探针,可以更加全面地反映叶片光合作用中的能量吸收及传递,能够提供更多植物光合生理的变化情况。通过盐胁迫下黑果枸杞叶片的叶绿素荧光参数的测定,发现随着盐胁迫浓度的增加,初始荧光(F_0)随着盐胁迫处理天数的增加而不断上升;最大荧光(F_m),不断降低;潜在光化学效率(F_v/F_0)降低幅度与盐胁迫的处理天数成正比;最大光化学效率(F_v/F_m)除对照组CK及处理组 W_1,其余各处理在胁迫进行到第 10 天时,均有明显的下降,且下降幅度与盐胁迫浓度成正比,且低浓度的盐胁迫对最大光化学效率(PSII)的潜在活性影响较小,高浓度的盐胁迫对 PSII 的潜在活性起到了一定的破坏作用。盐分胁迫会使黑果枸杞的最大光化学效率(PSII)反应中心受到了破坏或是失去可逆性,造成植物内在活性降低,光抑制程度加深。

因此高浓度的盐胁迫会破坏黑果枸杞叶片内部的最大光化学效率(PSII)反应中心,降低植物内在活性,导致光合作用程度的降低,这与光合生理指标的研究结果一致。

(五)碱(NaHCO₃)胁迫对黑果枸杞光合生理参数影响

龚佳(2017)研究了黑果枸杞等四种植物在碱 NaHCO₃ 四种浓度胁迫下的光合生理参数影响,设置 NaHCO₃ T_1 250 mmol/L、T_2 500 mmol/L、T_3 750 mmol/L、T_4 1 000 mmol/L 四个不同胁迫逆境条件和对照组(CK),结果表明:

1. 碱胁迫对黑果枸杞净光合速率的影响. 碱(NaHCO₃)胁迫会导致黑果枸杞叶片的净光合速率(P_n)下降。由研究可得黑果枸杞的净光合速率对 NaHCO₃ 胁迫表现出一定的耐受性。随着胁迫时间的延长,CK 组叶片变化幅度较小。在 T_1 和 T_2 胁迫下,其净光合速率都是随时间的延长先下降后回升,只是回升的时间点不同。这可能是其对低盐胁迫的适应性表现。在 T_3 和 T_4 处理下,胁迫前 20 日其光合速率大幅度下降,之后下降速度变缓,至胁迫 30 日时,净光合速率基本降为最低。T_3 和 T_4 处理胁迫 40 日时黑果枸杞为对照的 61.87% 和 45.68%,说明黑果枸杞能忍受一定浓度的 NaHCO₃,至少是 500 mmol/L(图 5-2-16)。

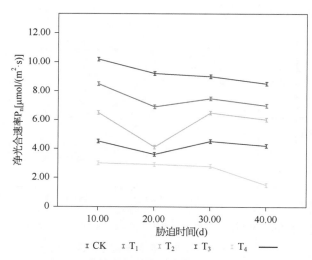

图 5-2-16 不同浓度 NaHCO₃ 处理对黑果枸杞净光合速率的影响

2. 碱胁迫对黑果枸杞蒸腾速率的影响. NaHCO₃ 胁迫会导致黑果枸杞叶片蒸腾速率(T_r)下降,其下降趋势与 P_n 相似,但受影响较小(图 5-2-17)。

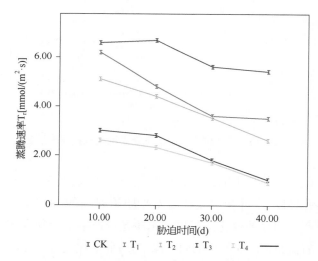

图 5-2-17 不同浓度 NaHCO₃ 处理对黑果枸杞蒸腾速率的影响

3. 碱胁迫对黑果枸杞水分利用率的影响. NaHCO₃ 胁迫会提高黑果枸杞水分利用率。各浓度的 NaHCO₃ 胁迫处理下,黑果枸杞水分利用率均高于 CK 对照组(图 5-2-18)。

不同浓度的 NaHCO₃ 胁迫对黑果枸杞生长发育、光合特性都会产生不同程度的影响,NaHCO₃ 胁迫黑果枸杞的程度相较 NaCl 胁迫较低较轻,这

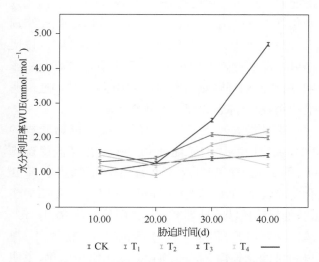

图 5-2-18　不同浓度 $NaHCO_3$ 处理对黑果枸杞
水分利用率的影响

对合理选择盐碱土种植黑果枸杞有科学指导作用。

四、风沙胁迫下黑果枸杞光合作用影响

风沙危害是西北地区一类严重的自然灾害，可导致植株矮小或死亡。杨永义(2020)研究了以 6 m/s、9 m/s、12 m/s、15 m/s 和 12 m/s 风速吹袭 10 min、20 min、30 min 两个方向对黑果枸杞进行净风和风沙流胁迫下黑果枸杞光合生理等特性：

(一)净风和风沙流对黑果枸杞光合特性的影响

植物的光合速率(P_n)、气孔导度(G_s)与蒸腾速率(T_r)和胞间 CO_2 浓度(C_i)有关，植物叶片通过气孔的开闭以及阻力大小的变化影响叶片胞间 CO_2 浓度和水汽流动，进而影响植物的光合速率。杨永义(2020)研究表明，低风速下，净风处理对黑果枸杞影响较大，导致气孔导度(G_s)增大，T_r 增加，光合速率(P_n)上升；风沙流处理 P_n 增加幅度较小，但 C_i 较高，G_s 和蒸腾速率(T_r)均较低，可能是风沙流处理使得沙尘着在叶片表面，阻碍了黑果枸杞正常进行光合作用。15 m/s 净风和风沙流处理可能导致黑果枸杞受到严重胁迫，引起气孔关闭，使 P_n、T_r、C_i 和 G_s 均下降。说明黑果枸杞的光合作用受到气孔调节的影响。研究表明强风吹袭造成植物大部分气孔关闭，减少蒸腾作用，引起胞间气体交换减少，使得胞间 CO_2 浓度降低，导致净光合速率大幅度下

降。12 m/s 风速处理下，吹袭 10～20 min，P_n、C_i、G_s 和 T_r 均呈增大趋势，净风处理 P_n 高于风沙流处理，C_i、G_s 和 T_r 均是风沙流处理较大。说明风沙流处理引起 G_s 和 T_r 增大，C_i 增大可能是沙粒阻碍了气孔所致，但与净风处理相比，风沙流处理减弱了光合作用。有关研究也表明净光合速率下降可能是叶片受沙击、沙割和磨蚀等造成的，使得植物对光照变化的敏感性、光电子传输速度和叶绿素的反应能力下降，导致净光合速率下降。胁迫 30 min，P_n、G_s 和 T_r 均呈增大趋势，净风处理 C_i 下降，风沙流处理 C_i 持续上升。研究表明了风速较大的气流促进植物的蒸腾和同化作用。净风处理净光合速率未受到胞间 CO_2 降低的影响，可能是叶肉光合活性增加的结果。风沙流处理除引起气孔部分关闭外，还能够促进叶片周围的水、气和热交换，使得胞间 CO_2 交换加速，胞间 CO_2 浓度上升，使得净光合速率上升。

植物水分利用效率是指植物消耗单位水分产生的生物量，是评价植物生长的重要指标。杨永义(2020)研究表明，不同风速处理下，净风处理 P_n 先上升后下降，T_r 逐渐下降，使黑果枸杞的 WUE(水分利用率)先上升后下降；风沙流处理 P_n 和 T_r 均先上升后下降，使得黑果枸杞 WUE 逐渐下降。15 m/s 净风和风沙流处理 WUE(水分利用率)均显著低于(对照组，下同)。说明风沙流对黑果枸杞的 WUE(水分利用率)影响较大；使得黑果枸杞的 WUE(水分利用率)逐渐下降，低风速净风处理对黑果枸杞的 WUE(水分利用率)有促进作用，高风速净风处理则对黑果枸杞 WUE(水分利用率)产生抑制作用。

有关研究也表明强度较大风沙流可导致 WUE(水分利用率)显著下降。12 m/s 风速处理下，P_n、T_r 均上升，净风处理 P_n 上升幅度较大，净风和风沙流处理 WUE 均下降，风沙流效率 WUE(水分利用率)下降幅度较大。胁迫 30 min，WUE(水分利用率)均显著低于 CK。说明 12 m/s 风速处理下，胁迫 10～20 min，风沙流处理导致黑果枸杞水分蒸腾较多，对黑果枸杞伤害较大，净风处理黑果枸杞水分蒸腾较少，对其伤害较小。胁迫 30 min，净风和风沙流均导致 WUE(水分利用率)显著下降。

植物的光合作用主要受气孔限制和非气孔限制的影响。气孔限制是植物通过气孔闭合使得气孔导度下降，外界 CO_2 和水汽无法进入细胞内部，引起

光合速率的下降；非气孔限制是由于胁迫使得植物体内产生大量的活性氧，导致植物光合器官和细胞内光合结构失调和破坏，造成光合速率下降。因此，确定黑果枸杞光合作用的主要影响因素由气孔限制向非气孔限制的转折点是非常重要的，可以作为黑果枸杞受到净风和风沙流严重胁迫的依据。杨永义(2020)研究表明：6～12 m/s 净风、6～9 m/s 风沙流处理受气孔限制影响。12 m/s 风沙流处理受非气孔限制影响。15 m/s 净风和风沙流处理受气孔限制影响。12 m/s 风速下，净风处理 10～20 min，受气孔限制影响，处理 30 min，受非气孔限制影响。风沙流处理下，受气孔限制影响。说明风沙流处理对黑果枸杞光合作用造成影响与净风处理不同，在吹袭风速较小或较大风速但吹袭时间较短时，黑果枸杞受到气孔限制影响，吹袭风速较大或较大风速吹袭时间较长时，黑果枸杞受到气孔因素和非气孔因素影响动态变化。可能在胁迫强度较大或胁迫时间较长时，黑果枸杞叶肉细胞产生活性氧并且代谢失调。

(二)净风和风沙流对黑果枸杞荧光参数的影响

叶绿素荧光信号包含了十分丰富的光合作用信息，其特性极易随着外界环境条件的变化而变化，可以表现出在胁迫时植物光合作用的真实变化，因而与"表观性"的气体交换指标相比，具有反映光合系统"内在性"的特点。F_v/F_m(最大光化学效率)可以作为衡量植物叶片中最大光化学效率 PsII(最大光化学效率)原初光能转换效率高低的重要指标，未受到胁迫时该参数稳定在 0.80～0.85。当 F_v/F_m(最大光化学效率)低于 0.80 时，植物 PSII(最大光化学效率)反应中心可能受到损伤影响伤。黑果枸杞幼苗在 CK 时，F_v/F_m(最大光化学效率)为 0.84，说明黑果枸杞具有较高的光能转换效率，这可能是黑果枸杞适应荒漠环境的原因。在不同风速处理下，净风处理 F_v/F_m(最大光化学效率)在 0.824 0～0.849 7，风沙流处理 F_v/F_m(最大光化学效率)在 0.834～0.849 4，说明净风和风沙流均未对黑果枸杞 PSII(最大光化学效率)反应中心造成严重伤害，其潜在活性和光能转化效率未减弱，黑果枸杞未发生明显的光抑制作用，说明黑果枸杞具较强的抗风沙吹袭

的能力。12 m/s 风速处理下，净风处理 F_v/F_m(最大光化学效率)为 0.839 8～0.857 7，风沙流处理 F_v/F_m(最大光化学效率)为 0.765～0.844 7。说明净风处理未对黑果枸杞 PSII 反应中心造成明显影响，风沙流处理则对黑果枸杞 PSII 反应中心造成明显损伤，使其原初光能转换效率下降。

PSII 最大效率(F_v'/F_m')能够反映植物开放的 PSII 反应中心原初光能捕获效率。在高低稳态光下，不同风速净风和风沙流处理黑果枸杞的 F_v'/F_m' 变化差异较小，低稳态光下，净风处理 F_v'/F_m' 无明显变化；低风速风沙流处理 F_v'/F_m' 无明显变化，在 15 m/s 风沙流处理 F_v'/F_m' 较 CK 显著下降，高稳态光下，净风和风沙流处理 F_v'/F_m' 均较 CK 无明显变化，说明不同风速净风吹袭对黑果枸杞光能的捕获效率无显著影响，低风速风沙流对光能的捕获效率无明显影响，15 m/s 风沙流则明显降低了黑果枸杞幼苗对光能的捕获效率。在高低稳态光下，随着处理时间的增长，12 m/s 净风和风沙流处理 F_v'/F_m' 均无显著变化，明不同时间 12 m/s 净风和风沙流吹袭均未对黑果枸杞的捕获效率造成明显影响。PSII 运行效率(F_q'/F_m')表示 PSII 中实际的电子传递的量子效率，与碳的同化有关，反映电子在 PSII 与 PSI 的传递情况。低稳态光下，只有 9 m/s 净风处理 F_q'/F_m' 显著低于 CK；高稳态光下，6 m/s、12 m/s 净风处理 F_q'/F_m' 均显著低于 CK；高低稳态光下，风沙流处理 F_q'/F_m' 均无显著变化。说明净风处理下，黑果枸杞对光的利用较低，风沙流处理下，黑果枸杞对光的利用未明显受影响。12 m/s 净风和风沙流处理下，随着吹袭时间的增长，低稳态光下，F_q'/F_m' 均与 CK 无显著差异；高稳态光下，F_q'/F_m' 均显著低于 CK。通过 F_v'/F_m' 和 F_q'/F_m' 的分析表明，不同风速处理下，低稳态光下，低风速净风处理导致黑果枸杞对光的利用效率下降，高风速风沙流处理导致黑果枸杞对光的利用效率下降。高稳态光下，净风处理导致黑果枸杞对光的利用效率下降，风沙流处理未引起黑果枸杞对光利用效率的明显变化。12 m/s 风速处理下，随着吹袭时间的增长，黑果枸杞在低稳态光下对太阳光的利用效率无显著变化，在高稳态光下对光的利用效率则明显降低。

q_P 为光化学猝灭系数，可以反映 PSII 吸收的光能用于光化学电子传递的份额，也反映了 PSII 反应

中心的开放程度。低稳态光下，只有 9 m/s 净风，以及 6 m/s、9 m/s 风沙流处理 q_P 均显著低于 CK。高稳态光下，只有 6 m/s、12 m/s 净风，以及 12 m/s、15 m/s 风沙流处理 q_P 均显著低于 CK。说明低稳态光下，低风速净风和风沙流处理导致 q_P 下降，黑果枸杞幼苗原初电子受氧化能力较低，电子传递活性弱，高风速净风和风沙流处理电子传递能力达到正常水平。高稳态光下，风速较大时，净风和风沙流处理电子传递能力均减弱。12 m/s 风速处理下，低稳态光下，吹袭 10 min，净风处理 q_P 显著低于 CK，其余时间净风处理 q_P 均无显著变化。风沙流处理各时间段 q_P 均较 CK 无显著变化。高稳态光下，净风和风沙流处理 q_P 均显著低于 CK。说明低稳态光下，黑果枸杞电子传递能力变化受净风和风沙流影响较小。高稳态光下，黑果枸杞电子传递能力减弱，阻碍了整个光合电子的传递，导致 F'_q/F'_m 下降。

NPQ 为非光化学猝灭系数，反映 PSII 反应中心以热能耗散掉过量的光能，防止过量的光能破坏光合结构，是植物的一种自我保护机制。低稳态光下，净风和风沙流处理 NPQ 均显著低于 CK；高稳态光下，只有 6.15 m/s 净风处理 NPQ 均显著低于 CK；9 m/s、12 m/s 风沙流处理 NPQ 均高于 CK，15 m/s 风沙流处理 NPQ 低于 CK。说明低稳态光下，NPQ 未起到保护作用。

高稳态光下，净风处理 NPQ 起到保护作用，风沙流处理 NPQ 起到保护作用，且随着风速的增大保护作用先增强后减弱。12 m/s 风速处理，低稳态光下，各时间段 NPQ 均低于 CK。高稳态光下，净风处理 NPQ 逐渐下降，胁迫 30 min，NPQ 与 CK 差异达到显著。风沙流处理 NPQ 呈先上升后下降的变化趋势，胁迫 20 min，NPQ 高于 CK。说明低稳态光下，黑果枸杞的 NPQ 未起到保护作用。高稳态光下，净风处理 NPQ 未起到明显的保护作用；风沙流处理 NPQ 起到了保护作用。

（三）净风和风沙流对黑果枸杞叶片气孔特性的影响

植物通过自身的形态变化适应不断变化的外界环境，气孔是植物进行光合、呼吸、蒸腾等生理活动的场所，具有重要调节作用。盐胁迫等外界环境均会引起气孔特性改变。杨永义（2020）研究表明，黑果枸杞叶片上下表皮气孔对净风和风沙流胁迫具有一定的适应性，对 6～12 m/s 净风和风沙流胁迫能够通过气孔调节适应胁迫，15 m/s 净风和风沙流则超过黑果枸杞耐受胁迫强度范围，气孔调节能力减弱，有研究表明叶片光合速率下降可能由气孔闭合引起。杨永义（2020）研究认为低强度净风防迫叶片上下表皮气孔密度增大幅度较大，胁迫强度增大则引起气孔密度下降或维持稳定，与前人研究一致，中度胁迫气孔密度增加，重度胁迫气孔密度减少；风沙流处理叶片上下表皮气孔密度无明显变化趋势。相关性分析表明，不同风速胁迫对叶片上表皮气孔影响较大，净风和风沙流处理叶片上表皮均通过气孔闭合调节光合作用；下表皮受影响较小，净风和风沙流处理下表皮均通过气孔张开，调节光合作用。

12 m/s 净风和风沙流处理下，黑果枸杞对净风胁迫适应性较强，风沙流处理对黑果枸杞叶片的影响较大，胁迫 30 min，气孔调节能力开始减弱。有研究表明胁迫程度增大，气孔密度增大，研究净风和风沙流处理上表皮气孔密度均呈增加趋势，下表皮净风处理气孔密度下降，风沙流处理气孔密度先上升后下降，说明叶片上表皮气孔反应较敏感。相关性分析表明，净风处理下，叶片上表皮通过张开气孔调节光合作用，且气孔张开、闭合均与 T_r 呈正相关关系，可能是非气孔因素对叶片水分流失产生主要影响；下表皮气孔张开、闭合均与 P_n、C_i 呈负相关关系，说明气孔调节作用减弱。风沙流处理下，黑果枸杞叶片上表皮通过关闭气孔调节光合作用，气孔调节仍受到非气孔因素的影响；下表皮气孔则无法调节光合作用。

总之净风和风沙流对黑果枸杞光合生理的影响。随着风速的增大，6～12 m/s 净风、6～9 m/s 风沙流吹袭均促进黑果枸杞光合作用，15 m/s 净风、12～15 m/s 风沙流吹袭则引起黑果枸杞光合作用减弱；光系统（PSII）受胁迫小，热耗散未起到明显的保护作用。随着时间的延长，光合作用逐渐增强；存在明显的光抑制，光系统（PSII）对光能的利用效率下降，热耗散未起到明显的保护作用。

气孔限制和非气孔限制共同影响黑果枸杞的光合作用，黑果枸杞叶片上表皮对光合作用的调节较明显。随着风速的增大，净风处理下，黑果枸杞通过降低气孔密度，张开、闭合气孔数均减小；风沙流处理下,黑果枸杞气孔密度略有增加,张开和闭合气孔数均增加。随着时间的延长,气孔密度均无明显变化,净风处理叶片张开气孔数减少,闭合气孔数增加;风沙流处理则张开气孔数增加,闭合气孔数减少。黑果枸杞的抗逆生理、光合生理、气孔特性均受到净风和风沙流胁迫的影响。不同风速和同一风速胁迫不同时间均造成黑果枸杞响应差异。建议在未来黑果枸杞种植中,结合当地光照、温度和降雨等环境因子,将黑果枸杞种植在 6～9 m/s 风沙环境中,能够取得较好的生态效益和经济效益。

五、施氮量对黑果枸杞光合特性影响

黑果枸杞生产中常施用氮肥,能增加其株高、茎粗、冠幅和叶面积进而促进了光合作用。马兴东(2020)通过对 2 年(2018 年、2019 年)3 个时期(头茬果期、夏果期、秋果期)设置 5 个施氮梯度(CK:0 g/株/32 kg/hm²,N1:50 g/株/8 kg/hm²,N2:100 g/株/16 kg/hm²,N3:150 g/株/24 kg/hm²,N4:200 g/株/32 kg/hm²),研究不同的施氮量对黑果枸杞叶片光合特性和果实品质、产量等的影响,以期为干旱区人工栽培黑果枸杞提供科学依据。

(一)叶绿素含量

分别于 2018 年和 2019 年在头茬果期、夏果期和秋果期测得不同施氮量下的黑果枸杞叶片 Chl a、Chl b 和 Chl a+b 的含量。可知,2018 年和 2019 年三个时期 Chl a、Chl b 和 Chl a+b 的含量随施氮量的增加或呈先增加后降低趋势或呈一直增加趋势。2018 年 3 个时期 Chl a、Chl b 和 Chl a+b 含量最大值均出现在 N3 处理下,且与 CK 差异显著,其中,各时期 Chl a 的含量最大值分别为 1.652 mg/g、1.616 mg/g、1.446 mg/g,各时期 Chl b 的含量最大值分别为 1.266 mg/g、1.312 mg/g、1.279 mg/g;2019 年 3 个时期 Chl a 含量最大值出现在 N4、N3、N4,分别为 1.647 mg/g、1.758 mg/g、1.537 mg/g,与 CK 差异显著,Chl a 含量最大值出现在 N4、N2、N4,分别为 1.311 mg/g、1.486 mg/g、1.251 mg/g,与 CK 差异显著。可见,适量的氮可促进 Chl a、Chl b 和 Chl a+b 含量的合成,但氮过量又会抑制其合成。随施氮增加,叶绿素含量呈先增加后降低趋势,但与对照组相比,适量施氮可以提高叶绿素含量。

(二)净光合速率

净光合速率(P_n)的大小反映了单位时间内植物有机物的积累状况,是研究植物光合特性的重要参数。分别于 2018 年和 2019 年在头茬果期、夏果期和秋果期测得不同施氮量水平下黑果枸杞叶片的 P_n。研究结果表明,两年中三个时期不同处理下 P_n 差异较为显著,在 2018 年,三个时期的 P_n 随施氮量的增加呈先增后减趋势,且均在 N3 处理下达到最大,与 CK 差异显著,比 CK 高出 17.6%、24.1%、24.0%;在 2019 年,三个时期的 P_n 随施氮量的增加呈先增后减趋势,头茬果期和秋果期在 N3 处理下达到最大,与 CK 差异显著,比 CK 高出 23.1%、27.8%,夏果期在 N2 处理下达到最大,与 CK 差异显著,比 CK 高出 19.2%。三个时期 P_n 随施氮量增加的变化规律都相同,呈现出先增后减的规律,可见施氮对 P_n 有明显的影响。2018 年和 2019 年中,秋果期整体 P_n 低于头茬果期和夏果期,造成差异的原因主要是秋果期光照强度更低,因为光照强度是影响植物 P_n 的主要因素。

(三)蒸腾速率和水分利用率

蒸腾速率(T_r)和水分利用率(WUE)都是植物重要的生理指标。分别于头茬果期、夏果期和秋果期测得不同施氮量水平下黑果枸杞叶片的 T_r 和 WUE。在 2018 年 3 个时期 T_r 随施氮量的增加呈先升后降趋势,于头茬果期和夏果期在 N2 处理下达到最大,与 CK 差异显著,于秋果期在 N3 处理下达到最大,与 CK 差异显著;T_r 在头茬果期随施氮量的增加呈先降后升的趋势,都在 N4 处理下达到最大、夏果期呈先降低后升高再降的趋势,在 N3 处理下达到最大,与 CK 差异显著。2019 年 T_r 在 3 个时期随施氮量的增加呈先升后降趋势,分别在 N2、N3、N3 处理下达到最大,为 8.789 mmol/(m²·s)、8.173 mmol/(m²·s)、6.007 mmol/(m²·s),都与 CK 处理下的差异显著;3 个时期 WUE 随施氮量的增加呈先升后降趋势,分别在 N3、N1、N3 处理下达到最大,为 2.273 g/kg、2.516 g/kg、3.307 g/kg,与 CK 差异显著。

可见,与 CK 相比,适当地施氮可以提高黑果枸杞 T_r 和 WUE。

（四）气孔导度和胞间 CO_2 浓度

G_s（气孔导度）和 C_i（胞间 CO_2 浓度）作为研究植物光合特性的重要指标，两者有着密切的关系，分别于 2018 年和 2019 年在头茬果期、夏果期和秋果期测得不同施氮量水平下黑果枸杞叶片的 C_i 和 G_s。

2018 年三个时期黑果枸杞叶片 G_s 随施氮量的增加都呈先增后减的趋势，C_i 随施氮量的增加都呈逐渐递减的趋势，在 CK 处理下为最大值。头茬果期，G_s 在 N2 处理下达到最大，但与 CK 差异不显著；夏果期，G_s 在 N2 处理下达到最大，与 CK 差异显著；秋果期，G_s 在 N1 处理下达到最大，但与 CK 差异显著。

2019 年黑果枸杞在头茬果期叶片 G_s 随施氮量的增加呈先增后减的趋势，在夏果期和秋果期呈先减后增的趋势；C_i 随施氮量的增加呈先增后减的趋势，在夏果期和秋果期呈先减后增的趋势。

总体上施 N 对黑果枸杞胞间 CO_2 浓度有抑制作用，而适当地施氮对气孔导度有促进作用。

（五）光响应曲线参数影响

施氮对黑果枸杞的表观量子效率（AQY）、最大净光合速率（P_{nmax}）、暗呼吸速率（R_d）、光补偿点（LCP）、光饱和点（LSP）均有一定的影响，但影响程度不同，此外还可以看出，这些光合参数在不同年份受施氮影响的程度也不同，因为不同年份之间光照强度、温度湿度等的差异造成其受影响程度的差异，而同一光合参数在不同年份的变化差异可能主要是由光照强度所决定。

氮（N）是作物生长发育的重要影响因子，控制好施氮量，可增强作物光合作用，促进光合产物的形成，施氮量的增加能增强植物叶片对光能的捕获能力、提高光能转化率，从而促进光合作用，提高光速率。然而研究发现过量的施氮会引起叶片气孔关闭变缓，使得气孔导度降低并且蒸腾作用延长、水分流失增加，最终影响叶片光合速率和植株生长及干物质的积累。马兴东等（2020a）研究中，中高水平量的施氮对黑果枸杞叶片净光合速率、气孔导度、蒸腾速率和水分利用率都有一定的促进作用，而过量时又会对各指标产生负面效应。超过最佳施氮量后，净光合速率、气孔导度和蒸腾速率等指标开始下降，

而胞间 CO_2 浓度随施氮量的增加一直呈下降趋势，净光合速率、气孔导度和胞间 CO_2 浓度的变化趋势一致。这说明过量施氮使黑果枸杞叶片净光合速率下降主要由气孔因素引起，施氮过量造成短期内叶片光合产物积累过多，叶片激素及代谢改变，使植株光合作用受阻。

光合速率是植物生长发育过程中一个重要的生理生态指标，而光响应曲线是植物叶片净光合速率随光照强度变化而变化的一种趋势。马兴东（2020）两年的试验中发现，在光强小于 $1\,000\,\mu mol/(m\cdot s)$ 时，净光合速率随光照强度的增加而迅速增加，在光强为 $1\,000\sim2\,000\,\mu mol/(m\cdot s)$ 间，净光合速率增加缓慢，在光强大于 $2\,000\,\mu mol/(m\cdot s)$ 时，净光合速率有下降的趋势，出现了光抑制现象。随着施氮量适当的增加，表观量子效率也在增大，说明施氮能提高黑果枸杞对弱光的利用率，而最大净光合速率也随施氮量的适当增加而提高，说明施氮提高了黑果枸杞的净光合速率。有研究认为表观量子效率与光补偿点和光饱和点一定的联系，光补偿点反映的是植物对弱光的利用能力，其值越大表示对弱光的利用能力越小，光饱和点反映的是植物对强光的适应能力，适当地施氮提高了表观量子效率和光补偿点，降低了光饱和点，与张志刚等（2010）对辣椒的研究发现通过提高光能转化率以降低其对强光的适应能力和弱光的利用能力的结果一致。

六、黑果枸杞逆境下的光合作用研究进展

光合作用是为植物生长发育提供所用能量和物质来源的基础，其生物学产量的 90% 左右都是光合作用的产物。黑果枸杞逆境下的光合作用影响因素主要有干旱胁迫、盐胁迫、风沙胁迫以及施氮量的影响，马彦军等（2016a）通过对黑果枸杞叶片光合作用在夏季日变化规律及光响应曲线进行测定，分析黑果枸杞光合作用生理特性与生态环境因子和生理因子的关系，结果表明黑果枸杞净光合速率的日变化在夏季表现为双峰曲线，有光合"午休"现象，日平均光合速率为 $10.27\,\mu mol/(m^2\cdot s)$；光补偿点（LCP）为 $41.31\,\mu mol/(m^2\cdot s)$，光饱和点（LSP）为 $1\,698.88\,\mu mol/(m^2\cdot s)$，表现出阳性植物特征，适合在光照充足的地区栽培；表观量子效率（AQY）为 0.051，这说明黑果枸杞对光的利用率较高，有较

强的光合能力。王亚涛(2017)对黑果枸杞在光合特性与环境因子之间关系研究有一致性报道。

张桐欣等(2018)对干旱胁迫下黑果枸杞光合速率进行研究。结果表明：随干旱程度的增加，黑果枸杞叶片的净光合速率、蒸腾速率、气孔导度、叶绿素含量总体上均呈现出下降的趋势，胞间 CO_2 浓度则呈现出上升的趋势，在不同田间持水量(WHC)条件下，黑果枸杞叶片的各指标间的差异均达到显著水平。

郭有燕(2016)研究表明在干旱胁迫条件下，黑果枸杞叶片过多的能量以热的形式被耗散，反应中心开放程度降低，从而避免 PSII 反应中心受到损伤，表现出一定的耐旱性；黑果枸杞生长所允许的最大土壤水分亏缺为 7.89%，维持黑果枸杞具有较高的 WUE 和 P_n 的土壤水分阈值为 12.20% ～ 13.82%。关于盐逆境条件下生理变化规律，李远航等(2019)的研究表明，在高盐胁迫作用下，黑果枸杞幼苗的叶绿素含量、光合生理指标均显著降低，最终导致植株生长受到抑制，此时非气孔限制和光化学活性失活是影响光合作用的主要因素；而在低浓度盐胁迫下，黑果枸杞生长生理指标变化不明显，表现出一定的耐盐性。$NaHCO_3$ 胁迫对而黑果枸杞的盐害程度低于 NaCl 胁迫。随着盐胁迫时间的增加，盐分胁迫浓度越高，黑果枸杞净光合速率下降越明显，蒸腾速率降幅越明显，气孔导度的降幅越大。

随着盐分浓度的增加，黑果枸杞的净光合速率受到了抑制，低浓度盐处理下黑果枸杞光响应程度要高于高浓度处理，且浓度越高，光响应程度越低。高浓度盐分胁迫处理导致黑果枸杞的气孔导度降低，从而抑制了蒸腾作用，植物通过降低蒸腾速率减少自身的水分流失。低浓度的盐胁迫对 PSII 的潜在活性影响较小，高浓度的盐胁迫对 PSII 的潜在活性起到了一定的破坏作用。且盐分胁迫浓度的增加使得黑果枸杞的 PSII 反应中心受到了破坏或是失去可逆性，电子传递受到抑制，植物内在活性逐渐降低，光抑制程度也越深。(龚佳，2017；马梦茹，2018)

在风沙胁迫下，杨永义等(2020)研究表明：净风和风沙流处理下，随着风速的增大，黑果枸杞光合作用先增强，至 12 m/s 净风、9 m/s 风沙流胁迫光合作用达到最大，之后光合作用均开始减弱，黑果枸杞的光系统(PSII)对风速的变化反应迟钝；随着胁迫时间的延长，黑果枸杞光合作用逐渐增强，胁迫至 30 min，光合作用均达到最大，与净风胁迫相比，风沙流胁迫光合作用上升幅度较小，黑果枸杞的光系统(PSII)对时间的变化较敏感，产生了光抑制现象。马兴东等(2020b)研究了施氮量对黑果枸杞光合速率的影响，得出适当施氮可以提高黑果枸杞叶片叶绿素(Chl)含量、净光合速率(P_n)、最大净光合速率($P_{n_{max}}$)、蒸腾速率(T_r)、气孔导度(G_s)、水分利用率(WUE)、并且能降低叶片胞间 CO_2 浓度(C_i)。

第三节　黑果枸杞抗性生理研究

一、盐胁迫下黑果枸杞的生理响应

盐碱地全球分布广泛，约占全球陆地总面积的 7.6%，占全部耕地面积 25%(杨永义，2019)，我国有不同类型的盐碱地，面积达 $2×10^7$ km^2，其中绝大部分分布在青海、新疆、内蒙古、甘肃、宁夏等北方地区，这些地区盐碱类型较为复杂，盐化和碱化相伴存在，多为复合盐碱地，这种盐胁迫下，黑果枸杞面临高 pH、低水势、渗透胁迫与营养失衡的多重伤害，这不仅限制了黑果枸杞的光合作用，也限制了其他正常生理功能，影响了细胞的通透性，降低了植物

体内储蓄物的有效利用。

(一)盐胁迫对种子萌发的影响

种子萌发期是黑果枸杞植物生活史中抗逆最薄弱的一个重要环节，决定着是否能在荒漠盐渍化环境中定居问题。种子萌发对盐分的响应反映了其适应局地环境的生态机制，近 20 年来许多学者研究了中性盐、碱性盐、复合盐的渗透胁迫对盐生黑果枸杞种子萌发芽率、发芽势、发芽指数等的抑制作用，为西部地区黑果枸杞种群重建与恢复提供了许多理论依据。

1. 对种子萌发率的影响·詹振楠等(2018)的试验中选择中性盐 NaCl、Na$_2$SO$_4$ 和碱性盐 NaHCO$_3$、Na$_2$CO$_3$，以碱性盐所占比例由小到大顺序分为 4 个处理组，依次标记为 A、B、C、D，在预试验基础上，每 1 个处理组设定 50 mmol/L、100 mmol/L、150 mmol/L、200 mmol/L 这 4 个盐处理浓度梯度，且每个处理组采用相同测定的 pH，以蒸馏水处理为对照(CK)。结果分析如表 5 - 3 - 1。

表 5 - 3 - 1　各处理组 NaCl、Na$_2$SO$_4$、NaHCO$_3$、Na$_2$CO$_3$ 配比及 pH

处理组	NaCl：Na$_2$SO$_4$：NaHCO$_3$：Na$_2$CO$_3$	pH
A	1：1：0：0	7.20
B	1：2：1：0	8.56
C	1：9：9：1	8.93
D	1：1：1：1	9.80

4 组不同浓度混合盐碱胁迫条件下，黑果枸杞种子的萌发曲线趋势相似，随调查天数的延长，种子萌芽率呈缓慢增加趋势，且随处理 pH 的增加(处理 A～D)，种子萌发率下降明显；同一处理组条件下，随盐碱胁迫浓度的增加，各处理组的种子萌发率呈下降趋势。连续观察 13 日时，黑果枸杞种子对照组的萌发率为 65.6%；胁迫处理盐碱浓度为 50 mmol/L 时，各处理组黑果枸杞种子的萌发率较对照下降显著；混合盐碱浓度为 100 mmol/L 时，A 处理组的黑果枸杞种子的萌发率为 16.1%，而其他处理组的种子萌发率相互间差异较小；胁迫处理盐碱浓度大于 100 mmol/L 时，各处理组黑果枸杞种子的萌发率为 5.0%～7.8%，相互间差异较小。实验结果表明混合盐碱胁迫下，黑果枸杞种子的萌发受到不同程度的影响，随盐碱胁迫浓度的上升，黑果枸杞种子发芽率、发芽势、发芽指数等指标与对照相比均有不同程度下降，盐碱胁迫对植物种子萌发的影响主要表现在种子萌发率降低、种子萌发进程延长，或者使种子失去活力。詹振楠(2018)研究结果还表明，黑果枸杞在蒸馏水中(对照)的萌发率相对最高，当盐碱浓度≥100 mmol/L，pH>8.56 时，黑果枸杞种子萌发会受到严重抑制，萌发率均低于 10%；混合盐碱胁迫对黑果枸杞种子萌发的抑制程度比复合中性盐

胁迫相对更为严重，这可能是除 Na$^+$ 毒害和渗透胁迫外，高 pH 也影响了细胞内的酶活性，阻碍了种子的发芽生长。詹振楠(2018)研究中，盐碱浓度为 50 mmol/L 时，随着碱性盐所占比例的增加，黑果枸杞种子萌发率下降幅度相对较大，当盐碱浓度达到 200 mmol/L 时，种子萌发率受到严重抑制，但随 pH 上升黑果枸杞种子萌发率差异较小。

刘克彪等(2014b)以不同钠盐溶液处理黑果枸杞种子发现，不同盐分胁迫对种子萌发的影响效应不同，相同浓度不同钠盐处理对黑果枸杞种子萌发造成的盐害率为 NaHCO$_3$ > NaCl > 复合盐 > Na$_2$SO$_4$。该研究认为低浓度的 Na$_2$SO$_4$(0.2%～0.4%)处理黑果枸杞种子其萌发率高于 CK 对照组，说明 Na$_2$SO$_4$ 溶液对于种子萌发具有增效效应，这可能因为 SO$_4^{2-}$ 的毒害作用小，在低浓度盐溶液中，种子通过吸收盐溶液内的无机离子增加了细胞溶液的浓度，从而有效地进行渗透调节，以抵抗外界环境的胁迫。以中性盐 NaCl 和 Na$_2$SO$_4$ 溶液(溶液浓度 0.4%～2.6%)处理黑果枸杞子，随着溶液浓度的增加，其发芽率和发芽势均有明显的降低趋势。以 NaCl 溶液处理黑果枸杞种子后，发芽率、发芽势呈弱倒"V"型降低；当溶液浓度为 1.0% 时，发芽率、发芽势分别为 CK 的 70%、68%；当溶液浓度为 1.6% 时，发芽率、发芽势分别为 CK 的 27%、20%。以 Na$_2$SO$_4$ 溶液浓度处理黑果枸杞种子，当溶液浓度为 0.8% 时，发芽率与发芽势比 CK 分别下降 4% 和 7%；当溶液浓度为 1.2% 时，发芽率与发芽势比 CK 分别下降 31% 和 41%；当溶液浓度为 2.6% 时，发芽率与发芽势分别为 CK 的 25% 和 17%。以碱性盐 NaHCO$_3$ 溶液处理黑果枸杞种子，随着盐液浓度的增加，在碱与盐的胁迫下，其发芽率与发芽势均有十分明显的降低趋势。当溶液浓度为 0.8% 时，发芽率与发芽势比 CK 分别下降 53% 和 59%；当溶液浓度为 1.2% 时，发芽率与发芽势分别为 CK 的 24% 和 14%。以复合盐溶液处理黑果枸杞种子，随着盐液浓度的增加，在碱与盐的交互胁迫下，发芽率与发芽势整体均呈十分弱的"S"形降低。当溶液浓度为 0.8% 时，发芽率与发芽势分别是 CK 的 62% 和 50%；当溶液浓度为 2.6% 时，发芽率与发芽势分别是 CK 的 24% 和 14%。研究证明不同的盐分处理对种子萌发的影响效应不同，除了低浓度的

Na_2SO_4 溶液（0.2%～0.4%）处理能提高黑果枸杞种子的发芽率，以单盐 NaCl 和 Na_2SO_4、$NaHCO_3$ 溶液处理黑果枸杞，随着溶液浓度的增加，种子发芽率有明显的下降趋势，但盐液浓度和降低幅度各不相同，以碱性盐溶液处理黑果枸杞种子，在碱与盐的胁迫下，盐液浓度越大其下降越明显。

王桔红（2012）的研究表明，不同种类盐胁迫均能抑制种子萌发，表现为萌发率、发芽指数等指标降低。盐胁迫下种子的发芽情况是评价植物耐盐性的一个重要标志，在不同种类的盐胁迫下，黑果枸杞种子萌发受到抑制，其抑制程度随盐浓度的增大而提高，但不同种类盐的抑制程度不同，土壤溶液的抑制作用最低，18 g/L 浓度下萌发率达到 59%，种子萌发对 NaCl 的反应最强烈，浓度＞9 g/L 时，种子不萌发，$MgSO_4$ 胁迫下黑果枸杞种子萌发较高，在 18 g/L 下萌发率也达到 18%；对种子萌发的胁迫效应是 NaCl＞$MgSO_4$＞土壤溶液。

杨永义等（2019）的研究有与詹振南（2018）不同的结论，其研究表明 NaCl 处理的种子在较低浓度时发芽率、发芽势呈先升后降趋势。杨永义（2019）以甘肃瓜州黑果枸杞种子为材料，使用的盐为混合盐（NaCl＋$NaHCO_3$）和 NaCl，设置混合盐（NaCl＋$NaHCO_3$）（比例为 1∶1，以下均为混合盐表示）浓度分别为 2 g/L、4 g/L、6 g/L、8 g/L、10 g/L、12 g/L 共 6 各梯度，NaCl 浓度分别为 2 g/L、4 g/L、6 g/L、8 g/L、10 g/L、12 g/L、14 g/L、16 g/L 共 8 个梯度。胁迫样品测定其发芽率、发芽势在混合盐处理下发芽率、发芽势均呈下降趋势，复萌率呈先上升后下降趋势。混合盐对种子萌发只有抑制作用，随着混合盐浓度的增大，抑制作用加强。混合盐浓度＜8 g/L 时，复萌率逐渐上升，混合盐浓度＞8 g/L 时，复萌率开始下降，说明较低浓度（＜8 g/L）混合盐对种子的盐害程度较低，较高浓度（＞8 g/L）混合盐对种子盐害程度较高，即使条件恢复正常种子也不能萌发。NaCl 处理下发芽率、发芽势均呈先上升后下降的趋势，复萌率呈上升趋势。NaCl 浓度为 2 g/L 时，发芽率、发芽势均达到最大，发芽率为 43.33%，发芽势为 30%，此浓度之后发芽率、发芽势均开始下降。NaCl 处理下复萌率呈上升趋势，说明高浓度 NaCl 对种子造成的盐害程度较低，种子仍有活力，种子只是暂时休眠，等条件恢复种子还能继续萌发。

实验结果证明混合盐对黑果枸杞种子萌发只有抑制作用，随着盐浓度增大，抑制作用加强，表现为发芽率、发芽势均呈下降趋势。低浓度 NaCl（＜2 g/L）对种子萌发有促进作用，发芽率、发芽势逐渐增大，NaCl 浓度＜6 g/L 时，NaCl 处理下种子发芽情况好于混合盐处理，这由于混合盐对黑果枸杞种子具有多重胁迫，包括中性盐的渗透作用，以 Na^+ 为主的毒害因素的影响，碱性盐高 pH 的影响和环境变化的影响等。此外，在高浓度盐（＞6 g/L）处理下，混合盐处理的种子萌发情况高于 NaCl 处理，说明高浓度盐胁迫下，NaCl 对种子萌发的抑制作用大于混合盐，混合盐因为离子竞争作用减弱了种子对有害离子吸收，增加了别的养分吸收量使之保持了平衡，保障命正常活动。

杨志江等（2008）有与杨永义（2019）类似的报道。通过对新疆七角井盆地黑果枸杞种子在不同盐（NaCl、$NaHCO_3$、Na_2CO_3）溶液中萌发情况进行研究，发现随着中性盐 NaCl 浓度的增加，黑果枸杞种子前萌发率呈明显下降趋势，盐浓度与种子萌发率呈负相关，其耐盐性临界值为 90.7 mmol/L，耐盐极限值为 242.2 mmol/L。碱性盐 $NaHCO_3$ 和 Na_2CO_3 浓度在 5～10 mmol/L 时表现出略有增高。当浓度大于 20 mmol/L 时，种子的发芽率便随着浓度增高而下降。这表明低浓度的碱性盐对黑果枸杞种子萌发有一定的促进作用。这可能是因低浓度盐溶液中植物种子通过吸收盐溶液内无机离子增加细胞溶液浓度，从而有效进行渗透调节以抵抗外界环境胁迫所致。

王恩军等（2014）以河西走廊黑果枸杞种子在 NaCl 浓度 0 mmol/L、50 mmol/L、100 mmol/L、150 mmol/L、200 mmol/L、250 mmol/L、300 mmol/L 等 7 个梯度和 $NaHCO_3$ 浓度 0 mmol/L、1.0 mmol/L、2.5 mmol/L、5.0 mmol/L、10.0 mmol/L、50.0 mmol/L、100.0 mmol/L 等 7 个梯度处理下，测定不同盐对黑果枸杞种子发芽率与发芽势受其胁迫影响，得到了和杨志江（2008）、杨永义（2019）相同的结论。研究结果表明在中性盐和碱性盐的胁迫下，都表现为发芽率高于对照，低浓度的具有促进作用，高浓度的具有抑制作用。中性盐的临界值是 50 mmol/L，极限值是 300 mmol/L，碱性盐的临界值是 2.5 mmol/L，极限值是 100 mmol/L。

王桔红等(2012)研究表明,黑果枸杞种子萌发和幼苗生长对 NaCl 胁迫较为敏感,其耐受的临界阈值是 6 g/L;CHEN Haikui 等(2010)研究表明,随着 NaCl 浓度的增加,黑果枸杞种子的萌发率明显增强,最佳的盐浓度为 0.3%～0.4%。研究结果显示中性盐的阈值基本和前人的研究结果一致。黑果枸杞对碱性盐的耐受程度强于中性盐,说明黑果枸杞更适宜于在碱性土壤上生长。

宗莉等(2015)研究盐分(NaCl)和干旱交互胁迫下黑果枸杞种子的发芽影响,结果发现对黑果枸杞种子发芽影响的因子中,按从大到小顺序为:水分＞NaCl＞温度;黑果枸杞耐盐适宜范围为 -0.46 MPa,具有一定耐盐适应性;种子萌发率随着盐溶液和水胁迫下渗透势的降低而下降,并未出现低浓度的盐分胁迫对种子萌发有一定的促进作用的现象,这一结果与何芳兰(2011)和杨志江等(2008)的盐胁迫发芽试验结果一致,明显不同于王恩军(2014)和杨永义(2019)的观点。

2. 对种子发芽势、发芽指数等有关系数的影响·杨永义等(2019)研究了混合盐对黑果枸杞种子萌发影响,总结了其发芽率、发芽势、发芽指数、活力指数、盐害率、复萌率等的结果,结果表明两种盐处理下发芽指数、活力指数均为先升高再下降的变化趋势,相对盐害率呈上升的变化趋势。混合盐浓度为 4 g/L 时,发芽指数、活力指数均为最高,与 CK 有显著性差异,此浓度之后发芽指数、活力指数均开始下降。混合盐处理下相对盐害率逐渐增大,说明种子萌发受到的抑制不断加强。NaCl 浓度为 6 g/L 时,发芽指数达到最大,NaCl 浓度为 4 g/L 时,活力指数达到最大,发芽指数最大值、活力指数最大值均与 CK 有显著性差异,之后发芽指数、活力指数均开始下降。NaCl 处理下相对盐害率逐渐增大,低浓度 NaCl 对种子萌发有促进作用。

发芽指数、活力指数均为先上升再下降的变化趋势,说明低浓度盐溶液对种子活力有促进作用,高浓度盐溶液对种子活力有抑制作用,通过对两种盐处理下种子发芽指数、活力指数最高值进行比较发现,NaCl 对种子发芽速度有减缓作用,对种子活力的增加幅度有抑制作用。相对盐害率呈上升趋势,盐浓度为 2 g/L、4 g/L 时,NaCl 处理下种子的相对盐害率为负值,也说明低浓度 NaCl 对种子萌发有

促进作用,盐浓度(＞8 g/L)较高时,NaCl 处理下相对盐害率趋于一致且均大于混合盐处理,说明高浓度 NaCl 对种子萌发的抑制作用较大。在盐浓度(＜6 g/L)时,两种盐处理下种子复萌率均呈上升趋势,盐浓度(＜6 g/L)时,NaCl 处理种子复萌率继续上升,混合盐处理种子复萌率开始下降,说明 NaCl 对种子的盐害程度较低,只是造成种子暂时性休眠,等条件恢复正常会继续萌发,混合盐对种子造成的盐害程度较大,使种子丧失活力,即使条件恢复正常种子也不能继续萌发。

王桔红等(2012)以河西走廊黑果枸杞种子为材料,研究不同浓度(0 g/L、1 g/L、2 g/L、3 g/L、6 g/L、9 g/L、14 g/L、18 g/L)的盐溶液(NaCl、$MgSO_4$、盐渍土壤)对其胁迫的影响,结果结论同杨永义(2019)一致。黑果枸杞种子的发芽指数、活力指数、根长、下胚轴长即根轴比均随 NaCl 浓度升高成先升后降趋势,低浓度的 NaCl 溶液对黑果枸杞幼苗生长没有明显的抑制作用,随浓度升高抑制效应显著,黑果枸杞种子萌发和幼苗生长对 NaCl 胁迫耐受的临界阈值是 6 g/L。各浓度 $MgSO_4$ 处理下的种子均有萌发,其发芽指数、活力指数、根长随 $MgSO_4$ 浓度升高而降低,下胚轴随浓度升高先增大后减小,但无显著差异。黑果枸杞种子发芽指数、活力指数、根长、下胚轴长及根轴比均随土壤溶液浓度的升高呈现先升后降的趋势,对根的抑制大于下胚轴;在 1 g/L 土壤浓度下,发芽指数、活力指数、根长、下胚轴长及根轴比达到最大;9 g/L、14 g/L、18 g/L 的土壤溶液下,各项指数下降,其生长也受影响。3 种盐对黑果枸杞种子萌发和幼苗生长的抑制效应为:NaCl＞$MgSO_4$＞土壤溶液。复萌率和累计复萌率实验结果表明 3 种盐胁迫解除后,在 18 g/L 复萌率分别达到最大 91.0%(NaCl)、59.6%($MgSO_4$)、65.6%(土壤),说明在盐胁迫解除后黑果枸杞种子仍有较高的萌发率,总发芽率依次达到 91%、67% 和 86%。王恩军等(2014)研究结论和杨永义(2019)、王桔红(2012)较为一致 当 Na_2CO_3 处理浓度≤2.5 mmol/L 时,对种子的萌发具有促进作用,当浓度＞2.5 mmol/L 时,对种子萌发有抑制作用。当浓度继续增大时,Na_2CO_3 处理下的种子的发芽势(G_v)、发芽率(G_r)、发芽指数(G_i)、活力指数(V_i)都不断降低,但相对盐害率不断增大。当浓度达到

100 mmol/L，种子未萌发。在 NaCl 处理浓度＞50 mmol/L 时，各处理的各项萌发指标与对照相比，都具有显著的差异性。

不同于以上观点，詹振南等（2018）的研究指出在低浓度盐胁迫下对种子萌发没有促进作用，发芽势与发芽指数随盐碱胁迫浓度的增加，各处理组黑果枸杞种子的发芽势、发芽指数呈下降趋势，相对盐害率呈增加趋势，对种子萌发的抑制作用愈加明显，没有以上研究中先升高促进后下降抑制现象。黑果枸杞种子在解除混合盐碱胁迫后均表现出一定的恢复萌发能力，低浓度 NaCl、Na_2SO_4 的混合中性盐胁迫处理的种子其恢复萌发率相对较高，其最终萌发率和对照无显著性差异，而高浓度的混合中性盐和不同浓度的混合碱性盐胁迫处理的黑果枸杞种子恢复萌发率相对较低，且相互间相差不大，这可能是因为未萌发的种子置于蒸馏水中解除盐碱胁迫时，其种子内部的渗透势相对降低，促进种子从周围环境吸收水分，进而使种子迅速恢复萌发，但当盐碱浓度超出黑果枸杞种子萌发的耐受范围，细胞内累积大量离子，使细胞质膜完整性遭受破坏，胞内代谢失调，造成永久性毒害致使种子完全丧失活力，这与王桔红等（2012）的研究结果不同，可能是混合盐碱胁迫对黑果枸杞种子萌发的影响比单一盐或者混合中性盐的胁迫更为严重。总之，混合盐碱涉及的胁迫因素比单一盐要复杂，混合盐碱胁迫不仅仅是盐、碱两种胁迫的简单叠加，而是相互间存在一定的协同效应。杨志江（2008）研究结论与詹振楠（2018）一致，NaCl、Na_2CO_3、$NaHCO_3$ 各种盐胁迫下，发芽指数亦随浓度和 pH 增加呈下降趋势。

刘克彪等（2014b）研究的结论趋向类同上述观点，但对具体盐胁迫过程有更为细致的报道。研究人以复合盐溶液处理黑果枸杞种子，在碱与盐的复合作用下，种子发芽率、发芽势、发芽指数均呈十分弱的"S"形降低。以 NaCl、$NaHCO_3$、复合盐溶液处理黑果枸杞种子，当溶液浓度较低（0.2%～0.6%）时，随着浓度的增加种子平均发芽时间缓慢缩短；当溶液浓度在 0.6% 以上时，种子平均发芽时间随着浓度的增加有延长的趋势。以 Na_2SO_4 溶液处理黑果枸杞种子，以低浓度（0.2%～0.8%）的 Na_2SO_4 溶液处理后，种子平均发芽时间缓慢缩短；在盐液浓度＞0.8% 时，其平均发芽时间明显延长，

这说明高浓度盐胁迫降低了种子的活力和发芽的整齐度，黑果枸杞种子在低盐环境下的萌发比在高盐生环境下的萌发要好。

以 NaCl 溶液处理黑果枸杞种子，其萌发高峰期为 3～6 日；以 Na_2SO_4 和复合盐溶液处理种子，种子萌发的高峰期为 3～7 日；以 $NaHCO_3$ 溶液处理种子，种子萌发的高峰期集中于 3～5 日。盐分对种子萌发的影响一般可归结为渗透胁迫和离子毒害。以 NaCl 溶液处理种子，随着盐液浓度的增加，盐害率呈弱"V"型增大；低浓度的 Na_2SO_4 溶液处理对黑果枸杞种子萌发具有促进作用，而当盐液浓度＞0.8% 时，随着溶液浓度增加，盐害率急剧增大；以 $NaHCO_3$ 溶液处理种子，随着溶液浓度的增加盐害率明显增大；以复合盐溶液处理种子，随着盐液浓度的增加，盐害率呈"S"形增大。以 NaCl、Na_2SO_4 溶液处理黑果枸杞种子，其萌发浓度的适宜值、临界值与极限值分别为 0.4%、1.08%、1.76% 和 0.76%、1.73%、2.70%；以 $NaHCO_3$ 溶液处理黑果枸杞种子，萌发浓度的临界值与极限值分别为 0.56% 和 1.23%。在实际栽培中，由于减小或避免了单盐的毒害作用，黑果枸杞种子耐盐的临界值可能会提高。以复合钠盐溶液处理黑果枸杞种子，萌发浓度的适宜值、临界值与极限值分别为 0.18%、1.42% 和 2.66%。Ungar 研究认为，很多盐生植物种子在萌发时有盐诱导的休眠现象，说明黑果枸杞对盐渍化土壤有较强的适应能力，这和黑果枸杞在硫酸盐盐土的自然分布特点高度一致。用相同浓度的钠盐处理黑果枸杞种子，其对种子萌发的盐害率大小总体依次为 $NaHCO_3$＞NaCl＞复合盐＞Na_2SO_4。

（二）盐胁迫对苗及叶片的影响

盐胁迫可引起黑果枸杞幼苗指标的变化，通过测定细胞质膜通透性（相对电导率）、丙二醛（MDA）、脯氨酸（PYO）、可溶性糖与蛋白质过氧化物酶、体内 Na^+ 与 K^+ 及水分的量值变化，可以了解黑果枸杞叶及幼苗耐盐机制。

1. **相对电导率变化**·王龙强等（2011）以甘肃民勤县黑果枸杞幼苗为研究对象，设计 NaCl 浓度为 100 mmol/L、200 mmol/L、300 mmol/L、400 mmol/L、500 mmol/L 处理梯度，测定有关生理指标变化，其中相对电导率反映了黑果枸杞幼苗叶

片细胞膜通透性变化。

在胁迫后第6天,随着NaCl浓度的增加,黑果枸杞幼苗叶片的相对电导率逐渐增加,与对照相比,100 mmol/L、200 mmol/L、300 mmol/L、400 mmol/L和500 mmol/L NaCl处理后叶片中相对电导率分别高出6.57%、41.95%、60.39%、62.64%和74.00%,100 mmol/L NaCl处理与对照之间无显著差异,300 mmol/L、400 mmol/L和500 mmol/L等3个NaCl处理间也无显著差异。说明在胁迫初期,低浓度的NaCl溶液并未造成黑果枸杞叶片电解质的大量外渗,但当盐浓度增加至200 mmol/L时,叶片细胞质膜的完整性遭到破坏,胞内电解质大量外渗,细胞质膜透性急剧增加,当浓度再增加至300 mmol/L时,叶片细胞质膜透性则变化趋缓。随着胁迫时间的延长,盐处理组与对照之间呈显著差异,其中在胁迫后第12天,100 mmol/L NaCl处理的叶片质膜透性比对照增加25.85%。另外,从第12天开始,300 mmol/L NaCl处理与500 mmol/L NaCl处理间开始呈现差异,其中,胁迫后第12、18、24和30天,500 mmol/L NaCl处理的叶片质膜透性分别比300 mmol/L NaCl处理高出42.99%、31.76%、20.25%和12.23%,表明随着盐胁迫时间的延长,黑果枸杞叶片质膜透性在低盐与对照、高盐与中盐之间呈现差异。

随着盐胁迫时间的延长,对照叶片的相对电导率变化不显著,而NaCl溶液处理的叶片相对电导率总体表现出逐渐增加的趋势,其中第30天,100 mmol/L、200 mmol/L、300 mmol/L、400 mmol/L和500 mmol/L NaCl胁迫下叶片相对电导率都比胁迫第6天的高,说明黑果枸杞叶片的细胞质膜透性随胁迫时间的不断延长而增大,且高盐胁迫下黑果枸杞叶片质膜伤害率随时间的积累幅度较低盐胁迫下大。表明在盐胁迫下,黑果枸杞叶片伤害程度不仅与盐胁迫浓度有关,还与胁迫时间相关。

从黑果枸杞生长过程中受盐害的情况看,其受害程度与叶片质膜透性关系密切。对照、100 mmol/L、200 mmol/L NaCl处理的黑果枸杞幼苗在整个试验过程中均无异常症状;300 mmol/L NaCl处理的黑果枸杞幼苗在第18天前生长正常,但从第18天后叶片开始出现轻微失绿症状,第24天时有2株失绿,第30天时有3株发生萎蔫;400 mmol/L NaCl

处理的黑果枸杞幼苗在第18天时有2株出现失绿,第24天时3株萎蔫,第30天时有4株发生落叶;500 mmol/L NaCl处理的黑果枸杞幼苗在第12天时有3株发生失绿,第18天时已有5株叶片发生萎蔫,第30天时有4株叶片发生严重脱落,其中3株死亡。这一研究同姜霞等(2012)研究结果一致。

王恩军等(2014)研究认为,随着中性盐处理浓度的增大,黑果枸杞相对电导率不断增大,但几个浓度下没有达到显著差异,在中性盐浓度为25 mmol/L时幼苗受害质膜破坏。在碱性盐胁迫下随着盐浓度梯度增高,相对电导率显著差异性增高,说明黑果枸杞对碱性盐的耐受程度强于中性盐,黑果枸杞适宜在碱性盐土壤生着。

王桔红等(2012)研究中NaCl胁迫和以上观点类同,但在$MgSO_4$胁迫中黑果枸杞幼苗相对电导率先升后降的倒"V"字情况(图5-3-1),说明了幼苗相对电导率因盐种类不同而呈现不同趋势。引起导电率先升后降的原因可能是SOD活性提高,加速自由基清除,减轻了对膜的伤害引起的。

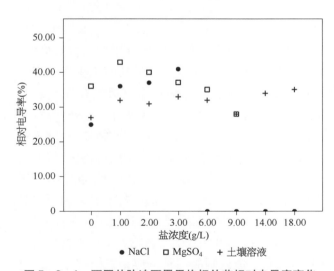

图5-3-1 不同盐胁迫下黑果枸杞幼苗相对电导率变化

2. 丙二醛含量变化 · 丙二醛(MDA)是膜质过氧化反应的最终产物,MDA升高则说明生物膜受伤害程度加重,用MDA来表示细胞膜受伤害的程度与对逆境条件反应的强弱。王龙强等(2011)研究认为在胁迫初期的第6天,与对照($3.284\ \mu mol/g$)相比,100 mmol/L、200 mmol/L、300 mmol/L、400 mmol/L和500 mmol/L NaCl处理的丙二醛(MDA)含量依次增加,其中100 mmol/L与对照、

500 mmol/L 与 400 mmol/L NaCl 处理相比增幅较大,各处理间达到显著差异,表明 NaCl 溶液浓度越高,黑果枸杞叶片中积累的膜脂过氧化产物越高。与胁迫后第 64 天的变化趋势类似,在胁迫后第 12、18、24 和 30 天,各处理叶片中的丙二醛(MDA)含量较对照均有不同幅度的增加,并随盐浓度升高总体呈逐渐递增的规律。但是,在胁迫第 18 和 24 天,200 mmol/L 与 300 mmol/L NaCl 处理间无显著差异,而与 400 mmol/L、500 mmol/L NaCl 处理间差异显著。

与相对电导率的变化规律一致,对照叶片中的丙二醛(MDA)含量在黑果枸杞幼苗生长过程中变化不显著,而经盐胁迫的各处理随胁迫时间的延长叶片中的丙二醛(MDA)含量呈逐渐上升态势,其中在胁迫初期(12 日前)和胁迫后期(24 日后)为两个急速上升期,胁迫中期(12~24 日)增幅较为平缓。另外,胁迫第 30 天与胁迫第 6 天相比,100 mmol/L、200 mmol/L、300 mmol/L、400 mmol/L 和 500 mmol/L NaCl 处理叶片中的丙二醛(MDA)含量分别增加了 77.23%、71.09%、67.06%、98.60% 和 113.19%,说明随盐胁迫时间的延长,与低浓度盐处理相比,高浓度盐处理下黑果枸杞幼苗叶片中丙二醛(MDA)积累的幅度较大,植物体质膜受到的累积伤害程度也越大。丙二醛含量与细胞质膜透性存在显著相关。王恩军等(2014)的研究结果与王龙强一致,丙二醛(MDA)是质膜过氧化作用的产物之一,其含量可表示膜质过氧化作用的程度,即细胞膜受伤害的程度,可以反映植物遭受逆境伤害的程度。随着浓度的增加,NaCl 和 Na_2CO_3 两种盐都表现为丙二醛含量逐渐增大,且每个处理间都达到了显著性差异。这表明中性盐和碱性盐确实影响到了黑果枸杞幼苗的生长,是生理机制的一种响应。王桔红(2012)也有黑果枸杞丙二醛含量随着盐浓度增大呈上升趋势的一致报道。当溶液浓度<3 g/L,胁迫程度明显增大,其效应依次为 NaCl>$MgSO_4$>土壤溶液。

杨万鹏等(2019a)研究与上述观点不一致,黑果枸杞在不同浓度 NaCl 处理下,丙二醛(MDA)随 NaCl 浓度的增大表现为显著减小的趋势,随时间延长,30 日整个趋势还是减小。实验中丙二醛(MDA)变化说明黑果枸杞虽然受到 NaCl 胁迫细胞受了伤害,电解质外渗,但丙二醛(MDA)不升高反而减少,说明细胞膜受伤害程度轻微,这是由于细胞内渗透调节和抗氧化酶的作用,使得细胞膜在盐环境下受到伤害减弱的原因。张荣梅等(2017)研究也表明随着处理质量分数增加及处理时间延长,丙二醛(MDA)含量不断下降,这也说明盐胁迫下黑果枸杞幼苗和一年、二年生植株叶丙二醛(MDA)生理变化不相同的原因。

3. **脯氨酸含量变化** · 王龙强等(2011)研究认为在胁迫第 6 天,与对照相比,除 100 mmol/L NaCl 处理增加幅度较小外,其他盐处理中的脯氨酸含量均有较大幅度的增加。300 mmol/L、400 mmol/L 和 500 mmol/L 浓度的 NaCl 处理间差异不显著,但与其他处理间差异达到显著水平,表明在盐胁迫初期,随着 NaCl 浓度的增加,黑果枸杞叶片中会积聚大量的有机大分子物质脯氨酸,以适应盐逆境条件,来缓解盐浓度过高对植物体本身造成的伤害。另外,当盐浓度达到 300 mmol/L 后,黑果枸杞叶片内脯氨酸含量不再上升,呈明显钝化态势。在胁迫后第 12 天,100 mmol/L NaCl 处理与对照之间差异仍不显著,500 mmol/L NaCl 处理叶片脯氨酸含量最高,比 300 mmol/L、400 mmol/L 浓度的 NaCl 处理分别高出 46.48% 和 35.72%,且达到显著水平。在胁迫第 18、24 和 30 天,各处理叶片中的脯氨酸含量均表现出随盐浓度升高而增加,且在高浓度胁迫下急剧增加的相似趋势。

在无盐胁迫的情况下,叶片中的脯氨酸含量随着时间的延长呈现出先增加后下降再增加的"N"型走势,且变化不大。在 NaCl 胁迫下,各处理叶片中的脯氨酸含量随着胁迫时间的延长表现出先逐渐累积后下降的倒"V"型趋势,但总体还是呈现增加态势。与胁迫初期第 6 天相比,胁迫第 30 天后的各盐处理叶片中的脯氨酸含量都有所增加,说明随着盐胁迫时间的延长,黑果枸杞各处理中的脯氨酸含量均比胁迫初期大幅增加,以适应长期盐渍逆境条件。杨万鹏等(2019a)研究有不同的脯氨酸增长趋势,实验用一年生苗以不同 NaCl 浓度胁迫,随着 NaCl 浓度加大,时间延长,脯氨酸则不断增大,总体为增大趋势,不形成倒"V"型趋势,但总体还是增高趋势,幼苗和一年生苗脯氨酸含量变化趋向一致。

4. **可溶性糖与蛋白含量变化** · 王龙强等(2011)研究认为在胁迫后第 6 天,与对照(8.31 mg/g)

相比，100 mmol/L、200 mmol/L 和 300 mmol/L NaCl 处理中的可溶性糖含量均出现下降，而 400 mmol/L、500 mmol/L NaCl 处理中的可溶性糖含量为上升趋势，即随盐浓度的增加黑果枸杞叶片可溶性糖含量呈现先下降后上升的"V"型态势，说明在盐胁迫初期，低浓度 NaCl 溶液抑制了黑果枸杞叶片中可溶性糖含量的积累，而高浓度 NaCl 溶液却使可溶性糖含量增加，以缓解过多的盐分对植物体造成的伤害。

在无盐胁迫的情况下，叶片中的可溶性糖含量随时间的延长而小幅增加，与胁迫初期第 6 天相比，第 12、18、24 和 30 天的可溶性糖平均含量都有所增加。而在盐胁迫下，随着胁迫时间的增加，各处理叶片中的可溶性糖含量的变化呈现倒"V"型走势，其中，在胁迫第 18 天，各盐处理叶片中的可溶性糖含量均达到最大值，说明在高浓度的盐胁迫下，随着时间的增加，黑果枸杞叶片中可溶性糖的积累比低浓度盐胁迫下更显著，以适应外界环境带来的伤害。

低浓度的 NaCl 溶液抑制了黑果枸杞叶片中可溶性糖含量的积累，而高浓度的 NaCl 溶液却使可溶性糖含量增加，且随着胁迫时间的增加，各处理叶片中的可溶性糖含量的变化呈现倒"V"型走势，这可能是因为黑果枸杞在胁迫初期，细胞受到伤害较大，便迅速积累有机物质可溶性糖进行渗透调节，但后期植物体逐渐适应了盐胁迫逆境，耐盐能力增强，可溶性糖的积累有所下降。

王恩军（2014）研究指出 NaCl、NaCO₃ 在两种盐胁迫下，黑果枸杞幼苗组织中可溶性蛋白质的含量都随着处理浓度的增加呈现先增加后减小的趋势，且各处理浓度之间都达到了显著性差异。在 NaCl 浓度为 0～100 mmol/L 的范围内，幼苗中可溶性蛋白质含量逐渐增加，并在浓度为 100 mmol/L 达到最大值，当浓度超过 100 mmol/L 并逐渐增大时，可溶性蛋白含量呈下降趋势；在 Na_2CO_3 浓度为 0～2.5 mmol/L 的范围内，幼苗中可溶性蛋白含量逐渐增加，并在 2.5 mmol/L 达到最大值，当浓度＞2.5 mmol/L 时可溶性蛋白含量呈下降趋势。在盐胁迫下，植物体可以通过渗透调节物质的积累来缓解盐胁迫对植物的伤害。可溶性糖和可溶性蛋白质均在渗透调节中发挥着重要作用。姜霞等（2012）研究结果表明，黑果枸杞幼苗叶片中的可溶性糖含量在不同 NaCl 浓度下变化不大，可溶性蛋白质含量在第 7 天时明显上升，在第 14 天时才有所下降；而根中的可溶性糖含量在第 7 天即开始下降，可溶性蛋白含量在第 7 天时变化不明显，在第 14 天时亦开始下降。由此可见，在盐胁迫下黑果枸杞叶片具有较强的积累渗透调节物质的能力，从而保护叶片免受由盐胁迫所导致的渗透伤害。

张荣梅等（2017）以黑果枸杞叶片为材料，研究结论和黑果枸杞幼苗有一致的结论。实验证明渗透调节物质的积累是植物体缓解盐胁迫对其伤害的一种自我调节的方式，可溶性蛋白质和可溶性糖在渗透调节中也发挥着重要作用，可溶性蛋白的高浓度可维持细胞的低渗透势，进而抵抗逆境下带来的胁迫，研究中可溶性蛋白的含量是先增后降的，在盐胁迫的 14 日后 NaCl 质量分数为 0.8% 和 1.2% 时都达到最大值，在胁迫的 21 日后开始下降。可溶性糖的含量是先增后降然后再较小幅度增加的，在盐胁迫的 7 日和 14 日后，质量分数为 0.4% 和胁迫的 21 日后，质量分数为 0.8% 达到最大。可溶性糖作为植物抵抗逆境胁迫的主要调节物之一，其含量在盐胁迫的 7 日后，NaCl 质量分数为 1.6% 时达到最大而随着胁迫时间的延长又呈下降趋势，表明具有抗盐性的黑果枸杞 2 年生的苗子比幼苗有更好的适应。杨万鹏等（2019a）的研究也是一致的观点，15～30 日处理下或 30 日，NaCl 浓度低于 200 mmol/L 时可溶性糖含量显著高于 CK，有助于维持细胞膜碳架的稳点性；而随着盐浓度的继续升高，可溶性糖则有下降的趋势，可能是由于细胞内叶绿素含量下降，光合作用减弱，合成产物减少，同时黑果枸杞在高浓度 NaCl 处理下需要进行渗透调节而耗费了大量的能量（徐云岭等，1990），因此可溶性糖呈下降趋势。但可溶性糖含量在 30 日处理下明显低于 15 日，这是由于植株受到盐胁迫的加重。可溶性蛋白含量在 NaCl 浓度低于 200 mmol/L 下高于对照组（CK），可能是由于盐胁迫刺激了黑果枸杞中可溶性蛋白的合成，进而抵抗渗透胁迫，当 NaCl 浓度高于 200 mmol/L 时，可溶性蛋白含量有下降的趋势，可能因为高浓度的 NaCl 抑制了可溶性蛋白的合成。

5. 对过氧化物酶活性的影响·生物体内过氧化物歧化酶（SOD）、过氧化物氢酶（CAT）和过氧化物酶（POD）是起到保护性作用的酶，担负着清除生物自由基的重要功能,过氧化物歧化酶(SOD)可以将 O_2^- 转化为 H_2O_2,而过氧化物氢酶(CAT)和过氧化物酶(POD)可以将 H_2O_2 进一步清除产生 H_2O,三者在共同作用下能使自由基处于一个较低的含量,从而避免膜伤害,保护细胞。张荣梅(2017)研究 NaCl 质量分数为 0.4%、0.8%、1.2%、1.6%胁迫下黑果枸杞叶片过氧化物酶活性的影响,结果认为黑果枸杞幼苗叶片组织中 CAT 和过氧化物歧化酶(SOD)酶活性随处理质量分数的增大呈先升后降的现象。而过氧化物酶(POD)呈下降趋势,升降幅度不一,与对照相比,过氧化物酶(POD)在 NaCl 质量分数为 1.2%时降幅达到最大,随着处理时间的延长其值下降了 45%、32%和 39%;过氧化物氢酶(CAT)和过氧化物歧化酶(SOD)在 NaCl 质量分数为 1.2%时升高幅度最大,分别为 78%、56%、89%和 59%、44%、30%。结果表明植物通过提高其自身的 CAT 和过氧化物歧化酶(SOD)活性来抵抗逆境对其造成的伤害。

研究中,随着盐质量分数的增加,过氧化物歧化酶(SOD)和过氧化物氢酶(CAT)的酶活性先升高后下降,且随着处理时间的延长总体呈增加趋势,在 NaCl 质量分数为 1.2%时达到最大,说明在盐胁迫下黑果枸杞主要通过过氧化物歧化酶(SOD)和过氧化物氢酶(CAT)的协同作用来消除氧自由基和活性,进而减轻受害程度,但也随着盐质量分数超过 1.2%时,对黑果枸杞造成的伤害越来越重,这两种酶都无法再保持较高的活性,也就无法再通过这两种酶来保护植物受到盐胁迫的伤害。而作为重要保护酶之一的过氧化物酶(POD),研究中随着处理质量分数及处理时间的变化是下降的,可能受到了盐胁迫的抑制,与姜霞等(2012)的研究是一致的,其研究认为,在正常生理条件下,植物体内活性氧的产生和清除处于动态平衡,这是由于植物在长期进化过程中形成了一套行之有效的抗氧化保护系统,包括酶促系统和非酶促系统。酶促系统由过氧化物酶(POD)、APX 等抗氧化酶组成,而非酶促系统则包括 AsA、GSH 等小分子有机物。过氧化物酶(POD)在植物体内主要有两方面的作用,一方面在植物的生长、发育过程中起作用,另一方面则与清除 H_2O_2 有关,是植物保护酶系的重要保护酶之一。研究中黑界枸杞不同器官中过氧化物酶(POD)的

活性在盐胁迫下均随胁迫时间的延长而出现了不同程度的下降,这可能与盐胁迫下黑果枸杞的生长受到抑制有关。综上分析可得出,过氧化物歧化酶(SOD)和过氧化物氢酶(CAT)是黑果枸杞在受到盐胁迫时抵御盐害起重要作用的酶。

与张荣梅一致的报道还有杨万鹏等(2019a)的研究结论,随着 NaCl 浓度的增大过氧化物歧化酶(SOD)和过氧化物氢酶(CAT)活性表现为先上升后下降,随着时间的延长过氧化物歧化酶(SOD)和过氧化物氢酶(CAT)活性均为增大的趋势,而过氧化物酶(POD)则呈下降的趋势。这与张荣梅(2017)研究过氧化物歧化酶(SOD)、过氧化物酶(POD)和过氧化物氢酶(CAT)活性在黑果枸杞受盐胁迫时的变化相一致。这是由于黑果枸杞在受到高浓度的盐胁迫时活性氧积累过多,膜脂过氧化作用破坏细胞膜的稳定性导致过氧化物歧化酶(SOD)和过氧化物氢酶(CAT)活性降低,然而若要维持活性氧的代谢平衡,保护膜结构则需要过氧化物歧化酶(SOD)、过氧化物酶(POD)和过氧化物氢酶(CAT)的协同作用。

6. 对植株体内 Na^+ 与 K^+ 的影响·杨万鹏等(2019a)以青海格尔木一年生黑果枸杞苗为材料,设计 0 mmol/L、50 mmol/L、100 mmol/L、150 mmol/L、200 mmol/L、250 mmol/L 的 NaOH 梯度溶液,胁迫测定黑果枸杞 Na^+ 与 K^+ 的响应,结果证明在不同浓度 NaCl 处理 15 日和 30 日下,黑果枸杞根、茎、叶中 Na^+ 含量均受到显著的影响,且各器官中 Na^+ 含量为叶>茎>根。随着 NaCl 浓度的增大,各器官中 Na^+ 的变化并不相同,但总体呈上升趋势。当 NaCl 处理 15 日时,叶片中 Na^+ 含量在 NaCl 浓度为 200 mmol/L 时最大,比对照高出 98%;茎中 Na^+ 含量在 NaCl 浓度为 100 mmol/L 时最大,高出对照 96%;根中 Na^+ 含量在 NaCl 浓度为 250 mmol/L 时最大,比对照高 23%;当 NaCl 处理 30 日时,同样存在根、茎、叶中 Na^+ 含量变化不尽相同,但表现出根的上升速率低于茎和叶中 Na^+ 含量的上升速率。而 NaCl 处理 15 日与 30 日间各器官中 Na^+ 含量差异并不明显。

随着 NaCl 处理浓度的升高及时间的延长,NaCl 处理对黑果枸杞根、茎、叶中 K^+ 含量影响均显著,且各器官中 K^+ 含量为叶>茎>根。在 NaCl

处理 15 日时,叶片中 K^+ 含量在 100 mmol/L 后有显著的上升趋势;茎中 K^+ 含量除 250 mmol/L 其余各浓度梯度下 K^+ 含量与对照相比变化不明显,而 NaCl 在 250 mmol/L 时茎中 K^+ 含量是对照的 1.4 倍;根中 K^+ 含量则表现出先上升后下降的显著趋势,但各浓度下 K^+ 含量均大于对照。在 NaCl 处理 30 日时,随着 NaCl 浓度的升高,叶片中 K^+ 含量在 150 mmol/L 后有显著的下降趋势,在 250 mmol/L 时表现为最小值;茎中 K^+ 含量则是先升后降,但 NaCl 各浓度梯度下 K^+ 含量均大于对照;根中除 NaCl 浓度为 50 mmol/L 下 K^+ 含量小于对照外,其余各浓度梯度下 K^+ 含量也均大于对照。NaCl 处理 15 日与 30 日相比,叶片中 K^+ 含量变化不同,处理 30 日下 K^+ 含量有下降的趋势;而茎、根中 K^+ 含量变化大致相同,相比对照均呈上升趋势。造成这种现象的原因可能是 NaCl 处理影响了黑果枸杞各器官内正常对 Na^+、K^+ 的吸收、贮存和运输的途径。

结果表明在不同浓度 NaCl 处理 15 日和 30 日下,黑果枸杞根、茎、叶中 Na^+ 和 K^+ 含量均受到显著的影响,且各器官中 Na^+ 和 K^+ 含量均表现为叶>茎>根;在 NaCl 处理 30 日下,叶和茎中 Na^+ 含量>随着 NaCl 浓度的上升逐渐增大,而 K^+ 含量则有下降的趋势,根中 Na^+ 和 K^+ 含量变化则无规律。

在盐胁迫下,植物吸收和积累的无机盐离子种类较多,主要有 Na^+、K^+、Ca^{2+}、Mg^{2+}、Si^{4+}、Cl^-、NO_3^{2-}、SO_4^{2-}、$H_2PO_4^-$ 等,其中研究较多的是 Na^+、K^+、Ca^{2+}、Mg^{2+}、Cl^- 等 5 种离子。盐生植物从外界环境中吸收无机盐离子一方面可提高细胞渗透压,降低细胞内水势,另一方面进入根细胞的盐离子又相对降低了根-土壤界面中局部的盐浓度,改善了外界水胁迫的不利环境,更有利于根细胞吸水。

有些植物主要从盐环境中吸收 Na^+ 和 Cl^- 作为渗透调节剂。Na^+ 是许多盐生植物生长必需的元素之一,在无 Na^+ 的情况下,有些盐生植物不能正常生长,这是因为 Na^+ 具有调节植物渗透压和影响植物水分平衡与细胞伸展的作用,而 Cl^- 也可缓解外界盐逆境引起的渗透胁迫,并在一定范围内增加干物质积累,激发根系质膜和液泡膜 $H^+-ATPase$ 活

性,以降低膜伤害。有研究发现荒漠植物在盐胁迫下,植物体维持正常的矿质离子与 Na^+ 比值是其耐盐能力的一种生理表现,尤其是将 K^+/Na^+ 比值作为衡量植物耐盐性的一种指标得到广泛认可。在盐胁迫下,高羊茅各组织中的离子比值(K^+/Na^+、Ca^{2+}/Na^+、Mg^{2+}/Na^+)随盐浓度增加而下降,可将 K^+/Na^+ 作为高羊茅幼苗耐盐鉴定的一个指标;罗布麻在受到盐胁迫时,其根、茎、叶中 K^+/Na^+、Ca^{2+}/Na^+、Mg^{2+}/Na^+ 比值降低,植株选择性吸收和运输 K^+、Ca^{2+} 的能力显著提高;自然盐生境中,梭梭和怪柳组织中的 K^+/Na^+ 较低,这可能与 Na^+ 区域化至液泡中有关;在小冰麦上的研究结果显示,相同浓度的碱胁迫及其 pH 环境比盐胁迫更易造成 K^+/Na^+ 的下降物(王龙强,2011)。

7. **对叶片水分的影响** · 植物叶片组织中的束缚水和自由水的含量与植物的抗性、生长有着密切关系。张荣梅(2017)研究中黑果枸杞叶片在处理 21 日后,NaCl 质量分数为 1.6% 时其自由水和束缚水含量下降达到最大,表明盐胁迫对其造成的伤害达到最大,相应地,其含水量和相对含水量亦在处理 21 日后,NaCl 质量分数为 1.6% 时,达到下降幅度的最大,均表明黑果枸杞在 NaCl 质量分数为 1.6% 时受胁迫的程度最大,同时表明其耐盐胁迫能力较强,同王龙强等(2011)的研究结果一致,结论可以作为黑果枸杞在幼苗时的抗盐性评价的参考。

杨万鹏等(2019a)研究认为黑果枸杞叶片含水量(LWC)、自由水(FW)及束缚水(BW)是反映其生理特性的指标,LWC 和 FW 及 BW 可以反映植物组织水分状况,是植物正常生理活动的重要因素。研究认为,黑果枸杞长时间生存在聚盐土壤的环境下,中浓度的 NaCl 促进了其 LWC 的增大,而 FW 和 BW 受到的影响并不明显,表明黑果枸杞可在适宜盐浓度的土壤中生存,且不影响其正常的生理代谢活动,细胞内水分存在状态相对稳定,与以往的研究相一致。

8. **植株生长量、生物量及盐害症状影响** · 杨万鹏等(2019a)以格尔木 1 年生黑果枸杞苗为实验材料,用不同浓度 NaCl 溶液处理,并设置短期(15 日)与长期(30 日)两个时间段,对 NaCl 处理下黑果枸杞的生长、生理指标响应及矿质元素变化进行研究。结果表明黑果枸杞在 NaCl 处理下株高、地径相对

生长量随 NaCl 浓度的增大而表现出先减后增再减的趋势。当 NaCl 浓度为 150 mmol/L 时,株高相对生长量在处理 15 日和 30 日时,与对照相比显著增加,而在高浓度(250 mol/L)下,株高相对生长量在处理 15 日和 30 日时,与对照相比显著降低,而 30 日处理相比 15 日处理各浓度下株高相对生长量均有所减小;地径相对生长量分别在处理 15 日和 30 日时,均在 NaCl 浓度为 150 mmol/L 下增长幅度较显著,相比 CK 分别增长了 22% 和 13%,而在 NaCl 浓度为 250 mmol/L 时下降幅度最明显,但 30 日处理相比 15 日处理各浓度下地径相对生长量均有所减小。实验中测其生物量,根、茎、叶的生物量均随 NaCl 浓度的增大而表现出先增大后减小的趋势。当 NaCl 浓度为 150 mmol/L 时,其根、茎和叶的生物量均达到最大值,其中 NaCl 浓度在 250 mmol/L 下,叶和茎的生物量相比 CK 显著减小或差异不显著,而根的生物量却显著大于 CK。实验证明 NaCl 处理 15 日或 30 日,均表现出 NaCl 浓度为 150 mmol/L 时促进黑果枸杞株高、地径和生物量的增加,而随着 NaCl 浓度的增大(大于 150 mmol/L)表现出对黑果枸杞地上部分生长产生抑制作用。当黑果枸杞受到低浓度 NaCl 刺激时,激发了细胞内渗透调节反应,使光合产生的能量用于储备渗透调节物,而非用于其营养生长。在 NaCl 浓度为 150 mmol/L 时,促进了株高、地径相对生长量及各器官生物量的增长,随着 NaCl 浓度的增大(大于 150 mmol/L)表现出对黑果枸杞地上部分生长的抑制,而促进了地下部分的生长,这是由于高盐浓度周围土壤水势低(王龙强,2011),植物根系很难吸收到有效水分,植物为了吸收足够的水分,根系会向下生长以便吸收水分来满足自身生长需求。

(三)盐胁迫对黑果枸杞生理指标影响

通过对黑果枸杞和宁夏枸杞同属不同种植物在相同盐胁迫条件下叶片含水量、叶绿素含量、质膜透性、丙二醛(MDA)含量比较,根据生理指标变化,评价耐盐强弱。王龙强等(2011)研究认为在盐胁迫下,植物的生长及光合作用受到一定程度的影响,轻度盐胁迫增加了枸杞属 2 种植物的叶片相对含水量,而随着盐胁迫程度的加重,叶片相对含水量迅速下降且显著低于对照。同时,在对照组及盐处理组,

黑果枸杞叶片相对含水量显著高于宁夏枸杞。说明低盐可促进黑果枸杞和宁夏枸杞叶片相对含水量的增加,是枸杞属幼苗对盐胁迫的一种适应性表现,而高盐下其含量降低。叶绿体是盐胁迫下最敏感的细胞器之一。在盐胁迫下叶绿素含量下降,但也有研究认为低浓度 NaCl 胁迫可提高植物叶绿素含量,高浓度则使其含量下降。试验中盐处理组中枸杞属 2 种植物叶片叶绿体各光合含量逐渐上升,但在中、高盐胁迫下,黑果枸杞各器官中的丙二醛含量显著低于同浓度胁迫下的宁夏枸杞,说明在盐胁迫下黑果枸杞体内积累的膜脂过氧化产物比宁夏枸杞少,因而受到的伤害小。

在盐胁迫下,植物会在其体内积累大量的有机相容性物质作为渗透调节剂和渗透保护剂以适应逆境条件。其中,脯氨酸作为盐胁迫环境条件下的有机溶质受到广泛关注,而可溶性糖也是一种较重要的有机渗透调节剂,对细胞膜和原生质胶体有稳定作用。试验表明在对照组及盐处理组,黑果枸杞和宁夏枸杞脯氨酸和可溶性糖含量在各器官中的分布规律为根>茎>叶,与丙二醛的分布正好相反,说明在盐胁迫下,有机渗透物质优先在地下部分积累,并利用其高含量缓解了盐分对根部的直接伤害。同时,盐处理组中 2 种植物各器官中的脯氨酸和可溶性糖含量均高于对照,且随着盐胁迫浓度的增加,黑果枸杞和宁夏枸杞叶片中的脯氨酸和可溶性糖含量呈逐渐增加趋势,这有利于提高植物细胞渗透压,降低水势,使外界水分进入叶片组织,维持正常生命代谢。其中,脯氨酸可能是由于盐逆境引起脱落酸(ABA)合成和积累并介导而产生,大量分布在细胞质基质中,以调节细胞基质渗透压和液泡渗透压之间的平衡。另外,在对照组及盐处理组,黑果枸杞叶片中积累的脯氨酸和可溶性糖含量均显著低于宁夏枸杞,而茎及根中的含量却显著高于宁夏枸杞。有研究表明,植物叶片中的脯氨酸含量可作为植株耐盐能力的反向指标,即叶片中脯氨酸含量越高,其个体耐盐能力越差。也就是说,在相同盐浓度下,黑果枸杞叶片中积累的脯氨酸含量较宁夏枸杞少,其耐盐能力也较强。通过盐胁迫环境下叶片含水量、叶绿素色素、质膜伤害程度、膜脂过氧化产物及 2 种有机溶质的积累特点,可以得出,黑果枸杞比宁夏枸杞具有更强的耐盐能力。

通过新疆主栽品种黑果枸杞和宁杞号进行盐（NaCl、Na₂CO₃）胁迫处理，测定其叶片和枝条相关生理指标变化来评价黑果枸杞1号和宁夏枸杞7号耐盐性，以期为盐碱荒沙地利用与栽培提供依据，齐延巧（2017）研究结论证明，两种枸杞在 NaCl 和 NaCO₃ 处理后，对株高、基径、光合速率（P_n）、气孔导度（G_s）、胞间 CO_2 浓度（C_i）、初始荧光（F_o）、光化学猝灭系数（q_P）、实际光化学效率和总叶绿素（Chl a+b）有显著影响；NaCl 胁迫后"黑杞1号"和"宁杞7号"幼苗的生长量，光合速率分别在 1.3 mol/L 和 1.2 mol/L 时达到最高值，在 1.5 mol/L 时，达到耐盐极限值，Na₂CO₃ 胁迫后，"黑杞1号"和"宁杞7号"幼苗的生长量、光合速率在 0.1 mol/L 时达到最高值，在 0.4 mol/L 和 0.5 mol/L 时达到耐盐极限值。

两种枸杞在 NaCl 和 Na₂CO₃ 处理后，叶片厚度、栅栏组织厚度、海绵组织厚度、主脉直径和维管束直径变化明显，可作为评价枸杞组织结构对盐分响应的主要指标，但两种盐对枸杞叶片组织结构的影响也存在差异，"黑杞1号"叶片各组织结构分别在 1.3 mol/L NaCl 和 0.2 mol/L Na₂CO₃ 时达到耐盐阈值，"宁杞7号"叶片各组织结构分别在 1.0 mol/L NaCl 和 0.1 mol/L Na₂CO₃ 时达到耐盐阈值。两种枸杞在 NaCl 和 Na₂CO₃ 处理后，MDA、脯氨酸、可溶性糖和SOD酶活性表现较敏感，可作为评价枸杞耐盐性的主要指标"黑杞1号"和"宁杞7号"受到 NaCl 胁迫后，盐浓度在 1.2 mol/L 和 1.0 mol/L，枸杞幼苗达到耐盐阈值，在 1.5 mol/L 时达到耐盐极限值，Na₂CO₃ 胁迫后，盐浓度在 0.2 mol/L 和 0.1 mol/L 幼苗达到耐盐阈值，在 0.5 mol/L 和 0.4 mol/L 达到耐盐极限值。两种枸杞"黑杞1号"和"宁杞7号"在 NaCl 处理后，耐盐阈值分别为 1.2 mol/L 和 1.0 mol/L，耐盐极限值为 1.5 mol/L；在 Na₂CO₃ 处理后，耐盐阈值分别为 0.2 mol/L 和 0.1 mol/L，耐盐极限值分别为 0.5 mol/L 和 0.4 mol/L。相比 NaCl 处理，Na₂CO₃ 处理对枸杞幼苗影响更大，且对"宁杞7号"的影响大于"黑杞1号"。"黑杞1号"耐盐能力大于"宁杞7号"。

以上实验结果证明，盐胁迫对黑果枸杞和红枸杞株高、基径、叶片形状及含水量、叶绿素含量、质膜通透性、丙二醛含量都会造成一定影响，其中黑果枸杞耐盐能力要强于宁夏枸杞，这一点也黑果枸杞与红枸杞野生分布与种植规模上得到验证，黑果枸杞主要分布于青海柴达木和新疆各地，这些地区盐渍化土壤分布黑果枸杞较多。这也是黑果枸杞成为防风固沙，治理干旱盐碱荒漠，恢复生态建设的主要经济树种的科学道理所在。

（四）外源物质对耐盐黑果枸杞生理影响

以盐生黑果枸杞为研究对象，近十年许多研究者探讨了外源物质对盐生黑果枸杞种子或幼苗的生理影响，取得了外源物质钼、钙、甜菜碱、硅等缓解改善盐胁迫的结论与成果，对黑果枸杞缓解盐胁迫灾害，科学育种育苗与种植提供了科学的参考依据。

1. 外源钼缓解盐胁迫作用·王洪斌等（2019）研究在 300 mmol/L NaCl 胁迫下，研究不同浓度钼（0.5 μmol/L、1.0 μmol/L、2.0 μmol/L 和 4.0 μmol/L）对黑果枸杞幼苗生理特性的影响。证明施钼能显著提高黑果枸杞幼苗叶片中各项生长指标，有效缓解盐胁迫对其生长的抑制作用；施钼能显著提高黑果枸杞幼苗可溶性糖和脯氨酸的含量，调节渗透压，保护膜的稳定性；施钼显著提高黑果枸杞幼苗超氧化物歧化酶（SOD）、过氧化物酶（POD）和过氧化氢酶（CAT）活性，增强幼苗清除活性氧的能力，从而有效降低了幼苗体内 H_2O_2 和丙二醛的含量，保护质膜免受氧化的损伤。

盐胁迫条件下，植物生长产生一定的限制作用，施钼可显著促进黑果枸杞幼苗生长和提高各种光合色素含量，从而提高幼苗的光合作用能力，黑果枸杞属根藻类植物，根系发达，幼苗根系施钼后促进其生长与营养吸收能力。施钼还能大幅度提高幼苗叶片中可溶性糖和脯氨酸含量，维持细胞渗透压，增强其渗透调节能力，增强植株对逆境的适应性。此外，施钼能有效降低盐胁迫下黑果枸杞幼苗叶片中 H_2O_2 和丙二醛（MDA）的含量，显著提高抗氧化酶（SOD、POD、CAT）活性，使幼苗抗氧化能力大幅度提升，有效缓解了氧化造成的伤害。且在整个试验期，均显示出适宜浓度钼水平对黑果枸杞幼苗各项生理指标促进效果最佳，显著增强其抗盐性。

2. 外源甜菜碱改善盐胁迫作用·甜菜碱作为一种非毒性的渗透调节物质，主要分布于植物叶绿体和细胞质中,在叶绿体中合成,当植物受到环境胁迫时细胞内能够积累从而降低渗透势,同时,甜菜碱还能作为保护物质维持生物大分子的结构和完整性,维持植物正常的生理功能和代谢活动。近年来的研究表明,甜菜碱作为渗透调节剂,可促进植物的生长并能提高植物的抗盐性。如赵博生等(2001)指出在盐胁迫条件下,甜菜碱有利于植物对光能的捕获和转换,明显促进植物生长,降低盐胁迫对植物的抑制作用。谈建中等(2005)发现,叶面喷施甜菜碱可有效缓解盐胁迫对桑树(Morus alba)生长的抑制,从而提高其抗盐性。在盐胁迫环境下,甜菜碱除了作为渗透调节剂发挥渗透调节作用以外,还具有其他的生理功能,如不同程度地提高植物细胞内超氧化物歧化酶和过氧化物酶等细胞保护酶的活性,降低活性氧自由基对质膜的伤害和膜脂过氧化作用水平,维持细胞质膜的稳定性和完整性。此外,甜菜碱还能在一定程度上限制植物幼苗对 Na^+、K^+、Cl^- 吸收,提高体内 K^+ 含量及向上运输效率,降低地上部分对 Na^+、K^+ 的选择性。

米永伟等(2012)研究表明,盐胁迫对黑果枸杞幼苗各生理指标都有显著影响。主要是细胞质膜透性、可溶性糖和脯氨酸含量主动积累增加,而叶绿素总量、Chl a/Chl b 和丙二醛(MDA)含量都极显著降低,且随着胁迫时间的延长各生理指标均变化显著。说明黑果枸杞幼苗在遭受盐胁迫后,光系统 II 活性降低,叶片光合能力下降,导致光能利用率和同化率受到抑制,促进了活性氧的生成和脂质过氧化,膜系统受损,质膜透性加大,从而影响了膜的正常生理功能。同时,细胞中积累了脯氨酸、甜菜碱、甘油、有机酸、可溶性糖等小分子有机物和多种无机盐离子,以维持较高细胞质渗透压,利于黑果枸杞幼苗在盐分环境下对水分的吸收,从而抵御外来干扰。而在 300 mmol/L NaCl 盐胁迫下对黑果枸杞幼苗直接施用甜菜碱后发现,外源甜菜碱能不同程度地降低对质膜的伤害和膜脂过氧化程度,维持细胞质膜的稳定性和完整性,表现在叶片相对电导率、膜伤害率和膜内不饱和脂肪酸的过氧化作用产物 MDA 含量的显著降低。另外,外源甜菜碱还促进幼苗体内游离脯氨酸和可溶性糖的进一步积累,从而提高细胞的渗透调节能力,减缓盐胁迫对黑果枸杞幼苗的伤害。说明盐胁迫下施用适宜浓度的甜菜碱可改善

黑果枸杞幼苗的耐盐能力和提高对盐胁迫逆境的适应性,促进其生长,为黑果枸杞的引种驯化种质资源的保护以及西北盐碱地的合理利用提供理论依据。

3. 外源硅缓解盐胁迫的作用·硅是植物生长的有益元素,沈慧等(2012)研究表明,盐胁迫下黑果枸杞叶片叶绿素总量增加,Chl a/Chl b 下降,而各加硅处理下叶绿素含量和 Chl a/Chl b 均显著增加,且中高浓度下增幅较大。另外,当盐胁迫处理及硅浓度为 0.5 mmol/L 和 1 mmol/L 处理下,随着处理时间的延长,黑果枸杞叶绿素总量和 Chl a/Chl b 均显著降低,但加硅处理下降幅度明显低于盐胁迫,而 4 mmol/L 和 8 mmol/L 处理下叶绿素总量和 Chl a/Chl b 则显著增加,有效缓解了盐胁迫对黑果枸杞叶绿体膜的伤害,提高了叶片光合能力。有研究报道,加硅可促进植物叶绿体对 K^+ 的吸收,减轻 Na^+ 的过度积累,提高抗坏血酸-谷胱甘肽(AsA-GSH)循环能力,这可能是加硅处理下黑果枸杞叶绿素含量增加、光合作用增强的主要原因。

盐胁迫下,植物最先接触到盐分并受到伤害的是细胞质质膜,并导致膜透性增大和膜脂过氧化,而膜脂过氧化产物对植物防御体系的破坏又再次加剧了膜脂过氧化作用。沈慧等(2012)研究外源硅尤其是高浓度硅处理下,黑果枸杞叶片质膜透性和丙二醛(MDA)含量较盐胁迫处理显著下降。同时,随着处理时间延长,黑果枸杞叶片质膜透性在硅浓度为 0.5 mmol/L、1 mmol/L 和 2 mmol/L 处理下变化不显著,4 mmol/L 和 8 mmol/L 处理下有所增加,但增幅小于盐胁迫处理;MDA 含量在硅浓度为 0.5 mmol/L 时略有增加,但比盐胁迫处理下 15.69% 的增幅要小,而 2 mmol/L、4 mmol/L 和 8 mmol/L 时丙二醛(MDA)含量显著下降。说明加硅处理可缓解盐胁迫对黑果枸杞叶片细胞质膜的伤害程度,且高浓度下效应更为明显,这有利于维持盐逆境中细胞膜的完整性,保证植物体内各种生理代谢的正常进行。这可能是因为沉积在叶片表面的硅减少了盐分从地下部向地上部的运输,增强了叶片消除自由基的能力,从而有效保护了叶片膜系统。

大量研究表明,在盐胁迫下,植物体会积累大量的渗透调节物质以适应逆境条件。其中,脯氨酸和可溶性糖是两种较重要的有机渗透调节剂和保护

剂。沈慧(2012)研究在盐胁迫下,黑果枸杞叶片中的脯氨酸和可溶性糖含量均显著增加,但相对而言,前者增加幅度较大,对盐害的敏感性较强。加入硅后,叶片中的脯氨酸和可溶性糖含量显著降低,且高浓度比低浓度缓解效应更为明显。另外,随处理时间延长,盐胁迫中脯氨酸和可溶性糖含量大幅增加,而硅处理中脯氨酸含量在小于 2 mmol/L 浓度时有所增加,但增幅小于盐胁迫处理,硅浓度为 4 mmol/L 和 8 mmol/L 时其含量略有下降,可溶性糖的增幅较盐胁迫处理小。表明外源硅可降低盐胁迫下黑果枸杞叶片脯氨酸和可溶性糖的积累,有可能是硅缓解黑果枸杞盐分伤害的一种生理响应机制。其中,硅引起脯氨酸含量的下降可能是因为硅减缓了植物体内脯氨酸产生的介导物质 ABA 的合成和积累,而具体的降解代谢机制需做进一步研究。

总之,外源硅处理下,黑果枸杞叶片叶绿素总量和 Chl a/Chl b 增加,质膜透性、丙二醛(MDA)、脯氨酸和可溶性糖含量下降,且其缓解效应随硅浓度增加和处理时间延长而更为明显。

4. 外源钙缓解盐胁迫作用 · 韩多红等(2014)通过测定盐胁迫下黑果枸杞种子在不同浓度的外源 $CaCl_2$ 处理后,发芽率(G_r)、发芽势(G_v)、发芽指数(G_i)、活力指数(V_i)和相对盐害率的变化,并对黑果枸杞幼苗的含水量、叶绿素量、可溶性蛋白质量、相对电导率、丙二醛量(MDA)和过氧化物酶(POD)的活性进行了测定。结果认为低浓度的 NaCl 处理,对黑果枸杞种子的萌发具有促进作用,高浓度的处理则有抑制作用。经不同浓度的 $CaCl_2$ 处理后,萌发指标均有所升高。随着 NaCl 处理浓度的增加,幼苗含水量、叶绿素量逐渐减少,丙二醛(MDA)、相对电导率呈增加趋势,可溶性蛋白质量和过氧化物酶(POD)活性均不同程度地表现为先上升后下降的趋势。在外源 $CaCl_2$ 处理后,幼苗含水量、叶绿素量下降幅度变小,丙二醛(MDA)、相对电导率的上升幅度变小,过氧化物酶(POD)活性的下降幅度变小(表 5-3-2)。则结论认为通过添加外源 $CaCl_2$ 处理可有效地缓解 NaCl 对黑果枸杞种子及幼苗的胁迫作用,这对黑果枸杞在西北大片盐碱化土地上的引种驯化、大面积种植具有重要的意义。在盐碱地上的黑果枸杞栽培中,可以通过适宜浓度的 $CaCl_2$ 调节来提高种子的萌发能力,降低盐胁迫的伤害。

表 5-3-2 外源物质对盐胁迫下黑果枸杞生理特性影响

生理因子影响外源物质与盐胁迫条件	甜菜碱: 0 mmol/L、0.5 mmol/L、1.0 mmol/L、2.0 mmol/L。NaCl: 300 mmol/L	$CaCl_2$、NaCl: 0 mmol/L、50 mmol/L、100 mmol/L、150 mmol/L、200 mmol/L、250 mmol/L、300 mmol/L。$CaCl_2$＋NaCl:浓度按 1:1 混合而成	外源硅 Si: 0.5 mmol/L、1.0 mmol/L、2.0 mmol/L、4.0 mmol/L、8.0 mmol/L。NaCl: 300 mmol/L	外源钼: 0.5 mmol/L、1.0 mmol/L、2.0 mmol/L、4.0 μmol/L。NaCl: 300 mmol/L
叶绿素	第 14 日添加甜菜碱处理,但叶绿素总量和 Chl a/Chl b 均高于未添加组。分别增加 0.9%、14.3%、11.0% 和 7.3%、6.8%、6.6%	当处理浓度在 25～300 mmol/L 时,在 NaCl 处理下的叶绿素量下降幅度远高于 $CaCl_2$＋NaCl 处理下,表明添加 $CaCl_2$ 可有效地缓解 NaCl 对黑果枸杞幼苗中叶绿素的胁迫作用	随硅浓度增加,chl a＋b 逐渐增加,硅提高了盐胁迫下黑果枸杞 chl a＋b 和 chl a/chl b 的量,也能缓解两者随胁迫时间的下降幅度,高浓度 Si 还有所增加	无
相对电导率、膜透性伤害率	第 7 日与第 14 日,添加甜菜碱处理组电导率与伤害率比未添加处理组均显著下降。电导率分别降低 22.37%、31.31% 和 36.21%,膜伤害率分别降低了 33.44%、47.21% 和 54.51%	随着处理浓度增加,2 种处理下幼苗电导率都随之不断增大,只是 $CaCl_2$ 处理组增加幅度小于 NaCl 组。$CaCl_2$ 添加可显著降低相对电导率,保护了膜的完整性,减轻了 NaCl 对黑果枸杞幼苗伤害	加硅处理可缓解盐胁迫对叶片细胞膜的伤害,且高浓度下作用更为明显	无

（续表）

丙二醛 MDA	第7日与第14日，添加甜菜碱处理组中 MDA 含量均显著低于未添加处理组。且随着甜菜碱浓度增加其含量逐渐下降。当甜菜碱为2.0时，MDA 分别是未添加组的62.86%、56.47%	2种处理下幼苗中丙二醛 MDA 含量随之不断增大，只是 $CaCl_2$ 处理下增加幅度小于 NaCl。表明 $CaCl_2$ 外源物质添加可一定程度降低 MDA 含量，减轻 NaCl 对幼苗细胞膜伤害程度	加硅处理 MDA 含量均显著低于 NaCl 处理组，且随硅浓度增加，其含量逐渐下降。硅处理有效缓解或降低膜伤害	钼处理下比 NaCl 处理下，钼显著降低了幼苗 MDA 含量，从而缓解质膜带来的损伤
脯氨酸	第7日与第14日，添加甜菜碱处理组脯氨酸含量极显著高于未加处理组，甜菜碱浓度为1.0 mmol/L 时，其含量为对照组7.55倍	无	硅处理中脯氨酸含量均显著低于 NaCl 组，且随硅浓度增加逐渐降低，硅可降低盐胁迫下脯氨酸随时间积累量，减轻了对黑果枸杞伤害	钼处理下不同时间段脯氨酸含量均处于增加趋势。随钼浓度增加，呈先增加后降低趋势，但比 NaCl 处理仍处于增加趋势。钼能有效促进叶中脯氨酸合成
可溶性糖或蛋白	第7日与第14日各甜菜碱处理组中可溶性糖含量均显著增加，与对照比增加幅度分别为29.43%、30.21%、24.61%	在低浓度处理下，$CaCl_2$＋NaCl 处理的蛋白质含量增加幅度要高于 NaCl 处理；在高浓度处理下，$CaCl_2$＋NaCl 处理的蛋白质含量减少幅度要低于 NaCl 处理，表明添加 $CaCl_2$ 可有效地缓解 NaCl 对黑果枸杞幼苗盐胁迫所造成的伤害作用	硅处理中可溶性糖含量显著低于 NaCl 处理，并随硅浓度增加，可溶性糖含量不断降低。硅减缓了盐胁迫下黑果枸杞可溶性糖积累，促进了正常代谢	钼处理均能提高叶片中可溶性糖含量，呈先增加后降低趋势，但总趋势处于增加。钼缓解了盐胁迫带来的损伤
过氧化酶	无	2种处理下，随着浓度增加，POD"先上升，后降低"。在处理浓度为50～300 mmol/L 时，NaCl 和 NaCl＋$CaCl_2$ 处理下的 POD 活性均显著下降，但 NaCl 处理的下降趋势明显，幅度较大	无	钼处理下 SOD 比 NaCl 显著增加，呈先升后降但比 NaCl 处理仍增加。POD 活性先增加后降低再增加趋势。CAT 活性先增加后降低，但比 NaCl 处理仍增加。钼提高了幼苗抗氧化能力
数据与信息来源	米永伟(2012)	韩多红(2014)	沈慧(2012)	王洪斌(2019)

（五）水杨酸的抗盐性作用

水杨酸（SA）是一类天然的植物激素，是一种脂溶性有机酸，作为一种信号分子参与植物的抗病反应和获得抗性的建立。关于水杨酸（SA）响应盐胁迫的作用颇受关注，大量研究证明盐胁迫诱导细胞内水杨酸（SA）积累，然而水杨酸（SA）在调控植物耐盐作用也有争议，大量文献证实外源水杨酸（SA）能够减缓盐胁迫所引起的毒害效应，但近年来也有文献报道水杨酸（SA）负调控植物的耐盐性。此外，水杨酸（SA）与植物耐盐性方面的研究多集中草本植物，木本植物研究较少。

马占青（2013）研究认为盐胁迫激活了黑果枸杞根部 PM Na^+/H^+ 逆向转运系统，促进 Na^+ 的外排。同时，黑果枸杞根在盐胁迫下具有较强质子泵活性，有助于降低 K^+ 流失，有利于维持组织和细胞 K^+/Na^+ 平衡。同时，高盐胁迫激活了黑果枸杞组织内的抗氧化防御系统（尤其在盐胁迫初期），H_2O_2 水平逐渐升高，而 O_2^- 含量在盐胁迫初期大幅下降，在200 mmol/L NaCl 胁迫下黑果枸杞幼苗没有表现出明显的盐害症状。盐胁迫下黑果枸杞组织内

H_2O_2 升高意味着 H_2O_2 可能作为第二信使参与调控黑果枸杞的耐盐性。

盐胁迫诱导了黑果枸杞叶片中内源水杨酸（SA）的积累，并将其转化为结合态形式。uniconazole 有效抑制了盐胁迫所诱导的水杨酸（SA）的合成。盐胁迫诱导黑果枸杞组织中水杨酸（SA）的积累可能是通过苯丙氨酸途径合成的。同时发现，黑果枸杞根部能够有效地吸收外源水杨酸（SA），并将部分转化为结合态的形式存贮于组织中，并能向叶片运输。

利用 ICP-OES，笔者发现水杨酸（SA）预处理降低了黑果枸杞根、茎、叶中 K^+ 含量，促进 Na^+ 的积累，导致组织内 K^+/Na^+ 值显著降低。非损伤微测技术（NMT）数据进一步说明，水杨酸（SA）负调控黑果枸杞组织 K^+/Na^+ 平衡可能是因为抑制了 PM Na^+/H^+ 逆向转运体和 K^+ 通道，从而减少了黑果枸杞根部 Na^+/H^+ 交换和 K^+ 的吸收与外排。盐胁迫下，黑果枸杞组织中 SA 的积累虽然激活了 SOD 的活性，但是却并不足以除去由水杨酸（SA）的增加所引起的 O_2^- 的大量积累；同时，SA 的增加抑制了 CAT、GPX 抗氧化酶活物的活性，使得抗坏血酸-谷胱甘肽（AsA-GSH）循环发生紊乱，最终导致盐胁迫后期 H_2O_2 水平显著下降。因此，水杨酸（SA）负调控黑果枸杞幼苗耐盐性可能与水杨酸（SA）的积累组织中 H_2O_2 水平下降有关。

综上，盐胁迫下水杨酸（SA）通过抑制 K^+ 通道和 PM Na^+/H^+ 反向转运系统负调控黑果枸杞组织的 K^+/Na^+ 平衡。盐胁迫下水杨酸（SA）可能使植株中的抗氧化防御能力下降，从而负调控黑果枸杞组织内的活性氧（ROS）平衡。

（六）野生状态下黑果枸杞耐盐性分析

王龙强（2011）选择甘肃民勤东坝镇盐碱沙荒地中黑果枸杞群丛为研究对象，伴生的天然植被以白刺、盐节木为主，还有盐爪爪、柽柳、芦苇等沙旱生耐盐碱植物。试验研究了黑果枸杞野生林不同高度个体间的耐盐能力差异，不同群落类型下耐盐能力差异和盐生环境中黑果枸杞盐离子分布特征，结论如下：

（1）不同株高耐盐差异在自然生长条件下，荒漠灌木类植物黑果枸杞叶片肉质、质膜伤害程度、有机渗透调节物质和盐离子相对含量在不同高度个体之间存在差异，表现出耐盐性与植株个体高度之间的相关性。肉质化程度是衡量植物尤其是盐生植物一个非常重要的生理指标，代表植株吸收水分和保存水分的能力，而丙二醛含量则反映植株受伤害程度。结果表明随着植株高度增加，黑果枸杞叶片肉质化程度增加，而丙二醛含量下降，两者呈现负相关关系，即植株高度在 30 cm 以上时植株耐盐能力较强，而植株在 20 cm 以下时耐盐能力较弱。

脯氨酸、可溶性糖和可溶性蛋白都是植物体适应盐环境时重要的有机渗透调节物质。试验结果表明，黑果枸杞叶片中的脯氨酸含量随植株高度增加而下降，与丙二醛含量变化一致，成为植株耐盐能力的反向指标，即脯氨酸含量越高，其个体耐盐能力越差，这与学者在草莓的研究结果相同。可溶性糖含量在植株高度 20～40 cm 时含量最低，而在小于 20 cm 时相对最高，可溶性蛋白也显示类似结果。总体来说，脯氨酸、可溶性糖和可溶性蛋白在黑果枸杞不同高度植株叶片中的积累量与个体耐盐能力之间呈负相关关系，即植株在 20～40 cm 时耐盐能力较强，而在小于 20 m 时前盐能力较弱。

在盐胁迫下，植物组织及细胞内会积累大量盐离子作为无机渗透调节物质。试验采用 X 射线能量色收谐法对黑果枸杞不同高度植株个体叶片中的 K^+、Na^+、Ca^{2+}、Mg^{2+}、Si^{4+}、Cl^- 等 6 种离子进行分析，结果表明，当植株高度在 30～40 cm 时，K^+ 与 Cl^- 相对含量开始接近，当植株高度进一步增加时，K^+ 相对含量超过 Cl^-，说明当植株高度高于 30 cm 时，黑果枸杞叶片开始利用较高浓度的 K^+ 进行渗透调节，植株耐盐能力增强，而正是这种离子平衡的恢复代表了植物盐适应的重要反应。在植株高度 10～20 cm 时，Na^+、K^+、Si^{4+}、Cl^- 含量相对较高，而 Ca^{2+}、Mg^{2+} 含量相对较低，在植株高度在 30～40 cm 时，Na^+、Cl^- 含量相对较低，而 Ca^{2+}、Mg^{2+} 含量相对较高，说明黑果枸杞叶片在大量聚集 Na^+、Cl^- 的同时对 Ca^{2+}、Mg^{2+} 产生拮抗作用，在体内减少 Na^+、Cl^- 吸收时又增加对 Ca^{2+}、Mg^{2+} 的积累，以此来达到离子平衡，从而适应盐生环境。

K^+/Na^+、Ca^{2+}/Na^+、Mg^{2+}/Na^+ 比可作为许多植物较为可靠的耐盐指标。研究中加入 Si^{4+}/Na^+ 指标以对黑果枸杞耐盐能力进行综合判断，结果表明，K^+/Na^+、Ca^{2+}/Na^+、Mg^{2+}/Na^+、Si^{4+}/Na^+ 四个比值均在植株高度为 $30\sim40$ cm 时最大，而在 $10\sim20$ cm 时最小。说明黑果枸杞在 $30\sim40$ cm 高度时，对 K^+、Ca^{2+}、Mg^{2+} 和 Si^{4+} 等营养离子的选择吸收性增强，对有害离子 Na^+ 的吸收降低，从而维持细胞内较高的 K^+/Na^+、Ca^{2+}/Na^+、Mg^{2+}/Na^+、Si^{4+}/Na^+ 比，同时在此高度时，黑果叶片肉质化程度相对最高，丙二醛最低，脯氨酸、可溶性糖和可溶性蛋白积累最少，植物生理代谢能够相对正常进行。

综合分析，在野生状态下，荒漠植物黑果枸杞在 $30\sim40$ cm 高度时，植株个体耐盐能力最强，而在 20 cm 以下时个体耐盐能力最弱。

（2）不同群落耐盐差异 在自然环境中，植物不是孤立存在的，而是往往与其他植物种群组成群落，并通过地上或地下部分之间的影响产生正或负相互作用。王龙强（2011）研究表明在不同生物群落类型中，即不同邻体植物影响下，黑果枸杞叶片肉质化程度、膜脂伤害程度、有机溶质含量及无机盐离子分布存在一定的差异。其中，叶片肉质化程度在"白刺＋黑果枸杞"中最高，其次为"柽柳＋黑果枸杞""花花柴＋黑果枸杞""盐爪爪＋黑果枸杞"，而丙二醛含量在"花花柴＋黑果枸杞"中最高，在"白刺＋黑果枸杞"中最低。说明相对来说，当邻体植物为白刺时，黑果枸杞叶片稀释盐分的能力最强，受到的伤害也最小，而当邻体植物为花花柴或盐爪爪时，黑果枸杞耐盐能力相对较弱，受到的伤害也最大。同时，三种有机渗透调节物质则在"白刺＋黑果枸杞"中最低，在"花花柴＋黑果枸杞"及"盐爪爪＋黑果枸杞"中较高。在逆境胁迫下，有机溶质的积累量与耐盐能力呈反向指标，这与肉质化程度及丙二醛指标上得出的结论一致。另外，在不同的生物环境中，黑果枸杞叶片中的无机盐离子相对含量存在差异，其中，Na^+ 在"花花柴＋黑果枸杞"及"盐爪爪＋黑果枸杞"中含量较高，在"白刺＋黑果枸杞"及"柽柳＋黑果枸杞"中含量较低，K^+、Si^{4+} 和 Cl^- 在"白刺＋黑果枸杞"中含量较高，Mg^{2+} 和 Ca^{2+} 在"柽柳＋黑果枸杞"中最高、"白刺＋黑果枸杞"中较低。而离子比值是表示植物耐盐能力的可靠指标。本试验结果表明，黑果枸杞四种离子比值（K^+/Na^+、Ca^{2+}/Na^+、Mg^{2+}/Na^+ 和 Si^{4+}/Na^+）在"白刺＋黑果枸杞"及

"柽柳＋黑果枸杞"中较高，在"花花柴＋黑果枸杞"及"盐爪爪＋黑果枸杞"中较低，即黑果枸杞在邻体植物为白刺及柽柳时耐盐能力较强，在邻体植物为花花柴及盐爪爪时耐盐能力较弱。

通过各项耐盐指标的综合评价，黑果枸杞叶片在"白刺＋黑果枸杞"中的隶属函数值最高，其次为"柽柳＋黑黑果枸杞""盐爪爪＋黑果枸杞""花花柴＋黑果枸杞"，说明黑果枸杞在不同生物群落环境即不同邻体植物影响下，其耐盐能力存在差异，表现为邻体植物为白刺时耐盐能力最强，其次为柽柳，而邻体植物为盐爪爪或花花柴时耐盐能力较弱。究其原因，可能与邻体植物和黑果枸杞"分摊"土壤盐分的能力有关。在相同的土壤盐分数量下，当邻体植物根系吸收盐分的能力较强时，黑果枸杞则相对吸收的盐分较少，受到的盐害就较轻，积累的渗透调节物就较少，耐盐能力相对较强，否则相反。而邻体植物根系吸收盐分的能力可能与自身根系的发达程度、与黑果枸杞根系的交织程度、吸收盐分的方式（稀盐、泌盐和拒盐）等有关。研究表明，白刺为稀盐盐生植物，其根系发达，粗根主要集中分布在 $0\sim50$ cm 土层，中根分布在 $0\sim40$ cm 土层，细根分布在 $0\sim20$ cm 土层，且毛细根端与沙粒和石灰质之间形成沙套，起到很好的抗逆作用；柽柳为泌盐盐生植物，根系发达，主要通过次级根系的分支来扩大其分布范围，并从环境中获取更多的水分和营养物质；盐爪爪为稀盐盐生植物，其根系主要集中在 $20\sim50$ cm 土层，但在 $20\sim60$ cm 水平分布上根长密度较小；花花柴为泌盐盐生植物，对于其根系分布的具体特点尚不清楚。

（3）各器官盐离子分布 在自然盐生境中，黑果枸杞不同器官及同一器官中不同部位无机盐离子含量间存在差异。就不同器官而言，Na^+、K^+、Cl^- 主要分布在黑果枸杞地上部分，而 Ca^{2+} 主要分布在根部，Mg^{2+} 和 Si^{4+} 则主要分别分布在叶片和茎部。黑果枸杞根系吸收大量的 Na^+ 和 Cl^- 进入地上部分积累可起到离子区域化作用，并进行渗透调节，减缓或避免盐害发生，而 K^+ 在地上部分的协同积累一方面可保护植物组织因积累过多有害离子而造成伤害，另一方面也可平衡 Cl^-，以利于离子平衡。同时，各离子比值也在黑果枸杞各器官之间产生差异，根中 K^+/Na^+、Ca^{2+}/Na^+ 均比叶片高，说明在盐生

环境中,黑果枸杞根受到的伤害比叶片要轻,这主要是因为叶片中 Na^+ 大量积累所致。

研究结果还表明,黑果枸杞二级分枝叶和茎中 Na^+、Cl^- 相对含量显著高于一级分枝叶和茎中的含量,Ca^{2+}、Ca^{2+}/Na^+ 和 Si^{4+}/Na^+ 正好相反,K^+ 在一级分枝叶中的含量高于二级分枝叶,在二级分枝茎和一级分枝茎之间无显著差异,K^+/Na^+ 在一级分枝茎中的比值高于二级分枝茎,而在一级分枝叶和二级分枝叶之间无差异;根中 Na^+、K^+、Mg^{2+}、Si^{4+} 和 Cl^- 在 20~30 cm 相对含量最高,Ca^{2+} 含量最低,而 Mg^{2+}、Si^{4+} 和 Cl^- 在 30~40 cm 相对含量最低,K^+/Na^+、Ca^{2+}/Na^+、Mg^{2+}/Na^+、Si^{4+}/Na^+ 总体呈现随根长增加呈现"两头大,中间小"的变化规律。

在同一盐渍区,不同植物种类体内分布的无机元素存在一定的差异。研究表明盐渍区生长的 5 种荒漠植物黑果枸杞、盐爪爪、白刺、花花柴和芦苇元素平均含量顺序为 Cl>Ca>S>K>Si>Na>P>Mg>Al,其中积盐及泌盐盐生植物中 Cl、Ca、S 三种元素的相对含量较高,而拒盐盐生植物中 K 和 Si 两种元素的相对含量比 Ca、Cl 和 S 要高。这与已报道的在荒漠地区得出的一些研究结果存在差异,主要可能是因为所采用的试验方法不一致而导致。同时还得出,5 种植物中的元素相对含量,种间变异较大。其中,Si 元素变异系数为 1.69,种间差异最大,Al 元素变异系数为 0.14,种间差异最小。另外,5 种植物对 K 与 P、Ca 与 Mg、Mg 与 Al、Si 与 P 等配对元素的吸收具有协同效应。而在积盐盐生植物中,黑果枸杞的 K^+/Na^+、Ca^{2+}/Na^+、Mg^{2+}/Na^+、Si^{4+}/Na^+ 等离子比值高于盐爪爪和白刺,表现出相对较强的耐盐能力。

(七)黑果枸杞耐盐机制研究进展

据考察发现,黑果枸杞可正常生长于大多植物都无法生长的高盐渍化环境中,可和盐节木（Halocnemum strobilaceum）、柽柳（Tamirix chinensis）、有叶盐爪爪（Kalidium foliatum）、骆驼刺（Alhagi sparsilia）等组成群丛生长,也可在一些地段单纯群丛生长。黑果枸杞属于盐生植物,在盐胁迫下表现出相对较强的抗盐性。盐胁迫下黑果枸杞通过调整内部的渗透调节物质以及体内的活性氧

的抗氧化保护系统等生理生化的调节,形成对盐胁迫的适应性和一定的抗性,满足其正常的生长发育。因此,通过对黑果枸杞叶片各生理指标的测定与筛选对揭示其抗盐机制具有重要意义,也是研究盐生植物的耐盐机制的重要的补充和参考。黑果枸杞耐盐性研究主要侧重于种子萌发及幼苗的各生理指标的研究,如发芽率、发芽指数、叶的外形及内部结构特征、渗透调节物质积累、抗氧化物酶活性等。章英才等(2004)研究盐浓度环境中的黑果枸杞叶的形态结构特征来研究黑果枸杞的耐盐特征。结果表明黑果枸杞是一类典型的耐盐植物。高盐胁迫下,黑果枸杞表现出叶组织高度肉质化,表皮细胞壁及角质膜增厚,栅栏组织细胞层数较多,贮水组织较发达,而叶脉维管束和机械组织均不发达等一系列盐生植物的典型特征。杨志江等(2008)分析了不同钠盐胁迫对黑果枸杞种子萌发的影响,结果发现 $NaHCO_3$ 和 Na_2CO_3 对黑果枸杞种子萌发的影响明显小于 NaCl 胁迫,同时发现其种子对 NaCl 的耐盐临界值为 90.7 mm,极限值为 242.2 mm。王龙强(2011)及合作者们对自然盐渍生境下黑果枸杞耐盐生理生态机制做了初步的研究,结果发现在野生状态下,黑果枸杞在株高在 30~40 cm 时耐盐能力最强,而在 20 cm 以下时耐盐能力相对较弱。生长在不同生物群落中,其耐盐性也有所差异。盐胁迫下,与宁夏枸杞相比,黑果枸杞叶片中相对含水量更高,各器官中的 MDA 含量更低,受到的伤害也更小。同时发现低浓度的 NaCl 胁迫还可促进黑果枸杞株高、根长、植株鲜干重和根冠比的增加,少量的 Na^+ 反而促进其生长和发育(王龙强,2011)。姜霞等(2012)以其幼苗为材料,对其进行不同浓度 NaCl 处理,研究结果表明黑果枸杞的叶片和茎部均具有较强的耐盐性,而根部的耐受能力相对较弱。王桔红等(2012)在黑果枸杞种子萌发及幼苗生长对盐胁迫的响应的研究中表明,其种子萌发和幼苗生长对 NaCl 胁迫较为敏感,其耐受的临界阈值是 6 g/L。王恩军等(2014)研究表明黑果枸杞种子萌发对 NaCl 浓度的临界值是 50 mmol/L,极限值是 300 mmol/L。刘克彪等(2014b)主要研究不同钠盐对黑果枸杞种子萌发的影响,宗莉等(2015)从盐分、干旱及交互胁迫对其种子发芽的影响进行研究。罗佳佳等(2016)从盐胁迫下未萌发的黑果枸杞种子的活力进行研究,结

果表明其萌发率是随着盐浓度的增加而逐渐下降的,其最适发芽盐浓度为 100 mmol/L,耐受盐度为 0~150 mmol/L。

近年来,对黑果枸杞耐盐外源物质处理解缓和改善其盐碱性报道较多,外源物质钼、钙、硅、甜菜碱,可改善、减轻盐渍化土壤对黑果枸杞的侵害,促进并改善生理指标,有利于促进生长(王洪斌,2019;韩多红,2014;沈慧,2012;赵博生,2001)。盐胁迫下水杨酸通过抑制 K^+ 通道和 PM Na^+/H^+ 反向运转系统负调节黑果枸杞组织的 K^+/Na^+ 平衡,可使植株中抗氧化防御能力下降,从而负调控黑果枸杞组织内的活性氧(ROS)平衡(马占青,2013)。

二、干旱胁迫下黑果枸杞的生理响应

干旱是影响植物生长和发育最常见的非生物胁迫之一,干旱胁迫对种子萌发、营养器官与生殖器官的形成等植物生长和发育的各个阶段都会有严重的影响,不仅抑制植物的形态建成、减少植物的生产力,同时在植物体内引起了一系列复杂的反应,如:光合色素的减少、细胞膜透性加大、渗透调节物质和活性氧等的增加以及植株外部形态结构的变化。本节主要介绍黑果枸杞种子萌发、幼苗成长中和外源水杨酸对耐旱性响应,以期为黑果枸杞育种育苗与种植生产提供依据。

(一)种子萌发耐旱性研究

植物在生长过程中种子萌发较为重要,水分胁迫是影响种子萌发的关键因素之一,影响着植物生长、形态结构和产量等。李佳等(2019)设计三种干旱胁迫条件,即轻度水分胁迫(1% PEG)、中度水分胁迫(15% PEG)及重度水分胁迫(20% PEG),对来自青海柴达木、玉树、内蒙古、新疆、甘肃河西走廊四个产区 17 份黑果枸杞种子进行处理并测定相关指标,统计分析:

1. **发芽率与发芽势**·除个别供试材料外,其余均随 PEG 浓度升高而降低,对照组 CK 与 10% PEG 差异显著,于 20% 达到极显著,发芽率为 0;发芽势与发芽率类同。何芳兰等(2011)研究 4 种荒漠植物种子萌发对干旱胁迫的响应,其中黑果枸杞(苏枸杞)研究结论与此观点一致,随着渗透势变小,萌发率和相对萌发率显著下降,苏枸杞最低萌发率阈

值为 -0.9 MPa。

2. **相对根长**·随着干旱胁迫程度增加,17 份黑果枸杞材料的相对根长依次减小,10% PEG>15% PEG>20% PEG,这与何芳兰等(2011)的研究结论一致。

3. **发芽指数**·随着 PEG 浓度上升,黑果枸杞种子发芽指数总体呈下降趋势,但 20% PEG 下 4 个黑果枸杞发芽指数>0,说明青海、新疆在这重度水分胁迫下仍有一定的抗旱性。

4. **活力指数**·随着 PEG 浓度上升,17 份材料活力指数均逐渐降低,在 20% PEG 下,仍有青海、新疆品种活力指数高于其他产区,说明在重度水分胁迫下仍有抗旱性。何芳兰(2011)结论是随着渗透势减少黑果枸杞活力指数急剧减小,两者观点一致。

5. **抗旱指数**·随着 PEG 浓度上升,黑果枸杞种子抗旱指数逐渐降低。在 20% PEG 下,仍有青海、新疆、甘肃抗旱指数较高的情况。与何芳兰(2011)报道随着干旱胁迫逐渐加剧,黑果枸杞的抗旱指数急剧下降结论一致。

6. **胚根/胚轴**·随 PEG 浓度上升,胚根/胚轴比值也随之增加。在重度水分胁迫下,仍是青海、新疆、甘肃品种胚根/胚轴之比大于其他材料,说明这些黑果枸杞在严重干旱情况下其根系生长良好,抗旱性强。

7. **综合评价**·统计得出抗旱隶属函数总平均值,结果表明青海格尔木、玉树黑果枸杞为强抗旱型,青海德令哈黑果枸杞为中等抗旱型,其他为弱抗旱型。

以上从种子萌发抗旱指数、发芽率、发芽势、相对根长、发芽指数、活力指数、胚根/胚轴综合评定黑果枸杞品种与种群抗旱性,克服了单一指标评价其抗旱缺点,成为黑果枸杞培性材料有效手段。实验采用 PEG 模拟水分胁迫从 17 份黑果枸杞 7 项指标中筛选出了抗旱性较强群落可作为今后黑果枸杞育种的优质材料。

发芽率、发芽势是反映种子品质的重要指标。发芽势高的种子一般被认为在播种后发芽整齐均匀。发芽指数综合了种子萌发数量、萌发速度及整齐程度 3 个因素。活力指数代表种子迅速整齐萌发的发芽潜势、生长和生产潜力。不同浓度的 PEG 处理对黑果枸杞种子的萌发具有不同程度的抑制。黑

果枸杞种子受到水分胁迫时,可进行自我调节从而抵御外界环境。用不同浓度 PEG 对 17 种黑果枸杞种子进行处理,结果显示发芽率、发芽势、发芽指数及活力指数均随胁迫浓度的增加而下降。在 10% PEG 水分胁迫下,各指标的下降值较小,15% PEG 居中,而在 20% PEG 处理时下降值最大,这与郭有燕等(2017)对黑果枸杞的研究结果相一致。当在 PEG 浓度达到 20% 时,多数黑果枸杞品种的发芽率均为 0,这说明重度水分胁迫基本抑制了种子的萌发,且 20% PEG 水分胁迫接近黑果枸杞萌发的极限浓度。

种子发芽后胚根和胚轴是否伸长以及伸长的速度受水分胁迫和吸水能力的制约。当发芽种子受到水分胁迫时,通常会将水分及养分优先供与根部以满足生长需要。试验中黑果枸杞胚根/胚轴的比值在三种不同程度的胁迫下均增加,表明种子在萌发时,胚根比胚轴的生长速度快,且各个品种的胚根/胚轴比值随着胁迫程度的上升而上升,这是黑果枸杞缓解水分胁迫对自身伤害的一种表现,也是其在干旱条件下的适应反应。

根系不仅是植物生长所需物质的直接来源,而且是多种物质的同化、转化和合成的重要器官。根系在遭受干旱胁迫时最早做出反应,调节水分吸收,发挥抗旱作用。根长是根系吸收的有效途径,根系的长度直接决定植物在干旱条件下能否吸收更多水分,根系越长则吸水越多。黑果枸杞在不同浓度的水分胁迫下,相对根长均下降,且浓度越高,下降值越大,这说明水分胁迫限制了根系正常生长,同时也抑制了黑果枸杞对水分和营养物质的吸收。李佳(2019)研究中青海格尔木、德令哈黑果枸杞的抗旱系数明显高于其他品种,经过抗旱性综合评价这些供试材料也具有较强的抗旱性。这些研究对今后黑果枸杞种植优选种源至关重要,也为生态防控、治理荒漠优选树种种源提供了依据。

(二)幼苗对干旱胁迫生理变化

为研究黑果枸杞幼苗对不同程度干旱生理响应,李永洁等(2014)以黑果枸杞幼苗为研究对象,设计对照组 CK、轻度胁迫 D_1、中度胁迫 D_2、重度胁迫 D_3 等 4 个处理水平,测定生理指标。

1. 幼苗生长量及生物量分配·随着干旱胁迫程度的增加,黑果枸杞幼苗株高、基径、单株鲜重、总生物量在根茎叶的分配、根冠比、叶重比、根重比在轻度胁迫下有增加趋势,在中度胁迫下和重度胁迫下均明显降低,呈现先升高后降低趋势。王晶(2017)以黑果枸杞幼苗为材料测定干旱胁迫下黑果枸杞茎叶生物量与植株形态,轻度干旱下叶片无明显变化,中度和重度处理下叶片萎蔫下垂变黄,茎秆由紫红色变为白色。黑果枸杞生长量积累缓慢,且随干旱时间延长出现生物量减小趋势,这说明干旱胁迫影响了植物幼苗的生长和生物量的积累,使其生物量的积累在一定程度上受到抑制。黑果枸杞叶和茎生物量所占百分比较 CK 降低了 0.62% 和 5.44%,根生物量占的百分比升高 6.06%,这符合植物在干旱环境下通过增加地下生物量来增加水分吸收,减少地上生物量降低水分蒸发与消耗。

生长量的变化是干旱胁迫下植物的综合反应,可作为评估植物抗旱能力的标准。大量研究表明,干旱胁迫会抑制植物生长,且胁迫越剧烈,抑制现象越明显。逆境影响植物生物量的积累,植物对环境因子的需求和竞争能力可由其地下部分与地上部分生物量的比值来反映。实验结果表明,轻度干旱胁迫下黑果枸杞仍可生长,生物量有一定的增加;随着干旱胁迫的加剧,黑果枸杞幼苗通过调整不同器官生长和生物量分配,如株高下降、基径生长减慢,减少地上部分体积,进而降低水分消耗,以维持生存,同时增加了根系物质的分配,说明当土壤水分含量减少时,黑果枸杞为满足对水的需求,将生长中心转向根系,以从土壤中吸收更多的水分。可见,干旱胁迫对黑果枸杞幼苗的生长量和生物量分配有显著的影响,幼苗通过调整生长和生物量的分配策略,实现对生境资源的最大利用率。

2. 丙二醛含量·丙二醛是膜脂过氧化的产物,其含量的变化与细胞膜脂过氧化程度的高低呈正相关,因此,丙二醛含量常被作为膜脂过氧化指标之一。丙二醛含量高低可在一定程度上反映植物细胞膜脂过氧化水平和膜结构受伤害程度及植株自我修复的能力。

随着干旱胁迫程度的时间增加,丙二醛在三种程度下呈增加趋势,但在第 14 日时有回落降低趋势,这是由于避旱反映引起的(图 5-3-2A)。轻度干旱胁迫幼苗受害较轻,中度重度干旱胁迫下幼苗叶片细胞膜不可逆受损,重度伤害最大。李捷等(2019)研究黑果枸杞和宁杞1号随着干旱胁迫程度加深呈现了不同程度的上升趋势,其中宁杞1号升高趋势和李永洁(2014)研究结果一致,但在重度胁迫下,丙二醛含量显著增大,出现"氧化爆发",黑果枸杞受到破坏程度远远低于宁杞1号,说明黑果枸杞耐干旱性强于宁杞1号。干旱胁迫初期,黑果枸杞幼苗叶片丙二醛的含量增加,意味着其膜脂过氧化作用增强;干旱胁迫中期,由于保护酶活性的增强,有效地清除了活性氧,因此,丙二醛的含量降低;干旱胁迫后期,保护酶活性降低,活性氧大量积累,造成细胞膜脂过氧化,丙二醛不断积累。轻度胁迫组较对照组有小幅的增加,意味着轻度胁迫时幼苗受伤害程度较小。随着胁迫程度的加剧和胁迫时间的延长,保护酶活性受到抑制,丙二醛大量产生,说明此时黑果枸杞幼苗生长已受到干旱胁迫的严重影响。

3. **渗透调节物质含量**·随着干旱胁迫程度增大和时间延长,黑果枸杞叶片中可溶性蛋白含量呈先降低而后升高的波动变化,中度重度和时间延长其含量显著升高,干旱胁迫下黑果枸杞幼苗可通过调节叶片中可溶性蛋白含量抵抗干旱逆境,胁迫越大积累越多(图5-3-2B)。李捷(2019)研究黑果枸杞可溶性蛋白没有波动变化,随干旱程度升高其可溶性蛋白含量升高但不明显,但宁杞1号在中度重度干旱胁迫下可溶性蛋白呈现了显著性上升。

随着干旱胁迫程度的增大和时间延长,黑果枸杞叶中可溶性糖和脯氨酸(Pro)含量逐渐升高(图5-3-2C、D)。这说明可溶性糖是黑果枸杞幼苗体内重要的渗透调节物质,累积可溶性糖是黑果枸杞幼苗在干旱胁迫下的适应对策。Pro含量在一定程度上可以反映出植物体内水分状况,轻度胁迫处理下Pro含量较对照增幅低,中度、重度胁迫处理下Pro含量较对照大幅增加,在重度胁迫处理下Pro含量最高。这表明,干旱胁迫的时间越长、程度越高,Pro积累越明显。黑果枸杞和宁杞1号脯氨酸含量均大幅度上升,前者上升程度高于后者。

王晶(2017)研究黑果枸杞幼苗可溶性糖和脯氨酸随干旱胁迫增大与时间延长两者含量均呈上升趋势,可溶性糖呈增高、下降、再升高趋势,脯氨酸呈现

降低后升高趋势。在干旱状态下,黑果枸杞可溶性糖含量受到显著的影响,随着干旱程度增加其可溶性糖含量也逐渐积累,呈现出先增加,在干旱中期又减小,在干旱后期又增加的双峰变化状态。但对照组与其他各组间差异显著,在轻度干旱和重度干旱处理下达到峰值,分别较对照组增加了1.83倍和1.96倍,但轻度干旱与中度干旱相比差异显著,重度干旱相比差异不显著。在干旱环境中黑果枸杞幼苗中的脯氨酸含量受到很大的影响,虽然在轻度干旱和重度干旱处理下稍有降低,但差异不显著。则其脯氨酸含量随着干旱程度的增加总体呈现出增加趋势,且对照组与干旱胁迫初差异不显著,与其他各组间差异显著。黑果枸杞幼苗中的脯氨酸含量在干旱前期增加趋势较缓,在中度干旱处理下其脯氨酸含量迅速升高,最终在土壤含水量最低的重度干旱处理下,其脯氨酸含量是对照组的2.57倍。脯氨酸的增加有助于植物细胞和组织的持水和防止脱水(图5-3-2)。

逆境下植物细胞为了提高细胞液浓度,以维持细胞膨压和防止原生质过度脱水,会大量积累Pro(脯氨酸)可溶性糖和可溶性蛋白,进而增强了植物抗逆性。实验结果表明黑果枸杞幼苗叶中Pro和可溶性糖含量随干旱胁迫程度加剧而升高,说明其含量可以反映黑果枸杞幼苗受旱程度,且两者含量在中、重度胁迫下显著高于对照,轻度胁迫时较对照增加不显著,这说明黑果枸杞幼苗在轻度干旱胁迫下有一定的耐受力,中、重度干旱胁迫下,黑果枸杞幼苗能有效积累Pro和可溶性糖来改变细胞渗透势,从而改变自身的渗透调节能力,以提高自身抗旱能力。

李妮亚等(1998)提出,植物体内正常的蛋白质合成在多种逆境下受到抑制,但一些被诱导出的新蛋白含量增加,不同的品种抗旱性不同,因此,经干旱胁迫后其诱导蛋白存在差异。黑果枸杞幼苗叶中可溶性蛋白含量随干旱程度的加重呈先减后增的趋势,可溶性蛋白含量降低可能是因为干旱胁迫抑制了转录和翻译,使蛋白质合成减少、蛋白酶活性升高,加快了蛋白质的水解,降低后再升高可能是因干旱胁迫使黑果枸杞幼苗体内正常的蛋白质合成受到抑制,但一些与胁迫适应相关的基因启动表达,从而引起胁迫诱导蛋白产生与合成。

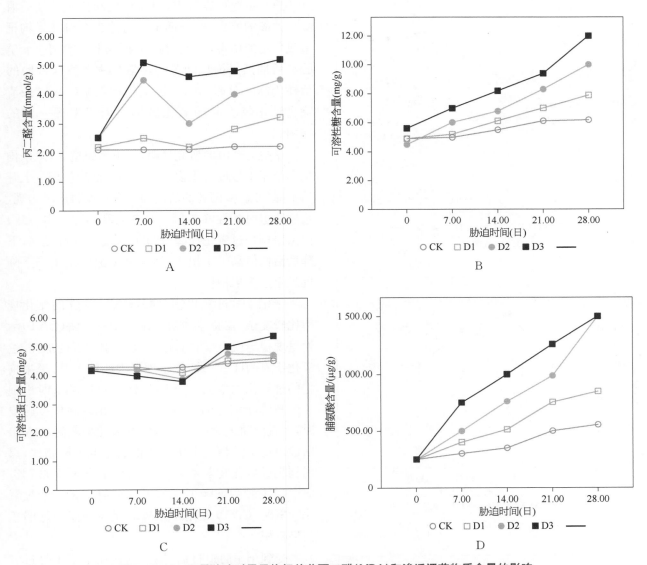

图5-3-2 干旱胁迫对黑果枸杞幼苗丙二醛(MDA)和渗透调节物质含量的影响
（CK为正常对照；D1为轻度干旱胁迫；D2为中度干旱胁迫；D3为重度干旱胁迫）

4. 氧化酶活性·李永洁等（2014）研究表明黑果枸杞幼苗氧化物歧化酶（SOD）活性随干旱程度加剧和胁迫时间的延长逐渐上升，但在中、重度胁迫的后期有下降趋势；各干旱胁迫处理均较同期对照组明显升高，且差异显著。这说明干旱胁迫引起黑果枸杞幼苗氧化物歧化酶（SOD）的活性升高，对清除其体内活性氧自由基、抵御伤害有重要作用，随着胁迫时间的延长，其抗氧化能力有衰退的趋势（图5-3-3A）。

同时随着胁迫时间的延长，过氧化物酶（POD）、过氧化氢酶（CAT）活性呈先升后降的趋势（图5-3-3B、C）。过氧化物酶（POD）是植物逆

境条件下清除活性氧自由基最关键的酶之一，轻度、中度、重度胁迫处理下过氧化物酶（POD）活性与CK相比在前期显著升高，在第7日达到峰值。这说明干旱胁迫下黑果枸杞幼苗以增强过氧化物酶（POD）活性的方式减轻伤害，但长时间的干旱胁迫会使过氧化物酶（POD）活性降低；胁迫后期黑果枸杞幼苗的过氧化物酶（POD）的活性仍保持较高水平，说明过氧化物酶（POD）仍有效，黑果枸杞能在一定范围内限制活性氧对自身的伤害。各处理过氧化氢酶（CAT）活性在胁迫前期均显著升高，第14日达到最大值，而之后各处理活性均降低，末期轻度胁迫处理的过氧化氢酶（CAT）活性高于中度、重

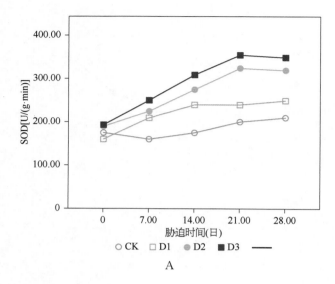

A

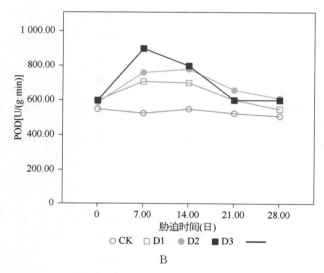

B

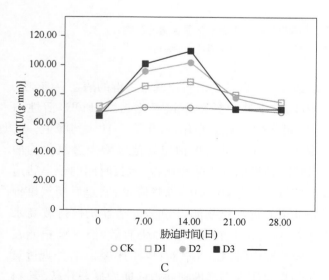

C

图 5-3-3 干旱胁迫对黑果枸杞幼苗抗氧化酶活性的影响

（CK 为正常对照；D1 为轻度干旱胁迫；D2 为中度干旱胁迫；D3
为重度干旱胁迫）

度胁迫。由此可以看出，黑果枸杞幼苗有较强的清除活性氧的能力，但长期干旱胁迫也会对黑果枸杞造成一定的伤害，轻度胁迫下损伤相对最小；干旱胁迫后期黑果枸杞幼苗的过氧化物氢酶（CAT）的活性仍高于对照，此时，过氧化物氢酶（CAT）在清除过氧化氢引起的氧化破坏方面仍发挥一定的作用。

李捷等（2019）研究证明，受干旱胁迫后，黑果枸杞和宁杞1号过氧化物酶（POD）活性均呈现先上升后下降的趋势，两者的活性峰均在轻度胁迫时出现，重度胁迫时活性峰最低。两者上升幅度基本一致，但黑果枸杞过氧化物酶（POD）活性上升得更高，下降后活性值高于宁杞1号，重度胁迫宁杞1号下降远远超过黑果枸杞。

宁杞1号过氧化物氢酶（CAT）活性的变化规律比较复杂，在胁迫的初期过氧化物氢酶（CAT）活性呈现稳定或小幅的上升；随着胁迫程度的加深，过氧化物氢酶（CAT）活性呈现了大幅的上升；黑果枸杞的过氧化物氢酶（CAT）活性在重度胁迫时出现了最高值，而宁杞1号的最大值则出现在中度胁迫时，在重度胁迫时宁杞1号的过氧化物氢酶（CAT）活性出现了大幅的下降。重度胁迫与CK相比，黑果枸杞过氧化物氢酶（CAT）活性上升了67.27%，而宁杞1号则下降了92.99%；此时宁杞1号过氧化物氢酶（CAT）催化还原过氧化氢的能力远弱于黑果枸杞。

受到干旱胁迫过后，黑果枸杞和宁杞1号过氧化物歧化酶（SOD）活性均呈现出先上升后下降的趋势。黑果枸杞过氧化物歧化酶（SOD）活性最大值出现在中度胁迫时，宁杞1号的最大值出现在轻度胁迫时，随着胁迫程度的加重，过氧化物歧化酶（SOD）活性出现了不同程度的下降，重度胁迫时宁杞1号的活性略低于黑果枸杞。该研究中过氧化物歧化酶（SOD）、过氧化物氢酶（CAT）变化不同于李永洁（2019）的研究报道。王晶（2017）研究证明黑果枸杞幼苗的过氧化物歧化酶（SOD）活性随着干旱胁迫程度的增加先增加后减少，其减少的原因是随干旱胁迫程度增加植物对干旱环境的适应性而导致过氧化物歧化酶（SOD）活性降低。随着干旱程度升高，加深了对植物体伤害，过氧化物歧化酶（SOD）再次升高。过氧化物氢酶（CAT）保护酶可以将过氧化物歧化酶（SOD）与 O_2^- 发生反应生成 H_2O_2 分解 H_2O_2 和 O_2 而变为无害，随着干旱胁迫程度的增加黑果枸杞的过氧化物氢酶（CAT）活性先升高后降低，但总体呈现增加趋势，达到抵抗干旱作用。过氧化物酶（POD）随着干旱胁迫程度增加，黑果枸杞的过氧化物酶（POD）活性呈现先增加后减少趋势，干旱初期增加趋势比较明显，干旱后期又迅速减少，与罗布麻相比，随着干旱胁迫程度的增加黑果枸杞过氧化物歧化酶（SOD）、APX 和过氧化物酶（POD）活性都处于较高水平，表现出更强的抗旱特性。

过氧化物歧化酶（SOD）、过氧化物氢酶（CAT）和过氧化物酶（POD）是植物体内清除活性氧的 3 种重要酶，是植物细胞抵抗活性氧伤害的酶保护系统，在保护细胞膜正常代谢、控制膜脂过氧化、清除超氧自由基方面起重要作用。本研究结果表明，黑果枸杞幼苗叶中过氧化物歧化酶（SOD）、过氧化物酶（POD）、过氧化物氢酶（CAT）活性在干旱胁迫下变化结果不一致。干旱胁迫初期，黑果枸杞幼苗叶内过氧化物歧化酶（SOD）活性逐渐升高，这有利于清除超氧自由基并降低膜脂过氧化程度，但在后期趋于下降，说明长期胁迫下过氧化物歧化酶（SOD）仍能与超氧阴离子反应，但活性已逐渐降低，幼苗已受到伤害；过氧化物酶（POD）和过氧化物氢酶（CAT）活性呈先增加后降低的趋势，且胁迫程度越高、时间越长，两者活性越低，但均高于对照，其下降原因是黑果枸杞幼苗忍受的活性氧水平存在阈值，在阈值之内幼苗经提高保护酶活性，有效清除过氧化物，减轻伤害；超过阈值，幼苗保护酶活性就会下降，活性氧的积累超过其清除能力，幼苗就会受到损害。由过氧化物歧化酶（SOD）、过氧化物酶（POD）和过氧化物氢酶（CAT）活性的不一致性变化可看出，黑果枸杞幼苗有较强的抗氧化酶诱导合成能力，并可通过各种酶的协同作用，提高自身抗旱能力，但长期重度胁迫仍会使其受到伤害。黑果枸杞幼苗在干旱胁迫时是否还借助其他活性氧清除系统，这还需进一步研究。

（三）外源水杨酸对干旱胁迫的影响

以黑果枸杞（*Lycium ruthenicum* Murr.）幼苗为试验材料，可静等（2016）采用控制水分梯度模拟干旱胁迫条件，研究在不同程度干旱胁迫下黑果枸杞幼苗对外源水杨酸（SA，0.1 mmol/L、0.5 mmol/L）的生理响应。结果表明，在干旱胁迫及喷施 SA 的条件下，渗透调节物质随着胁迫程度的加大，有显著增长；丙二醛（MDA）含量随着干旱胁迫程度的增加而递增，而在喷施水杨酸（SA）的情况下，MDA 含量比各自未喷施 SA 对照有所下降；SOD、POD、CAT 活性在轻度胁迫下有所增高，喷施 SA 后，中重度干旱胁迫的抗氧化酶活性升高并高于对照。说明干旱胁迫对黑果枸杞生理生化指标有一定的影响，喷施外源水杨酸能增强黑果枸杞的抗旱能力。

可静等（2016）研究表明黑果枸杞幼苗叶片 MDA 含量随着胁迫程度的增加而增加，意味着其膜脂过氧化作用增强。轻度胁迫组较对照组有小幅的增加，意味着轻度胁迫时幼苗受伤害程度较小，黑果枸杞幼苗具有一定的抗旱性。随着胁迫度的加深，保护酶活性受到一定程度的抑制，MDA 大量产生，说明此时黑果枸杞已受到一定程度的影响。喷施外源 SA 能够降低 MDA 含量，并且 0.1 mmol/L SA 处理 MDA 下降程度较 0.5 mmol/L SA 处理明显，说明适宜浓度的 SA 处理可有效降低干旱胁迫下黑果枸杞幼苗 MDA 含量，保护黑果枸杞细胞膜结构的稳定性，从而减轻干旱胁迫对黑果枸杞幼苗的伤害程度，提高其抗旱性。

植物细胞抵抗活性氧伤害的酶保护系统中 SOD、CAT 和 POD 是植物体内清除活性氧的 3 种重要酶，在维护细胞膜正常代谢、防止膜脂过氧化以及清除超氧自由基方面起到了重要作用（金忠民，2010）。实验中单一干旱胁迫下黑果枸杞 SOD、POD、CAT 活性都发生了改变，但变化结果不一致，轻度干旱胁迫下 CAT、POD、SOD 活性增加，而在中、重度干旱胁迫下略有降低，说明黑果枸杞幼苗有较强的抗氧化酶诱导合成能力，能有效保护干旱胁迫下自身的生物膜系统，具有一定的抗旱性。实验结果表明，在喷施了外源 SA 后，CAT、POD 和 SOD 活性在中、重度干旱胁迫下较对照是有所升高的，说明适宜浓度的外源 SA 可有效提高黑果枸杞的抗旱性。

综上分析，在干旱胁迫下黑果枸杞具有一定的抗旱能力，而对于喷施适宜浓度的外源 SA，黑果枸杞的生理响应对策是通过进一步促进干旱胁迫下黑果枸杞体内渗透调节物质含量和抗氧化酶活性，以减轻膜脂过氧化作用的伤害,缓解旱害。但外源 SA 在分子水平上是怎样调控干旱胁迫下黑果枸杞的生理生化反应的,还需进一步研究。

(四)黑果枸杞耐干旱研究进展

黑果枸杞分布于我国干旱缺水的西部和西北部,属药用食用,防风固沙的耐旱植物,研究其抗旱生理响应,掌握其在干旱下的生长规律,探索抗逆机制,对改善沙漠生态环境、推广种植意义重大。干旱胁迫下黑果枸杞在土壤含水量在 11%～17% 时,光速率和水分利用效率较高,说明了土壤含水量影响植物的光合速率、蒸腾速率和水分利用效率(李安超等,2011)。段珍珍等(2015)的研究表明,在不同土壤含水量下,黑果枸杞的光合速率和蒸腾速率变化幅度较其他品种要小,相对有较强的忍耐力。郭有燕等(2016)研究表明在干旱胁迫下,当土壤含水量低于 13.82% 时,影响黑果枸杞叶片光合作用的因素为非气孔因素,而随干旱胁迫程度的增加,影响黑果枸杞幼苗光合作用的因素则由非气孔因素转变为气孔因素。刘克彪等(2014b)进行 PEG 模拟水分胁迫试验,不同钠盐模拟盐分胁迫试验,研究表明黑果枸杞种子的发芽率、发芽势以及发芽指数随着单纯干旱胁迫程度的增加而减小。就单纯盐溶液处理下,黑果枸杞种子的发芽率在 Na_2SO_4 的低浓度溶液(0.2%～0.4%)的处理下提高了。黑果枸杞种子在其他不同浓度盐溶液以及复合盐溶液的处理下,其各项发芽指标均表现出不同的下降幅度。

耿生莲(2012)的研究得出土壤含水量小于 5% 时黑果枸杞的正常生理平衡遭到破坏,证明黑果枸杞为较耐旱树种。土壤含水量分别为 17.2% 时光合作用最强,土壤含水量为 18.0% 时蒸腾作用最强,土壤含水量为 17.6% 时叶片水分利用最适,土壤水合补偿点为 3.81%,因此土壤含水量为 17%～18% 时最适宜黑果枸杞幼苗的生长。李永洁(2014)研究表明在干旱胁迫下黑果枸杞幼苗的生长量和生物量分配发生很大的变化,由此得出黑果枸杞能通过调整生物量等的变化来增加水分吸收和减小水分的流失。黑果枸杞幼苗体内重要的渗透调节物质溶性糖和脯氨酸也随干旱程度的增加呈现出不同的积累状况,以此来调节细胞质渗透势。李捷(2019)研究表明黑果枸杞的抗旱综合指数为 0.466,抗旱性

高于宁杞 1 号,两种枸杞属于中度抗旱树种,黑果枸杞抗旱性高于其他枸杞属种。李佳(2019)研究表明不同种源黑果枸杞抗旱性分强抗旱型、中等抗旱型和弱抗旱型,通过 17 份材料分析,青海、新疆黑果枸杞多属强抗旱型种质。

三、寒冷低温胁迫下黑果枸杞的生理响应

耐寒性是植物对外界低温环境的抵抗能力,也是适应外界胁迫环境的遗传特性。因为,低温会严重影响植物的正常生长发育,导致引种栽培受到限制。当植物受到低温胁迫时,其自我保护机制便会发挥作用,通过调节自身的生长代谢以适应外界的胁迫环境。大量研究结果表明,低温是导致植物间隙结冰最终引起植物死亡的主要原因(张玉星,2003)。根据低温对植物生长造成的影响,可分为冻害和冷害。冻害是指植物遇到 0 ℃ 以下的低温或剧烈变温或较长期处在 0 ℃ 以下的低温环境中,造成的植物冰冻受害的现象。冻害伤害植物细胞的主要因素有三:一是冻害使细胞膜受损,从而降低了细胞膜的活性,细胞膜由液态变为了凝胶态。二是细胞内的水分由液态变为了固态,细胞严重受损,无法进行正常的生命活动,最终死亡。三是细胞间隙内水分结冰,导致细胞内的水分无法正常流通,大量外渗,细胞渗透压失衡造成伤害。在低温胁迫下植物细胞电解质渗出率、丙二醛含量、酶活性、渗透节物质会引起一系列变化。黑果枸杞生长迅速、结实早、抗干旱、耐盐碱、耐寒冷、喜强光,本节主要研究黑果枸杞寒冷逆境下相关生理指标变化的耐寒特性,以期为其大面积向西北推广种植,发挥其治理荒漠土壤提供理论依据。

(一)对相对电导率影响

刘秋辰等(2017)选择不同产地黑果枸杞枝条,设计−25 ℃、−30 ℃、−35 ℃、−40 ℃ 四个条件,测定不同种源黑果枸杞相对电导率变化,结果证明 6 个种源类型黑果枸杞枝条电导率随着处理温度降低总体呈上升趋势,甘肃武威野生增加最大,西宁优系最小(图 5 − 3 − 4)。

齐延巧等(2016)研究黑杞 1 号和宁杞 7 号相对电解质渗出率也有一致性结论,随着温度逐渐降低,两种枸杞枝条相对电解质渗出率呈先降再升规律,

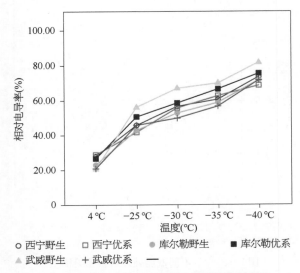

图 5-3-4　不同低温处理下各黑果枸杞类型
相对电导率的变化

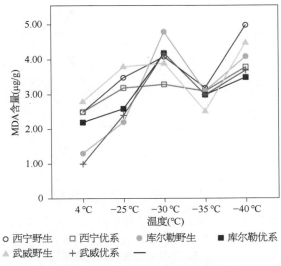

图 5-3-5　不同低温处理下各黑果枸杞
类型 MDA 含量的变化

宁杞 7 号高于黑杞 1 号。相对电导率反映了植物细胞电解质外渗程度,其细胞电解质渗出率可直接反映植物细胞膜系统在低温胁迫后的伤害程度。处理温度较高时,电导率或电解质渗出率上升不明显。随着温度降低,电解质渗出率显著增加,这表明处理温度较高时,细胞膜伤害程度较低,但随着处理温度加重,渗透率升高,细胞膜无法抵御,是细胞膜严重受损。

(二) 对丙二醛 MDA 含量影响

黑果枸杞枝条随着处理温度的降低,丙二醛 MDA 含量总体呈"升-降-升"变化趋势(图 5-3-5),武威优系黑果枸杞的 MDA 增加量最大,西宁野生黑果枸杞增加量最小(刘秋辰,2017)。齐延巧等(2016)研究黑杞 1 号和宁杞 7 号两种枸杞的 MDA 变化影响,随着温度降低,其 MDA 含量出现先增加后下降趋势,黑杞 1 号 MDA 增加幅度较快,在相同温度段呈"升-降-升"规律。郑燕(2019)以青海、新疆、内蒙古、甘肃 15 份黑果枸杞为对象,测定的 MDA 含量在不同温度,各地黑果枸杞 MDA 含量存在差异,呈"降-升""降-升-降-升""降-升-降""升-降"变化趋势,但在相同温度段基本同刘秋辰(2017)结论一致。

低温胁迫下,植物细胞的生物膜首先遭到破坏,引起膜质过氧化作用,产生 MDA 分解质膜的蛋白质成分,导致细胞膜透性的增大,从而引起一系列的

代谢紊乱。MDA 对细胞的毒害作用,主要体现在对生物膜系统结构的破坏方面,膜透性直接反映细胞的损伤程度。因此,低温胁迫下,MDA 含量的变化在一定程度上可以反映植物的抗寒能力。研究证明在一定温度下,植物 MDA 含量会随着温度的降低而减少,过度低温会对细胞膜造成损伤,细胞膜透性增大,表现为 MDA 含量的波动变化和增高。MDA 含量降低,表明细胞的修复能力大于低温引起的损伤,植物抗寒能力增强;MDA 含量升高表明细胞自身的修复作用不能完全缓解因低温引起的损伤,植物抗寒能力减弱。

(三) 对 SOD 活性影响

随着处理温度的降低,6 个不同种源类型黑果枸杞 SOD 活性先下降后上升(图 5-3-6),-36 ℃处理达到高峰,-40 ℃处理时武威优系 SOD 活性增加量最大,西宁野生增加量最小(刘秋辰,2017)。与郑燕(2019)的实验结论一致。随着温度的降低,不同种源黑果枸杞枝条的 SOD 活性存在动态变化,且与温度的变化存在一定的关联。总体来看基本呈"降-升-降-升"的波浪形变化趋势,各材料的波动幅度存在一定差别,SOD 活性出现峰值的温度不同。

低温胁迫下,植物体内会进行氧化反应,产生超氧阴离子自由基(O_2^-)加速膜质的过氧化反应,破坏细胞的生物膜系统。SOD 酶作为抗氧化系统第一道防线的存在,是细胞内最重要的抗氧化酶之一,可

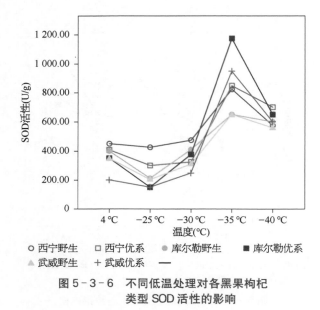

图 5-3-6 不同低温处理对各黑果枸杞
类型 SOD 活性的影响

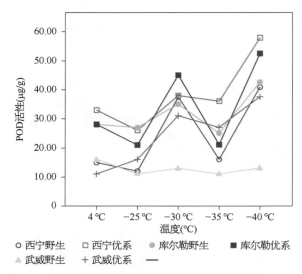

图 5-3-7 不同低温处理对各黑果枸杞
类型 POD 活性的影响

以催化 O_2^- 的歧化反应,将有害的 O_2^- 生成无害的分子氧和过氧化氢,使细胞内的 O_2^- 维持在动态平衡状态,保护生物膜系统。因此,SOD 活性的变化在一定程度上可以反映植物的抗寒能力。研究证明在一定温度下,植物的 SOD 活性会随着温度的降低而增强,但过度低温会打破歧化反应的平衡,破坏生物膜系统,表现为 SOD 活性的波动变化和降低。抗寒能力强的植物体内的 SOD 浓度高,活性强,抗氧化能力强;抗寒能力低的植物体内的 SOD 浓度低,活性弱,抗氧化能力弱。

(四)对 POD 活性影响

随着处理温度的降低,不同种源黑果枸杞枝条的 POD 活性总体呈上升趋势,其中武威黑果枸杞呈"升-降-升"趋势,其他呈"降-升-降-升"变化趋势(图 5-3-7),武威优系黑果枸杞增加量最大(刘秋辰,2017)。郑燕(2019)研究表明,随着温度降低,不同种源黑果枸杞枝条 POD 活性存在动态变化,且与温度的变化存在一定关联。总体来看,基本呈"升-降-升"形的变化趋势,15 份材料中各材料的波动幅度存在一定差别,POD 活性出现峰值的温度不同。

POD 是植物体内生物保护酶系统的主要抗氧化酶之一,低温环境下,植物通过增强 POD 活性来减少 O_2^- 的歧化产物过氧化氢在细胞内的积累,从而保护细胞膜结构,维持植物体内自由基的产生和清除之间的动态平衡,避免细胞膜的过氧化,使植物免受低温伤害。研究证明在一定温度下,植物 POD

活性会随着温度的降低而增强,过度低温会对细胞膜结构造成伤害,打破植物体内自由基的产生和清除之间的动态平衡,表现为 POD 活性的波动变化和增强。通常情况下,抗寒能力强的植物体内的 POD 浓度高,活性强,抗氧化能力强;抗寒能力低的植物体内的 POD 浓度低,活性弱,抗氧化能力弱。

(五)对可溶性蛋白 SP 与糖 SS 含量的影响

随着处理温度的降低,新疆和青海黑果枸杞枝条可溶性蛋白呈"降-升-降-升"波动变化,其余呈现先降后升变化趋势(图 5-3-8)。-40 ℃处理时武威野生增加量最大。随着处理温度的降低,可溶性

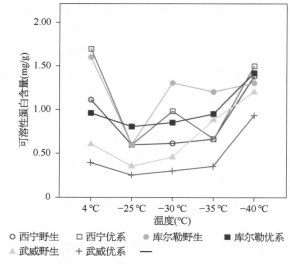

图 5-3-8 不同低温处理下各黑果枸杞类型
可溶性蛋白含量的变化

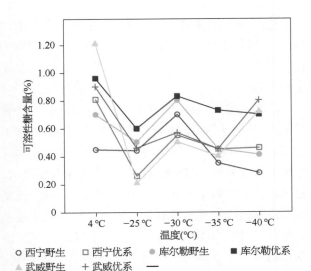

图5-3-9 不同低温处理下各黑果枸杞类型
可溶性糖含量的变化

从而降低细胞内部的水势,增强细胞的保水能力以防止细胞脱水,对原生质体、线粒体和高尔基体等细胞器起到保护作用,使细胞的生物膜系统的结构不被破坏,植物免受低温迫害。研究证明在一定温度下,植物可溶性糖含量会随着温度的降低而升高,过度低温会对细胞造成分害,自身的调节能力减弱甚至丧失,表现为可溶性糖含量的波动变化或降低。低温胁迫下可溶性糖含量越高,植物的抗寒能力越强;可溶性糖含量越低,植物的抗寒能力越弱。

(六)对脯氨酸含量的影响

随着处理温度的降低,不同种源类型黑果枸杞枝条脯氨酸含量总体呈"升-降-升-降"变化趋势,-40℃时库尔勒优系增加最大(刘秋辰,2017)。但齐延巧等(2016)研究与此结论不同,当温度不断降低时,黑杞1号和宁杞7号呈现先平缓再缓慢增加再降低规律,不同温度升降趋势不一致。郑燕(2019)研究15份不同种源黑果枸杞枝条脯氨酸含量动态变化,随温度不断降低,15份材料基本呈"降-升-降"变化趋势,各材料波动幅度存在一定差别,Pro含量出现峰值温度不同(图5-3-10)。

糖含量武威优系和野生总体呈"降-升-降-升"变化趋势,其他呈"降-升-降"变化趋势(图5-3-9)。-40℃时,除武威两个黑果枸杞枝条可溶性糖升高外,其余均降低(刘秋辰,2017)。

齐延巧等(2016)研究略有不同,当温度逐渐降低,黑杞1号和宁杞7号可溶性糖含量呈先缓慢上升后趋于平缓规律,前者含糖量高于后者。郑燕(2019)研究15份不同种源黑果枸杞枝条可溶性糖含量变化,各材料呈不同的"降-升""升-降"变化,这种波动变化幅度存在一定差别,可溶性糖量出现峰值温度也不同。但13份材料中随温度降低,可溶性蛋白基本呈"降-升-降"变化规律,只是波动幅度有差异,峰值出现温度不同。

可溶性蛋白质SP和糖SS是植物体内重要的渗透调节物质之一。低温胁迫引起细胞内溶酶体的增加,会加速细胞内及膜结构中蛋白质成分的分解,植物通过诱导合成可溶性蛋白质的含量来增强抗寒性。可溶性蛋白质的强亲水胶体性,可以明显增加细胞的持水力,增强细胞的原生质弹性,降低冰点以避免细胞内部结冰,增强植物对低温的忍受力,提高植物的抗寒能力。可溶性蛋白质的含量在一定范围内与物的抗寒能力成正相关,可溶性蛋白质含量越高,植物的抗寒能力越强;可溶性蛋白质含量越低,植物的抗寒能力越弱。

低温环境下,植物体内的淀粉发生水解作用,在增加可溶性糖含量的同时,提高细胞膜的渗透浓度,

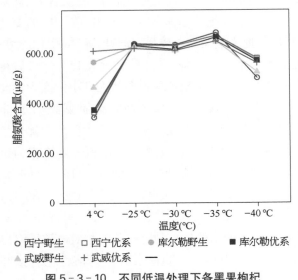

图5-3-10 不同低温处理下各黑果枸杞
类型脯氨酸含量的变化

脯氨酸是植物体内水溶性最大的氨基酸,亲水性极强,主要作用于细胞的渗透调节过程,促进蛋白质的水合作用,提供足够多的自由水来维持细胞正常的生命活动。植物体内脯氨酸的含量一般不高,当受到低温胁迫时,细胞会通过大量积累脯氨酸的

方式来平衡细胞的代谢作用,增强细胞的保水能力,以降低细胞膜的渗透势,有效地保护原生质体,维持细胞内环境的稳定以避免冻害的发生。研究证明,脯氨酸含量与植物的抗寒能力呈正相关,其含量在植物可忍受的低温胁迫下,呈现出上升的趋势。脯氨酸含量越高,抗寒能力越强;脯氨酸含量越低,抗寒能力越弱。

(七)黑果枸杞耐寒性研究进展

抗寒性是复杂的生理生化变化过程,即所有抗寒指标的综合表现,受多种因素影响,孤立地用单一指标很难反映其抗寒本质。所以,刘秋辰(2017)通过8个生理指标综合评价青海、甘肃、新疆,6个类型黑果枸杞枝条的抗寒性。结果显示随着处理温度的降低,6个类型黑果枸杞枝条的相对电导率呈上升趋势;MDA含量呈"升-降-升"变化趋势;SOD活性先下降后上升,−35℃处理时到达峰值,−40℃处理时降低;武威优系的POD活性总体呈"升-降-升"的变化趋势,其他类型总体呈"降-升-降-升"的变化趋势;库尔勒野生、青海西宁优系的可溶性蛋白含量总体呈"降-升-降-升"的变化趋势,其他4个类型总体呈先降低后升高的变化趋势;武威优系、武威野生的可溶性糖含量总体呈"降-升-降-升"的变化趋势,其他4个类型总体呈"降-升-降"的变化趋势;脯氨酸含量呈"升-降-升-降"的变化趋势。最后得出6个类型黑果枸杞抗寒强弱从大到小依次为青海西宁优系、库尔勒野生、库尔勒优系、武威野生、西宁野生、武威优系(其中优系来源于野生群落中优良植株)。齐延巧等(2016)以黑果枸杞和宁夏枸杞为试材,选取1年生休眠枝条分别在−15℃(CK)、−18℃、−21℃、−24℃、−27℃、−30℃、−33℃、−36℃、−39℃、−42℃、−45和−48℃下进行人工低温处理。测定枝条的相对电解质渗出率、丙二醛(MDA)、脯氨酸(Pro)、可溶性糖含量和枝条恢复生长率,并拟合Logistic曲线方程,计算临界半致死温度(LT_{50})。结果显示相对电解质渗出率和脯氨酸含量与枸杞一年生枝条的抗寒性相关显著,其次为可溶性糖和MDA含量,结合恢复生长率,可以直观、准确地反映枸杞的抗寒能力;两品种枸杞枝条的半致死温度在−26℃~−35℃,均达到显著水平,两品种枸杞枝条的半致死温度与抗寒性

关系依次为电解质渗出率＞脯氨酸＞可溶性糖＞MDA。黑杞1号半致死温度在−29℃~−35℃,宁杞7号在−26℃~−33℃,黑杞1号的抗寒性强于宁杞7号。

郑燕(2019)以青海、甘肃、内蒙古、新疆15个种系黑果枸杞为实验材料,研究发现低温胁迫下(−20℃~−40℃),黑果枸杞枝条的抗寒性在同一指标下存在差异,各抗寒指标的变化规律差别较大,但同种源的材料呈现出的变化规律基本一致,说明原产地对植物的抗寒性有很大影响。黑果枸杞枝条的SOD活性,MDA和Pro含量多呈"降-升-降"的变化趋势;SS含量多呈"升-降-升"的变化趋势;POD活性和SP含量表现出较大的差异:甘肃和新疆的试材POD活性多呈"降-升-降"的变化趋势,内蒙古和青海的试材POD活性多呈"升-降-升"的变化趋势;甘肃和内蒙古的试材SP含量多呈"降-升-降"的变化趋势,青海和新疆的试材SP含量多呈"升-降-升"的变化趋势。种子的耐寒能力按产地排序依次为:青海省＞内蒙古＞新疆＞甘肃。

四、风沙流胁迫下黑果枸杞的生理响应

风沙流频繁地区植物的种类和分布范围均受到一定限制。研究表明风沙危害较大时,造成土壤肥力降低,农作物减产,以及牧场退化和生物多样性下降等严重后果。风沙流运动过程中通过磨蚀、击打、降尘等机械损伤方式影响植株的形态特征、光合作用、生理特性和细胞结构。黑果枸杞分布区域的西北地区青海、新疆、内蒙古、甘肃、宁夏都属于干旱荒漠地区,除盐碱、干旱、寒冷外,风沙胁迫也是黑果枸杞逆境之一。风沙流胁迫使黑果枸杞光合作用减弱,光合产物减少,导致植株生长缓慢,常见叶片卷曲、脱落、内部氧化酶、渗透调节物质等生理发生一系列变化。杨永义(2020)通过对黑果枸杞进行6 m/s、9 m/s、12 m/s、15 m/s净风和风沙流吹袭20 min处理和12 m/s净风和风沙流吹袭10 min、20 min、30 min处理,测定其膜透性、抗逆生理和光合生理等指标,探索黑果枸杞对风沙吹袭的抗逆机制,得到以下结论:

(一)净风和风沙流吹袭对黑果枸杞水分生理和膜透性的影响

净风和风沙流未使黑果枸杞叶片产生明显的水

分流失,但使得水势变化异常,12 m/s 净风胁迫上升下降,风沙流处理则上升。说明 12 m/s 胁迫破坏黑果枸杞叶片对水分的利用。不同风速胁迫下,膜脂过氧化作用对膜透性增大所起作用较小,不同时间胁迫下则起主要作用。

(二)净风和风沙流黑果枸杞抗逆生理的影响

不同风速胁迫下,SOD 反应最敏感,在 6 m/s 胁迫酶活性即明显上升,POD 反应较迟钝,在 12 m/s、15 m/s 胁迫酶活性显著上升,CAT 反应最迟钝,酶活性变化幅度最小。不同时间胁迫下,胁迫 10～20 min,抗氧化酶均明显上升,起到保护作用,胁迫 30 min,酶活性均下降。随着胁迫风速和时间的延长,在 12 m/s 胁迫 20 min,脯氨酸含量达到最高,具有较强的渗透调节作用;可溶性蛋白均呈下降或较 CK 无显著变化,起到的渗透调节作用最小;净风处理下,在 6 m/s 胁迫 20 min 或 12 m/s 胁迫 10 min,可溶性糖含量略高于 CK,但渗透调节作用较小。风沙流处理下,在 12 m/s 胁迫 20 min,可溶性糖含量达到峰值,渗透调节作用增强。

(三)净风和风沙流对黑果枸杞光合生理的影响

随着风速的增大,6～12 m/s 净风、6～9 m/s 风沙流吹袭均促进黑果枸杞光合作用,15 m/s 净风、12～15 m/s 风沙流吹袭则引起黑果枸杞光合作用减弱;光系统(PSII)受胁迫小,热耗散未起到明显的保护作用。随着时间的延长,光合作用逐渐增强;存在明显的光抑制,光系统(PSII)对光能的利用效率

下降,热耗散未起到明显的保护作用。气孔限制和非气孔限制共同影响黑果枸杞的光合作用。黑果枸杞叶片上表皮对光合作用的调节较明显。随着风速的增大,净风处理下,黑果枸杞通过降低气孔密度,张开、闭合气孔数均减小;风沙流处理下,黑果枸杞气孔密度略有增加,张开和闭合气孔数均增加。随着时间的延长,气孔密度均无明显变化,净风处理叶片张开气孔数减少,闭合后孔数增加;风沙流处理则张开气孔数增加,闭合气孔数减少。净风和风沙流均对黑果枸杞正常生长产生一定程度的不良影响。黑果枸杞植株出现不同程度的机械损伤,嫩茎和叶片表现出萎蔫的特征。叶片产生一定程度的膜脂过氧化作用和膜透性增大的变化,且风沙流对植株的伤害作用较大。在低风速 6 m/s、9 m/s 净风和风沙流胁迫下,抗氧化酶和渗透调节物质均无明显变化,未起到应有的保护作用。在高风速胁迫下,只有过氧化物酶起到保护作用,15 m/s 净风、12 m/s 风沙流胁迫下,过氧化物酶活性均显著高于无风对照;渗透调节物质只有可溶性蛋白未起到渗透调节作用,净风胁迫下,脯氨酸起到主要的渗透调节作用;风沙流胁迫下,脯氨酸和可溶性糖均起到主要的渗透调节作用。

总之,黑果枸杞的抗逆生理、光合生理、气孔特性均受到净风和风沙流胁迫的影响。不同风速和同一风速胁迫不同时间均造成黑果枸杞响应差异。建议在未来黑果枸杞种植中,同时结合当地光照、温度和降雨等环境因子,将黑果枸杞种植在 6～9 m/s 风沙环境中,能够取得较好的生态效益和经济效益。

第四节 逆境生理下黑果枸杞品质成因

在盐渍土、盐碱荒漠、干旱、风沙、寒冷逆境条件下,黑果枸杞生长发育、超微结构、植株膜透性、渗透调节,特别是光合作用均受到抑制或遭到破坏。在各种逆境中长期生存适应环境,黑果枸杞叶片变厚,有效阻挡水分流失,保护叶肉细胞且能抵御高海拔强紫外线辐射。长期的干旱适应下衍生了贮水组织,发达的栅栏组织,厚角质层等变化。

在逆境下黑果枸杞植株产生了一系列生理特征变化,成为典型的盐生植物和荒漠植物,在西北地区戈壁荒漠地区,仅有为数不多的植物生长,呈聚集状,成片状、带状或点状分布植物种就有黑果枸杞,其可将土壤盐分运移至根际和冠幅以内的土壤(冯雷,2020),成为抗风、固沙、保持水土的先锋树种和治理荒漠戈壁重要建群植物。

在逆境下黑果枸杞生长与代谢发生变化,在耐寒耐盐耐旱耐风沙中保护生态的同时也积累了大量的活性成分,成为药食两用经济型植物。表现出优异的经济性、抗逆性、抗病虫害功能。自然界中的任何一种因子,或独立或综合都会对药用植物的生长发育及次生代谢产生影响,只是不同的植物种类、不同的自然条件,其影响程度不同而已。多数研究证明,在逆境胁迫的条件下,植物生长下降,次生代谢产物数量增加,而在良好环境条件下,植物生长较快,次生代谢产物数量少,但当环境严重胁迫时,植物生长和次生代谢均受到抑制。黑果枸杞在干旱、盐渍、冷冻、风沙情况下更有利于合成和积累许多活性成分与营养成分,成为地方道地药材和优质食材原料。

一、多酚类物质

黑果枸杞含花青素、黄酮、单宁、酚酸等多酚类物质。王春雨(2017)研究证明柴达木盆地位于高海拔地区,高海拔带来的冷凉环境有利于多酚类物质的合成与积累。多酚能在一定程度上帮助植物抵抗低温胁迫,冷凉环境激发了抗性基因的表达,提高了黑果枸杞体内多酚含量。柴达木盆地黑果枸杞主要产地土壤中 CO_3^{2-} 含量很少,远低于 Cl^-、SO_4^{2-} 在土壤中的含量,但微量的 CO_3^{2-} 却能对植物体内黄酮类物质的合成起到显著促进作用。推测原因可能是与黄酮类物质合成有关的酶对环境中 CO_3^{2-} 的比较敏感,即使较低浓度也能显著提高酶活性,从而促进黄酮类物质的合成与积累。同时土壤中 K^+ 的含量也与总黄酮含量呈显著正相关关系。钾元素是植物叶绿素必不可少的构成元素之一,土壤中存在较多可吸收利用的 K^+ 有利于植物叶绿素的形成,提高植物光合速率,由此引起还原性糖含量增加,黄酮合成的前体物质增加,直接有利于次生代谢中黄酮的合成。与金属离子络合是植物多酚的共性,多酚与金属离子形成络合物从而促进植物根系对土壤养分的吸收,总多酚含量与土壤中 Ca^{2+} 含量呈显著负相关可能是多酚这一特性导致植物选择性吸收土壤中的 Ca^{2+},使得根际土壤 Ca^{2+} 浓度相对较低,而植物体内多酚含量较高。李捷(2019)研究表明,总酚和总黄酮是枸杞属植物中重要代谢产物,当受到干旱胁迫时,黑果枸杞和宁夏红枸杞其总酚和黄酮均呈上升趋势,说明干旱胁迫有利于总酚和总黄酮合成与积累,植物在很多(干旱、低温、高盐、过碱、高强光)逆境下长期生态适应中,体内会积累黄酮类化合物,王亚娟(2013)研究证明 100 mm 盐处理促进黑果枸杞黄酮类化合物的合成,其中间代谢产物对香豆酸的含量在 100 mm 盐浓度处理下显著增加,催化对香豆酸进入木质素途径的关键酶对香豆酸-3-羟化酶下调,说明黑果枸杞受到盐胁迫时促进黄酮类化合物的积累,并且以增加对香豆酸进入此合成途径的方式来促进黄酮化合物的积累,从而缓解盐胁迫带来的氧化损伤。香豆酸是黄酮类化合物生物合成途中重要化合物,100 mm 盐处理能够促进黑果枸杞愈伤组织体内对香豆酸含量积累进而合成黄酮类化合物积累,说明盐胁迫促进黄酮类化合物的生物合成开始于对香豆酸的合成。刘翔(2017)报道新疆黑果枸杞花青素在 7.01~38.01 mg/g 之间,北疆含量高于南疆,是因为北疆荒漠盐土、盐化草甸土和沼泽盐土为主,土壤含水量相对南疆更适应其生长。

二、糖类物质

枸杞属植物在盐胁迫下,其果实糖代谢及相关酶活性变化随不同浓度盐变化规律比较复杂,杨涓(2004)研究表明,随着 NaCl 浓度的增加,枸杞多糖含量呈上升趋势。0.3%、0.6% 的 NaCl 处理可以促进蔗糖合成,可溶性糖和还原糖随着 NaCl 浓度变化,均呈下降趋势,两种糖下降可能是分解消耗,促进了多糖合成的原因。张桐欣(2018)研究认为,随着干旱胁迫程度的增加,黑果枸杞可溶性糖含量显著上升,这同李新虎(2007)提出的随着盐度增加,枸杞叶片中可溶性糖含量有一定增加结论一致。同齐延巧(2016)研究中随寒性温度降低,可溶性糖含量缓慢呈上升趋势的结论一致。冯雷(2020)研究发现黑果枸杞果实还原糖与转化糖含量均在中度盐渍化土壤中最高,且随着盐渍化梯度增加果实转化糖、还原糖含量明显减少,表明适度的盐胁迫可提高果实转化糖、还原糖含量,且可能与微量元素存在协同作用。

三、其他成分

适度的盐胁迫条件可促进植物营养成分的积累,并提升易受胁迫植物对生长环境的适应性。不同盐渍化土壤的栽培型黑果枸杞的微量元素 Zn、Mn 含量均显著高于野生型,Fe 元素显著低于野生型,16 种氨基酸的含量显著高于野生型,其中中度盐渍化条件栽培型黑果枸杞营养成分得分最高。因此,适度盐渍化土壤栽培黑果枸杞的品质更优,野生型黑果枸杞果实与栽培型的营养成分含量存在差异(冯雷,2020)。净风和风沙流胁迫下,脯氨酸含量有上升趋势。在盐胁下有"升-降-升"的变化趋势,干旱无寒冷胁迫下脯氨酸也有上升趋势(杨永义,2020;王龙强,2011;刘秋辰,2017;王晶,2017)。

总之,多种逆境下造成了黑果枸杞根系发达,根深 1.5 m,对干旱、盐渍具有极强适应性,不仅具有生态价值,各种逆境下的黑果枸杞也积累合成了较大药效作用的活性物质,如黑果枸杞花青素的含量是天然蓝莓 18 倍,被国际友人誉为"第七大营养素",同时还富含黄酮、生物碱、类胡萝卜素、蛋白质、氨基酸,被广泛用于医疗保健与营养产品中,集药食、生态、经济于一体的高级"软黄金"。

第五节 黑果枸杞生态功能与效益

黑果枸杞是中国西部草原荒漠沙地特有植物,具有显著的生态效益,黑果枸系特别发达,生命力极强,是干旱、半干旱地区用于水土保持造林的主要生态经济物种之一,对我国的西部生态环境建设至关重要,黑果枸杞是特有的抗盐、耐旱野生植物种,常以灌丛状生长于盐碱荒地、盐化沙地、盐湖岸边、路旁等各种盐渍化土壤中,除野生外,在青海柴达木、甘肃河西走廊和新疆各地大面积种植,是一种具有防风固沙作用的植物,有很高的光合效率和较强的抗逆性,能适应于宽广的生境,生态功能优异。

一、生态功能价值

枸杞具有涵养水源、防风固沙、水土保持、调节气候、净化空气、保护生物多样性、固碳放氧等生态功能价值。以青海省 75 万亩红、黑枸杞林的固碳放氧为例,75 万亩枸杞每年固碳 175 多万吨(按照每亩枸杞和黑果枸杞每天可吸收 6.7 kg 的二氧化碳计算,即森林固碳量的十分之一),折算经济价值为 17.5 亿多元(按照二氧化碳 1 000 元/吨计算);每年可制造氧气 178 万多吨(按照每亩枸杞和黑果枸杞每天可制造氧气 4.9 kg 计算,即森林制氧量的十分之一),折算经济价值为 62.5 亿元以上(按照 5 000元/吨计算),合计固碳放氧价值高达 80 亿元(青海省"十四五"枸杞产业高质量发展规划,2020)。据调研全国种植枸杞约 150 万亩,每年固碳量达 350 万吨,经济价值 35 亿;每年可制氧量达 356 万吨,估算经济价值 125 亿元,合计估算 160 亿万,其中黑果枸杞约占 10%,生态功能价值估算 16 亿元。

同时,通过建设枸杞标准化基地,漫灌改滴灌,解决灌溉水资源渗、漏、跑、冒等问题,实现节水灌溉,提高水资源利用率。采用滴灌后,每亩枸杞和黑果枸杞用水需求量为 230 平方米,比漫灌节水 700 立方米右,节水率达 80%,生态效益显著。实施枸杞和黑果枸杞废弃物循环利用工程,将枸杞生产及加工环节的枝叶、次果、残渣等废弃物转变为有机肥、燃料、饲料等,实现枸杞和黑果枸杞绿色废弃物资源化利用,有效改善生态环境。

二、治理荒漠先锋树种

野生黑果枸杞是荒漠戈壁主要的建群植物之一,是优良的荒漠治理先锋树种,与柽柳、碱蓬、芦苇等天然植被形成灌丛保护着国家西部沙漠盐碱等地的生态环境安全。20 世纪 50~80 年代该植物只是防沙治沙植物之一,20 世纪 80 年代到 20 世纪末,中国西北地区沙漠化、盐碱化面积增加,自然植被遭到破坏,但以黑果枸杞、白刺等灌木为优势种或建群种的天然灌木丛林对草原荒漠化、盐碱地保持起了重大保护作用,成为先锋树种。野生黑果枸杞良好的抗风固沙、耐干旱和盐碱特性源于这一植物资源特性,其叶肉质化,枝易于抗强光照射,其根埋入沙地或盐碱地 1~1.5 m,充分利用地下水资源。笔者在多地对其叶、枝、根进行观察。这种野生资源适合深度盐碱化、土壤极度贫瘠,水土流失严重的脆弱环境中生存且保护生态。

贺盼等（2021）了为选育黑果枸杞优树植株，以青海和甘肃人工种植的黑果枸杞为研究对象，在大面积实地调查的基础上，根据黑果枸杞树形、枝条、花、叶、果实、抗病虫害状况等 30 个优树表型，经过 2a 表型稳定性的观测，初步选出表型性状优良的黑果枸杞 100 株，采其果实。以高花青素为目标，根据药理作用相似相辅的原理，选择多酚、黄酮为辅助指标，利用各性状的均值、标准差和极差建立黑果枸杞优树综合评分法，复选出 14 株优等植株。指标间相关性分析表明花青素与黄酮含量呈极显著正相关，花青素与多酚含量呈显著正相关，黄酮与多酚含量呈弱相关。研究结果进一步说明花青素、黄酮、多酚作为优树选择指标的合理性，为建立黑果枸杞无性系苗圃、优树再复选提供了筛选依据。

考虑到黑果枸杞丰富的天然变异及其营养价值的重要性，该研究采用种植户荐优和项目组实地调查相结合的传统选优方法，开展优树单株外业调查、登记，详细调查产地条件、表型性状，测定其营养物含量，最终采取综合评分法确定优树。针对花青素、黄酮、多酚的具体性状数值，以花青素含量为主要选定目标，以黄酮、多酚为辅助指标，采用综合评分法进行评定，确定复选优树。

果实的营养成分含量产量决定着植株的优良程度，对果实内营养成分的测定和分析可作为评判果实品质好坏的依据。强日照、高海拔、寒冷、土壤盐渍化、干旱等特殊的自然条件诱导黑果枸杞果实积累大量的花青素，该研究在优选中确定花青素含量为 0.81％～1.09％，高于已报道的数值，说明了选优具有可行性和数据支撑。该研究中规定与花青素

药理作用相似的多酚、黄酮含量分别为 3.19％～12.92％和 1.24％～5.05％，与发表的文献测定数据接近，也具有可行性。研究表明抗氧化能力与花青素、黄酮、多酚含量呈正相关，这正好印证了本试验优树选择时，以花青素含量为主要目标，黄酮、多酚为辅助指标的合理性。这一成果对今后的育种育苗建立黑果枸杞优树园，获得其优良品种具有重要的参考价值。

三、生态恢复最佳植被

我国近几年来沙尘暴、水旱灾虫灾、泥石流等灾害接踵而至，地下水位下降，生物多样性减少，这些都说明我国植被情况不乐观，在恢复植被过程中，选择优良树种尤为重要。黑果枸杞抗性强，又是西北地区的本土灌木，以其造林恢复荒漠生态环境是最好的选择。

柴成武等（2011）以民勤湖区不同年代退耕地植被调查为依据，确定自然恢复目标，在 10 种盐城退耕地植被恢复模式中评价出 6 种良好的生态恢复模式，其中包括了黑果枸杞在封育模式和柽柳＋黑果枸杞模式。柽柳＋黑果枸杞造林模式，采用开沟造林方式，宽度 2～4 m，密度 2 m×4 m，林木成活林后采用间伐方式保存 2 100 株/hm²。研究分析认为黑果枸杞封育模式生态成本不高，生态效益接近于自然荒漠植被，可考虑灌水抚育一年后去掉灌水措施进行自然封育，因此该模式可以选择。柽柳＋黑果枸杞模式以较低的生态成本达到了较高的生态效益，是一种良好的生态恢复模式，可作为治理荒漠土地的最佳选择植被。

第六章

黑果枸杞生药学研究

黑果枸杞是一味藏医药、维吾尔医药应用的药材,因其富含天然可食用色素、具有显著的生理活性及资源可再生等优点,被广泛应用于药品、食品及化妆品行业。近年来,我国部分省区如青海、甘肃和湖北等地区对黑果枸杞药材进行了一系列的标准化研究,如《青海省藏药材标准》(第一册)黑果枸杞质量标准中对其生药学特征等方面进行了初步研究与规范。此外,我国的一些中藏药材生产企业及食品、化妆品等相关领域也推出了黑果枸杞的企业标准及行业标准,对黑果枸杞作为一种食药两用植物的应用也起到了一定的质量控制和保障作用。本章对国内不同地区黑果枸杞干果进行测定研究,主要对其基原、性状、微性状、显微鉴别、薄层色谱鉴别、指纹特征图谱及药材检查项等内容进行系统研究,对黑果枸杞现有药材标准内容进行了完善和提高,为今后黑果枸杞药材的生药学鉴别及质量控制提供技术参考。

第一节　基原鉴别

黑果枸杞为茄科枸杞属多年生灌木植物黑果枸杞(*Lycium ruthenicum* Murr.)的干燥成熟果实,又名黑果枸杞、苏枸杞,藏文名为"旁玛",蒙名为"乔诺英-哈尔马格",对其植物形态分布,本书第二章、第三章有较为详细记载。

一、植物器官鉴别

笔者近3年来深入青海、甘肃、新疆、宁夏、内蒙古等地,对黑果枸杞药材基原进行调研,现有药材多来源于野生物种和种植品种。野生的黑果枸杞药材较少,而且产量逐年下降。调查中收集了大量的果、枝、花进行观察,委托上海中医药大学对其植物花、果、叶器官进行了解剖研究(图6-1-1~图6-1-11)。

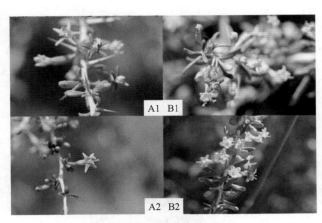

图6-1-1　黑果枸杞原植物

[A1. 野生花期(老枝);A2. 野生花期(嫩枝);B1. 种植花期(老枝);B2. 家种花期(嫩枝)]

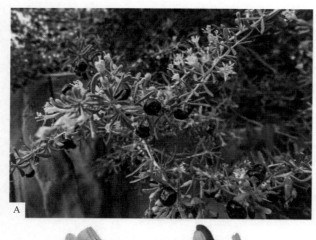

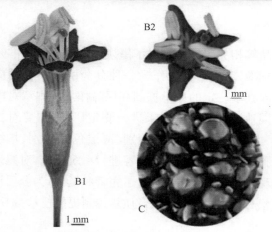

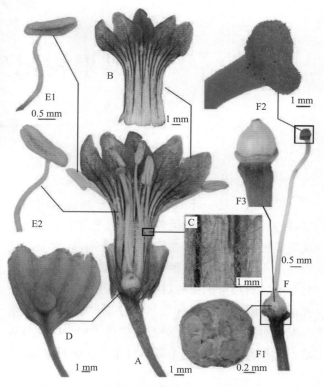

图 6-1-2　黑果枸杞原植物花果放大图(示花果同期)

[A1. 种植黑果枸杞;B. 花(B1. 侧面观;B2. 顶面观);C. 果实]

图 6-1-3　黑果枸杞花解剖图(示微性状特征)

[A. 花纵剖;B. 花冠;C. 绒毛;D. 花萼(含子房);E. 雄蕊(E1. 丁字着生;E2. 纵裂);F. 雌蕊(F1. 子房横切;F2. 柱头;F3. 子房附花冠残基)]

黑果枸杞花微性状解剖见图 6-1-4～图 6-1-9。

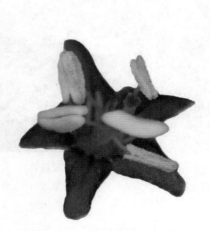

图 6-1-4　黑果枸杞花顶面观

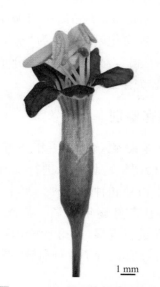

图 6-1-5　黑果枸杞花侧面观

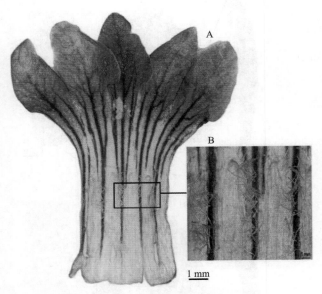

图 6-1-6 黑果枸杞花冠微性状
（A. 花冠；B. 绒毛）

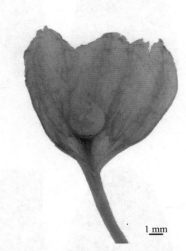

图 6-1-7 黑果枸杞花萼微性状（带子房）

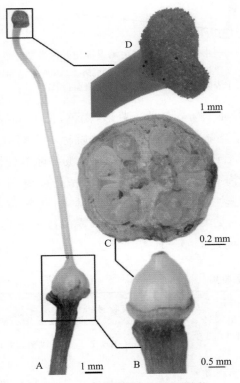

图 6-1-8 黑果枸杞雌蕊微性状

[A. 雌蕊；B. 子房（带花冠残基）；C. 子房横切；D. 柱头（浅 2 裂）]

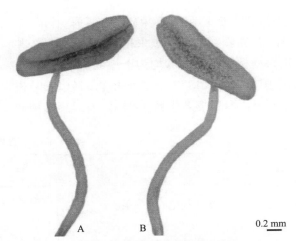

图 6-1-9 黑果枸杞雄蕊微性状
（A. 丁字着生；B. 纵裂）

黑果枸杞叶微性状解剖见图 6-1-10～图 6-1-11。

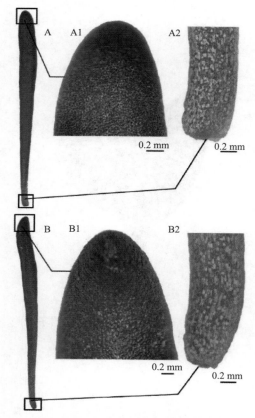

图6-1-10 种植黑果枸杞叶微性状图

(A.上表面;A1.上表面顶部;A2.上表面基部;
B.下表面;B1.下表面顶部;B2.下表面基部)

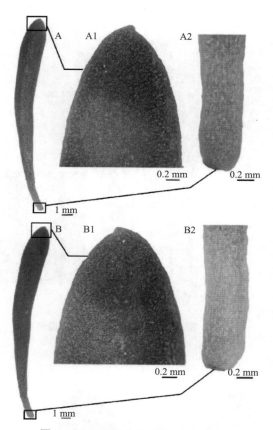

图6-1-11 野生黑果枸杞叶微性状

(A.上表面;A1.上表面顶部;A2.上表面基部;
B.下表面;B1.下表面顶部;B2.下表面基部)

二、来源与产地

笔者在2016年至2020年分别赴青海、甘肃、宁夏、内蒙古、新疆等地开展黑果枸杞的调研工作,共收集黑果枸杞干果48批,均为干燥成熟果实样品。按照《中国植物志》(1979)、《青海植物志》(1999)进行基原鉴定:"本品浆果紫黑色,球状,有时顶端稍凹陷,直径4—9 mm。种子肾形,褐色,长1.5 mm,宽2 mm。"与青海省药品检验检测院标本馆馆藏黑果枸杞(Lycium ruthenicum Murr.)溯源标本对照,并经由青海省药品检验检测院藏药室杨凤梅、上海中医药大学崔亚君鉴定,均为茄科植物黑果枸杞(Lycium ruthenicum Murr.)干燥的成熟果实。样品信息见表6-1-1。

表6-1-1 黑果枸杞样品收集

编号	名称	药用部位	产地	采收时间	鉴定人
LRM-QH-1	黑果枸杞	果实	青海省海西州格尔木市河东农场宝库村	2016.7	杨凤梅,崔亚君
LRM-QH-2	黑果枸杞	果实	青海省海西州格尔木市郭勒木德镇新华村三社	2019.7	杨凤梅,崔亚君
LRM-QH-3	黑果枸杞	果实	青海省海西州都兰县宗加乡	2020.7	杨凤梅,崔亚君
LRM-QH-4	黑果枸杞	果实	青海省海西州都兰县向日德镇	2016.7	杨凤梅,崔亚君
LRM-QH-5	黑果枸杞	果实	青海省海西州格尔木市河东农场八连	2019.7	杨凤梅,崔亚君
LRM-QH-6	黑果枸杞	果实	青海省海西州都兰县诺木洪三大队	2019.7	杨凤梅,崔亚君

（续表）

编号	名称	药用部位	产地	采收时间	鉴定人
LRM-QH-7	黑果枸杞	果实	青海省海西州德令哈市尕海镇	2016.7	杨凤梅，崔亚君
LRM-QH-8	黑果枸杞	果实	青海省海西州格尔木市金鱼湖中村一庄	2019.7	杨凤梅，崔亚君
LRM-QH-9	黑果枸杞	果实	青海省海西州格尔木市大格勒乡	2017.7	杨凤梅，崔亚君
LRM-QH-10	黑果枸杞	果实	青海省海西州都兰县诺木洪枸杞产业园	2019.7	杨凤梅，崔亚君
LRM-QH-11	黑果枸杞	果实	青海省海西州乌兰县柯柯镇	2017.7	杨凤梅，崔亚君
LRM-QH-12	黑果枸杞	果实	青海省海西州大柴旦镇润禾仓地	2019.7	杨凤梅，崔亚君
LRM-QH-13	黑果枸杞	果实	青海省海西州格尔木金鱼湖（中村一社）	2019.7	杨凤梅，崔亚君
LRM-QH-14	黑果枸杞	果实	青海省海西州德令哈市乃海镇尕海村一社	2020.7	杨凤梅，崔亚君
LRM-QH-15	黑果枸杞	果实	青海省海西州格尔木市河东农场十连草原	2019.7	杨凤梅，崔亚君
LRM-QH-16	黑果枸杞	果实	青海省海西州大柴旦镇马海村三站	2018.7	杨凤梅，崔亚君
LRM-QH-17	黑果枸杞	果实	青海省海西州德令哈市克鲁克湖边	2018.7	杨凤梅，崔亚君
LRM-QH-18	黑果枸杞	果实	青海省海西州大柴旦马海村附近	2019.7	杨凤梅，崔亚君
LRM-QH-19	黑果枸杞	果实	青海省海西州德令哈市尕海镇	2018.7	杨凤梅，崔亚君
LRM-QH-20	黑果枸杞	果实	青海省海西州都兰县诺木洪一大队东头草原边	2019.7	杨凤梅，崔亚君
LRM-GS-1	黑果枸杞	果实	甘肃省瓜州县西湖乡安康村	2019.7	杨凤梅，崔亚君
LRM-GS-2	黑果枸杞	果实	甘肃省临夏州永靖县三塬镇胥塬村	2019.7	杨凤梅，崔亚君
LRM-GS-3	黑果枸杞	果实	甘肃省玉门花海镇小金湾乡金柳村	2019.7	杨凤梅，崔亚君
LRM-GS-4	黑果枸杞	果实	甘肃省玉门市花海市小金湾云马家峪村	2019.7	杨凤梅，崔亚君
LRM-GS-5	黑果枸杞	果实	甘肃省玉门市花海市小金湾云马家峪村	2019.7	杨凤梅，崔亚君
LRM-GS-6	黑果枸杞	果实	甘肃省张掖市高台县南华镇天鸿生物公司基地	2019.7	杨凤梅，崔亚君
LRM-GS-7	黑果枸杞	果实	甘肃省张掖市高台县南华镇南原子村	2019.7	杨凤梅，崔亚君
LRM-GS-8	黑果枸杞	果实	甘肃省民勤县苏武乡	2019.7	杨凤梅，崔亚君
LRM-NM-1	黑果枸杞	果实	内蒙古自治区阿拉善盟额济纳旗赛汉桃来希木	2020.8	杨凤梅，崔亚君
LRM-NM-2	黑果枸杞	果实	内蒙古自治区古阿拉善盟额济纳旗东风镇	2020.8	杨凤梅，崔亚君
LRM-NM-3	黑果枸杞	果实	内蒙古自治区额济纳旗八道桥	2020.8	杨凤梅，崔亚君
LRM-NM-4	黑果枸杞	果实	内蒙古自治区阿拉善盟额济纳旗林场北10 km处	2020.8	杨凤梅，崔亚君
LRM-NM-5	黑果枸杞	果实	内蒙古自治区额济纳旗居正海东草场	2020.8	杨凤梅，崔亚君
LRM-NM-6	黑果枸杞	果实	内蒙古自治区阿拉善左旗蒙斯布日苏木	2020.8	杨凤梅，崔亚君

（续表）

编号	名称	药用部位	产地	采收时间	鉴定人
LRM－NX－1	黑果枸杞	果实	宁夏回族自治区银川吴忠市红寺堡区红寺堡镇	2020.8	杨凤梅，崔亚君
LRM－NX－2	黑果枸杞	果实	宁夏回族自治区银川市西夏区节范台园林场	2020.8	杨凤梅，崔亚君
LRM－NX－3	黑果枸杞	果实	宁夏回族自治区中宁号枸杞市场商部（中宁产）	2020.8	杨凤梅，崔亚君
LRM－NX－4	黑果枸杞	果实	宁夏回族自治区中卫市中宁县宁安镇营盘滩村	2020.8	杨凤梅，崔亚君
LRM－NX－5	黑果枸杞	果实	宁夏回族自治区石嘴山平罗县渠口乡	2020.8	杨凤梅，崔亚君
LRM－NX－6	黑果枸杞	果实	宁夏回族自治区银川西夏区红兴镇金山村	2020.8	杨凤梅，崔亚君
LRM－XJ－1	黑果枸杞	果实	新疆维吾尔自治区尉犁县墩阔坦乡琼库勒村	2020.8	杨凤梅，崔亚君
LRM－XJ－2	黑果枸杞	果实	新疆维吾尔自治区尉犁县古勒巴格乡巴西头里村	2020.8	杨凤梅，崔亚君
LRM－XJ－3	黑果枸杞	果实	新疆维吾尔自治区昌吉州奇台县	2020.8	杨凤梅，崔亚君
LRM－XJ－4	黑果枸杞	果实	新疆维吾尔自治区库尔勒市	2020.8	杨凤梅，崔亚君
LRM－XJ－5	黑果枸杞	果实	新疆维吾尔自治区阿克苏地区阿克苏市郊	2020.8	杨凤梅，崔亚君
LRM－XJ－6	黑果枸杞	果实	新疆维吾尔自治区库尔勒市和静县	2020.8	杨凤梅，崔亚君
LRM－XJ－7	黑果枸杞	果实	新疆维吾尔自治区库尔勒拖布力其乡（银川东环综合批发市场）	2020.8	杨凤梅，崔亚君
LRM－XJ－8	黑果枸杞	果实	新疆维吾尔自治区乌鲁木齐市沙依巴克老华凌	2020.8	杨凤梅，崔亚君

三、药用考证

黑果枸杞藏文名“འཕང་ནག་འབྲས་བུ།”（旁那摘吾），常用于清心热、旧热，治心热病、妇科病。《晶珠本草》记载：旁玛摘吾清心热，治妇科病。旁玛叶细，丛生灌木，分枝多，树皮灰色，果实紫红色，大小如豆粒。常分黑，白两种，俗称灰旁玛（旁加）和黑旁玛（旁那）。《形态比喻》记载：旁玛叶细，灌木，果实紫红色，味甘，功效清旧热。《维吾尔药志》（1999）记载：“黑果枸杞可治疗尿道结石、癣疥、牙龈出血等病症，黑果枸杞果实及根皮治疗效果显著，民间则用作滋补强壮、明目以及降压药。”《中国少数民族传统医药大系》（2000）记载：“黑果枸杞治心热病，头痛失眠、健忘、心绪烦躁、妇科病。”《祖先口述》记载：“旁玛摘吾清心热，治妇科病。”本品树小，灰色，果实如豆，红色。根据《中国藏药》黑果枸杞历史用药考证记载，黑果枸杞 *Lycium ruthenicum* Murr. 枝条坚硬，灰白色，顶端呈刺状，叶条形簇生于短枝上，花浅紫色，果实紫黑色、球形等描述特征与古籍典著中描述和访问记录基本一致，认为黑旁玛（旁那摘吾）的基原应为黑果枸杞。甘肃省地方药材标准中记载：“历史上黑果枸杞就有药用记载，在藏族、维族民间应用较广泛，现国家已批复为新资源食品，作为一种药食同源资源，具有进一步发掘药用价值。功能主治：维族：清心热，强肾，润肝明目，健胃补脑，抗衰及通经。用于心热病，月经不调，虚劳精亏，腰膝酸痛，眩晕耳鸣，阳痿遗精，内热消渴，血虚萎黄，目昏不明。藏族：清心热，旧热。治心热，妇科病。”在《青海省藏药材标准》（第一册）（2019）中记载黑果枸杞的民族医药用法及疗效为：“黑果枸杞以果实入药，常用组方有七味大黄散。6～9 月采集，净选，晒干。味甘、性平。用于清心热、旧热，治心热病、妇科病。”

第二节　性状与显微鉴定

通过查阅文献得知,关于黑果枸杞的生药学研究还存在一些空白,文字资料中关于黑果枸杞的性状、显微特征记载较为粗略,尤其缺少对花萼及叶片的研究,图像资料不够清晰且多为黑白照片。本实验采用基原鉴别、性状鉴别、微性状鉴别、显微鉴定及偏振光显微鉴定的方法并结合定位取材徒手切片技术对5个产地、48批的黑果枸杞进行系统的生药学研究,利用数码摄影、电子显微摄影及实时景深扩展成像技术、全息彩色影像数据采集。本实验创新性地对黑果枸杞宿存花萼、叶片的微性状及显微特征进行了研究,并对果实微性状特征进行补充研究,希望能弥补现有的研究空白,为黑果枸杞的鉴别与质量控制提供参考。

一、实验材料

(一)样品

48批黑果枸杞样品参见表6-1-1,包括青海产地20批,新疆8批,甘肃8批,宁夏6批,内蒙古6批;其中包括野生10批。

(二)仪器与试剂

Eclipse Ni数码显微镜、DS-Fi3数码成像系统(Nikon公司,日本);高清体视显微镜XTL-850(上海光密仪器有限公司);M50无反相机、EF 50 mmf/1.8 stm镜头,(Canon公司,日本);多功能粉碎机(德清拜杰电器公司,型号:BJ-150)。

稀甘油、水合氯醛、乙醇、冰醋酸等试剂,均为分析纯,购自国药集团化学试剂有限公司;蒸馏水。

二、鉴定与结果

从形状、大小、颜色、质地、气味、重量、水试特征、表面特征、断面特征等方面对不同产地黑果枸杞药材的果实、种子、花萼、叶片特征进行肉眼及体视镜显微观察,利用无反相机和体视显微镜及其成像系统记录影像数据。

(一)性状鉴别

黑果枸杞呈类圆球形或不规则扁球形,直径5~15 mm,高2~10 mm。外果皮表面紫黑色、皱缩、微具光泽,中果皮柔软,干后脆、易碎。果实基部多带有宿存的花萼及果柄,部分脱落处可见圆形果柄痕,果实顶部可见细小的点状类白色花柱痕。宿存的花萼膜质,黄绿色或淡黄白色,可见蓝紫色斑块,直径4~7 mm,呈不规则2~4浅裂,常破碎;5倍体视镜下,内外表面均可见清晰的网状脉,花萼及果柄表面可见蓝紫色的斑点或斑块,近基部斑点(块)较密集;宿存花萼剥落后内附有一圈类白色至淡黄色连续或断裂的"小裙边"状花冠残基附着在果实基部,宽0.2~1.0 mm。果柄细长,向下渐细,有明显的纵沟,黄白色或黄绿色,有时可见蓝紫色斑块;5倍体视镜下,可见细密的纵皱纹。果实内含种子数十粒,种子细小,多为扁肾形、偶见卵圆形或不规则三角形,一端翘起,长0.7~1.5 mm,宽0.6~0.8 mm,黄褐色至淡黄色,部分呈黑色;5倍体视镜下,种子表面有微波状弯曲的凹凸不平的纹理(图6-2-1~图6-2-4)。

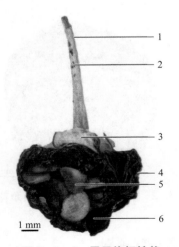

图6-2-1　黑果枸杞性状

(1.果柄;2.紫色斑块;3.花萼;4.外果皮;5.种子;6.中果皮)

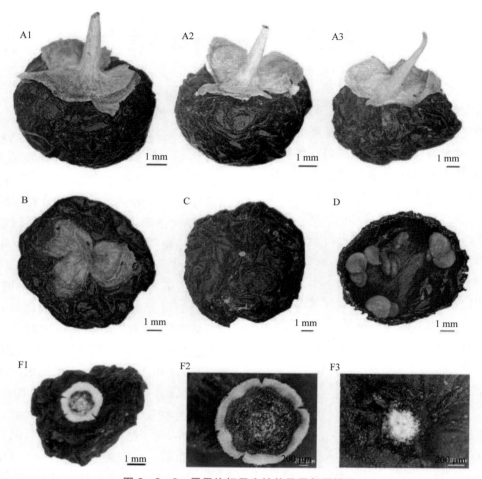

图 6-2-2　黑果枸杞果实性状及局部微性状

[A.果实(示宿存花萼);B.果实底面观;C.果实顶面观;D.果实横切面观;F1、F2.带花冠残基,
F3.花冠残基脱落痕]

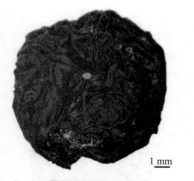

图 6-2-3　黑果枸杞果实顶部(示花柱痕)

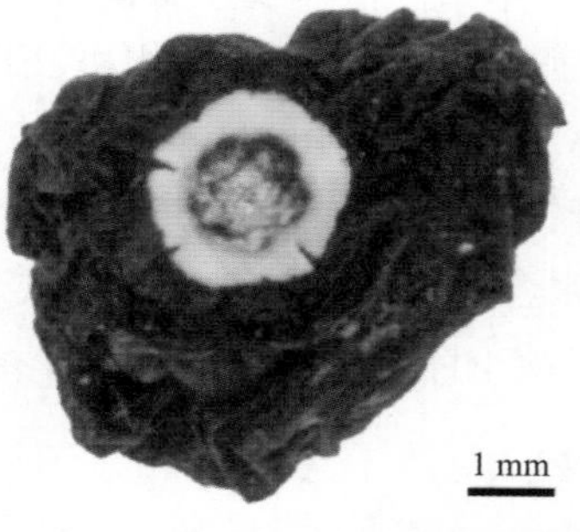

图 6-2-4　黑果枸杞果实基部(示附花冠残基)

(二)微性状鉴别

5倍镜下,花萼表面有清晰的网状脉络及蓝紫色的斑点,有时可见密集交织的白色绒毛;果柄亦有明显的蓝紫色斑点,近基部的斑点较密集,可见细密的纵皱纹(图 6-2-5)。其他显微性状详见图 6-2-6～图 6-2-12。

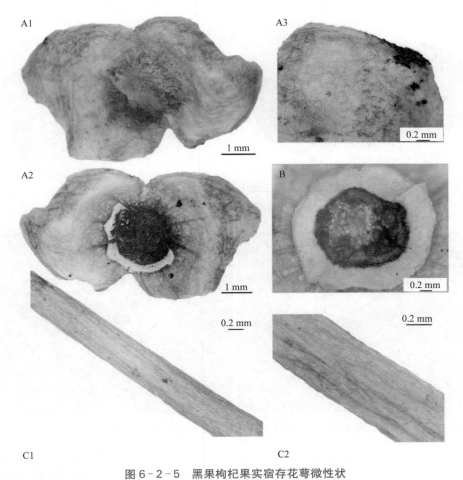

图 6-2-5　黑果枸杞果实宿存花萼微性状

［A. 花萼；A1. 外表面；A2. 内表面；A3. 紫色斑点（块）；B. 花冠残基；C. 果柄；C1. 示紫色斑点（块）；C2. 示纵皱纹］

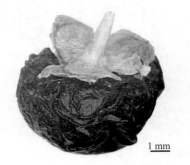

图 6-2-6　黑果枸杞果实表面微性状

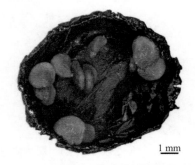

图 6-2-7　黑果枸杞果实横切面微性状

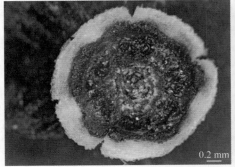

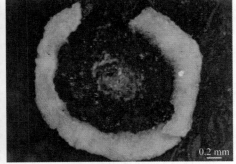

图 6-2-8　黑果枸杞果实基部附花冠残基微性状

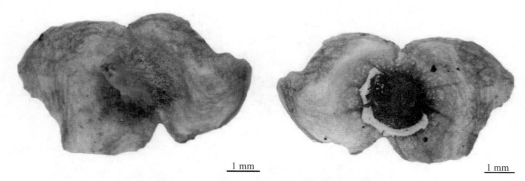

1 mm   1 mm

图 6-2-9　黑果枸杞宿存花萼表面微性状

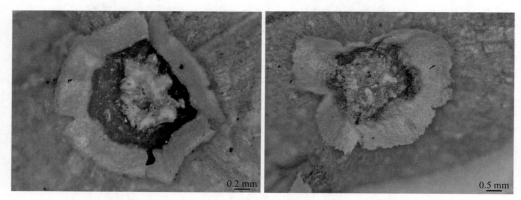

0.2 mm   0.5 mm

图 6-2-10　黑果枸杞宿存花萼带花冠残基微性状

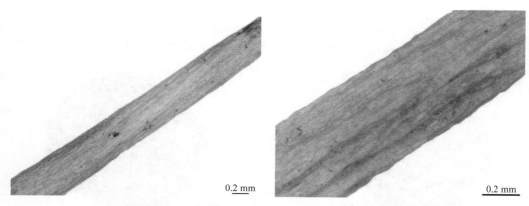

0.2 mm   0.2 mm

图 6-2-11　黑果枸杞果柄微性状 [示紫色斑点 (块) 及纵皱纹]

（三）水试鉴别

黑果枸杞粗粉投入蒸馏水中，可见蓝紫色色素迅速呈直线下沉，随后色素扩散，呈蓝紫色；在碱性水中呈深蓝色。质量较次者果色浅，水试颜色呈淡褐色。

（四）不同产地黑果枸杞性状及微性状鉴别

总结市场收集的 48 批次不同产地黑果枸杞性状及微性状鉴别，按目前市场商品分析，主要分青海货（色深，柄类白色）、新疆货（果大有中空）、甘肃及宁夏货（果色浅，柄淡黄色）3 大类。其主要区别点见表 6-2-1。

1. 青海格尔木野生品种·本样品果实外果皮表皮紫红色，油润有光泽感，果实间有粘连现象，果柄与花萼都呈紫红色，产地调研系采收加工过程中因果皮刺破导致果汁流出，果柄与花萼被自身花青素染色。因此野生黑果枸杞为成熟后尽快采收（图 6-2-13～图 6-2-17）。

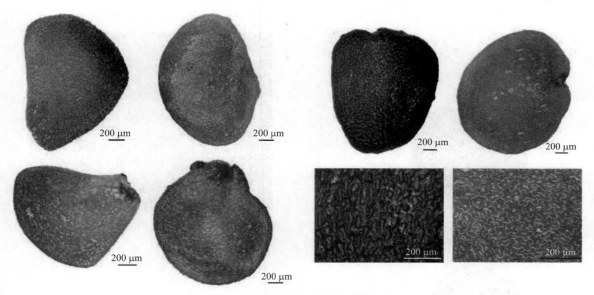

图 6-2-12 黑果枸杞种子微性状

表 6-2-1 不同产区黑果枸杞性状及微性状鉴别的主要区别点

项目	青海	新疆	甘肃	宁夏	内蒙古
大小(直径)	0.6~1.1 cm	0.8~1.2 cm	0.5~1.0 cm	0.6~1.0 cm	0.4~0.7 cm
形状	类球形或不规则扁球形,皱缩程度大	类球形,皱缩程度较小	类球形或不规则扁球形,皱缩程度大	类球形或不规则扁球形,皱缩程度大	类球形或不规则扁球形,皱缩程度大
颜色	紫黑色	紫黑色	紫黑色或棕褐色	紫黑色	紫黑色
重量(100 粒)	3.2 g	5.5 g	3.2 g	3.4 g	3.0 g
花萼	黄绿色,紫色斑点(块)密集	黄白色,紫色斑点(块)稀疏	黄绿色,紫色斑点(块)稀疏	黄绿色,紫色斑点(块)密集	黄白色,紫色斑点(块)稀疏
果柄	黄绿色	黄白色	黄绿色	黄绿色	黄白色
质地	质较重,没有中空	多质轻,果皮薄,果实多中空	质较重,没有中空	质较重,没有中空	质较重,没有中空

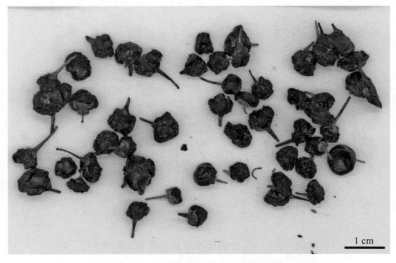

图 6-2-13 青海格尔木野生黑果枸杞性状

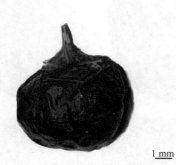

1 mm

图 6-2-14　青海格尔木野生黑果枸杞果实微性状

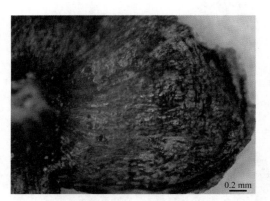

0.2 mm

图 6-2-15　青海格尔木野生黑果枸杞花萼微性状

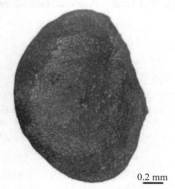

0.2 mm

图 6-2-16　青海格尔木野生黑果枸杞种子微性状

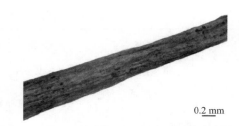

0.2 mm

图 6-2-17　青海格尔木野生黑果枸杞果柄微性状

2. 青海格尔木种植品种·本样品果实为类球形或不规则扁球形,直径 0.6～1.1 cm,质较重,无中空现象;外果皮一般皱缩程度大,紫黑色,中果皮柔软;花萼黄绿色,紫色斑点(块)密集;果柄细长,从基部向上逐渐变细,有明显的纵皱纹,黄绿色,有时可见蓝紫色斑点(块),5 倍体视镜可见密集的蓝紫色斑点(块);种子黄褐色或黑色,扁肾形、卵圆形或不规则三角形(图 6-2-18～图 6-2-22)。

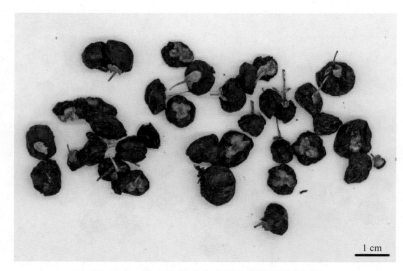

1 cm

图 6-2-18　青海格尔木种植黑果枸杞性状

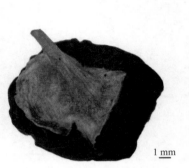

图 6-2-19 青海格尔木种植黑果枸杞果实微性状

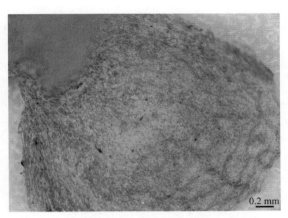

图 6-2-20 青海格尔木种植黑果枸杞花萼微性状

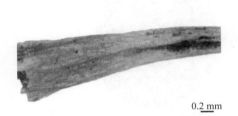

图 6-2-21 青海格尔木种植黑果枸杞果柄微性状

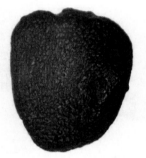

图 6-2-22 青海格尔木种植黑果枸杞种子微性状

3. 青海德令哈野生品种·本样品果实类球形或不规则扁球形,部分果实较种植样品小,质重,无中空现象;外果皮一般皱缩程度大,紫黑色,中果皮柔软;花萼黄绿色,紫色斑点(块)密集;果柄细长,从基部向上逐渐变细,有明显的纵皱纹,黄绿色,有时可见蓝紫色斑点(块),5倍体视镜可见密集的蓝紫色斑点(块);种子黄褐色或黑色,扁肾形、卵圆形或不规则三角形(图6-2-23～图6-2-27)。

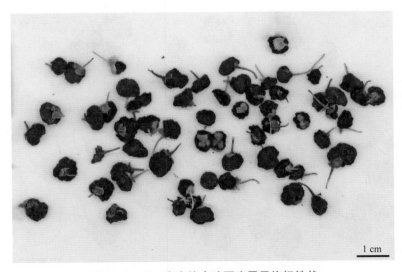

图 6-2-23 青海德令哈野生黑果枸杞性状

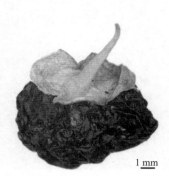

图 6-2-24 青海德令哈野生黑果枸杞果实微性状

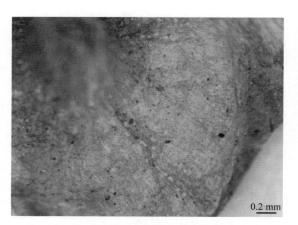

图 6-2-25 青海德令哈野生黑果枸杞花萼微性状

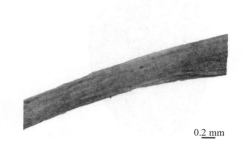

图 6-2-26 青海德令哈野生黑果枸杞果柄微性状

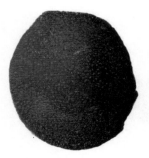

图 6-2-27 青海德令哈野生黑果枸杞种子微性状

4. 青海德令哈种植品种·本样品果实类球形或不规则扁球形,直径 0.6~1.1 cm,质较重,无中空现象;外果皮一般皱缩程度大,紫黑色,中果皮柔软;花萼黄绿色,紫色斑点(块)密集;果柄细长,从基部向上逐渐变细,有明显的纵皱纹,黄绿色,有时可见蓝紫色斑块,5 倍体视镜下可见密集的蓝紫色斑点;种子黄褐色或黑色,扁肾形、卵圆形或不规则三角形(图 6-2-28~图 6-2-32)。

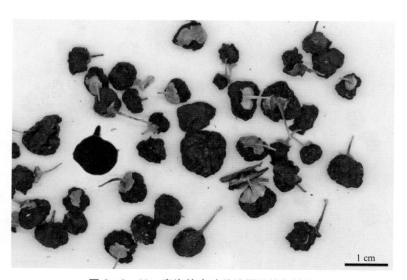

图 6-2-28 青海德令哈种植黑果枸杞性状

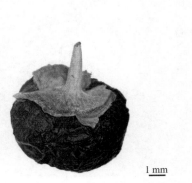

1 mm

图 6 - 2 - 29　青海德令哈种植黑果枸杞果实微性状

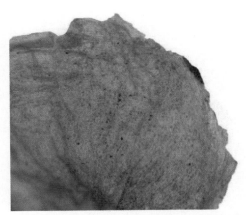

0.2 mm

图 6 - 2 - 30　青海德令哈种植黑果枸杞花萼微性状

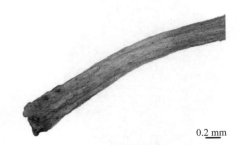

0.2 mm

图 6 - 2 - 31　青海德令哈种植黑果枸杞果柄微性状

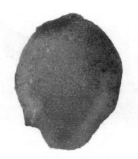

0.2 mm

图 6 - 2 - 32　青海德令哈种植黑果枸杞种子微性状

5. 青海诺木洪野生品种 · 本样品果实类球形或不规则扁球形,部分果实较种植样品小,质重,无中空现象;外果皮一般皱缩程度大,紫黑色,中果皮柔软;花萼黄绿色,紫色斑点(块)密集;果柄细长,从基部向上逐渐变细,有明显的纵皱纹,黄褐色或黄绿色,有时可见蓝紫色斑点(块),5 倍体视镜下可见密集的蓝紫色斑点(块);种子黄褐色或黑色,扁肾形、卵圆形或不规则三角形(图 6 - 2 - 33～图 6 - 2 - 37)。

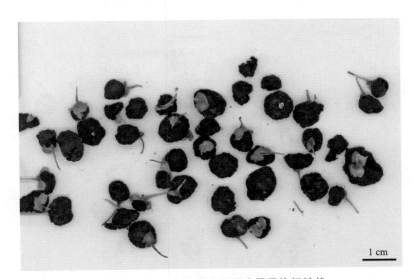

1 cm

图 6 - 2 - 33　青海诺木洪野生黑果枸杞性状

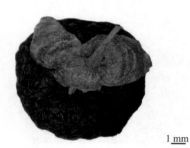

图 6 - 2 - 34　青海诺木洪野生黑果枸杞果实微性状

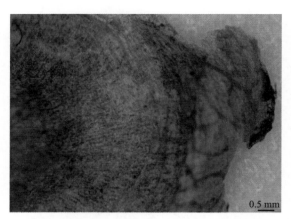

图 6 - 2 - 35　青海诺木洪野生黑果枸杞花萼微性状

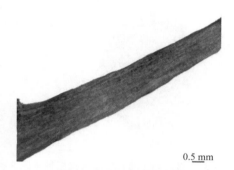

图 6 - 2 - 36　青海诺木洪野生黑果枸杞果柄微性状

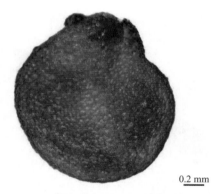

图 6 - 2 - 37　青海诺木洪野生黑果枸杞种子微性状

6. 青海诺木洪种植品种·本样品果实类球形或不规则扁球形,直径 0.6～1.1 cm,质较重,无中空现象;外果皮一般皱缩程度大,紫黑色,中果皮柔软;花萼黄绿色,紫色斑点(块)密集;果柄细长,从基部向上逐渐变细,有明显的纵皱纹,黄绿色,有时可见蓝紫色斑点(块),5 倍体视镜下可见密集的蓝紫色斑点(块);种子黄褐色或黑色,扁肾形、卵圆形或不规则三角形(图 6 - 2 - 38～图 6 - 2 - 42)。

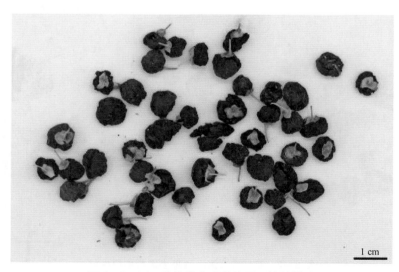

图 6 - 2 - 38　青海诺木洪种植黑果枸杞性状

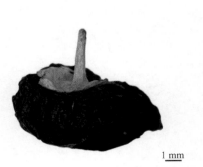

图 6-2-39　青海诺木洪种植黑果枸杞果实微性状

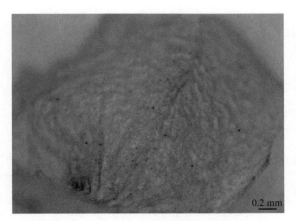

图 6-2-40　青海诺木洪种植黑果枸杞花萼微性状

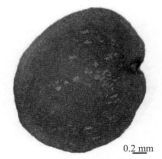

图 6-2-41　青海诺木洪种植黑果枸杞种子微性状

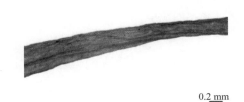

图 6-2-42　青海诺木洪种植黑果枸杞果柄微性状

7. 新疆尉犁县野生品种·本样品果实类球形，紫黑色，直径 0.8～1.2 cm；外果皮皱缩程度一般较种植品大，紫黑色，中果皮柔软，多质轻，果皮薄，果实多中空。花萼黄白色，紫色斑点（块）稀疏；果柄细长，从基部向上逐渐变细，有明显的纵皱纹，黄白色或黄绿色，蓝紫色斑点（块）极少见，5 倍体视镜下可见稀疏的蓝紫色斑点（块）；种子黄褐色或黑色，扁肾形、卵圆形或不规则三角形（图 6-2-43～图 6-2-47）。

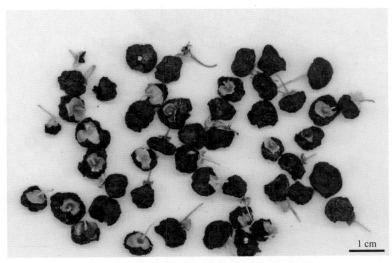

图 6-2-43　新疆尉犁县野生黑果枸杞性状

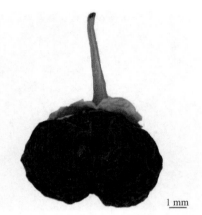

图 6-2-44 新疆尉犁县野生黑果枸杞果实微性状

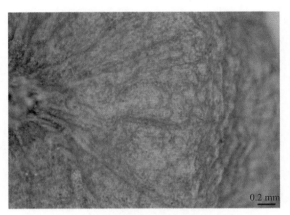

图 6-2-45 新疆尉犁县野生黑果枸杞花萼微性状

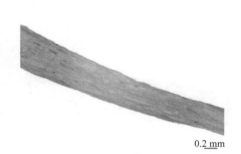

图 6-2-46 新疆尉犁县野生黑果枸杞果柄微性状

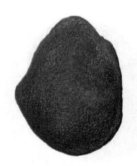

图 6-2-47 新疆尉犁县野生黑果枸杞种子微性状

8. 新疆库尔勒种植品种·本样品果实类球形,皱缩程度较小,紫黑色,直径 0.8~1.2 cm;外果皮一般皱缩程度小,紫黑色,中果皮薄,多质轻,果实多中空。花萼黄白色,紫色斑点(块)稀疏;果柄细长,从基部向上逐渐变细,有明显的纵皱纹,黄白色或黄绿色,蓝紫色斑点(块)极少见,5 倍体视镜下可见稀疏的蓝紫色斑点(块);种子黄褐色或黑色,扁肾形、卵圆形或不规则三角形。(图 6-2-48~图 6-2-52)

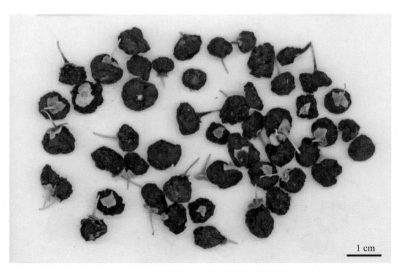

图 6-2-48 新疆库尔勒种植黑果枸杞性状

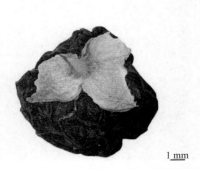

图 6-2-49 新疆库尔勒种植黑果枸杞果实微性状

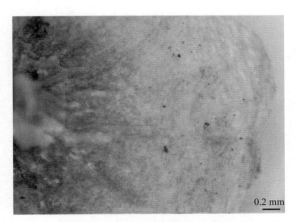

图 6-2-50 新疆库尔勒种植黑果枸杞花萼微性状

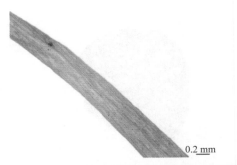

图 6-2-51 新疆库尔勒种植黑果枸杞果柄微性状

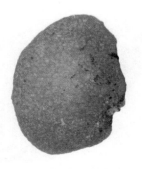

图 6-2-52 新疆库尔勒种植黑果枸杞种子微性状

9. 甘肃民勤野生品种·本样品果实类球形或不规则扁球形,直径 0.5~1.0 cm,紫黑色,外果皮皱缩程度大,紫黑色,中果皮柔软,质较重,无中空现象;部分样品棕褐色,果实极小,质地坚硬。花萼深黄绿色,紫色斑点(块)稀疏;果柄细长,从基部向上逐渐变细,有明显的纵皱纹,深黄绿色,蓝紫色斑点(块)极少见,5 倍体视镜下可见稀疏的蓝紫色斑点(块)(图 2-6-53~图 2-6-57)。

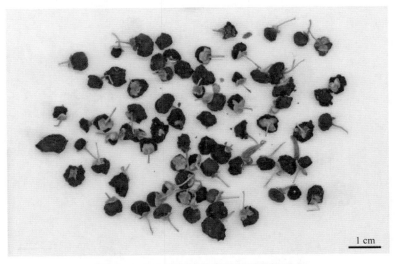

图 6-2-53 甘肃民勤野生黑果枸杞性状

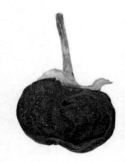

图 6-2-54 甘肃民勤野生黑果枸杞果实微性状

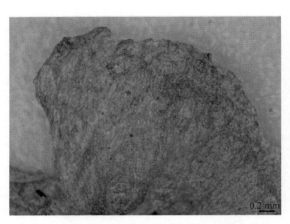

图 6-2-55 甘肃民勤野生黑果枸杞花萼微性状

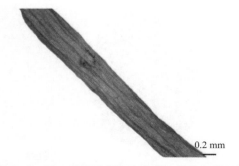

图 6-2-56 甘肃民勤野生黑果枸杞果柄微性状

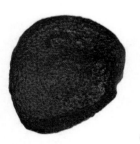

图 6-2-57 甘肃民勤野生黑果枸杞种子微性状

10. 甘肃瓜州县种植品种·本样品果实类球形或不规则扁球形,直径 0.5~1.0 cm,紫黑色;外果皮皱缩程度大,紫黑色,中果皮柔软,质较重,无中空现象。花萼黄绿色,紫色斑点(块)稀疏;果柄细长,从基部向上逐渐变细,有明显的纵皱纹,黄褐色或黄绿色,蓝紫色斑点(块)极少见,5 倍体视镜下可见稀疏的蓝紫色斑点(块)(图 6-2-58~图 6-2-62)。

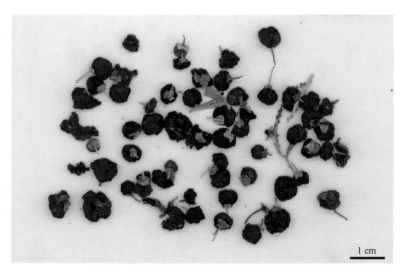

图 6-2-58 甘肃瓜州种植黑果枸杞性状

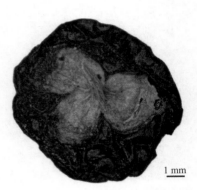

图 6-2-59 甘肃瓜州种植黑果枸杞果实微性状

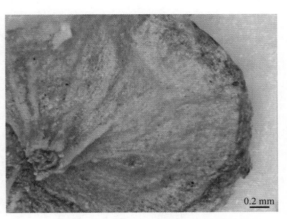

图 6-2-60 甘肃瓜州种植黑果枸杞花萼微性状

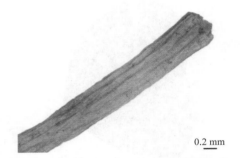

图 6-2-61 甘肃瓜州种植黑果枸杞果柄微性状

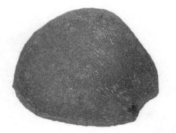

图 6-2-62 甘肃瓜州种植黑果枸杞种子微性状

11. 宁夏中宁种植品种 · 本样品果实类球形或不规则扁球形,直径 0.6～1.0 cm,紫黑色;外果皮皱缩程度大,紫黑色,中果皮柔软,质较重,无中空现象。花萼黄绿色,紫色斑点(块)密集;果柄细长,从基部向上逐渐变细,有明显的纵皱纹,黄绿色,蓝紫色斑点(块)少见,5 倍体视镜下可见较密集蓝紫色斑点(块)(图 6-2-63～图 6-2-67)。

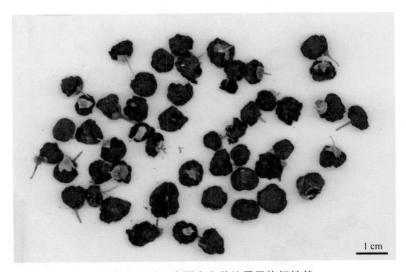

图 6-2-63 宁夏中宁种植黑果枸杞性状

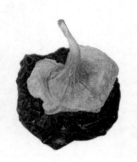

图 6-2-64　宁夏中宁种植黑果枸杞果实微性状

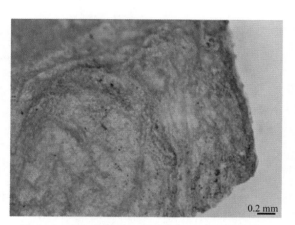

图 6-2-65　宁夏中宁种植黑果枸杞花萼微性状

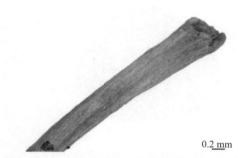

图 6-2-66　宁夏中宁种植黑果枸杞果柄微性状

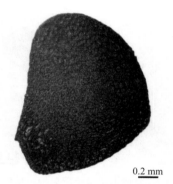

图 6-2-67　宁夏中宁种植黑果枸杞种子微性状

12. 内蒙古额济纳旗野生品种·本样品果实类球形或不规则扁球形,紫黑色,直径 0.4～0.7 cm;外果皮一般皱缩程度大,紫黑色,中果皮薄,质较重,无中空现象。花萼黄白色,紫色斑点(块)稀疏;果柄细长,从基部向上逐渐变细,有明显的纵皱纹,黄白色,蓝紫色斑点(块)极少见,5 倍体视镜下可见稀疏的蓝紫色斑点(块)(图 6-2-68～图 6-2-72)。

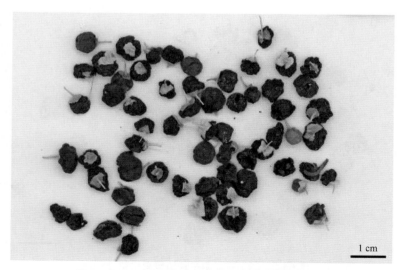

图 6-2-68　内蒙古额济纳旗野生黑果枸杞性状

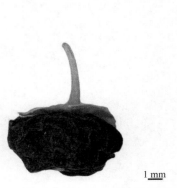

图 6 - 2 - 69　内蒙古额济纳旗野生黑果枸杞果实微性状

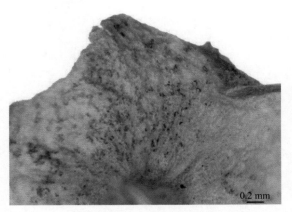

图 6 - 2 - 70　内蒙古额济纳旗野生黑果枸杞花萼微性状

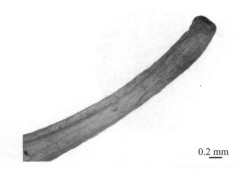

图 6 - 2 - 71　内蒙古额济纳旗野生黑果枸杞果柄微性状

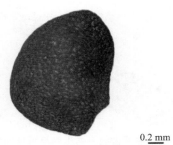

图 6 - 2 - 72　内蒙古额济纳旗野生黑果枸杞种子微性状

13. 内蒙古额济纳旗种植品种 · 本样品与野生品差异小,果实类球形或不规则扁球形,紫黑色,直径 0.4～0.7 cm;外果皮一般皱缩程度大,紫黑色,中果皮薄,质较重,无中空现象。花萼黄白色,紫色斑点(块)稀疏;果柄细长,从基部向上逐渐变细,有明显的纵皱纹,黄白色,蓝紫色斑点(块)极少见,5倍体视镜下可见稀疏的蓝紫色斑点(块)(图 6 - 2 - 73～图 6 - 2 - 77)。

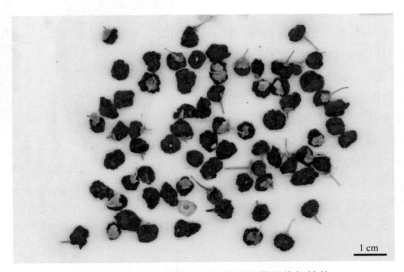

图 6 - 2 - 73　内蒙古额济纳旗种植黑果枸杞性状

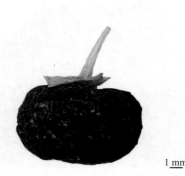

图 6-2-74　内蒙古额济纳旗种植黑果枸杞果实微性状

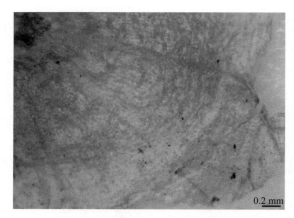

图 6-2-75　内蒙古额济纳旗种植黑果枸杞花萼微性状

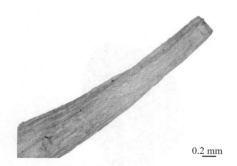

图 6-2-76　内蒙古额济纳旗种植黑果枸杞果柄微性状

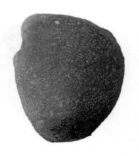

图 6-2-77　内蒙古额济纳旗种植黑果枸杞种子微性状

(五) 显微鉴定

观察方法及标注说明　植物组织横切面及粉末均采用正常光与偏振光对比观察法,显微标注采用手性对称法标注,正常光(Normal)明场下所采集的图像标注为"N",偏振光(Polarization)下拍摄标注为"P"。

1. 种子横切面・取一粒种子于桌面上,用透明胶带固定好,接着用刀片切薄片,后续操作同上。外种皮石细胞一列,呈乳突状,外壁呈锐刺状,壁厚,胞腔狭小,部分呈线形,在偏光下具有强烈的彩色光泽(图 6-2-78)。向内为一层棕褐色的色素层。内种皮细胞数列,类多角形,直径 30～50 μm,细胞腔内含有硅质块,外侧内种皮细胞含有黄褐色物质,并且细胞壁较厚,有微弱的偏光现象(图 6-2-79);内侧细胞白色,细胞壁较薄。胚乳细胞数层,类长方形,长 20～30 μm,宽 8～15 μm,紧密排列,细胞内富含油滴(图 6-2-80)。

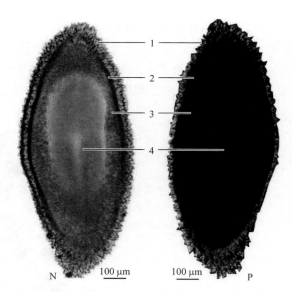

图 6-2-78　黑果枸杞种子横切面显微鉴别
(N.正常光;P.偏振光)

[1.外种皮石细胞;2.色素层;3.内种皮细胞(内含硅质块);4.胚乳细胞]

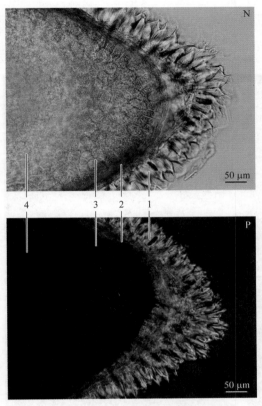

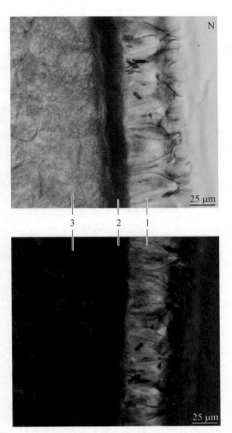

图 6 - 2 - 79　黑果枸杞种子横切面局部显微特征
（N. 正常光；P. 偏振光）

［1. 外种皮石细胞；2. 色素层；3. 内种皮细胞（内含
硅质块）；4. 胚乳细胞］

图 6 - 2 - 80　黑果枸杞种子横切面种皮部位显微特征
（N. 正常光；P. 偏振光）

［1. 外种皮石细胞；2. 色素层；3 内种皮细
胞（内含硅质块）］

2. 花萼横切面·剪取一小块花萼，置于整形好的胡萝卜块中，徒手切薄片并置于清水中，用毛笔蘸取花萼横切片于载玻片上，加适量水合氯醛溶液，加热透化后，补加一滴稀甘油，盖上盖玻片。花萼表面有许多纤维，单根或有分枝。纤维之间密布石细胞，类长方形、尖卵圆形或不规则三角形，长 260～330 μm，宽 90～130 μm，细胞壁增厚，厚度 10～30 μm，纹孔数量多且明显，偏振光下具有强烈的彩色光泽（图 6 - 2 - 81）。花萼表面有平行的微波状纹理，以及平轴式气孔。花萼细胞较大，类多角形，长 90～120 μm。

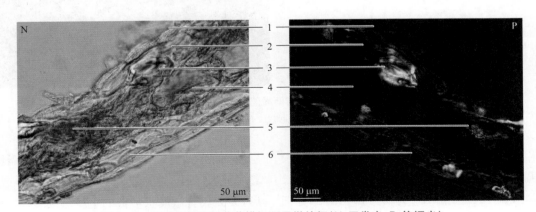

图 6 - 2 - 81　黑果枸杞花萼横切面显微特征（N. 正常光；P. 偏振光）

（1. 角质层纹理；2. 上表面表皮细胞；3. 大型石细胞；4. 色素；5. 草酸钙砂晶；6. 下表面表皮细胞）

花萼横切面上、下表皮细胞均为1列，细胞壁增厚，表面具有角质层。上表面表皮细胞内侧有大型石细胞，侧面观椭圆形或类圆形，层纹明显，长30～80 μm，宽20～50 μm，壁厚5～15 μm，偏振光显微镜下偏振光现象明显，具有强烈彩色光泽。薄壁细胞内含黄褐色色素块及草酸钙砂晶，砂晶偏振光现象明显，偏振光下有彩色光泽（图6-2-82）。

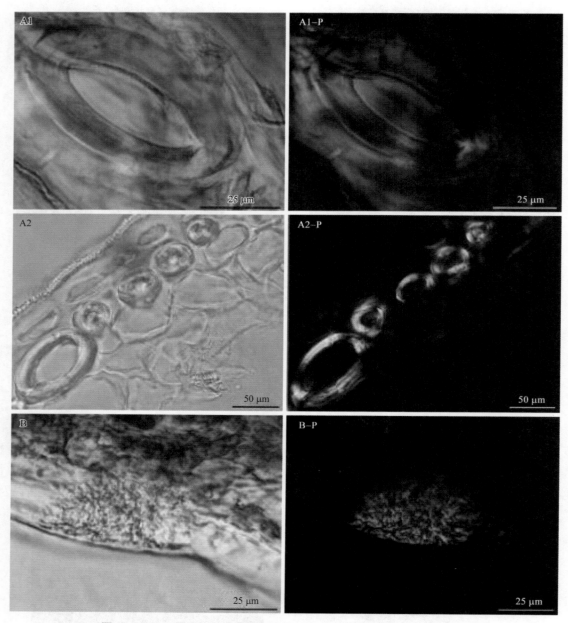

图6-2-82　黑果枸杞花萼横切面局部显微特征（N. 正常光；P. 偏振光）
（A. 大型石细胞；B. 草酸钙砂晶）

3. 花萼表面观·上表面内侧有大型石细胞，长梭形、类圆形、类方形、类三角形及不规则形，长70～230 μm，宽12～90 μm，壁厚5～15 μm，部分细胞壁内侧呈波状弯曲，有明显的壁孔、孔沟和细密层纹，偏振光显微镜下偏振光现象明显，具有强烈彩色光泽。下表皮细胞类圆形、类方形或不规则形，表面具有微波状平行的角质层纹理；气孔不定式（图6-2-83～图6-2-86）。

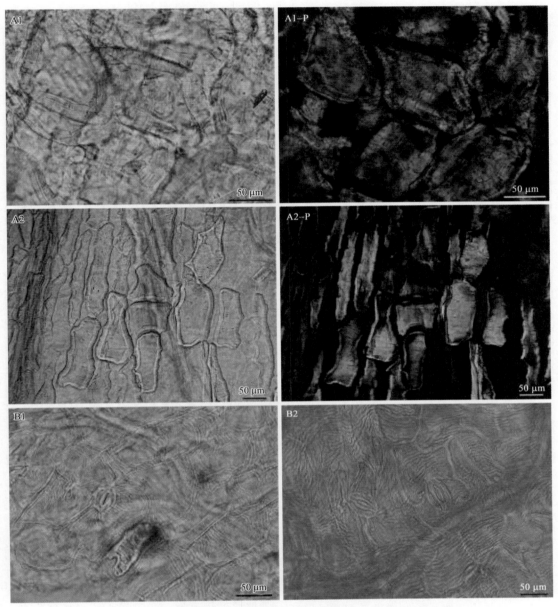

图 6-2-83 黑果枸杞花萼表面制片主要显微特征(N. 正常光;P. 偏振光)

[A. 花萼下表皮内侧石细胞;B. 花萼下表面(示不定式气孔及平行纹理)]

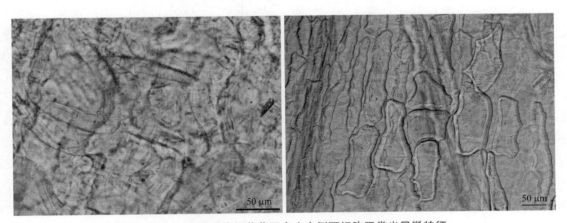

图 6-2-84 黑果枸杞花萼下表皮内侧石细胞正常光显微特征

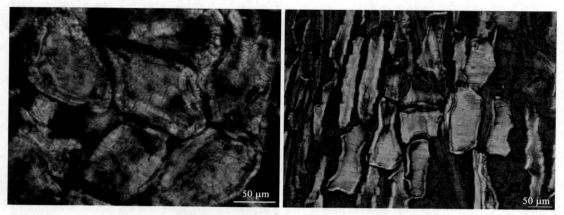

图 6-2-85　黑果枸杞花萼下表皮内侧石细胞偏振光显微特征

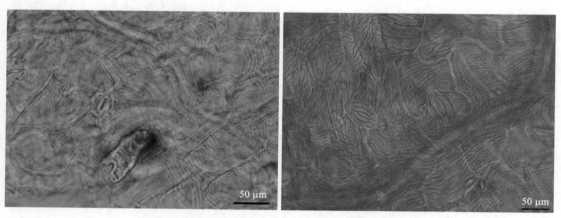

图 6-2-86　黑果枸杞花萼下表皮细胞及气孔显微特征

(六) 粉末显微鉴别

在进行显微观察前,首先用粉碎机将黑果枸杞打粉并过五号筛,得到细粉。然后选择以下两种制片方式进行样品显微制片:

1. 水合氯醛装片·取适量细粉置于试管中,滴加适量水合氯醛液加热透化,微沸后移开火源,液体静置冷却后再次加热至微沸状态,反复 2～3 次,使之透化完全后补加稀甘油,振摇使之混合均匀,用滴管取适量透化液于载玻片,完成制片(陈新晶,2018)。

2. 斯氏液装片·取适量细粉置于载玻片,滴加斯氏液,用解剖针将粉末与斯氏液混合均匀,不需加热,直接盖上盖玻片,用于观察淀粉粒(谭扬扬等,2019)。

以上两种临时制片分别于普通显微镜和偏振光显微镜下进行正常光明场与偏振光暗场对比观察,采用景深扩展成像技术进行拍摄,获取全息彩色影像数据。

样品的显微观察:本品粉末紫红色。外果皮细胞碎片多见,表面观具平行的角质层纹理(图 6-2-87F),侧面观呈微波状。中果皮细胞类圆形或类长方形,直径 30～45 μm,壁较薄,内含黄色球形颗粒状物及细小的草酸钙砂晶,草酸钙砂晶在偏振光下有较弱的彩色光泽(图 6-2-87E)。外种皮石细胞碎片众多,且数个相连成片,黄色,有时细胞腔紫红色,不规则多角形,长 88～200 μm,宽 35～70 μm,细胞壁严重增厚,壁厚 14～30 μm,孔沟细长呈线状,垂周壁呈深波状或微波状弯曲,偏振光现象明显,有强烈的彩色光泽(图 6-2-87A)。内种皮碎片细胞类多角形,直径 30～50 μm,内含有硅质块。棕黄色色素层条带常与内种皮碎片相连。胚乳细胞类长方形,细胞腔内及碎片周围富含圆球状的透明油滴。花萼下表皮内侧石细胞长梭形、类圆形、类方形、类三角形及不规则形等,长 70～

230 μm,壁厚 5～15 μm,层纹细密,壁孔、孔沟明显,偏振光显微镜下偏振光现象明显,具有强烈彩色光泽。花萼碎片下表皮细胞表面观具有平行纹理角质层纹理,气孔不定式。纤维、细小的螺纹导管可见,偏振光显微镜下偏振光现象明显,具有强烈彩色光泽(图 6 - 2 - 87)。

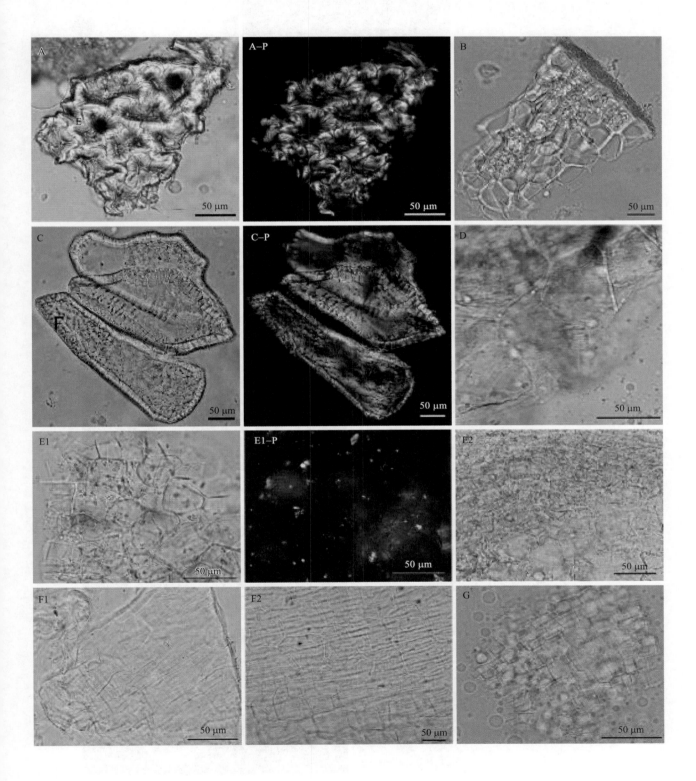

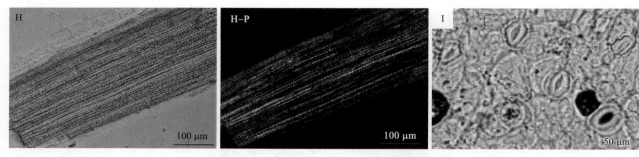

图6-2-87　黑果枸杞粉末显微特征图（P.偏振光）

［A.外种皮石细胞；B.内种皮细胞（含硅质块）及色素层；C.花萼下表皮内侧石细胞；D.花萼下表皮细胞（带平行纹理）；E.中果皮细胞（E1.含草酸钙砂晶；E2.含黄色球形颗粒）；F.外果皮细胞（示平行纹理）；H.导管；I.花萼下表皮细胞（示气孔）］

　　黑果枸杞粉末显微鉴别专属性显微鉴别特征为：①种皮石细胞。②花萼下表皮内侧石细胞。③种皮色素层。④草酸钙砂晶。⑤花萼表皮细胞及气孔。专属性粉末显微鉴别特征放大图（图6-2-88～图6-2-92）。

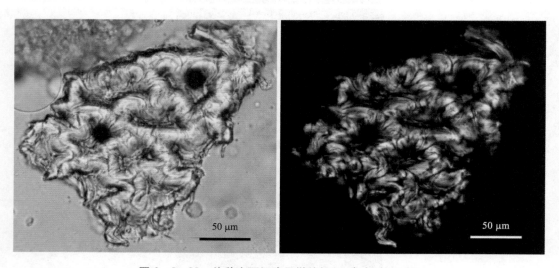

图6-2-88　外种皮石细胞显微特征（正常光、偏振光）

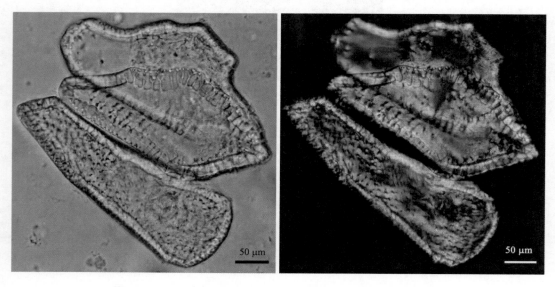

图6-2-89　花萼下表皮内侧石细胞显微特征（正常光、偏振光）

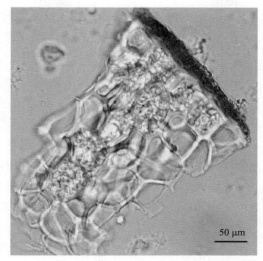

图 6-2-90 内种皮细胞(含硅质块)及色素层显微特征

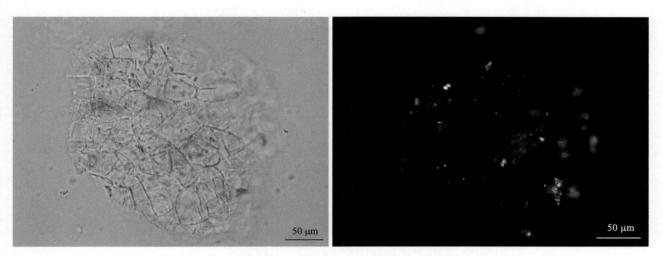

图 6-2-91 中果皮细胞显微特征(示草酸钙砂晶)(正常光、偏振光)

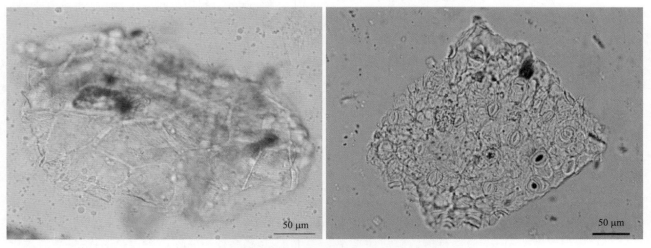

图 6-2-92 花萼下表皮细胞显微特征(示角质层纹理、气孔)

（七）讨论

本实验对来自 5 个产地的 48 批黑果枸杞进行系统的生药学研究，并获取了丰富的全息彩色图像资料。微性状鉴别发现了花萼及果柄上具有肉眼难以观察到的紫色斑点。定位取材徒手切片显微鉴别发现了黑果枸杞花萼表面具有丰富的石细胞，形态与外种皮石细胞差距很大，在偏振光下也具有强烈的彩色光泽，并且花萼表面具有纤维、平轴式气孔，以及与外果皮表皮细胞相似的平行纹理，这些花萼显微特征可以帮助鉴别黑果枸杞（林丽等，2018b）。通过对种子定位取材进行显微观察发现了种子最外层一圈的外种皮石细胞的侧面观，粉末显微清晰地观察到了其表面观特征，这具有重大的鉴别意义。

本实验通过对 5 个不同产地黑果枸杞的性状鉴别、微性状鉴别及显微鉴别结果进行观察，发现不同产地的黑果枸杞不存在明显的鉴别特征，但是各个产地之间的黑果枸杞存在一些商品学差异。例如甘肃和内蒙古的几批样品中存在质量差的问题，其中常混有未成熟的果实及带有棘刺的小枝，未成熟的果实极小，棕褐色，水试颜色呈淡褐色；并且花萼较少，多脱落或破损，宿存花萼多偏黄褐色。新疆产地的样品果实大，表面较光滑或者皱缩程度较低，但果实薄，果实多中空，质轻；花萼及果柄颜色较淡，绿白色，紫色斑块和斑点少见。宁夏和青海产地的黑果枸杞大小均匀，质地柔软，果皮较厚，口感微甜。因此，宁夏和青海出产的黑果枸杞整体质量最优。但青海产地样品的花萼及果柄表面紫色斑块和斑点更密集，显示花青素的含量可能更高（韩承德等，2014；娄涛涛等，2017b；汪滢等，2016）。另外，本实验发现，青海产地的部分样品存在染色情况，果实表面油润、有光泽感，花萼整体都被染成了紫黑色，与果实的颜色一致，具体情况有待进一步的研究。

第三节 薄 层 鉴 别

因现行标准《青海省藏药材标准》（第一册）（2019）黑果枸杞项下的薄层色谱中未提出有特征性成分的对照品参照，因此笔者研究对黑果枸杞薄层方法进行进一步提高。根据文献报道，黑果枸杞含有的化学成分主要有黄酮类、酚酸类、多糖类、甜菜碱及脂肪酸等（王玉花，2015）。其中，黑果枸杞中有区别于枸杞的独特功效成分为花色苷类色素，该成分具有良好的抗氧化、清除自由基、防辐射等作用（田磊，2015）。关于花色苷类的薄层色谱研究相对较少，通过本实验探索确定针对其主要特征性花色素成分的薄层色谱方法。

一、实验材料与仪器试剂

（一）样品来源

样品来源见表 6-1-1。

（二）仪器与试剂

Linomat 5 半自动薄层色谱点样仪（瑞士 CAMAG），TLC Visualizer 薄层色谱数码成像系统（瑞士 CAMAG），AR5120 百分之一电子天平（美国奥豪斯）；甲醇、无水乙醇、盐酸、甲酸等试剂均为分析纯（购自西陇化工），水为超纯水。

二、实验方法与结果

（一）实验方法

1. **供试品溶液制备** · 取本品 2.0 g，研细，加 80％乙醇 50 mL，超声处理 1 h，滤过，滤液蒸干，残渣加酸水解液［无水乙醇-水-HCl（3 mol/L）3∶2∶1］使溶解（杭园园等，2018），溶解后转移至锥形瓶中，加热回流 1 h，静置，过滤，滤液蒸干，残渣加甲醇 25 mL 使溶解并定容，作为供试品溶液。

2. **溯源药材溶液的制备** · 取黑果枸杞溯源药材 2.0 g，同法制成溯源药材溶液。

3. **对照单体溶液制备** · 取矮牵牛色素（购自 Chem Faces），锦葵色素对照品（购自上海源叶生物科技有限公司）加甲醇制成 1 mg/ml 的溶液，作为对照品溶液。

4. **色谱条件** · 硅胶 G 薄层色谱板（青岛海洋化工有限公司，20 cm×10 cm；德国默克，20 cm×10 cm）；

以三氯甲烷-甲醇-甲酸(9∶1.5∶1)为展开剂;点样量:供试品溶液 5～10 μL;对照药材溶液 3～5 μL。105 ℃加热至斑点显色清晰,置日光下检视。

(二)实验结果

供试品色谱中在与溯源药材和对照品色谱相应的位置上,显相同颜色的斑点(图 6-3-1、图 6-3-2)。

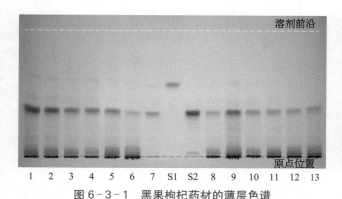

图 6-3-1 黑果枸杞药材的薄层色谱

(S1:锦葵色素对照品;S2:矮牵牛素对照品。1:溯源药材;2～13:黑果枸杞药材样品 2～13 号)

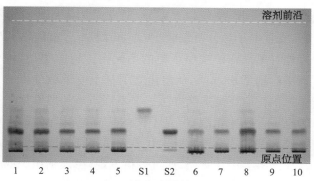

图 6-3-2 黑果枸杞药材的薄层色谱

(S1:锦葵色素对照品;S2:矮牵牛素对照品。1:溯源药材;2～10:黑果枸杞药材样品 2～10 号)

第四节 电子鼻和电子舌鉴别

电子鼻检测是机器通过模拟人体气味处理模式去鉴别物质的气味,是近年来新兴的智能仿生科技。电子舌是 1980 年代产生的一种分析及识别液体的检测手段,由味觉传感器阵列获取被测样品信息,通过大量的多元统计分析对传感器输出数字信号进行处理。因主要由传感器阵列及信号识别系统组成,所以又被称为味觉传感器技术。这两种技术都有快速、准确、便携、即时的优点。

随着人们对健康生活与合理饮食调节的认同与追求,更多的药食同源保健食品进入人们的生活中,黑果枸杞多以现代人的保健需求而进入人们的食谱,针对市场上有不同产地,不同质量,以次充好现象。燕宇真(2019)和宋亮(2018)选取不同产地相同质量与等级、统一产地的野生与人工种植的和不同干燥方式的黑果枸杞样品进行电子鼻与电子舌检测,结论如下:

一、电子鼻与电子舌对不同产地的黑果枸杞的鉴别

通过使用电子鼻与电子舌,使用主成分分析、判别因子分析、软独立建模分析对不同产地的人工种植黑果枸杞进行定性分析可以得出,主成分分析、判别因子分析能够对于不同产地的黑果枸杞进行良好的鉴别与区分,软独立建模没有完全地区分开三种不同产地的黑果枸杞。且电子鼻与电子舌对于样品的监测分析结果趋势统一,规律相似,这表明电子鼻和电子舌能够被用来鉴定不同产地黑果枸杞的风味与滋味特性。通过电子舌的保留指数定性分析表明,产地为甘肃的黑果枸杞挥发性物质种类最少,新疆与青海黑果枸杞比甘肃黑果枸杞多了甲基丁醛类物质,该物质具有浓厚的杏仁气味,可用来鉴别甘肃黑果枸杞的特征。青海黑果枸杞含有特征挥发性物质 3-己酮,该物质的柚子气味可用来鉴别。新疆黑果枸杞含有特征挥发性物质乙偶姻,该物质具有特征的黄油咖啡气息可用来鉴别。通过该方法,可以帮助人类快速鉴别黑果枸杞产地,为黑果枸杞产地溯源,鉴别真伪,生产在线检测、规范未来企业生产标准具有现实意义(宋亮,2018)。

燕宇真(2019)使用电子鼻和电子舌建立了黑果枸杞产地溯源方法,实验表明:①不同产地的黑果枸杞的电子鼻信号图谱相似,但是不同的传感器信号值却存在较大差异。通过对电子鼻信号值的提取

及总结发现,氮氧化物(N‑S2),芳香族化合物、酮类、醛类物质(N‑S3),低极性芳香化合物、烷烃(N‑S5),以及甲烷(N‑S5)是黑果枸杞主要的挥发性物质。进一步观察发现电子鼻信号值因黑果枸杞产地的不同而呈现较大差异,对此采用多元统计分析,发现电子鼻分析结合 PCA 和 LDA 分析能够很好地对黑果枸杞按照产地的不同而进行分类,总预判率达到了 86.4%,从而建立了基于电子鼻分析的黑果枸杞原产地追溯办法。②不同产地的黑果枸杞的电子舌脉冲相似,但是不同的传感器脉冲值却存在较大差异。电子舌脉冲代表着黑果枸杞浸提液中存在的各类滋味物质,通过分析发现,黑果枸杞中的滋味物质主要是酸。进一步观察发现电子舌脉冲因黑果枸杞产地的不同而呈现较大差异,对此采用多元统计分析,发现电子舌分析结合 PCA 和 LDA 分析能够很好地对黑果枸杞进行原产地的分类,总预判率为 86.8%,从而建立了基于电子舌分析的黑果枸杞原产地追溯办法。③低密度数据融合后,PCA分析提取的主成分同电子鼻和电子舌单独分析类似,并且只需提取更少的成分信息,就能得到更好的分类效果,LDA 分析过程中发现,融合后的总预判率达到了 92.6%,高于电子鼻和电子舌单独分析的结果,从而建立了基于电子鼻和电子舌联用的黑果枸杞原产地追溯办法。此方法在消耗时间、消耗化学试剂、操作人员素质要求、便捷性等方面均比诸如化学分析方法、感官评定,以及高端仪器分析方法在内的产品追溯方法具有更大优势。基于对方法自身准确性及适用性方面的考虑,推荐使用电子鼻和电子舌联用的黑果枸杞产地追溯方法。

二、电子鼻与电子舌对野生与人工种植黑果枸杞的鉴别

通过使用电子鼻与电子舌,使用主成分分析、判别因子分析、软独立建模分析对不同栽培模式的野生与人工种植黑果枸杞进行定性分析可以得出,主成分分析、判别因子分析、软独立建模能够对于不同栽培模式的黑果枸杞进行良好的鉴别与区分,判别因子分析的识别能力最高,达到 100%,因此最为适宜选择作为分析方法。电子鼻与电子舌对于样品的监测分析结果趋势统一,规律相似,这表明电子鼻和电子舌能够被用来鉴定不同栽培模式黑果枸杞的风

味与滋味特性。通过电子舌的保留指数定性分析表明,青海种植黑果枸杞挥发性物质种类最少,青海野生黑果枸杞特有的特征性挥发气味,呈巧克力,韭菜,辛辣的,表明野生黑果枸杞具有浓郁的刺激性气味,青海人工种植黑果枸杞特有的特征性挥发气味,类似于橡木,水果,菠萝等水果气味,表明人工种植的黑果枸杞具有更为浓烈的果香。结合电子舌数据可以进一步分析,野生黑果枸杞滋味浓烈使得电子舌组内差距较小,味道丰富而集中,人工种植黑果枸杞滋味平淡而使得电子舌组内差距较大,味道清淡而平顺。通过该试验,可以帮助人类快速鉴别黑果枸杞栽培模式,为黑果枸杞栽培模式鉴别真伪,生产在线检测、规范未来企业生产标准具有现实意义(宋亮,2018)。

三、电子鼻与电子舌对不同干燥方式黑果枸杞的鉴别

通过使用电子鼻与电子舌,使用主成分分析、判别因子分析、软独立建模分析对不同干燥方式的野生与人工种植黑果枸杞进行定性分析可以得出,主成分分析、判别因子分析、软独立建模能够对于不同干燥方式的黑果枸杞进行良好的鉴别与区分,判别因子分析的识别能力最高,达到 100%,因此最为适宜选择作为分析方法。电子鼻与电子舌对于样品的监测分析结果趋势统一,规律相似,这表明电子鼻和电子舌能够被用来鉴定不同干燥模式黑果枸杞的风味与滋味特性。通过电子舌的保留指数定性分析表明,超临界干燥方式能够最大限度地保持黑果枸杞挥发性物质种类,超临界干燥不会导致果实结构的破坏,留下许多气孔的毛细管效应使得更多的气味分子驻留在黑果枸杞之中,因此超临界干燥有多达二十种特征气味,如 2,3‑丁二酮,丁酮‑2‑酮,乙酸乙酯,丙酸乙酯,1‑己醇,乙基吡嗪,乙酸甲硫乙酯等丰富的酯类化合物为超临界干燥黑果枸杞提供了水果的气味。而烘干干燥导致黑果枸杞内气味分子被过度破坏导致了气味分子的减少,以及充满了奶油,咖啡等奶味气息而不是水果气味。因为超临界干燥气味分子种类较多,气味易挥发不易富集,导致了在分析中组内间距较大,重现性一般。而烘干干燥的黑果枸杞气味呈现奶油味,浓度较高且易富集,这导致在分析中烘干干燥黑果枸杞组内间距较小且

重现性较好。通过该试验,可以帮助人类快速鉴别黑果枸杞干燥方式,为黑果枸杞干燥方式鉴别真伪,生产在线检测、规范未来企业生产标准具有现实意义。

第五节　检　查

一、水分、总灰分、酸不溶性灰分

根据测定结果,不同产地黑果枸杞样品的水分、灰分、酸不溶性灰分的范围也各有不同。水分对于中药材来说是至关重要的,保持药材适当的水分首先可以保持中药材的药效,其次有利于储存。合理的水分在贮藏保管中可防止生虫、霉变、走味、变色、风化及软化等,避免有效成分分解、酶解变质等。《饮片标准通则〈试行〉》规定:一般的饮片含水量宜控制在7％～13％;蜜炙品类含水分不得超过15％;酒炙、醋炙及盐炙品类等含水分不得超过13％;烫制醋淬制品含水量不超过10％。灰分指标可以评定药品是否污染和掺假。如果灰分含量超标,说明药材原料中可能混有杂质或在加工过程中可能混入一些泥沙等污染物。

(一)样品

样品参见表6-1-1。

(二)方法

水分按照《中国药典》2020年版四部通则0832第二法(烘干法)测定,每批取2份求平均值。结合《青海省藏药材标准》(2019)对黑果枸杞药材水分限度,黑果枸杞的水分不得过13.0％。

总灰分、酸不溶性灰分按照《中国药典》四部通则2302测定,每批取2份求平均值,参考《青海省藏药材标准》(2019)对黑果枸杞药材总灰分限度,黑果枸杞的总灰分不得过10.0％,酸不溶性灰分不得过2.5％。

(三)结果

黑果枸杞水分、总灰分、酸不溶性灰分测定结果见表6-5-1。

表6-5-1　黑果枸杞药材水分、总灰分、酸不溶性灰分测定结果

编号	水分(%)	总灰分(%)	酸不溶性灰分(%)	编号	水分(%)	总灰分(%)	酸不溶性灰分(%)
LRM-QH-1	15.01	6.4	0.4	LRM-QH-15	9.72	4.7	0.3
LRM-QH-2	14.33	7.8	0.7	LRM-QH-16	14.62	5.8	0.2
LRM-QH-3	11.39	8.3	2.4	LRM-QH-17	13.93	7.5	1.4
LRM-QH-4	12.82	6.6	0.3	LRM-QH-18	12.57	6.3	0.6
LRM-QH-5	14.42	6.2	0.5	LRM-QH-19	10.96	6.7	0.6
LRM-QH-6	12.09	5.8	0.2	LRM-QH-20	9.9	4.6	0.2
LRM-QH-7	13.84	6.7	1.1	LRM-GS-1	9.9	6.8	0.8
LRM-QH-8	14.72	6.6	0.4	LRM-GS-2	10.89	5.6	0.2
LRM-QH-9	12.21	6.4	0.7	LRM-GS-3	15.14	7.2	0.5
LRM-QH-10	10.12	5.3	0.2	LRM-GS-4	15.32	7.2	0.3
LRM-QH-11	11.74	7.0	0.7	LRM-GS-5	16.31	6.6	0.2
LRM-QH-12	13.52	5.9	0.7	LRM-GS-6	9.54	6.9	0.8
LRM-QH-13	10.36	5.1	0.3	LRM-GS-7	12.74	5.6	0.4
LRM-QH-14	14.52	6.0	0.5	LRM-GS-8	11.92	7.7	0.4

（续表）

编号	水分（%）	总灰分（%）	酸不溶性灰分（%）	编号	水分（%）	总灰分（%）	酸不溶性灰分（%）
LRM - NM - 1	9.30	8.9	1.4	LRM - NX - 5	10.53	6.7	1.4
LRM - NM - 2	9.14	8.7	1.6	LRM - NX - 6	12.33	6.5	0.3
LRM - NM - 3	11.38	5.5	0.4	LRM - XJ - 1	12.13	5.5	0.5
LRM - NM - 4	9.33	8.0	1.4	LRM - XJ - 2	12.70	5.8	0.6
LRM - NM - 5	8.17	5.7	0.5	LRM - XJ - 3	9.79	6.8	0.2
LRM - NM - 6	11.37	6.8	0.3	LRM - XJ - 4	7.98	5.8	0.2
LRM - NX - 1	11.56	6.0	0.4	LRM - XJ - 5	12.10	6.4	0.6
LRM - NX - 2	12.11	4.9	0.3	LRM - XJ - 6	13.18	5.9	0.3
LRM - NX - 3	12.00	5.3	0.2	LRM - XJ - 7	11.49	5.5	0.5
LRM - NX - 4	12.65	5.9	0.1	LRM - XJ - 8	11.66	5.3	0.5

（四）分析与讨论

通过对 48 批黑果枸杞药材的检查项对比，不同产地的黑果枸杞其水分，灰分和酸不溶性灰分含量均有较大差异，从这三项指标的测定意义上来说，可能与不同产地的土壤、空气及环境其他因素有关。其中水分测定项：甘肃＞宁夏＞新疆＞内蒙古＞青海。灰分测定项：甘肃＞内蒙古＞新疆＞宁夏＞青海。酸不溶性灰分：内蒙古＞新疆＞青海＞甘肃＞宁夏。浸出物：青海＞新疆＞宁夏＞甘肃＞内蒙古，通过对比发现产自青海的黑果枸杞中水分及灰分含量相对较低，而浸出物含量相对较高；而其他 4 个省份的黑果枸杞药材因为产地、土壤及植物生长环境的不同，从而在药材标准检查项下测定的水平也有不同。

二、浸出物

浸出物测定，是指用水或其他适宜的溶剂对药材和饮片中可溶性物质进行测定，以药材浸出物的含量作为其质量标准的测定。对于有效成分不明确或无法建立确切的定量分析方法的中药材及其制剂，具有重要意义。《中国药典》附录收载了 3 种测定方法：水溶性浸出物测定法、醇溶性浸出物测定法、挥发性醚浸出物测定法。浸出物测定过程中，浸出物量反映了药材提取程度，指标成分含量及特征图谱可以很好地反映药材提取过程中量和质的变化，故本研究以水及 50% 乙醇为溶剂进行考察，同时选择了热浸和冷浸两种温度条件进行了考察对比。

（一）样品

样品参见表 6 - 1 - 1。

（二）方法

按照《中国药典》2020 年版四部通则 2201 水溶性浸出物及醇溶性浸出物测定法项下的热浸法和冷浸法测定，以水和 95% 乙醇作为溶剂，每批取 2 份求平均值。参考《青海省藏药材标准》（2019）对黑果枸杞药材浸出物不得少于 50.0%。

（三）结果

黑果枸杞药材浸出物测定结果见表 6 - 5 - 2。

（四）结果评价

通过测定 48 批黑果枸杞药材的浸出物，其中水溶性浸出物（冷浸）：青海＞新疆＞甘肃＞宁夏＞内蒙古。水溶性浸出物（热浸）：青海＞新疆＞宁夏＞甘肃＞内蒙古。醇溶性浸出物（冷浸）：新疆＞青海＞甘肃＞宁夏＞内蒙古。醇溶性浸出物（热浸）：青海＞新疆＞宁夏＞内蒙古＞甘肃，通对比发现不论是热浸法还是冷浸法或者不同溶剂下，产自青海的黑果枸杞中浸出含量相对较高；而其他 4 个省区的黑果枸杞药材因为产地、土壤及植物生长环境的不同，从而在药材标准检查项下测定的水平也有不同。

表 6-5-2 黑果枸杞药材浸出物测定结果

编号	产　地	热浸法（%）		冷浸法（%）	
		水溶性浸出物	醇溶性浸出物	水溶性浸出物	醇溶性浸出物
LRM-QH-1	青海省海西州格尔木市河东农场宝库村	56.5	59.4	57.2	54.1
LRM-QH-2	青海省海西州格尔木市郭勒木德镇新华村三社	52.0	55.5	53.8	46.0
LRM-QH-3	青海省海西州都兰县宗加乡	54.6	60.2	57.3	38.0
LRM-QH-4	青海省海西州都兰县向日德镇	52.1	57.1	52.0	42.6
LRM-QH-5	青海省海西州格尔木市河东农场八连	53.0	61.5	54.0	47.9
LRM-QH-6	青海省海西州都兰县诺木洪三大队	59.2	60.8	56.3	60.2
LRM-QH-7	青海省海西州德令哈市尕海镇	50.1	60.2	58.3	58.9
LRM-QH-8	青海省海西州格尔木市金鱼湖中村一庄	55.2	56.1	57.1	49.2
LRM-QH-9	青海省海西州格尔木市大格勒乡	55.8	59.7	59.0	52.4
LRM-QH-10	青海省海西州都兰县诺木洪枸杞产业园	54.5	67.4	60.0	86.5
LRM-QH-11	青海省海西州乌兰县柯柯镇	53.4	53.7	51.6	43.0
LRM-QH-12	青海省海西州大柴旦镇润禾仓地	56.1	57.9	55.6	48.5
LRM-QH-13	青海省海西州格尔木金鱼湖（中村一社）	49.8	58.7	65.5	51.2
LRM-QH-14	青海省海西州德令哈市乃海镇尕海村一社	46.4	54.4	52.4	67.7
LRM-QH-15	青海省海西州格尔木市河东农场十连草原	67.6	71.3	67.5	64.8
LRM-QH-16	青海省海西州大柴旦镇马海村三站	56.8	59.3	54.9	51.0
LRM-QH-17	青海省海西州德令哈市克鲁克湖边	55.2	60.1	55.7	52.5
LRM-QH-18	青海省海西州大柴旦马海村附近	59.2	61.1	55.8	56.4
LRM-QH-19	青海省海西州德令哈市尕海镇	56.2	59.0	52.4	44.7
LRM-QH-20	青海省海西州都兰县诺木洪一大队东头草原边	64.5	68.4	58.2	49.4
LRM-GS-1	甘肃省瓜州县西湖乡安康村	51.3	53.9	37.3	53.9
LRM-GS-2	甘肃省临夏州永靖县三塬镇胥塬村	45.0	44.1	30.9	39.0
LRM-GS-3	甘肃省玉门花海镇小金湾乡金柳村	46.4	47.6	52.3	62.6
LRM-GS-4	甘肃省玉门市花海市小金湾云马家峪村	44.1	50.6	44.3	50.0
LRM-GS-5	甘肃省玉门市花海市小金湾云马家峪村	35.7	51.8	54.6	56.9
LRM-GS-6	甘肃省张掖市高台县南华镇天鸿生物公司基地	49.4	57.2	50.1	49.6
LRM-GS-7	甘肃省张掖市高台县南华镇南原子村	55.7	59.1	50.7	55.6
LRM-GS-8	甘肃省民勤县苏武乡	42.5	42.4	35.5	39.8
LRM-NM-1	内蒙古自治区阿拉善盟额济纳旗赛汉桃来希木	48.6	62.3	48.9	46.7
LRM-NM-2	内蒙古自治区古阿拉善盟额济纳旗东风镇	46.1	49.9	45.2	47.3

（续表）

编号	产　地	热浸法（%）		冷浸法（%）	
		水溶性浸出物	醇溶性浸出物	水溶性浸出物	醇溶性浸出物
LRM - NM - 3	内蒙古自治区额济纳旗八道桥	48.9	55.7	52.9	47.6
LRM - NM - 4	内蒙古自治区阿拉善盟额济纳旗林场北10 km处	45.7	49.1	46.5	45.4
LRM - NM - 5	内蒙古自治区额济纳旗居正海东草场	52.4	50.8	51.4	47.7
LRM - NM - 6	内蒙古自治区阿拉善左旗蒙斯布日苏木	51.5	53.9	47.5	48.4
LRM - NX - 1	宁夏回族自治区银川吴忠市红寺堡区红寺堡镇	57.8	55.4	55.8	52.5
LRM - NX - 2	宁夏回族自治区银川市西夏区节范台园林场	52.7	51.8	52.0	44.7
LRM - NX - 3	宁夏回族自治区中宁号枸杞市场商铺（中宁产）	53.8	55.6	54.1	47.9
LRM - NX - 4	宁夏回族自治区中卫市中宁县宁安镇营盘滩村	32.0	50.6	36.3	31.5
LRM - NX - 5	宁夏回族自治区石嘴山平罗县渠口乡	48.7	53.3	53.9	51.1
LRM - NX - 6	宁夏回族自治区银川西夏区红兴镇金山村	47.8	53.6	53.4	44.9
LRM - XJ - 1	新疆维吾尔自治区尉犁县墩阔坦乡琼库勒村	64.4	65.5	62.7	70.3
LRM - XJ - 2	新疆维吾尔自治区尉犁县古勒巴格乡巴西头里村	50.6	60.2	56.0	60.7
LRM - XJ - 3	新疆维吾尔自治区昌吉州奇台县	54.6	58.3	51.4	57.9
LRM - XJ - 4	新疆维吾尔自治区库尔勒市	59.8	58.3	53.1	47.9
LRM - XJ - 5	新疆维吾尔自治区阿克苏地区阿克苏市郊	59.8	63.3	65.8	70.6
LRM - XJ - 6	新疆维吾尔自治区库尔勒市和静县	57.1	76.0	56.8	71.5
LRM - XJ - 7	新疆维吾尔自治区库尔勒拖布力其乡（银川东环综合批发市场）	66.4	64.8	63.2	68.6
LRM - XJ - 8	新疆维吾尔自治区乌鲁木齐市沙依巴克老华凌	51.1	58.0	50.8	60.6

第六节　有效成分含量测定

一、花青素含量测定

收载于《青海省藏药材标准》（第一册）（2019）的黑果枸杞药材标准中缺少针对特征性成分的含量测定项目。黑果枸杞含有的化学成分主要有黄酮类、酚酸类、多糖类、无机元素等。现代药理研究表明，黑果枸杞因其含有丰富的蛋白质、多糖、花青素、花色苷、原花青素、植物甾醇、酚酸等营养物质(苏丹丹,2019),具有增强免疫(Gong Y,2015)、抗损伤(Duan Y B,2015)、降血脂(林丽,2012)、抗疲劳(Wu T,2016)和抗心肌损伤(崔纪芳,2016)的作用,其中花青素、花色苷和原花青素被认为是其物质基础(薛慧婷,2019)。花青素又称花色素,属于黄酮类化合物,是广泛存在于植物中的水溶性天然色素,具有较强的抗氧化性,能消除人体内的自由基,并兼具抗肿瘤、降血压、软化血管等保健功效(江海,

2016)。其中天竺葵素(pelargonidin)、矢车菊素(cyanidin)、飞燕草素(delphinidin)、芍药素(peonidin)、矮牵牛素(petunidin)和锦葵素(malvidin)是自然界中分布最广的花色素,大部分的花青素都由此6种花色素衍生而来。文献报道,黑果枸杞中矮牵牛素、锦葵色素、飞燕草素、矢车菊素及天竺葵色素的含量普遍较高。针对这5种花色素建立HPLC含量测定方法,对采集到的不同产地黑果枸杞药材测定5种花色素的含量(图6-6-1)。

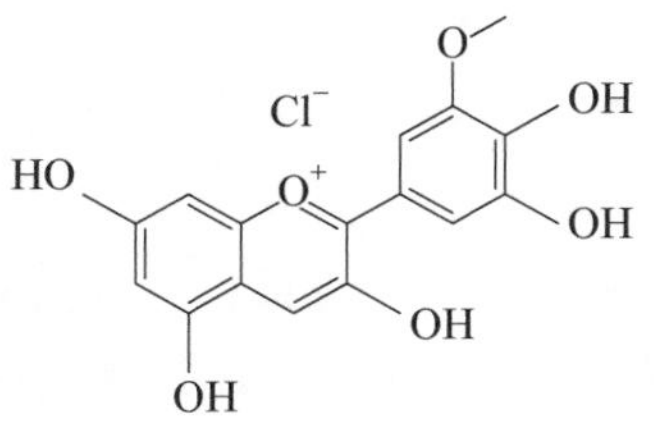

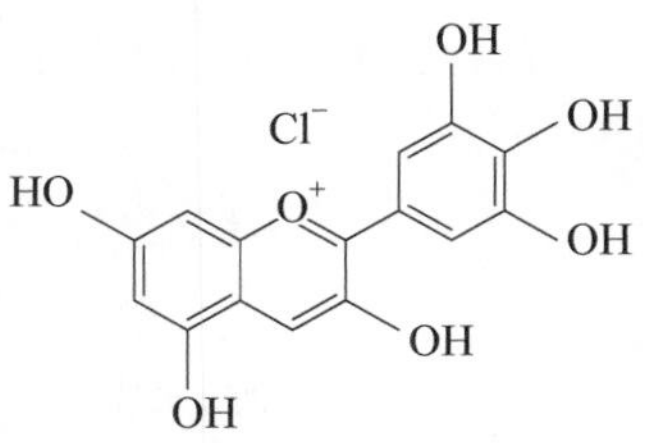

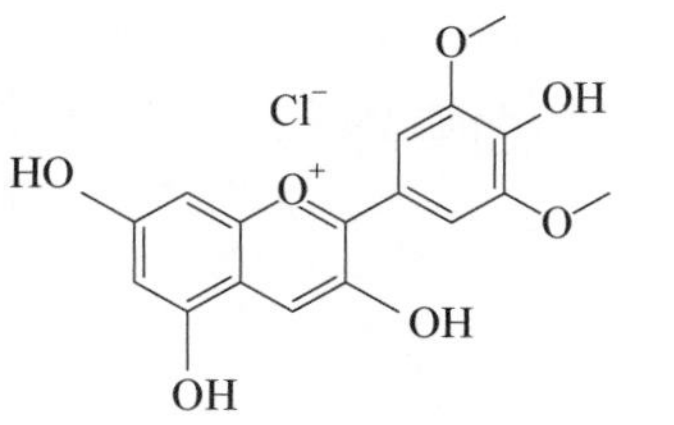

图6-6-1 5种花色素化学结构
(1.矮牵牛素;2.飞燕草素;3.锦葵色素;4.矢车菊素;5.天竺葵色素)

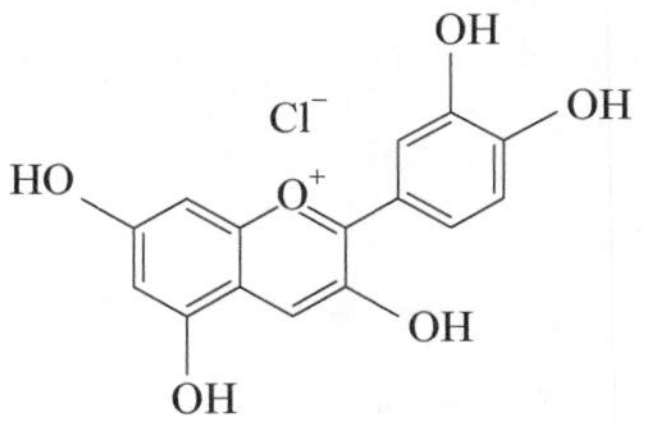

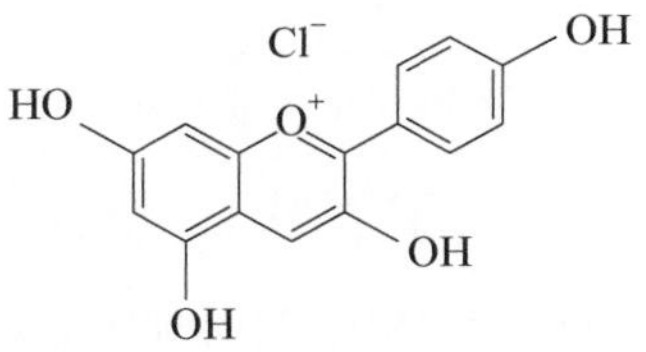

(一) 仪器、试剂

1. 仪器·岛津LC-20ATVP高效液相色谱仪(日本岛津公司);IKA艾卡研磨机(德国IKA公司);Satorius CPA225D万分之一电子天平(德国Sartrious公司);岛津AUW220D十万分之一电子天平;KQ-500DV型超声波清洗器(江苏昆山市超声仪器有限公司)。

2. 试剂·氯化矮牵牛素、氯化飞燕草素、氯化天竺葵色素(购自Chen Faces,批号:110753-201817,纯度≥98%)、锦葵色素(购自上海源叶生物科技有限公司,纯度≥97%)、氯化矢车菊素(购自北京世纪奥科生物技术有限公司,纯度≥98%)乙腈为色谱纯(市售),其余试剂为分析纯(市售),水为Milli-Q超纯水。

(二) 溶液的制备

1. 对照品溶液·取飞燕草素、矢车菊素、矮牵牛素、天竺葵素、锦葵色素对照品适量,精密称定,加色谱甲醇制成每1 mL含飞燕草素、矢车菊素、矮牵牛素、天竺葵素、锦葵色素分别为0.502 mg、0.418 mg、0.496 mg、0.408 mg和0.414 mg的对照品储备液,即得。

2. 供试品溶液·取样品粉末(过三号筛)约2.0 g,精密称定,置具塞锥形瓶中,精密加入80%乙醇50 mL,超声处理(功率200W,频率40 kHz)60 min,再称定重量,用80%乙醇补足减失的重量,摇匀,滤过,滤液蒸干,残渣加酸水解液[无水乙醇-水-HCl(3 mol/L)=3:2:1]使溶解,溶解后将其倒入锥形瓶中,加热回流1 h,静置,溶液蒸干,残渣加甲醇转

移至 25 mL 量瓶中,并稀释至刻度,作为供试品溶液。

3. 色谱条件·色谱柱：Agilent ZORBAX SB-C18,(4.6 mm×250 mm,5 μm)。梯度洗脱：A(1%甲酸溶液)、B(1%甲酸乙腈溶液)。洗脱程序为：0~2 min,8%~12%,B;2~5 min,12%~18%,B;5~10 min,18%~20%,B;10~12 min,20%~25%,B;12~15 min,25%~30%,B;15~18 min,30%~45%,B;18~20 min,45%~805%,B;20~22 min,80%~8%,B;22~30 min,8%~8%,B。流速：0.8 mL/min,柱温：30℃。检测波长：525 nm,520 nm。进样量：10 μL。混合对照品(A)和黑果枸杞样品(B)HPLC 色谱见图 6-6-2。

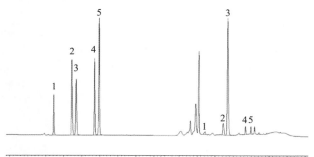

图 6-6-2　混合对照品(A)和黑果枸杞样品(B)HPLC 色谱
（1.飞燕草素；2.矢车菊素；3.矮牵牛素；4.天竺葵素；5.锦葵色素）

4. 方法学研究

(1) 线性关系考察：分别吸取飞燕草素、矮牵牛素、矢车菊素、天竺葵色素、锦葵色素对照品溶液,用色谱甲醇依次稀释,得到系列对照品溶液,分别吸取上述溶液 10 μL,进样,分析并记录峰面积,以峰面积值为纵坐标,以对照品进样量(μg)为横坐标进行线性回归,回归方程及线性参数见表 6-6-1。

(2) 精密度试验：分别精密吸取对照品溶液 10 μL,于同 1 日内按上文色谱条件连续重复进样 6 次,测得飞燕草素、矮牵牛素、矢车菊素、天竺葵色素、锦葵色素的峰面积的 RSD 分别为 1.3%、1.4%、1.5%、1.5%、1.8%(n=6)。表明仪器精密度良好。

(3) 重复性试验：取同一黑果枸杞样品 6 份,每份各约 2.0 g,按上文方法制备供试品溶液,按上文色谱条件进样 10 μL 测定,记录色谱图峰面积,计算得飞燕草素、矮牵牛素、矢车菊素、天竺葵色素、锦葵色素的峰面积的 RSD 分别为 1.4%、2.1%、2.4%、2.3%、2.3%(n=6),表明该方法重复性良好。

(4) 稳定性试验：分别吸取同一黑果枸杞供试品溶液,分别于 0 h、2 h、4 h、6 h、8 h、12 h 后,按上文色谱条件进样 10 μL 测定,记录色谱图峰面积,计

表 6-6-1　各化合物的线性回归方程、线性范围和相关系数

化合物	回归方程	r²	线性范围(μg)
飞燕草素	$Y=3.44192×10^5X+21342$	0.999 5	0.053 8~5.016
矢车菊素	$Y=1.820 67×10^5X-13 481.09$	0.999 3	0.113~41.902
矮牵牛素	$Y=9.062 83×10^5X-10 920$	0.999 7	0.017~4.978
天竺葵素	$Y=1.069 19×10^5X-3 260.7$	0.999 8	0.069~41.067
锦葵色素	$Y=2.118 00×10^5X-84 293$	0.999 1	0.431~41.675

算得飞燕草素、矮牵牛素、矢车菊素、天竺葵色素、锦葵色素的峰面积的 RSD 分别为 1.4%、1.5%、1.5%、1.9%、1.2%(n=6),表明供试品溶液在 12 h 内稳定性良好。

(5) 加样回收率试验：精密称取黑果枸杞样品 2.0 g,平行 6 份,分别精密加入与样品中 5 个花色素含量相当的对照品储备液,按上文方法制备供试品溶液,按上文色谱条件依次进样 10 μL 测定,计算 5 个对照品的平均加样回收率。飞燕草素、矮牵牛素、矢车菊素、天竺葵色素、锦葵色素的平均加样回收率分别为 94.2%、96.9%、95.1%、97.4%、95.4%,RSD 分别为 1.7%、1.1%、1.3%、15%、1.3%(n=6)。表明方法准确度良好,符合《药品质量标准分析方法验证指导原则》相关要求。

（三）含量测定

分析测定 5 个产地 48 批次黑果枸杞中 5 种花色素成分的含量,结果见表 6-6-2。测定结果表明,不同产地的黑果枸杞花色素含量差别较大,黑果枸杞花色素含量高低依次为:青海＞甘肃＞内蒙古＞新疆＞宁夏,这可能与生长地区气候、土壤环境等有一定的关系。

表 6-6-2　不同产地黑果枸杞样品含量测定结果(mg/g, $n=3$)

编号	产地	飞燕草素	矮牵牛素	矢车菊素	天竺葵素	锦葵色素	总花色素
LRM-QH-1	青海省海西州格尔木市河东农场宝库村	4.656	4.286	9.097	3.153	6.994	28.186
LRM-QH-2	青海省海西州格尔木市郭勒木德镇新华村三社	0.265	5.641	6.213	5.253	1.672	19.044
LRM-QH-3	青海省海西州都兰县宗加乡	0.071	4.808	3.992	4.357	1.531	14.759
LRM-QH-4	青海省海西州都兰县向日德镇	0.034	3.922	3.912	3.535	1.823	13.226
LRM-QH-5	青海省海西州格尔木市河东农场八连	0.045	3.924	4.303	3.326	1.481	13.079
LRM-QH-6	青海省海西州都兰县诺木洪三大队	ND	3.460	2.134	2.162	1.377	9.133
LRM-QH-7	青海省海西州德令哈市尕海镇	ND	4.169	2.995	2.826	1.357	11.347
LRM-QH-8	青海省海西州格尔木市金鱼湖中村一庄	0.884	5.036	4.213	3.959	1.578	15.67
LRM-QH-9	青海省海西州格尔木市大格勒乡	0.578	4.190	14.291	3.078	2.867	25.004
LRM-QH-10	青海省海西州都兰县诺木洪枸杞产业园	0.313	7.299	3.858	2.234	1.326	15.03
LRM-QH-11	青海省海西州乌兰县柯柯镇	0.166	9.851	4.524	2.847	1.369	18.757
LRM-QH-12	青海省海西州大柴旦镇润禾仓地	0.083	4.990	4.166	3.905	1.568	14.712
LRM-QH-13	青海省海西州格尔木金鱼湖（中村一社）	1.753	10.955	14.855	13.198	1.848	42.609
LRM-QH-14	青海省海西州德令哈市乃海镇尕海村一社	0.889	2.755	9.460	2.405	1.401	16.91
LRM-QH-15	青海省海西州格尔木市河东农场十连草原	ND	0.854	1.912	0.513	1.178	4.457
LRM-QH-16	青海省海西州大柴旦镇马海村三站	0.778	0.470	14.275	0.410	1.914	17.847
LRM-QH-17	青海省海西州德令哈市克鲁克湖边	1.061	0.790	20.487	0.535	3.034	25.907
LRM-QH-18	青海省海西州大柴旦马海村附近	0.445	3.932	9.868	3.466	1.857	19.568
LRM-QH-19	青海省海西州德令哈市尕海镇	0.009	4.197	2.998	2.830	1.349	11.383
LRM-QH-20	青海省海西州都兰县诺木洪一大队东头草原边	2.233	7.932	20.474	6.615	3.013	40.267
LRM-GS-1	甘肃省瓜州县西湖乡安康村	0.476	1.651	10.864	1.741	2.666	17.398
LRM-GS-2	甘肃省临夏州永靖县三塬镇胥塬村	0.220	1.226	9.207	0.878	1.986	13.517
LRM-GS-3	甘肃省玉门花海镇小金湾乡金柳村	0.592	1.821	19.863	1.254	4.398	27.928
LRM-GS-4	甘肃省玉门市花海市小金湾云马家峪村	0.289	1.463	9.939	0.888	2.775	15.354

（续表）

编号	产地	飞燕草素	矮牵牛素	矢车菊素	天竺葵素	锦葵色素	总花色素
LRM-GS-5	甘肃省玉门市花海市小金湾云马家峪村	0.329	1.615	8.601	1.104	2.511	14.16
LRM-GS-6	甘肃省张掖市高台县南华镇天鸿生物公司基地	0.178	1.561	7.493	1.469	2.422	13.123
LRM-GS-7	甘肃省张掖市高台县南华镇南原子村	0.014	1.329 5	4.162	0.855	1.749	8.109 5
LRM-GS-8	甘肃省民勤县苏武乡	0.049	1.103	5.851	0.781	1.729	9.513
LRM-NM-1	内蒙古自治区阿拉善盟额济纳旗赛汉桃来希木	0.647	3.116	6.485	3.007	1.771	15.026
LRM-NM-2	内蒙古自治区古阿拉善盟额济纳旗东风镇	0.047	1.761	4.338	1.118	1.556	8.82
LRM-NM-3	内蒙古自治区额济纳旗八道桥	ND	0.892	3.041	0.388	1.607	5.928
LRM-NM-4	内蒙古自治区阿拉善盟额济纳旗林场北10 km处	ND	0.983	3.949	0.708	1.552	7.192
LRM-NM-5	内蒙古自治区额济纳旗居正海东草场	ND	0.571	2.611	0.501	1.456	5.139
LRM-NM-6	内蒙古自治区阿拉善左旗蒙斯布日苏木	0.380	1.510	8.677	0.881	2.279	13.727
LRM-NX-1	宁夏回族自治区银川吴忠市红寺堡区红寺堡镇	ND	0.241	0.360	1.453	1.287	3.341
LRM-NX-2	宁夏回族自治区银川市西夏区节范台园林场	ND	0.267	0.486	2.027	1.193	3.973
LRM-NX-3	宁夏回族自治区中宁号枸杞市场商部（中宁产）	0.193	0.350	1.225	3.777	1.819	7.364
LRM-NX-4	宁夏回族自治区中卫市中宁县宁安镇营盘滩村	ND	0.235	0.445	1.419	1.255	3.354
LRM-NX-5	宁夏回族自治区石嘴山平罗县渠口乡	ND	0.263	0.683	2.234	1.329	4.509
LRM-NX-6	宁夏回族自治区银川西夏区红兴镇金山村	ND	0.246	0.574	2.265	1.353	4.438
LRM-XJ-1	新疆维吾尔自治区尉犁县墩阔坦乡琼库勒村	ND	1.372	0.377	0.985	1.089	3.823
LRM-XJ-2	新疆维吾尔自治区尉犁县古勒巴格乡巴西头里村	ND	1.471	0.551	1.090	1.105	4.217
LRM-XJ-3	新疆维吾尔自治区昌吉州奇台县	0.441	3.266	6.281	2.511	2.107	14.606
LRM-XJ-4	新疆维吾尔自治区库尔勒市	0.308	3.582	5.722	2.479	2.078	14.169
LRM-XJ-5	新疆维吾尔自治区阿克苏地区阿克苏市郊	ND	2.490	1.207	2.425	1.229	7.351
LRM-XJ-6	新疆维吾尔自治区库尔勒市和静县	ND	5.581	4.721	3.578	1.568	15.448
LRM-XJ-7	新疆维吾尔自治区库尔勒拖布力其乡（银川东环综合批发市场）	0.304	2.703	5.081	2.570	2.280	12.938
LRM-XJ-8	新疆维吾尔自治区乌鲁木齐市沙依巴克老华凌	ND	1.344	1.088	0.863	1.235	4.53

注：ND表示仪器未检测出该化合物。

（四）结果与评价

采用建立的 HPLC 法测定了 48 批黑果枸杞中的 5 种花色素含量。结果表明,产自青海的黑果枸杞中矮牵牛素、矢车菊素和天竺葵素含量相对较高,其含量分别在 0.470%～10.955%、1.912%～20.487%、0.410%～13.198%；3 批黑果枸杞中未检出飞燕草素,5 批黑果枸杞中检出少量飞燕草素(平均值 0.048%),有 1 批黑果枸杞中矮牵牛素和天竺葵素含量较高,分别为 10.955% 和 13.198%；5 批黑果枸杞中矢车菊素含量较高,分别为 14.291%、14.855%、14.275%、20.487%、20.474%。产自甘肃的黑果枸杞中矢车菊素含量在 0.043%～19.863%,锦葵色素含量在 0.985%～4.398%,较其他 4 个产地含量较高。同时应地域差异较大,甘肃、内蒙古、宁夏、新疆 4 个产地的黑果枸杞中分别有 1、3、5、5 批样品未检测到飞燕草色素。

二、甜菜碱含量测定

（一）仪器与试药

LC - 20AT 高效液相色谱仪(检测器 Attech ELSD2000ES；日本岛津公司)；KQ3200B 型超声波清洗器(昆山市超声仪器有限公司)；十万分之一电子天平(赛多利斯科学仪器有限公司)；BP121S 型电子天平(德国 Satorius 公司)；DZG - 6050 型真空干燥箱(上海森信实验仪器有限公司)；RPB20 型旋转蒸发仪(上海方睦仪器有限公司),W - 100 型高速万能粉碎机(北京科委永兴仪器有限公司)。乙腈、甲醇色谱级(美国 Fish 公司),其余试剂均为分析纯,实验用水为超纯水。甜菜碱对照品(成都曼斯特生物有限公司,批号：MUST - 15042521,纯度＞98%),葡萄糖对照品(MUST - 16012910；纯度＞98%)。黑果枸杞来自青海省诺木洪、格尔木、向日德、都兰、德令哈等各主产地共 13 批次样品。

（二）方法与结果

1. 色谱条件·色谱柱为 Hypersil NH$_2$(250 mm×4.2 mm，5 μm)；流动相为乙腈-水(83∶17),流速为 0.7 mL/min,漂移管温度为 80 ℃,载气流量为 2.0 L/min,柱温为 35 ℃；进样体积为 10 μL,色谱见图 6 - 6 - 3。

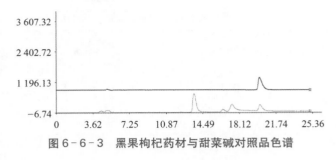

图 6 - 6 - 3 黑果枸杞药材与甜菜碱对照品色谱

2. 对照品溶液的制备·精密称取甜菜碱 10 mg,置于 10 mL 容量瓶中,用甲醇定容至刻度,配置成 1 mg/mL 的母液。再从母液中精密量取 1 mL 稀释 10 倍,即得 0.1 mg/L 的对照品溶液,备用。

3. 供试品溶液的制备·取黑果枸杞粉末 1.0 g,精密称定,置 100 mL 具塞锥形瓶中,精密加入甲醇 25 mL,称重。超声处理(功率 250 W,频率 40 kHz)30 min,放冷,再称定质量,用甲醇补充减失的重量,滤过,续滤液过 0.45 μm 微孔滤膜,滤液即为供试品溶液。

4. 系统适应性试验·精密吸取对照品溶液和供试品溶液各 10 μl,按上文“1.”项下色谱条件分析,甜菜碱与相邻色谱峰的分离度均大于 1.5,拖尾因子在 0.95～1.05,理论塔板数按各色谱峰计均在 3 500 以上。

5. 线性关系考察·精密量取对照品混合溶液 1 mL、2 mL、4 mL、5 mL、6 mL、8 mL、10 mL,分别置 10 mL 量瓶中,加甲醇定容至刻度,摇匀。即得 0.01 mg/mL、0.02 mg/mL、0.04 mg/mL、0.05 mg/mL、0.06 mg/mL、0.08 mg/mL、0.1 mg/mL 的对照品溶液。分别精密吸取 10 μL 注入色谱仪,记录色谱峰面积。以进样量为横坐标(X, μg),峰面积为纵坐标(Y),进行线性回归。线性回归方程为 $Y=2×10^6X - 75 798$, $r=0.999 9$。结果表明,甜菜碱在 0.1～1.0 μg 范围内线性关系良好。采用外标一点法进行甜菜碱的含量测定。

（三）样品测定结果

经方法学考察,该方法精密度、稳定性、重复性、加样回收率均优良。使用该方法测定青海 13 个产地的黑果枸杞药材,分别称取药材粉末约 1.0 g,精密称定,按上文“3”项下方法制备供试品溶液,按上文“1”项下色谱条件进行测定,并计算不同批次样品中甜菜碱的质量分数,测定结果见表 6 - 6 - 3。

表 6-6-3　黑果枸杞药材甜菜碱测定结果($n=3$)

批号	产地	甜菜碱	
		含量（mg/g）	RSD（%）
S1	诺木洪	1.080 1	1.43
S2	向日德	0.988 0	0.48
S3	诺木洪	0.987 2	1.01
S4	向日德	1.205 1	1.25
S5	德令哈	1.279 0	0.82
S6	格尔木	1.011 0	1.22
S7	都兰	0.956 1	1.11
S8	德令哈	0.844 2	0.15
S9	都兰	0.913 1	0.72
S10	格尔木	1.020 0	0.68
S11	诺木洪	0.825 1	1.21
S12	格尔木	0.854 2	0.87
S13	诺木洪	0.915 1	0.49

结果表明,对青海地区 13 个产地的黑果枸杞中甜菜碱的含量测定结果可知,不同批次的黑果枸杞甜菜碱含量范围在 $0.825 \sim 1.279 \, mg/g$。

三、多糖含量测定

黑果枸杞味甜、多汁,富含糖类。现代药理学研究表明,多糖是中药材发挥其独特疗效的物质基础(赵子丹,2016)。黑果枸杞多糖不仅可作为能源物质,其在生物体内具有多种生物活性,是黑果枸杞药材的主要组成成分。参照《中国药典》2015 年版规定,红枸杞的含量测定项有多糖。药典采用苯酚-硫酸法对其进行含量测定,通过查阅文献资料发现苯酚-硫酸法比蒽酮-硫酸法显色更为稳定,试验重复性更好,娄涛涛(2017)采用苯酚—硫酸法对黑果枸杞多糖进行含量测定。

(一) 仪器与试剂

1. 仪器·UV-2600 紫外-可见光分光光度计(上海第三分析仪器厂);十万分之一电子天平(赛多利斯科学仪器有限公司);BP121S 型电子天平(德国 Satorius 公司);LD4-2 低速离心机(北京医用机械厂);DZG-6050 型真空干燥箱(上海森信实验仪器有限公司);RPB20 型旋转蒸发仪(上海方畦仪器有限公司);DK-S14 电热恒温水浴锅(上海森信实验仪器有限公司);W-100 型高速万能粉碎机(北京科委永兴仪器有限公司)。

2. 试剂·无水葡萄糖对照品(纯度≥97%)购自中国食品药品检定研究院;无水乙醇、95%乙醇、氯仿、正丁醇、苯酚、硫酸均为分析纯,购自四川西陇化工有限公司;水为纯化水。

(二) 实验方法

1. 对照品溶液的制备·精密称取经 105 ℃干燥至恒重的无水葡萄糖对照品 10 mg,置 100 mL 容量瓶中,加水溶解并稀释至刻度,摇匀,即得 0.1 mg/mL 的对照品溶液。

2. 供试品溶液的制备

(1)实验前期已采用 BBD-响应面法对多糖提取工艺进行优化:取黑果枸杞粗粉 3.0 g,精密称定,以 30 倍量的水回流提取,提取时间 2 h,提取温度 90 ℃,按 30∶1 液料比进行提取,提取 2 次。合并水提液并浓缩至生药与浸膏的比例为 1∶5。水提液浓缩后,加入 1/5 体积的 Sevag 试剂(氯仿-正丁醇=5∶1),充分振荡后离心,重复实验 6 次,直至中间层无变性蛋白质出现为止。

(2)将脱蛋白后的多糖溶液加入一定量的 95%的乙醇溶液,至溶液中乙醇的体积分数为 70%,搅拌均匀,冷藏过夜,次日在 4 000 r/min 离心机上离心 20 min。采用 70%乙醇洗涤沉淀至上清液无色。沉淀减压干燥即得产品。取粗多糖 10 mg,定容在 100 mL 容量瓶中,即为 100 μg/mL 的多糖溶液。

3. 苯酚溶液的配制·称取 80 g 苯酚,加入 20 mL 蒸馏水,即为 80%的苯酚溶液,密封避光保存于冰箱中。取密封避光保存的 80%苯酚溶液,放置于室温,精密量取 3.125 mL 于 100 mL 的容量瓶中定容,即为 5%的苯酚溶液,临用时现配。

4. 测定波长的选择·分别精密量取 D-无水葡萄糖对照品溶液和供试品溶液适量,分别置 10 mL 刻度试管中。加入 5%的苯酚 1.5 mL,浓 H_2SO_4 5 mL,5%的苯酚-硫酸溶液显色(实验前期通过对显色条件优化得到)。以相应试剂为空白,于分光光度计上扫描光谱图,结果葡萄糖对照品与样品均在 484 nm 处有最大吸收(图 6-6-4)。

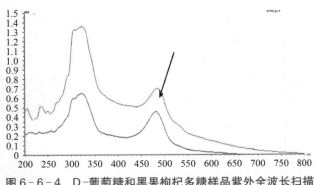

图 6-6-4 D-葡萄糖和黑果枸杞多糖样品紫外全波长扫描

5. 标准曲线的制备·精密量取对照液 0.2 mL、0.4 mL、0.6 mL、0.8 mL、1 mL,分别置 10 mL 刻度试管中,各用蒸馏水补至 1 mL,再向其中精密加入 5% 苯酚溶液 1.5 mL,轻摇匀,迅速加入浓硫酸 5 mL,摇匀,静置 10 min,再沸水浴 30 min,后迅速冷却至室温,以相应的试剂作空白对照,照紫外-可见分光光度法(《中国药典》2020 版四部通则 0401 测定),以浓度为 X 轴,吸光度为 Y 轴,绘制工作曲线(表 6-6-4),得线性回归方程 $Y = 0.010\,4X - 0.015\,3$,线性范围为线性范围 20～100 $\mu g/mL$, $r = 0.999\,7$。

表 6-6-4 标准曲线的制备

浓度（$\mu g/mL$）	20	40	60	80	100
吸光度 A	0.195	0.402	0.601	0.805	1.03

（三）样品含量测定结果

经方法学考察,该方法精密度、稳定性、重复性、

加样回收率均良好。分别称取不同批次的黑果枸杞粗多糖 10 mg 于 100 mL 容量瓶中,加入蒸馏水溶解并稀释至刻度。按照上述方法显色,测定。不同批次黑果枸杞粗多糖中多糖含量和药材中多糖含量如表 6-6-5 所示。表 6-6-5 表明,对青海地区 13 批次的黑果枸杞中多糖的含量测定结果可知,不同批次的黑果枸杞粗多糖中多糖含量范围在 47.63%～67.14%,黑果枸杞药材中多糖含量范围在 2.38%～3.36%。

表 6-6-5 13 批黑果枸杞粗多糖和黑果枸杞药材中多糖含量

批号	黑果枸杞粗多糖中多糖含量（%）	黑果枸杞药材中多糖含量（%）
S1	61.86	3.09
S2	57.43	2.87
S3	63.78	3.18
S4	58.11	2.91
S5	47.63	2.38
S6	50.43	2.52
S7	61.58	3.08
S8	55.87	2.79
S9	61.56	3.08
S10	60.44	3.02
S11	67.14	3.36
S12	59.74	2.99
S13	56.95	2.85

第七节 指纹图谱及相似度评价

一、仪器、试剂及样品

岛津 LC-20ATVP 高效液相色谱仪(日本岛津公司);IKA 艾卡 M20 研磨机(德国 IKA 公司);Satorius CPA225D 万分之一电子天平(德国 Sartrious 公司);岛津 AUW220D 十万分之一电子天平;KQ-500DV 型超声波清洗器(江苏昆山市超声仪器有限

公司)。氯化矮牵牛素、氯化飞燕草素、氯化天竺葵色素(购自 Chen Faces,批号：110753-201817,纯度≥98%)、锦葵色素(购自上海源叶生物科技有限公司,纯度≥97%)、氯化矢车菊素(购自北京世纪奥科生物技术有限公司,纯度≥98%),乙腈为色谱纯(市售),其余试剂为分析纯(市售),水为 Milli-Q 超纯水。

二、实验结果

取 48 批黑果枸杞样品溶液,按上文色谱条件进样测定,记录色谱图。将数据导入 ChemmPattern 系统(2020 V2.2 版),全谱峰匹配,时间窗宽度为 0.20,中位数法生成叠加图谱及对照谱图(图 6 − 7 − 1)。共确定了 7 个共有峰,通过与对照品(图 6 − 7 − 2)比对,指认 2 号为飞燕草素,4 号为矢车菊素,5 号为矮牵牛素,6 号为天竺葵素,7 号为锦葵色素。以 5 号矮牵牛素色谱峰为参照峰(S),计算得到 48 批黑果枸杞共有峰相对保留时间的 RSD 为 0.06%~2.68%,相对峰面积的 RSD 为 4.56%~7.91%,说明不同产地样品共有峰出峰时间稳定,但峰面积差异较大。48 批黑果枸杞样品与对照图谱的相似度为 0.751~1.000,结果见表 6 − 7 − 1。

表 6 − 7 − 1　不同产地黑果枸杞样品的相似度结果

编号	产　　地	相似度
S1	青海省海西州格尔木市河东农场宝库村	0.995
S2	青海省海西州格尔木市郭勒木德镇新华村三社	0.986
S3	青海省海西州都兰县宗加乡	0.992
S4	青海省海西州都兰县向日德镇	0.995
S5	青海省海西州格尔木市河东农场八连	0.971
S6	青海省海西州都兰县诺木洪三大队	0.981
S7	青海省海西州德令哈市尕海镇	0.987
S8	青海省海西州格尔木市金鱼湖中村一庄	0.999
S9	青海省海西州格尔木市大格勒乡	0.958
S10	青海省海西州都兰县诺木洪枸杞产业园	0.941
S11	青海省海西州乌兰县柯柯镇	0.995
S12	青海省海西州大柴旦镇润禾仓地	0.987
S13	青海省海西州格尔木金鱼湖(中村一社)	0.999
S14	青海省海西州德令哈市乃海镇尕海村一社	1.000
S15	青海省海西州格尔木市河东农场十连草原	0.997
S16	青海省海西州大柴旦镇马海村三站	0.997
S17	青海省海西州德令哈市克鲁克湖边	0.997
S18	青海省海西州大柴旦马海村附近	1.000
S19	青海省海西州德令哈市尕海镇	0.980
S20	青海省海西州都兰县诺木洪一大队东头草原边	0.999
S21	甘肃省瓜州县西湖乡安康村	0.998
S22	甘肃省临夏州永靖县三塬镇胥塬村	0.998
S23	甘肃省玉门花海镇小金湾乡金柳村	0.997
S24	甘肃省玉门市花海市小金湾云马家略村	0.998
S25	甘肃省玉门市花海市小金湾云马家略村	0.998
S26	甘肃省张掖市高台县南华镇天鸿生物公司基地	0.998
S27	甘肃省张掖市高台县南华镇南原子村	0.999
S28	甘肃省民勤县苏武乡	0.999

（续表）

编号	产　　地	相似度
S29	内蒙古自治区阿拉善盟额济纳旗赛汉桃来希木	0.999
S30	内蒙古自治区古阿拉善盟额济纳旗东风镇	1.000
S31	内蒙古自治区额济纳旗八道桥	0.999
S32	内蒙古自治区阿拉善盟额济纳旗林场北 10 km 处	0.999
S33	内蒙古自治区额济纳旗居正海东草场	0.998
S34	内蒙古自治区阿拉善左旗蒙斯布日苏木	0.998
S35	宁夏回族自治区银川吴忠市红寺堡区红寺堡镇	0.965
S36	宁夏回族自治区银川市西夏区节范台园林场	0.962
S37	宁夏回族自治区中宁号枸杞市场商部（中宁产）	0.961
S38	宁夏回族自治区中卫市中宁县宁安镇营盘滩村	0.963
S39	宁夏回族自治区石嘴山平罗县渠口乡	0.949
S40	宁夏回族自治区银川西夏区红兴镇金山村	0.953
S41	新疆维吾尔自治区尉犁县墥阔坦乡琼库勒村	0.817
S42	新疆维吾尔自治区尉犁县古勒巴格乡巴西头里村	0.907
S43	新疆维吾尔自治区昌吉州奇台县	0.751
S44	新疆维吾尔自治区库尔勒市	0.999
S45	新疆维吾尔自治区阿克苏地区阿克苏市郊	0.939
S46	新疆维吾尔自治区库尔勒市和静县	0.988
S47	新疆维吾尔自治区库尔勒拖布力其乡（银川东环综合批发市场）	0.999
S48	新疆维吾尔自治区乌鲁木齐市沙依巴克老华凌	0.990

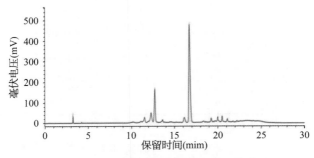

图 6 - 7 - 1　黑果枸杞样品 HPLC 图谱

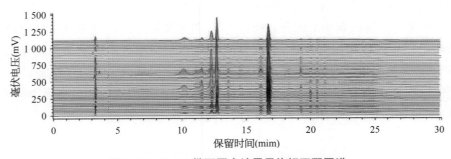

图 6 - 7 - 2　48 批不同产地黑果枸杞匹配图谱

三、主成分分析

将48批黑果枸杞样品中共有峰图谱导入ChemmPattern系统（2020 V2.2版）软件，进行主成分分析，得到相关矩阵的特征值、方差贡献率及因子载荷矩阵，见表6-7-2、表6-7-3。提取前3个特征值＞1的成分为主成分，其累计方差贡献率为99.912%，表明这3个成分代表了黑果枸杞中7个共有峰99.912%的信息，具有很好的代表性。色谱峰3、5号在第1主成分上具有较高载荷值，色谱峰1、2、4号在第2主成分上具有较高载荷值，色谱峰2、4、6号在第3主成分上具有较高载荷值，色谱峰3、4、6、7号在第4主成分上具有较高载荷值，色谱峰3、6、7号在第5主成分上具有较高载荷值，色谱峰3、6、7号在第6主成分上具有较高载荷值，色谱峰1、2号在第7主成分上具有较高载荷值（图6-7-1），说明这几个成分对样品分类影响较大，黑果枸杞样品多元统计分析见图6-7-3。

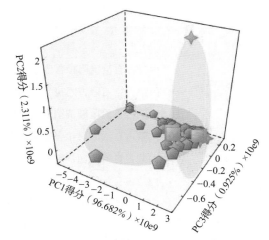

图6-7-3 黑果枸杞样品多元统计分析

表6-7-2 黑果枸杞样品主成分特征值及方差贡献率

成分	特征值	方差贡献率（%）	累积方差贡献率（%）
1	3.9920×10^{18}	96.982	96.6780
2	9.5564×10^{16}	2.31	98.9924
3	3.7950×10^{16}	0.925	99.9115

表6-7-3 黑果枸杞样品主成分因子载荷矩阵

峰号	主成分1	主成分2	主成分3	主成分4	主成分5	主成分6	主成分7
1	0.0038	0.5316	0.0874	−0.0082	0.0883	0.0634	0.8354
2	0.0073	0.8280	0.1218	0.0279	0.0025	0.0547	−0.5438
3	−0.0280	0.0588	−0.0962	−0.3613	0.5105	−0.7711	−0.0261
4	−0.0046	0.1240	−0.8936	0.4201	0.0966	−0.0121	0.0094
5	−0.9993	0.0035	0.0099	0.0089	0.0056	0.0349	−0.0018
6	−0.0074	0.0851	−0.4086	−0.7967	−0.4057	0.1621	0.0114
7	−0.0227	0.0757	0.0514	0.2394	−0.7467	−0.6088	0.0740

四、讨论

在指纹图谱研究中，指认了飞燕草素、矢车菊素、矮牵牛素、天竺葵素及锦葵色素5个成分。通过对不同产地黑果枸杞样品进行相似度评价、主成分分析，发现不同产地黑果枸杞质量有差异，并且个别样品与同产地其他批次样品差异较大，这可能与样品采收、运输及储藏等条件有关。采用主成分分析确定飞燕草素、矢车菊素、矮牵牛素、天竺葵素及锦葵色素等对主成分影响较大。

综上所述，本实验采用指纹图谱结合多成分含量测定及多元统计分析方法评价黑果枸杞的质量，可以较快地筛选出影响黑果枸杞的关键色谱峰，为后期研究黑果枸杞中的有效成分及其作用机制的不同，以及不同产地的成分含量和药效的差异奠定了基础。

第八节 安全性检测

一、农药残留检测

农药残留是目前食品卫生安全中最为关注的指标之一,它的存在对人体健康危害极大。据笔者调研,野生黑果枸杞由于适应环境能力强,基本没有病虫害现象。人工种植时人们为提高产量,大量使用化肥及灌溉水等,导致黑果枸杞相继出现了病虫害现象。为了有效抑制病虫害,农药的使用频率为每两月一次。根据大量资料及实地调研结果显示,黑果枸杞种植过程中存在蚜虫、瘿螨、木虱和负泥虫等病虫害现象,主要使用阿维菌素、吡虫啉和多菌灵等进行防治。在尚无黑果枸杞相关食品安全标准的情况下,受经济利益的驱使,农药使用不规范的问题普遍存在,存在着农药残留超标的巨大隐患。大部分种植户过量使用生物药剂如藜芦碱水剂、苦参碱水剂、印棟素水剂、除虫菊素、桉油精水剂等防治,但是依旧存在一个问题,化学药剂虽短时间内可以起效但持续时间短,频繁施用不仅对植物会产生危害,而且产品会含有有毒有害物质对人身体健康造成危害,由此带来了黑果枸杞干果的有机磷农药残留问题(卢瑜,2019)。

王雅琼等(2017)使用取自青海省金鱼湖、诺木洪两地的黑果枸杞为样品组,以取自新疆的黑果枸杞为对照组,测定了农药残留指标多菌灵(GB/T 20769 - 2008)、吡虫啉(GB/T 23201 - 2008)、阿维菌素(SN/T 2114 - 2008),实验结果表明,检测的三个产地的黑果枸杞中,多菌灵、吡虫啉和阿维菌素的检测结果均为未检出,达到绿色食品标准。人工种植黑果枸杞有更多农药残留的问题,有机氯农药作为持久性有机污染物因具有持久性、生物累积性、长距离传输性和生物毒性等特点(余刚,2001),并且对人类健康和环境具有严重危害而越来越受到人们的重视。黑果枸杞植物因其含有微量或痕量的有机氯,对人类健康构成了潜在的威胁,因其含量低对分析测试存在一定的难度。安国荣等(2017)建立了快速溶剂萃取仪(ASE)萃取-气相色谱测定黑果枸杞中的有机氯方法,对 α - 666、β - 666、γ - 666、δ - 666、p,p′- DDE、p,p′- DDD、o,p′- DDT、p,p′- DDT 这八种有机氯化合物进行了测定。结果表明,该方法的样品加标回收率和相对标准偏差分别为:76.0%～114%、2.1%～7.9%。方法检测限为 0.13～0.22 μg/kg。该分析方法快速、有效、准确,适合黑果枸杞样品中有机氯的测定。

同时,在青海、甘肃、宁夏等地的黑果枸杞地方标准及企业食品标准中,对黑果枸杞的农药残留规定标准均参照了 GB 2763 - 2019《食品安全国家标准 食品中农药最大残留限量》这一标准进行农药残留的严格把控。

二、重金属检测

近年来,随着我国工业经济的持续发展,环境污染问题已经成为不可避免的话题,土壤及水循环中重金属严重污染事件更是层出不穷。重金属元素能够通过植物的富集作用,在植物的可食用部分产生富集,并通过食物获取等途径而进入到人体各器官,由于重金属元素不能够通过人体的代谢而排除,从而形成累积并对人的健康产生严重副作用(李士博等,2012;楼舒婷,2015)。在我国目前土壤污染严重的形势下,对植物资源进行重金属元素评价具有重要意义。重金属含量测定按照《中国药典》(2020 年版)四部通则 2321 测定,结果见表 6 - 8 - 1。

表 6 - 8 - 1 不同产地黑果枸杞样品的重金属含量测定结果(mg/kg, n = 3)

编号	产 地	Pb	As	Hg	Cd	Cu
QH - 1	青海省海西州格尔木市河东农场宝库村	5.95	0.37	0.08	0.33	4.87
QH - 2	青海省海西州格尔木市郭勒木德镇新华村三社	0.75	0.49	0.02	0.05	5.54

（续表）

编号	产　　地	Pb	As	Hg	Cd	Cu
QH-3	青海省海西州都兰县宗加乡	1.59	0.49	0.04	0.12	5.53
QH-4	青海省海西州都兰县向日德镇	0.25	0.11	0.01	0.02	12.06
QH-5	青海省海西州格尔木市河东农场八连	2.94	0.32	0.04	0.22	5.91
QH-6	青海省海西州都兰县诺木洪三大队	0.26	0.11	0.19	0.02	8.48
QH-7	青海省海西州德令哈市尕海镇	0.82	0.88	0.02	0.05	8.78
QH-8	青海省海西州格尔木市金鱼湖中村一庄	0.75	0.18	0.14	0.03	8.85
QH-9	青海省海西州格尔木市大格勒乡	0.52	0.30	11.40	0.08	5.84
QH-10	青海省海西州都兰县诺木洪枸杞产业园	0.11	0.07	0.03	0.02	11.34
QH-11	青海省海西州乌兰县柯柯镇	0.97	0.24	0.06	0.09	5.82
QH-12	青海省海西州大柴旦镇润禾仓地	0.23	0.09	0.09	0.14	7.75
QH-13	青海省海西州格尔木金鱼湖（中村一社）	0.55	0.26	0.08	0.17	6.21
QH-14	青海省海西州德令哈市乃海镇尕海村一社	0.32	0.17	0.22	0.02	8.71
QH-15	青海省海西州格尔木市河东农场十连草原	1.63	0.38	0.29	0.18	6.48
QH-16	青海省海西州大柴旦镇马海村三站	0.26	0.11	0.14	0.13	7.52
QH-17	青海省海西州德令哈市克鲁克湖边	0.97	0.40	0.02	0.05	9.84
QH-18	青海省海西州大柴旦马海村附近	1.62	0.28	0.20	0.15	6.57
QH-19	青海省海西州德令哈市尕海镇	0.55	0.28	0.06	0.02	4.89
QH-20	青海省海西州都兰县诺木洪一大队东头草原边	0.25	0.10	0.11	0.02	8.90
GS-1	甘肃省瓜州县西湖乡安康村	0.20	0.28	0.06	0.02	14.53
GS-2	甘肃省临夏州永靖县三塬镇胥塬村	0.19	0.07	0.05	0.03	3.12
GS-3	甘肃省玉门花海镇小金湾乡金柳村	0.31	0.24	0.10	0.01	13.17
GS-4	甘肃省玉门市花海市小金湾云马家略村	0.25	0.185	0.07	0.02	13.75
GS-5	甘肃省玉门市花海市小金湾云马家略村	0.16	0.10	0.03	0.01	12.20
GS-6	甘肃省张掖市高台县南华镇天鸿生物公司基地	2.52	0.44	0.06	0.04	14.40
GS-7	甘肃省张掖市高台县南华镇南原子村	0.24	0.11	0.02	0.02	11.78
GS-8	甘肃省民勤县苏武乡	0.46	0.27	0.08	0.21	16.59
NM-1	内蒙古自治区阿拉善盟额济纳旗赛汉桃来希木	0.59	0.45	0.06	0.03	16.18
NM-2	内蒙古自治区古阿拉善盟额济纳旗东风镇	0.54	0.41	0.02	0.02	16.21
NM-3	内蒙古自治区额济纳旗八道桥	0.27	0.22	0.02	0.06	10.25
NM-4	内蒙古自治区阿拉善盟额济纳旗林场北10 km处	0.53	0.38	0.20	0.03	17.15
NM-5	内蒙古自治区额济纳旗居正海东草场	0.33	0.50	0.33	0.02	15.50
NM-6	内蒙古自治区阿拉善左旗蒙斯布日苏木	0.17	0.14	0.02	0.02	12.28

（续表）

编号	产　地	Pb	As	Hg	Cd	Cu
NX-1	宁夏回族自治区银川吴忠市红寺堡区红寺堡镇	0.26	0.12	0.24	0.03	9.16
NX-2	宁夏回族自治区银川市西夏区节范台园林场	0.83	0.51	0.31	0.04	12.28
NX-3	宁夏回族自治区中宁号枸杞市场商部（中宁产）	0.25	0.15	0.03	0.03	9.31
NX-4	宁夏回族自治区中卫市中宁县宁安镇营盘滩村	0.62	0.22	0.02	0.21	14.18
NX-5	宁夏回族自治区石嘴山平罗县渠口乡	0.19	0.48	0.02	0.02	8.98
NX-6	宁夏回族自治区银川西夏区红兴镇金山村	0.38	0.23	0.02	0.03	5.43
XJ-1	新疆维吾尔自治区尉犁县塬阔坦乡琼库勒村	0.25	0.18	0.08	0.03	7.43
XJ-2	新疆维吾尔自治区尉犁县古勒巴格乡巴西头里村	0.30	0.30	0.02	0.02	9.10
XJ-3	新疆维吾尔自治区昌吉州奇台县	0.22	0.18	0.02	0.03	11.09
XJ-4	新疆维吾尔自治区库尔勒市	0.36	0.29	0.05	0.07	12.90
XJ-5	新疆维吾尔自治区阿克苏地区阿克苏市郊	0.23	0.20	0.05	0.04	11.23
XJ-6	新疆维吾尔自治区库尔勒市和静县	0.49	0.47	0.08	0.06	9.96
XJ-7	新疆维吾尔自治区库尔勒拖布力其乡（银川东环综合批发市场）	0.28	0.20	0.32	0.03	9.43
XJ-8	新疆维吾尔自治区乌鲁木齐市沙依巴克老华凌	0.25	0.21	0.27	0.04	11.03

王雅琼等（2017）检测了产于青海省格尔木、诺木洪及新疆的黑果枸杞的重金属含量，测定方法为：①铅（Pb）——GB/T 5009.12 - 2010《食品安全国家标准　食品中铅的测定方法》。②砷（As）——GB/T 5009.11 - 2014《食品安全国家标准食品中总砷及无机砷的测定》。③汞（Hg）——GB/T 5009.17 - 2014《食品安全国家标准　食品中总汞及有机汞的测定》。④铬（Cr）——GB/T 5009.123 - 2014《食品安全国家标准　食品中铬的测定方法》。⑤镉（Cd）——GB/T 5009.15 - 2014《食品安全国家标准食品中镉的测定方法》。测定结果见表6-8-2、图6-8-1。

表6-8-2　不同产地黑果枸杞重金属含量的多重比较（LSD方法）

因变数		平均差异（I-J）	标准错误	显著性
Pb	金鱼湖　诺木洪	−0.06*	0.03	0.04
	新疆	0.14	0.03	0.00
	诺木洪　金鱼湖	0.06*	0.03	0.04
	新疆	0.20	0.03	0.00
	新疆　　金鱼湖	−0.14*	0.03	0.00
	诺木洪	−0.20*	0.03	0.00

（续表）

因变数			平均差异（I-J）	标准错误	显著性
As	金鱼湖	诺木洪	−0.00*	0.00	0.00
		新疆	−0.00	0.00	0.00
	诺木洪	金鱼湖	0.00*	0.00	0.00
		新疆	−0.00	0.00	0.00
	新疆	金鱼湖	0.00*	0.00	0.00
		诺木洪	0.00*	0.00	0.00
Hg	金鱼湖	诺木洪	−0.01*	0.00	0.00
		新疆	0.01*	0.00	0.02
	诺木洪	金鱼湖	0.01*	0.00	0.00
		新疆	0.02*	0.00	0.00
	新疆	金鱼湖	−0.01*	0.00	0.02
		诺木洪	−0.02*	0.00	0.00
Cr	金鱼湖	诺木洪	−10.65*	0.14	0.00
		新疆	−0.76*	0.14	0.00
	诺木洪	金鱼湖	10.65*	0.14	0.00
		新疆	9.89*	0.14	0.00
	新疆	金鱼湖	0.76*	0.14	0.00
		诺木洪	−9.89*	0.14	0.00
Cd	金鱼湖	诺木洪	−0.02*	0.01	0.01
		新疆	0.00	0.01	1.00
	诺木洪	金鱼湖	0.02*	0.01	0.01
		新疆	0.02*	0.01	0.01
	新疆	金鱼湖	0.00	0.01	1.00
		诺木洪	−0.02*	0.01	0.01

注：* 表示平均值差异在 0.05 水平上显著。

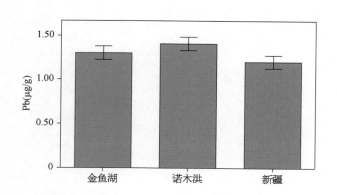

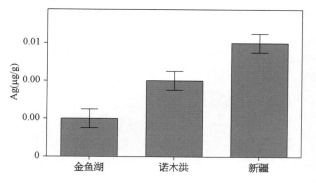

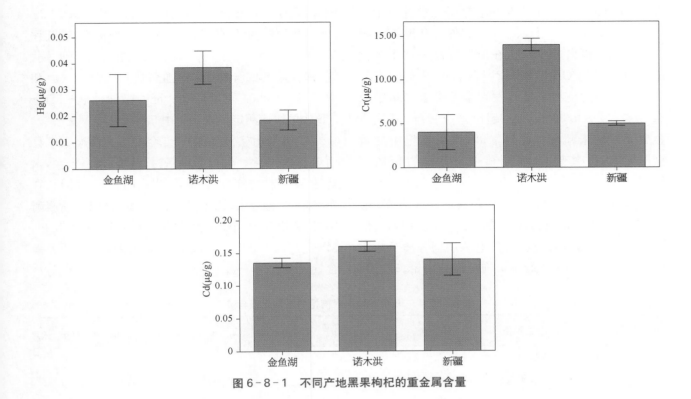

图6-8-1 不同产地黑果枸杞的重金属含量

由图6-8-1和表6-8-2可知,产于新疆的黑果枸杞砷含量最高,产于诺木洪的黑果枸杞铅、汞、铬和镉的含量最高;3个产地的黑果枸杞中铅、砷、汞和铬的含量均存在显著差异,而金鱼湖和新疆产地黑果枸杞中镉的含量未有明显差异($p<0.05$)。由表6-8-3可知,3个产地的黑果枸杞的铅含量均达到了药用植物的标准(2010),未达到NY/T 1051-2014《绿色食品 枸杞及枸杞制品》标准;砷、汞和镉含量均达到了WM/T2-2004《药用植物及制剂外贸绿色行业标准》和NY/T 1051-2014标准。由于黑果枸杞未有现有标准确定铬的限量值,参照铬的

限量值为:粮食≤1.0 mg/kg,蔬菜水果≤0.5 mg/kg,因此,3个产地的黑果枸杞的铬的含量均超标。

重金属对人体的不良影响已得到充分证实,重金属进入人体后不再以离子的形式存在,而是与体内有机成分结合成金属络合物或金属螯合物,从而对人体产生危害。机体内蛋白质、核酸能与重金属反应,维生素和激素等微量活性物质和磷酸、糖也能与重金属反应。由于产生化学反应使上述物质丧失或改变了原来的物理化学功能而产生病变。重金属对健康的危害包括慢性中毒、致癌作用、致畸作用、变态反应和对免疫功能的影响(谢文强,2016;黄颖,2016;邵雷,2016;黄芸,2016;覃仕扬,2011)。植物对重金属元素具有极强的富集作用,枸杞也不例外,在枸杞种植过程中,环境(如灌溉水和土壤)、使用肥料或喷洒农药都有可能带入一定量的重金属,甚至在枸杞的采摘、晾晒或深加工过程中都可能存在重金属污染。因此,重金属元素的限量也是黑果枸杞质量安全的重要监控指标。针对青海产地黑果枸杞重金属铬的含量超标问题,在未来的种植、生产和加工环节应给予高度重视。

燕宇真(2019)采用ICP-MS对采自甘肃、内蒙古、宁夏、青海和新疆5个省区的黑果枸杞样品中

表6-8-3 国内重金属检测标准(μg/g)

项目	Pb	As	Hg	Cd
《中国药典》(2020年版)标准	≤5	≤2	≤0.2	≤0.3
WM/T2-2004《药用植物及制剂外贸绿色行业标准》	≤5	≤2	≤0.2	≤0.3
NY/T 1051-2014《绿色食品 枸杞及枸杞制品》标准	≤1	≤1	—	≤0.3

As、Pb、Hg、Cd、Cr 等 5 种重金属元素进行了测定。结果显示，Pb、Hg、Cd、Cr 在所有黑果枸杞样品种均被检出，但是 As 在所有样品中均未被检出。通过对比 GB 2762 - 2017《食品安全国家标准　食品中污染物限量》，发现全部黑果枸杞中只有 Cr(7.22～9.33 mg/kg)超出国家标准，其他重金属元素均未超标。此外，青海黑果枸杞中的重金属元素，尤其是 Cr 要明显低于其他省份黑果枸杞。

林丽等(2018a)根据《中国药典》(2020 年版)通则 2321，为黑果枸杞药材质量控制和安全用药提供可靠的依据。采用微波消解-电感耦合等离子体质谱法，对 16 个不同产地黑果枸杞样品中铅、砷、镉、铜、锑等 5 种元素含量进行测定，并参照 WM/T 2-2004《药用植物及制剂进出口绿色行业标准》展开评价。所测定 16 个不同产地黑果枸杞中铅、砷、镉、铜、锑含量大部分符合《中国药典》(2020 年版)和 WM/T 2-2004 限量标准。证明微波消解- ICP - MS 法可快速测定黑果枸杞中 5 种元素含量。

1. **实验方法及结果**·实验收集了甘肃金塔县西坝乡、东坝乡、羊井村、鼎新村、碱难、大庄子乡，永靖县，高台县合黎乡、新坝乡，肃南明花乡上井村；青海格尔木、德令哈、诺木洪；内蒙古额济纳旗；新疆阿勒泰、和田共 16 个地区的黑果枸杞样品，采用 ICP - MS 测定，16 个不同地区黑果枸杞中所含 5 种元素含量见表 6-8-4。

表6-8-4　16个产地黑果枸杞中5种元素含量

样品编号	样品采集地点	样品量(g)	As (mg/kg)	Cd (mg/kg)	Cu (mg/kg)	Pb (mg/kg)	Sb (mg/kg)
1	甘肃金塔县西坝乡	0.462	0.125	0.271	19.865	0.417	0
2	青海格尔木市河西农场	0.382	0	0.923	69.117	2.271	0
3	内蒙古额济纳旗东风镇	0.369	0.230	0.698	47.371	17.642	3.659
4	甘肃金塔县东坝村	0.336	0.804	13.118	51.719	17.217	0
5	甘肃酒泉金塔县羊井村	0.362	0	20.463	84.261	1.492	0
6	甘肃酒泉金塔县鼎新镇	0.416	0	13.42	120.379	5.733	0
7	柴达木地区	0.404	0.526	0.229	67.395	8.441	0
8	新疆阿勒泰地区	0.322	1.009	0.085	16.452	0	0
9	青海海西州	0.408	0	0.38	42.917	15.956	0
10	甘肃临夏永靖县	0.351	0	0.256	83.412	0.912	0
11	甘肃酒泉金塔县碱滩	0.35	0	0.043	49.314	10.814	0
12	甘肃酒泉金塔县大庄子乡	0.359	0	0.021	21.943	0.481	0
13	新疆和田地区	0.492	0	0.147	44.080	0.351	0
14	甘肃张掖高台县合黎乡	0.349	0.774	0.236	29.069	1.075	0
15	甘肃张掖高台县新坝乡	0.388	0	0.090	22.352	2.004	0
16	甘肃肃南明花乡上井村	0.389	0	0.257	23.425	0	0

2. **结论及讨论**·《中国药典》(2020 年版)及 WM/T 2-2004《药用植物及制剂进出口绿色行业标准》中规定：Pb≤5.0 mg/kg，Cd≤0.3 mg/kg，Cu≤20.0 mg/kg，As≤2.0 mg/kg。由实验结果可以看出：黑果枸杞 16 个产地，As 元素都在规定范围内，未超出标准，其中有 10 个地区未检测出 As 元素，且新疆阿勒泰地区 As 含量最高为 1.009 mg/kg；Cd 元素有 10 个地区含量超标，其中甘肃酒泉金塔县东坝村、甘肃酒泉金塔县羊井村、甘肃酒泉金塔县鼎新镇 3 个地区含量最高，分别为 13.118 mg/kg、20.463 mg/kg、13.420 mg/kg；Cu 元素只有 2 个地区未超过标准，4 个地区刚过标准限量，10 个地区严

重超标,其中以甘肃酒泉金塔县鼎新镇最为严重,高达 120.377 mg/kg;Pb 元素有 10 个地区未超标,其中 2 个地区新疆阿勒泰和甘肃肃南明花未检测到 Sb 元素 16 个产地中只有内蒙古额济纳旗东风镇方城村检出,含量为 3.658 5 mg/kg,其余地区均未检出。

由实验结果可以发现,16 个产地的黑果枸杞,有 14 个产地 Cu 元素含量超标,未超标 2 个地区也接近限量。Cu 与人体健康关系密切,Cu 元素虽然是重金属元素,但却是人体不能缺少的微量元素之一,Cu 是机体内蛋白质和酶的重要组成部分,许多重要的酶需要微量 Cu 的参与和活化,成年人体内,每千克体重中,Cu 含量为 1.4~2.1 mg;血液中 Cu 的含量为 1.0~1.5 mg,对于维持身体健康和器官的正常运行却不可缺少。所以超标的 Cu 元素对人体健康有利还是有弊需要进一步验证,人体每日服用定量黑果枸杞及其制品的量也需要规范。

Sb 元素在 16 个产地中只有内蒙古额济纳旗东风镇有检出,含量为 3.658 5 mg/kg,其余地区均未检出。另一方面,《中国药典》(2020 年版)和 WM/T 2 - 2004《药用植物及制剂进出口绿色行业标准》没有关于 Sb 元素的限量标准。在 GB8978 - 1996《中华人民共和国国家标准 污水综合排放标准》,Sb 属于第一类污染物,其最高允许排放浓度为 0.1 mg/L。经实验表明,Sb 元素最小致死量(大鼠,腹腔)为 100 mg/kg。所以 Sb 元素的含量限量需做进一步的规范化,对黑果枸杞品质影响度需要进一步研究。

黑果枸杞重金属含量超标的原因可能有:①地区土壤因素。例如 Cd 元素在金塔地区含量超标最为严重,这个可能与本地区土壤有关。据报道重金属 Cd 的毒害效应与土壤中的重金属 Cd 向植物地上部分运输有关(WATANABE T, 2007; LIU F, 2010;薛永,2014),而土壤中的是否超标,现正在研究中。其余地区未超标或刚过限量。②环境污染。

例如 Sb 元素只在内蒙古额济纳旗东风镇检出,其污染原因可能是其生长土壤或灌溉用水受重金属污染,导致黑果枸杞中检出 Sb 元素。③植物富集作用。某些植物对金属具有富集作用,黑果枸杞对金属元素是否具有富集作用,以及作用的强弱需要进一步验证。

马占雄和马福林(2019)利用微波消解仪消化黑果枸杞样品,用石墨炉原子吸收光谱法测定青海格尔木两地、青海诺木洪、新疆产黑果枸杞中铅、镉含量。结果显示,Pb 含量依次为 0.13 mg/kg、0.12 mg/kg、0.16 mg/kg、0.19 mg/kg、0.16 mg/kg,Cd 依次为 0.09 mg/kg、0.06 mg/kg、0.05 mg/kg、0.10 mg/kg、0.09 mg/kg。其含量均符合 GB 2762 - 2017《食品安全国家标准 食品中污染物限量》中规定的限量值,且该方法具有良好的线性范围,较低的检出限,较好的精密度与准确度,可成为黑果枸杞中铅、铬元素含量测定的有效方法。

三、微生物控制

黑果枸杞在加工、贮藏和销售等环节中有可能存在着微生物超标的问题,如:采收后加工不及时会造成霉烂变质;自然晾晒风干过程中空气尘埃中的微生物、蝇虫污染;枸杞加工厂卫生条件差,拣选人员卫生意识差,消毒不规范等都有可能使枸杞出现微生物超标。人们在食用了被微生物污染的食品后,轻则感觉不适,严重时则会致命。因此,控制食品中的致病菌,保证食品安全是食品生产行业的重要任务。黑果枸杞微生物测定方法可参见 GB/T 4789.4 - 2010《食品微生物学检验 沙门氏菌检验》、GBT4789.10 - 2010《食品微生物学检验 金黄色葡萄球菌检验》等。王雅琼等(2017)用以上方法对青海格尔木、新疆三个产地的黑果枸杞中的微生物进行检测,结果表明沙门菌和金黄色葡萄球菌的检测结果均为未检出,达到绿色食品标准。

第九节 黑果枸杞与白刺鉴别

白刺又称为哈尔马格、唐古特-哈日莫格、酸胖、甘青白刺、卡密、狗刺果果、东廧、唐古特泡泡刺、白刺及唐古特白刺。白刺果来源于蒺藜科(Zygophyllaceae)白刺属(*Nitraria*)植物白刺

（*Nitraria tangutorum* Bobr.）的干燥成熟果实。由于黑果枸杞有极高的营养价值，且资源稀少，一些不法商家用蒺藜科白刺属植物白刺果或其他类似的果实染色后假冒黑果枸杞，使用时应注意鉴别。

一、基原鉴别

白刺为灌木，高 1～2 m。多分枝，弯、平卧或开展；不孕枝先端刺针状；嫩枝白色。叶 2～4 片簇生，宽倒披针形，长 1～2 cm，宽 5～8 mm，先端钝圆，基部渐窄成楔形，全缘，稀先端齿裂；上表面有短刺状白色绒毛，基部较密集，下表面较光滑。花排列较密集；花冠 5，白色；萼片 5，类五角星状；雄蕊 10～15；子房上位，3 室，基部有 5 簇白色绒毛。核果卵形，有时椭圆形，长 8～12 mm，直径 6～9 mm，幼果绿色，表面密布白色长绒毛，熟时深红色，表面未见绒毛，果汁玫瑰色。花期 5～6 月，果期 7～8 月（图 6-9-1）。

白刺分布于陕西北部、内蒙古西部、宁夏、甘肃河西、青海、新疆及西藏东北部。生于荒漠和半荒漠的湖盆沙地、河流阶地、山前平原积沙地、有风积沙的黏土地。

《中国植物志》记载白刺模式标本产于青海柴达木盆地。

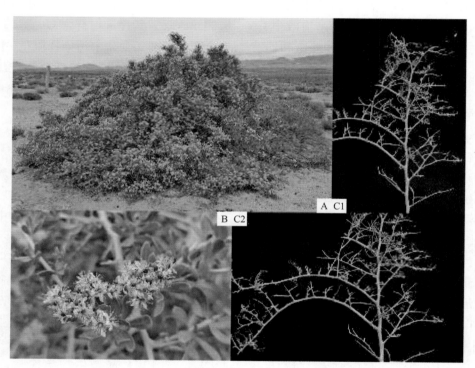

图 6-9-1　白刺（*Nitraria tangutorum* Bobr.）植物
（A. 生长地原植物；B. 花；C. 枝干和棘刺）

二、性状

黑果枸杞呈球形或类球形，皱缩，直径 4～10 mm。表面呈紫黑色，具有蜡质光泽。果实顶部可见小凸起状花柱痕，基部具萼片及细果柄，米黄色至黄棕色，偶可见青色，果柄长度 1～10 mm。果皮柔韧，果肉肉质，呈紫黑色。种子 10～30 粒，类肾形或扁圆形，表面黄棕色，具疣状突起，长 1～2 mm，宽 0.8～1.5 mm。气微，味甘（《青海省藏药材标准》，2019）。

白刺果为核果，类长椭圆形，长 5～9 mm，宽 4～7 mm。外果皮紫黑色，稍革质，中果皮柔软，内果皮坚硬，木质化，内有种子 1 枚。种皮膜质，种仁黄色。底部花萼宿存或因外力脱落，黄褐色；顶端有黄褐色花柱残基。去果肉可见果核狭卵形，长 5～7 mm，先端短渐尖，黄白色至淡黄褐色。白刺果的果实成熟时初为红色，以后逐渐变成黑红色或橙黄色，外表光滑圆胖，如同微型圣女果，在陕甘蒙地区又被称为"酸胖"；将其浸入水中，泡出的颜色较淡；剖开后，果实内只有一个很坚硬的籽（韩德承，2014）。

白刺与黑果枸杞的主要区别：白刺为核果，内果皮高度木质化，内有种子1枚；黑果枸杞为浆果，内有种子多数。白刺微性状特征见图6-9-2～图6-9-6。

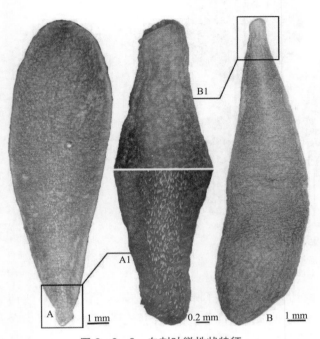

图6-9-2 白刺叶微性状特征

[A.叶上表面；A1.上表面基部(示绒毛)；B.叶下表面；B1.下表面基部]

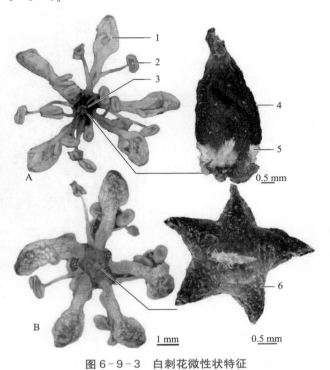

图6-9-3 白刺花微性状特征

[A.花顶面观；B.花底面观；1.花冠；2.雄蕊；3.雌蕊；4.子房；5.子房基部(示白色绒毛)；6.花萼]

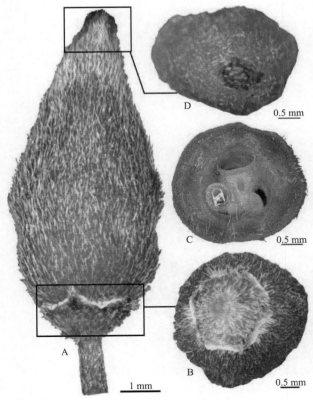

图6-9-4 白刺幼果微性状特征

(A.幼果；B.宿存花萼；C.横切面；D.花柱痕)

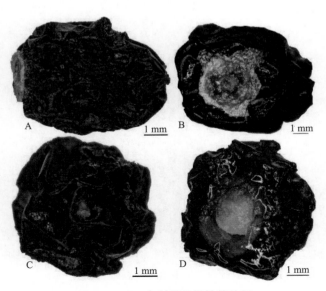

图6-9-5 白刺果实微性状特征

[A.侧面；B.底面(示宿存花萼)；C.部面(示花柱痕)；D.横切面]

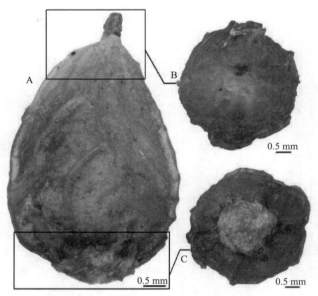

图 6-9-6　白刺果核微性状特征

（A. 侧面；B. 顶部；C. 底面）

三、显微鉴定

白刺与黑果枸杞显微鉴别主要区别点是内含草酸钙结晶类型。白刺内果皮部位具有密集的草酸钙方晶，偏振光下具有强烈的彩色光泽；黑果枸杞果肉含草酸钙砂晶。黑果枸杞粉末显微特征见图 6-9-7。

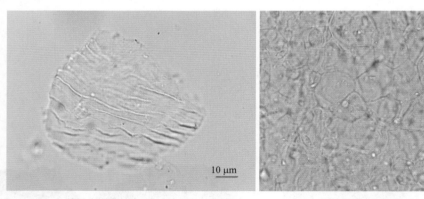

外果皮表皮细胞（10×40 倍）　　　　　中果皮薄壁细胞（10×40 倍）

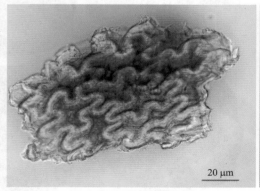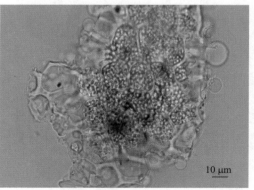

种皮石细胞（10×20 倍）　　　　　示内胚乳细胞（10×20 倍）

图 6-9-7　黑果枸杞粉末显微特征

黑果枸杞粉末呈黑褐色。外果皮表皮细胞表面呈类多角形或长多角形,表面有平行的角质条纹,垂周壁平直或波状弯曲,常与中果皮薄壁细胞相连。中果皮薄壁细胞呈类多角形或类圆形,壁薄,胞腔内含紫红色或红棕色球形颗粒(《青海省藏药材标准》,2019)。种皮石细胞多成片分布,表面外观呈不规则多角形,壁厚,波状弯曲,层纹清晰。内胚乳细胞呈多角形,含脂肪油滴及糊粉粒(《青海省藏药材标准》,2019)。

白刺外果皮为 1 列切向延长的长方形表皮细胞,壁稍厚,外被角质层;中果皮薄壁细胞数列,细胞较大,多角形或不规则形,含棕红色、紫红色色素及草酸钙方晶,且散有小型外韧型维管束;内果皮(即果核)为石细胞和纤维状石细胞组成;种皮外表皮石细胞纺锤形,孔沟明显,种皮内层石细胞类方形或多角形,断续排列成环;胚乳细胞含糊粉粒及脂肪油(王恒等,2008)(图 6-9-8、图 6-9-9)。内果皮细胞正常光显微特征(示方晶)和偏振光显微特征(示方晶)见图 6-9-10。

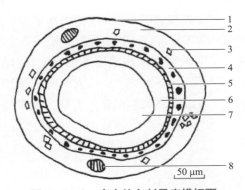

图 6-9-8 唐古特白刺果实横切面

(1.外果皮;2.中果皮;3.草酸钙方晶;4.内果皮;5.种皮石细胞环带;6.胚乳;7.胚;8.维管束)

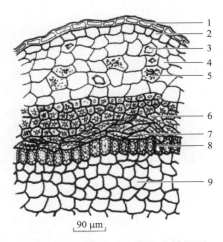

图 6-9-9 唐古特白刺果实横切面

(1.角质层;2.外果皮;3.草酸钙方晶;4.中果皮;5.色素;6.内果皮;7.外种皮石细胞;8.内种皮石细胞;9.胚乳)

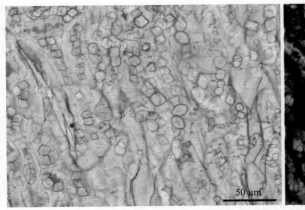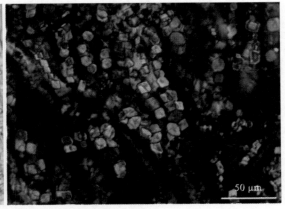

图 6-9-10 内果皮细胞显微特征(示方晶)(正常光、偏振光)

四、其他方法

(一) HPLC 指纹图谱特征

娄涛涛等(2016b)通过建立黑果枸杞及其伪品白刺果的高效液相色谱(HPLC)指纹图谱,并结合化学计量学方法对黑果枸杞和白刺果进行了分析及鉴别。该方法以芦丁为参照物,对 13 批黑果枸杞与 4 批白刺果采用"中药色谱指纹图谱相似度评价系统"软件进行相似度、主成分和聚类分析。结果表明：13 批黑果枸杞有 20 个共有峰，其中 12 批黑果枸杞的相似度均＞0.9，明显高于 4 批白刺果的相似度。13 批黑果枸杞密集分布在一个区域，而 4 批白刺果分布在此区域外。13 批黑果枸杞聚为一类，4 批白刺果聚为一类，进一步运用聚类分析对 13 批黑果枸杞进行质量评价，总共可聚为 4 类。结论：所建立的指纹图谱可为黑果枸杞的鉴别和质量评价提供参考。

（二）分子鉴定学方法

艾则孜江（2014）利用分子鉴定学方法根据黑果枸杞的序列构建系统发育树，再根据黑果枸杞序列形成的不同类群分析黑果枸杞的品质差异，并从分子生物学角度鉴别各不同产地黑果枸杞的真伪。通过对比小檗科小檗、白刺、黑果枸杞的 ITS 序列对比，三者在碱基长度有明显的区别。通过 ITS 序列的检测可以很好地区分小檗科小檗、白刺、黑果枸杞。

（三）高光谱图像法

赵凡等（2021）利用高光谱图像技术结合图像和光谱于一体的技术，无损识别黑果枸杞和唐古特白刺果。采集黑果枸杞（180 份）和唐古特白刺果（180 份）的高光谱图像，利用掩膜提取光谱，光谱范围为 900～1 700 nm，共 254 个波段，去除前 22 个异常波段。采用 Kennard-Stone 法划分样品，校正集∶预测集＝2∶1；采用连续投影算法（SPA）法对光谱进行降维，设定提取特征波长范围为 0～30，最终提取特征波长为 20 个；分别将全光谱（FS）和 SPA 提取的 20 个特征波长作为模型输入，建立支持向量机（SVM）和极限学习机（ELM）识别模型。结果表明，基于 FS 和 SPA 建立的 SVM 模型识别率为 100％；基于 FS 和 SPA 建立的 ELM 模型识别率为 100％；SPA 法在不降低模型识别精度的情况下，能减少模型输入，输入仅为 FS 的 8.62％，大大降低模型运算量。此研究为识别黑果枸杞和唐古特白刺果提供了参数。

第十节　黑果枸杞干果质量评价

一、性状鉴定及活性成分对比

刘俭等（2015）对通过对黑/白果枸杞（*Lycium ruthenicum* Murr.）、黄果枸杞（*Lycium barbarum* var. *auranticarpum*）、宁夏枸杞（*Lycium barbarum* L.）3 个品种的外观品质（百粒重、横径、纵径）及其干果的主要活性成分（枸杞多糖、总糖、甜菜碱、类胡萝卜素、浸出物）进行比较，结果表明：黑/白果枸杞和黄果枸杞的百粒重、果形指数形态相近，但与宁夏枸杞有较大差异；按宁夏枸杞的活性成分（多糖、甜菜碱、类胡萝卜素）含量高低标准评判，黑、白、黄果枸杞无太大的利用价值，黑、黄、白果枸杞的利用机制需从其他富含成分入手挖掘；类胡萝卜素是宁夏枸杞的特异性生理活性物质。

谭扬扬等（2019）分析了新疆、宁夏、甘肃、青海 4 种不同产地的黑果枸杞的营养成分并对其生药学特征进行了研究。按照国家标准对其水分、灰分、总蛋白、总脂肪、氨基酸及微量元素的含量进行测定、对其粉末进行性状、水试、显微和理化鉴定。结果表明，不同产地黑果枸杞水分、灰分、铅含量无显著性差异（$p>0.05$），测定的其他金属元素有显著性差异（$p<0.05$）。新疆产地钙、锌含量最高分别为 1 758 mg、14.3 mg，宁夏产地铁含量最高为 240 mg，青海产地镁含量最高为 1 790 mg。除丙氨酸以外，其余氨基酸无显著性差异（$p>0.05$），性状和显微结构有一定的差异，显微结构上差异主要表现在石细胞和果皮表皮细胞上，但其 Rf 值无显著性差异（$p>0.05$）。

闫亚美等（2014b）通过测定并评价了不同产地野生黑果枸杞果实中花色苷等多酚的组成情况，为黑果枸杞的品种选育及开发利用提供依据。采用分光光度计测定其总酚、总黄酮、总花色苷含量；采用 HPLC－MS 方法分析鉴定黑果枸杞酚类物质组成及结构；并根据总多酚含量、总黄酮含量、总花色苷含量及多酚共有峰峰面积分别对 26 个不同产地黑果枸杞的多酚检测结果进行聚类分析。结果表明：不同产地的材料间差异较大，其中青海格尔木乌图美仁、新疆甘河子、新疆巴仑台镇、宁夏贺兰产的黑果枸杞总酚、总黄酮及总花色苷含量较高；通过HPLC-MS 分析鉴定，19 个多酚类化合物被鉴定出，其中 7 个为酰化类花色苷。在所有供试黑果枸杞不同产地的材料中共检测到 12 种共有酚类化合物，其中 petunidin-3-O-rutinoside（cis-p-coumaroyl)-5-O-glucoside 在所有供试黑果枸杞中的含量均最高，是黑果枸杞花色苷类多酚的主要成分。

杨小玉等（2019）通过对不同产地黑果枸杞进行检测其外观质量、花色苷、多酚、多糖、水分、浸出物含量，并对各指标进行综合评价。结果表明，青海所产黑果枸杞的百粒重、横径、纵径均显著高于其他产地，新疆所产果实浸出物含量最高，四个产地花色苷、多酚及多糖含量差异均无统计学意义；TOPSIS法评价结果显示新疆若羌综合排名最高；市场销售最好且售价最高的为青海产品，其次为新疆产品。

二、不同产区质量评价

黑果枸杞在我国新疆南部、宁夏西部、青海北部、内蒙古、陕西西部、甘肃和西藏等地皆有零散分布，是中国西北地区一种特有的野生药用植物（林丽等，2018b）。随着黑果枸杞种植面积不断扩大，销售市场中出现商品种类繁多、质量参差不齐、价格高低悬殊等问题（姜振俊等，2018）。由于《中华人民共和国药典》（以下简称《中国药典》）未将黑果枸杞收录其中，黑果枸杞也未被列入药食同源原料目录，同时也无控制其品质的相关地方标准，所以对其外观指标及内在成分含量没有统一的规定，黑果枸杞市场中以次充好、以假充真的现象时有发生。果实质量的综合评价方法是运用多指标同时进行定量评价和比较（孙振球，2014）。结合上述，对不同产地黑果枸杞果实进行测定分析与综合评价，明确各产地黑果枸杞的质量差异及市场行情，为黑果枸杞的规范应用提供参考依据。

在前期的黑果枸杞生药学研究中，笔者通过测定 48 批不同产地黑果枸杞的性状鉴别、水分、灰分、酸不溶性灰分、浸出物、HPLC-UV 测定花青素含量等，评价了不同产地的黑果枸杞质量。性状鉴别如表 6-10-1 所示，不同产地黑果枸杞其大小、形状、百粒质量、花萼和质地均有所不同。

表 6-10-1 黑果枸杞样品收集表

	青海	新疆	甘肃	宁夏	内蒙古
直径(cm)	0.6～1.1	0.8～1.2	0.5～1.0	0.6～1.0	0.4～0.7
形状	类球形或不规则扁球形，皱缩程度大	类球形，皱缩程度较小	类球形或不规则扁球形，皱缩程度大	类球形或不规则扁球形，皱缩程度大	类球形或不规则扁球形，皱缩程度大
颜色	紫黑色	紫黑色	紫黑色或棕褐色	紫褐色	黑色或棕褐色
百粒重(g)	3.2	5.5	3.2	3.4	3.0
花萼	白绿色，局部呈紫红色	偏黄绿色	偏黄褐色	黄白色或白绿	偏黄褐色或白绿色
质地	质较重，没有中空	质轻，果皮薄，果实多中空	质较重，没有中空	质较重，没有中空	质较重，没有中空

通过对 48 批黑果枸杞药材的检查项对比，不同产地的黑果枸杞其含水量、灰分、酸不溶性灰分和浸出物含量均有较大差异，从这三项指标的测定意义上来说，可能与不同产地的土壤杂质含量、空气及其他环境因素有关。其中水分测定项：甘肃＞宁夏＞新疆＞内蒙古＞青海；灰分测定项：甘肃＞内蒙古＞新疆＞宁夏＞青海；酸不溶性灰分：内蒙古＞新疆＞青海＞甘肃＞宁夏；浸出物：青海＞新疆＞宁夏＞甘肃＞内蒙古，通过对比发现产自青海的黑果枸杞中水分及灰分含量相对较低，而浸出物含量相对较高；而其他 4 个省区的黑果枸杞药材因为产地、土壤及植物生长环境的不同，从而在药材标准检

查项下测定的水平也有不同。采用建立的 HPLC 法测定了 48 批黑果枸杞中的 5 种花色素含量。结果表明,产自青海的黑果枸杞中矮牵牛素、矢车菊素和天竺葵素含量相对较高。产自甘肃的黑果枸杞中矢车菊素含量在 0.043% ～ 19.863%,锦葵色素含量在 0.985% ～ 4.398%,较其他 4 个产地含量较高。同时应地域差异较大,甘肃、内蒙古、宁夏、新疆 4 个产地的黑果枸杞中分别有 1、3、5、5 批样品未检测到飞燕草色素。

林丽等(2018b)采用传统的性状鉴别、显微鉴别及理化鉴别,并参照《中国药典》(2020 年版)附录ⅨH、Ⅸ K、Ⅹ A 测定水分、总灰分、酸不溶性灰分、浸出物及 HPLC - UV 分析,研究黑果枸杞的生药学特性为其产地鉴别提供科学依据。结果表明,不同产区黑果枸杞的植株高度及花期不同。青海产黑果枸杞果实粒大,有果肉,色泽较鲜亮;甘肃产黑果枸杞果实较大,果肉少,色泽黑紫;新疆产黑果枸杞粒较大,肉少,较空,易碎,色泽暗紫。黑果枸杞外果皮细胞多角形,内果皮细胞类方形、长方形或长条形,具有螺纹导管,复合淀粉粒及多角形薄壁细胞。不同产区黑果枸杞中水分、总灰分、酸不溶性灰分、浸出物含量如表 6 - 10 - 2 所示。可以看出水分含

量为青海格尔木＞甘肃永靖县＞新疆柴达木＞甘肃金塔县,总灰分含量为甘肃永靖县＞新疆柴达木＞青海格尔木＞甘肃金塔县,酸不溶性灰分为甘肃永靖县＞青海格尔木＞新疆柴达木＞甘肃金塔县,而浸出物为青海格尔木＞甘肃永靖县＞新疆柴达木＞甘肃金塔县,其中,甘肃永靖县的总灰分及酸不溶性灰分都比其他三个产地的高,这可能与本地土壤条件有关,还需要进一步探讨。

岳媛等(2019)通过测定黑果枸杞商品中的原花青素成分含量,探究了黑果枸杞中原花青素含量与其规格等级、产地等之间的相关性。结果表明,不同等级、产地黑果枸杞原花青素含量范围在 0.540 4 ～ 2.375 4 g/100 g,黑果枸杞中原花青素含量大小顺序分别为:①野生黑果枸杞:格尔木金鱼湖野生＞格尔木农场野生＞新疆野生＞内蒙古野生小粒＞内蒙古野生大粒＞诺木洪野生＞甘肃野生。②种植黑果枸杞:诺木洪中粒＞诺木洪小粒＞诺木洪大粒＞格尔木大粒＞格尔木中粒＞格尔木小粒＞甘肃中粒＞甘肃小粒＞甘肃大粒＞新疆大粒＞新疆小粒＞新疆中粒。原花青素含量与其等级、体积呈正相关性,与 50 g 粒数呈负相关性,不同产地黑果枸杞的原花青素的含量为:青海＞甘肃＞内蒙古＞新疆。

杨小玉等(2019)以市场所售黑果枸杞为试验材料,调查其来源、市场销售情况,检测其外观质量、花色苷、多酚、多糖、水分、浸出物含量,并利用方差分析、TOPSIS 法对各指标进行综合评价。结果如表 6 - 10 - 3、表 6 - 10 - 4 所示,青海所产黑果枸杞百粒重、横径、纵径均显著高于其他产地,新疆所产果实浸出物含量最高,四个产地花色苷、多酚及多糖含量差异均无统计学意义;TOPSIS 法评价结果显示新疆若羌综合排名最高;市场销售最好且售价最高的为青海产品,其次为新疆产品。

表 6 - 10 - 2 黑果枸杞水分、总灰分、酸不溶性灰分及浸出物测定(%)

编号	水分	总灰分	酸不溶性灰分	浸出物
甘肃金塔县	7.81	7.42	0.60	25.85
甘肃永靖县	10.99	13.16	6.48	29.83
青海格尔木	11.04	7.53	1.16	48.38
新疆柴达木	8.67	7.68	0.61	28.94

表 6 - 10 - 3 黑果枸杞外观品质分析($x \pm s$, n=5)

产地	百粒质量 (g)	横径 (mm)	纵径 (mm)	果型指数
青海格尔木 1	5.45±0.26	7.38±1.00	5.37±0.47	1.38±0.15
青海格尔木 2	10.09±0.08	8.46±1.06	6.89±1.58	1.27±0.31
青海格尔木 3	5.23±0.17	5.89±0.36	4.78±0.43	1.24±0.13
青海格尔木 4	7.90±0.44	7.50±0.83	5.14±0.63	1.48±0.24
青海格尔木 5	10.25±0.54	8.87±1.09	5.78±0.79	1.57±0.39
新疆伊犁	5.34±0.03	6.44±0.36	4.55±0.52	1.43±0.21

（续表）

产地	百粒质量（g）	横径（mm）	纵径（mm）	果型指数
新疆阿克苏 1	9.78±0.00	8.04±0.94	5.61±0.75	1.47±0.32
新疆阿克苏 2	5.77±0.34	6.66±0.50	4.36±0.63	1.55±0.26
新疆沙雅	4.49±0.88	6.01±0.77	4.67±0.44	1.29±0.19
新疆若羌	7.93±0.25	7.65±0.63	5.63±0.85	1.38±0.16
甘肃玉门	3.76±0.41	5.76±0.40	4.70±0.32	1.23±0.08
甘肃瓜州	4.47±0.07	6.27±0.48	4.12±0.35	1.52±0.06
内蒙古额济纳旗	4.60±0.18	5.82±0.49	4.79±0.97	1.25±0.24

表 6-10-4　黑果枸杞样品化验分析（$x \pm s$，$n=3$）

产地	花色苷含量（mg/g）	多酚含量（mg/g）	多糖含量（mg/g）	水分含量（%）	浸出物（%）
青海格尔木 1	14.17±0.36	29.70±1.71	5.48±0.28	7.25±0.06	60.41±2.40
青海格尔木 2	6.15±0.05	24.33±1.47	28.27±4.97	7.95±0.08	64.30±2.78
青海格尔木 3	10.76±0.26	26.33±2.24	32.44±2.60	6.82±0.16	61.44±1.00
青海格尔木 4	12.04±0.26	28.88±1.13	11.56±0.10	7.74±0.03	60.02±0.74
青海格尔木 5	10.07±0.41	33.72±2.02	14.58±0.36	8.14±0.04	61.64±0.80
新疆伊犁	10.51±0.03	23.61±4.27	17.23±1.25	6.88±0.06	57.62±0.78
新疆阿克苏 1	8.13±1.02	27.30±3.12	44.00±3.72	6.15±0.22	67.86±0.77
新疆阿克苏 2	9.82±0.26	23.59±4.03	31.16±5.38	7.24±0.09	60.74±0.78
新疆沙雅	13.98±0.32	28.49±2.22	26.01±1.15	7.70±0.03	59.39±1.41
新疆若羌	15.33±0.33	35.80±1.05	33.88±6.37	5.98±0.04	76.10±0.40
甘肃玉门	12.85±0.17	25.09±3.22	30.95±9.86	7.63±0.07	53.57±0.51
甘肃瓜州	12.89±0.58	28.46±1.07	44.81±9.71	5.85±0.09	59.94±0.34
内蒙古额济纳旗	13.05±1.36	28.34±1.60	29.79±11.61	7.80±0.12	55.86±0.62

林丽等（2018a）采用微波消解，电感耦合等离子体质谱仪和电感耦合等离子体发射光谱仪对甘肃、青海和内蒙古 3 个产地黑果枸杞所含 23 种微量元素进行含量测定分析研究，为今后黑果枸杞开发利用与深入研究提供科学依据。结果表明，3 个产地所产黑果枸杞中，均含有丰富的对人体有益的微量元素，所含重金属均未超标，均在安全值范围内，相比较而言，青海格尔木市河西农场 3 连所产的黑果枸杞中，所含人体必需微量元素含量最高，质量最好。

第十一节　炮制与贮藏

一、贮藏方法

黑果枸杞性味甘平，有滋补肝肾，益精明目，清心热之功效。黑果枸杞临床多生用，主要用于腰膝酸软，头晕，目眩，目昏多泪，两眼昏花，虚劳咳嗽，消渴，遗精、心热病，心脏病，妇科疾病如月经不调、停经等病症。为了能使黑果枸杞发挥更大的作用,便于服用与储存,需要将其炮制加工。黑果枸杞的加工炮制方法为:取原药材,簸净杂质,除去枝条、树叶等杂质,干燥。药材经炮制后,可使药物洁净,利于药效成分溶出,便于调剂与制剂。

黑果枸杞的贮藏一般分为干果贮藏和鲜果贮藏,干果贮藏一般在干燥、阴凉、通风处即可,鲜果贮藏一般为低温(如冷库或者−20℃冰柜)密闭保存,避免温度上升导致果实中有效成分的破坏降解及霉变等。

二、无柄黑果枸杞加工方法

(1)采摘:人工剪枝采摘已成熟的黑果枸杞。

(2)晾晒脱枝:将采摘后的黑果枸杞平铺在阳光房或阳光下,自然光晾晒至水分≤13%并进行脱枝操作。

(3)筛选、粗选:将已晾晒干燥黑果枸杞进行人工筛选及粗选,挑出杂质、石子等杂质。

(4)风选、静电除毛、金属探测:将已粗选的黑果枸杞进行风选、静电除毛、金属探测操作。

(5)人工去柄:对上述黑果枸杞进行人工去柄操作,保证去柄率≥99%。

(6)精选去柄:对已去柄黑果枸杞进行精选,挑出其中不完全粒、不成熟粒等,并在精选过程中检查去柄情况,对过程中发现的未去柄的黑果枸杞进行去柄操作。

(7)包装入库。

(8)成品检验。

三、等级划分

黑果枸杞在我国分布较为广泛,其因不同产地、不同生长方式和不同商品规格黑果枸杞色素含量的不同,对黑果枸杞进行了等级划分,这也为黑果枸杞的质量标准的制定和规格等级的划分提供一定的参考价值,为通过人工栽培方式扩大黑果枸杞产量的合理性提供依据。

表6-11-1、表6-11-2源自青海省地方标准——DBS 63/0010-2021《食品安全地方标准 黑果枸杞》,其中详细地规定了黑果枸杞的质量要求,包括原料要求、感官要求、理化指标、污染物及农药残留限量、微生物指标和净含量等。

表6-11-1 感官要求

项 目	等级及要求		
	特优级	优级	合格品
形状	球形或扁球形,略皱缩		
杂质(%)	≤0.30	≤0.55	≤0.55
色泽	颜色紫黑色、有光泽		
滋味、气味	黑果枸杞特有的风味,无异味		
不完善粒质量分数,%	≤1.5		

表6-11-2 理化指标

项 目	等级及指标		
	特优级	优级	合格品
颗粒度(%)	留存在7 mm筛上的果实比例≥80.0%	留存在6 mm筛上的果实比例≥80.0%	留存在5 mm筛上的果实比例≥80.0%
水分(%)	≤15		
灰分(%)	≤8.0		
花青素含量(%)	≥0.5		

表6-11-3、表6-11-4源自青海大张工贸有限公司的黑果枸杞的食品安全企业标准（Q/DZGM 0001S-2019），其中详细地规定了黑果枸杞的质量要求，包括原料要求、感官要求、理化指标、微生物指标、净含量等。

表6-11-3 感官要求

项目	等级及要求			检测方法
	特优	特级	甲级	
形状	扁圆形或圆茄形，表皮皱缩	扁圆形或圆茄形，表皮皱缩	扁圆形或圆茄形，表皮皱缩	按GB/T 18672规定执行
色泽	黑紫色，表明油亮，果柄灰白色	黑紫色，表明油亮，果柄灰白色	黑紫色，表明油亮，果柄灰白色	
滋味、气味	具有黑果枸杞应有的滋味、气味	具有黑果枸杞应有的滋味、气味	具有黑果枸杞应有的滋味、气味	
不完善粒（%）（w/w）	≤4.0	≤4.5	≤5.0	
杂质	不得检出	不得检出	不得检出	

表6-11-4 理化指标

项目	指标			检测方法
	特优	特级	甲级	
百粒重（g/100粒）	≥8.0	≥6.0	≥4.0	取样品100粒，称取重量，重复两次取平均值
水分（%）	≤12.0	≤12.0	≤12.0	GB 5009.3
灰分（%）	≤7.0	≤7.0	≤7.0	GB 5009.4
总糖（以葡萄糖计）（%）	≥25.0	≥25.0	≥25.0	GB/T 18672
前花青素（g/100 g）	≥1.5	≥1.5	≥1.5	GB/T 22244
蛋白质（g/100 g）	≥10.0	≥10.0	≥10.0	GB 5009.5
铅（以Pb计）（mg/kg）	≤1.0	≤1.0	≤1.0	GB 5009.12
铬（以Cd计）（mg/kg）	≤0.05	≤0.05	≤0.05	GB 5009.11

表6-11-5、表6-11-6源自青海格尔木云朵枸杞科技有限责任公司的黑果枸杞的食品安全企业标准（Q/GYD 0001S-2020），其中详细地规定了黑果枸杞的质量要求，包括原料要求、产品分类、感官指标、理化指标、微生物指标、农药残留、净含量等。

表6-11-5 感官指标

项目	等级及要求	
	特 级	一 级
性状	椭圆形略扁稍皱缩，带完整果柄，颗粒较饱满，果形较大	椭圆形略扁稍皱缩，带完整果柄，果形较小
杂质（%）	肉眼下无外来物	肉眼下无外来物

（续表）

项目	等级及要求	
	特　级	一　级
色泽	黑紫色，表面光泽自然、油亮，果柄、果蒂白色	黑紫色，表面光泽自然，果柄、果蒂白色
滋味、气味	具有黑果枸杞应有的滋味、气味	具有黑果枸杞应有的滋味、气味
不完善粒（%）	≤4.0	≤4.0

表 6-11-6　理化指标

项目	等级及要求		项目	等级及要求	
	特级	一级		特级	一级
原花青素（%）	≥3.0	≥3.0	粒度（粒/50 g）	≤1 300	≤1 500
水分（%）	≤13.0	≤13.0	铅（以 Pb 计）（mg/kg）	≤0.5	≤0.5
灰分（%）	≤6.0	≤6.0	砷（以 As 计）（mg/kg）	≤0.5	≤0.5
百粒重（g/100 粒）	≥3.0	≥2.8			

表 6-11-7、表 6-11-8 源自青海康普生物科技股份有限公司的黑果枸杞的食品安全企业标准（Q/KP 0025S-2019），其中详细地规定了黑果枸杞的质量要求，包括原料要求、感官要求、理化指标、微生物指标、农药残留、净含量等。

表 6-11-7　感官要求

项目	等级及要求		检验方法
	优级	一级	
色泽	果皮紫黑色	果皮紫黑色	
组织状态	类球形稍皱缩	类球形稍皱缩	目测
气味和滋味	具有黑果枸杞特有的滋味，无明显气味，无异味	具有黑果枸杞特有的滋味，无明显气味，无异味	鼻嗅 口尝
杂质	≤1%	≤2%	

表 6-11-8　理化指标

项目	等级及指标		检验方法
	优级	一级	
水分（%）	≤13.0	≤13.0	GB 5009.3
原花青素（%）	≥0.8	≥0.5	DB65/T 4039-2017
铅（以 Pb 计）（mg/kg）	≤1.0	≤1.0	GB 5009.12

表 6-11-9、表 6-11-10 源自甘肃兰州凌杰商贸有限公司的黑果枸杞的食品安全企业标准（Q/KP 0025S-2019），其中详细地规定了黑果枸杞的质量要求，包括原料要求、感官要求、理化指标、有害物质限量、微生物限量、净含量等。

表 6-11-9 感官要求

项目	等级及要求			检验方法
	特优级	特级	一级	
外观形状	乌黑色或紫黑色类球形小颗粒状,稍皱缩,颗粒大小基本一致	黑色或紫黑色类球形小颗粒状,颗粒大小基本一致	黑色或紫黑色类球形小颗粒状,颗粒大小基本一致	将样品内容物倒在洁净的白瓷盘中,在自然光下观察其是否具有黑果枸杞应有的紫黑色,有无杂质、嗅其气味,并品尝滋味
色泽	应有黑果枸杞固有的色泽	应有黑果枸杞固有的色泽	应有黑果枸杞固有的色泽	
滋味和气味	具有黑果枸杞应有的滋味、气味,无异味、无霉变	具有黑果枸杞应有的滋味、气味,无异味、无霉变	具有黑果枸杞应有的滋味、气味,无异味、无霉变	
杂质	不得检出	不得检出	不得检出	
不完善粒质量分数(%)	≤3.0	≤4.0	≤5.0	
无使用价值颗粒	不允许有	不允许有	不允许有	

表 6-11-10 理化指标

项目	指标及等级			检验方法
	特优级	特级	一级	
水分(%)	≤12.0	≤12.0	≤12.0	GB 5009.3
总灰分(%)	≤7.5	≤7.5	≤7.5	GB 5009.4
蛋白质(%)	≥8.0	≥8.0	≥8.0	GB 5009.5
脂肪(%)	≤5.0	≤5.0	≤5.0	GB 5009.6
枸杞多糖(%)	≥3.0	≥2.5	≥2.0	GB/T 18672
总糖(以葡萄糖计)(%)	≥30.0	≥27.0	≥25.0	GB/T 18672
花青素(%)	≥2.0	≥1.7	≥1.5	NY/T 2640
粒度(粒/50 g)	≤650	≤850	≤1 050	SN/T 0878
百粒重(g/100 粒)	≥8.0	≥6.0	≥5.0	

第十二节 功能主治

通过对《晶珠本草》《中国藏药》等藏医药古籍、典著的考证,黑果枸杞的功能与主治应为清心热、旧热,治心热病、妇科病。为了体现藏医药特色,同时使用藏医体系术语进行了描述,功能与主治为清心热、旧热,治心热病、妇科病。《维吾尔药志》(1999)中记载,黑果枸杞果实及根皮在民间多用其作滋补强壮、明目降压。对于尿道结石、癣疥、齿龈出血等疾病,治疗效果显著。《中国少数民族传统医药大系》(2000)中记载:"黑果枸杞治心热病,头痛失眠、健忘、心绪烦躁、妇科病。"近年来我国部分省份出台了黑果枸杞药材标准,这也使得黑果枸杞作为药材使用得到了合理合法及规范使用的保障。在甘肃省出台的黑果枸杞药材标准中,黑果枸杞的"功能与主治"也是以藏族、维吾尔族临床药用拟定的,分别为:"维族:清心热,强肾,润肝明目,健胃补脑,抗衰及通经。用于心热病,月经不调,虚劳精亏,腰膝酸痛,眩晕耳鸣,阳痿遗精,内热消渴,血虚萎黄,目昏不明。""藏族:清心热,旧热。治心热,妇科病。"湖北省出台的黑果枸杞药材标准中,黑果枸杞的"功能与主治"为"滋补肝肾,益精明目。用于虚劳精亏,腰膝酸痛,眩晕耳鸣,阳痿遗精,消渴,血虚萎黄,目暗不明"。青海省出台的黑果枸杞藏药材标准中,黑果枸杞的"功能与主治"为"清心热、旧热,治心热病、妇科病"。

第十三节　青海黑果枸杞地方药材标准(推荐)

近年来,我国部分省区如青海、甘肃等地区已经对黑果枸杞药材进行了一系列标准化的相关研究,并且在相关书籍如《青海省藏药材标准》(第一册)(2019)中已经对黑果枸杞药材制定出了初步的质量标准规范。本小节通过对青海地区不同产地及批次的黑果枸杞药材进行基原鉴定、性状鉴定、显微鉴定、理化鉴定、指纹图谱鉴定,以及水分、灰分、浸出物和重金属的测定,运用高效液相色谱法和紫外-可见分光光度法进行定量分析,对已有的《青海省藏药材标准》(第一册)中的黑果枸杞药材质量标准进行提高及内容的扩充。此次标准研究的扩充内容有:对青海地区不同产地及批次的黑果枸杞进行了性状,微性状及显微组织特征的相关研究;建立了48批黑果枸杞药材的HPLC指纹图谱,并以飞燕草素、矢车菊素、矮牵牛素、天竺葵素、锦葵色素为对照,进行了药材TLC定性鉴别研究;同时对黑果枸杞进行了重金属含量测定,对黑果枸杞中的总多糖和甜菜碱进行了含量测定。对黑果枸杞现行地方标准进行提高完善。为该药材质量控制提供参考,为其资源开发和临床用药提供科学依据。

一、黑果枸杞地方药材质量标准草案制定说明

黑果枸杞果实具有延缓衰老、强肾、润肝、明目、健胃通经等作用,现代药理学研究表明,其具有抗氧化、延缓衰老、抗动脉粥样硬化、降血脂等作用。目前已报道的文献中,也只是仅对某些单一化学成分进行含量测定,同时在现有的有关黑果枸杞药材地方标准中,在理化鉴别和特征性化学成分含量测定及方法研究方面尚未完善,不能很好地对该药材质量进行控制。

本研究在《青海省藏药材标准》(第一册)的基础上,对青海地区不同产地及批次的黑果枸杞进行了基原鉴定、性状鉴定、显微、薄层鉴别、检查项(水分、灰分、浸出物、重金属)测定,指标性成分的含量测定,利用植物分类学、组织细胞学、化学分析和仪器分析等手段,还结合较为先进的HPLC指纹图谱技术对特征性成分进行了鉴别研究。

二、黑果枸杞地方药材的质量标准草案

本品为茄科植物黑果枸杞 *Lycium ruthenicum* Murr. 的干燥成熟果实。7～8月果实成熟至紫黑色采集,除去杂质,烘干或晒干备用。

【性状】本品呈球形、类球形或卵圆形,皱缩,直径4～10 mm。表面呈紫黑色,具有蜡质光泽。果实顶部可见小凸起状花柱痕,基部具萼片及细果柄,黄色至黄棕色,偶可见青色,果柄长度1～10 mm。果皮柔韧,果肉肉质,呈紫黑色。种子10～30粒,类肾形或扁圆形,表面黄棕色,具疣状突起,长1～2 mm,宽0.8～1.5 mm。气微,味甘。

【鉴别】本品粉末呈黑褐色。外果皮表皮细胞表面呈类多角形或长多角形,表面有平行的角质条纹,垂周壁平直或波状弯曲,常与中果皮薄壁细胞相连。中果皮薄壁细胞呈类多角形或类圆形,壁薄,胞腔内含紫红色或红棕色球形颗粒。种皮石细胞多成片分布,表面观呈不规则多角形,壁厚,波状弯曲,层纹清晰。内胚乳细胞呈多角形,含脂肪油滴及

糊粉粒。

取本品粉末 2.0 g,加 80％乙醇 50 mL,超声处理 1 h,滤过,滤液蒸干,残渣加酸水解液[无水乙醇:水:HCl(3 mol/L),3:2:1]使溶解,溶解后将其倒入锥形瓶中,沸水浴加热 1 h,之后将液体倒入坩埚中蒸干,残渣加甲醇使溶解,转移至 25 mL 量瓶中,加甲醇稀释至刻度,作为供试品溶液。另取黑果枸杞对照药材 2.0 g,同法制成对照药材溶液。照薄层色谱法《中国药典》2020 年版四部通则 0502 试验,吸取上述两种溶液各 5~10 μL,分别点于同一硅胶 G 薄层色谱板;以三氯甲烷-甲醇-甲酸(9:1.5:1)为展开剂,展开,取出,晾干,105 ℃加热至斑点显色清晰,置日光下检视。供试品色谱中,在与对照药材色谱相应的位置上,显相同颜色的斑点。

【检查】水分:不得过 13.0％(《中国药典》2020年版四部通则水分测定法 0832 第二法)。

总灰分:不得过 10.0％(《中国药典》2020 年版四部通则灰分测定法 2302)。

酸不溶性灰分:不得过 2.5％(《中国药典》2020年版四部通则灰分测定法 2302)。

重金属:铅不得过 5 mg/kg;铬不得过 0.3 mg/kg;砷不得过 2 mg/kg;汞不得过 0.2 mg/kg;铜不得过 20 mg/kg(《中国药典》2020 年版四部通则重金属检查法 0821)。

【浸出物】照水溶性浸出物测定法(《中国药典》2020 年版四部通则 2201)项下的热浸法测定,不得少于 50.0％。

【指纹图谱】照高效液相色谱法(《中国药典》2020 年版四部通则 0512)测定。

色谱条件与系统适用性试验:以十八烷基硅烷键合硅胶为填充剂(柱长为 25 cm,内径为 4.6 mm,粒径为 5 μm);流动相 A 为含 1％甲酸水溶液,流动相 B 为含 1％甲酸乙腈溶液,按表 6-13-1 梯度洗脱;检测波长:520 nm;柱温:35 ℃;进样量:10 μL;理论板数按色谱峰计算应不低于 4 000。

表 6-13-1 梯度洗脱条件

时间 (min)	流速 (mL/min)	流动相 A(%)	流动相 B(%)	时间 (min)	流速 (mL/min)	流动相 A(%)	流动相 B(%)
0	0.8	92.0	8.0	15.0	0.8	70.0	30.0
2.0	0.8	88.0	12.0	18.0	0.8	55.0	45.0
5.0	0.8	82.0	18.0	20.0	0.8	20.0	80.0
10.0	0.8	80.0	20.0	22.0	0.8	92.0	8.0
12.0	0.8	75.0	25.0	30.0	0.8	92.0	8.0

对照品溶液的制备:取飞燕草素、矢车菊素、矮牵牛素、天竺葵素、锦葵色素对照品适量,精密称定,加甲醇制成每 1 ml 含飞燕草素、矢车菊素、矮牵牛素、天竺葵素、锦葵色素分别为 0.4 mg 的溶液,即得。

供试品溶液的制备:取样品粉末(过三号筛)约 2.0 g,精密称定,置具塞锥形瓶中,精密加入 80％乙醇 50 mL,超声处理(功率 200 W,频率 40 kHz)60 min,再称定重量,用 80％乙醇补足减失的重量,摇匀,滤过,滤液蒸干,残渣加酸水解液[无水乙醇:水:HCl(3 mol/L),3:2:1]使溶解,溶解后将其倒入锥形瓶中,加热回流 1 h,溶液蒸干,残渣加甲醇使溶解,转移至 25 mL 量瓶中,加甲醇稀释至刻度,

摇匀,即得。

测定法:分别精密吸取对照品溶液和供试品溶液各 10 μL,注入液相色谱仪,测定,用外标两点法对数方程计算,即得。

按中药色谱指纹图谱相似度评价系统,供试品指纹图谱与对照指纹图谱经相似度计算,相似度不得低于 0.90。

花色素对照品色谱及样品色谱见图 6-13-1。

【含量测定】

1. 黑果枸杞总多糖

(1) 对照品溶液的制备:取无水葡萄糖对照品 65 mg,精密称定,置 100 mL 容量瓶中,加水溶解并稀释至刻度,摇匀,即得(每 1 mL 含无水葡萄糖

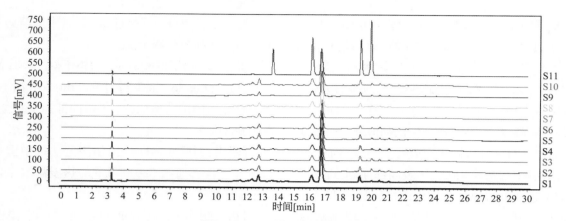

图 6-13-1　黑果枸杞指纹图谱

(S1—S10 为样品图谱,S11 为混合对照品图谱)

0.65 mg)。

（2）标准曲线的制备：精密量取上述对照品溶液 0.1 mL、0.2 mL、0.3 mL、0.4 mL、0.5 mL、0.6 mL,分别置 10 mL 具塞刻度试管中,加蒸馏水至 2 mL,摇匀,在冰水浴中缓缓滴加 0.2％蒽酮-硫酸溶液至刻度,轻摇匀,放冷后至水浴中保温 10 min,取出,立即置冰水浴中冷却 10 min,取出,以相应试剂为空白对照。照紫外-可见分光光度法（《中国药典》2020 版四部通则 0401）,在 582 nm 波长处测定吸光度。以吸光度为纵坐标,浓度为横坐标,绘制标准曲线。

（3）测定法：取本品粗粉约 2.0 g,精密称定,置圆底烧瓶中,加 80％的乙醇 150 mL,置水浴中回流 1 h,趁热滤过,残渣用 80％的热乙醇洗涤 3 次,每次 10 mL,将残渣及滤纸置烧瓶中,加蒸馏水 150 mL,置沸水溶中加热回流 1 h,趁热滤过,残渣及烧瓶用热水洗涤 4 次,每次 10 mL,合并滤液与洗液,放冷,转移至 250 mL 量瓶中,加水至刻度,摇匀,精密量取 1 mL,置 10 mL 具塞干燥试管中,照标准曲线的制备项下的方法,自"加水至 2.0 mL"起,依法测定吸光度,从标准曲线上读出供试品溶液中含无水葡萄糖的重量(mg),计算,即得。

本品按干燥品计算,含黑果枸杞多糖以葡萄糖($C_6H_{12}O_6$)计,不得少于 2.38％。

2. 甜菜碱

（1）色谱条件与系统适用性试验：以氨丙基官能团硅胶为填充剂;以乙腈-水(83∶17)为流动相,

流速为 0.7 mL/min,漂移管温度为 80 ℃,载气流量为 2.0 L/min,柱温为 35 ℃;理论塔板数按甜菜碱峰计算应不低于 3 500。

（2）对照品溶液的制备：取甜菜碱对照品适量,精密称定,加甲醇制成每 1 mL 含 1 mg 的溶液,即得。

（3）供试品溶液的制备：取本品粉末(过 5 号筛)1.0 g,精密称定,置 100 mL 具塞锥形瓶中,精密加入甲醇 30 mL,称重。超声处理 30 min,放冷,再称定质量,用甲醇补充减失的重量,滤过,续滤液过 0.45 μm 微孔滤膜,滤液即为供试品溶液。

（4）测定法：分别精密吸取对照品溶液与供试品溶液各 10 μL,注入液相色谱仪,测定,即得。

本品按干燥品计算,含甜菜碱($C_5H_{11}NO_2$)不得少于 0.08％。

【炮制】除去杂质,烘干或晒干。

【性味】味甘,性平。

【功能与主治】清心热、旧热,治心热病、妇科病。

【用法与用量】常配方使用,用量 6～15 g。

【贮藏】置阴凉干燥处,防潮,防蛀。

三、黑果枸杞等级标准(推荐)

检测方法参照青海省地方标准 DBS63/0010-2021《食品安全地方标准　黑果枸杞》及《黑果枸杞药材质量标准（草案）》执行（表 6-13-2、表 6-13-3）。

表6-13-2 感官要求

项目	等级及要求		
	特优级	优级	合格品
形状	球形、类球形或卵圆形,皱缩		
杂质(%)	≤0.30	≤0.55	≤1.00
色泽	表面呈紫黑色,具蜡质光泽		
滋味、气味	气微,味甘		
不完善粒质量分数(%)	≤1.5	≤1.5	≤3.0

表6-13-3 理化指标

项目	等级及指标		
	特优级	优级	合格品
百粒重(g)	≥8.0	≥6.0	≥4.0
粒度	留存在7 mm的筛上残留物≥80.0%	留存在6 mm的筛上残留物≥80.0%	留存在5 mm的筛上残留物≥80.0%
水分(%)	≤13.0		
总灰分(%)	≤10.0		
酸不溶性灰分(%)	≤2.5		
水溶性浸出物(%)	≥50.0		
重金属(mg/kg)	铅≤5 mg/kg;铬≤0.3 mg/kg;砷≤2 mg/kg;汞≤0.2 mg/kg;铜≤20 mg/kg		
甜菜碱含量(%)	≥0.08		
多糖含量(%)	≥2.38		

第七章

黑果枸杞化学成分研究

第一节　黑果枸杞主要化学成分

黑果枸杞（*Lycium ruthenicum* Murr.）含有丰富的花色苷、原花青素、多糖、黄酮等生理活性成分，素有"软黄金"之称，具有抗氧化、抗疲劳、延缓衰老、降血糖、降血脂、预防动脉粥样硬化等保健及药用价值。黑果枸杞是迄今为止发现的原花青素含量最高的天然野生果实，其原花青素含量高达 5.04%，是黑加仑和枸杞的 10 倍，是天然蓝莓的 18 倍，具有超强的增强免疫力功能，是名副其实的原生态天然抗氧化剂。近年来人们对保健食品、药品越来越重视，黑果枸杞因具有较高的营养价值和药理活性，又具有资源可再生等优点，其需求量逐年上涨，广泛应用于功能性食品及保健药品制备行业。本章介绍了黑果枸杞的特征特性和有效成分，展望了黑果枸杞的发展应用前景，以期为黑果枸杞资源的合理利用提供参考。

一、原花青素

黑果枸杞的成熟浆果中富含紫红色素，又属于珍稀的天然花色苷类色素资源，具有清除自由基、抗氧化的功能。原花青素是广泛存在于植物中的一类天然多酚类化合物，具有水溶、无毒、无过敏、安全性好等特性，具有保护心血管、预防高血压、抗肿瘤、抗辐射、抗疲劳、抗突变及美容等作用，是一种应用前景十分广阔的植物功能成分。花青素又称作花色素，为一类水溶性的类黄酮化合物，具有抗氧化、延缓衰老、抗肿瘤、抑菌、抗病毒及预防心脑血管疾病等生理功能和药理活性，具有多种保健和药用功能。

原花青素是黑果枸杞中一类多酚类化合物，由原花青素 B1、原花青素 B2、儿茶素、表儿茶素聚合而成（Ricardo da Silva JM，1991），具有极强的抗氧化活性，是普通维生素 E 的 50 倍。陈晨等（2011b）运用紫外-分光光度法测得黑果枸杞中原花青素的质量分数为 16 mg/g，说明黑果枸杞中原花青素的含量较高，值得对其进行深入研究。

原花青素分布广泛，主要存在于各种植物的根、茎、叶、花和皮、壳等处，如：葡萄、莲房、松树皮、紫番薯、银杏、茶籽壳、高粱、桑葚、蓝莓、山楂等。而低聚原花色素广泛存在于各种水果的皮、核、梗，以及草柑、可乐果树、黑荆树等植物中。除植物外，葡萄汁、红葡萄酒、苹果汁中也都含有原花青素。目前国内外多从葡萄籽中提取原花青素，其次是从松树皮中提取。

（一）起源与合成途

原花青素（proanthocyanidins，PA）又名缩合单宁，是植物中重要的多酚类化合物（Jun JH，2018）。PA 在含有三价铁盐的酸性丁醇溶液中加热时，黄烷键会裂解生成花青素，故得名原花青素（Lai H，

2017)。PA 是植物应对生物和非生物胁迫（如微生物病原体、昆虫和紫外线等）的一种防御手段；也是植物色素成分，能使拟南芥、小麦和油菜等植物的种皮，以及棕色棉纤维呈现棕色。牧草中适量的 PA 有助于防止反刍动物的消化紊乱，降低瘤胃发泡引起的腹胀风险，提高动物对牧草蛋白质的利用效率；PA 能够让水果、葡萄酒和饮料等产生涩味，影响其口感（Gonzalo-Diago A，2013）。这些积极又重要的作用使 PA 成为类黄酮代谢途径研究的一个热点。

拟南芥一直是研究 PA 生物合成的主要模式植物，PA 积累在拟南芥的种皮中保护胚和胚乳，在种子干燥过程中氧化形成棕色色素，拟南芥 PA 生物合成相关基因的突变会导致 PA 色素的缺乏或减少，形成黄色到淡棕色种皮颜色突变的种子（Lepiniec L，2006）。对拟南芥一系列透明种皮（transparent testa，tt）和缺乏单宁种子（tannin deficient seed，tds）突变体的研究促进了对 PA 生物合成途径的了解（表 7-1-1）。目前在拟南芥中共鉴定出 13 个 PA 生物合成结构基因，其中 7 个基因编码结构蛋白（AtCHS、AtCHI、AtF3H、AtF3'H、AtDFR、AtANS 和 AtANR）、6 个基因编码转运和聚合相关蛋白（AtMATE1、AtGST26、AtAHA10、

AtGFS9、AtUGT80B1 和 AtLAC15）。豆科植物蒺藜苜蓿也是 PA 生物合成研究的另一重要模式植物，其具有拟南芥没有的类黄酮-3',5'-羟化酶（flavonoid-3',5'-hydroxylase，F3'5'H）和无色花青素还原酶（leucoanthocyanin reductase，LAR）基因。目前 PA 前体黄烷-3-醇生物合成途径已经基本明确，但 PA 转运、氧化和聚合机制的全面了解仍处于起步阶段，尤其是对 PA 氧化聚合的机制知之甚少，还有待后续进一步的研究。

1. 原花青素前体的生物合成途径·PA 前体的生物合成与花青素共享了上游公共苯丙烷和核心类黄酮途径。位于下游的 PA 特异性途径涉及两条支路和两种酶，即 LAR 参与的 LAR 途径和花青素还原酶（anthocya nidin reductase，ANR）参与的 ANR 途径，LAR 和 ANR 途径的发现被誉为 PA 生物合成途径研究的里程碑。

研究人员在豆科植物银叶山蚂蝗叶片中，提取纯化得到了第一个天然 LAR 蛋白，并分离得到 DuLAR 基因。虽然在拟南芥中尚未发现 LAR 基因，但拟南芥 ans 突变体中积累了大量的 LAR 和 ANS 的共同底物无色花青素，所以拟南芥 ans 突变体如 tt18 经常被用作验证 LAR 功能的实验材料。LAR 可以将花青素转化为（+）-C，这已经在体外酶学实验中得到验证。然而，在组成型过表达 LAR 的转基因植物中产生了不同的特性，引起 LAR 在植物中实际功能差异。在不同的 LAR 基因过表达转基因植物中，花青素、（+）-C 和 PA 聚合物含量降低，PA 单体（-）-EC 或（-）-C 的含量却显著增加，还产生了大量的表儿茶素糖苷或儿茶素糖苷。表儿茶素糖苷或儿茶素糖苷的大量产生可能是 LAR 参与表儿茶素糖苷或儿茶素糖苷的生物合成的结果。（+）-C 含量降低可能是 ANS（LDOX）的作用，有研究表明，（+）-C 可以被 ANS（LDOX）转化为花青素。PA 聚合物含量的降低及（-）-E 增加可能是因为 LAR 具有裂解 4β-（S-半胱氨酰基）-表儿茶素产生（-）-EC 的能力。2016 年 LIU 等发现，LAR 能裂解 4β-（S-半胱氨酰基）-表儿茶素，导致（-）-EC 的释放，即 LAR 能通过去除延伸单元供体 4β-（S-半胱氨酰基）-表儿茶素来控制 PA 聚合和延伸。4β-（S-半胱氨酰基）-表儿茶素属于（-）-表儿茶素碳正离子缀合物，其来源尚不清楚，

表 7-1-1　拟南芥 PA 生物合成相关结构基因

突变体	基因座	基因产物
tt4	AT5G13930	AtCHS
tt5	AT3G55120	AtCHI
tt6	AT3G51240	AtF3H
tt7	AT5G07990	AtF3'H
tt3	AT5G42800	AtDFR
tt11/tt17/tt18/tds4	AT4G22880	AtLDOX/AtANS
ban（banyuls）	AT1G61720	AtANR
tt12/tds3	AT3G59030	AtMATE1
tt14/tt19	AT5G17220	AtGST26
Ttt13/AHA10/tds5	AT1G17260	AtAHA10
tt9	AT3G28430	AtGFS9
tt15	AT1G43620	AtUGT80B1
tt10	AT5G48100	AtLAC15

可能通过酶或非酶作用形成。（一）- C 含量增加可能是植物中存在类似于 4β-(S-半胱氨酰基)-表儿茶素的（一）-儿茶素碳正离子缀合物。

研究人员在拟南芥中首先发现了 ANR 途径，拟南芥 ANR 基因在种皮中表达，编码花青素还原酶，能够催化花青素生成（一）-C、（一）-EC 和（＋）-EC 三种立体构型的黄烷-3-醇。茶树 ANR 酶的主要产物是（＋）-EC 及（一）-C，而更常见的拟南芥和蒺藜苜蓿的 ANR 酶的主要产物是（一）-EC。值得注意的是，以前鉴定黄烷-3-醇是通过将 UV 光谱和 HPLC 保留时间与可逆标准 HPLC 的真实标准品进行比较来实现的，可分离顺式和反式异构体（如表儿茶素和儿茶素），但不能区分对映体。因此，缺乏立体定向测定可能是 ANR 产物的特异性令人费解的主要原因之一。ANR 具有差向异构酶活性，首先催化花青素还原形成（一）-EC，然后可以通过非酶差向异构化进一步转化为天然稀有的（＋）-EC 或（一）-C。ANR 将花青素催化还原成黄烷-3-醇的反应需要两个 NADPH 提供两个质子和一个 H_2O 提供一个质子。ANR 酶首先催化花青素生成 flavenol 中间体，然后 ANR 酶催化 flavenol 中间体生成黄烷-3-醇或黄烷-3-醇碳正离子（图 7-1-1），参与 PA 后续的转运聚合过程。

综上可以发现，LAR 和 ANR 酶具有底物多样性、选择性和产物特异性，未来在对这两种酶的功能彻底研究清楚的基础上，可以通过基因工程手段产生所需要特定类型的黄烷-3-醇。黄烷-3-醇碳正离子在 PA 聚合过程中起着至关重要的作用，但是因为其不稳定的特性，难以从植物中直接分离出来。之前关于黄烷-3-醇碳正离子存在的主要证据是体外化学实验，例如酸性亲核试剂（如硫醇）处理降解 PA，可以捕捉到黄烷-3-醇碳正离子，黄烷-3,4-二醇（即无色花青素）可以衍生出黄烷-3-醇碳正离子，但有关植物细胞或组织提取物中是否存在黄烷-3-醇碳正离子之前是不清楚的。最近夏涛教授团队利用 ANR 酶学分析、PA 降解和 PA 突变体分析、同位素标记和代谢谱分析等综合方法才证明了黄烷-3-醇碳正离子存在于植物提取物中，并参与了植物 PA 的生物合成。（一）-表儿茶素碳正离子是 ANR 将矢车菊素还原为（一）-表儿茶素或（一）-儿茶素的过程中形成的中间化合物，（一）-表儿茶素

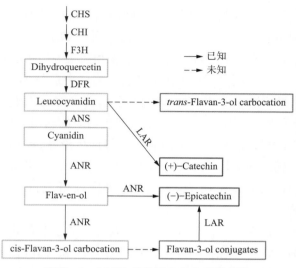

图 7-1-1 PA 前体的生物合成示意图

碳正离子可以直接作为 PA 延伸单元，也可以在其他亲核化合物存在的情况下形成黄烷-3-醇缀合物，如 4β-(S-半胱氨酰基)-表儿茶素，LAR 则能将 4β-(S-半胱氨酰基)-表儿茶素转化为表儿茶素。

2. 原花青素前体结构的修饰

（1）原花青素前体 B 环羟基化修饰：羟基化是通过取代官能团或氢原子引入羟基的过程，黄烷-3-醇的 B 环羟化模式由类黄酮-3′-羟化酶（flavonoid-3′-hydroxylase，F3′H）或 F3′5′H 决定，作用于上游的核心类黄酮途径，F3′H 参与原花青素 B 环 3′位羟基化反应，F3′5′H 参与原花青素 B 环 3′5′位的羟基化反应。根据羟基化模式的不同，PA 可以分成不同种类，最常见的原矢车菊素具有 3′,4′-二羟基模式[（＋）-儿茶素和（或）（一）-表儿茶素单元]延伸单元，原天竺葵素具有 4′-羟基模式[（＋）-阿夫儿茶素和（或）（一）-表阿夫儿茶素单元]延伸单元，原飞燕草素是有 3′,4′,5′-三羟基模式[（＋）-没食子儿茶素和（或）（一）-表没食子儿茶素]延伸单元。PA 的羟基化程度会影响其生物学活性和口感。原矢车菊素和原飞燕草素含量的不同可能是影响棉纤维色泽深浅和颜色类型的重要原因，因为在白色棉纤维中 PA 含量约为 0.06 mg/g，原飞燕草素与原矢车菊素含量相近，而棕色棉纤维中 PA 含量超过 0.51 mg/g，原飞燕草素与原矢车菊素含量相对比例为 9：1，这意味着通过基因工程适当改变原花青素的类型和比例，可以改良彩色棉的纤维色泽。

（2）原花青素前体没食子酰基化修饰：根据

C-3位是否没食子酰基化,儿茶素可以分为酯型儿茶素和非酯型儿茶素。1983年,Saijo利用同位素示踪法技术证明了没食子酸能与非酯型儿茶素发生酰基化反应生成酯型儿茶素。2005年Cross等提出,1-O-没食子酰-β-葡糖苷(1-O-galloyl-β-D-glucose,βG)在没食子酰基化过程中既是酰基受体,又是有效的酰基供体,具有双重功能。2012年Liu等从茶叶中分离到两种酶,UDP-葡萄糖:没食子酰-1-O-β-葡萄糖基转移酶(UDP-glucose:galloyl-1-O-β-D-glucosyltransferase,UGGT)和表儿茶素(1-O-没食子酰-β-葡萄糖-没食子酰转移酶)[epicatechin(1-O-galloyl-β-D-glucose-O-galloyltransferase),ECGT]。底物没食子酸和UDP-葡萄糖在UGGT酶的反应下,催化生成βG,然后ECGT酶将βG上的活性酰基转移至非酯型儿茶素(一)-EC和(一)-EGC的3-O位上,从而生成酯型儿茶素(一)-ECG和(一)-EGCG,证明了βG具有双重功能。UGGT酶属于UDP-糖基转移酶(UDP-glycosyltransferases,UGT)家族,2012年,Khater等在葡萄中发现了三个UGT基因,即VvgGT1、VvgGT2和VvgGT3,它们编码的UDP-糖基转移酶可催化βG的合成且与PA的合成相关。橡树中的UGT84A13也被发现是催化没食子PA合成第一步反应的关键酶(Mittasch J,2014)。

(3)原花青素前体糖基化修饰:研究表明,糖基化是类黄酮从内质网被转运至液泡的前提条件,表儿茶素糖苷是PA聚合的潜在前体(Zerbib M,2018)。在植物中糖苷通常由UGT形成,表皮儿茶素糖苷形成机制最早是在蒺藜苜蓿的研究中报道,蒺藜苜蓿糖基转移酶UGT72L1催化表儿茶素糖基化反应生成表儿茶素糖苷(Pang Y,2008)。UGT72L1的表达模式和编码蛋白亚细胞定位与MtANR相似,UGT72L1在毛状根中过表达增加了PA的积累,UGT72L1突变部分降低了蒺藜苜蓿种子表儿茶素、表儿茶素糖苷和可溶性PA的含量(PANG Y,2013)。在拟南芥和蒺藜苜蓿中已经鉴定出一种液泡膜定位的多药和有毒化合物排出(multidrug and toxin extrusion,MATE)转运蛋白TT12,能优先转运表儿茶素糖苷(Zhao J,2009)。

3. 原花青素转运的三种机制·PA前体在内质网胞质侧表面合成,然后转运至液泡进行聚合和储存(Zhao J,2009)。PA的转运可能涉及三种协同的机制起作用:囊泡介导、谷胱甘肽-S-转移酶(glutathione-S-transferase,GST)介导和膜转运蛋白介导的运输(Zhao J,2015;Zhao J,2010)。

关于囊泡介导运输,主要有两种途径:第一条途径是反式高尔基体网络(trans-Golgi network),反式高尔基体网络能将PA前体从内质网直接转运到液泡;第二条途径能导致AVIs(anthocyanin vacuolarinclusion)中酚类物质的积累,PA前体可以填充进ACPs(anthocyanin-containing prevacuolars),ACPs被转运至液泡,并通过内质网膜衍生的胞质囊泡PVCs(prevacuolar compartments)与AVIs融合(Braidot E,2008;Rousserie P,2019)。已有研究表明,囊泡转运是由微管和肌动蛋白细胞骨架连接或引导的,微管细胞骨架修饰蛋白可通过SNARE(soluble N-ethylmaleimide-sensitive factor at tachment protein receptors)、GTPase、外壳蛋白、微管结合蛋白和对接蛋白在靶膜上的微管细胞骨架修饰蛋白将其引导至液泡(Mcdade JR,2014;Wickner W,2010;Richter S,2007)。

拟南芥TT19编码一种GST,是拟南芥中花青素和PA积累的必需蛋白质(Li X,2011)。GST能够与PA前体结合形成GST-PA复合物,PA前体既可以被GST结合保护,避免被氧化,也可以与向液泡周围流动的囊泡或膜转运蛋白结合转运PA前体(Zhao J,2010)。TT19-GFP融合蛋白的研究表明,TT19不仅位于细胞质和细胞核,还位于液泡膜(Sun Y,2012)。与野生型种子相比,拟南芥tt19-1种子包含的可溶性PA含量减少,难溶性PA含量显著增加。TT19基因敲除会导致非GST保护的PA前体积累,这些PA前体很容易与其他分子结合,生成难溶性的PA(Zhao J,2015)。PA前体可通过转运蛋白转运至液泡中,MATE转运蛋白和BLT转运蛋白可能参与PA转运(Rousserie P,2019)。

拟南芥TT12基因被鉴定为编码一种配对转运蛋白的基因,在蒺藜苜蓿中鉴定出TT12的同源基因MATE1,TT12和MATE1都能优先转运与PA前体表儿茶素糖苷到液泡中(Zhao J,2009;Debeaujon I,2001)。定位于高尔基体的外周膜蛋白TT19/GFS9在囊泡运输和PA转运过程以及囊泡与液泡融合过程中发挥重要的功能(Ichino T, 2014)。GFS9 类似于 TT19 可能直接或间接保护 PA 免受氧化,还可能通过液泡膜融合来促进液泡的发育,影响膜的完整性和膜运输(Ichino T, 2014)。TT13/AHA10 属于 P 型 H^+ - ATP 酶,是 MATE 蛋白发挥作用所必需的,TT13 产生跨越液泡膜的 H^+ 梯度,TT12 利用这一梯度将表儿茶素糖苷转运至液泡(Appelhagen I, 2015)。TT15 编码 UGT8B1,定位于液泡膜。目前还不清楚 TT15 如何影响 PA 的积累过程,TT15 催化甾醇糖苷的合成,可能是通过修饰液泡膜完整性或功能来影响 PA 前体的转运实现的(Xu W, 2017)。

在某些维管植物中,PA 单体可能也在叶绿体类囊体中合成,然后被诱捕进叶绿体珠状类囊体膜衍生的单宁体。相继有研究发现,查尔酮合成酶(chalcone synthase, CHS)、肉桂酸 4 - 羟化酶(cinnamate 4-hydroxylase, C4H)和花青素合成酶(anthocyanidin synthase, ANS)的胞质定位在叶绿体上,这证明叶绿体具有合成 PA 前体的机制(Chen J, 2006; Tian L, 2008; Wang H, 2010)。单宁体是一种在维管植物细胞内存在的细胞器,被称为植物的单宁加工厂,单宁体被叶绿体膜包裹出芽形成单宁穿梭体在胞质中移向液泡,最终单宁体通过液泡膜的内陷进入液泡(Brillouet J, 2013; Appelhagen I, 2011)。这些关于叶绿体中 PA 前体的生物合成、囊泡转运和单宁体运输的发现表明了 PA 运输机制的复杂性。

在拟南芥成熟种子中,PA 定位于种皮下的细胞壁,然而 PA 是如何通过液泡和质膜从内皮细胞转运出去的,目前尚不清楚(Zhao J, 2010)。有研究人员提出,在种子干燥过程中,由于细胞死亡,当液泡破裂时,PA 就会被释放出来;PA 也可能是通过囊泡介导和膜转运蛋白介导转运相结合的方式被释放到质外体(Zhao J, 2015; Ikegami A, 2007)。

4. 原花青素聚合机制· B 型 PA 的聚合涉及亲核性的黄烷 - 3 - 醇和亲电性的黄烷 - 3 - 醇碳正离子这两个不同的单元,一般认为黄烷 - 3 - 醇是 PA 聚合的起始单元,黄烷 - 3 - 醇碳正离子作为延伸单元聚合形成二聚、寡聚或多聚体(Wang P, 2018; Liu C, 2016)。

不同的黄烷 - 3 - 醇起始单元和黄烷 - 3 - 醇碳正离子延伸单元聚合会形成不同的 PA,比如二聚体中,(一)-表儿茶素碳正离子与(十)-儿茶素聚合生成原矢车菊素 B1,(一)-表儿茶素碳正离子与(一)-表儿茶素聚合生成原矢车菊素 B2,(十)-儿茶素碳正离子与(十)-儿茶素聚合生成原矢车菊素 B3,(十)-儿茶素碳正离子与(一)-表儿茶素聚合生成原矢车菊素 B4。与 B 型 PA 相比,A 型 PA 的聚合机制更不明确,有证据表明,可能通 B 型 PAC 的氧化从而合成 A 型 PA。如用氧化剂 1,1 - 二苯基 - 2 - 苦基肼处理原矢车菊素 B1 或 B2 会产生原矢车菊素 A1 或 A2(Jiang X, 2015)。

到目前为止,拟南芥中唯一已知参与 PA 氧化和聚合的酶是 TT10,聚合和氧化过程中所涉及的其他酶仍有待鉴定。在目前所有 tt 突变体中,tt10 可能是最有趣和最神秘的。TT10 可能催化 PA 前体在囊泡中就聚合成寡聚体,然后被运输到液泡中;TT10 还可能以表儿茶素糖苷和 PA 寡聚体作为底物进一步催化 PA 链的延长;TT10 有一个预测的信号肽被分泌到质外体空间,PA 也可以通过膜囊泡或其他机制运输到质外体空间,在那里 TT10 可以将无色的 PA 低聚物氧化成拟南芥成熟种皮特有的棕色氧化难溶的 PA(Pourcel L, 2005)。TT10 功能的阐明将有助于解析 PA 的转运和聚合,是需要深入研究的目标基因。

5. 原花青素生物合成途径的调控

(1) 参与原花青素合成的转录因子:PA 的生物合成与植物中的其他次生代谢途径类似,在转录水平上受到转录因子的复杂调控。拟南芥中调控 PA 合成的转录因子主要有:WIP[C -端有三个保守氨基酸,色氨酸(tryptophan, W)、异亮氨酸(isoleucine, I)和脯氨酸(proline, P)]转录因子家族的 TT1;MYB 转录因子家族的 TT2、MYB5;bHLH(basic helix-loop-helix)转录因子家族的 TT8、GL3/EGL3;MADS-box 转录因子家族的 TT16;WD40(WD40 domain-containing proteins)转录因子家族的 TTG1;WRKY(WRKY domain-containing proteins)转录因子家族的 TTG2 和 GRAP(GRB2-related adaptor protein)转录因子家族的 KAN4(KANADI 4)(表 7 - 1 - 2)。MYB、bHLH 和 WD40 会相互作用形成 MBW 复合体调控植物 PA 的生物合成(CHEN L, 2019)。MYB 转

录因子决定 MBW 复合体结合的特异性和被激活的基因，是复合体的核心成员，单是转基因 MYB 的过表达就会明显促进 PA 的生物合成（Constabel CP，2018）。bHLH 需要结合并通过 MYB 转录因子的相互作用才能调控 PA 的合成（HASSANI D，2020）。bHLH 可能改变 MYB 的结合特异性，还可能将 R2R3 - MYB 从特定抑制剂中释放出来（Lepiniec L，2006）。

表 7 - 1 - 2　拟南芥中调控 PA 合成的主要转录因子

转录因子家族	基因	基因座
WIP	TT1	At1g34790
MYB	TT2	At5g35550
	MYB5	At3g13540
	TT8	At4g09820
bHLH	GL3	At5g41315
	EGL3	At1g63650
MADS-box	TT16	At5g23260
WD40	TTG1	At5g24520
WRKY	TTG2	At2g37260
GRAP	KAN4	At5g42630

WD40 蛋白则可能通过阻止其他转录调控因子与 MYB 或 bHLH 结合，保护 MBW 复合体，在 MBW 三元复合体中，WD40 蛋白通常位于三元复合结构的中心（Ramsay N A，2005；Zhao J，2010）。WD40 具有增强 MBW 复合体激活的功能，而不直接参与靶基因启动子的识别（BAUDRY A，2004）。在拟南芥中，PA 的合成主要受由 TT2 - TT8 - TTG1 形成的 MBW 复合体调控，另外 3 个 MBW 复合体（MYB5 - TT8 - TTG1、TT2 - EGL3 - TTG1 和 TT2 - GL3 - TTG1）的作用则较小，且具有组织特异性（Xu W，2014）。TT2 - TT8 - TTG1 复合体调控 DFR、ANS、ANR、TT19、TT12 和 AHA10 的表达；MYB5 - TT8 - TTG1 复合体仅在内皮细胞中调控 DFR、ANS 和 TT12 的表达；TT2 - EGL3 - TTG1 在合点细胞中调控 DFR、ANS、ANR 和 AHA10 的表达；TT2 - GL3 - TTG1 复合体在合点细胞中调控 DFR 的表达。

MYB 家族中也存在负调控 PA 生物合成的转

录因子，MYB 抑制子最初是在与一般苯丙烷代谢和花青素合成相关的研究中被发现的（Huang Y，2019）。从机制上讲，MYB 通过结合启动子区域以及 MBW 复合体中的 bHLH 辅因子起阻遏蛋白作用（Constabel CP，2018）。比如拟南芥 AtMYBL2、草莓 FaMYB1、矮牵牛 PhMYB27、葡萄 VvMYBC2 - L3、VvMYBC2 - L1、白三叶草 TrMYB133 和 TrMYB134 通过与 bHLH 蛋白竞争性结合抑制 MBW 复合体的形成，抑制 PA 的合成（Huang Y，2019；Jun JH，2018）。杨树 PtrMYB57 与 PtrbHLH131 和 PtrTTG1（WD40）形成了一个 MBW 转录抑制复合体，抑制 PA 的生物合成。在拟南芥中，TT1 通过与 TT2 相互作用，从而间接调控 CHS、DFR、ANS 和 ANR 的表达（Appelhagen I，2011）；TTG2 能直接调节编码 PA 转运蛋白的基因 TT12 和 AHA10，但 TTG2 的转录依赖于 TTG1，两者也互作（Gonzalez A，2016）。TT16 能调控 ANR 和 TT2 基因的表达（Xu W，2017）。

TT1、TT16 和 TTG2 除了调控 PA 生物合成相关基因的表达外，还可以促进积累 PA 的器官和细胞的发育（Nesi N，2002）。转录因子 KAN4 的过表达产生了目前唯一一个显性 tt 突变系 sk21 - D，sk21 - D 突变体中的 CHS、CHI、F3′H、DFR、LDOX、ANR、TT2、TT8 和 TTG1 的表达量均下降，表明 KAN4 可广泛调控拟南芥中 PA 生物合成的相关基因（Gao P，2010）。

（2）miRNA 在原花青素生物合成中的作用：miRNA（microRNA）通过在转录后水平上调控基因的表达在 PA 生物合成调控网络中发挥重要作用，miRNA 一般通过两种途径调控 PA 的生物合成：①直接靶向 PA 生物合成结构基因转录的 mRNA，从而直接负调控 PA 生物合成。②通过靶向其他调控基因（如转录因子）转录的 mRNA 间接调控，具体作用取决于靶向的调控基因是激活子还是抑制子（Bulgakov VP，2015）。拟南芥 miR156 通过靶向 AtSPL9 基因间接调控 ANS、F3′H 和 DFR 基因的表达（Samad AFA，2020），因为 AtSPL9 能够与 MBW 复合体中 MYB 蛋白的 PAP1 相互作用，与 bHLH 竞争性地结合 MYBPAP1（Gupta OP，2017），AtSPL9 极有可能通过破坏 MBW 转录激活复合物的稳定性调控 PA 的生物合成。拟南芥

miR828 通过靶向转录因子 AtMYB113、AtMYB82 和 TAS4 间接调控 DFR 和 ANS 基因（Jia X，2015）。在茶树中发现 7 个与 PA 生物合成相关的 miRNA，其中 miR7814 的靶基因是 CHS，miR5240 的靶基因是 DFR，miR529d 的靶基因是 CHI，miR5559-5p 的靶基因是 ANR，miR5264 的靶基因是 ANR，miR156G-3p 的靶基因是 F3′H，miR2868 的靶基因是 LAR（Sun P，2018）。柿子 miRNA858b 抑制与柿子中 PA 的生物合成相关的转录因子 DkMYB19/DkMYB20 的表达（Yang S，2019）。2015 年，Luo 等利用高通量测序技术分析数据推测，柿子 miR395p-3p 和 miR858b 分别调节 bHLH 和 MYB，在 miR156j-5p 的控制下受 SPL 的影响，进而调节 PA 生物合成所涉及的结构基因，miR396g 和 miR2911a 可能调节与 PA 前体糖基化和难溶性相关的靶基因（Luo Y，2015）。

（3）原花青素生物合成的环境调控：PA 的生物合成会受到环境因子的调控，例如光照和荫蔽、气体（CO_2、N_2、O_2 和 O_3）、温度、病原体（细菌和真菌）感染、紫外线（UV-A 和 UV-B）或太阳辐射、氮、水和磷缺乏等（Marles MAS，2003；Nguyen CT，2019）。比如低温会诱导柿子 DkMYB4 表达，由此产生 PA 积累（Akagi T，2011），蔗糖能诱导苹果中 PA 积累（Wang P，2019），强光和紫外线胁迫

可以诱导杨树积累高浓度的 PA（Gesell A，2014）。玫瑰花中 PA1 型 RrMYB5 和 TT2 型 RrMYB10 可经伤害和氧化诱导后表达，从而增加了 PA 的积累（Shen Y，2019）。在长白落叶松中，机械伤害和强光会诱导 LoMYB29 的表达，LoMYB29 通过激活 PA 生物合成基因，促进 PA 的生物合成（Li D，2015）。锈菌侵染杨树会刺激水杨酸、茉莉酸和脱落酸的分泌，并激活下游信号转导，增加 PA 的积累，从而抑制锈菌的增殖（Ullah C，2019）。

（二）原花青素结构

PA 是由黄烷-3-醇（flavan-3-ol）单体聚合形成的，黄烷-3-醇具有典型的 C6-C3-C6 类黄酮骨架，其中杂环苯并吡喃环被称为 C 环，稠合芳香环被称为 A 环，苯基成分被称为 B 环（He F，2008）。由于缺少 C-2 位和 C-3 位之间的双键，缺少 C-4 位的酮基，同时在 C-3 号位有一个羟基，故得名黄烷-3-醇。

在分子水平上，2 个手性中心（C-2 和 C-3）的存在使得单个黄烷-3-醇有四种可能的构型，如儿茶素有 4 种非对映异构体：（＋）-儿茶素［（＋）-catechin，（＋）-C］、（－）-儿茶素［（－）-catechin，（－）-C］、（＋）-表儿茶素［（＋）-epicatechin，（＋）-EC］和（－）-表儿茶素［（－）-epicatechin，（－）-EC］（图 7-1-2）（Ku YS，2020；Zhao L，2017）。

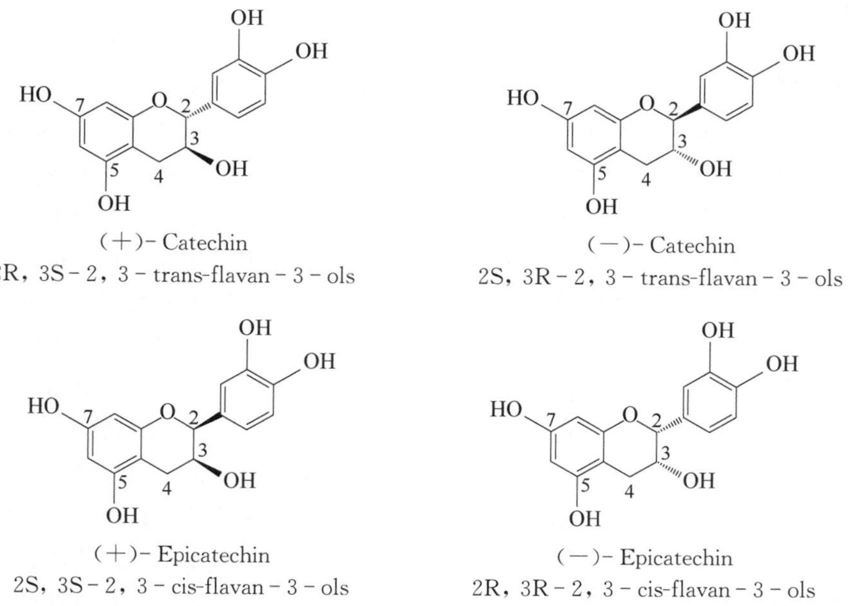

（＋）-Catechin
2R，3S-2，3-trans-flavan-3-ols

（－）-Catechin
2S，3R-2，3-trans-flavan-3-ols

（＋）-Epicatechin
2S，3S-2，3-cis-flavan-3-ols

（－）-Epicatechin
2R，3R-2，3-cis-flavan-3-ols

图 7-1-2　儿茶素的 4 种非对映异构体

常见的黄烷-3-醇单体有(＋)-C、(一)-EC、(＋)-没食子儿茶素[(＋)- gallocatechin,(＋)- GC]、(一)-表没食子儿茶素[(一)- epigallocatechin,(一)- EGC]、(一)-表儿茶素没食子酸酯[(一)- epciatechin-3-gallate,(一)- ECG]和(一)-表没食子儿茶素没食子酸酯[(一)- epigallocatechin-3-gallate,(一)- EGCG],PA 主要是由(＋)- C、(一)- EC 单体聚合成(Qian Y,2015;Wei X,2020)。

PA 是由黄烷-3-醇单体通过不同类型黄烷键连接组成的,根据连接键的类型,主要分为 A 型和 B型。B 型 PA 通过 C4 - C8 或 C4 - C6 共价键连接,如原矢车菊素 B1、B2、B3 和 B4,B 型 PA 是植物中主要 PA 类型;A 型 PA 具有额外的 C2 - O - C7或 C2 - O - C5 键,如原矢车菊素 A1 和 A2(Kelm MA,2006;Luca SV,2019)。

(三)性质与活性

1. **抗氧化作用和清除自由基功能**·自由基是由氧代谢产生的,过多的自由基会对细胞造成严重的破坏。现代医学和营养学研究认为,自由基对细胞的过氧化损坏会损伤 DNA,可引发心脑血管病变、多种炎症和恶性肿瘤,同时也会造成人体衰老,原花青素对自由基的清除作用能够防治由体内活性氧自由基过多所引起的细胞损伤与多种疾病。研究表明,原花青素在体内抗氧化能力是维生素 E(VE)的 50 倍、维生素 C(VC)的 20 倍(张华,2011)。原花青素含有多个酚性羟基,在体内被氧化后释放(高峰,2010)。因此,作为天然抗氧化剂和自由基清除剂是原花青素的重要利用途径。

2. **保护心血管系统**·原花青素是具有强效抗氧化活性的植物提取物,在保护心脑血管系统上发挥了很大的作用。研究发现,导致心血管疾病的重要原因之一就是血脂异常,原花青素可以有效地降低血清总胆固醇和低密度脂蛋白含量,并提高高密度脂蛋白含量(李姝,2013),有助于预防心脑血管疾病的发生。此外,其显示有一定的心肌保护效果,对心肌缺血-再灌注损伤也具有保护作用。原花青素是一种多酚物质,它能扩张血管使血管保持弹性并具有提高毛细血管的抗力、增加造血细胞活动、减少骨质疏松症等作用(由倍安,2003;马亚兵,2004)。

3. **抗肿瘤作用**·癌症也称恶性肿瘤,是由于细胞生长增殖机制失常而引起的疾病。肿瘤细胞可以无限制地增殖且能释放出多种毒素,能导致人体严重的脏器功能受损,严重时导致人体死亡。研究发现,合理食用一些天然抗氧化剂可以有效预防细胞的癌变。

原花青素具有较强的抗肿瘤作用,研究发现其对人乳腺癌细胞 MCF - 7、人膀胱癌细胞 BIU87、人卵巢癌细胞 SKOV3 及人前列腺癌 PC - 3 有明显的抑制作用(张峰源,2012)。此外,原花青素对皮肤癌也有一定的抑制作用。因此食用原花青素可在一定程度上对癌症进行有效的预防和治疗。

4. **延缓衰老作用**·原花青素可以协同 VC 和VE,具有更强的抗氧化作用,并且可以穿透血脑屏障,保护大脑免受与衰老有关的自由基的损伤。其在紫外区有很强的吸收,对紫外线引起的皮肤粗糙,弹性降低等损伤具有抑制作用(刘叶玲,2006)。

5. **皮肤保健及美容作用**·原花青素可促使胶原蛋白的适度交联,保护胶原蛋白,抑制弹性蛋白酶,有效清除自由基,从而保持皮肤弹性,减少或避免皱纹的产生;还可以与酪氨酸酶和过氧化酶结合,防止皮肤变黑或出现雀斑、褐斑。此外,原花青素还具有防晒、美白、保湿、防辐射等功能。

6. **其他保健功能**·此外,原花青素还具有改善视力、抑制多种细菌生长、减轻水肿、抑制活性酶、保护肝脏、抗病毒、抗真菌活性、抗致突变作用、抗抑郁、促进毛发生长等功效,对治疗外周静脉功能不全、眼科疾病等均有很好的疗效(陈荣华等,2013)。

二、花色苷

(一)起源与合成途径

许多研究发现花色苷合成的最初前体物质为苯丙氨酸,这一过程极其复杂,而且由不同的酶催化。花色苷的生物合成有特定的调节机制,并受两套基因控制,即结构基因和调节基因。结构基因即直接编码色素合成的酶,是所有植物共有的,通过转录起作用。相关酶包括花色苷合成酶(anthocyanins synthetase,ANS)、二氢黄酮醇 - 4 - 还原酶(dihydroflavonol-4-reductase,DFR)、查尔酮合成酶（chalone synthase，CHS）、查尔酮异构酶（chalcone isomerase，CHI）、黄烷酮-3-羟基化酶（flavanone-3-hydroxylase，F3H）、类黄酮葡萄糖基转移酶（UDP-glycose：flavonoid glycosyltransferase，UFGT）。调节基因即调节结构基因活性和表达，决定了花色苷积累的时间和分布。相关酶包括苯丙氨酸解氨酶（phenylalanine ammonialyas，PAL）、类黄酮-3-O糖基转移酶（3-O-glycosyltransferases，3GT）、肉桂酸-4-羟基羧化酶（cinnamate-4-hydroxylase，C4H）、对香豆酰-CoA连接酶（4-coumaryl-CoA ligase，4CL）、黄酮合成酶（flavonolsynthase，FS）、异黄酮合成酶（isoflavone synthase，IFS）、黄烷酮-3'-羟基化酶（flavanone-3-hydroxylase，F3'H）、黄烷酮-3',5'羟基化酶（flavanone-3',5'-hydroxylase，F3'5'H）、黄酮醇合成酶（flavonol synthase，FLS）等。苯丙氨酸解氨酶（phenylalaninammonia-lyase，PAL）是多酚物质代谢途径中的一个限速酶，F3'H是过氧化物酶，催化二氢黄烷酮生成二氢山奈酚（dihydrokaempferol，DHK），二氢黄酮醇-4-还原酶（dihydro flavonol-4-reductase，DFR）是催化二氢山奈酚、二氢杨梅黄酮（dihydromyricetin，DHM）和二氢槲皮素（dihydroquercetin，DHQ）分别是生成无色天竺葵苷元、无色飞燕草色素和无色花青素的关键酶，查尔酮合成酶（CHS）是催化生成苯基苯乙烯酮的关键酶，花色苷合成酶（ANS）催化无色花青素转变为有色花青素，F3'H和F3'5'H决定花色苷的羟化模式，最后3GT催化花青素与糖基形成花色苷。

花色苷的合成途径分3个步骤：第一步由PAL催化苯丙氨酸生成肉桂酸，再形成香豆素-CoA；第二步由香豆素-CoA和丙二酰-CoA反应生成无色的柚苷配基；第三步由柚苷配基还原成花白素，生成的最终产物花青素经3GT催化与糖缩合形成花色苷贮存在液泡中。花色苷合成途径见图7-1-3，气候条件、栽培条件对花色苷的形成与积累有很大影响。一般认为随着海拔高度和纬度的增加，紫外线照射加强，果实的着色率和着色度会明显提高。昼夜温差对花色苷合成和葡萄浆果着色影响较大。光

照、较低的温度、适度限制灌水都能促进花色苷的形成。而高施氮肥会抑制花色苷的形成，过多地施氮肥会导致果实的着色不良（王维茜等，2014）。

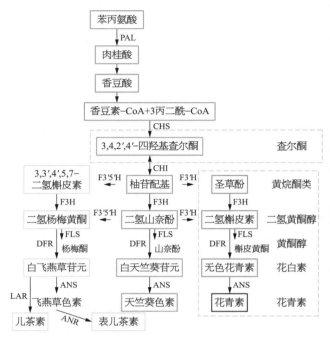

图7-1-3 花色苷合成途径

花色苷是具有黄酮类化合物C6-C3-C6碳骨架结构的一类物质，由花青素（即花色苷的苷元）与糖通过糖苷键结合而成。花青素的基本结构是2-苯基苯并吡喃阳离子，大多数花青素在母核3、5、7位有羟基取代，B环各碳位被不同甲氧基或羟基取代，由此形成了多样的花青素。目前已报道植物中的花青素有23种，常见的有6种，即锦葵色素、矢车菊素、天竺葵素、芍药色素、飞燕草素和矮牵牛色素，其种类和结构见表7-1-3。自然条件下游离的花青素极少见，多以相对稳定的糖苷形式存在。花色苷的糖取代基通常连接在苷元的3、5、7位，连接的单糖有L-鼠李糖、D-半乳糖、D-葡萄糖和D-阿拉伯糖等，二糖有槐糖、芸香糖、sambubiosse和接骨木二糖等，部分结构如图7-1-4所示。花色苷母核上的羟基及糖苷基上的羟基还可以与1个或几个分子的对羟基苯甲酸、咖啡酸、香豆酸、阿魏酸等有机酸通过酯键形成酰基化的花色苷，常见的有机酸结构如图7-1-5所示。

表7-1-3　植物中主要花青素的种类和结构

编号	花青素	基本结构	R₁	R₂
1	锦葵素		OCH₃	OCH₃
2	矢车菊素		OH	H
3	天竺葵素		H	H
4	芍药色素		OCH₃	OH
5	飞燕草素		OH	OH
6	矮牵牛素		OH	OCH₃

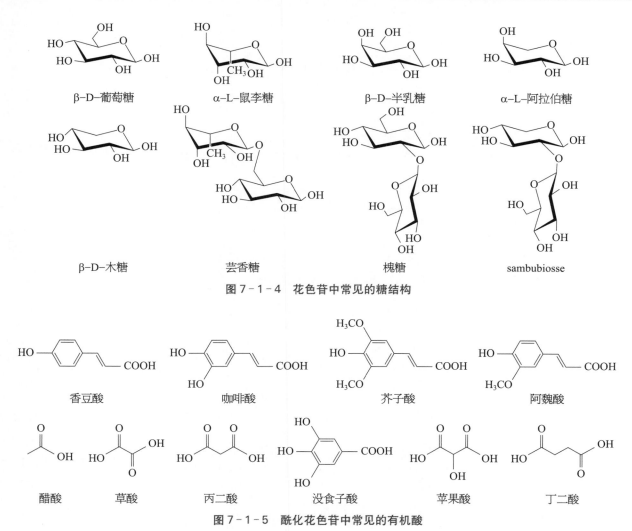

3,5,7-三羟基-2-苯基苯并吡喃

β-D-葡萄糖　　α-L-鼠李糖　　β-D-半乳糖　　α-L-阿拉伯糖

β-D-木糖　　芸香糖　　槐糖　　sambubiosse

图7-1-4　花色苷中常见的糖结构

香豆酸　　咖啡酸　　芥子酸　　阿魏酸

醋酸　　草酸　　丙二酸　　没食子酸　　苹果酸　　丁二酸

图7-1-5　酰化花色苷中常见的有机酸

(二) 花色苷结构

花青素属于类黄酮物质,具有2-苯基苯并吡喃阳离子的典型结构(图7-1-6),是植物的主要水溶性色素之一。目前已知有20多种花青素,而植物中的花青素主要有6种,分别为天竺葵色素、矢车菊色素、飞燕草色素、芍药色素、牵牛花色素和锦葵色素

(Castaneda-Ovando A,2009)。花青素在植物中通常不稳定,不会以游离态形式存在,而是与糖类物质结合形成糖苷,称为花色苷。糖环上剩余的羟基又会与酸发生酰基化反应,这大大增加了花色苷类物质的稳定性(Zheng J,2011)。通过提取植物中花青素苷并对其进行分析,可以间接地了解植物中花

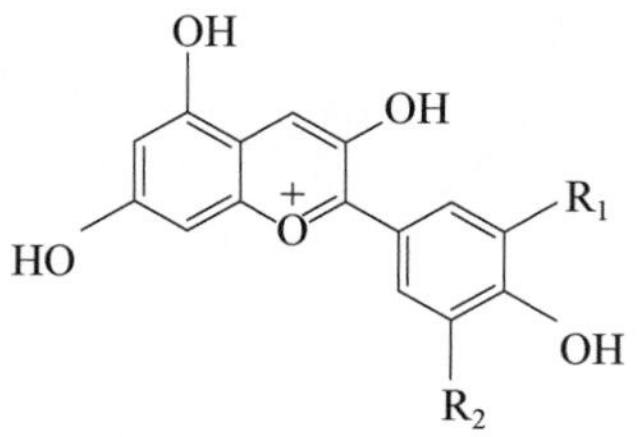

图 7-1-6 花青素的化学结构

青素的情况。

黑果枸杞因含有丰富的花色苷类成分，民间称之为"花色苷之王"。甘小娜等（2021）研究了不同省份的 23 份黑果枸杞干果，从中鉴定出化合物 30 个，其中包括生物碱类化合物 13 个、花色苷类化合物 13 个（图 7-1-7、表 7-1-4），且总花色苷的含量均高于 1.5 mg/100 mg（干重）（表 7-1-5）。

表 7-1-4 黑果枸杞的质谱鉴定

峰号	中文名	t_R(min)	加合离子	m/z 实际值	m/z 理论值	ppm	分子式	MS/MS 数据
1	蔗糖	0.541	[M+K]⁻	381.078 4	381.079 4	−1.2	$C_3H_{22}O_{11}$	201.015 6
2	甜菜碱	0.566	[M+H]⁻	118.086 4	118.086 3	1.2	$C_5H_{11}NO_2$	58.065 0
3	未知	0.879	[M+H]⁻	294.153 9	294.156 1	−7.4	$C_{13}H_{19}N_5O_3$	276.147 2, 248.148 5, 230.137 6, 212.127 1, 194.116 9, 144.101 3
4	矮牵牛素-3-O-芸香糖苷-5-O-葡萄糖苷	1.326	M⁻	787.225 4	787.229 1	−4.9	$C_{34}H_{43}O_{11}$	625.176 4, 479.115 5, 317.064 9
5	N1-dihydrocaffeoyl-N3-caffeoyl-spermdine-di-hex	1.652	[M+H]⁻	796.346 9	796.349 9	−3.2	$C_{37}H_{53}N_3O_{16}$	634.292 8, 382.150 9, 220.096 4, 163.039 4
6	N1-caffeoyl-N3-dihydrocaffeoyl-spermdine-di-hex	2.162	[M+H]⁻	796.346 6	796.349 9	−4.1	$C_{37}H_{53}N_3O_{16}$	634.292 4, 472.241 8, 384.168 8, 222.113 8, 163.039 2
7	N1-dihydrocaffeoyl-N3-caffeoyl-spermdine-hex	2.189	[M+H]⁻	634.295 3	634.297	−3.8	$C_{31}H_{43}N_3O_{11}$	472.241 4, 293.146 6, 310.214 1, 220.096 2, 163.037 7
8	N1-dihydrocaffeoyl-N3-caffeoyl-spermdine-hex	2.423	[M+H]⁻	636.298 4	634.297	−3.5	$C_{31}H_{43}N_3O_{11}$	472.241 4, 293.183 3, 223.112 3, 163.037 7
9	N1，N3-bis-dihydrocaffeoyl-spermdine-hex	2.652	[M+H]⁻	636.310 6	636.313 7	−3.8	$C_{31}H_{45}N_3O_{11}$	474.257 9, 222.111 8
10	N1-caffeoyl-N3-dihydrocaffeoyl-spermdine-hexisomer	2.845	[M+H]⁻	634.295 4	634.297	−3.5	$C_{31}H_{43}N_3O_{11}$	472.243 5, 234.111 4, 222.112 0, 163.038 2
11	N(1)，N(3)-二咖啡酰亚精胺-六碳糖	3.382	[M+H]⁻	632.278 7	632.281 4	−4.2	$C_{31}H_{41}N_3O_{11}$	470.225 8, 382.147 8, 308.193 5, 220.097 5, 163.038 7
12	N(1)，N(8)-双(二氢咖啡酰)亚精胺	3.588	[M+H]⁻	474.258 1	474.259 9	−3.7	$C_{25}H_{35}N_3O_6$	236.126 6, 222.111 3, 165.053 8, 123.043 1
13	二氢咖啡酰-咖啡酰亚精胺同分异构体	4.16	[M+H]⁻	472.246 6	472.244 2	−3.8	$C_{25}H_{33}N_3O_6$	310.212 9, 220.097 6, 163.039 3, 145.028 6
14	二氢咖啡酰-咖啡酰亚精胺同分异构体	5.029	[M+H]⁻	472.242 7	472.244 2	−3.2	$C_{25}H_{33}N_3O_6$	293.186 6, 234.113 1, 222.112 9, 163.039 1, 145.027 7

（续表）

峰号	中文名	t_R/min	加合离子	m/z 实际值	m/z 理论值	ppm	分子式	MS/MS 数据
15	N(1),N(8)-二咖啡酰亚精胺	6.241	[M+H]⁻	470.226 9	470.228 6	−3.5	$C_{25}H_{31}N_3O_6$	308.196 8, 220.096 3, 163.038 5, 145.028 4
16	矮牵牛素-3-O-半乳糖苷-5-O-葡萄糖苷	7.297	M⁻	641.168 2	641.165 4	−4.9	$C_{28}H_{32}O_{17}$	479.115 5, 317.066 7, 147.041 6
17	矮牵牛素-3-O-芸香糖苷-(顺-对香豆酰)-葡萄糖苷	7.334	M⁻	1 095.315	1 095.318 7	−3.4	$C_{49}H_{59}O_{28}$	933.269 9, 479.118 6, 317.065 9
18	对羟基肉桂酰-二氢咖啡酰亚精胺	8.374	M⁻	456.249 3	456.249 3	−4.2	$C_{25}H_{33}N_3O_5$	334.837 7, 293.181 3, 222.111 5, 147.043 7, 123.043 7, 123.044 2, 72.080 3
19	未知	8.898	M⁻	973.255 1	973.260 8	−6.2	$C_{45}H_{48}O_{24}$	811.190 9, 519.107 4, 357.050 6
20	矮牵牛素-3-O-芸香糖苷-(反-对香豆酰)-葡萄糖苷-5-O-葡萄糖苷	9.979	M⁻	1 095.314 3	1 095.318 7	−4.1	$C_{49}H_{59}O_{28}$	933.271 2, 479.115 0, 217.066 1
21	飞燕草素-3-O-芸香糖苷-(对香豆酰)-5-O-葡萄糖苷	11.996	M⁻	919.247 1	919.250 3	−3.4	$C_{42}H_{47}O_{23}$	757.198 5, 465.101 8, 303.050 3
22	矮牵牛素-3-O-芸香糖苷-(咖啡酰基)5-O-葡萄糖苷	12.708	M⁻	949.257 7	949.260 8	−3.3	$C_{43}H_{19}O_{24}$	787.208 2, 479.113 7, 317.063 5
23	未知	14.198	M⁻	1 123.308 1	1 123.313 7	−4.9	$C_{50}H_{59}O_{29}$	961.266 7, 479.114 7, 317.067 2
24	矢车菊-3-O-芸香糖苷-(对香豆酰)-5-O-葡萄糖苷	15.555	M⁻	903.250 8	903.255 4	−5.0	$C_{42}H_{46}O_{22}$	741.208 4, 449.113 7, 287.055 1
25	矮牵牛素-3-O-芸香糖苷-(顺-对香豆酰)-5-O-葡萄糖苷	15.656	M⁻	933.262 4	933.265 9	−3.8	$C_{43}H_{49}O_{23}$	771.213, 479.117 4, 317.065 8
26	矮牵牛素-3-O-芸香糖苷-(反-对香豆酰)-5-O-葡萄糖苷	16.233	M⁻	933.262 7	933.265 9	−3.4	$C_{43}H_{49}O_{23}$	771.212 1, 479.118 1, 317.064 7
27	矮牵牛素-3-O-葡萄糖苷-5-O-葡萄糖苷	16.341	M⁻	641.168 8	641.165 4	−4.3	$C_{28}H_{32}O_{17}$	479.118 6, 317.066 3
28	矮牵牛素-3-O-葡萄糖苷(阿魏酰基)-5-O-葡萄糖苷	18.408	M⁻	963.272 8	963.276 5	−3.8	$C_{44}H_{51}O_{24}$	801.206 1, 479.116 2, 317.062 5
29	锦葵色素-3-O-芸香糖苷-(顺-对香豆酰)-5-O-葡萄糖苷	20.069	M⁻	947.277 7	947.281 6	−4.1	$C_{44}H_{51}O_{23}$	785.229 5, 493.135 0, 331.082 6
30	矮牵牛素-3-O-芸香糖苷-对香豆酰	21.443	M⁻	771.209 7	771.213 1	−4.4	$C_{37}H_{38}O_{18}$	479.109 6, 317.065 6

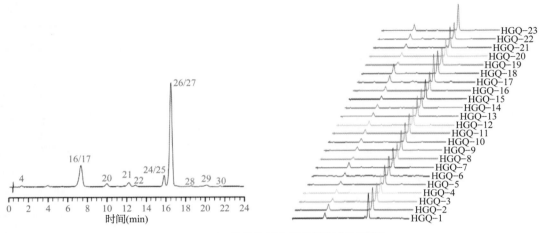

图7-1-7 黑果枸杞中样品提取物色谱图

[4：矮牵牛素-3-O-芸香糖苷-5-O-葡萄糖苷；16：矮牵牛素-3-O-半乳糖苷-5-O-葡萄糖苷；17：矮牵牛素-3-O-芸香糖苷(顺-对香豆酰)-葡萄糖苷-5-O-葡萄糖苷；20：矮牵牛素-3-O-芸香糖苷(反-对香豆酰)-葡萄糖苷-5-O-葡萄糖苷；21：飞燕草素-3-O-芸香糖苷(对香豆酰)-5-O葡萄糖苷；22：矮牵牛素-3-O-芸香糖苷(咖啡酰基)-5-O-葡萄糖苷；24：矢车菊素-3-O-芸香糖苷(对香豆酰)-5-O-葡萄糖苷；25：矮牵牛素-3-O-芸香糖苷(顺-对香豆酰)-5-O-葡萄糖苷；26：矮牵牛素-3-O-芸香糖苷(反-对香豆酰)-5-O-葡萄糖苷；27：矮牵牛素-3-O-葡萄糖苷-5-O-葡萄糖苷；28：矮牵牛素-3-O-葡萄糖苷(阿魏酰基)-5-O-葡萄糖苷；29：锦葵色素-3-O-芸香糖苷(顺-对香豆酰)-5-O-葡萄糖苷；30：矮牵牛素-3-O-芸香糖苷-对香豆酰]

黑果枸杞花色苷类成分的色谱定量分析大多采用半定量方法，标准品主要有氯化锦葵素-3,5-O-双葡萄糖苷和矢车菊素-3-O葡萄糖苷。选择矢车菊素-3-O-葡萄糖苷，考察其稳定性，结果表明标准品溶液在4℃条件下11天内稳定性良好(甘小娜等，2001)，故黑果枸杞的总花色苷含量以该化合物为参考，按以下公式进行计算：

$$Y = kX + b$$

$$总花色苷含量\% = \frac{(A_总 - b)V}{kM}$$

式中：$Y = kX + b$ 为矢车菊素-3-O-葡萄糖苷的浓度与峰面积标准曲线方程；$A_总$ 为供试品中所有花色苷的峰面积之和；b 为标准曲线方程的截距；V 为供试品的体积(mL)；k 为标准曲线方程的斜率；M 为供试品的质量(mg)。样品中花色苷的含量测定结果见表7-1-5。

表7-1-5 样品中花色苷的含量测定结果

编号	总花色苷含量 (mg/100 mg)(干重)	编号	总花色苷含量 (mg/100 mg)(干重)	编号	总花色苷含量 (mg/100 mg)(干重)
HGQ-1	2.90	HGQ-9	2.12	HGQ-17	3.14
HGQ-2	2.14	HGQ-10	2.06	HGQ-18	2.99
HGQ-3	2.66	HGQ-11	2.14	HGQ-19	1.74
HGQ-4	2.06	HGQ-12	2.08	HGQ-20	1.95
HGQ-5	2.19	HGQ-13	2.11	HGQ-21	2.28
HGQ-6	2.16	HGQ-14	2.02	HGQ-22	2.07
HGQ-7	2.27	HGQ-15	2.13	HGQ-23	2.93
HGQ-8	1.58	HGQ-16	2.08		

甘小娜等(2001)通过超高效液相色谱-飞行时间质谱联用技术，从黑果枸杞中共鉴定出13个花色苷，质谱数据信息显示，其中的花色苷类成分大多出现 m/z 317.06 的离子碎片，提示其苷元大多为矮牵

牛素,该结果与之前报道的数据相吻合。色谱分析结果显示,不同地区的花色苷类成分指纹图谱相似度比较高;对不同省份即青海、新疆和宁夏之间黑果枸杞中总花色苷的含量进行比较,并未发现显著性差异($p=0.084$)(图7-1-8)。本研究可为黑果枸杞的品质评价提供参考,为黑果枸杞的进一步开发利用提供可靠的科学依据。

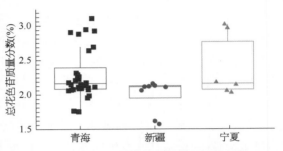

图7-1-8 不同产地黑果枸杞样品中总花色苷含量的显著性分析

(三)性质和活性

1. 花色苷稳定性的影响因素·花色苷有其独特的缺电子结构,极其不稳定。花色苷的4种结构变化形式为蓝色的醌式碱(A)、红色的二苯并吡喃阳离子(AH^+)、无色的甲醇假碱(B)、无色的查尔酮(C),这4种物质的相互转化能造成花色苷颜色的变化,稳定性也直观地体现在颜色的变化上。花色苷的稳定性受到许多因素的影响,如光和热、pH、金属离子、酶、糖类和等。

(1)光和热:花色苷在不同温度下的降解遵循一级动力学反应规律,二苯基苯并吡喃阳离子(AH^+)的失电子过程:$AH^+ \to A$是一个放热反应,而水解反应$AH^+ \to B$和开环反应$B \to C$均为吸热反应,因此当温度升高时,平衡向着无色的查尔酮(C)和甲醇假碱(B)形式转化,但当冷却和酸化时,醌式碱(A)和甲醇假碱(B)还可转变成阳离子(AH^+)形式,而查尔酮(C)则很难再转化为阳离子(AH^+)子形式。在光照条件下,单糖苷、非酰化的二糖苷、酰基化的二糖苷稳定性依次增大。Furtado P等提出光降解的最终产物与热降解的最终产物相同,但是两者的降解途径不同。光降解的途径可能为:花色苷首先降解生成C4羟基中间产物,然后该中间产物在C2位水解开环,生成查尔酮(C),最后查尔酮迅速降解,生成苯甲酸及2,4,6-三羟基苯甲

醛等终产物。

(2)pH:花色苷易受pH的影响,一般在酸性条件下较稳定,在中性或碱性条件下易降解,但是,含有2个或2个以上酰基的花色苷在整个pH范围内都表现出很好的颜色稳定性。花色苷在pH<2时,主要以红色阳离子(AH^+)的形式存在;pH为4~5时,主要为无色醇型碱(B)或查尔酮(C)形式;pH>6时,主要为蓝色醌式假碱(A)形式。Sadilova E等对pH 1.0和pH 3.5条件下的矢车菊素-3-葡萄糖苷的热降解产物进行了分析,发现在2种pH条件下都会产生原儿茶酸和2,4,6-三羟基苯甲醛2种终产物,但只有在pH为3.5条件下能够检测到中间产物查尔酮(C),在pH为1.0条件下没有发现,这一现象的原因可能是查尔酮在pH 1.0条件下不稳定,说明pH会对花色苷热降解途径产生影响。

(3)氧化剂及过氧化剂:花色苷在酸性和中性条件下的氧化降解途径不同。在pH 1~3的酸性溶液中,O_3或H_2O_2生成自由基类物质,并与花色苷结合生成花色苷-H_2O_2复合物,H_2O_2与花色苷的C2位发生亲核反应,使C2和C3之间的共价键断裂,生成苯甲酰苯基乙酸酯,该酯极易在碱性条件下发生水解,形成酚酸、苯甲酸和2,4,6-三羟基苯乙酸。在pH 6~7的中性溶液中,锦葵素-3,5-二葡萄糖苷(malvidin-3,5-di-glucoside)在加热条件下先转化为醌式碱,进而生成香豆素衍生物3,5-二葡糖基-7-羟基香豆素[3,5-di-(O-β-D-glucosyl)-7-hydroxycoumarin],运用此法可判断糖取代基的位置。Ozkan M(2002)实验发现,H_2O_2可以促使花色苷降解,H_2O_2主要通过3个反应,生成·OH,使花色苷的苯环发生降解最后生成CO_2和H_2O,并得出H_2O_2主要是通过两种途径来影响花色苷降解:一是H_2O_2裂解生成大量的具有非偶电子的基团或原子即自由基和过氧氢根离子HOO^-。二是大量醌类物质的生成。

(4)金属离子:金属离子对花色苷具有一定的辅色效果,花色苷与Ca^{2+}、Zn^{2+}、Cu^{2+}、Al^{3+}、Sn^{2+}或其他金属离子的络合能对颜色起稳定作用。金属离子对不同种类的花色苷的影响不同,有增色效应也有破坏作用,同种离子对不同种花色苷的影响也有差异,这与花色苷本身的分子结构和浓度有

很大关系。研究发现只有在 B-环上含有邻位羟基的花色苷才能与金属离子络合。因此,可以通过向花色苷添加某种金属离子,再观察其最大吸收波长是否移动,来区别具有这种 B-环上含有邻位羟基的花色苷和其他普通花色苷。虽然金属离子对花色苷的稳定性具有一定增强作用,但这一效应也不是有益无害的,主要体现在增色的同时形成的金属-单宁络合物可导致花色苷褪色。

(5) 酶:在花色苷的降解过程中主要的酶有 2 种:一是糖苷酶(glyeosidase),可水解花色苷得到游离的糖和花青素,花青素很不稳定,可自发生成无色的物质。葡萄糖、葡萄糖-δ-内酯和葡萄酸是糖苷酶的竞争性抑制剂。二是多酚氧化酶(polyphenol oxidase,PPO),可通过偶合氧化机制作用于存在邻-二酚羟基的花色苷,产生的中间产物邻醌能使花色苷转化为氧化的花色苷及其降解产物。多酚氧化酶(PPO)的活性可有效地被 SO₂、亚硫酸盐、单宁、苯肼和半胱氨酸抑制。其他参与降解的酶还有过氧化物酶和果胶酶。Kader F 等(1999)采用 Sephadex G-25 柱层析将咖啡酸的氧化产物咖啡酸醌(caffeic acid O-quinone,CQ)进行了纯化,然后与天竺葵色素-3-葡萄糖苷反应,采用紫外可见光谱、高效液相等化学分析方法进行鉴定,发现产物中有咖啡酸和残存的天竺葵色素-3-葡萄糖苷,这是因为竺葵素-3-葡萄糖苷不是邻位酚羟基结构,所以不会生成咖啡酸,因此推断出咖啡酸是由邻苯二醌咖啡酸生成的,并证明了多酚氧化酶(PPO)本身不能促进花色苷的降解,而是当有咖啡酸等酚类存在时,多酚氧化酶能促进多酚生成 O-醌类化合物,这一中间产物与花色苷反应生成花色苷-O-醌的缩合物,从而加快花色苷的降解。

(6) 糖:在高浓度糖存在时,水分活度降低,花色苷生成假碱式(B)的速度减慢,因此花色苷的颜色得到了保护;但是在低浓度糖存在时,花色苷的降解或变色却加快。糖、乳糖、阿拉伯糖和山梨糖的这种作用比蔗糖、葡萄糖和麦芽糖表现得更强。Cao S 等(2009)研究发现,因为蔗糖为二糖,首先分解生成葡萄糖和果糖后,才能生成糠醛,而己酮糖(ketohexose)较己醛糖(aldohexose)更易转化为糠醛,所以糖对花色苷的降解速率表现为果糖>蔗糖>葡萄糖。

(7) SO₂:低浓度的 SO₂ 用作防腐剂,对花色苷具有稳定作用,因其可与抗坏血酸有效地结合。SO₂ 虽然具有这样的稳定化作用,但实际上却由于生成亚硫酸盐使色素褪色。SO₂ 对花色苷的漂白作用分为可逆或不可逆。当 SO₂ 用量为 500~2 000 μg/g 时,是可逆的,在后续的加工处理中,能通过大量水洗脱后恢复颜色。SO₂ 在有机酸的作用下形成亚硫酸氢根,其对花色苷 C4 亲核攻击生成无色的花色苷亚硫酸盐复合物。由于无色的花色苷亚硫酸盐复合物形式仅和阳离子(AH⁺)形式存在平衡,可以得出 SO₂ 比溶液的 pH 对葡萄酒花色苷的褪色作用还要大。

(8) 亲核试剂:非酰化和单酰化的花色苷对 C2 位和 C4 位上的亲核进攻特别敏感。对于氨基酸和碳亲核试剂,这一进攻往往发生在花色苷亲电的 C4 位上。这些生成物具有很高活性,根据 C4 位上取代基的性质还会进一步发生反应,最终使花色苷褪色。研究表明,C4 位被甲基或苯基取代的阳离子(AH⁺)对亲核进攻具有抵御作用,这表明花色苷稳定化的有效措施是使 C4 位被取代。花色苷母核结构上的羟基和糖苷基上的羟基,都可以与一个或几个咖啡酸、香豆酸、脂肪酸、对羟基苯甲酸和阿魏酸通过酯键结合形成酰基化的花色苷,从而增强其稳定性。Bkowska-Barczak A(2005)通过实验研究发现,酰化能增强花色苷的稳定性,其作用机制是通过花色苷吡喃环的酰基堆积钝化花色苷对亲核试剂的敏感性,从而阻止花色苷从红色的阳离子(AH⁺)水解成无色的查耳酮(C)或蓝色的醌酮(A)。

(9) 抗坏血酸:Ozkan M(2002)研究发现抗坏血酸本身并不会使花色苷的降解,而是抗坏血酸的降解产物脱氢抗坏血酸、H₂O₂ 和糠醛使花色苷发生了降解反应。花色苷对抗坏血酸的耐性与抗坏血酸的浓度和反应体系的温度有关。低温条件下,抗坏血酸对花色苷具有保护作用;高温处理时,花色苷在低浓度的抗坏血酸中稳定,在高浓度抗坏血酸中加速降解。还有研究表明在花色苷降解过程中,抗坏血酸和氧起协同作用,在有 Cu²⁺ 存在的情况下也能加速花色苷的降解。因此,在花色苷的生产或富含花色苷产品的加工处理过程中,不宜用抗坏血酸作为抗氧化剂。

2. 花色苷的活性·花色苷能够保护超氧化物

歧化酶和谷胱甘肽过氧化物酶的活性，预防及抑制生物脂质过氧化反应，且花色苷对羟基自由基和DPPH自由基具有较强的清除能力，其清除能力会随着花色苷浓度的增大而增强。温朝玲等（2018）研究发现，黑果枸杞花色苷联合葡萄糖酸锌能明显改善急性脊髓损伤模型大鼠脊髓组织的病理改变，降低血清炎症因子 TNF-α、IL-6 的含量，从而保护大鼠急性脊髓损伤后的神经功能。冉林武等（2019）使用壳聚糖（CS）与酪蛋白磷酸肽（CPP）复合凝胶体系制备了 CS-CPP 黑果枸杞花色苷纳米颗粒，可以提高黑果枸杞花色苷的稳定性和活性，且具有较好的体外抗氧化能力。郑杰等（2011）采用高效液相色谱-二极管阵列检测器（HPLC-DAD）和高效液相色谱-电喷雾电离-质谱（HPLC-Electr-ESI-MS），共检测出 14 种花青素，其中 10 种得到鉴定和定量。所有这些都是在黑果枸杞（*Lycium ruthenicum* Murr.）中首次报道的，结果表明，矮牵牛花色素衍生物占鲜果总花青素的 95%。此外，大多数花青素可被香豆酸酰化，笔者在研究中发现了一种罕见的构型呈顺式和反式的香豆酸类花青素，它的甲醇提取物在 DPPH、ABTS+ 和铁还原抗氧化能力（FRAP）测定方面显示出强大的抗氧化活性，研究结果对于阐明黑果枸杞（*Lycium ruthenicum* Murr.）的花青素成分以及进一步利用其作为健康食品和天然色素资源具有重要意义。

三、总多酚

多酚类物质（polyphenols），包括花青素（anthocyanidin）、类黄酮物质（flavonoids）等一类广泛存在于植物的皮、根、叶、果中的多元酚化合物，在维管植物中的含量仅次于纤维素、半纤维素和木质素，含量可达 20%，是植物的次生代谢产物之一。因许多植物多酚具有抗氧化应激损伤作用，从而可预防和治疗因此而引起的衰老、肿瘤及心脑血管疾病，成为天然产物研究的热点和焦点之一，其中，花青素类物质是自然界分布最广泛的水溶性植物色素之一，广泛存在于植物的花和果实中，属酚类中的类黄酮类化合物。花青素具有与其他天然类黄酮相同的 C6-C3-C6 碳骨架，而且其生物合成途径也相同。然而，它们又不同于其他天然的类黄酮化合物，它们能较强地吸收可见光。随它们形成共振结构的

能力、C6-C3-C6 核上的取代基以及所处环境因素的不同，可表现出千差万别的色泽。花色苷类化合物是花青素的衍生物，花青素在自然状态下常与各种单糖或双糖结合在一起，形成糖苷化合物，称之为花色苷。

（一）结构

采用 HPLC-MS 方法分析鉴定黑果枸杞酚类物质组成及结构（闫亚美等，2014b）。通过 HPLC-MS 分析鉴定，19 个多酚类化合物被鉴定出。其中 7 个为酰化类花色苷，主要花色苷为矮牵牛素-3-O-芸香糖-（咖啡酸）-5-O-葡萄糖苷［Petunidin-3-O-rutinoside（cis-p-coumaroyl)-5-O-glucoside］。黑果枸杞其他多酚类物质（非花色苷）有 6 个：柚皮素（naringenin）、柚皮素-O-芸香糖-7-O-己糖苷（naringenin-O-rutinose-7-O-hexoside）、柚皮素-O-芸香糖苷（naringenin-O-rutinoside）、柚皮素-O-己糖苷（naringenin-O-hexoside）、5,7-二羟基黄酮-p-阿魏酸-己糖苷（chrysin-p-ferulic acid-hexoside）、5,7-二羟基黄酮-p-阿魏酸（chrysin-p-ferulic acid）。其余 6 个多酚化合物未确定名称。

根据不同的功效成分参数进行聚类分析，将 26 份黑果枸杞资源大体分为 7 类，聚类参数不同，聚类结果略有差异，这些差异性表明，黑果枸杞多酚从单体组成及含量上看，不同产地差异较大。但总体而言，青海格尔木乌图美仁、新疆甘河子、宁夏贺兰等黑果枸杞的总酚、总黄酮及总花色苷很高；花色苷总量及单体含量均很高的材料有新疆巴仑台镇、青海格尔木乌图美仁、新疆甘河子、宁夏贺兰等地。在所有供试不同产地黑果枸杞的材料中共检测到 12 种共有酚类化合物，其中酰化矮牵牛素花色苷在所有供试黑果枸杞材料中的含量均最高，是黑果枸杞多酚及花色苷的主要成分。

Islam 等（2017）利用比色法，对比分析了黑果枸杞和红果枸杞的多酚含量，结果表明两种枸杞中均含有丰富的酚类物质。利用超高效液相色谱-电喷雾四级杆串联质谱（UHPLC-ESI-Q-TOF-MS）技术，发现黑果枸杞干果和鲜果的多酚类物质含量均高于红果枸杞干果和鲜果。除物种间含量有所变化外，不同地理来源的黑果枸杞多酚构成也存在一定差异，其中 5,7-二羟基黄酮-衍生物类化合

物、柚皮素、飞燕草素-3-O-芸香糖苷(顺式-p-香豆酰)-5-O-葡萄糖苷、矮牵牛素-3-O-芸香糖(顺式-p-香豆酰)-5-O-葡萄糖苷可能是决定黑果枸杞不同产地来源多酚含量质量差异的主要化合物指标。

Zhang G 等(2019)首次利用超高效液相色谱-四极杆-静电场轨道阱串联质谱联用技术(UPLC-Q-Orbitrap MS/MS),建立了快速同时鉴定和定量 25 种酚类化合物的方法。其研究对黑果枸杞所含的 18 种酚类化合物进行了定性和定量分析。其中,首次检测并量化出 11 种酚类成分,其中包括 2 种黄酮类化合物,分别为儿茶素($0.90\pm0.03\ \mu g/g$)和柚皮素($1.73\pm0.07\ \mu g/g$);其余 9 种分别为没食子酸($11.30\pm0.28\ \mu g/g$)、香草酸($47.83\pm1.06\ \mu g/g$)、2,4-二羟基苯甲酸($3.01\pm0.14\ \mu g/g$)、维拉酸($16.86\pm0.21\ \mu g/g$)、苯甲酸($6.63\pm0.14\ \mu g/g$)、鞣花酸($1.25\pm0.05\ \mu g/g$)、水杨酸($59.63\pm0.79\ \mu g/g$)和儿茶酸($39.53\pm0.80\ \mu g/g$),以及属于二氢查耳酮类黄酮物质的根皮素($64.44\pm0.88\ \mu g/g$)。研究表明野生型和人工栽植型黑果枸杞多酚含量分别为 42.94 mg/g、50.59 mg/g,栽植型多酚含量显著高于野生型。说明生长环境良性改变有利于黑果枸杞多酚类物质的合成与积累,这为人工栽培黑果枸杞的合理性提供了理论基础。

(二)多酚类化合物的鉴定

多酚类化合物种类繁多,且结构不同进而表现为理化性质和功效作用不同。因此,对其结构的鉴定具有重要意义。其中,花色苷类多酚完整的花色苷结构表征一般包括:花色苷元的鉴定、糖配基的鉴定、糖和酰基化基团的鉴定及糖和酰化基团的连接位置的确定。花色苷结构鉴定常常基于色谱学方法和光谱学方法原理。1940 年以来,由纸色谱、薄层色谱、紫外可见光谱等技术方法对花色苷等多酚进行定性鉴定并提供的大量数据至今仍在应用,但这些技术仅限于简单结构的花色苷的初步推测,对于成分复杂、结构和极性相似的混合物难以分辨。

(三)性质与活性

1. 多酚与机体抗氧化活性的关系·多酚是一种自由基清除剂,是羟基供体,能将氢供给脂类化合物自由基,自身转变成酚基自由基。酚基自由基能够降低自动氧化链反应的传递速度,从而引起了抑制脂类进一步被氧化的作用。多酚还能防止 Vc 氧化,淬灭单线态氧。其作用机制如下。

$$AH+ROO\cdot \longrightarrow ROOH+A\cdot$$
$$AH+RO\cdot \longrightarrow ROH+A\cdot$$

研究表明多酚抗氧化能力与花青素含量呈线性相关,且强抗氧化作用也是其预防和治疗心脑血管疾病等的主要机制。

研究表明黑果枸杞多酚对 DPPH·自由基、·OH、O_2^{-}·均有良好的清除效果,清除率最大可分别达到 82.3%、75.8%、53.3%,其良好抗氧化活性的作用机制之一是能显著抑制 $FeSO_4-VC$ 引起的线粒体肿胀,同时显著降低线粒体 MDA 的含量。研究表明黑果枸杞总多酚含量、总花青素含量、总黄酮含量越多,其抗氧化能力越强,他们之间存在正相关性,其中总酚含量与抗氧化活性的相关性最强,推测多酚类化合物可能是黑果枸杞抗氧化活性的主要贡献者。不同产地来源的黑果枸杞抗氧化能力存在较大差异,这可能与产地不同造成的黑果枸杞多酚含量、构成组分不同有关。同一种抗氧化物质在不同溶剂中溶解,或者选择的自由基底物不同,都会使抗氧化物质在相同的测定方法及测定条件下表现出不同的抗氧化活性。黑果枸杞多酚的抗氧化性也随测试时使用的抗氧化模型的不同而有所差异,因此选择恰当的测定模型有待进一步探究。

2. 多酚对心脑血管疾病作用·流行病学调查发现,长期摄入富含多酚的食物能够明显降低动脉粥样硬化(atherosclerosis,AS)等心血管疾病的发病率,揭示花色苷可能具有潜在的抗 AS 作用。

多酚保护血管内皮细胞氧化损伤是主要的预防机制之一。多酚能够改善内皮细胞功能,除了能够减少血管内皮细胞氧化应激,还对心肌缺血-再灌注损伤具有保护效果。Youdim KA 等(2000)研究表明多酚能够与血管内皮细胞膜结合,并进入细胞质抑制细胞的氧化应激损伤,改善内皮细胞功能,从而预防心血管疾病的发生。多酚种类繁多,常见的约 600 种,在结构上大都由花色素配基(anthocyanidin)和不同种类的糖(葡萄糖、半乳糖、阿拉伯糖等)分子结合,有的还与芳香酸、脂肪酸分子结合形成酰化多酚,而不同结构的多酚对血管内皮细胞保护效果存在显著差异。易龙等(2009)将结构较简单、分子量较小的不同花色苷元或结合有一个糖苷的近20种花色苷进行了比较研究,结果表明,花色苷类物质抑制血管内皮细胞氧化应激损伤作用与其总羟基数量及B环羟基数量存在正相关性。Ziberna等(2013)就矢车菊-3-葡萄糖苷在血管内皮细胞保护效果中的转运机制进行了探讨,但酰化类、结合有2个以上糖苷等结构较为复杂的花色苷作用如何,国内外研究鲜见。

四、多糖

多糖是黑果枸杞果实中研究最多的活性成分,研究主要集中在提取方法、结构解析和生物活性方面。采用苯酚-硫酸法对黑果枸杞果实多糖含量进行测定分析,结果表明其多糖为浅棕色粉末状,多糖含量为16.74%(李艳等,2001)。另有研究通过比较各种提取方法(水提、超声、微波、超声-微波协同)对多糖得率的影响,结果表明超声-微波协同方法得率最高,超声提取法最低(白红进等,2007)。彭强等(2010)以黑果枸杞果实为材料,采用水提醇沉法分离纯化得到5个多糖组分,对其理化性质、结构和活性作以研究。结果表明黑果枸杞多糖有中性和酸性两种类型,中性多糖是具有多分支结构的阿拉伯半乳聚糖,酸性多糖为鼠李半乳糖醛酸类型;活性研究表明,它具有免疫调节功能。此外,黑果枸杞多糖还具有降血压和抗疲劳的功能。

(一) 多糖的结构

多糖是自然界最多的有机化合物,是重要的生物高分子化合物。多糖是所有生命有机体的重要组成成分与维持生命所必需的结构材料,它来自高等植物、动物细胞膜、微生物细胞壁中的天然大分子物质,参与了细胞生命的各种活动,参与能量的储存和传递,也作为细胞骨架材料和参与细胞识别等多种生命功能活动。多糖与蛋白质、脂类形成的糖蛋白、脂多糖在细胞的识别、分泌及在蛋白质的加工和转移等方面起着不容忽视的作用。多糖的研究不仅涉及生命现象中众多深奥理论的基础问题,而且也有非常广泛的应用。有的多糖因其特殊的生物活性,且无副作用而被作为临床用药或疫苗,有的多糖因其特殊的理化性质(如黏性、亲水性等)而应用在食品、轻纺、石油工业等领域。

多糖是由很多个单糖单位构成的糖类物质,它是一种天然的高分子化合物,广泛分布在自然界中,如植物,动物细胞膜,微生物细胞壁等。它同蛋白质、脂质、核酸一起被称为构成生命体的四大类生物大分子。

与蛋白质、核酸等生物大分子相似,糖的结构也可分为一级、二级、三级和四级结构。多糖的一级结构是指多糖的单糖残基组成、相邻糖基之间糖苷键的连接方式、糖链的分支情况以及异头物的构型等。多糖一级结构的复杂性决定了它的生物活性,因为一级结构可以影响多糖上的一些官能基团,而官能基团的有无或是种类又会对生物活性产生很大的影响,所以在研究多糖的构效关系时,可以通过一定的化学方法对官能基团进行必要的修饰,如在糖基上可连接一些功能团,如磷酸基团、硫酸基团、甲基化基团等。多糖的二级结构是指由存在于多糖骨架各链之间的氧键作用所形成的各种聚合体,它只关系到多糖分子的主链的构象,而不影响侧链的空间分布。在二级结构的基础上,通过进一步盘绕形成的空间构象,它排列有序且规则,即多糖的三级结构。多糖的四级结构是指多聚链之间以非共价键作用力而形成的复杂结构,多糖链的这种聚集作用既可以在相同分子之间进行,又可以在不同的分子之间进行。

(二) 多糖的分类

多糖的种类繁多,按照来源大致可分为高等植物多糖、动物多糖、微生物多糖、藻类多糖。

1. **高等植物多糖** · 高等植物多糖常分为四类:①细胞内存多糖,如山茱萸多糖、枸杞多糖、人参多糖等。②果胶类物质,主要存在于植物的初生细胞壁和细胞之间的中层内,是细胞壁的基质多糖,在糖果和食品工业中常用作胶凝剂。③半纤维素,如木聚糖、葡甘露聚糖、半乳葡甘露聚糖等,在食品工业中有着广泛的应用。④树胶和黏胶,如豆科金合欢属植物的分泌物阿拉伯胶等,在食品、制药、印刷等工业中被广泛用作黏合剂、增稠剂、悬浮剂和成形剂等(张惟杰,1999)。

2. **动物多糖** · 又名壳多糖,广泛存在于虾蟹的外壳、乌贼骨中,在医药中有着广泛的应用。从猪小肠黏膜提取的肝素广泛用作抗凝血药物;透明质酸由于良好的生物相容性,已被广泛应用在药物辅料方面(李鹏等,2011)。

3. 微生物多糖·微生物多糖常分为3种类型:①细胞壁多糖,位于细胞壁层。②细胞内多糖,位于原生质膜内侧或作为原生质膜的组分。③细胞外多糖,位于细胞壁外,介于细胞与细胞之间。微生物多糖因种类繁多,生长周期较短等诸多优点,在许多领域都有着广泛应用(陈光等,2001)。到目前为止,已大量投产的微生物多糖有黄原胶、结冷胶、小核菌葡聚糖、热凝多糖等。

4. 藻类多糖·海藻是海洋植物中数量和品种最多的一类,按照所含色素的不同可分为黄藻、金藻、蓝藻、褐藻、红藻、绿藻等。

海藻多糖系海藻中所含的各种高分子碳水化合物,是目前最具有前景的一类活性物质。其中褐藻胶在纺织工业中可以作印花浆,在食品工业中可以作为稳定剂、增稠剂,在医药工业中作赋形剂、弹性印模等;卡拉胶主要用于食品工业中作乳化剂、分散剂和增稠剂、固定化酶载体等。此外,海藻中所含的硫酸化多糖还具有抗感染、抗肿瘤、延缓衰老、抗凝血等作用(黄磊,2005)。

(三)多糖的性质与活性

大量体内体外药理学实验研究表明,黑果枸杞多糖在降血糖、免疫调节、清除自由基、抗疲劳、延缓衰老、抗氧化等方面具有较强的药理活性。

1. 抗氧化、延缓衰老·对黑果枸杞叶粗多糖及其纯化后的5个组分的多糖分别进行了体外还原能力及清除自由基能力的考察,结果表明,粗多糖及纯化后的多糖均具有不同程度的抗氧化能力。研究发现,黑果枸杞粗多糖的抗氧化能力强于精制多糖,且随着浓度增大抗氧化能力也逐渐加强(刘洋,2016)。

2. 抗疲劳、降血糖、护肝·研究表明,黑果枸杞多糖具有抗疲劳、降血糖的生理功效,以小鼠的负重游泳时间为参考指标,发现黑果枸杞多糖干预后小鼠的负重游泳时间延长;同时,通过比较多糖灌胃组、糖尿病模型组及盐酸二甲双胍组血糖,发现黑果枸杞多糖对糖尿病有一定的防治作用(陈晓琴等,2007)。发现黑果枸杞多糖对小鼠阻塞性黄疸致肝损伤具有一定的治疗作用,并推测其作用机制可能与NF-κB信号通路有关,为阻塞性黄疸的治疗指明了一个新的理论方向(郭音,2016)。此外,黑果枸杞多

糖对小鼠镉中毒后肝脏也有保护作用(杜丁,2017)。

3. 其他作用·黑果枸杞多糖除了具有上述常见药理活性外,还有免疫调节、消炎等作用;研究显示黑果枸杞粗多糖可以增强小鼠巨噬细胞的吞噬能力,可间接发挥抗肿瘤作用,具有一定的免疫调节作用(刘洋,2016);此外,研究发现黑果枸杞复合多糖LRGP3具有一定的消炎作用(Peng Q,2014)。研究发现黑果枸杞多糖还具有细胞光损伤保护作用,并解释其保护机制(仁立余,2017)。

(四)黑果枸杞叶多糖的研究

1. 黑果枸杞叶多糖的结构表征·与黑果枸杞果实相比,对黑果枸杞叶的研究较少。黑果枸杞叶片体积小,肉质厚,呈条形、条状披针形。但又由于其果实的产量较低,价格昂贵,生产成本较高,它的开发利用受到一定限制;而黑果枸杞叶片的产量高且价格低廉。已有的研究结果表明,黑果枸杞叶片提取物具有与其果实相似的生物活性,多糖可能是其活性成分之一,但是有关黑果枸杞叶多糖研究报道较少,影响了黑果枸杞资源的综合利用和深度开发。以黑果枸杞叶为研究对象,对其多糖的分离纯化、理化性质、结构、抗氧化活性及免疫活性进行系统性研究,为黑果枸杞叶多糖的开发利用提供科学依据;同时也从分子水平上为阐明多糖的结构与功能关系提供理论基础;对生物资源的高值化利用具有显著意义(刘洋,2016)。

黑果枸杞叶多糖采用热水提取、乙醇沉淀、Sevage试剂除蛋白、过氧化氢脱色素,透析冻干得黑果枸杞叶粗多糖CLRLP。CLRLP经离子交换柱层析和凝胶柱层析分离纯化后得到5个多糖组分LRLP1-A、LRLP2-A、LRLP3、LRLP4-A、LRLP5-A。并从分子量、单糖组成、糖含量、蛋白含量等方面测定了它们的理化性质(表7-1-6),结果表明,5个组分都是以阿拉伯糖和半乳糖为主要组成中性多糖。

黑果枸杞叶多糖化学结构的测定采用一系列的化学方法及仪器分析进行。首先用甲基化分析判断各种糖基的连接方式,再用部分酸水解、单糖组成判断主链与支链组成,接着对主链进行甲基化分析以确定其主链连接方式,进而用质谱分析判断支链组成与连接方式,最后采用核磁分析确定糖苷键构型,

表 7 - 1 - 6　黑果枸杞叶多糖各组分的理化性质

多糖组分	分子量 (kDa)	糖含量 (%)	蛋白含量 (%)	单糖组成 (相对摩尔比)
LRLP1 - A	34.9	96.8	2.1	Ara、Man、Glc、Gal 6.86∶1∶1.05∶3.12
LRLP2 - A	52.5	97.1	1.8	Rha、Ara、Xly、Man、Glc、Gal 1.2∶26.1∶1∶1.1∶2.4∶17.4
LRLP3	79.4	98.2	1.3	Rha、Ara、Glc、Gal 2.0∶33.4∶1.0∶16.6
LRLP4 - A	135.1	96.6	2.3	Rha、Ara、Gal 1∶10.3∶5.3
LRLP5 - A	197.5	95.1	3.9	Ara、Gal 2.1∶1

从而推测出多糖样品的重复单元结构。

（1）LRLP4 - A 的结构表征：黑果枸杞叶多糖 LRLP4 - A 具有多分支结构，其分支由大量的半乳糖以- 3,6）Gal$p$（1 -连接方式和少量的鼠李糖以- 2,4）Rha$p$（1 -连接方式组成，并且分支糖基- 3,6）Gal$p$（1 -和- 2,4）Rha$p$（1 -的数目与末端糖基 Ara$f$（1 -的数目相等。半乳糖除以分支结构- 3,6）Gal$p$（1 -存在外，还有- 3）Gal$p$（1 -和- 6）Gal$p$（1 -两种连接方式，共占比例为总糖基数的 31.25%；阿拉伯糖除以末端糖基 Ara$f$（1 -形式存在外，还

有- 3）Ara$f$（1 -和- 3）Ara$p$（1 -三种存在形式，共占总糖基的 62.5%；而鼠李糖只有一种连接方式，为- 2,4）Rha$p$（1 -，占总糖基数的 6.25%。甲基化分析与单糖组成分析结果均表明，LRLP4 - A 主要由阿拉伯糖基与半乳糖基组成，且两种分析中各种糖基所占比例结果相一致，说明在甲基化过程中，多糖结构未受到破坏。综合甲基化、部分酸水解、单糖组成、质谱及核磁图谱分析，推测黑果枸杞叶多糖组分 LRLP4 - A 为多分支的阿拉伯半乳聚糖，其可能的重复结构单元如图 7 - 1 - 9 所示。

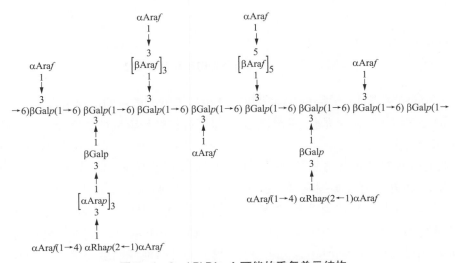

图 7 - 1 - 9　LRLP4 - A 可能的重复单元结构

（2）LRLP3 的结构表征：黑果枸杞叶多糖组分 LRLP3 的化学结构同样通过甲基化、部分酸水解、单糖组成、质谱及核磁分析进行测定。

LRLP3 经甲基化、完全酸水解、还原和乙酰化等反应后进行 GC 和 GC - MS 分析。LRLP3 在 GC 总离子流图中共检测到 11 个峰。LRLP3 是一种具

有复杂结构的多分支阿拉伯半乳聚糖,由 11 种不同连接方式的糖基组成;其中阿拉伯糖存在 Ara$f$(1-、-3)Ara$f$(1-、-3)Ara$p$(1-和-5)Ara$f$(1-四种连接方式,所占比例为所有糖基的 62.9%;半乳糖存在 Gal$p$(1-、-4)Gal$p$(1-、-3)Gal$p$(1-、-6)Gal$p$(1-、和-3,6)Gal$p$(1-五种连接方式,占所有糖基的 31.5%;鼠李糖只存在-2,4)Rha$p$(1-一种连接方式,占 3.7%;葡萄糖则以末端糖 Glc$p$(1-形式存在,占 1.9%;各种糖基所占比例和单糖组成分析相符合。LRLP3 部分酸水解透析后,得到透析袋内的主链组分 LRLP3-I 和透析袋外的支链组分 LRLP3-O。单糖组成分析表明,LRLP3-I 仅由半乳糖组成,表明该多糖的主链为半乳糖;LRLP3-O 由大量的阿拉伯糖和微量的鼠李糖与葡萄糖组成,

相对摩尔比为 1:0.06:0.03,表明该多糖的支链主要由半乳糖组成。LRLP3-I 的甲基化分析结果表明,其在 GC 总离子流图中共有 4 个峰,对应的糖基连接方式分别为 Gal$p$(1-、-3)Gal$p$(1-、-6)Gal$p$(1-和-3,6)Gal$p$(1-。比较 LRLP3 与 LRLP3-I 的甲基化分析结果,发现部分酸水解后,糖基的种类发生了变化,即只剩半乳糖残基,而阿拉伯糖基、葡萄糖残基和鼠李糖残基均消失,该结果与水解后单糖组成结果相符合,进一步说明 LRLP3 的主链为半乳糖,支链为阿拉伯糖、葡萄糖及鼠李糖。

综合质谱与核磁分析实验结果,推测黑果枸杞叶多糖 LRLP3 可能的重复单元结构如图 7-1-10。

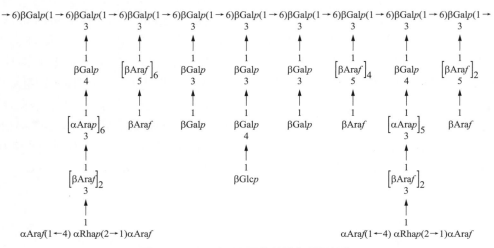

图 7-1-10　LRLP3 可能的重复单元结构

(3) LRLP1-A 的结构表征:黑果枸杞叶多糖组分 LRLP1-A 的化学结构采用甲基化、部分酸水解、单糖组成及质谱分析进行表征。

LRLP1-A 共有 9 种糖基连接方式,以阿拉伯糖基和半乳糖基为主,另外含有葡萄糖基和甘露糖基。分支糖基为-3,6)Gal(1-,占总半乳糖基的 46.2%;阿拉伯糖基有 Ara(1-、-5)Ara(1-和-3)Ara(1-三种连接方式;甘露糖基有 Man(1-和-4)Man(1-两种连接方式;而葡糖糖基仅以-4)Glc(1-连接方式存在;各种糖基所占比例与单糖组成比例相符。LRLP1-A 部分酸水解透析后,得到大分子主链 LRLP1-A-I 和小分子支链 LRLP1-A-O,对它们进行单糖组成分析,结果表明,LRLP1-A-

I 由半乳糖和微量葡萄糖组成,LRLP1-A-O 由大量阿拉伯糖和少量甘露糖、葡萄糖组成,相对摩尔比为 7.3:1.3:1,因此,LRLP1-A 的主链为半乳糖,而阿拉伯糖、甘露糖和葡萄糖位于支链。LRLP1-A-I 的甲基化分析结果显示,它由 5 种糖基组成,即 Glc(1-、Gal(1-、-3)Gal(1-、-6)Gal(1-和-3,6)Gal(1-,其中半乳糖占 92.9%,阿拉伯糖基与甘露糖基则全部消失,这与单糖组成分析结果一致。部分酸水解后新增了 Glc(1-和 Gal(1-两种糖基连接方式,此外,Gal(1-和-3,6)Gal(1-的数量减少,-6)Gal(1-数量增加,而且-3,6)Gal(1-减少的数量与-6)Gal(1-增加数量相等,推测其可能在 O3 位发生了水解,使-3,6)Gal(1-变为-6)Gal

(1-,-3)Gal(1-减少的数量与新增的Gal(1-数量相等,判断-3)Gal(1-可能位于靠近主链的位置,当与它连接的靠近末端的其他糖基被水解后,-3)Gal

(1-变为Gal(1-。综合以上实验结果,LRLP1-A-Ⅰ可能的重复单元结构如图7-1-11。

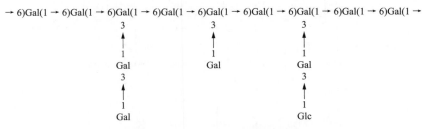

图7-1-11 LRLP1-A-Ⅰ可能的重复单元结构

LRLP1-A-O进行ESI-MS分化,结合单糖组成分析结果,目标峰归属,LRLP1-A-O由不同聚合度的阿拉伯寡糖、阿拉伯甘露寡糖或阿拉伯葡萄寡糖以及葡糖寡糖或者甘露寡糖组成。

综合甲基化、部分酸水解、单糖组成及质谱分析结果,推测黑果枸杞叶多糖LRLP1-A的可能重复单元结构如图7-1-12。

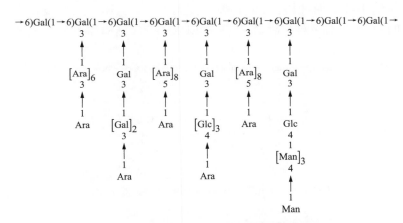

图7-1-12 LRLP1-A的可能重复单元结构

(4) LRLP2-A的结构表征:LRLP2-A的结构表征方法与上述LRLP4-A、LRLP3及LRLP1-A相同,因此这里不再赘述。其甲基化分析结果现在,LRLP2-A由10种连接方式组成,部分酸水解后主链仅由4种连接方式组成。根据部分酸水解

和甲基化分析结果,LRLP2-A-Ⅰ主链的可能重复单元结构如图7-1-13所示。再根据质谱分析结果,推LRLP2-A可能重复单元结构如图7-1-14所示。LRLP2-A同样是多分支的阿拉伯半乳聚糖。

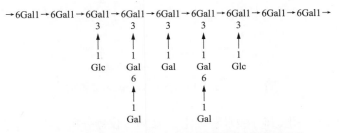

图7-1-13 LRLP2-A-Ⅰ主链的可能重复单元结构

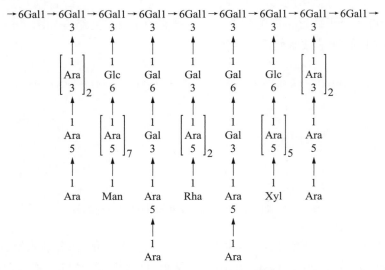

图 7 - 1 - 14　LRLP2 - A 的可能重复结构

（5）LRLP5 - A 的结构表征：LRLP5 - A 的结构同样为多分支的阿拉伯半乳聚糖，但它是 5 个糖组分中结构最为简单的一个，仅有 2 种单糖、7 种糖基连接方式。甲基化分析结果显示，可能主链结构如图 7 - 1 - 15 所示，质谱分级结果显示，推测 LRLP5 - A 结构如图 7 - 1 - 16 所示。

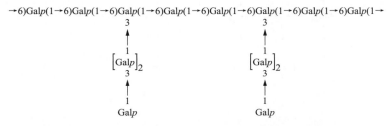

图 7 - 1 - 15　LRLP5 - A - Ⅰ 主链的可能重复单元结构

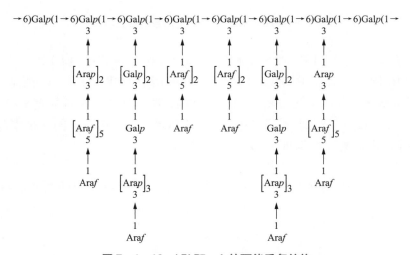

图 7 - 1 - 16　LRLP5 - A 的可能重复结构

综上所述，采用甲基化、乙酰化、部分酸水解等化学分析方法和气相色谱、气相色谱与质谱联用、质谱、核磁等仪器分析方法，对黑果枸杞叶多糖各纯化组分的结构进行表征。结果表明，5 个黑果枸杞叶多糖组分均为具有多分支结构的阿拉伯半乳聚糖,主要以(1→6)Gal$p$ 重复单元为主链结构,并且大部分半乳糖 C-3 位存在分支;而各组分支链的糖组成、连接方式与聚合度有很大差异,如表 7-1-7 所示,非还原末端组成也有差异,但主要仍为 Ara$f$。如其中 LRLP3 的糖基连接方式最多,因此结构也最复杂;其次为 LRLP1-A,而 LRLP5-A 的结构最简单,这些结构特征可能与其生物活性有着密切关系(刘洋,2016)。

表 7-1-7 黑果枸杞叶多糖各组分的结构特征

多糖组分	主链	支链	末端
LRLP1-A	(1→6)Gal$p$、(1,3→6)Gal$p$	(1→3)Ara$p$、(1→5)Ara$f$、(1→4)Glc$p$、(1→4)Man$p$、(1→3)Gal$p$	Man$p$、Ara$f$
LRLP2-A	(1→6)Gal$p$、(1,3→6)Gal$p$	(1→3)Ara$p$、(1→5)Ara$f$、(1→3)Gal$p$、(1→6)Glc$p$	Man$p$、Xly、Ara$f$、Rha
LRLP3	(1→6)Gal$p$、(1,3→6)Gal$p$	(1→3)Ara$f$、(1→5)Ara$f$、(1→3)Ara$p$、(1→2,4)Rha$p$、(1→3)Gal$p$、(1→4)Gal$p$	Glc$p$、Gal$p$、Ara$f$
LRLP4-A	(1→6)Gal$p$、(1,3→6)Gal$p$	(1→3)Ara$p$、(1→5)Ara$f$、(1→3)Gal$p$、(1→2,4)Rha$p$	Ara$f$
LRLP5-A	(1→6)Gal$p$、(1,3→6)Gal$p$	(1→3)Ara$p$、(1→5)Ara$f$	Ara$f$

2. 黑果枸杞叶多糖的活性研究

黑果枸杞叶多糖的抗氧化活性研究:从还原能力、自由基清除能力、蛋白水平和细胞水平四个方面评价了黑果枸杞叶多糖的抗氧化活性。结果表明,黑果枸杞叶多糖具有较强的还原能力,在实验范围内可显著清除 DPPH 自由基、羟自由基和超氧阴离子自由基,还可有效抑制 Cu^{2+}/H_2O_2 诱导的 BSA 蛋白氧化损伤和 H_2O_2 诱导的 HeLa 细胞氧化损伤。不同的黑果枸杞叶多糖组分具有不同程度的抗氧化作用(表 7-1-8),其中,LRLP3 在除了蛋白

表 7-1-8 黑果枸杞叶多糖各组分的抗氧化活性

指标	抗氧化活性大小
还原能力	LRLP3>LRLP4-A>LRLP2-A>LRLP1-A>LRLP5-A>CLRLP
清除 DPPH 自由基	LRLP4>LRLP3-A>LRLP2-A>LRLP1-A>CLRLP>LRLP5-A
清除羟自由基	LRLP3>LRLP4-A>LRLP2-A>LRLP1-A>LRLP5-A>CLRLP
清除超氧阴离子	LRLP3>LRLP4-A>LRLP2-A>LRLP1-A>LRLP5-A>CLRLP
蛋白水平	LRLP2>LRLP3-A>LRLP4-A>LRLP5-A>LRLP1-A>CLRLP
细胞水平	LRLP3>LRLP4-A>LRLP2-A>LRLP1-A>LRLP5-A>CLRLP

水平和清除 DPPH 自由基水平,各方面的抗氧化活性均最高,而粗多糖 CLRLP 的综合抗氧化水平最低。

(五)黑果枸杞多糖和红果枸杞多糖的对比研究

红果枸杞是我国一种传统中药,具有"养肝明目,补肾益精"的功效,红果枸杞多糖作为红果枸杞的主要活性成分之一,因具有增强免疫力,抑制肿瘤细胞生长,降血糖,降血压的作用,已经广泛应用在药品、保健品等领域。黑果枸杞和红果枸杞是同属植物,但目前对黑果枸杞多糖的研究却相对滞后。从理化性质、结构和免疫调节活性三方面对黑果枸杞多糖与文献报道的红果枸杞多糖进行比较,为进一步研究枸杞多糖的构效关系提供了理论依据(吕晓鹏,2012)。

1. 黑果枸杞多糖和红果枸杞多糖的理化性质比较。 从表 7-1-9 可以看出,黑果枸杞多糖 LRP4-A 的相对分子质量远小于红果枸杞多糖 LbGp4 的相对分子质量,仅为后者的一半;LRP4-A 的糖含量高于 LbGp4,蛋白质含量低于 LbGp4;两者的单糖组成和其相对摩尔比也都不相同。

2. 黑果枸杞多糖和红果枸杞多糖的结构比较。 比较黑果枸杞多糖的 LRP4-A 重复结构和红果枸杞多糖 LbGp4 的重复结构(图 7-1-17),结果表

表 7 - 1 - 9　黑果枸杞多糖 LRP4 - A 和红果枸杞多糖 LbGp4 的理化性质

	LRP4 - A	LbGp4
相对分子质量	1.05×10^5	2.15×10^5
糖含量(%)	93.7	85.6
蛋白质含量(%)	1.4	3.7
单糖组成	Rha∶Ara∶Xyl∶Glc∶Gal	Rha∶Ara∶Xyl∶Gal
摩尔比	1∶6.1∶0.2∶0.6∶6.9	0.43∶1.5∶0.23∶2.5

明：LRP4 - A 以(1→6)- β - Gal 构成主链,部分半乳糖 C3 存在分支,由半乳糖以- 3)Gal(1 -和 Gal(1 -连接在半乳糖 C3 位,支链由 Ara(1 -、- 3)Ara(1 -、- 5)Ara(1 -、Glc(1 -、- 2,4)Rha(1 -连接而成。而 LbGp4 是以(1→4)- β - Gal 构成主链,部分半乳糖 C3 存在分支,由半乳糖以- 6)Gal(1 -、- 3)Gal(1 -和 Gal(1 -连接在半乳糖 C3 位,支链由 Ara(1 -、- 3)Ara(1 -、- 5)Ara(1 -、Glc(1 -、Rha(1 -连接而成。两者的主链和分支均不相同,结构存在明显的差异。

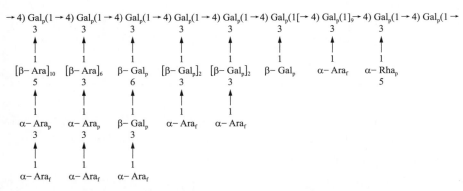

图 7 - 1 - 17　红果枸杞多糖 LbGp4 的可能重复结构

3. 黑果枸杞多糖和红果枸杞多糖的免疫活性比较·研究表明,LRP 和 LRP4 - A 均可以促进淋巴细胞的增殖。但剂量的对淋巴细胞的增殖作用,与其余三种剂量相比,调节作用较弱;当 LRP4 - A 浓度在 $50 \sim 200 \mu g/mL$ 范围内,呈现一定的正相关,即随着样品浓度的增大,对小鼠脾细胞的增殖作用增强。

已有文献报道,在 T 细胞致有丝分裂原 ConA 的诱导下,红果枸杞糖缀合物 LbGp2 和 LbGp3 可以促进脾淋巴细胞的增殖,而其余几种糖缀合物均不起作用;在 B 细胞致有丝分裂原的诱导下,红果枸杞 5 种糖缀合物 LbGp1、LbGp2、LbGp3、LbGp4 和 LbGp5 都能够促进脾淋巴细胞的增殖。这就表明,红果枸杞糖缀合物 LbGp1、LbGp4 和 LbGp5 直接作用的勒细胞可能主要是 B 淋巴细胞,而 LbGp2 和 LbGp3 作用的靶细胞可能是 B 细胞,也可能是 T 细胞。而且,红果枸杞糖缀合物对快速衰老模型小鼠免疫功能低下有明显的改善作用,其中以 LbGp4 在 LPS 的诱导下对 B 细胞的免疫调节作用最强。

然而,目前对黑果枸杞多糖免疫调节机制的研究较少。吕晓鹏(2012)探究了黑果枸杞多糖对小鼠细胞的免疫调节作用,结果表明,黑果枸杞粗多糖和纯化得到的均具有良好的免疫活性,但它们对小鼠脾细胞增殖作用的程度与红果枸杞多糖不同。黑果枸杞多糖其余组分是否具有免疫调节作用,以及各组分作用的靶细胞是 T 细胞还是 B 细胞,有待于进一步研究。

综上所述,黑果枸杞多糖和红果枸杞多糖的理化性质和结构均不相同,而多糖的理化性质和结构与其活性有着密切的关系,这就决定了两者生物活性的差异。对多糖的研究,不仅仅是研究其化学结构,更重要的是研究它的构效关系。因此,后续的研究工作应以黑果枸杞多糖的构效关系为主,为进一步研究黑果枸杞多糖的药理作用提供理论依据(吕晓鹏,2012)。

4. 黑果枸杞叶多糖的免疫活性研究·通过考察黑果枸杞叶多糖对正常小鼠脾细胞体外增殖作用和对巨噬细胞 RAW264.7 活性的影响对其免疫性进行了评巧。小鼠脾细胞体外增殖实验表明,黑果枸杞叶多糖各组分对未经诱导和经 ConA 或 LPS 诱导的脾淋巴细胞增殖具有显著的促进作用。巨噬细胞 RAW264.7 相关实验表明,黑果枸杞叶多糖可化激活 RAW264.7 细胞,增强细胞活力、吞噬功能、细胞毒活性、NO 和 TNF－α 分泌量,还可以提升 iNOS 与 TNF－α 的 mRNA 表达水平。因此,黑果枸杞叶多糖具有免疫调节作用,而不同组分多糖的免疫活性也有不同程度的差别(表 7－1－10),其中纯化组分 LRLP3 的活性最高,而粗多糖 CLRLP 的活性最低。

表 7－1－10 黑果枸杞叶多糖不同组分的免疫活性

指标	免疫活性大小
脾细胞增殖	LRLP4 ＞ LRLP3 ＞ LRLP2－A＞ LRLP1－A＞LRLP5－A＜CLRLP
ConA 诱导的脾细胞增殖	LRLP4－A＞LRLP3＞LRLP2－A＞ LRLP1－A＞LRLP5－A＞CLRLP
LPS 诱导的脾细胞增殖	LRLP3＞LRLP4－A＞LRLP2－A＞ LRLP1－A＞LRLP5－A＞CLRLP
RAW264.7 细胞增殖	LRLP3＞LRLP4－A＞LRLP2－A＞ LRLP1－A＞LRLP5－A＞CLRLP
RAW264.7 细胞吞噬作用	LRLP3＞LRLP2－A＞LRLP4－A＞ LRLP1－A＞LRLP5－A＞CLRLP
RAW264.7 细胞分泌	LRLP3＞LRLP4－A＞LRLP2－A＞ LRLP1－A＞CLRLP＞LRLP5－A
RAW264.7 细胞分泌	LRLP3＞LRLP2－A＞LRLP4－A＞ LRLP1－A＞LRLP5－A＞CLRLP
RAW264.7 细胞毒活性	LRLP3＞LRLP2－A＞LRLP1－A＞ LRLP4－A＞LRLP5－A＞CLRLP

五、挥发性成分

黑果枸杞在民间除了用作滋补强壮、明目及降压药等外,其叶片和根还被广泛加工作为饮用泡茶。但对黑果枸杞的研究主要集中化学成分的提取分离鉴定和生物活性方面,关于挥发性成分研究的报道较少,仅对其精油中的挥发性成分进行了研究,对于泡茶来说,其含有的香气成分的种类和含量十分重要。目前黑果枸杞的挥发性成分还暂不明确,因此有必要对黑果枸杞中的挥发性成分进行鉴定分析。

挥发性成分大多含量很低,不稳定,易挥发,在提取过程中易发生氧化还原等生化反应,造成挥发性物质损失或所得样品香气与茶叶原有香气差异较大,因此需要找到合适的分析方法,减少误差。常用的提取方法有同时蒸馏萃取法和固相微萃取(SPME)两种方法。目前对于挥发性成分的分析方法主要有气相色谱串联质谱、全二维气相色谱、超临界流体色谱和傅里叶变化红外光谱技术等,但主要还是以气相质谱联用法居多。

采用固相微萃取结合气相色谱-质谱联用技术探究不同产地的黑果枸杞果实中的挥发性成分。新疆地处我国西北边陲,日照充足,昼夜温差显著;青海地处青藏高原,海拔高,紫外线强,两个黑果枸杞产地自然条件差异明显。选取此两者黑果枸杞,以新疆红枸杞作为对照进行挥发性成分的测定。

实验共鉴定出枸杞中 50 种挥发性物质,主要包括酯类、酮类、醛类、烯类和芳烃类等。两种黑果枸杞共有的挥发性物质主要是戊基环己烷、十六酸碳烯酸乙酯、十四酸乙酯、香叶基丙酮、丁基环己烷、十六酸乙酯和右旋柠檬烯等。结合 GC/MS 数据与显著性分析比较可以看出,黑果枸杞和新疆枸杞、不同产地的黑果枸杞挥发性组分存在较大差异。新疆黑枸杞在挥发性组分种类上最多,青海黑果枸杞其次,新疆枸杞最少;新疆和青海黑果枸杞挥发性组分以酯类和烷烃化合物为主,而新疆枸杞的挥发性组分则以烷烃和醛类为主。这些挥发性成分构成了不同枸杞的典型香气,其组成和含量可能与日照时间、日照强度、温度和海拔等自然环境因素有密切关系。此外,一种挥发性成分含量高并不意味着其香气贡献价值就越大,因此还需要对黑果枸杞中的特征香气物质进行进一步的研究。

六、生物碱类

黑果枸杞中的生物碱类成分主要包括胆碱、甜菜碱、酰胺类生物碱等。其中,黑果枸杞中酰胺类生物碱主要以精胺、亚精胺、腐胺与苯丙素类衍生物酰合的方式存在（陈新晶，2018），相关化合物的结构信息见表7-1-11。甜菜碱是黑果枸杞中含量最高的一类生物碱，具有显著的保护肝脏的功效，质量分数为616.8～1185.3 μg/g 干果（艾则孜江·艾尔肯，2014），并且不同产地黑果枸杞中甜菜碱的含量具有显著地域差异。刘增根等（2012）对青海省柴达木盆地不同地点6批次黑果枸杞进行甜菜碱含量测定，测得其质量分数为0.84%～1.64%。由于甜菜碱在体内能大部分被代谢，对人和动物无害，且分解时产生的氮对环境负荷也极其微小，因此，近年来甜菜碱被广泛用于化妆品添加剂和饲料添加剂。

表7-1-11 黑果枸杞中生物碱类成分

编号	化 合 物	相对分子质量
1	胆碱	104.17
2	甜菜碱	117.15
3	N-trans-coumaroytyramine	283.32
4	N-trans-feruloyltyramine	313.35
5	N-trans-feruloyloctopamine	329.35
6	N-trans-feruloyl 3'-O-mlethydopamine	343.37
7	N-cis-coumaroyltyramine	283.32
8	N-cis-ferulroyltyramine	313.35
9	N-cis-ferulroyloctopamine	329.35
10	N-caffeoylspermidine	307.39
11	N^1,N^{10}-bis(dihydrocaffeoyl) spermidine	473.56
12	N^1,N^{14}-bis(dihydrocaffeoyl) spermidine	530.67
13	N^1-caffeoy-N^{10}-dihydrocaffeoyl spermidine dihexose	633.30
14	N^1,N^{10}-bis(dihydrocaffeoyl) spermidine hexose	635.36
15	N^1-dihydrocaffeoy-N^{10}-caffeoyl spermidine hexose	633.70
16	N^1,N^{10}-bis(caffeoyl)spermidine dihexose	793.82
17	N^1,N^{10}-bis(caffeoyl)spermidine hexose	631.68
18	N^1-caffeoyl-N^{10}-dihydrocaffeoyl spermidine hexose	633.70
19	N^1-dihydrocaffeoyl-N^{10}-caffeoyl spermidine	455.56
20	N^1-caffeoyl-N^{10}-dihydrocaffeoyl permidine	455.56
21	N^1,N^{10}-dicaffeoyl spermidine	469.54
22	N^1-dihydrocaffeoyl-N^{10}-coumaroyl spermidine	437.54
23	N-mono-cinnamoyl-putrescinef	202.30

枸杞子中富含生物碱，在枸杞子果实、叶、根中均有分布，种类多样，其中甜菜碱被《中国药典·一部》载入作为枸杞子质量判断标准。甜菜碱是一种季铵型水溶性生物碱，易溶于水和甲醇，常温下极易吸湿潮解，可用于对抗高同型半胱氨酸综合征，是抗肿瘤、降血脂、护肝的活性成分。枸杞植物中含生物碱见表7-1-12。

表 7 - 1 - 12　枸杞植物中含生物碱

编号	化 合 物 名 称
1,2～4	Calystegine A_3，A_5～A_7
5～9	Calystegine B_1～B_5
10～12	Calystegine C_1、C_2、N_1
13,14	N-methyl-calystegine B_2、C_1
15	阿托品
16	莨菪碱
17	东莨菪碱
18	Fagomine
19	6-Deoxy fagomine
20	4-[formyl-5-(hydroxymethy1)-1H-pyrrol-1-y1]butanoic acid
21	4-[formyl-5-(methoxymethy1)-1H-pyrrol-1-y1]butanoic acid
22	4-[formyl-5-(methoxymethy1)-1H-pyrrol-1-y1]butanoate
23	Methyl 2-[2-formyl-5-(methoxymethy1)-1H-pyrrol-1-y1]propanoate
24	Methyl 2-[2-formyl-5-(methoxymethy1)-1H-pyrrol-1-y1]-3-(4-hydroxypheny1)propanoate
25	Dimethyl 2-[2-formyl-5-(methoxymethy1)-1Hpyrrol-1-y1]butanedioate
26	Dimethyl 2-[2-formyl-5-(methoxymethy1)-1H-pyrrol-1-y1]pentanedioate
27,28	Alkaloid Ⅰ～Ⅱ
29,30	$N^α$-顺(反)肉桂酰组胺
31,32	$N^α$-顺(反)式肉桂酰-N-甲基组胺
33～35	Lycii-alkaloid-(Ⅰ,Ⅲ,Ⅳ)
36	N-monocinnamoyl putrescine
37	Dihydro-N-cafeoyltyramine
38,39	Trans(Cis)-N-cafeoyltyramine
40	N-trans-feruloyltyramine
41	N-E-coumaroyhyramine
42	Trans-N-feruloyloctopamine
43	Lyciumide A
44	N-cis-feruloyltyramine
45	(E)-2-{4,5-dihydroxy-2-[3-[2-(4-hydroxy-phenyl)ethylamino]-3-oxopmpyl]phenyl}-3-(4-hydroxy-3,5-dimethoxypheny1)-N-[2-(4-hydroxyphenyl)ethyl]prop-2-enamide
46	(E)-N-(4-acetamidobuty1)-2-{4,5-dihydroxy-2-[3-[2-(4-hydroxypheny1)ethylamino]-3-oxopropy1]pheny1}-3-(4-hydroxy-3,5-dimethoxypheny1)prop-2-enamide
47	(E)-N-(4-acetamidobuty1)-2-{4,5-dihydroxy-2-[3-[2-(4′-hydmxypheny1)ethylarnino]-3-oxopropy1]pheny1}-3-(4-hydroxy-3-methoxypheny1)prop-2-enamide
48	(1S，2R)-N^3-(4-aeetamidobuty1)-1-(3,4-dihy-droxypheny1)-7-hydmxy-N^2-[2-(4-hydmxypheny1)ethy1]-6,8-dimethoxy-1,2-dihydronaphthalene-2,3-dicarboxamide

（续表）

编号	化 合 物 名 称
49	1-(3,4-dihydroxypheny1)-7-hydmxy-N², N³-bis[2-(4-hydroxypheny1)ethy1]-6,8-dimethoxy-1,2-dihydronaphthalene-2,3-dicarboxamide
50,52,53	Lyciumamide A～C
51	N-feruloyhyraminedimer
54,55	(Z/E)-3-{(2,3-trans)-2-(4-hydroxy-3-methoxypheny1)-3-hydroxymethy1-2,3-dihydrobenzo [b] [1,4]dioxin-6-y1}-N-(4-hydmxyphenethy1)acrylamide
56,57	(2,3-trans)-3-(3-hydroxy-5-methoxyphenyl)-N-(4-hydroxyphenethy1)-7-{(E/Z)-3-[(4-hydroxyphenethy1)amino]-3oxoprop-1-en-1-yl}-2,3-dihydrobenzo[b][1,4]dioxine-2-carboxamide
58,59	Kukoamine A,B
60	N¹-caffeoyl-N³-dihydrocaffeoyl spermidine
61	Lyriumspermidine A
62	烟酰胺
63	2-Furylcarbinol-(5′-11)-1,3-cyclopentadiene[5,4-c]-l H-cinnoline
64	甜菜碱

注：数据来自侯学谦等(2016)。

（一）托品类生物碱

1. 打碗花精类·打碗花精是一类降莨菪碱类化合物,此类成分主要存在于一些可食用的蔬菜植物中。Asano Naoki 等（1997）从枸杞（*L. chinese*）的根中发现了这类化合物。化合物结构见图 7-1-18。

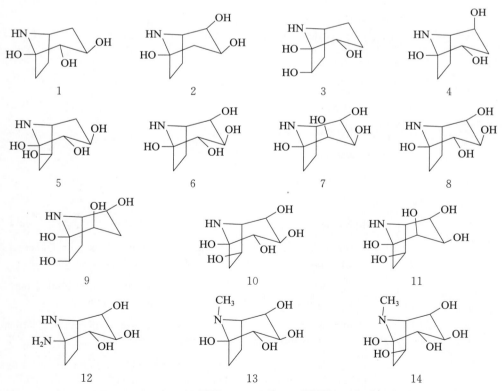

图 7-1-18　枸杞根中发现的打碗花精类化合物

2. 托品类生物碱・此类生物碱主要分布在茄科莨菪属植物，枸杞属植物也发现了这类化合物。托品类生物碱在枸杞中的含量不超过 19 ppb，远远低于致毒含量。化合物结构见图 7-1-19。

15

16

17

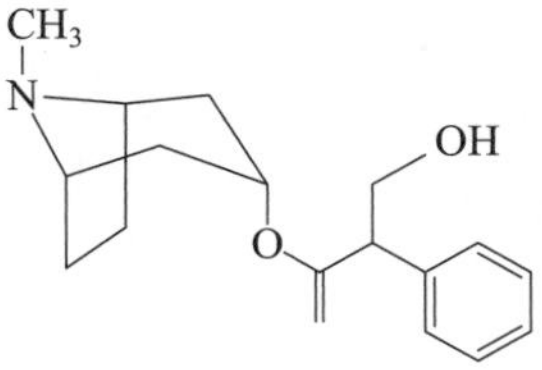

图 7-1-19　枸杞中发现的托品类生物碱

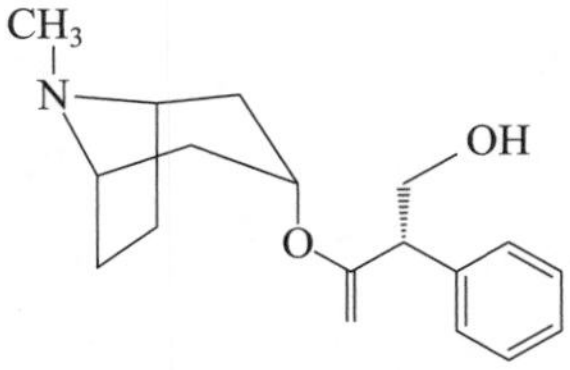

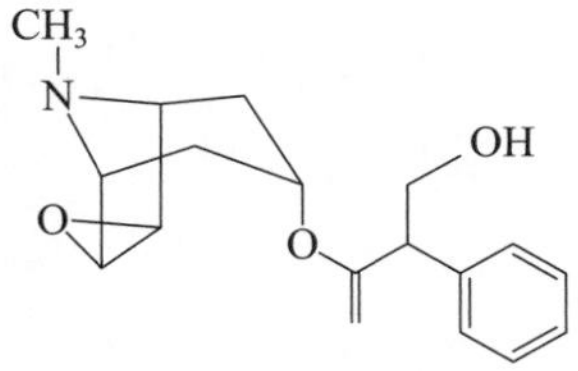

（二）哌啶类生物碱

此类生物碱为六元环胺，环上多含羟基。Asano Naoki 等(1997)在分离降莨菪碱时分到两个哌啶碱(18、19)。化合物结构见图 7-1-20。

18

19

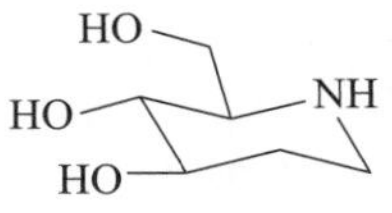

图 7-1-20　两个哌啶碱类生物碱

（三）吡咯类生物碱

此类生物碱(20～28)主要分布在枸杞果实中，具有肝保护活性。化合物 20、21 的肝保护活性与水飞蓟宾相近。化合物结构见图 7-1-21。

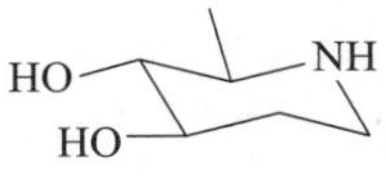

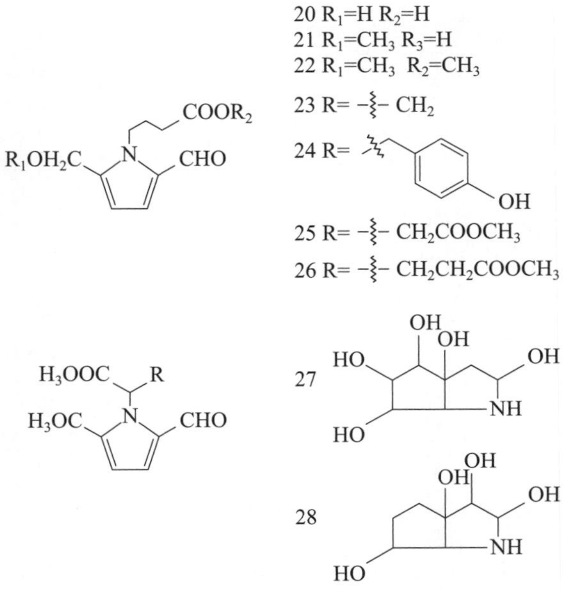

20 R1=H R2=H
21 R1=CH3 R3=H
22 R1=CH3 R2=CH3
23 R= CH2
24 R=
25 R= CH2COOCH3
26 R= CH2CH2COOCH3
27
28

图 7-1-21　枸杞果实中的吡咯类生物碱

（四）咪唑类生物碱

这类化合物以香豆酰组胺为主，1990 年阿根廷人从当地产 *Lycium cestroides* 中首次分离得到 4 个此类成分(29～32)。化合物结构见图 7-1-22。

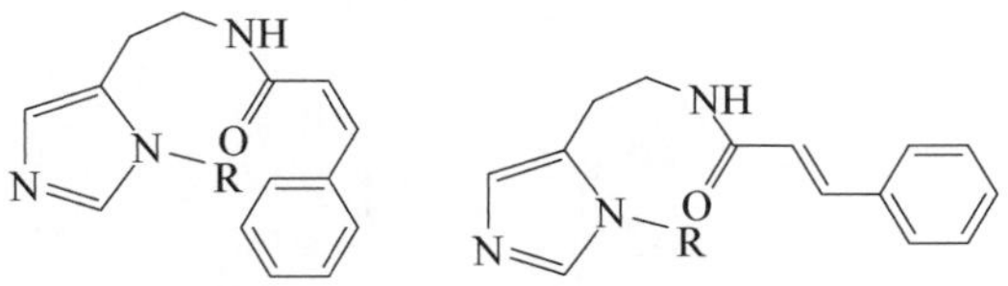

29 R=H　　30 R=H

31 R=CH_3　　32 R=CH_3

图 7-1-22　4 种咪唑类生物碱

（五）咔啉类生物碱

此类化合物在枸杞中不常见，枸杞根皮分到三种此类化合物(33～35)。化合物结构见图 7-1-23。

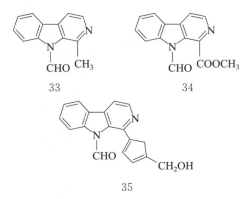

33

34

35

图 7-1-23　3 种咔啉类生物碱

（六）酰胺类生物碱

酰胺类生物碱是枸杞中研究最多、数量最多的一类生物碱(36～57)。这类化合物抗氧化活性显著。化合物结构见图 7-1-24。

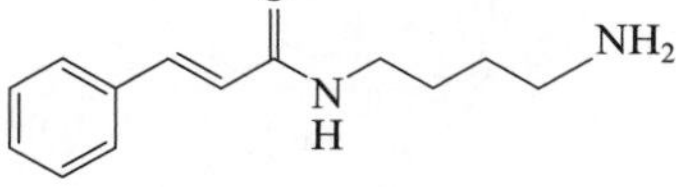

36

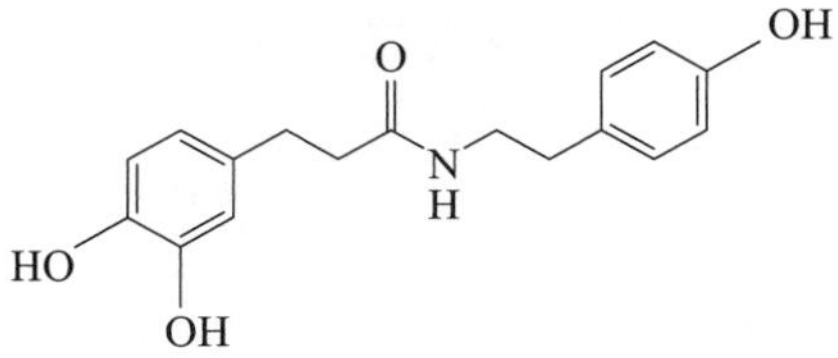

37

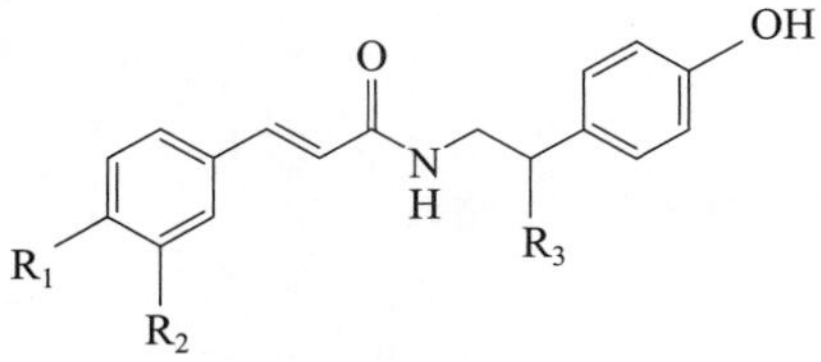

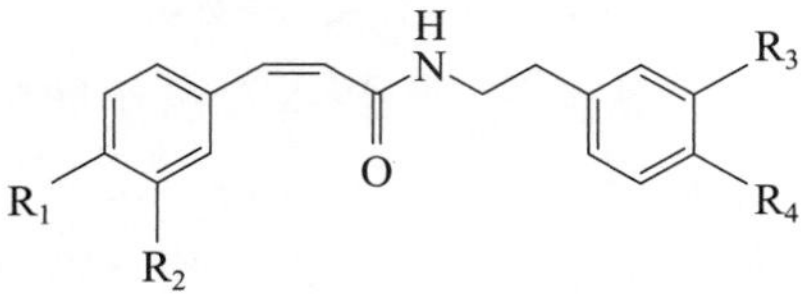

38 $R_1 = R_2 = OH$ $R_3 = H$

39 $R_1 = R_2 = R_4 = OH$ $R_3 = H$

40 $R_1 = OH$ $R_2 = OCH_3$ $R_3 = H$

41 $R_1 = OH$ $R_2 = R_3 = H$

42 $R_1 = OCH_3$ $R_2 = R_3 = OH$

43 $R_1 = OCH_3$ $R_2 = H$ $R_3 = R_4 = OH$

44 $R_1 = R_4 = OH$ $R_2 = OCH_3$ $R_3 = H$

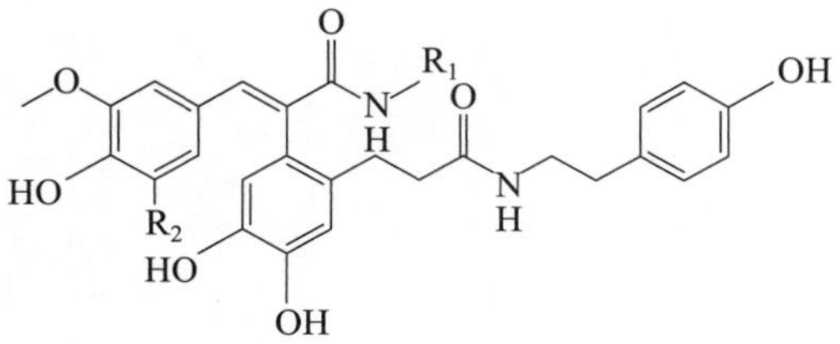

45 $R1 =$ 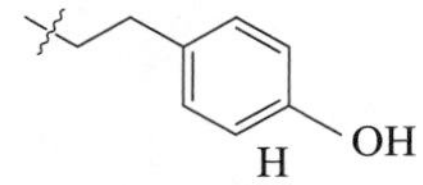 $R_2 = OCH_3$

46 $R1 =$ $R_2 = OCH_3$

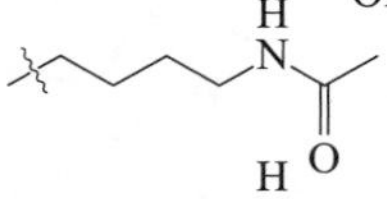

47 $R1 =$ $R_2 = H$

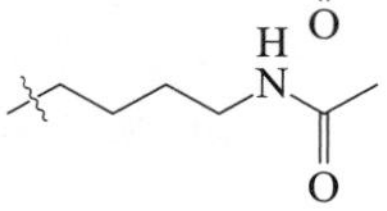

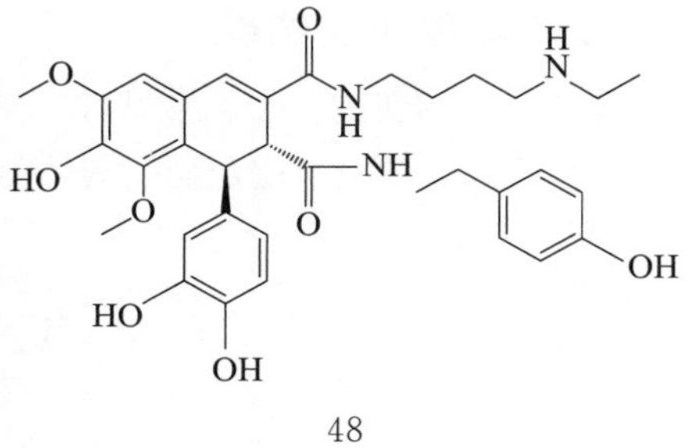

48

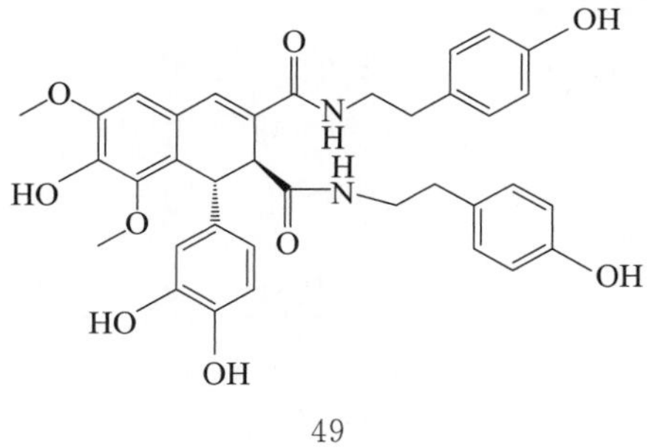

49

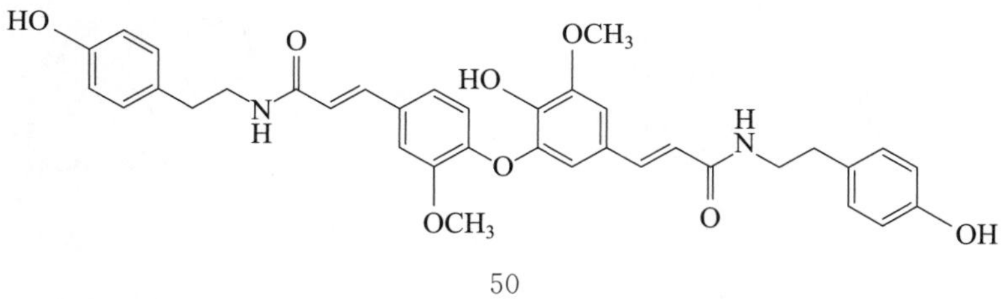

50

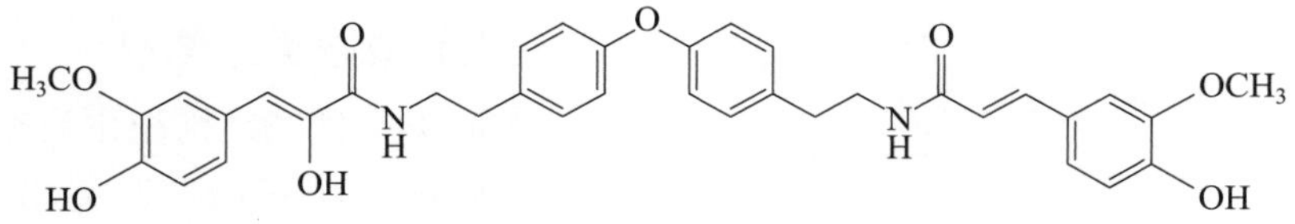

51

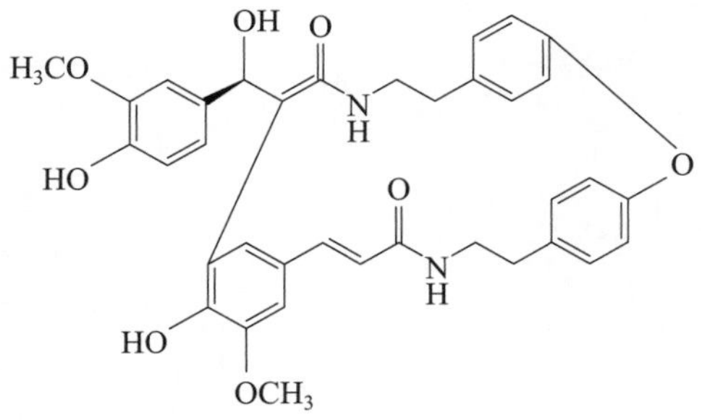

52

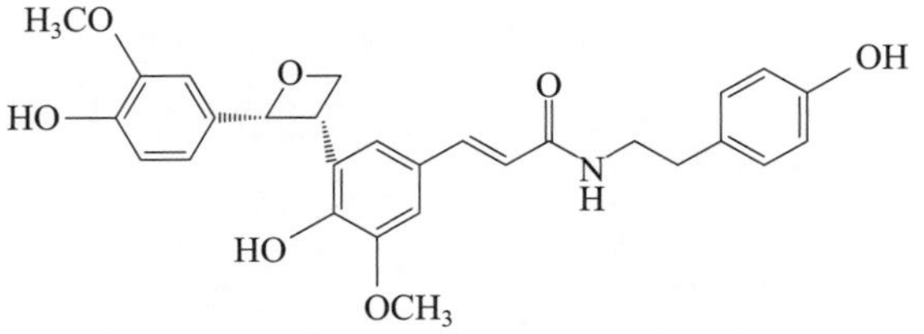

53

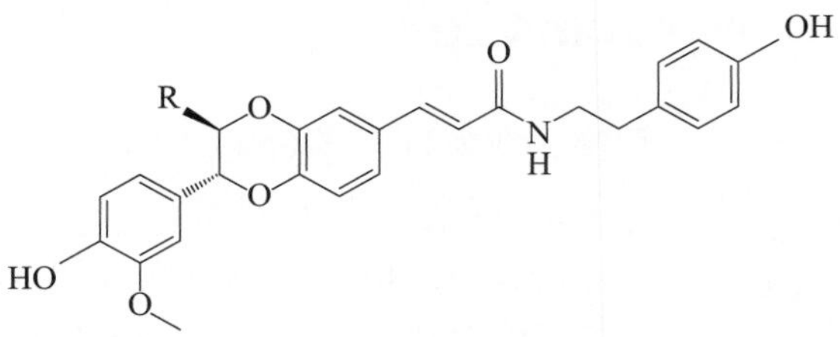

54 R=CH₂OH

55 R=CH₂OH

56 R=

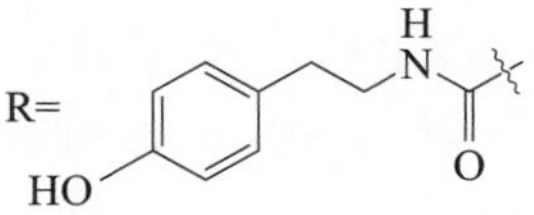

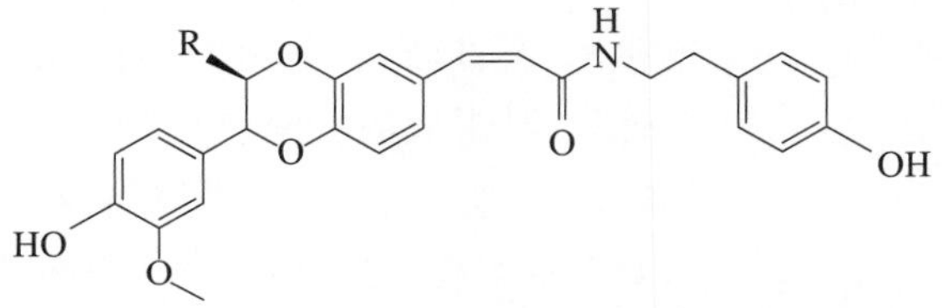

57 R=

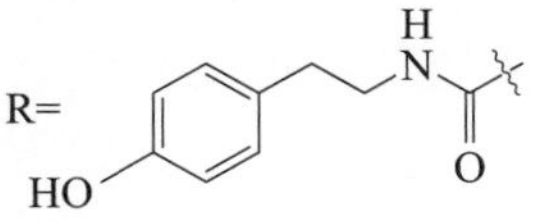

图 7 - 1 - 24　枸杞中的酰胺类生物碱

（七）精胺类生物碱

日本人最早从枸杞的根皮中分出这类化合物 kukoamine A（58）、kukoamine B（59）。另外两个亚精胺化合物（60、61）则是从黑果枸杞中分到。化合物结构见图 7 - 1 - 25。

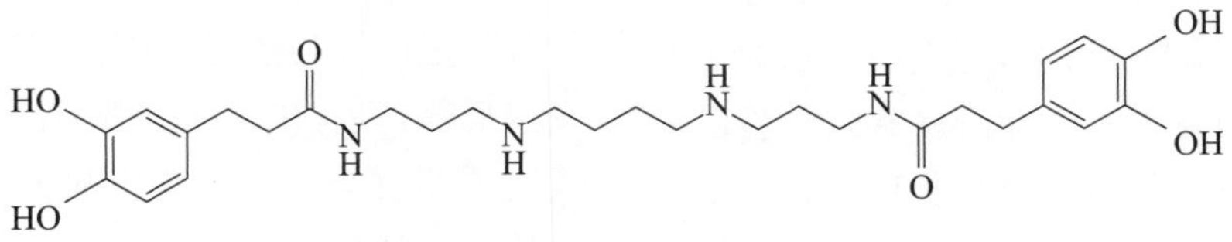

58

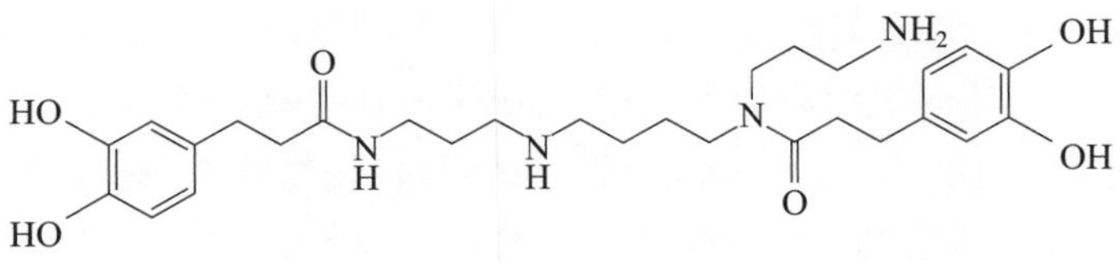

59

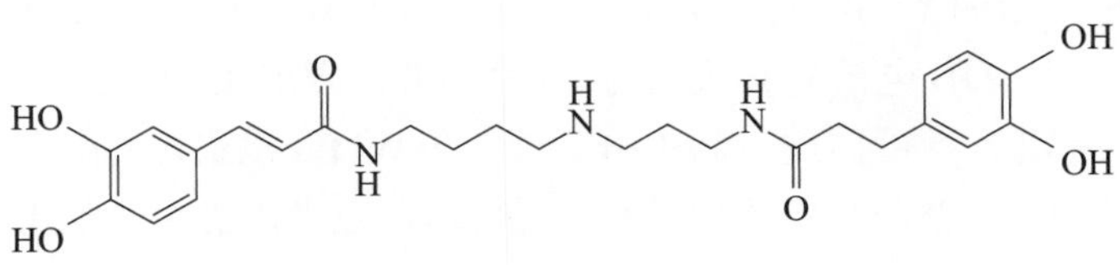

60

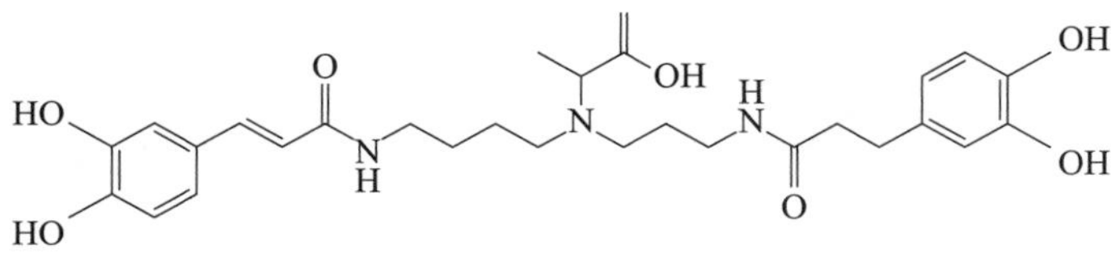

图 7-1-25　枸杞中的精胺类生物碱

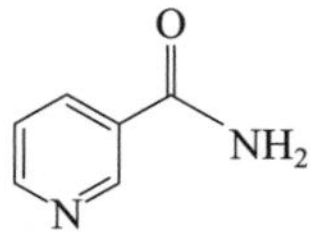

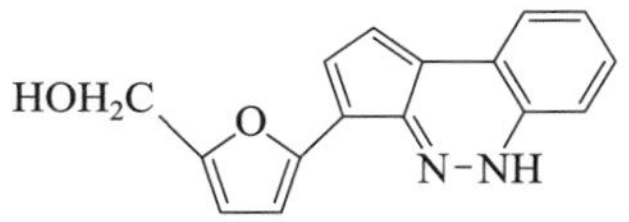

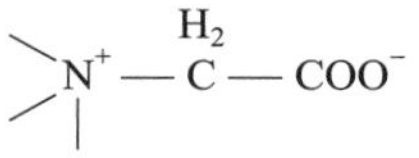

（八）甜菜碱及其他类生物碱

从枸杞属植物中还分离到其他生物碱（62～64）。其中，甜菜碱（64）被《中国药典》（2020 年版）载入作为判断枸杞质量标准。目前，也被广泛用于化工制药，种植养殖及食品添加等。

七、蛋白质

在 18 世纪，安东尼奥·弗朗索瓦（Antoine Fourcroy）和其他一些研究者发现蛋白质是一类独特的生物分子。蛋白质是组成人体一切细胞、组织的重要成分。机体所有重要的组成部分都需要有蛋白质的参与。一般说，蛋白质约占人体全部质量的 18%，最重要的还是其与生命现象有关。

蛋白质（protein）是生命的物质基础，是有机大分子，是构成细胞的基本有机物，是生命活动的主要承担者。没有蛋白质就没有生命。氨基酸是蛋白质的基本组成单位。它是与生命及与各种形式的生命活动紧密联系在一起的物质。机体中的每一个细胞和所有重要组成部分都有蛋白质参与。蛋白质占人体重量的 16%～20%，即一个 60 kg 重的成年人其体内有蛋白质 9.6～12 kg。人体内蛋白质的种类很多，性质、功能各异，但都是由 20 多种氨基酸（Amino acid）按不同比例组合而成的，并在体内不断进行代谢与更新。

采用盐浴法提取枸杞中蛋白质，并对蛋白质溶液进行了浓缩，后用 SDS-PAGE 电泳对其进行分离和分子量计算，初步鉴定出 7 种蛋白质。其中分子量为 63 096 Da、51 286 Da、33 884 Da 的蛋白质提取范围较大，而且用 pH 为 6.0 的 PB 缓冲液提取并

用饱和度为 80% 的 $(NH_4)_2SO_4$ 盐析时蛋白质提取效果最好（李一婧等，2011）。

研究报道枸杞籽油中分离蛋白成分文献，采用碱提酸沉办法分离蛋白质制得的分离蛋白呈淡乳黄色粉末，黏性较大，易吸潮，有淡淡的苦味和蛋白质的香味，其组成成分有蛋白质、水、单宁、残油，分离蛋白得率为 85.67%。可以看出，枸杞籽蛋白质的水分含量偏高，这可能是枸杞籽分离蛋白结构松散，易吸潮。蛋白质灰分较低，抗营养因子单宁去除率高，残油含量正常（吴华玉等，2013）。

分离蛋白含有人体必需的 8 种氨基酸，EAA 占总氨基酸的 38.23%。对比大豆分离蛋白、莲子水溶蛋白和菜籽粕贮藏球蛋白的氨基酸组成可以看出，枸杞籽分离蛋白的氨基酸组成和含量与菜籽粕贮藏球蛋白较为接近。枸杞籽分离蛋白的氨基酸组成较平衡，只有蛋氨酸和胱氨酸含量较低，其他氨基酸比例都很合适。谷氨酸和天冬氨酸含量很高，特别是谷氨酸含量达到 9.38 mg/100 mg，这 2 种物质对人的脑神经发育和增强记忆具有良好的作用。亮氨酸和精氨酸等功能性氨基酸含量也相对较高，这说明芳香族氨基酸与含硫氨基酸同样含量丰富。亮氨酸、异亮氨酸、缬氨酸等支链氨基酸含量丰富，这对运动员骨骼肌的能量供应，肌肉合成以及延缓中枢疲劳均有极大的帮助。

与 FAO/WHO 必需氨基酸模式相比，蛋氨酸为其第一限制氨基酸，整体氨基酸组成均略低于 FAO/WHO 模式，但比例较平衡，具有一定的营养价值，可以考虑进一步加工制作成为食用蛋白，作为营养食品或加工食品的配料。

传统碱提酸沉法提取的枸杞籽分离蛋白其溶解性基本呈"V"型。在 pH 2～8 之间枸杞籽的蛋白质都有一定的溶解性,在等电点 pH 4.5 时其溶解性最低,在 pH 7.5 处溶解性最大,达到 85%,吸油性 3.94%,吸水性 2.998%,乳化性 40.8%,乳化稳定性 52.5%,起泡性 30%,枸杞蛋白具有良好的功能特性。

李钦俊等(2019)检测分析了采自青海柴达木六个地区的 21 批次野生黑果枸杞中,蛋白质平均含量为 8.07 g/100 g(换算为 13.45% NRV),小于 20% NRV,为中等蛋白食品。

八、氨基酸

氨基酸是含有氨基(—NH₂)和羧基(—COOH),并且氨基和羧基都直接连接在一个—CH—结构上的一类有机化合物的通称。生物功能大分子蛋白质的基本组成单位,是构成动物营养所需蛋白质的基本物质。

(一)氨基酸的分类

按照人体需求,氨基酸可分为必需氨基酸和非必需氨基酸。

1. **必需氨基酸**·指人(或其他脊椎动物)自己不能合成,需要从食物中获得的氨基酸。它们是赖氨酸、色氨酸、苯丙氨酸、蛋氨酸(又叫甲硫氨酸)、苏氨酸、异亮氨酸、亮氨酸、缬氨酸、组氨酸。

2. **非必需氨基酸**·指人(或其他脊椎动物)自己能由简单的前体合成,不需要从食物中获得的氨基酸。

根据氨基酸极性可分为非极性氨基酸和极性氨基酸。

1. **非极性氨基酸**·甘氨酸、丙氨酸、缬氨酸、亮氨酸、异亮氨酸、苯丙氨酸、脯氨酸。

2. **极性氨基酸**

(1)极性中性氨基酸:色氨酸、酪氨酸、丝氨酸、半胱氨酸、蛋氨酸(甲硫氨酸)、天冬酰胺、谷氨酰胺、苏氨酸。

(2)酸性氨基酸:天冬氨酸、谷氨酸。

(3)碱性氨基酸:赖氨酸、精氨酸、组氨酸。

其中属于芳香族氨基酸的是色氨酸、酪氨酸、苯丙氨酸,属于亚氨基酸的是脯氨酸。含硫氨基酸包括半胱氨酸、蛋氨酸(甲硫氨酸)。

(二)牛磺酸

牛磺酸是一种含硫的 β-氨基酸,它是一种含硫的非蛋白质结构的氨基酸,且氨基酸在 β 位,与普通氨基酸有本质区别,具有很强的生物活性,1827 年首次从牛胆种分离获得,因而又称为牛胆素(Bendich A, et al.,1990),被广泛作为保健食品和医药产品的原料。

自 Hayes 等(1975)发现幼猫缺乏牛磺酸能导致失明后,才确定了牛磺酸在营养学的地位。机体中牛磺酸的来源、分布与合成人体牛磺酸的主要来源有 3 个途径:①通过胎盘从母体中获得。②从母乳中获得。③自身合成。牛磺酸在体内主要分布于中枢神经系统、视网膜、肝脏、骨骼肌和心脏等组织(Pion PD,1987),新生大鼠的大脑及小脑中牛磺酸含量非常高。Gaull(1995)发现生长发育中动物大脑中牛磺酸含量明显高于成年动物大脑中该物质的含量,成年动物大脑中牛磺酸的含量仅为新生动物的 1/3(Rassin DK,1978)。

目前人们公认的经半胱氨酸进而转化为牛磺酸的合成途径有 4 条:①半胱亚磺酸脱羧酶途经,中枢神经以该途径为主。②磺基丙氨酸脱羧酶途径。③半胱氨脱氢酶途径。④二亚砜途径。牛磺酸作为人体条件性必需营养素,在多种系统中起着重要的作用(陈玉珍,1994)。对保护肝脏(汤健等,1993;Sturman JA,1975)、新生儿神经系统发育(Sturman JA,1995)、增强心肌收缩力(Lehmann,1995)、促进大脑发育(Kramer JH,1981;韩晓滨等,1988;龚丽芬等,2003)都有生物活性。

近年来随着对牛磺酸生理作用、营养价值的深入研究,其应用越来越广(陈玉珍等,1994)。它在动物体内含量较高,但在大多数植物中却未发现,但在我国传统的名贵中药材枸杞中的含量却相对丰富,占其所含游离氨基酸的第二位(陈绥清等,1991)。枸杞中牛磺酸在动物体内主要通过半胱磺酸脱氢酶(CSAD)的作用,而成人、幼儿体内此酶的活性均较鼠类低 3 个数量级,因此人类主要依靠摄取食物中的牛磺酸来满足机体的需要。牛磺酸是婴幼儿生长发育过程中的必需氨基酸,而且枸杞中含量较高(杨涓等,2004),利用其研发婴幼儿食品前景广阔。

矫晓丽等(2011)利用可见分光光度计和高效液相色谱仪,检测分析了柴达木野生黑果枸杞果实中的氨基酸成分,结果表明,黑果枸杞中含有17种氨基酸,亮氨酸、异亮氨酸和苯丙氨酸的含量相对较高。此外,黑果枸杞中必需氨基酸/总氨基酸(EAA/TAA)的质量分数为55.14%,必需氨基酸/非必需氨基酸(EAA/NEAA)的质量分数为122.93%,均高于国际卫生组织(WHO)/联合国粮食和农业组织(FAO)40%和60%的推荐值。

九、有机酸与脂肪酸

(一) 有机酸

有机酸是指一些具有酸性的有机化合物。最常见的有机酸是羧酸,其酸性源于羧基(—COOH)。磺酸(—SO_3H)、亚磺酸(RSOOH)、硫羧酸(RCOSH)等也属于有机酸。有机酸可与醇反应生成酯。羧基是羧酸的官能团,除甲酸(H—COOH)外,羧酸可看作是羟分子中的氢原子被羧基取代后的衍生物。可用通式 R(Ar)—COOH 表示。羧酸在自然界中常以游离状态或以盐、酯的形式广泛存在。有机酸在植物的叶、根、果实中广泛分布,苹果酸、草酸、维生素C等具有显著的生物活性。

枸杞果实生长发育过程中,苹果酸、草酸、柠檬酸等总酸在花期27日达到最高值,总酸含量由低升高,27日后有下降趋势,苹果酸、柠檬酸、草酸这几个主要成分是枸杞中主要的有机酸(冯美等,2005)。

采用反相高效液相色谱仪法测定枸杞中有机酸的含量,共检出了草酸、酒石酸、苹果酸、抗坏血酸、乳酸、乙酸、柠檬酸等7种有机酸,以柠檬酸、乙酸、苹果酸为主(董秀丽等,2010)。结果见表7-1-13。

表 7-1-13　枸杞中各种有机酸种类

序号	中文化学名	分子式	英文化学名
1	柠檬酸(枸橼酸) 2-羟基丙三羧酸	$HOOCCH_2C(OH)(COOH)—CH_2(COOH)$	Citric acid
2	酒石酸(二羟丁二酸)	$HOOCCH(OH)CH(OH)·COOH$	Tartaric acid
3	苹果酸(羟基丁二酸)	$HOOCCH(OH)CH_2COOH$	Malic acid
4	草酸(乙二酸)	$HOOCCOOH$	Oxalic acid
5	乙酸	CH_3CH_2COOH	Acetic acid
6	乳酸	$CH_3CH(OH)COOH$	Lactic acid
7	抗坏血酸	$C_8H_8O_6$	Ascorbie acid

(二) 脂肪酸

脂肪酸是指一端含有一个羧基的长的脂肪族碳氢链有机物,在有充足氧供给情况下,可氧化分解为CO_2和H_2O,释放大量热量,脂肪酸是机体主要能量来源之一。

脂肪酸是由碳、氢、氧三种元素组成的一类化合物,是中性脂肪、磷脂和糖脂的主要成分。脂肪酸根据碳链长度的不同又可将其分为短链脂肪酸(short chain fatty acids,SCFA),其碳链上的碳原子数小于6,也称作挥发性脂肪酸(volatile fatty acids,VFA);中链脂肪酸(Midchain fatty acids,MCFA),指碳链上碳原子数为6—12的脂肪酸,主要成分是辛酸(C8)和癸酸(C10);长链脂肪酸(Long-chain fatty acids,LCFA),其碳链上碳原子数大于12。

一般食物所含的脂肪酸大多是长链脂肪酸。脂肪酸根据碳氢链饱和与不饱和的不同可分为三类,即:饱和脂肪酸(saturated fatty acids,SFA),碳氢上没有不饱和键;单不饱和脂肪酸(Monounsaturated fatty acids,MUFA),其碳氢链有一个不饱和键;多不饱和脂肪(Polyunsaturated fatty acids,PUFA),其碳氢链有2个或2个以上不饱和键。富含单不饱和脂肪酸和多不饱和脂肪酸组成的脂肪在室温下呈液态,大多为植物油,如花生油、玉米油、豆油、坚果油(即阿甘油)、菜子油等。以饱和脂肪酸为主组成的脂肪在室温下呈固态,多为动物脂肪,如牛油、羊油、猪油等。但也有例外,如深海鱼油虽然是动物脂肪,但它富含多不饱和脂肪酸,如20碳5烯酸(EPA)和22碳6烯酸(DHA),因而在室温下呈液态。

采用超临界 CO_2 萃取法提取青海柴达木枸杞籽油,用质谱分析数据并与宁夏枸杞油做了对比,柴达木枸杞籽油中含有 8 种脂肪酸:α-亚麻酸、γ-亚麻酸、棕榈油酸、亚油酸、软脂酸、油酸、硬脂酸、花生烯酸,其中不饱和脂肪酸占 89.01%,其中亚油酸(C18:2)与油酸(C18:1)含量最高,分别为 63.05% 和 21.13%。不同产区枸杞籽中都含有大量的不饱和脂肪酸,主要为亚油酸(C18:2)和油酸(C18:1)。宁夏枸杞籽油中含有 6 种脂肪酸,柴达木枸杞籽比宁夏枸杞籽多检出 α-亚麻酸(C18:3)和软脂酸两种脂肪酸(李国梁等,2010)。

经研究,北方枸杞籽油中已鉴定出有 11 种脂肪酸(杨绪启等,1997)。结果见表 7-1-14。

表 7-1-14　北方枸杞籽油的脂肪酸组成

序号	脂肪酸名称	碳数及不饱和度
1	肉豆蔻酸	14,0
2	棕榈酸	16,0
3	棕榈油酸	16,1
4	硬脂酸	18,0
5	油酸	18,1
6	亚油酸	18,2
7	γ-亚麻酸	18,3n-6
8	α-亚麻酸	18,3n-3
9	花生酸	20,0
10	二十碳一烯酸	20,1
11	山嵛酸	22,0

有研究报道了枸杞子脂肪酸成分的分析文献,检定出枸杞中含脂肪酸 21 种(沈宏林等,2009),见表 7-1-15。

柴达木各地区野生黑果枸杞籽中脂肪酸组成及含量分析。经检测分析表 7-1-15,采自青海柴达木六个地区的 21 批次野生黑果枸杞籽中脂肪酸种类丰富,均检出 16 种脂肪酸,包括 9 种饱和脂肪酸,3 种单不饱和脂肪酸,4 种多不饱和脂肪酸,其平均含量依次为 6.95 mg/g、13.31 mg/g、28.46 mg/g,分别占总脂肪酸含量的 14.26%、27.30%、58.38%。

表 7-1-15　枸杞中的 21 种脂肪酸

序号	化合物	分子式
1	丁酸甲酯 Methyl-n-butyrate	$C_5H_{10}O_2$
2	琥珀酸二甲酯 Dimethyl succinate	$C_6H_{10}O_4$
3	柠檬酸三甲酯 Trimethyl citrate	$C_9H_{14}O_7$
4	十一酸甲酯 Methylunde canoate	$C_{12}H_{24}O_2$
5	月桂酸甲酯 Methyldode canoate	$C_{13}H_{26}O_2$
6	十三酸甲酯 Methyltride canoate	$C_{14}H_{28}O_2$
7	反亚油酸甲酯 Linolelaidic methyl ester	$C_{19}H_{34}O_2$
8	9-十六烯酸甲酯 9-Hexadec methyl enoate	$C_{17}H_{32}O_2$
9	棕榈酸甲酯 Methylpalmitate	$C_{17}H_{34}O_2$
10	十七酸甲酯 Methylmargarate	$C_{18}H_{36}O_2$
11	9,12,16 十八烷三烯酸甲酯 9,12,16 Octadecatrienoic acid methyl ester	$C_{19}H_{32}O_2$
12	亚油酸甲酯 Methyl linolelaidate	$C_{19}H_{34}O_2$
13	油酸甲酯 Methyloleate	$C_{19}H_{36}O_2$
14	10-十八碳烯酸甲酯 10-Octadecenoic acid methyl ester	$C_{19}H_{36}O_2$
15	硬脂酸甲酯 Methyl stearate	$C_{19}H_{38}O_2$
16	花生酸甲酯 Methyl eicosanoate	$C_{21}H_{42}O_2$
17	二十一烷酸甲酯 Methyl heneicosanoate	$C_{22}H_{44}O_2$
18	二十二酸甲酯 Methyl docosanoate	$C_{23}H_{46}O_2$
19	二十三碳酸甲酯 Methyl tricosanoate	$C_{24}H_{48}O_2$
20	木蜡酸甲酯 Methyl lignocerate	$C_{25}H_{50}O_2$
21	角鲨烯 Squalene	$C_{30}H_{50}$

其中,亚油酸平均含量最高为 26.5 mg/g;油酸平均含量次之为 12.9 mg/g;再次为棕榈酸、硬脂酸、γ-亚麻酸,平均含量依次为 3.57 mg/g、1.35 mg/g、1.21 mg/g;其余脂肪酸平均含量在 0.098~0.733 mg/g 之间。主成分分析脂肪酸类成分中亚油酸、硬脂酸和 γ-亚麻酸对野生黑果枸杞的品质分析贡献大。测定结果为:都兰县、德令哈市分别与格尔木市样品之间平均硬脂酸含量差异显著($p < 0.05$);除了都兰县与德令哈市样品之间平均亚油酸含量无显著性差异($p > 0.05$)外,两者均分别与其他各地区样品之间差异显著($p < 0.05$);除了天峻县、格尔木

市、德令哈市分别与乌兰县样品之间平均 γ-亚麻酸含量差异显著（$p<0.05$）外，其余各地区之间无显著性差异（$p>0.05$）；只有天峻县、乌兰县、大柴旦分别与都兰县、格尔木市、德令哈市样品之间平均总脂肪酸含量差异显著（$p<0.05$）外，其余各地区之间无显著性差异（$p>0.05$）（李钦俊等，2019）。

与我国内蒙古及蒙古国野生黑果枸杞中脂肪酸进行比较（双全等，2017），各地区样品均含有多种脂肪酸，其中排名前三位的脂肪酸分别为亚油酸、油酸和棕榈酸。脂肪酸性质比较：柴达木地区样品中多不饱和脂肪酸含量（58.38%）介于我国内蒙古和蒙古国样品之间（含量分别为 44.86%、65.36%）；柴达木地区样品中单不饱和脂肪酸含量（27.30%）高于我国内蒙古和蒙古国样品（含量分别为 17.03%、17.59%）；柴达木地区样品中饱和脂肪酸含量（14.26%）高于我国内蒙古和蒙古国样品（含量分别为 12.94%、13.89%）。

闫亚美（2014）测得黑果枸杞中还含有多种不饱和脂肪酸，包括亚油酸（占总脂肪酸的 61.49%）、油酸（占总脂肪酸的 16.69%）、棕榈酸（占总脂肪酸的 12.5%）等。

十、微量元素

人体是由 60 多种元素所组成。根据元素在人体内的含量不同，可分为宏量元素和微量元素两大类。凡是占人体总重量的万分之一以上的元素，如碳、氢、氧、氮、钙、磷、镁、钠等，称为常量元素；凡是占人体总重量的万分之一以下的元素，如铁、锌、铜、锰、铬、硒、钼、钴、氟等，称为微量元素（铁又称半微量元素）。微量元素在人体内的含量真是微乎其微，如锌只占人体总重量的百万分之三十三，铁也只有百万分之六十。

微量元素虽然在人体内的含量不多，但与人的生存和健康息息相关，对人的生命起至关重要的作用。它们的摄入过量、不足、不平衡或缺乏都会不同程度地引起人体生理的异常或发生疾病。微量元素最突出的作用是与生命活力密切相关。值得注意的是这些微量元素通常情况下必须直接或间接由土壤供给，但大部分人往往不能通过饮食获得足够的微量元素。根据科学研究，到目前为止，已被确认与人体健康和生命有关的必需微量元素有 18 种，即有铁、铜、锌、钴、锰、铬、硒、碘、镍、氟、钼、钒、锡、硅、锶、硼、铷、砷等。世界卫生组织公布的被认为是人体必需的微量元素有 14 种。每种微量元素都有其特殊的生理功能。尽管它们在人体内含量极小，但它们对维持人体中的一些决定性的新陈代谢却是十分必要的。一旦缺少了这些必需的微量元素，人体就会出现疾病，甚至危及生命。目前，比较明确的是约 30% 的疾病直接是微量元素缺乏或不平衡所致。如缺锌可引起口、眼、肛门或外阴部红肿、丘疹、湿疹。又如铁是构成血红蛋白的主要成分之一，缺铁可引起缺铁性贫血。国外曾有报道：机体内含铁、铜、锌总量减少，均可减弱免疫机制（抵抗疾病力量），降低抗病能力，助长细菌感染，而且感染后的死亡率亦较高。微量元素在抗病、防癌、延年益寿等方面都还起着非常重要的作用。

微量元素在人体内的生理功能主要有：①协助宏量元素输送，如含铁的血红蛋白有输氧功能。②是体能各种酶的组成成分和激活体，已知体内千余种酶大都含有一个或多个微量金属元素。③参与激素作用，调节重要生理功能，如碘参与甲状腺素的合成。④一些微量元素可影响核酸代谢，核酸是遗传信息载体。它含有浓度相当高的微量元素，如铬、钴、铜、锌、镍、钒等，这些元素对核酸的结构、功能和 DNA 的复制都有影响。

枸杞中报道含有 10 种以上微量元素，含 19 种矿质元素，而且锌、铁、铜、锰等有益元素含量较高于其他药材。检出矿质元素有 K、Na、S、P、Mg、Ca、Si、Al、Fe、Zn、B、Cu、Mn、Se、Ph、Sr、Ti、Ba、Cr。其中人体常量元素有 K、Na、S、P、Mg、Ca 等；人体微量元素有：Fe、Zn、B、Cu、Mn、Se、Sr、Cr 等（杨学东等，2006；曾琦斐，2011；魏永生等，2012）。

林丽等（2017a）对甘肃、青海和内蒙古 3 个产地黑果枸杞所含 23 种微量元素进行含量测定分析研究，为今后黑果枸杞开发利用与深入研究提供科学依据。采用微波消解，电感耦合等离子体质谱仪和电感耦合等离子体发射光谱仪对 3 个产地黑果枸杞所含 23 种微量元素进行含量测定，方法便捷，稳定性好，精密度高，检出限低。结果 3 个产地所产黑果枸杞中，均含有丰富的对人体有益的微量元素，所含重金属均未超标，均在安全值范围内，相比较而言，青海格尔木市河西农场 3 连所产的黑果枸杞中,所含人体必需微量元素含量最高,质量最好。结论 3 个产地的黑果枸杞均含丰富的对人体有益的微量元素,且重金属元素均在安全范围,可安全食用,有较大的开发利用潜力。测得黑果枸杞中富含钾、钠、钙、镁等常量元素,以及锌、铁、铜、锰、钴、铬、硒、钒、铯、镍、铅、砷、汞、镉等人体所必需元素,并测算出每人每日服用黑果枸杞 30 g 以内时,汞、铅、镉、砷 4 种重金属元素均未超出国家标准日摄入量最高值,食用安全。

王航宇等(2002)和陈红军等(2002b)均对黑果枸杞中的无机元素成分进行了研究,结果显示,黑果枸杞中 K、Na、Fe、Ca、Mg 较丰富,尤其是钾的含量要远远高于钠的含量,是一种典型的高钾低钠的食品,且 Fe、Se、Zn 含量高于所有果菜汁,Se 的含量与猪肝相似,是人体正常所需。

采用微波消解的样品前处理方法,结合电感耦合等离子体-质谱技术,建立了黑果枸杞中多种微量元素的同时快速测定方法。通过实验结果表明,该方法快速灵敏,具有良好的准确度和精密度,适用于枸杞中微量元素的同时测定。通过样品的测定结果可知,柴达木地区黑果枸杞中除铅以外的其他 14 种元素含量均高于同地区红枸杞中的元素含量,是一种含丰富微量元素的野生植物。其中黑果枸杞中铅、镉含量较一般植物中的含量低得多,不会对人体产生毒害;钾、钠、钙、镁含量均较丰富,尤其是钾的含量最高,且远高于钠的含量,是一种典型的高钾低钠的食品(李莉,2013)。

十一、鞣质

通过理化检识检测出黑果枸杞中有鞣质存在,并通过紫外分光光度法对黑果枸杞果实中鞣质进行了含量测定。鞣质极容易氧化,在空气中暴露时间的长短会影响到含量的测定结果。鞣质为多羟基化合物,是一类极性强、不稳定的化合物,选用沸点较低、具有一定极性的 70%丙酮溶液作为提取溶剂,有利于鞣质快速提取,并避免在提取的过程中发生氧化。

建立了测定黑果枸杞鞣质的方法,使用黑果枸杞鲜品在 70%丙酮溶液中匀浆,加干酪素 600 mg,振摇时间 1 h,1.5% Na_2CO_3 溶液显色 30 min 测定,测定方法较简便、易操作。可用于黑果枸杞中鞣质的快速检测。结果干燥果实中鞣质的平均为含量为 2.47%(n=3)、新鲜果实中的平均含量为 3.03%(n=3),结果表明,黑果枸杞中鞣质的含量为鲜品>干品。

十二、维生素

建立高压液相色谱法同时测定青海不同品种枸杞中 5 种 B 族维生素 VB_1、VB_2、VB_6、VB_{12}、烟酸含量的方法。色谱条件为:Spursil C_{18}-EP 色谱柱,流动相以甲醇与 0.1%磷酸溶液梯度洗脱,梯度流速为 1.0 ml/min,检测波长为 260 nm,柱温 20℃。实验结果表明,VB_1、VB_2、VB_6、VB_{12}、烟酸分别在 27.7~92.3、14.8~49.3、25.3~84.4、11.4~68.4、18.9~63.1 范围内线性关系良好(r≥0.999);平均回收率分别为 98.3%(RSD=0.86%),98.4%(RSD=0.91%),97.6%(RSD=0.96%),99.4%(RSD=0.87%),99.7%(RSD=0.96%)该方法简便、精密、准确,重现性好,可作为不同枸杞。采用该方法对青海省海西州 3 种不同枸杞鲜果中维生素 B 含量进行了测定,红果枸杞中 VB_2 4.75 mg/kg,VB_6 97.92 mg/kg,VB_{12} 106.05 mg/kg;黄果枸杞中 VB_2 4.83 mg/kg,VB_6 222.10 mg/kg,VB_{12} 303.17 mg/kg;黑果枸杞中 VB_{12} 306.28 mg/kg,其余成分未检出(沈建伟等,2012)。

对柴达木各地区野生黑果枸杞中维生素类成分进行测定分析,测定依据:维生素 C 为 GB 5009.86-2016,维生素 B_1 为 GB 5009.84-2016,维生素 B_2 为 GB 5009.85-2016,维生素 B_{12} 为 GB/T 5009.217-2008,α-维生素 E、γ-维生素 E、δ-维生素 E 为 GB/T 5009.82-2016。经检测分析(表 7-1-16),采自青海柴达木六个地区的 21 批次野生黑果枸杞中,含有少量维生素 C(含量 14.2 mg/100 g,换算为 14.2% NRV,接近 15% NRV);含有微量维生素 B_1(含量 0.177 mg/100 g,换算为 12.6% NRV,小于 15% NRV);富含维生素 B_2(含量 0.650 mg/100 g,换算为 46.4% NRV,大于 30% NRV);维生素 B_{12} 平均含量为 3.34 mg/100 g;含有微量 α-维生素 E(含量 1.339 mg/100 g,换算为 9.56% NRV,小于 15% NRV);γ-维生素 E 平均含量为 0.675 mg/100 g;δ-维生素 E 平均含量为 0.015 3 mg/100 g。主成分分析维生素类成分中维生素 C、维生素 B_1 和

维生素 B_2 对野生黑果枸杞的品质分析贡献大。由表 7-16 可知：除了乌兰县、都兰县、格尔木市、大柴旦分别与天峻县样品之间、都兰县、格尔木市分别与德令哈市样品之间的平均维生素 C 含量差异显著（$p<0.05$）外，其余各地区之间无显著性差异（$p>0.05$）；除了天峻县与大柴旦样品之间、乌兰县与格尔木市样品之间的平均维生素 B_1 含量无显著性差异（$p>0.05$）外，其余各地区之间差异显著

（$p<0.05$）；除了乌兰县、格尔木市分别与都兰县样品之间，乌兰县、都兰县、格尔木市与大柴旦样品之间的平均维生素 B_2 含量无显著性差异（$p>0.05$）外，其余各地区之间差异显著（$p<0.05$）。与新疆野生黑果枸杞中 B 族维生素含量比较：柴达木地区样品中维生素 B_1、维生素 B_2 含量（分别为 0.177 mg/100 g、0.650 mg/100 g）低于新疆精河县样品（含量分别为 2.17 mg/100 g、1.76 mg/100 g）。

表 7-1-16　柴达木不同地区野生黑果枸杞中维生素类成分的含量(mg/100 g)（$n=3$）

地区	维生素 C	维生素 B_1	维生素 B_2	维生素 B_{12}	α-维生素 E	γ-维生素 E	δ-维生素 E
天峻县	12.1±0.6[a]	0.090±0.009[a]	0.357±0.011[a]	1.48±0.19[a]	0.776±0.070[a]	0.474±0.098[a]	0.0100±0.00005[a]
乌兰县	14.3±0.9[b]	0.205±0.009[c]	0.537±0.043[b]	3.48±0.37[c]	1.207±0.140[b]	0.593±0.060[ab]	0.0123±0.0019[a]
都兰县	14.9±0.8[bc]	0.127±0.007[b]	0.578±0.056[bc]	4.14±0.43[d]	0.846±0.072[a]	0.404±0.074[a]	0.0148±0.0074[a]
格尔木市	14.8±0.9[bc]	0.192±0.012[c]	0.635±0.041[c]	2.95±0.58[b]	1.495±0.245[c]	0.756±0.118[b]	0.0224±0.0056[b]
大柴旦	13.9±0.5[bc]	0.101±0.004[a]	0.639±0.059[bc]	1.9±0.39[ab]	0.935±0.027[ab]	0.506±0.025[a]	0.0129±0.0008[a]
德令哈市	13.5±0.7[ab]	0.263±0.009[d]	0.979±0.090[d]	4.60±1.08[d]	2.181±0.270[d]	1.073±0.193[c]	0.0113±0.0024[a]
21 批平均含量	14.2±1.1	0.177±0.060	0.650±0.189	3.34±1.15	1.339±0.527	0.675±0.259	0.0153±0.0064

第二节　黑果枸杞主要化学成分提取与分离

一、原花青素

（一）溶剂萃取法

溶剂萃取法是提取原花青素最常见的方法，多采用乙醇、甲醇、丙酮-水等溶剂为提取剂。

赵巧玲（2010）以乙醇溶液为提取液，采用正交试验法得到葡萄籽原花青素的最佳提取条件为：葡萄籽脱脂粉碎处理后，用 60%乙醇溶液回流提取 2 次，每次 30 min，所得浸膏得率为 12.82%，原花青素含量为 34.97%。赵文杰等（2013）以乙醇为提取溶剂，回流提取新疆昆仑雪菊原花青素。采用 4 因素 3 水平的响应面分析法确定了回流提取昆仑雪菊原花青素的最佳工艺条件为：乙醇浓度 60%、料液比为 1∶16，浸提时间为 2.5 h，浸提温度为 60 ℃，在此条件下昆仑雪菊原花青素的提取率达到

10.24%。

（二）超声波辅助提取法

陈健等（2011）以丙酮为溶剂采用超声辅助提取法从槟榔中提取出原花青素，并采用响应面分析法得到槟榔干原花青素提取的最佳工艺条件为超声功率 600 W、超声时间 16 min、料液比 1∶40（g/mL）、丙酮体积分数 81%，花青素提取率最高可达到 3.41%。王文君（2011）以紫番薯为原料，研究其原花青素的超声波辅助提取工艺条件，采用单因素实验和正交实验，得到最佳工艺条件为 30%乙醇做提取剂，料液比为 1∶25，pH 为 6，超声波处理 20 min，提取次数为 2 次，原花青素的提取率为 7.442 mg/g，是索氏提取法的 1.8 倍。

（三）微波辅助提取法

蔡吉清等（2011）利用微波辅助法从紫甘薯中提

取原花青素,研究了提取剂浓度、料液比、微波处理时间等因素对提取率的影响。结果表明,最佳实验条件为以盐酸的乙醇溶液为提取液,在乙醇的体积分数为50%,料液比(g/mL)为1:70,微波处理70 s,所得的原花青素浸提量为0.96 mg/g。

秦永剑(2011)以毛杨梅树皮为原料,乙醇为溶剂的微波辅助提取低聚原花青素,采用单因素和正交试验法研究不同条件对低聚原花青素提取率的影响。结果表明,提取的最佳工艺条件为乙醇体积分数75.00%,料液比1:30(g/mL),微波作用时间15 min,微波功率500 W,此条件下低聚原花青素平均提取率为2.42%。

(四)酶法提取

汪志慧等(2011)采用双酶法提取莲房原花青素,利用Box-Behnk-en中心组合试验设计及响应面分析得到双酶法提取莲房原花青素的最佳工艺参数为酶解温度53℃、酶解时间1.6 h、pH为4.8、果胶酶:纤维素酶=1:1.1,原花青素的提取率为5.20%,比单一乙醇提取法有明显的提高。

(五)超临界CO_2提取

胡佳兴等(2008)采用超临界CO_2流体萃取葡萄籽中原花青素,通过单因素试验得到最佳工艺为:以甲醇做夹带剂,药材质量30 g,萃取压力32 MPa,萃取温度40℃,CO_2流量为10 L/h的条件下萃取60 min,花青素的平均含量为11.424 mg/g。超临界CO_2萃取法提取葡萄籽中原花青素耗时少、准确、效率高。

二、花色苷

花色苷的提取溶剂一般可以用乙醇,使用乙醇比使用其他溶剂有几个优点,包括更高的提取效率,对环境的兼容性,以及更低的毒性和成本。娄涛涛等(2016a)实验发现乙醇浓度、液料比和浸提温度对黑果枸杞色素吸光度影响显著;其中乙醇浓度和液料比、液料比和浸提时间、浸提温度和液料比间的交互作用显著;并采用响应面法确定最佳工艺条件为用pH为3.0的75%的乙醇(料液比1:40)在46℃水浴恒温浸提3.3 h进行花色苷的提取。Jin等(2006)同样用70%乙醇(料液比1:20)在pH为2.5的条件下提取2 h,接着在50℃真空下旋转蒸发

浓缩;水提物用AB-8大孔树脂纯化,用70%乙醇洗脱,经转蒸后冷冻干燥;用HPLC-DAD/ESI-MS/MS,以5%甲酸和5%甲酸-乙腈为流动相等度洗脱分离得到花色苷。王春雨等(2020)用1%盐酸-甲醇溶液反复提取,过0.22 μm滤膜,用LC-MS/MS分离花青素。罗华等(2015)采用超声波辅助溶剂提取法及正交设计,优选出最佳提取条件为料液比1:40,提取时间25 min,乙醇浓度70%,并用AB-8型大孔吸附树脂进行纯化得到花青素。常占瑛等(2017)以黑果枸杞花青素的提取量为考察指标,采用4因素3水平的Box-Behnken实验设计优化黑果枸杞花青素的提取工艺参数为温度为50℃、料液比为1:20、乙醇体积分数为50%的条件下提取3 h时,花青素含量最高。陈铁用含2%甲酸的80%已醇溶液50℃避光浸提两次,每次3 h;再用AB-8大孔树脂吸附法除杂和富集,黑果枸杞花色苷得率为8.04%。

花色苷的提取溶剂还可用水、亚临界水,以及其他混合溶剂。段雅彬等(2015c)用水溶液70℃水浴加热避光提取4 h用pH为1的0.2 mol/L的KCl-HCl缓冲体系定容得到花色苷。双全等(2017)用料液比为1:21体积分数为79%的酸化乙醇溶液(pH为3.0),于37℃水浴加热中提取花青素。Wang等(2018)通过实验比较得知亚临界水提取花色苷的效率高于热水和甲醇提取花色苷的效率,并采用响应曲面法(RSM)和Box-Behnken设计(BBD)相结合的方法得到优化条件是用亚临界水提取法流速是3 mL/min在170℃提取55 min提取花色苷;以0.1%甲酸-水和0.1%甲酸-乙腈为流动相,采用HPLC-DAD和UPLC-Triple-TOF/MS分离分析得到花色苷;并且DPPH和ABTS自由基清除实验表明,水提法提取的花色苷的抗氧化活性明显高于热水和甲醇提取的花色苷。Islam等(2017)使用丙酮-水-冰醋酸(70:29.5:0.5)提取液提取后,在300 rpm的转速下摇动3 h,黑暗中放置12 h后,在3 000 rpm下离心10 min,测定单体花青素含量。张霞等(2017)用1% HCl-乙醇溶液,在60℃水浴中浸提得到花色苷;陈晨等(2010)同样用0.1%盐酸-80%乙醇超声提取花色苷。

花色苷的纯化方法很少。Sang等(2018)实验用含10%水的氯化胆碱与1,2-丙二醇(1:2)的混

合溶剂在 52 ℃提取 45 min,得到的总花色苷得率最高,并用 LS - 32 大孔树脂纯化;采用环境友好型流动相,建立了一种离线心脏切割型二维 HPLC - DAD/ESI - MS 联用技术,即第一步采用乙醇-酒石酸溶液为流动相的一维 HPLC - DAD 方法,在 17 min 内检测到 15 个花色苷峰;第二步采用二维液相色谱-质谱法(2D HPLC - MS)鉴定了第一维的主要花色苷峰,对黑果枸杞中的花色苷进行了定性和定量分析。

三、总多酚

(一) 多酚类物质的提取

关于多酚类物质的提取方法,国内外均有研究报道。常见的主要有:溶剂萃取法、超临界流体萃取法、超声波辅助提取法和酶法等。

1. 溶剂萃取法·溶剂萃取法是多酶类物质最常用提取方法。选择多酚类物质化合物提取方法在很大程度上取决于萃取目标化合物和原料中的其他物质的性质。如果是为进一步定性或定量分析多酚类物质,最常采用三氟乙酸(TFA)甲醇溶液。此方法不破坏多酚类物质的结构,保持多酚类物质天然状态,又相对不易将大分子物质如蛋白质、淀粉、糖等带入;如果提取多酚类物质是作为食品添加剂,常采用酸性乙醇溶液提取。这样可保持最大色素得率、保持色素稳定性和提取物安全。由于初步提取的多酚类物质浓度通常很低,所一般采用旋转蒸发器浓缩初提物,浓缩时温度不要超过 40 ℃,不然多酚类物质会因为温度过高而分解。多酚类物质易分解,保持时间也不宜太久。经溶剂萃取、浓缩后的多酚类物质大多是粗制品,其中含有蛋白质、脂肪、糖类、有机酸、淀粉、生物碱、无机盐、金属离子等。因此,如需对多酚类物质进行鉴定,多酚类物质类色素必须进一步纯化。

2. 酶法·多酚类物质常常富集于天然植物细胞组织内,构成细胞壁组成的纤维素、果胶等影响多酚类物质的浸出。故可采用果胶酶、纤维素酶、淀粉酶等进行细胞壁的软化、膨胀和崩解,从而提高多酚类物质的提取速率。

3. 发酵法·发酵提取法是利用微生物发酵,破坏植物组织的细胞壁和细胞膜,分解色素液中的糖、有机酸和其他杂质、促进多酚类物质的溶出,提高提取率。通过发酵大大降低了色素的纯化难度。除了提取多酚类物质外,微生物还可以利用色素提取留下的残渣,发酵产生酒精等副产物,提高了原料的利用率,降低了工业化生产的成本。有利于弥补传统提取方法,从而提高多酚类物质提取率、降低纯化难度、提离原料利用率。

4. 超临界萃取法·超临界萃取将超临界流体作为萃取剂,把一种萃取物从另一种基质中分离出来的技术。CO_2 是常用的超临界流体。超临界 CO_2 萃取技术是食品工业中较为新兴的一项提取和分离技术,该技术利用超临界 CO_2 作萃取剂,从液体或固体物料中萃取、分离有效成分。超临界 CO_2 萃取技术具有简单、分离系数大、节能、高效、无二次污染、可常温或稍高于常温连续操作、可直接放大等优点。也被用来提取活性物质多酶。目前,采用该技术进行多期提取的相关应用研究的有葡萄残渣、接骨木、紫甘蓝等诸多果蔬。

5. 其他提取方法·除了以上方法外,还有高压脉冲电场、液态静高压法、微波法等方法被用来进行辅助提取花色苷等多酚类物质。

(二) 多酚类物质的分离纯化

1. 色谱法·色谱法常用的填料有大孔树脂、葡聚糖凝胶、硅胶、聚酸铵等。其中硅胶(包括薄层色谱)、聚酰胺填料纯化效率较低,而大孔树脂、葡聚糖凝胶等纯化效率高,使用广泛。大孔树脂吸附精制天然色素过程易于控制、树脂洗脱后可反复使用,且树脂价格较低,是提取多酚类物质的常用方法。在游离花色素的情况下,洗脱速度取决于游离酚羟基对氢键的利用程度。但实际情况是,多酚类物质种类多,故洗脱顺序及速度会差异很大。吸附解析纯化效果较好的大孔树脂有 AB - 8(纯化紫甘薯花色苷)、FPX66(纯化蓝莓花色苷)、XAD - 7(纯化树霉花色苷、野生蓝莓)、D141(纯化蓝莓花色苷)、NKA - 9(纯化血橙花色苷)、X - 5(纯化桃金娘花色苷)等。诸多研究发现树脂稳定性好,多酚类物质回收率高,花色苷色价明显提高。但大多还不能用于较高纯度花色苷分离。

葡聚糖凝胶一般用于多酚类物质的精制和花色苷单体的分离。葡聚糖凝胶 Sephadex LH - 20 是

SephadexG-25 经羟丙基化处理后得到的产物,保留 SephadexG-25 原有的分子筛特性,在极性和非极性溶剂组成的混合物溶剂中常常起到反相分配色谱的作用。Sephadex LH-20 的分离原理是根据分子大小,以凝胶过滤作用为主,兼具反相分配的作用,适用于不同类型有机物的分离。花色苷类物质分子量大小、结构中糖苷和取代基的不同,而且各类之间的极性也不同,因此可选用 Sephadex LH-20 作为花色苷分离的载体。近期研究中,葡聚糖凝胶 Sephadex LH-20 被用于纯化树莓、越橘、石榴花、桃金娘、蓝靛果忍冬、赤小豆等植物花或果实中的花色苷,各类花色苷纯化的应用表明,Sephadex LH-20 是花色苷类化合物分离纯化的优选色谱填料。

随着色谱技术的发展,固相萃取色谱(SPE)、制备高效液相色谱或半制备高效液相色谱具有分析时间短,分辨率高,无热分解的危险,需样量少等优点,而被用于花色苷单体制备的应用中。

2. 膜分离法·膜分离法是利用膜的选择透过性将分子或某些微粒从水中分离出来的过程。研究报道将纤维素超滤膜和反渗透膜等技术联用,可简化分离流程,提高分离效率。Charis M 等采用超滤技术成功从酒渣中富集了花色苷等多酚类物质。Oscar 等在对黑莓色素饮料加工过程中,采用超滤膜对色素饮料进行精密过滤,结合反渗透膜,用于清除饮料中的鞣酸等较大分子量的杂质,得到澄清的黑莓花色苷饮料,工艺过程简单,又可保证色素的质量。此外,Carmela 等还尝试采用纳米技术富集纯化多酚,富集率达 89.2%。

3. 重结晶法·花色苷类多酚可采用醋酸铅溶液沉淀,乙醇溶解,重结晶制得。但是该法由于醋酸铅剧毒而不适用于花色苷等食用天然色素的生产。

四、多糖

目前,用于黑果枸杞多糖的提取方法大致可分为:溶剂浸提法、超声提取法、回流提取法、超声-微波协同萃取法等等。都是用溶剂先分离蛋白和多糖,再使多糖不被过多水解,干燥处理后获得粗多糖。

陈晓琴(2007)使用 80% 乙醇前处理去除低分子糖的最佳条件为:提取温度为 70 ℃,固液配比 1∶8,提取时间为 40 min;黑果枸杞果实多糖提取的最佳条件为:提取温度为 90 ℃,提取时间为 60 min,平均得率为(3.67±0.31)%。汪建红等(2009a)通过正交法设计实验,确定了黑果枸杞果实多糖水浸提的最佳条件为:提取温度 90 ℃,提取时间为 60 min,提取 3 次。在上述条件下,3 次提取多糖平均得率为(3.67±0.31)%,黑果枸杞果实粗多糖含量为 46.62%;且正交试验结果分析表明,各因子对多糖提取的影响大小为:提取温度>提取次数>提取时间,其中提取温度是影响多糖提取率的显著因子。

贾文聪等(2018)采用正交试验法,得出多糖提取率为 7.01% 的条件是用超声波水提醇沉法提取黑果枸杞多糖料液比为 1∶10、超声时间为 30 min;得到多糖保留率、蛋白脱除率为 75.46% 的条件是 Saveg 试剂与粗多糖比例为 1∶2,处理时间为 60 min,处理温度为 95 ℃;当多糖脱色率为 62.34% 时,过氧化氢加入量为 1.0%,处理时间为 2 h,处理温度为 45 ℃时。

赵美峰等(2015)用 80% 乙醇加热回流提取 1 h,滤过之后再用 80% 乙醇分次洗涤滤饼,加三蒸水回流 2 h 获得多糖。Ni 等(2013)采用 95% 乙醇回流提取 12 h,去除疏水性物质,重复 3 次;过滤后,热水(90 ℃)提取 3 次(每次 6 h);将水相滤液合并浓缩,然后将 95% 乙醇加入到高达 80% 的水相滤液中,分离沉淀出多糖;离心除去不溶性物质,上清液装入 DEAE-纤维素离子交换层析柱,然后用 0.5 mol/L 氯化钠对其多糖纯化。娄涛涛等(2017a)采用 80% 的乙醇对黑果枸杞进行前处理,除去低分子糖。采用响应面法优化黑果枸杞多糖提取工艺,最优工艺为:加热回流提取,提取时间 2 h,提取温度 90 ℃,液料比 30∶1,平均提取率为 3.21%。用正交法优化显著影响的 4 个因素:5% 苯酚用量、浓硫酸用量、反应温度、水浴显色时间。李艳等(2001)通过索氏提取,依次用石油醚(30~60 ℃)、乙醚和 80% 的乙醇回流提取 5 h。残渣挥干溶剂后,再以水回流提取 4 h,活性炭脱色,先后用无水乙醇、乙醚、丙酮洗涤,用水-乙醇重结晶纯化,60 ℃ 烘干,即得纯黑枸杞多糖。

汪河滨等(2007)采用超声-微波协同萃取法,从黑果枸杞中提取多糖,提取条件为:温度 50 ℃,微波频率 2 450 MHz;超声波频率 40 kHz,提取 2 次获得粗多糖,含量为 10.89%。吴翠云等(2009)通过对黑果枸杞叶片进行单因素试验和正交试验确定最优提取多糖的工艺：方法为超声-微波协同萃取法。最优提取条件是：料液比为 1:25，提取温度为 90 ℃，提取时间为 30 min，多糖平均提取率为 10.07%。

白红进等(2007)比较了提取黑果枸杞多糖的方式，提取效果大小为：超声-微波协同萃取法＞常规水浴提取法＞微波提取法＞超声波提取法。

五、挥发性成分

(一) 挥发性成分的提取分离

挥发油的提取分离一般用水蒸气蒸馏法。楼舒婷(2015)用蒸馏水后浸泡，再置于恒温水浴中，顶空达到平衡后，插入萃取头，再推出纤维头，顶空吸附后将抽回纤维头，将萃取头拔出，插入气相色谱仪进样口，解吸，同时启动仪器收集数据；优化固相微萃取(SPME)后提取挥发油成分。固相微萃取法处理样品：称取枸杞干果，置于 50 mL 锥形瓶中。加入 25 mL 60 ℃的蒸馏水后用封口膜封口，浸泡。取 4 g 枸杞浸泡 15 mL 进样瓶，置于 50 ℃恒温水浴中。顶空达到平衡后，插入萃取头，再推出纤维头，顶空吸附 30 min 后将抽回纤维头，将萃取头拔出，插入气

相色谱仪进样口，250 ℃解吸 2 min，同时启动仪器收集数据。优化的固相微萃取条件为：平衡时间 15 min，萃取温度 60 ℃和萃取时间 30 min。

（1）色谱方法：色谱柱为毛细管柱 DB-5 柱 (30 m×250 μm×0.25 μm，Agilent)，以高纯氦气为载气，恒定流速为 1.4 mL/min。采用程序升温，起始温度为 60 ℃，保持 2 min，以速度 5 ℃/min 升到 160 ℃，保持 1 min，再以 10 ℃/min 升到 250 ℃，保持 4 min。进样口温度 250 ℃，不分流进样模式。

（2）质谱方法：采用全扫描模式(scan mode)采集信号，电离方式 EI，电子轰击能量为 70 eV；接口温度为 280 ℃，离子源温度为 230 ℃，四级杆温度为 150 ℃，扫描质量范围 45.00~450.00 amu，扫描频率 4.58/s。化合物经计算机检索，与 NIST11 标准质谱库进行定性匹配。

由 SPME-GC/MS 分析结果可得，三种不同枸杞样品共鉴定出 50 种挥发性物质(表 7-2-1)，主要的酯、酮、烯、醛及烷烃类等主要成分组成见表 7-2-2。其中，三种枸杞共有的成分有 9 种，含量较高的成分主要有丁基环己烷、戊基环己烷、壬醛、十六酸乙酯和十六碳烯酸乙酯等。

表 7-2-1　枸杞样品中挥发性成分 SPME-GC/MS 分析结果

序号	出峰时间	RI	化合物	分子式	相对含量(%)		
					新疆红枸杞	新疆黑枸杞	青海黑枸杞
1	5.091	<800	苯	C_6H_6	1.45±0.01	1.25±0.04	1.27±0.06
2	7.041	<800	甲苯	C_7H_8	1.97±0.01	—	—
3	7.802	<800	正己醛	$C_6H_{12}O_6$	1.28±0.05	1.28±0.03	—
4	9.747	863	乙基苯	C_8H_{10}	1.63±0.06		
5	9.998	871	对二甲苯	C_8H_{10}	3.26±0.17		
6	13.06	<800	苯甲醛	C_7H_6O	—	1.33±0.02	
7	13.826	996	3-辛酮	$C_8H_{16}O$			0.93±0.05
8	14.375	1014	正辛醛	$C_8H_{16}O$	1.49±0.01		
9	14.389	960	琥珀酸-3-庚基异丁酯	$C_{13}H_{24}O_4$	—	1.85±0.06	
10	14.837	977	5-乙基-6-十一烷酮	$C_{13}H_{26}O$	4.22±0.07	2.23±0.02	
11	15.193	1040	2-乙基己醇	$C_8H_{18}O$			1.28±0.06
12	15.333	1034	右旋柠檬烯	$C_{10}H_{16}$	—	1.81±0.09	1.53±0.05
13	15.415	1037	丁基环己烷	$C_{10}H_{20}$	5.75±0.12	4.74±0.21	7.21±0.02
14	15.67	1056	乙酸环己酯	$C_8H_{14}O_2$	2.89±0.05	2.05±0.02	3.24±0.09

（续表）

序号	出峰时间	RI	化合物	分子式	相对含量(%)		
					新疆红枸杞	新疆黑枸杞	青海黑枸杞
15	16.787	1 079	戊醚	$C_{10}H_{22}O$	—	1.27 ± 0.03	1.01 ± 0.02
16	17.664	1 102	壬醛	$C_9H_{18}O$	12.91 ± 0.17	1.63 ± 0.06	5.79 ± 0.13
17	18.005	1 117	(E)-1-丁氧基-2-己烯	$C_{10}H_{20}O$	3.9 ± 0.03	2.92 ± 0.09	—
18	18.684	1 141	戊基环己烷	$C_{11}H_{12}$	21.43 ± 0.33	17.98 ± 0.26	31.89 ± 0.67
19	20.384	1 191	辛酸乙酯	$C_{10}H_{20}O_2$	—	—	1.18 ± 0.08
20	20.683	1 200	癸醛	$C_{10}H_{20}O$	4.71 ± 0.02	2.39 ± 0.09	3.15 ± 0.08
21	21.304	1 219	β-环柠檬酸醛	$C_{10}H_{16}O$	2.22 ± 0.33	—	—
22	23.567	1 312	2,6,10,10-四甲基-1-氧杂螺[4,5]葵-6-烯	$C_{13}H_{22}O$	—	1.19 ± 0.08	1.09 ± 0.14
23	25.667	1 354	肉桂酸甲酯	$C_{10}H_{10}O_2$	1.39 ± 0.05	—	—
24	25.739	1 389	葵酸乙酯	$C_{12}H_{24}O_2$	—	1.18 ± 0.1	1.35 ± 0.1
25	26.784	1 437	反式石竹烯	$C_{15}H_{24}$	1.99 ± 0.07	2.19 ± 0.05	—
26	27.063	1 446	β-二氢紫罗兰酮	$C_{13}H_{22}O_2$	1.52 ± 0.03	—	—
27	27.251	1 453	香叶基丙酮	$C_{13}H_{22}O_2$	12.09 ± 0.33	2.84 ± 0.02	1.93 ± 0.19
28	27.684	1 440	肉桂酸乙酯	$C_{11}H_{12}O_2$	—	—	1.82 ± 0.1
29	27.689	1 440	反式肉桂酸乙酯	$C_{11}H_{12}O_2$	—	1.14 ± 0.19	—
30	28.228	1 491	β-紫罗兰酮	$C_{13}H_{20}O$	5.31 ± 0.19	0.98 ± 0.02	—
31	30.568	1 593	月桂酸乙酯	$C_{14}H_{28}O_2$	—	2.02 ± 0.13	1.85 ± 0.08
32	30.809	1 605	2,2,4-三甲基戊二醇异丁酯	$C_{16}H_{30}O_4$	2.09 ± 0.04	2.24 ± 0.05	2.07 ± 0.09
33	31.296	1 625	柏木脑	$C_{15}H_{26}O$	0.82 ± 0.02	—	0.93 ± 0.01
34	33.043	1 694	1,13-十四烷二烯	$C_{14}H_{26}$	—	0.87 ± 0.01	—
35	33.742	1 723	肉豆蔻酸	$C_{14}H_{28}O_2$	—	1.11 ± 0.05	1.54 ± 0.09
36	33.987	1 761	9-肉豆蔻酸乙酯	$C_{16}H_{32}O_2$	—	0.69 ± 0.03	—
37	34.137	1 781	9-肉豆蔻酸丁酯	$C_{18}H_{36}O_2$	—	0.81 ± 0.01	—
38	34.3	1 776	十四酸乙酯	$C_{16}H_{32}O_2$	—	5.04 ± 0.18	2.07 ± 0.09
39	35.056	1 840	金合欢基乙醛	$C_{17}H_{28}O$	1.53 ± 0.06	1.80 ± 0.3	—
40	35.485	1 866	邻苯二甲酸-异丁反式-己-3-烯酯	$C_{17}H_{34}O_2$	1.35 ± 0.03	1.56 ± 0.07	—
41	35.697	1 879	十五酸乙酯	$C_{17}H_{34}O_2$	—	1.04 ± 0.06	0.68 ± 0.07
42	36.111	1 924	法尼基丙酮	$C_{18}H_{30}O$	0.66 ± 0.02	—	—
43	26.106	1 904	棕榈酸甲酯	$C_{17}H_{34}O_2$	—	—	0.72 ± 0.05
44	36.308	1 874	棕榈油酸	$C_{16}H_{30}O_2$	—	—	1.21 ± 0.11
45	36.559	1 886	棕榈酸	$C_{16}H_{32}O_2$	—	—	1.21 ± 0.13
46	36.727	1 969	十六碳烯酸乙酯	$C_{18}H_{34}O_2$	—	11.45 ± 0.35	4.94 ± 0.16

（续表）

序号	出峰时间	RI	化合物	分子式	相对含量(%)		
					新疆红枸杞	新疆黑枸杞	青海黑枸杞
47	36.694	1893	邻苯二甲酸二丁酯	$C_{16}H_{22}O_4$	0.73±0.03	—	—
48	36.973	1986	十六酸乙酯	$C_{18}H_{36}O_2$	1.39±0.03	13.29±0.68	11.37±0.79
49	39.458	＞2000	亚油酸乙酯	$C_{30}H_{36}O_2$	—	0.93±0.02	1.28±0.07
50	39.535	＞2000	油酸乙酯	$C_{20}H_{38}O_2$	—	3.26±0.03	5.44±0.38

表7-2-2　枸杞中挥发性成分种类比较

枸杞名称	酯类	酮类	烯类	芳香烃	烷烃	醛类	其他	总计
新疆红枸杞	6	5	2	4	2	6	1	26
新疆黑枸杞	15	3	5	1	2	5	2	33
青海黑枸杞	13	2	2	1	2	2	6	28

（二）挥发性成分的组成

1. 酯类化合物·酯类是具有芳香气味的挥发性物质，是枸杞香气的重要组成成分。两种黑果枸杞之间酯类成分种类上差异不大，其中新疆黑枸杞含有15种酯类成分，青海黑枸杞含有13种，相对含量上新疆黑枸杞要高于青海黑枸杞。两种黑果枸杞与新疆红枸杞相比，酯类物质种类和含量都比新疆红枸杞多。在种类上对照的新疆红枸杞只含6种酯类化合物；相对含量上黑果枸杞中酯类化合物含量占38%以上，而新疆红枸杞只有9.56%。

2. 醛类化合物·醛类化合物是浆果类植物重要的挥发性风味物质。3种样品中共含醛类化合物8种，其中新疆黑枸杞含有5种，青海黑枸杞仅2种，两者相对含量无显著差别，主要为壬醛和癸醛。新疆红枸杞中醛类化合物有6种，相对含量明显高于黑果枸杞，达到23.46%。

张峻松等（2007）研究了红枸杞酒中的香气成分，其含有的7种醛类成分以糠醛类成分为主，与本文中黑果枸杞中的酸类有所不同，但与新疆红枸杞中的苯甲酸成分一致。这说明枸杞泡酒的过程中其醛类香气成分发生了较大的改变。

3. 酮类化合物·共6种挥发性酮类化合物被检测出，其中新疆红枸杞种类最多，为5种，相对含量也最高，达到23.12%。新疆黑果枸杞有3种，青海黑果枸杞有2种。香叶基丙酮是三种枸杞的共同组分，也是相对含量最高的酮类化合物。新疆红枸杞和新疆黑枸杞中还检测出β-紫罗兰酮。

4. 烷烃类化合物·3种枸杞样品虽然都只含有2种烷烃类成分，为丁基环己烷和戊基环己烷，但其相对含量较高。其中新疆红枸杞和新疆黑枸杞含量相当，而青海黑枸杞则显著高于前两者，推测是地域自然环境的差异导致了此类化合物的含量差异。Altintas等（2006）研究发现黑果枸杞精油中烷烃类化合物主要为二十七烷、二十六烷和二十九烷，含量分别为14.3%、7.0%和6.2%。李东生等（2004）报道了宁夏枸杞挥发油中烷烃类化合物主要为2-十九烷和2-十三烷。

5. 其他化合物·烯类成分、芳香烃类成分、醇类成分、酸类成分及醚类成分在三种枸杞样品中都有检测出。青海黑枸杞在挥发性成分类别上较全，在这些化合物类别中含量较高。李东生等（2004）报道的宁夏枸杞的挥发性成分中，脂肪酸含量为21.68%，主要为棕榈酸；芳香族化合物占13.42%，主要为-甲氧基-乙烯基苯酚。黑果枸杞中也检测出了棕榈酸，此外还有肉豆蔻酸，但新疆枸杞中并不含有酸类化合物，而芳香族化合物只检测出苯。另外，Kim等（2002）利用GC/MS对枸杞叶进行了分析，发现了4种酸类、15种醇类、7种醛类、2种酯、3种呋喃、2种酮等，其中醇类成分含量最多，达到33.4%。与此不同的是，检测出的醇类含量很少，主要成分为柏木脑。

六、生物碱类

甜菜碱是一种季铵碱类生物碱,是黑果枸杞中较为重要的活性成分之一,具有调节体内渗透压、促进脂肪代谢、抑制脂肪肝等药理活性作用。甜菜碱可以用水溶解或甲醇超声提取,利用离子交换色谱分离纯化。

杨雪等(2012)用离子色谱法测定的甜菜碱含量时以冰醋酸作为溶剂提取,用 $HClO_4$ 为滴定剂滴定;用高氯酸非水滴定法测定的甜菜碱含量时用水溶解,经过液-液萃取净化,稀释至合适的浓度后,使用阳离子交换柱和非抑制性电导检测器分离甜菜碱。

耿丹丹等(2015)用水超声提取后,进行去除花青素脱色以及除蛋白质处理,即加入 Sevag 试剂(三氯甲烷-正丁醇,4:1,v:v),混合后离心弃去中间变性蛋白层和下层有机层,上层水相继续重复上述操作直至水相与有机相中间无变性蛋白出现为止获得甜菜碱。娄涛涛等(2017b)用甲醇超声提取30 min;再以 Hypersil NH_2 柱为色谱柱,乙腈-水为流动相,等度洗脱的 HPLC - ELSD 法分离出甜菜碱。艾则孜江·艾尔肯等(2015)同样用甲醇超声提取1h,滤过,置于沸水浴中浓缩得到甜菜碱。

七、蛋白质

参照 GB/T 5009.5 - 2016《食品安全国家标准 食品中蛋白质的测定》进行测定黑果枸杞中蛋白质的含量(李钦俊等,2019)。

Wang 等(2018)将黑果枸杞样品在液氮研磨含水甲醇(50%,v:v),然后涡流混合,破碎后在冰浴中超声(15 个超声-破碎循环,每个1 min),离心处理后进行核磁共振分析氨基酸成分;另外比较三种不同的溶剂,即甲醇水溶液(80%,v:v)、甲醇(80%)-2%甲酸和甲醇(80%)-盐酸(pH 约2.5),为使相关代谢物的 LC - MS 信号最高,选择甲醇水溶液(80%,v:v)作为溶剂,用于超高压液相色谱-质谱联用仪(UHPLC - MS)进行定量分析。

八、氨基酸

参照 GB/T 5009.124 - 2016《食品安全国家标准 食品中氨基酸的测定》进行测定黑果枸杞中氨基酸的含量(李钦俊等,2019)。氨基酸测定方法原理:蛋白质在催化加热条件下被分解产生的氨与硫酸结合生成硫酸铵,碱化蒸馏使氨游离,用硼酸吸收后以硫酸或盐酸标准滴定液滴定,根据酸的消耗量计算氮的含量,再乘以换算系数,即为蛋白质的含量。

氨基酸含量测定样品处理方法:准确称取约50 mg 黑果枸杞粉,置于安瓿瓶中,加入6 mol/L 的盐酸6 ml,充氮气,迅速将安瓿瓶在酒精灯下封口,然后置于110 ℃恒温干燥箱中水解24 h。冷却、过滤,80~90 ℃蒸干,再用0.02 mol/L 的盐酸复溶。加入 N,N-2,4-二硝基氟苯于60 ℃进行衍生处理1 h。处理完后,用磷酸二氢钾缓冲液(0.1 mol/L,pH 7)定容,微孔滤膜过滤,进行液相色谱分析。色氨酸用分光光度法进行测定。

黑果枸杞氨基酸含量分析:对黑果枸杞中的18种氨基酸质量分数进行了测定,结果见表7-2-3。

表 7 - 2 - 3 黑果枸杞中的氨基酸(干重)

氨基酸	质量分数 (g/kg)	氨基酸	质量分数 (g/kg)
缬氨酸	1.649	半胱氨酸	0.534
苏氨酸	2.702	脯氨酸	5.641
甲硫氨酸	6.262	丝氨酸	4.265
天冬氨酸	5.775	甘氨酸	0.659
谷氨酸	2.351	丙氨酸	3.011
精氨酸	2.542	亮氨酸	9.366
赖氨酸	0.884	异亮氨酸	6.156
组氨酸	2.527	苯丙氨酸	7.827
酪氨酸	1.138	色氨酸	0

黑果枸杞果实中除色氨酸外,其他17种所测氨基酸种类较丰富,其中质量分数最高的是亮氨酸(Leu);其次,蛋氨酸(Met)、苯丙氨酸(Phe)、异亮氨酸(Ile)等含量也较高。而赖氨酸(Lys)、甘氨酸(Gly)、半胱氨酸(Cys)等含量较少。黑果枸杞果实中的支链氨基酸(包括亮氨酸、异亮氨酸、缬氨酸)质量分数总和为1.71%,占氨基酸总量的27.17%,其中必需氨基酸/总氨基酸(EAA/TAA)=55.14%,必需氨基酸/非必需氨基酸(EAA/NEAA)=

122.93%,均超过 WHO/FAO 的理想模式 EAA/TAA 0.4 及 EAA/NEAA 0.6。可见,黑果枸杞果实中的必需氨基酸配比较为合理,作为保健食品,具有较高的开发利用价值(矫晓丽等,2011)。

九、有机酸与脂肪酸

李钦俊等(2019)用亚临界流体丁烷提取粗脂肪;粗脂肪含量测定:参照 GB/T 5009.6 - 2016 或参照 GB/T 5009.6 - 2010 中索氏抽提法;脂肪酸测定方法参照 GB/T 5009.168 - 2016 进行测定。

Wang 等(2018)将样品在液氮研磨含水甲醇(50%,v:v),然后涡流混合,破碎后在冰浴中超声(15 个超声-破碎循环,每个 1 min),离心处理后进行核磁共振分析脂肪酸组分;另外比较三种不同的溶剂,即甲醇水溶液(80%,v:v)、甲醇(80%)- 2% 甲酸和甲醇(80%)-盐酸(pH 约 2.5),为使相关代谢物的 LC - MS 信号最高,选择甲醇水溶液(80%,v:v)作为溶剂,用于脂肪酸组成分析。

十、微量元素

(一) 电感耦合等离子体-质谱法(ICP - MS)

电感耦合等离子体-质谱法(ICP - MS)是新型的元素和同位素分析技术,可同时分析几乎地球上的所有元素。在分析能力上,可以取代传统的无机分析技术如电感耦合等离子体原子发射-光谱(ICP - AES)、石墨炉原子吸收光谱(GFAAS)、原子荧光光谱(AFS)等,且该技术已广泛应用于药品检验、卫生防疫、农业研究及食品等样品中的多元素同时分析,是近年来元素分析的一个强有力的工具。

李莉(2013)采用微波消解进行样品前处理,对微波消解条件及 ICP - MS 仪器参数进行了实验研究,建立了微波消解-电感耦合等离子体-质谱法同时测定野生黑果枸杞中钾、钠、钙、镁、铁、锌、铜、锰、钴、镍、铅、砷、汞、镉、铬等 15 种微量元素的含量;并与红枸杞中 15 种微量元素的含量进行了比对,为青海柴达木地区的野生黑果枸杞资源的开发研究提供资料。

(1) 样品前处理:准确称取粉碎后的枸杞样品 0.300 0 g,置于处理洁净的聚四氟乙烯微波消解罐中,加 5 mL 浓硝酸,使样品与硝酸充分浸润。安装好消解罐,按表 7 - 2 - 4 消解条件消解枸杞样品。待消解完毕后取出,置于赶酸装置上于 100 ℃赶酸 1 h,取下冷却后用超纯水转移至 25 mL 比色管中。同时做试剂空白及加标回收率试验。

(2) 仪器条件:样品微波消解的最佳条件如表 7 - 2 - 4 所示。通过使用质谱调谐液对电感耦合等离子体质谱仪条件进行了最优化,测定条件如表 7 - 2 - 5 所示。

表 7 - 2 - 4　微波化学工作站最佳消解条件

运行阶段	功率(W)	功率百分率(%)	升温速率($\Delta\theta/t$)/(℃/s)	压(Pa)	温度控制(℃)	保持时间(min)
1	1 200	100	7	2.41×10^6	120	5
2	1 200	100	3	2.41×10^6	160	10
3	1 200	100	4	2.41×10^6	180	20

表 7 - 2 - 5　ICP - MS 最佳测定条件

雾化器流量(L/min)	辅助气流量(L/min)	等离子气体流量(L/min)	透镜电压(V)	模拟电压(V)	缓冲电压(V)	电感耦合等离子体射频功率(W)
0.91	1.20	16.00	6.00	−1 950.00	950.00	1 000

(3) 样品分析:对黑果枸杞和红枸杞样品的 15 种微量元素进行含量测定,测定结果见表 7 - 2 - 6。对 4 批样品进行每个样品的连续 3 次测定,统计平均值和标准偏差,结果表明:各元素的相对标准偏差 RSD 均小于 5%,表明该方法有较高的精密度,重现性较好。

表 7-2-6 样品中元素含量的比对

元素	黑果枸杞 (mg/kg)	RSD(%)	红枸杞 (mg/kg)	RSD(%)	元素	黑果枸杞 (mg/kg)	RSD(%)	红枸杞 (mg/kg)	RSD(%)
Pb	0.39	0.83	0.44	0.35	Co	0.23	1.35	0.088	0.68
As	0.13	1.50	0.022	2.16	Ni	0.88	1.21	0.34	1.10
Hg	0.0014	4.29	0.00063	4.32	K	17242	1.86	15620	0.89
Cd	0.070	1.91	0.0466	2.90	Na	3405.72	1.11	2589.33	1.30
Cr	0.54	1.32	0.18	1.39	Ca	1463.66	1.17	546.54	0.95
Cu	6.26	0.73	5.50	0.43	Mg	2012.38	1.72	889.78	1.19
Mn	11.64	0.41	5.88	0.68	Fe	210.60	0.75	62.46	1.02
Zn	2.22	0.63	1.04	0.59					

(二) 石墨炉原子吸收分光光度法

测定黑果枸杞中微量元素的含量,比较野生和栽培黑果枸杞中微量元素差异。采用石墨炉原子吸收分光光度法。结果栽培黑果枸杞中锌、钙、铁元素的含量较高,野生黑果枸杞中锰、镁元素的含量较高,有害元素铅、镉、砷、铜等均符合《中国药典》(2020 年版)的限度要求。该测定方法快捷、准确,灵敏度高;为进一步研究黑枸杞中无机元素成分及栽培引种提供了参考。

(1) 原子吸收分光光度计的测定条件:采用原子吸收分光光度法测定锌、铜、钙、铁、钾、钠、镁、铅、镉、砷、铜等元素,仪器条件参数见表 7-2-7。

表 7-2-7 仪器参数条件

元素	灯电流 (mA)	波长 (nm)	狭缝宽度/高度 (mm)	进样体积 (μL)	测定方式
锌	12	213.86	2.7/1.8	20	峰面积
铜	8	324.75	2.7/0.8	20	峰面积
钙	13	422.67	2.7/0.6	20	峰面积
铁	21	248.33	1.8/1.35	20	峰面积
钾	14	766.69	2.7/0.45	20	峰面积
钠	12	589.00	1.8/0.6	20	峰面积
镁	8	285.21	2.7/1.05	20	峰面积
铅	10	283.31	2.7/1.05	20	峰面积
镉	9	228.80	2.7/1.35	20	峰面积
砷	9	193.70	2.7/2.3	20	峰面积
铬	10	357.87	2.7/0.8	20	峰高

(2) 石墨炉升温程序:进样后,石墨炉首先进行 80~120℃ 的干燥程序,时间 30 s,然后为灰化、原子化、清扫程序。各元素的灰化、原子化、清扫程序的温度及时间见表 7-2-8。

(3) 微波消解参数:称取样品 0.5 g,置于聚四氟乙烯消解管内,加硝酸 6 mL,过夜,按照表 7-2-9 中参数消解。

表7-2-8 石墨炉灰化、原子化、清扫程序的温度及时间

元素	灰化温度和时间（℃/s）	原子化温度和时间（℃/s）	清扫温度和时间（℃/s）	元素	灰化温度和时间（℃/s）	原子化温度和时间（℃/s）	清扫温度和时间（℃/s）
锌	650/20	1 700/5	2 100/5	镁	800/20	1 700/5	2 200/5
铜	850/20	2 200/5	2 500/5	铅	550/20	1 850/5	2 200/5
钙	900/20	2 400/5	2 600/5	镉	650/20	1 800/5	2 200/5
铁	1 100/20	2 200/5	2 500/5	砷	800/20	2 200/5	2 500/5
锰	1 000/20	2 100/20	2 400/20	铬	1 000/20	2 400/5	2 600/5
铝	900/20	1 700/20	2 200/20				

表7-2-9 微波消解参数

程序	温度（℃）	保持时间（s）	功率（W）	程序	温度（℃）	保持时间（s）	功率（W）
1	120	5	600	3	180	10	600
2	150	10	600				

（4）样品的测定：精密称取各样品0.5g,置消解罐中,消解完全后,再将消解管置于加热板上加热挥发1mL以下,冷却至室温,加水转移至25mL容量瓶中,并定容至刻度,同法制备样品空白溶液。按照优选的试验条件,测定各元素的含量,结果见表7-2-10。

表7-2-10 样品中微量元素的含量(n=3)

元素（mg/kg）	酒泉瓜州（野生）	酒泉瓜州栽培	酒泉玉门（野生）	酒泉玉门栽培	张掖甘州（野生）	张掖甘州栽培
锌	35.6	56.8	30.2	48.9	20.4	36.7
铜	8.3	9.7	6.8	5.7	4.6	2.5
钙	0.39	0.56	0.47	0.47	0.57	0.58
铁	0.50	0.62	0.42	0.64	0.46	0.62
锰	19.6	13.5	12.5	11.4	20.8	12.1
铝	10.3	10.8	9.1	10.0	10.3	8.6
镁	0.27	0.21	0.30	0.29	0.31	0.27
铅	2.1	1.7	1.6	2.8	1.7	2.0
镉	0.1	0.2	0.2	—	0.1	—
砷	2.6	2.7	1.1	1.9	0.7	2.6
铬	1.6	0.9	1.1	1.8	2.4	2.3

十一、鞣质

孟庆艳等(2011)用70%丙酮水溶液提取后避光保存;取提取液先做了理化试验,如三氯化铁试验、明胶试验、溴试验、香草醛-盐酸试验;并对鞣质提取测定方法进行优化,即将提取液加30%甲醇后用0.1mol/L醋酸-醋酸钠缓冲液(pH为5.0)定容获得鞣质。Islam等(2017)用丙酮-水-冰醋酸(70:29.5:0.5)提取2次,在300rpm的转速下摇动3h,然后置于黑暗中放置12h,再在3 000rpm下离心

10 min 分离得到含有缩合单宁的提取液用于测定。

十二、维生素

黑果枸杞维生素 C 的测定方法按照 GB 5009.86 - 2016 测定。维生素 B_1 的测定方法按照 GB 5009.84 - 2016 测定；维生素 B_2 的测定方法按照 GB 5009.85 - 2016 测定；维生素 B_{12} 的测定方法

按照 GB/T 5009.21 - 2008 测定。α - 维生素 E、γ - 维生素 E、δ - 维生素 E 的测定方法按照 GB/T 5009.82 - 2016 测定。

沈建伟等（2012）采用高压液相色谱法测定青海不同品种枸杞鲜果中 5 种 B 族维生素（VB_1、VB_2、VB_6、VB_{12}、烟酸）的含量，结果从黑果枸杞中只检出 VB_{12}，其他成分均未检出。

第三节 黑果枸杞化学成分测定及分析

一、材料与仪器

采集到 51 批次样品，其中 47 批次为黑果枸杞，采自 5 个产区，青海选择 20 批次，甘肃选择 7 批次，新疆选择 8 批次，内蒙古选择 6 批次，宁夏选择 6 批次；其余 4 批次为黑果枸杞近似种，其中 3 批次为白刺果，采自青海；其中 1 批次为白果枸杞，采自甘肃。

样品的详细信息来源见表 7 - 3 - 1。实验用对照品分别为葡萄糖（山东西亚化学工业有限公司，500 g/瓶，AR 99%）、没食子酸（中国食品药品检定研究院，约 50 mg/瓶，89.9%）、儿茶素（中国食品药品检定研究院，约 20 mg/瓶，97.2%）、甜菜碱（中国食品药品检定研究院，50 mg/瓶）。各项实验涉及仪器设备及试剂使用情况见表 7 - 3 - 2、表 7 - 3 - 3。

表 7 - 3 - 1 51 批次样品信息来源汇总

序号	产地	样品采集地	类别	海拔（m）	采集时间	编号
		黑果枸杞				
1		青海省海西州格尔木市河东农场宝库村	种植	2 800	2020 08 29	1Q
2		青海省海西州格尔木市郭勒木德镇新华村三社	种植	2 813		2Q
3		青海省海西州都兰县宗加乡	种植	2 685	2020 10 31	3Q
4		青海省海西州都兰县向日德镇	种植	2 950	2020 10 30	4Q
5		青海省海西州格尔木市河东农场八连	种植	2 790	2020 09 28	5Q
6		青海省海西州都兰县诺木洪三大队	种植	2 850	2020 10 30	6Q
7		青海省海西州德令哈市尕海镇	种植	2 800	2020 09 25	7Q
8	青海	青海省海西州格尔木市金鱼湖中村一庄	种植	2 780	2020 10 29	8Q
9		青海省海西州格尔木市大格勒乡	种植	2 849	2020 10 31	9Q
10		青海省海西州都兰县诺木洪枸杞产业园	种植	2 720	2020 10 26	10Q
11		青海省海西州乌兰县柯柯镇	种植	3 132	2020 10 31	11Q
12		青海省海西州大柴旦镇润禾仓地	种植	3 184	2020 09 28	12Q
13		青海省海西州格尔木金鱼湖（中村一社）	野生	2 780	2020 10 29	13Q
14		青海省海西州德令哈市乃海镇尕海村一社	种植	2 849	2020 10 30	14Q
15		青海省海西州格尔木市河东农场十连草原	野生	2 780	2020 09 28	15Q

（续表）

序号	产地	样品采集地	类别	海拔（m）	采集时间	编号
16		青海省海西州大柴旦镇马海村三站	野生	3 184	2020 09 28	16Q
17		青海省海西州德令哈市克鲁克湖边	野生	2 814	2020 09 25	17Q
18	青海	青海省海西州大柴旦马海村附近	野生	3 180	2020 09 25	18Q
19		青海省海西州德令哈市尕海镇	野生	2 980	2020 09 29	19Q
20		青海省海西州都兰县诺木洪一大队东头草原边	野生	2 750	2020 10 26	20Q
21		甘肃省瓜州县西湖乡安康村	种植	1 070	2020 08 22	24G
22		甘肃省临夏州永靖县三塬镇胥塬村	种植	1 633	2020 09 05	25G
23		甘肃省玉门花海镇小金湾乡金柳村	种植	1 182	2020 08 21	26G
24	甘肃	甘肃省玉门市花海市小金湾云马家峈村	种植	1 211	2020 08 21	27G
25		甘肃省张掖市高台县南华镇天鸿生物公司基地	有机	1 350	2020 09 18	29G
26		甘肃省张掖市高台县南华镇南原子村	有机	1 368	2020 08 20	30G
27		甘肃省民勤县苏武乡	野生	1 366	2020 08 19	31G
28		新疆维吾尔自治区尉犁县墩阔坦乡琼库勒村	种植	934	2020 08 14	32X
29		新疆维吾尔自治区尉犁县古勒巴格乡巴西头里村	种植	934	2020 08 14	33X
30		新疆维吾尔自治区昌吉州奇台县	种植	1 089	2020 11 02	34X
31		新疆维吾尔自治区库尔勒市	种植	934	2020 11 02	35X
32	新疆	新疆维吾尔自治区阿克苏地区阿克苏市郊	种植	1 403	2020 11 02	36X
33		新疆维吾尔自治区库尔勒市和静县	种植	1 100	2020 08 19	37X
34		新疆维吾尔自治区库尔勒拖布力其乡（银川东环综合批发市场）		934	2020 08 14	38X
35		新疆维吾尔自治区乌鲁木齐市沙依巴克老华凌			2020 09 15	39X
36		内蒙古自治区阿拉善盟额济纳旗赛汉桃来希木	种植	1 000	2020 11 09	40NM
37		内蒙古自治区古阿拉善盟额济纳旗东风镇	种植	1 088	2020 11 09	41NM
38		内蒙古自治区额济纳旗八道桥	种植	1 000	2020 11 18	42NM
39	内蒙古	内蒙古自治区阿拉善盟额济纳旗林场北 10 km 处	种植	1 000	2020 11 09	43NM
40		内蒙古自治区额济纳旗居正海东草场	野生	911	2020 11 09	44NM
41		内蒙古自治区阿拉善左旗蒙斯布日苏木	种植	800	2020 11 18	45NM
42		宁夏回族自治区银川吴忠市红寺堡区红寺堡镇	种植	1 280	2020 08 13	46NX
43		宁夏回族自治区银川市西夏区节范台园林场	种植	1 150	2020 08 13	47NX
44	宁夏	宁夏回族自治区中宁号枸杞市场商部（中宁产）	种植	1 304	2020 08 13	48NX
45		宁夏回族自治区中卫市中宁县宁安镇营盘滩村		1 167	2020 08 13	49NX
46		宁夏回族自治区石嘴山平罗县渠口乡		1 099	2020 08 13	50NX
47		宁夏回族自治区银川西夏区红兴镇金山村			2020 08 14	51NX

（续表）

序号	产地	样品采集地	类别	海拔（m）	采集时间	编号
		白刺果				
48		青海都兰县诺木洪二大队附近草原	野生	2 780	2020 10 12	21Q
49	青海	高原生物研究所实验室提供	野生		2020 10 30	22Q
50		青海省都兰县诺木洪一大队	野生	2 800	2020 11 04	23Q
		白果枸杞				
51	甘肃	甘肃省玉门市花海市小金湾云马家略村	种植	1 211	2020 08 21	28G

表 7-3-2　实验所用仪器

所测成分	仪器名称	型号	生产厂家
多糖	电子天平	CPA224S	赛多利斯科学仪器（北京）有限公司
	恒温水浴锅	WB28	美国 PolyScience 公司
	紫外可见分光光度仪	Lambda 35	美国 PerkinElmer 公司
蛋白质	电子天平	CPA224S	赛多利斯科学仪器（北京）有限公司
	消解炉	DT 220 Digestor 230V	FOSS
	全自动定氮仪	Kjeltec 8400 Analyzer Unit	FOSS
脂肪	电子天平	CPA224S	赛多利斯科学仪器（北京）有限公司
	数控恒温水浴锅	HH-6	常州国华电器有限公司
	电热恒温鼓风干燥箱	DGG-9123AD	上海森信实验仪器有限公司
花青素、总多酚、原花青素、鞣质	电子天平	ML304T/02	梅特勒-托利多仪器（上海）有限公司
	数控超声波清洗器	KQ-500DE	昆山市超声仪器有限公司
	高速离心机	MULTIFUGE XIR	Thermo Fisher scientific
	紫外分光光度计	UV-2600	岛津公司
甜菜碱	电子天平	BSA224S-CW	赛多利斯科学仪器（北京）有限公司
	数显恒温水浴锅	HH-4	国华电器有限公司
	真空恒温干燥箱	TB-Z	天津药典标准仪器厂
	高效液相色谱仪 HPLC	E2695-2998	美国 WATERS
元素	电子天平	ML304T/02	梅特勒-托利多仪器（上海）有限公司
	消解炉	BHW-09C	美国 CEM
	微波消解仪	CEM MARS6	美国 CEM
	电感耦合等离子体质谱 ICP-MS	ICAP-RQ	Thermo Fisher scientific

表 7-3-3　实验所用试剂

所测成分	试剂名称	规格	纯度	生产厂家
多糖	乙醇	500 mL/瓶	AR	昆山金城试剂有限公司
	硫酸	500 mL/瓶	GR 95.0%～98.0%	西陇科学股份有限公司
	苯酚液	500 g/瓶	AR 99%	山东西亚化学工业有限公司

（续表）

所测成分	试剂名称	规格	纯度	生产厂家
蛋白质	铜催化剂片	4.5 g K_2SO_4 和 0.5 g $CuSO_4 \times 5H_2O$, 1 000 片/盒	—	Kjeltec
	硫酸	500 mL/瓶	GR 95.0%～98.0%	西陇科学股份有限公司
脂肪	盐酸	500 mL/瓶	AR	MERCK
	乙醇	500 mL/瓶	AR	昆山金城试剂有限公司
	无水乙醚	4 L/瓶	色谱纯	天津风船化学试剂科技有限公司
花青素	盐酸	500 mL/瓶	AR	MERCK
	乙醇	500 mL/瓶	AR 95%	四川西陇科学有限公司
	氯化钾	500 g/瓶	AR 99.5%	四川西陇化工有限公司
	乙酸钠	500 g/瓶	GR 99.5%	天津市光复精细化工研究所
总多酚	乙醇	500 mL/瓶	AR 95%	四川西陇科学有限公司
	福林酚试剂	100 mL/瓶	BR, 1 mol/L	源叶生物
	无水碳酸钠	500 g/瓶	AR 99.8%	天津市红岩化学试剂
原花青素	甲醇	500 mL/瓶	AR	四川西陇科学有限公司
	香草醛	100 g/瓶	AR	上海中秦化学试剂有限公司
	盐酸	500 mL/瓶	AR	MERCK
鞣质	干酪素	100 g/瓶	精制级 92%	源叶生物
	福林酚试剂	100 mL/瓶	BR, 1 mol/L	源叶生物
	无水碳酸钠	500 g/瓶	AR 99.8%	天津市红岩化学试剂
	乙醇	500 mL/瓶	AR	昆山金城试剂有限公司
甜菜碱	甲醇	500 mL/瓶	AR	四川西陇科学有限公司
	中性氧化铝	500 g/瓶	FCP	国药集团化学试剂有限公司
	氢氧化钠	500 g/瓶	GR	西陇化工股份有限公司
	五氧化二磷	500 g/瓶	AR	佛山西陇化工有限公司
元素测定	硝酸	500 g/瓶	AR	MERCK

二、化学成分测定

（一）多糖

参照 GB/T 18672 - 2014《中华人民共和国国家标准 枸杞》进行测定。

（1）标准曲线的绘制：准确称取 105 ℃干燥恒重的标准葡萄糖 0.1 g（精确到 0.000 1 g）至 1 000 mL 容量瓶，加蒸馏水溶解并定容，摇匀备用。准确吸取此标准溶液 0.1 mL、0.2 mL、0.4 mL、0.6 mL、0.8 mL、1.0 mL 分别置于具塞试管中，各加蒸馏水补充至 2.0 mL，再各加苯酚液 1.0 mL，摇匀，迅速滴加硫酸 5.0 mL，摇匀后放置 5 min，置沸水浴中加热 15 min，取出冷却至室温备用；另以水 2 mL 为空白对照，苯酚和硫酸加法同上操作制备空白参照溶液。分贝于 490 nm 处测定吸光度，绘制标准曲线。葡萄糖测定标准曲线数据和图谱分别见表 7 - 3 - 4、图 7 - 3 - 1。

表 7-3-4　0.1% 葡萄糖标准溶液浓度与吸光度值

	1	2	3	4	5	6	7
葡萄糖含量(μg)	0	10	20	40	60	80	100
吸光度值	0	0.216	0.211	0.381	0.551	0.721	0.891

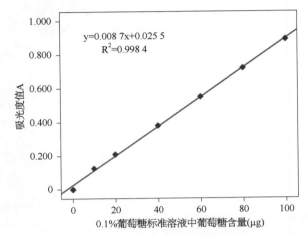

图 7-3-1　黑果枸杞多糖测定葡萄糖标准曲线

（2）样品溶液制备及测定：取具有代表性试样 50 g，粉碎至均匀，装于袋中干燥保存，防止吸潮。准确称取样品粉末 0.4 g（精确到 0.000 1 g），置于具塞锥形瓶中，加 80% 乙醇溶液 200 mL，回流提取 1 h，趁热过滤，残渣用 80% 热乙醇溶液洗涤 2～3 次，每次约 10 mL，滤液全部弃去。药渣加热蒸馏水 100 mL 洗至原锥形瓶中，加热回流提取 1 h，趁热过滤，残渣用热水洗涤 3～4 次，每次约 10 mL，合并全部滤液，冷却后移入 250 mL 容量瓶中，用蒸馏水定容，待测。

（3）测定：准确吸取待测液 0.5 mL，加水至 1.5 mL，再各加苯酚液 1.0 mL，摇匀，迅速滴加硫酸 5.0 mL，摇匀后放置 5 min，置沸水浴中加热 15 min，取出冷却至室温。根据标准曲线计算出吸取的待测液中葡萄糖的质量。

测定结果计算：$\omega = \dfrac{\rho \times 250 \times f}{m \times V \times 10^6} \times 100$

式中：ω 为多糖含量（g/100 g）；ρ 为吸取待测液中葡萄糖的质量（μg）；f 为葡萄糖换算多糖的换算因子，3.19；m 为试样质量（g）；V 为吸取待测液的体积（mL）。

47 批次黑果枸杞多糖的含量测定结果见表 7-3-8，样品主要化学成分含量测定结果汇总见图 7-3-2，黑果枸杞多糖测定的描述性统计见图 7-3-3，其中五大产区的多糖含量对比见图 7-3-4，黑果枸杞、白果枸杞和白刺果的多糖含量对比见图 7-3-5。

结果表明，47 批次黑果枸杞多糖的含量均值为 5.29±2.32 g/100 g。相比其他四个产区，其中 20 批次青海产区黑果枸杞的多糖含量均值最高，为 6.16±1.66 g/100 g；7 批次甘肃产区黑果枸杞的多糖含量均值最低，为 3.55±3.20 g/100 g；8 批次新疆产区黑果枸杞的多糖含量均值为 4.29±2.26 g/100 g；6 批次内蒙古产区黑果枸杞的多糖含量均值为 5.66±2.54 g/100 g；6 批次宁夏产区黑果枸杞的多糖含量均值为 5.40±2.04 g/100 g。47 批次黑果

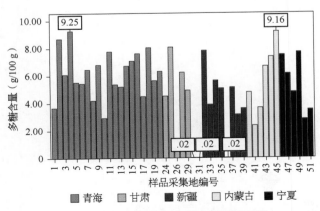

图 7-3-2　黑果枸杞多糖含量测定结果

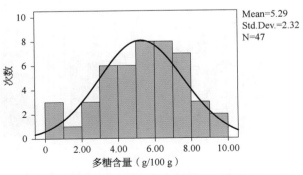

图 7-3-3　黑果枸杞多糖含量测定结果分布

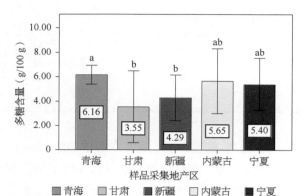

图 7-3-4　五大产区黑果枸杞中多糖含量比较
（不同小写字母表示不同产区间差异显著，$p < 0.05$）

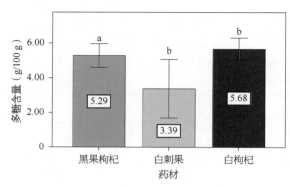

图 7-3-5　不同药材的多糖含量对比
（不同小写字母表示不同药材间差异显著，$p < 0.05$）

枸杞中，多糖含量最高的样品的采集地编号为 Q4，产自海拔 2 950 m 的青海省海西州都兰县向日德镇，含量为 9.25 g/100 g。

（二）蛋白质

参照 GB 5009.5-2016《食品安全国家标准 食品中蛋白质的测定》进行测定，采用凯氏定氮法的步骤与公式计算黑果枸杞中的蛋白质含量。

（1）试样的测定：取具有代表性试样 50 g，粉碎至均匀，装于袋中干燥保存，防止吸潮。准确称取样品粉末 0.3 g（精确到 0.000 1 g），置于消化管中，加入铜催化剂片 1 片，加硫酸 20 mL 于消化炉进行消化，当消化炉温度达到 420 ℃ 之后，持续消化 1 h 左右，直至消化管中的液体呈浅蓝绿色透明状，放置冷却，采用自动定氮仪（使用前加入氢氧化钠溶液、硫酸标准滴定溶液以及含有混合指示液 B 的硼酸溶液）进行加液、蒸馏、滴定。

（2）蛋白质含量计算：$X = \dfrac{(V_1 - V_2) \times c \times 0.0140}{m \times V_3/100} \times$

$F \times 100$

式中：X 为蛋白质含量（g/100 g）；V_1 为试液消耗硫酸标准滴定液的体积（mL）；V_2 为空白消耗硫酸标准滴定液的体积（mL）；c 为硫酸标准滴定液的浓度（mol/L），$c(H_2SO_4) = 0.103\,3$ mol/L；0.014 0 为 1.0 mL 硫酸 $[c(H_2SO_4) = 1.000$ mol/L$]$ 标准滴定溶液相当的氮的质量（g）；m 为试样质量（g）；V_3 为吸取消化液的体积（mL）；F 为氮换算为蛋白质的系数 6.25。

47 批次黑果枸杞蛋白质的含量测定结果见表 7-3-8，样品主要化学成分含量测定结果汇总见图 7-3-6，黑果枸杞蛋白质的描述性统计见图 7-3-7，其中五大产区的蛋白质含量对比见图 7-3-8，黑果枸杞、白果枸杞和白刺果的蛋白质含量对比见图 7-3-9。

结果表明，47 批次黑果枸杞蛋白质的含量均值为 9.19±1.80 g/100 g。相比其他四个产区，其中 7

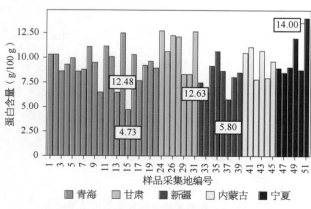

图 7-3-6　黑果枸杞蛋白质含量测定结果

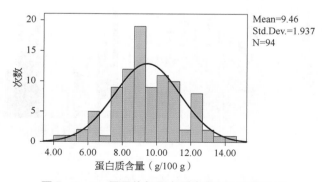

图 7-3-7　黑果枸杞蛋白质含量测定结果分布

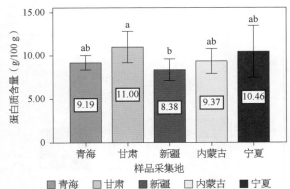

图7-3-8　五大产区黑果枸杞中蛋白质含量比较

（不同小写字母表示不同产区间差异显著，$p<0.05$）

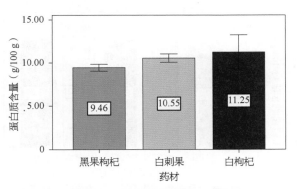

图7-3-9　不同药材的蛋白质含量对比

（不同小写字母表示不同药材间差异显著，$p<0.05$）

批次甘肃产区黑果枸杞的蛋白质含量均值最高，为11.00±1.95 g/100 g；8批次新疆产区黑果枸杞的蛋白质含量均值最低，为8.11±1.53 g/100 g；20批次青海产区黑果枸杞的蛋白质含量均值为9.19±1.80 g/100 g；6批次内蒙古产区黑果枸杞的蛋白质含量均值为9.62±1.43 g/100 g；6批次宁夏产区黑果枸杞的蛋白质含量均值为10.21±2.25 g/100 g。47批次黑果枸杞中，蛋白质含量最高的样品的采集地编号为NX51，产自宁夏回族自治区银川西夏区红兴镇金山村，含量为14.00 g/100 g。

（三）脂肪

根据食品中脂肪的测定（GB 5009.6-2016）方法，采用第二法酸水解法及记性黑果枸杞中的脂肪含量测定。

（1）试样处理：取具有代表性试样50 g，粉碎至均匀，装于袋中干燥保存，防止吸潮。准确称取样品粉末2.0 g（精确到0.000 1 g），置于具塞试管中，加入蒸馏水8 mL，混匀后加盐酸10 mL，置于70～80℃水浴中加热至试样消化完全，40～50 min，取出

试管加10 mL乙醇，混匀，冷却后加入25 mL无水乙醚，待无水乙醚全部倒入后，加塞振摇1 min，小心开塞放出气体，再塞好，静置10～20 min。待上部液体清晰，吸出上清液于已恒重的铝盒内，水浴蒸干，于100±5℃干燥1 h，冷却后称量。

（2）试样的测定

脂肪含量计算：$X = \dfrac{m_1 - m_0}{m_2} \times 100$

式中：X为脂肪含量（g/100 g）；m_0为铝盒质量（g）；m_1为恒重后铝盒加脂肪质量（g）；m_2为试样质量（g）。

47批次黑果枸杞脂肪的含量测定结果见表7-3-8，样品主要化学成分含量测定结果汇总见图7-3-10，黑果枸杞脂肪的描述性统计见图7-3-11，其中五大产区的脂肪含量对比见图7-3-12，黑果枸杞、白果枸杞和白刺果的脂肪含量对比见图7-3-13。

结果表明，47批次黑果枸杞脂肪的含量均值为2.87±0.72 g/100 g。相比其他四个产区，其中6批

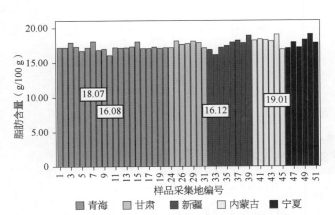

图7-3-10　黑果枸杞脂肪含量测定结果

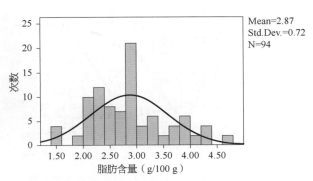

图7-3-11　黑果枸杞脂肪含量测定结果分布

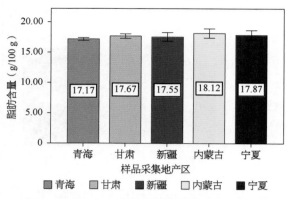

图 7-3-12 五大产区黑果枸杞中脂肪含量比较

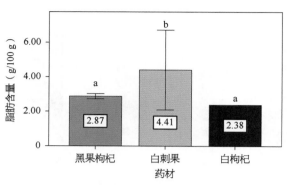

图 7-3-13 不同药材的脂肪含量对比

（不同小写字母表示不同药材间差异显著，$p < 0.05$）

次内蒙古产区黑果枸杞的脂肪含量均值最高，为 $3.36 \pm 0.89 \, \mathrm{g}/100 \, \mathrm{g}$；20 批次青海产区黑果枸杞的脂肪含量均值最低，为 $2.70 \pm 0.67 \, \mathrm{g}/100 \, \mathrm{g}$；7 批次甘肃产区黑果枸杞的脂肪含量均值为 $2.95 \pm 0.64 \, \mathrm{g}/100 \, \mathrm{g}$；8 批次新疆产区黑果枸杞的脂肪含量均值为 $2.90 \pm 0.70 \, \mathrm{g}/100 \, \mathrm{g}$；6 批次宁夏产区黑果枸杞的脂肪含量均值为 $2.82 \pm 0.85 \, \mathrm{g}/100 \, \mathrm{g}$。47 批次黑果枸杞中，脂肪含量最高的样品的采集地编号为 NM41，产自海拔 800 m 的内蒙古自治区阿拉善左旗蒙斯布日苏木，含量为 $4.63 \, \mathrm{g}/100 \, \mathrm{g}$。

（四）花青素

根据 Lamber-Beer 定律，采用在两个 pH 下测定花青素的最大测定波长下的吸光度差值的差示法测定花青素含量。

（1）样品溶液制备：取具有代表性试样 50 g，粉碎至均匀，装于袋中干燥保存，防止吸潮。准确称取样品粉末 0.5 g（精确到 0.000 1 g），置于 50 mL 离心管中，加 80% 乙醇：HCl（24：1）溶液 50 mL，40 ℃ 超声提取 30 min，以 8 500 r/min 离心 5 min，待测。

（2）试样的测定：准确吸取上述待测液上清液 1 mL，分别加入 pH 1.0 的 KCl 缓冲液和 pH 4.5 的 NaAc 缓冲液 9 mL，静置 20 min 后，以蒸馏水为空白，分别在 545 nm 和 700 nm 处测定吸光度，在 20～50 min 内测完。

测定结果计算：$X = \dfrac{A \times MW \times DF \times V}{\varepsilon \times 1 \times m \times 10} \times 100$

式中：X 为花青素含量（g/100 g）；$A = (A_{545\,nm} - A_{700\,nm})_{pH\,1.0} - (A_{545\,nm} - A_{700\,nm})_{pH\,4.5}$；MW 为矮牵牛素-3-O-(6-O-对香豆酰)芸香糖苷-5-O-葡萄糖苷分子量，934.4 g/mol；DF 为稀释因子；V 为吸取待测液的体积（mL）；ε 为消光系数，29 269 L/(mol·cm)；1 为 1 cm；m 为试样质量（g）。

47 批次黑果枸杞花青素的含量测定结果见表 7-3-8，样品主要化学成分含量测定结果汇总见图 7-3-14，黑果枸杞花青素的描述性统计见图 7-3-15，其中五大产区的花青素含量对比见图 7-3-16，黑果枸杞、白果枸杞和白刺果的花青素含量对比见图 7-3-17。

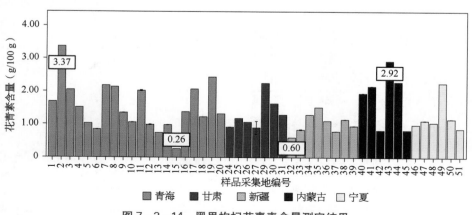

图 7-3-14 黑果枸杞花青素含量测定结果

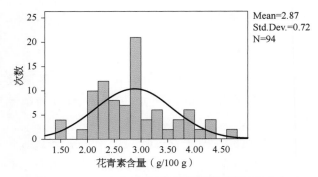

图 7-3-15 黑果枸杞花青素含量测定结果分布

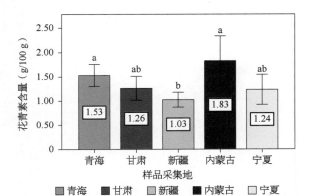

图 7-3-16 五大产区黑果枸杞中花青素含量比较

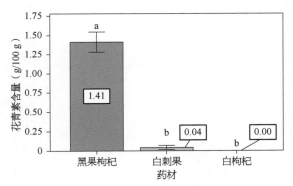

图 7-3-17 不同药材的脂肪含量对比

（不同小写字母表示不同药材间差异显著，$p < 0.05$）

结果表明，47 批次黑果枸杞花青素的含量均值为 $1.41 \pm 0.65\,g/100\,g$。相比其他四个产区，其中 6 批次内蒙古产区黑果枸杞的花青素含量均值最高，为 $1.82 \pm 0.84\,g/100\,g$；8 批次新疆产区黑果枸杞的

花青素含量均值最低，为 $1.03 \pm 0.29\,g/100\,g$；20 批次青海产区黑果枸杞的花青素含量均值为 $1.53 \pm 0.72\,g/100\,g$；7 批次甘肃产区黑果枸杞的花青素含量均值为 $1.32 \pm 0.48\,g/100\,g$；6 批次宁夏产区黑果枸杞的花青素含量均值为 $1.24 \pm 0.51\,g/100\,g$。47 批次黑果枸杞中，花青素含量最高的样品的采集地编号为 Q2，产自海拔 2 813 m 的青海省海西州格尔木市郭勒木德镇新华村三社，含量为 $3.37\,g/100\,g$。

（五）总多酚

参照文献（张霞等，2017）进行黑果枸杞中的总多酚的含量测定，并完成方法验证。

（1）标准曲线的绘制：精密称取没食子酸对照品约 0.010 g（精确到 0.000 01 g），加 50% 乙醇溶解并定容至 20 mL，摇匀，制得浓度约为 0.50 g/L 的对照品溶液。精密吸取此标准溶液 0 μL、20 μL、40 μL、60 μL、80 μL、100 μL 分置于 15 mL 的 EP 管中，用 50% 乙醇定容至 200 μL，再各加蒸馏水至 4.0 mL，福林酚试剂 1.0 mL，摇匀，静置 3 min 后，加 20% Na_2CO_3 1.8 mL，摇匀后放置在黑暗处 2 h；同上操作，将"加 20% Na_2CO_3 1.8 mL"改为"加蒸馏水 1.8 mL"作为空白对照，于 765 nm 处测定吸光度，绘制标准曲线，黑果枸杞中总多酚测定的没食子酸标准曲线数据及图谱见表 7-3-5、图 7-3-18。

（2）样品溶液制备：取具有代表性试样 50 g，粉碎至均匀，装于袋中干燥保存，防止吸潮。准确称取样品粉末 0.2 g（精确到 0.000 1 g），置于 50 mL EP 管中，加 50% 乙醇溶液 40 mL，超声提取 50 min，用 50% 乙醇溶定容，8 000 r/min 离心 5 min，取上清液即可。

（3）试样的测定：精密量取样品溶液 200 μL，再各加蒸馏水至 4.0 mL，福林酚试剂 1.0 mL，摇匀，静置 3 min 后，加 20% Na_2CO_3 1.8 mL，摇匀后放置在黑暗处 2 h；同上操作，将"加 20% Na_2CO_3 1.8 mL"改为"加蒸馏水 1.8 mL"作为空白对照，于 765 nm 处测定吸光度。

表 7-3-5 没食子酸标准溶液与吸光度值

	1	2	3	4	5	6
没食子酸含量（μg）	0	9.54	19.08	28.62	38.16	47.70
吸光度值	-0.146 3	0.107 7	0.338 8	0.546 5	0.784 3	0.988 6

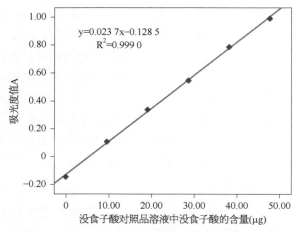

图 7-3-18 黑果枸杞总多酚测定没食子酸标准曲线

测定结果以没食子酸当量（DW）表示：$x = \dfrac{\omega \times DF}{m} \times 100$

式中：x 为总多酚含量（g/100 g）；ω 为待测液中没食子酸的含量（μg）；DF 为稀释因子；m 为试样质量（g）。

47 批次黑果枸杞总多酚的含量测定结果见下表 7-3-8,样品主要化学成分含量测定结果汇总见图 7-3-19,黑果枸杞总多酚的描述性统计见图 7-3-20,其中五大产区的总多酚含量对比见图 7-3-21,黑果枸杞、白果枸杞和白刺果的总多酚含量对比见图 7-3-22。

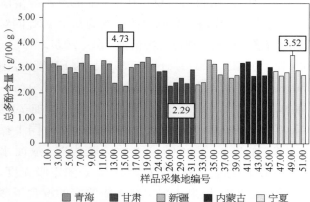

图 7-3-19 黑果枸杞总多酚含量测定结果

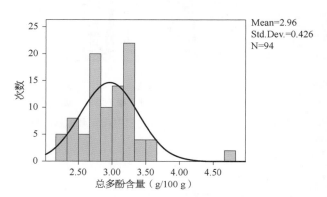

图 7-3-20 黑果枸杞总多酚含量测定结果分布

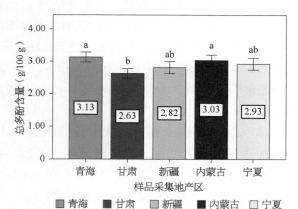

图 7-3-21 五大产区黑果枸杞中总多酚含量比较
（不同小写字母表示不同产区间差异显著,$p < 0.05$）

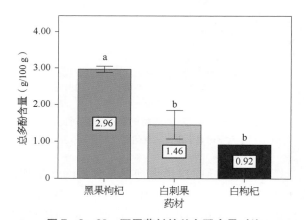

图 7-3-22 不同药材的总多酚含量对比
（不同小写字母表示不同药材间差异显著,$p < 0.05$）

结果表明,47 批次黑果枸杞总多酚的含量均值为 3.01±0.56 g/100 g。相比其他四个产区,其中 20 批次青海产区黑果枸杞的总多酚含量均值最高,为 3.23±0.73 g/100 g；7 批次甘肃产区黑果枸杞的总多酚含量均值最低,为 2.63±0.27 g/100 g；8 批

次新疆产区黑果枸杞的总多酚含量均值为 2.82±0.37 g/100 g；6 批次内蒙古产区黑果枸杞的总多酚含量均值为 3.03±0.27 g/100 g；6 批次宁夏产区黑果枸杞的总多酚含量均值为 2.93±0.30 g/100 g。47 批次黑果枸杞中,总多酚含量最高的样品的采集

地编号为 Q14,产自海拔 2 849 m 的青海省海西州德令哈市乃海镇尕海村一社,含量为 4.73 g/100 g。

(六) 原花青素

参照文献(岳媛,2019;陈晨等,2011b)进行黑果枸杞中的原花青素的含量测定,并完成方法验证。

(1) 标准曲线的绘制:本实验全程在避光环境下进行。精密称取儿茶素对照品约 0.01 g(精确到 0.000 01 g),加甲醇溶解并定容至 10 mL,制得浓度约为 1.0 g/L 的对照品溶液。准确吸取此标准溶液 0 mL、0.3 mL、0.6 mL、1.2 mL、1.5 mL 分置于 10 mL 棕色容量瓶中,加甲醇定容并摇匀;各吸取 1.0 mL 系列标准溶液分别置于 15 mL EP 管中,分别加 5% 香草醛-甲醇溶液 3.0 mL,浓盐酸 1.5 mL,摇匀,常温下显色 10 min;用蒸馏水作为空白对照,依法制备。于 500 nm 处测定吸光度,标准曲线数据及图谱见表 7-3-6、图 7-3-23。

表 7-3-6　儿茶素标准曲线与吸光度值

	1	2	3	4	5	6
没食子酸含量(µg)	0	30.36	60.72	91.08	121.44	136.62
吸光度值	−0.0012	0.1662	0.3308	0.4975	0.6646	0.7628

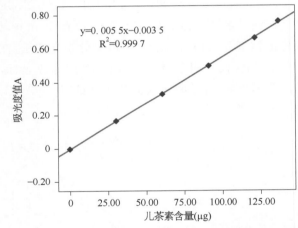

图 7-3-23　黑果枸杞中原花青素含量测定儿茶素标准曲线

(2) 样品溶液制备:取具有代表性试样 50 g,粉碎至均匀,装于袋中干燥保存,防止吸潮。准确称取样品粉末 0.05 g(精确到 0.000 1 g),置于 50 mL EP 管中,加甲醇溶液 25 mL,45 ℃水浴超声提取 35 min,6 500 r/min 离心 15 min,取上清液即可。

(3) 试样的测定:精密量取样品溶液 1.0 mL,再各加 5% 香草醛甲醇溶液 3.0 mL,浓盐酸 1.5 mL,摇匀,常温下显色 10 min,用蒸馏水作为空白对照,依法制备。于 500 nm 处测定吸光度。

测定结果计算:$x = \dfrac{\omega \times DF}{m} \times 100$

式中:x 为原花青素含量(g/100 g);ω 为待测液中儿茶素的含量(µg);DF 为稀释因子;m 为试样质量(g)。

47 批次黑果枸杞原花青素的含量测定结果见表 7-3-8,样品主要化学成分含量测定结果汇总见图 7-3-24,黑果枸杞原花青素的描述性统计见图 7-3-25,其中五大产区的原花青素含量对比见图

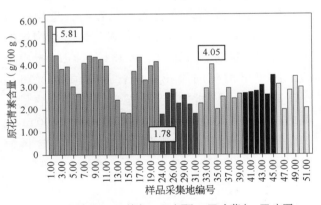

图 7-3-24　黑果枸杞原花青素含量测定结果

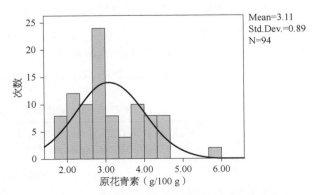

图 7-3-25　黑果枸杞原花青素含量测定结果分布

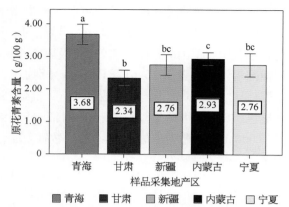

图7-3-26 五大产区黑果枸杞中原花青素含量比较

（不同小写字母表示不同产区间差异显著，$p < 0.05$）

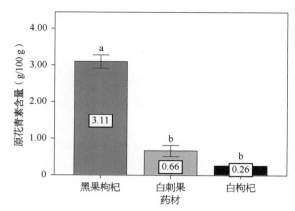

图7-3-27 不同药材的原花青素含量对比

（不同小写字母表示不同药材间差异显著，$p < 0.05$）

7-3-26，黑果枸杞、白果枸杞和白刺果的原花青素含量对比见图7-3-27。

结果表明，47批次黑果枸杞原花青素的含量均值为3.11 ± 0.89 g/100 g。相比其他四个产区，其中20批次青海产区黑果枸杞的原花青素含量均值最高，为3.68 ± 0.98 g/100 g；7批次甘肃产区黑果枸杞的原花青素含量均值最低，为2.34 ± 0.45 g/100 g；8批次新疆产区黑果枸杞的原花青素含量均值为2.76 ± 0.61 g/100 g；6批次内蒙古产区黑果枸杞的原花青素含量均值为2.94 ± 0.33 g/100 g；6批次宁夏产区黑果枸杞的原花青素含量均值为2.76 ± 0.59 g/100 g。47批次黑果枸杞中，原花青素含量最高的样品的采集地编号为Q1，产自海拔2 800 m的青海省海西州格尔木市河东农场宝库村，含量为5.81 g/100 g。

（七）鞣质

根据《中国药典》（2020年版）四部通则中2202鞣质含量测定法测定黑果枸杞中的鞣质的含量。

（1）标准曲线的绘制：精密称取没食子酸对照品约0.005 g（精确到0.000 01 g），加蒸馏水溶解并定容至100 mL，制得对照品溶液浓度约为0.05 mg/mL。准确吸取此标准溶液80 μL、160 μL、320 μL、480 μL、640 μL、800 μL分置于15 mL EP管中，各加福林酚试剂400 μL，并分别加水4 720 μL、4 640 μL、4 480 μL、4 320 μL、4 160 μL、4 000 μL，用29%碳酸钠溶液定容至10 mL摇匀，放置30 min以相应的试剂为空白，按照紫外-可见分光光度法，在760 nm的波长处测定吸光度，以吸光度为纵坐标，浓度为横坐标，标准曲线数据及图谱见表7-3-7、图7-3-28。

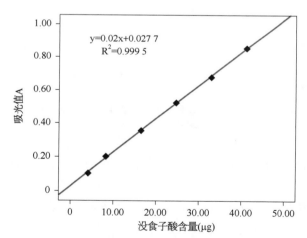

$$y = 0.02x + 0.027\ 7$$
$$R^2 = 0.999\ 5$$

图7-3-28 黑果枸杞鞣质含量测定没食子酸标准曲线

表7-3-7 鞣质测定中没食子酸标准溶液与吸光度值

	1	2	3	4	5	6
没食子酸含量（μg）	4.108	8.216	16.432	24.648	32.864	41.08
吸光度值	0.102 7	0.202 1	0.353 5	0.521 9	0.678 5	0.851 2

（2）样品溶液制备：准确称取样品粉末 0.2 g（精确到 0.000 1 g），置于 50 mL EP 管中，加蒸馏水 25 mL，放置过夜，超声处理 10 min，8 500 r/min 离心 10 min。精密量取上清液 2 ml，置 15 ml EP 管中，用水稀释至 10 mL，摇匀，即得。

（3）试样的测定

总酚：精密量取供试品溶液 0.8 mL，置 15 mL EP 管中，照标准曲线的制备项下的方法，自"加福林酚试剂 400 μL"起，加水 4.8 mL，依法测定吸光度，从标准曲线中读出供试品溶液中没食子酸的量（μg），计算，即得。

不被吸附的多酚：精密量取供试品溶液 8.3 mL，加至已盛有干酪素 0.2 g 的 15 mL EP 管，密塞，置 30 ℃水浴中保温 1 h，时时振摇，取出，放冷，摇匀，8 500 r/min 离心 10 min，精密量取上清液 0.8 mL，置 15 mL EP 管中，照标准曲线的制备项下的方法，自"加福林酚试剂 400 μL"起，加水 4.8 mL，依法测定吸光度，从标准曲线中读出供试品溶液中没食子酸的量（μg），计算，即得。

测定结果计算：$x = \dfrac{(\alpha - \beta) \times DF}{m} \times 100$

式中：x 为鞣质含量（g/100 g）；α 为待测液中总酚量（μg）；β 为待测液中不被吸附的多酚量（μg）；DF 为稀释因子；m 为试样质量（g）。

47 批次黑果枸杞鞣质的含量测定结果见表 7-3-8，样品主要化学成分含量测定结果汇总见图 7-3-29，黑果枸杞鞣质的描述性统计见图 7-3-30，其中五大产区的鞣质含量对比见图 7-3-31，黑果枸杞、白果枸杞和白刺果的鞣质含量对比见图 7-3-32。

结果表明，47 批次黑果枸杞鞣质的含量均值为 0.07±0.10 g/100 g。相比其他四个产区，其中 20 批次青海产区黑果枸杞的鞣质含量均值最高，为 0.11±0.14 g/100 g；8 批次新疆产区黑果枸杞的鞣

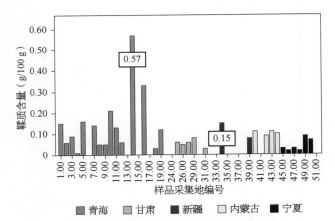

图 7-3-29 黑果枸杞鞣质含量测定结果

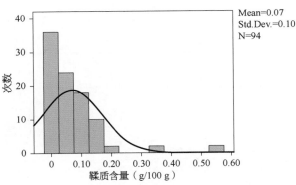

图 7-3-30 黑果枸杞鞣质含量测定结果分布

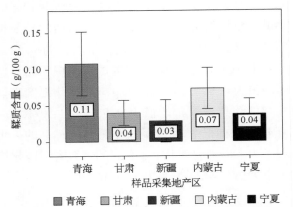

图 7-3-31 五大产区黑果枸杞中鞣质含量比较

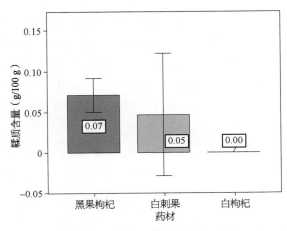

图 7-3-32 不同药材鞣质含量对比

质含量均值最低,为 0.03±0.06 g/100 g;7 批次甘肃产区黑果枸杞的鞣质含量均值为 0.04±0.03 g/100 g;6 批次内蒙古产区黑果枸杞的鞣质含量均值为 0.07±0.05 g/100 g;6 批次宁夏产区黑果枸杞的鞣质含量均值为 0.04±0.03 g/100 g。47 批次黑果枸杞中,鞣质含量最高的样品的采集地编号为 Q14,产自海拔 2814 m 的青海省海西州德令哈市乃海镇尕海村一社,含量为 0.57 g/100 g。

(八) 甜菜碱

根据《中国药典》(2020 年版) 一部项下的枸杞子品种的甜菜碱含量测定方法进行黑果枸杞中甜菜碱含量测定,并完成方法验证。

(1) 对照品溶液的制备:取甜菜碱对照品 0.02 g(精确到 0.0001 g),加 10 mL 水制成浓度约为 2.0 mg/mL 的对照品溶液。

(2) 供试品溶液的制备:黑果枸杞粉碎,称 1 g(精确到 0.0001 g),置具塞锥形瓶中,精密加入甲醇 50 mL,密塞,称定重量,加热回流 1 h,放冷,再称定重量,用甲醇补足减失的重量,摇匀,滤过。精密量取续滤液 2 mL,置碱性氧化铝固相萃取柱(2 g)上,用乙醇 30 mL 洗脱,收集洗脱液,蒸干,残渣加水溶解,转移至 2 mL 量瓶中,加水至刻度,摇匀,滤过,取续滤液,即得。

(3) 测定:照高效液相色谱法(通则 0512)测定,采用氨基柱,流动相为乙腈-水(85:15),检测波长 195 nm。理论板数按甜菜碱峰计算未低于 3000。分别精密吸取对照品溶液与供试品溶液各 5 μL,注入液相色谱仪,测定,本方法测定的系统适用性测定图谱见下图 7-3-33。以响应峰面积为纵坐标,甜菜碱标准品浓度为横坐标,绘制标准曲线见下图 7-3-34。

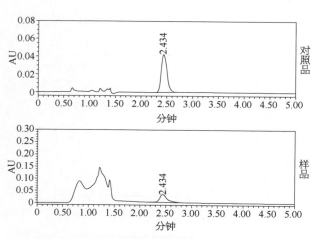

图 7-3-33 黑果枸杞中甜菜碱测定 HPLC 色谱

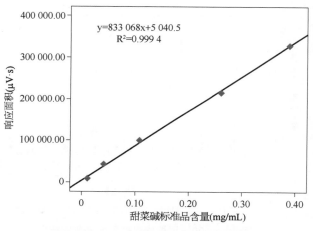

图 7-3-34 甜菜碱含量测定标准曲线

47 批次黑果枸杞甜菜碱的含量测定结果见表 7-3-8,样品主要化学成分含量测定结果汇总见图 7-3-35。黑果枸杞甜菜碱的描述性统计见图 7-3-36,其中五大产区的甜菜碱含量对比见图 7-3-37。黑果枸杞、白果枸杞和白刺果的甜菜碱含量对比见图 7-3-38。

结果表明,47 批次黑果枸杞甜菜碱的含量均值为 0.66±0.20 g/100 g。相比其他四个产区,其中 20 批次青海产区黑果枸杞的甜菜碱含量均值最高,为 0.73±0.23 g/100 g;7 批次甘肃产区黑果枸杞的甜菜碱含量均值最低,为 0.53±0.22 g/100 g;8 批次新疆产区黑果枸杞的甜菜碱含量均值为 0.64±0.11 g/100 g;6 批次内蒙古产区黑果枸杞的甜菜碱含量均值为 0.60±0.16 g/100 g;6 批次宁夏产区黑果枸杞的甜菜碱含量均值为 0.69±0.11 g/100 g。47 批次黑果枸杞中,甜菜碱含量最高的样品的采集地编号为 Q9,产自海拔 2849 m 的青海省海西州格尔木市大格勒乡,含量为 1.31 g/100 g。

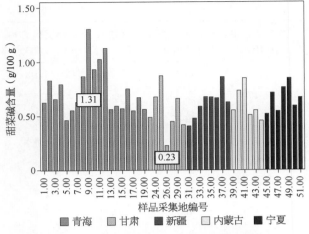

图 7-3-35 黑果枸杞甜菜碱含量测定结果

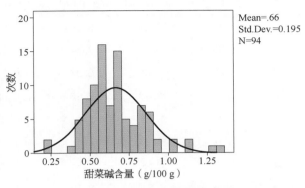

图 7-3-36 黑果枸杞甜菜碱含量测定结果分布

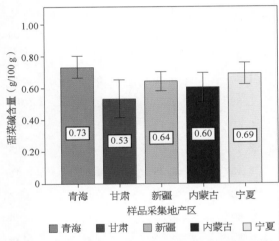

图 7-3-37 五大产区黑果枸杞中甜菜碱含量比较

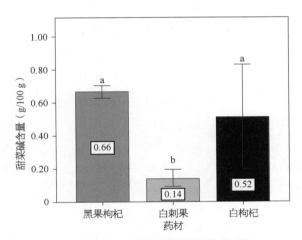

图 7-3-38 不同药材甜菜碱含量对比

（不同小写字母表示不同药材间差异显著，$p < 0.05$）

表 7-3-8 51 批次样品主要化学成分含量测定结果汇总表

编号	多糖含量 (g/100g)	蛋白质 (g/100g)	脂肪 (g/100g)	花青素含量 (g/100g)	总多酚含量 (g/100g)	原花青素含量 (g/100g)	鞣质含量 (g/100g)	甜菜碱含量 (g/100g)
1Q	3.66	10.31	2.85	1.69	3.41	5.81	0.15	0.63
2Q	8.70	10.33	2.47	3.37	3.17	4.46	0.06	0.84
3Q	6.09	8.61	2.92	2.04	3.08	3.85	0.09	0.66
4Q	9.25	9.31	2.93	1.51	2.75	3.95	0.01	0.80
5Q	5.53	9.95	2.12	1.03	3.01	3.04	0.16	0.47
6Q	5.44	8.63	1.54	0.84	2.81	2.70	0.00	0.56
7Q	6.45	8.80	3.28	2.19	3.18	4.11	0.14	0.64
8Q	4.19	11.12	2.47	2.13	5.54	4.44	0.05	0.87
9Q	6.79	9.51	2.24	1.35	3.10	4.39	0.05	1.31
10Q	2.92	6.50	2.98	1.05	2.73	4.28	0.21	0.94

（续表）

编号	多糖含量 (g/100g)	蛋白质 (g/100g)	脂肪 (g/100g)	花青素含量 (g/100g)	总多酚含量 (g/100g)	原花青素含量 (g/100g)	鞣质含量 (g/100g)	甜菜碱含量 (g/100g)
11Q	7.75	11.13	3.29	2.03	3.30	3.97	0.13	1.03
12Q	5.36	10.08	2.84	0.98	3.17	2.96	0.06	1.13
13Q	5.20	6.48	2.23	0.74	2.40	2.43	0.00	0.56
14Q	6.71	12.48	2.46	0.98	4.73	1.85	0.57	0.59
15Q	7.07	4.73	2.93	0.26	2.28	1.83	0.00	0.57
16Q	7.61	10.33	2.62	1.38	3.03	3.73	0.33	0.76
17Q	4.47	7.68	3.84	2.07	3.15	4.38	0.00	0.55
18Q	8.05	9.24	2.10	1.22	3.24	3.33	0.03	0.67
19Q	5.63	9.66	4.24	2.44	3.43	3.98	0.12	0.56
20Q	6.31	8.97	1.58	1.32	3.15	4.17	0.00	0.49
21Q	1.33	10.12	2.87	0.045	1.26	0.69	0.14	0.09
22Q	4.61	10.92	7.25	0.01	1.91	0.81	0.00	0.20
23Q	4.22	10.61	3.10	0.07	1.20	0.49	0.00	0.13
24G	4.50	12.71	3.83	0.91	2.86	1.78	0.00	0.68
25G	8.07	10.64	2.76	1.18	2.89	2.74	0.06	0.87
26G	1.06	12.26	2.01	1.06	2.29	2.91	0.05	0.23
27G	6.23	12.10	2.39	0.89	2.43	2.28	0.06	0.45
28G	5.68	11.25	2.38	0	0.92	0.26	0.00	0.52
29G	4.92	8.31	3.10	2.25	2.60	2.65	0.08	0.66
30G	0.02	8.32	3.62	1.63	2.39	2.22	0.00	0.42
31G	0.02	12.63	2.97	1.29	2.93	1.81	0.03	0.41
32X	7.81	7.48	2.77	0.6	2.34	2.28	0.00	0.48
33X	3.89	6.53	4.17	0.83	2.43	2.96	0.00	0.59
34X	5.63	9.20	2.95	1.28	3.33	4.05	0.15	0.68
35X	5.06	10.65	3.56	1.52	3.17	2.03	0.00	0.67
36X	0.02	8.67	2.96	1.1	2.74	2.59	0.00	0.67
37X	5.13	5.80	2.55	0.79	3.18	2.96	0.00	0.86
38X	3.16	8.05	2.08	1.14	2.61	2.50	0.00	0.62
39X	3.60	8.52	2.14	0.95	2.72	2.71	0.08	0.55
40NM	4.76	10.50	2.72	1.94	3.20	2.73	0.11	0.74
41NM	2.35	11.08	4.63	2.16	3.26	2.77	0.00	0.85
42NM	3.63	7.81	2.80	0.82	2.69	2.82	0.09	0.51
43NM	6.66	10.73	3.74	2.92	3.30	3.08	0.11	0.55
44NM	7.35	7.96	3.95	2.29	2.71	2.66	0.10	0.45

（续表）

编号	多糖含量 （g/100g）	蛋白质 （g/100g）	脂肪 （g/100g）	花青素含量 （g/100g）	总多酚含量 （g/100g）	原花青素含量 （g/100g）	鞣质含量 （g/100g）	甜菜碱含量 （g/100g）
45NM	9.18	9.65	2.29	0.82	3.04	3.55	0.03	0.52
46NX	7.49	8.96	2.24	0.98	2.88	3.13	0.02	0.71
47NX	6.11	8.50	4.23	1.11	2.70	2.01	0.03	0.55
48NX	4.78	9.04	1.93	1.06	2.83	2.85	0.02	0.76
49NX	7.69	11.98	2.27	2.26	3.52	3.49	0.09	0.85
50NX	2.81	8.78	3.02	1.15	2.91	2.99	0.07	0.59
51NX	3.50	14.00	3.24	0.87	2.72	2.08	0.00	0.67

（九）硒元素

参照《中国药典》（2020年版）四部通则中2321测定法的第二法电感耦合等离子体质谱法测定黑果枸杞中的硒元素的含量，并完成方法验证。

（1）对照品溶液的制备：精密量取硒标准品贮备液适量，用10%硝酸溶液稀释制成每1mL含硒1ng、5ng、10ng、20ng的系列浓度溶液，临用配制。

（2）供试品溶液的制备：黑果枸杞粉碎，称样品粉末0.5g（精确到0.0001g），置于消化管中，加HNO₃溶液8mL，混合均匀，置电热消解仪中100℃加热1h，放冷，盖上内盖，旋紧外套，置微波消解仪中密闭并按一定的消解程序进行消解。消解完全后，消解液冷却至60℃以下，取出消解罐，放冷，加50mL蒸馏水，和金单元素标准溶液（1µg/mL）200µL，用水稀释至刻度，摇匀，即得。

（3）测定：采用电感耦合等离子体质谱仪测定黑果枸杞中的硒，所用仪器应符合使用要求（通则0412）。以测量强度值为纵坐标，硒元素浓度为横坐标，测得硒元素的标准曲线见图7-3-39。

将仪器的样品管插入供试品溶液中，测定，取3次读数的平均值。从标准曲线上计算得相应的浓度。在同样的分析条件下进行空白试验，根据仪器说明书的要求扣除空白干扰。

$$元素含量：x = \frac{c \times V \times DF}{m \times 1000}$$

式中：x为硒元素含量（g/100g）；c为元素浓度（µg/mL）；DF为稀释因子；V为稀释液体积（mL）；m为试样质量（g）。

47批次黑果枸杞硒元素的含量测定结果见表7-3-9、图7-3-40。黑果枸杞硒元素的描述性统计见图7-3-41，其中五大产区的硒元素含量对比见图7-3-42。黑果枸杞、白果枸杞和白刺果的硒元素含量对比见图7-3-43。

结果表明，47批次黑果枸杞硒元素含量均值为0.17±0.10mg/kg。相比其他四个产区，其中6批次内蒙古产区黑果枸杞的硒元素含量均值最高，为0.29±0.12mg/kg；20批次青海产区黑果枸杞的硒元素含量均值最低，为0.14±0.09mg/kg；7批次甘肃产区黑果枸杞的硒元素含量均值为0.20±0.11mg/kg；8批次新疆古产区黑果枸杞的硒元素含量均值为0.16±0.04mg/kg；6批次宁夏产区黑果枸杞的硒元素含量均值为0.16±0.10mg/kg。47批次黑果枸杞中，硒元素含量最高的样品的采集地编号为NM43，产自海拔1150m的宁夏回族自治区银川市西夏区节范台园林场，含量为1.31mg/kg。

（十）铅砷汞镉铜5种金属元素

参照《中国药典》（2020年版）四部通则中2321测定法的第二法电感耦合等离子体质谱法测定黑果

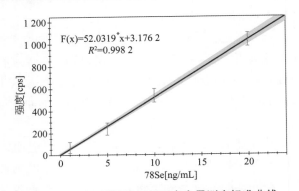

图7-3-39 黑果枸杞硒元素含量测定标准曲线

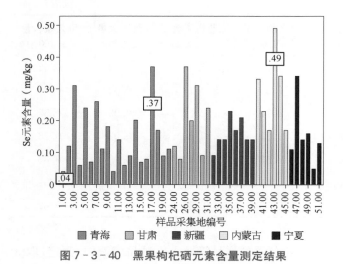

图 7-3-40　黑果枸杞硒元素含量测定结果

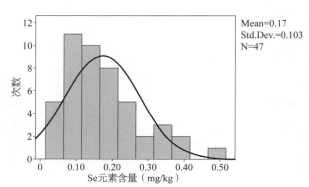

图 7-3-41　黑果枸杞硒元素含量测定结果分布

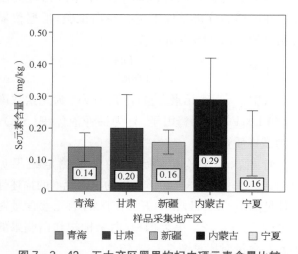

图 7-3-42　五大产区黑果枸杞中硒元素含量比较

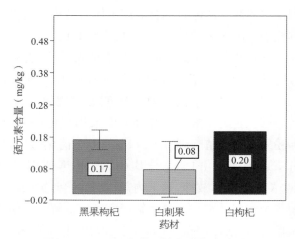

图 7-3-43　不同药材的硒元素含量对比

枸杞中的硒元素的含量,并完成方法验证。

(1) 对照品溶液的制备:精密量取铅、砷、镉、铜标准品贮备液适量,用 10% 硝酸溶液稀释制成每 1 mL 含铅、砷 0 ng、1 ng、5 ng、10 ng、20 ng,含镉 0 ng、0.5 ng、2.5 ng、5 ng、10 ng,含铜 0 ng、50 ng、100 ng、200 ng、500 ng 的系列浓度混合溶液。另精密量取汞标准品贮备液适量,用 10% 硝酸溶液稀释制成每 1 mL 分别含汞 0 ng、0.2 ng、0.5 ng、1 ng、2 ng、5 ng 的溶液,本液应临用配制。

(2) 内标溶液的制备:精密量取锗、铟、铋单元素标准溶液适量,用水稀释制成每 1 mL 各含 1 μg 的混合溶液,即得。

(3) 供试品溶液的制备:黑果枸杞粉碎,称样品粉末 0.5 g(精确到 0.000 1 g),置于消化管中,加

HNO₃ 溶液 8 mL,混合均匀,置电热消解仪中 100 ℃ 加热 1 h,放冷,盖上内盖,旋紧外套,置微波消解仪中密闭并按一定的消解程序进行消解。消解完全后,消解液冷却至 60 ℃ 以下,取出消解罐,放冷,加 50 mL 蒸馏水,和金单元素标准溶液(1 μg/mL)200 μL,用水稀释至刻度,摇匀,即得。

(4) 测定:采用电感耦合等离子体质谱仪测定黑果枸杞中的铅、砷、汞、镉、铜,所用仪器应符合使用要求(通则 0412)。以测量强度值为纵坐标,硒元素浓度为横坐标,测得硒元素的标准曲线见图 7-3-44。

将仪器的样品管插入供试品溶液中,测定,取 3 次读数的平均值。从标准曲线上计算得相应的浓度。在同样的分析条件下进行空白试验,根据仪器

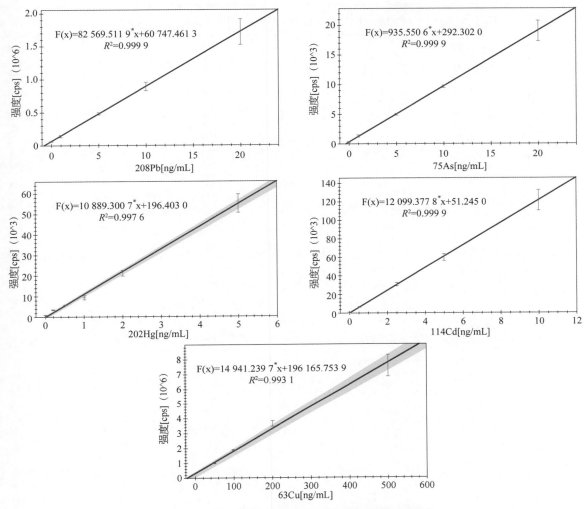

图 7-3-44 黑果枸杞重金属元素含量测定标准曲线

说明书的要求扣除空白干扰。

元素含量：$x = \dfrac{c \times V \times DF}{m \times 1\,000}$

x 为重金属元素含量（g/100 g）；c 为元素浓度（μg/mL）；DF 为稀释因子；V 为稀释液体积（mL）；m 为试样质量（g）。

47 批次黑果枸杞重金属元素铅、砷、汞、镉、铜的含量测定结果见表 7-3-9、图 7-3-45。

结果表明，47 批次黑果枸杞中铅元素含量远远低于 5 mg/kg，砷元素含量远远低于 2 mg/kg，汞元素含量远远低于 0.2 mg/kg（除 Q9 样品，产自海拔 2 849 m 的青海省海西州格尔木市大格勒乡，汞元素为 11.40 mg/kg），镉元素含量远远低于 1 mg/kg，铜元素含量远远低于 20 mg/kg，符合《中国药典》（2020 年版）对重金属及有害元素的限量规定（铅不得过 5 mg/kg；镉不得过 1 mg/kg；砷不得过 2 mg/kg；汞不得过 0.2 mg/kg；铜不得过 20 mg/kg）。

表 7-3-9 47 批次黑果枸杞 6 种元素的含量测定结果汇总

序号	编号	Pb (mg/kg)	As (mg/kg)	Hg (mg/kg)	Cd (mg/kg)	Cu (mg/kg)	Se (mg/kg)
1	1Q	5.95	0.37	0.08	0.33	4.87	0.04
2	2Q	0.75	0.49	0.02	0.05	5.54	0.12

序号	编号	Pb (mg/kg)	As (mg/kg)	Hg (mg/kg)	Cd (mg/kg)	Cu (mg/kg)	Se (mg/kg)
3	3Q	1.59	0.49	0.04	0.12	5.53	0.31
4	4Q	0.25	0.11	0.01	0.02	12.06	0.06
5	5Q	**2.94**	0.32	0.04	0.22	5.91	0.24
6	6Q	0.26	0.11	0.19	0.02	8.48	0.07
7	7Q	0.82	0.88	0.02	0.05	8.78	0.26
8	8Q	0.75	0.18	0.14	0.03	8.85	0.11
9	9Q	0.52	0.30	11.40	0.08	5.84	0.18
10	10Q	0.11	0.07	0.03	0.02	11.34	0.04
11	11Q	0.97	0.24	0.06	0.09	5.82	0.14
12	12Q	0.23	0.09	0.09	0.14	7.75	0.06
13	13Q	0.55	0.26	0.08	0.17	6.21	0.09
14	14Q	0.32	0.17	0.22	0.02	8.71	0.20
15	15Q	1.63	0.38	0.29	0.18	6.48	0.07
16	16Q	0.26	0.11	0.14	0.13	7.52	0.08
17	17Q	0.97	0.40	0.02	0.05	9.84	0.37
18	18Q	1.62	0.28	0.20	0.15	6.57	0.17
19	19Q	0.55	0.28	0.06	0.02	4.89	0.09
20	20Q	0.25	0.10	0.11	0.02	8.90	0.04
21	21Q	0.22	0.095	0.08	0.09	7.54	0.09
22	22Q	1.66	0.24	0.13	0.17	11.59	0.11
23	23Q	0.30	0.11	0.05	0.08	8.18	0.11
24	24G	0.20	0.28	0.06	0.02	14.53	0.12
25	25G	0.19	0.07	0.05	0.03	3.12	0.08
26	26G	0.31	0.24	0.10	0.01	13.17	0.37
27	27G	0.25	0.185	0.07	0.02	13.75	0.20
28	28G	0.16	0.10	0.03	0.01	12.20	0.20
29	29G	**2.52**	0.44	0.06	0.04	14.40	0.31
30	30G	0.24	0.11	0.02	0.02	11.78	0.09
31	31G	0.46	0.27	0.08	0.21	16.59	0.24
32	32X	0.25	0.18	0.08	0.03	7.43	0.09
33	33X	0.30	0.30	0.02	0.02	9.10	0.14
34	34X	0.22	0.18	0.02	0.03	11.09	0.14
35	35X	0.36	0.29	0.05	0.07	12.90	0.23
36	36X	0.23	0.20	0.05	0.04	11.23	0.17
37	37X	0.49	0.47	0.08	0.06	9.96	0.21
38	38X	0.28	0.20	0.32	0.03	9.43	0.14

（续表）

序号	编号	Pb（mg/kg）	As（mg/kg）	Hg（mg/kg）	Cd（mg/kg）	Cu（mg/kg）	Se（mg/kg）
39	39X	0.25	0.21	0.27	0.04	11.03	0.14
40	40NM	0.59	0.45	0.06	0.03	16.18	0.33
41	41NM	0.54	0.41	0.02	0.02	16.21	0.23
42	42NM	0.27	0.22	0.02	0.06	10.25	0.17
43	43NM	0.53	0.38	0.20	0.03	17.15	0.49
44	44NM	0.33	0.50	0.33	0.02	15.50	0.34
45	45NM	0.17	0.14	0.02	0.02	12.28	0.17
46	46NX	0.26	0.12	0.24	0.03	9.16	0.11
47	47NX	0.83	0.51	0.31	0.04	12.28	0.34
48	48NX	0.25	0.15	0.03	0.03	9.31	0.14
49	49NX	0.62	0.22	0.02	0.21	14.18	0.16
50	50NX	0.19	0.48	0.02	0.02	8.98	0.05
51	51NX	0.38	0.23	0.02	0.03	5.43	0.13

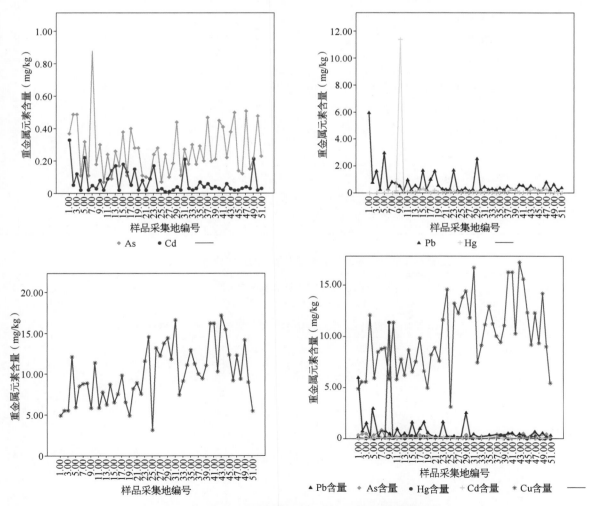

图 7 - 3 - 45　47 批次黑果枸杞 5 种重金属元素含量比较

三、结果分析

（一）有效性成分指标分析

采用 SPSS 统计软件 20 版对全部 51 批次样品的多个有效指标的含量测定结果进行统计分析，结果如下：

（1）对 47 批黑果枸杞样品中各测定指标结果开展述性统计，结果见表 7-3-10，分别显示每组数据的最大值、最小值、平均值及偏差。同时对每个组分测定结果进行正态性分布检验，依据 S-W 检验（Shapiro-Wilk），按 $\alpha=0.05$，$p<0.05$，拒绝 H_0，接受 H_1，尚不能认为各指标含量均值符合正态分布，见表 7-3-11。结果表明，47 批次黑果枸杞测定结果中中花青素、总多酚、原花青素、鞣质和甜菜碱的含量不符合正态分布，多糖、蛋白质和脂肪含量符合正态分布；对于微量元素含量而言，其中硒、铅、砷、汞、镉 5 种元素含量都不符合正态分布，只有铜元素含量符合正态分布。

表 7-3-10 各组分含量测定结果的描述性统计结果

	化合物种类	样本数	最低值	最高值	平均值	标准偏差
有效性组分	多糖(g/100 g)	47	0.02	9.25	5.29	2.32
	蛋白质(g/100 g)	47	4.73	14.00	9.46	1.94
	脂肪(g/100 g)	47	1.54	4.63	2.87	0.72
	花青素(g/100 g)	47	0.26	3.37	1.41	0.65
	总多酚(g/100 g)	47	2.28	5.54	3.01	0.56
	原花青素(g/100 g)	47	1.78	5.81	3.11	0.89
	鞣质(g/100 g)	47	0.00	0.57	0.07	0.10
	甜菜碱(g/100 g)	47	0.23	1.31	0.66	0.20
微量元素	硒元素(mg/kg)	47	0.04	0.49	0.17	0.10
	铅元素(mg/kg)	47	0.11	5.95	0.70	0.98
	砷元素(mg/kg)	47	0.07	0.88	0.28	0.16
	汞元素(mg/kg)	47	0.01	11.40	0.34	1.65
	镉元素(mg/kg)	47	0.01	0.33	0.07	0.07
	铜元素(mg/kg)	47	3.12	17.15	9.87	3.57

表 7-3-11 各组分含量测定结果的正态分布检验结果

	化合物种类	柯尔莫哥洛夫-斯米尔诺夫 D（Kolmogorov-Smirnov[a]）试验			夏皮罗-威尔克（Shapiro-Wilk）检验		
		统计	自由度	显著度	统计	自由度	显著度
有效性组分	多糖(g/100 g)	0.069	47	0.200	0.962	47	0.133
	蛋白质(g/100 g)	0.063	47	0.200	0.989	47	0.933
	脂肪(g/100 g)	0.120	47	0.087	0.966	47	0.188
	花青素(g/100 g)	0.159	47	0.005	0.914	47	0.002
	总多酚(g/100 g)	0.177	47	0.001	0.773	47	<0.001
	原花青素(g/100 g)	0.132	47	0.041	0.946	47	0.031
	鞣质(g/100 g)	0.240	47	<0.001	0.672	47	<0.001
	甜菜碱(g/100 g)	0.149	47	0.011	0.942	47	0.022

（续表）

化合物种类		柯尔莫哥洛夫-斯米尔诺夫 D (Kolmogorov-Smirnov[a]) 试验			夏皮罗-威尔克 (Shapiro-Wilk) 检验		
		统计	自由度	显著度	统计	自由度	显著度
微量元素	硒元素(mg/kg)	0.151	47	0.009	0.916	47	0.002
	铅元素(mg/kg)	0.276	47	<0.001	0.530	47	<0.001
	砷元素(mg/kg)	0.122	47	0.076	0.900	47	0.001
	汞元素(mg/kg)	0.480	47	<0.001	0.166	47	<0.001
	镉元素(mg/kg)	0.258	47	<0.001	0.732	47	<0.001
	铜元素(mg/kg)	0.081	47	0.200	0.969	47	0.237

注：[a]为 Lilliefors 显著性校正。

（2）对 20 批次青海省黑果枸杞以及 27 批次其他省黑果枸杞样品中各指标含量测定结果的描述性统计结果见表 7-3-12。对每个组分指标的含量测定结果进行正态性分布检验，依据 S-W 检验，按 $\alpha=0.05$，$p<0.05$，拒绝 H_0，接受 H_1，尚不能认为各指标含量均值符合正态分布，见表 7-3-13。结果表明，20 批次青海省黑果枸杞测定结果中总多酚、鞣质和甜菜碱的含量不符合正态分布，多糖、蛋白质、脂肪、花青素和原花青素含量都符合正态分布；而微量元素硒、铅、砷、汞、镉五种元素含量都不符合正态分布，只有铜元素含量符合正态分布。27 批次青海省外产的黑果枸杞结果中花青素和鞣质的含量不符合正态分布，多糖、蛋白质、脂肪、花青素、总多酚、原花青素和甜菜碱含量都符合正态分布；而微量元素中铅、汞、镉 3 种元素含量不符合正态分布，硒、砷、铜元素含量符合正态分布。

表 7-3-12 青海产区与其余产区组分测定结果的描述性统计量

化合物种类		青海产区黑果枸杞					其他产区黑果枸杞				
		样本数	最低值	最高值	平均值	标准偏差	样本数	最低值	最高值	平均值	标准偏差
有效性组分	多糖(g/100 g)	20	2.92	9.25	6.16	1.66	27	0.02	9.18	4.65	2.55
	蛋白质(g/100 g)	20	4.73	12.48	9.19	1.80	27	5.80	14.00	9.66	2.04
	脂肪(g/100 g)	20	1.54	4.24	2.70	0.67	27	1.93	4.63	3.00	0.75
	花青素(g/100 g)	20	0.26	3.37	1.53	0.72	27	0.60	2.92	1.33	0.59
	总多酚(g/100 g)	20	2.28	5.54	3.23	0.73	27	2.29	3.52	2.84	0.33
	原花青素(g/100 g)	20	1.83	5.81	3.68	0.98	27	1.78	4.05	2.69	0.53
	鞣质(g/100 g)	20	0.00	0.57	0.11	0.14	27	0.00	0.15	0.04	0.04
	甜菜碱(g/100 g)	20	0.47	1.31	0.73	0.23	27	0.23	0.87	0.61	0.16
微量元素	硒元素(mg/kg)	20	0.04	0.37	0.14	0.09	27	0.05	0.49	0.20	0.11
	铅元素(mg/kg)	20	0.11	5.95	1.07	1.34	27	0.16	2.52	0.423 0	0.45
	砷元素(mg/kg)	20	0.07	0.88	0.28	0.19	27	0.07	0.51	0.272 2	0.14
	汞元素(mg/kg)	20	0.01	11.40	0.66	2.53	27	0.02	0.33	0.095 6	0.10
	镉元素(mg/kg)	20	0.02	0.33	0.10	0.08	27	0.01	0.21	0.044 4	0.05
	铜元素(mg/kg)	20	4.87	12.06	7.46	2.06	27	3.12	17.15	11.66	3.41

表 7-3-13 青海产区与其余产区组分测定结果的正态分布检验

化合物种类		青海产区黑果枸杞						其他产区黑果枸杞					
		柯尔莫哥洛夫-斯米尔诺夫 D (Kolmogorov-Smirnov[a]) 试验			夏皮罗-威尔克 (Shapiro-Wilk) 检验			柯尔莫哥洛夫-斯米尔诺夫 D (Kolmogorov-Smirnov[a]) 试验			夏皮罗-威尔克 (Shapiro-Wilk) 检验		
		统计	自由度	显著性	统计	自由度	显著性	统计	自由度	显著性	统计	自由度	显著性
有效性组分	多糖(g/100 g)	0.081	20	0.200	0.990	20	0.998	0.078	27	0.200	0.961	27	0.396
	蛋白质(g/100 g)	0.173	20	0.119	0.948	20	0.332	0.145	27	0.151	0.965	27	0.484
	脂肪(g/100 g)	0.136	20	0.200	0.965	20	0.645	0.117	27	0.200	0.950	27	0.219
	花青素(g/100 g)	0.133	20	0.200	0.955	20	0.449	0.228	27	0.001	0.848	27	0.001
	总多酚(g/100 g)	0.293	20	<0.001	0.750	20	<0.001	0.102	27	0.200	0.968	27	0.559
	原花青素(g/100 g)	0.169	20	0.136	0.933	20	0.179	0.102	27	0.200	0.966	27	0.504
	鞣质(g/100 g)	0.218	20	0.014	0.748	20	<0.001	0.206	27	0.005	0.868	27	0.003
	甜菜碱(g/100 g)	0.207	20	0.025	0.884	20	0.021	0.096	27	0.200	0.969	27	0.567
微量元素	硒元素(mg/kg)	0.187	20	0.065	0.882	20	0.019	0.149	20	0.200	0.912	20	0.068
	铅元素(mg/kg)	0.279	20	<0.001	0.644	20	<0.001	0.331	20	<0.001	0.454	20	<0.001
	砷元素(mg/kg)	0.135	20	0.200	0.857	20	0.007	0.123	20	0.200	0.946	20	0.312
	汞元素(mg/kg)	0.508	20	<0.001	0.260	20	<0.001	0.314	20	<0.001	0.721	20	<0.001
	镉元素(mg/kg)	0.172	20	0.124	0.866	20	0.113	0.309	20	<0.001	0.565	20	<0.001
	铜元素(mg/kg)	0.167	20	0.146	0.923	20	0.113	0.091	20	0.200	0.950	20	0.364

注:a. 为 Lilliefors 显著性校正。

(3) 对其他 4 个产区中 7 批次甘肃黑果枸杞、8 批次新疆黑果枸杞、6 批次内蒙古黑果枸杞以及 6 批次宁夏黑果枸杞样品中每个组分指标的含量测定结果的均值等描述性统计结果见 7-3-14。对每个组分指标的含量测定结果进行正态性分布检验,依据 S-W 检验,按 $\alpha=0.05$,$p<0.05$,拒绝 H_0,接受 H_1,尚不能认为各指标含量均值符合正态分布,见表 7-3-15。结果表明,对于 7 批次甘肃黑果枸杞

表 7-3-14 其余 4 产区各组分测定结果的描述性统计量

化合物种类		甘肃产区					新疆产区				
		样本数	最低值	最高值	平均值	标准偏差	样本数	最低值	最高值	平均值	标准偏差
有效性组分	多糖(g/100 g)	7	0.02	8.07	3.55	3.20	8	0.02	7.81	4.29	2.26
	蛋白质(g/100 g)	7	8.31	12.71	11.00	1.95	8	5.80	10.65	8.11	1.53
	脂肪(g/100 g)	7	2.01	3.83	2.95	0.64	8	2.08	4.17	2.90	0.70
	花青素(g/100 g)	7	0.89	2.25	1.32	0.48	8	0.60	1.52	1.03	0.29
	总多酚(g/100 g)	7	2.29	2.93	2.63	0.27	8	2.34	3.33	2.82	0.37
	原花青素(g/100 g)	7	1.78	2.91	2.34	0.45	8	2.03	4.05	2.76	0.61
	鞣质(g/100 g)	7	0.00	0.08	0.04	0.03	8	0.00	0.15	0.03	0.06
	甜菜碱(g/100 g)	7	0.23	0.87	0.53	0.22	8	0.48	0.86	0.64	0.11

（续表）

化合物种类		甘肃产区					新疆产区			
		样本数	最低值	最高值	平均值	标准偏差	样本数	最低值	最高值	平均值	标准偏差
微量元素	硒元素（mg/kg）	7	0.08	0.37	0.20	0.11	8	0.09	0.23	0.16	0.04
	铅元素（mg/kg）	7	0.16	2.52	0.58	0.86	8	0.22	0.49	0.30	0.09
	砷元素（mg/kg）	7	0.07	0.44	0.22	0.13	8	0.18	0.47	0.25	0.10
	汞元素（mg/kg）	7	0.02	0.10	0.06	0.03	8	0.02	0.32	0.11	0.12
	镉元素（mg/kg）	7	0.01	0.21	0.05	0.07	8	0.02	0.07	0.04	0.02
	铜元素（mg/kg）	7	3.12	16.59	12.26	4.34	8	7.43	12.90	10.27	1.66

化合物种类		内蒙古产区					宁夏产区			
有效性组分	多糖（g/100 g）	6	2.35	9.18	5.66	2.54	6	2.81	7.69	5.40	2.04
	蛋白质（g/100 g）	6	7.81	11.08	9.62	1.43	6	8.50	14.00	10.21	2.25
	脂肪（g/100 g）	6	2.29	4.63	3.36	0.89	6	1.93	4.23	2.82	0.85
	花青素（g/100 g）	6	0.82	2.92	1.82	0.84	6	0.87	2.26	1.24	0.51
	总多酚（g/100 g）	6	2.69	3.30	3.03	0.27	6	2.70	3.52	2.93	0.30
	原花青素（g/100 g）	6	2.66	3.55	2.94	0.33	6	2.01	3.49	2.76	0.59
	鞣质（g/100 g）	6	0.00	0.11	0.07	0.05	6	0.00	0.09	0.04	0.03
	甜菜碱（g/100 g）	6	0.45	0.85	0.60	0.16	6	0.55	0.85	0.69	0.11
微量元素	硒元素（mg/kg）	6	0.17	0.49	0.29	0.12	6	0.05	0.34	0.16	0.10
	铅元素（mg/kg）	6	0.17	0.59	0.40	0.17	6	0.19	0.83	0.42	0.25
	砷元素（mg/kg）	6	0.14	0.50	0.35	0.14	6	0.12	0.51	0.28	0.17
	汞元素（mg/kg）	6	0.02	0.33	0.11	0.13	6	0.02	0.31	0.11	0.13
	镉元素（mg/kg）	6	0.02	0.06	0.03	0.02	6	0.02	0.21	0.06	0.07
	铜元素（mg/kg）	6	10.25	17.15	14.60	2.71	6	5.43	14.18	9.89	3.02

表 7-3-15　其余 4 产区各组分测定结果的正态分布检验

化合物种类		甘肃产区						新疆产区					
		柯尔莫哥洛夫-斯米尔诺夫 D（Kolmogorov-Smirnov[a]）试验			夏皮罗-威尔克（Shapiro-Wilk）检验			柯尔莫哥洛夫-斯米尔诺夫 D（Kolmogorov-Smirnov[a]）试验			夏皮罗-威尔克（Shapiro-Wilk）检验		
		统计	自由度	显著性	统计	自由度	显著性	统计	自由度	显著性	统计	自由度	显著性
有效性组分	多糖（g/100 g）	0.210	7	0.200	0.900	7	0.334	0.184	8	0.200	0.954	8	0.746
	蛋白质（g/100 g）	0.285	7	0.088	0.798	7	0.039	0.113	8	0.200	0.985	8	0.984
	脂肪（g/100 g）	0.136	7	0.200	0.975	7	0.932	0.214	8	0.200	0.936	8	0.575
	花青素（g/100 g）	0.235	7	0.200	0.860	7	0.151	0.122	8	0.200	0.986	8	0.986

（续表）

化合物种类		甘肃产区						新疆产区					
		柯尔莫哥洛夫-斯米尔诺夫 D（Kolmogorov-Smirnov[a]）试验			夏皮罗-威尔克（Shapiro-Wilk）检验			柯尔莫哥洛夫-斯米尔诺夫 D（Kolmogorov-Smirnov[a]）试验			夏皮罗-威尔克（Shapiro-Wilk）检验		
		统计	自由度	显著性	统计	自由度	显著性	统计	自由度	显著性	统计	自由度	显著性
有效性组分	总多酚(g/100 g)	0.238	7	0.200	0.879	7	0.223	0.207	8	0.200	0.916	8	0.400
	原花青素(g/100 g)	0.184	7	0.200	0.918	7	0.452	0.247	8	0.166	0.892	8	0.243
	鞣质(g/100 g)	0.198	7	0.200	0.900	7	0.333	0.445	8	<0.001	0.604	8	<0.001
	甜菜碱(g/100 g)	0.219	7	0.200	0.952	7	0.752	0.236	8	0.200	0.937	8	0.586
微量元素	硒元素(mg/kg)	0.232	6	0.200	0.884	6	0.286	0.176	6	0.200	0.960	6	0.823
	铅元素(mg/kg)	0.456	6	<0.001	0.547	6	<0.001	0.214	6	0.200	0.867	6	0.214
	砷元素(mg/kg)	0.253	6	0.200	0.896	6	0.353	0.235	6	0.200	0.834	6	0.116
	汞元素(mg/kg)	0.239	6	0.200	0.938	6	0.643	0.202	6	0.200	0.853	6	0.167
	镉元素(mg/kg)	0.223	6	0.200	0.908	6	0.421	0.226	6	0.200	0.912	6	0.452
	铜元素(mg/kg)	0.356	6	0.017	0.730	6	0.013	0.164	6	0.200	0.985	6	0.972
化合物种类		内蒙古产区						宁夏产区					
有效性组分	多糖(g/100 g)	0.154	6	0.200	0.977	6	0.936	0.181	6	0.200	0.919	6	0.501
	蛋白质(g/100 g)	0.231	6	0.200	0.859	6	0.184	0.365	6	0.012	0.777	6	0.036
	脂肪(g/100 g)	0.233	6	0.200	0.940	6	0.661	0.241	6	0.200	0.917	6	0.483
	花青素(g/100 g)	0.221	6	0.200	0.892	6	0.329	0.402	6	0.003	0.687	6	0.004
	总多酚(g/100 g)	0.229	6	0.200	0.844	6	0.139	0.355	6	0.017	0.747	6	0.019
	原花青素(g/100 g)	0.301	6	0.094	0.817	6	0.084	0.228	6	0.200	0.902	6	0.388
	鞣质(g/100 g)	0.306	6	0.083	0.809	6	0.071	0.263	6	0.200	0.900	6	0.377
	甜菜碱(g/100 g)	0.301	6	0.097	0.866	6	0.210	0.147	6	0.200	0.979	6	0.947
微量元素	硒元素(mg/kg)	0.181	6	0.200	0.900	6	0.371	0.313	6	0.067	0.842	6	0.136
	铅元素(mg/kg)	0.267	6	0.200	0.898	6	0.362	0.240	6	0.200	0.872	6	0.236
	砷元素(mg/kg)	0.252	6	0.200	0.910	6	0.438	0.295	6	0.112	0.839	6	0.127
	汞元素(mg/kg)	0.313	6	0.068	0.771	6	0.032	0.386	6	0.006	0.709	6	0.008
	镉元素(mg/kg)	0.333	6	0.036	0.721	6	0.010	0.440	6	0.001	0.574	6	<0.001
	铜元素(mg/kg)	0.297	6	0.105	0.854	6	0.170	0.243	6	0.200	0.943	6	0.685

注：a. 为 Lilliefors 显著性校正。

而言,其中有效性组分脂蛋白质的含量不符合正态分布,多糖、脂肪、花青素、总多酚、原花青素、鞣质、甜菜碱含量都符合正态分布;而微量元素只有铅、铜两种元素含量不符合正态分布,硒、砷、汞、镉元素都含量符合正态分布。对于 8 批次新疆黑果枸杞而

言,其中有效性组分只有鞣质的含量不符合正态分布,多糖、蛋白质、脂肪、花青素、总多酚、原花青素和甜菜碱含量都符合正态分布;而五种微量元素硒、铅、砷、汞、镉含量全部都符合正态分布。对于 6 批次内蒙古黑果枸杞而言,其中 8 种有效性组分多糖、

蛋白质、脂肪、花青素、总多酚、原花青素、鞣质和甜菜碱的含量都符合正态分布;微量元素只有汞、镉两种元素含量不符合正态分布,硒、铅、砷、铜元素含量都符合正态分布。对于 6 批次宁夏黑果枸杞而言,其中有效性组分中蛋白质、花青素和总多酚的含量不符合正态分布,多糖、脂肪、原花青素和甜菜碱含量都符合正态分布;微量元素只有汞、镉两种元素含量不符合正态分布,硒、铅、砷、铜元素含量都符合正态分布。

综上所述,5 大产区中,青海产区黑果枸杞的多糖、总多酚、原花青素、鞣质、甜菜碱 5 种组分平均含量都最高,分别为 6.16 g/100 g、3.23 g/100 g、3.68 g/100 g、0.11 g/100 g、0.73 g/100 g;内蒙古产区黑果枸杞的花青素、总多酚含量最高,分别为 3.36 g/100 g、1.82 g/100 g;甘肃产区黑果枸杞的蛋白质含量最高,为 11.00 g/100 g。在 47 批次黑果枸杞测定的 8 种组分中,多糖、花青素、总多酚、原花青素、鞣质、甜菜碱 6 种组分含量最高的样品采集地都来自青海产区,分别为 9.25 g/100 g、3.37 g/100 g、4.73 g/100 g、5.81 g/100 g、0.57 g/100 g、1.31 g/100 g。综上所述,从有效组分含量来说,青海产区黑果枸杞质量较优,内蒙古、甘肃产区黑果枸杞质量较为中等,新疆、宁夏产区黑果枸杞质量较差。

通过正态性检验说明,在 95% 的置信区间内,47 批次黑果枸杞的花青素、总多酚、原花青素、鞣质、甜菜碱、硒、铅、砷、汞、镉元素的含量不符合正态分布,只有多糖、蛋白质、脂肪和铜元素的含量符合正态分布。

(二) 组分含量均值差异性检验

(1) 对 20 批次青海产黑果枸杞与 27 批次其他省产黑果枸杞样品中各个测定指标结果均值进行差异性检验。

1) 有效性组分:由于青海产区与其他产区综合的多糖、蛋白质、脂肪以及原花青素含量符合正态分布,通过表 7 - 3 - 16 进行方差齐性检验,只有原花青素含量方差不齐,不能用独立样本 t 检验;其余 3 个组分的独立样本 t 检验见表 7 - 3 - 17,蛋白质和脂肪的 t 值分别为 -0.818 和 -1.422,$p=0.417$ 和 0.162,均 >0.05,按照 $\alpha=0.05$,不拒绝 H_0,尚不能认为其有效组分含量均值间有差异。说明青海产区与其他产区黑果枸杞的蛋白质和脂肪含量均值没有差异,而多糖含量均值有差异。

表 7 - 3 - 16 方差齐性检验(g/100 g)

	化合物种类	统计量	自由度 1	自由度 2	显著性
有效性组分	多糖	3.311	1	45	0.075
	蛋白质	1.383	1	45	0.246
	脂肪	0.499	1	45	0.484
	原花青素	7.218	1	45	0.010
微量元素	铜元素	3.721	1	45	0.060

对于不符合正态分布的花青素、总多酚、鞣质以及甜菜碱 4 个指标,和虽然符合正态分布但方差不齐的原花青素 1 个指标,用秩和检验,见表 7 - 3 - 18。按照 $\alpha=0.05$,$p<0.05$,拒绝 H_0,接受 H_1,尚不能认为其有效组分含量均值间无显著性差异;说明在 95% 的置信区间内,青海产区与其他产区黑果枸杞的花青素、鞣质和甜菜碱含量均值没有差异,而总多酚和与原花青素含量均值有差异。按照 $\alpha=0.1$,$p<0.1$,拒绝 H_0,接受 H_1,尚不能认为其有效组分含量均值间无显著性差异;说明在 90% 的置信区间内,青海产区与其他产区黑果枸杞的总多酚、原花青素、鞣质、甜菜碱含量均值有差异。

2) 微量元素:由于青海产区与其他产区综合的铜元素含量符合正态分布,通过表 7 - 3 - 16 进行方差齐性检验,铜元素含量方差齐,做独立样本 t 检验,见表 7 - 3 - 17,蛋白质和脂肪的 t 值分别为 -0.818 和 -1.422,$p=0.417$ 和 0.162,均 >0.05,按照 $\alpha=0.05$,不拒绝 H_0,尚不能认为其有效组分含量均值间有差异。说明青海产区与其他产区黑果枸杞的蛋白质和脂肪含量均值没有差异,而多糖

表 7-3-17 独立样本 t 检验

化合物种类		Levene 方差齐性检验		均值相等性 t 检验					95% 置信区间	
		F	显著性	t	自由度	双侧检验	平均差	标准误差	下限	上限
有效性组分	多糖 等方差假设	3.311	0.075	2.314	45	0.025	1.513	0.654	0.196	2.830
	多糖 异方差假设			2.462	44	0.018	1.513	0.615	0.275	2.752
	蛋白质 等方差假设	1.383	0.246	-0.818	45	0.417	-0.469	0.573	-1.623	0.686
	蛋白质 异方差假设			-0.834	44	0.409	-0.460	0.562	-1.602	0.664
	脂肪 等方差假设	0.499	0.484	-1.422	45	0.162	-0.300	0.211	-0.726	0.126
	脂肪 异方差假设			-1.446	43	0.155	-0.300	0.208	-0.720	0.119
微量元素	铜元素 等方差假设	3.721	0.060	-4.879	45	<0.001	-4.203	.862	-5.939	-2.468
	铜元素 异方差假设			-5.239	43	<0.001	-4.203	.802	-5.821	-2.586

表 7-3-18 配对符号秩和检验

	有效性组分					微量元素				
	花青素	总多酚	原花青素	鞣质	甜菜碱	硒元素	铅元素	砷元素	汞元素	镉元素
Z	-0.485	-2.110	-3.136	-1.890	-1.942	-2.416	-3.059	-0.331	-0.240	-2.705
双侧近似 P 值	0.627	0.035	0.002	0.059	0.052	0.016	0.002	0.740	0.810	0.007

含量均值有差异。

对于不符合正态分布的花青素、总多酚、鞣质以及甜菜碱 4 个指标，和虽然符合正态分布但方差不齐的原花青素 1 个指标，用秩和检验，见表 7 - 3 - 18。按照 $\alpha = 0.05$，$p < 0.05$，拒绝 H_0，接受 H_1，尚不能认为其有效组分含量均值间无显著性差异；说明在 95% 的置信区间内，青海产区与其他产区黑果枸杞的砷和汞元素含量均值没有差异，而硒、铅、镉元素含量均值有差异。

（2）将 20 批次青海产黑果枸杞分别与 7 批次甘肃、6 批次内蒙古、6 批次宁夏黑果枸杞样品中各个测定指标结果均值进行差异性检验。

1）有效性组分：对于省份两两之间符合正态分布的有效组分含量，通过表 7 - 3 - 19 方差齐性检验，如果方差齐，采用独立样本 t 检验，独立样本 t 检验见下表 7 - 3 - 20，t 检验中按照 $\alpha = 0.05$，$p < 0.05$，拒绝 H_0，接受 H_1，尚不能认为其有效组分含量均值间无差异。说明青海产区与甘肃产区黑果枸杞的蛋白质、脂肪和甜菜碱含量均值没有差异，而原花青素含量均值有差异；与新疆产区黑果枸杞的蛋白质和脂肪含量均值没有差异，而多糖和原花青素含量均值有差异；与内蒙古产区黑果枸杞的多糖、蛋白质、脂肪和原花青素含量均值都没有差异与宁夏产区黑果枸杞的多糖和脂肪含量均值没有差异，而原花青素含量均值有差异。按照 $\alpha = 0.1$，$p < 0.1$，拒绝 H_0，接受 H_1，尚不能认为其有效组分含量均值间无显著性差异；说明青海产区与甘肃产区黑果枸杞的原花青素、鞣质含量均值有差异；与内蒙古黑果枸杞的脂肪含量均值有差异。

对于不符合正态分布以及符合正态分布但方差不齐的组分，用秩和检验，见表 7 - 3 - 21；按照 $\alpha = 0.05$，$p < 0.05$，拒绝 H_0，接受 H_1，尚不能认为其有效组分含量均值间无差异。说明青海产区与甘肃产区黑果枸杞的多糖和鞣质含量均值没有差异，而花青素和总多酚含量均值有差异，与新疆产区黑果枸杞的花青素、总多酚、鞣质和甜菜碱含量均值没有差异，与内蒙古产区黑果枸杞的总多酚、原花青素、鞣质和甜菜碱含量均值没有差异，与宁夏产区黑果枸杞的蛋白质、花青素、总多酚、鞣质和甜菜碱含量均值都没有差异。按照 $\alpha = 0.1$，$p < 0.1$，拒绝 H_0，接受 H_1，尚不能认为其有效组分含量均值间无显著性

差异；说明青海产区与甘肃产区黑果枸杞的花青素、总多酚、多糖含量均值有差异，与内蒙古产区黑果枸杞的原花青素含量均值有差异。

2）微量元素：对于省份两两之间符合正态分布的有效组分含量，通过表 7 - 3 - 19 方差齐性检验，如果方差齐，采用独立样本 t 检验，独立样本 t 检验见表 7 - 3 - 20，t 检验中按照 $\alpha = 0.05$，$p < 0.05$，拒绝 H_0，接受 H_1，尚不能认为其有效组分含量均值间无差异。说明青海产区与新疆产区黑果枸杞的铜元素含量均值有差异，与内蒙古产区黑果枸杞的铜元素含量均值有差异，与宁夏产区黑果枸杞的铜元素含量均值有差异。

对于不符合正态分布的组分，用秩和检验，见表 7 - 3 - 21；按照 $\alpha = 0.05$，$p < 0.05$，拒绝 H_0，接受 H_1，尚不能认为其有效组分含量均值间无差异。说明青海产区与甘肃产区黑果枸杞的硒、砷、汞、镉元素含量均值没有差异，而铅和铜元素含量均值有差异；与新疆产区黑果枸杞的硒、砷、汞、镉元素含量均值没有差异，而铅元素含量均值有差异；与内蒙古、宁夏产区的 6 种微量元素含量均值都没有差异。按照 $\alpha = 0.1$，$p < 0.1$，拒绝 H_0，接受 H_1，尚不能认为其有效组分含量均值间无显著性差异；说明青海产区与内蒙古产区黑果枸杞的镉元素含量均值有差异。

综上所述，置信度为 90% 时，青海产区与甘肃产区黑果枸杞的多糖、花青素、总多酚、原花青素和甜菜碱 5 种组分以及铅、铜元素含量均值都有显著性差异，其中花青素、总多酚、原花青素以及铅、铜元素含量甚至在 95% 的置信水平上也有显著性差异；青海产区与内蒙古产区黑果枸杞的总多酚和原花青素 2 种有效组分以及镉、铜 2 种元素含量均值有显著性差异，铜元素含量甚至在 95% 的置信水平上也有显著性差异。置信度为 95% 时，青海产区与新疆产区黑果枸杞的多糖和原花青素 2 种有效组分以及铅、铜 2 种元素含量均值有显著性差异；青海产区与宁夏产区黑果枸杞的原花青素以及铜元素含量均值有显著性差异。

在置信度为 90% 时，20 批次青海省产区与 27 批次其他产区黑果枸杞的多糖、脂肪、原花青素、鞣质和甜菜碱 5 种有效组分以及硒、铅、镉、铜 4 种元素含量均值有显著性差异，其中多糖、脂肪、原花青

表 7－3－19　方差齐性检验（g/100g）

化合物种类		甘肃				新疆				内蒙古				宁夏			
		统计量	自由度1	自由度2	显著性	统计量	自由度1	自由度2	显著性	统计量	自由度1	自由度2	显著性	统计量	自由度1	自由度2	显著性
有效性组分	多糖	9.506	1	25	0.005	0.441	1	26	0.513	2.694	1	24	0.114	0.793	1	24	0.382
	蛋白质	0.023	1	25	0.880	0.126	1	26	0.726	0.093	1	24	0.763				
	脂肪	1.562	1	25	0.223	0.000	1	26	0.996	1.637	1	24	0.213	0.695	1	24	0.413
	花青素					4.866	1	26	0.036	0.259	1	24	0.615				
	原花青素	3.084	1	25	0.091	2.273	1	26	0.144	4.365	1	24	0.047	1.347	1	24	0.257
	甜菜碱	0.016	1	25	0.899	4.449	1	26	0.045								
微量元素	铜元素					0.819	1	26	0.374	1.015	1	24	0.324	0.807	1	24	0.378

表 7－3－20　独立样本 t 检验

	化合物种类		Levene 方差齐性检验		均值相等性 t 检验					95% 置信区间	
			F	显著性	t	自由度	双侧检验	平均差	标准误差	下限	上限
甘肃 有效性组分	蛋白质	等方差假设	0.023	0.880	−0.885	25	0.385	−0.258	0.291	−0.858	0.342
		异方差假设			−0.903	11	0.386	−0.258	0.285	−0.887	0.371
	脂肪	等方差假设	1.562	0.223	0.731	25	0.471	0.216	0.294	−0.391	0.822
		异方差假设			0.884	16	0.390	0.216	0.243	−0.301	0.732
	原花青素	等方差假设	3.084	0.091	3.475	25	0.002	1.34	0.386	0.546	2.137
		异方差假设			4.863	23	<0.001	1.34	0.276	0.771	1.913
	甜菜碱	等方差假设	0.016	0.899	2.028	25	0.053	0.200	0.0987	−0.003	0.403
		异方差假设			2.085	11	0.061	0.20007	0.096	−0.011	0.411

（续表）

		化合物种类		Levene 方差齐性检验		均值相等性 t 检验						95% 置信区间	
				F	显著性	t	自由度	双侧检验	平均差	标准误差		下限	上限
新疆	有效性组分	多糖	等方差假设	0.441	0.513	2.436	26	0.022	1.87150	0.768		0.292	3.451
			异方差假设			2.128	10	0.059	1.87150	0.880		−0.084	3.827
		蛋白质	等方差假设	0.126	0.726	1.492	26	0.148	1.08000	0.724		−0.408	2.568
			异方差假设			1.603	15	0.129	1.08000	0.674		−0.354	2.514
		脂肪	等方差假设	0.000	0.996	−0.708	26	0.485	−0.20100	0.284		−0.785	0.383
			异方差假设			−0.694	12	0.501	−0.201	0.290		−0.830	0.427
		原花青素	等方差假设	2.273	0.144	2.471	26	0.020	0.923	0.374		0.155	1.690
			异方差假设			3.007	21	0.007	0.923	0.307		0.284	1.561
	微量元素	铜元素	等方差假设	0.819	0.374	−3.431	26	0.002	−2.813	0.820		−4.498	−1.128
			异方差假设			−3.769	16	0.002	−2.813	0.746		−4.395	−1.231
内蒙古	有效性组分	多糖	等方差假设	2.694	0.114	0.578	24	0.569	0.504	0.872		−1.296	2.303
			异方差假设			0.459	6	0.662	0.504	1.10		−2.152	3.159
		蛋白质	等方差假设	0.093	0.763	−0.534	24	0.599	−0.429	0.804		−2.089	1.230
			异方差假设			−0.606	10	0.557	−0.429	0.708		−2.00	1.141
		脂肪	等方差假设	1.637	0.213	−1.960	24	0.062	−0.658	0.336		−1.351	0.034
			异方差假设			−1.673	7	0.140	−0.658	0.394		−1.595	0.278
		花青素	等方差假设	0.259	0.615	−0.846	24	0.406	−0.294	0.348		−1.011	0.423
			异方差假设			−0.773	7	0.464	−0.294	0.380		−1.185	0.597
	微量元素	铜元素	等方差假设	1.015	0.324	−6.937	24	<0.001	−7.136	1.029		−9.260	−5.013
			异方差假设			−5.957	7	0.001	−7.136	1.198		−9.984	−4.289

（续表）

	化合物种类		Levene 方差齐性检验		均值相等性 t 检验					95%置信区间	
			F	显著性	t	自由度	双侧检验	平均差	标准误差	下限	上限
宁夏	有效性组分	多糖 等方差假设	0.793	0.382	0.940	24	0.357	0.762	0.811	−0.912	2.436
		多糖 异方差假设			0.836	7	0.430	0.762	0.912	−1.387	2.911
		脂肪 等方差假设	0.695	0.413	−0.378	24	0.709	−0.125	0.331	−0.809	0.558
		脂肪 异方差假设			−0.330	7	0.751	−0.125	0.379	−1.022	0.772
		原花青素 等方差假设	1.347	0.257	2.183	24	0.039	0.925	0.424	0.050	1.799
		原花青素 异方差假设			2.837	14	0.013	0.925	0.326	0.225	1.623
	微量元素	铜元素 等方差假设	0.807	0.378	−2.278	24	0.032	−2.432	1.067	−4.635	−0.228
		铜元素 异方差假设			−1.846	6	0.111	−2.432	1.317	−5.601	0.738

表 7 - 3 - 21　配对符号秩和检验

		有效性组分							微量元素				
		多糖	蛋白质	总多酚	原花青素	花青素	鞣质	甜菜碱	硒元素	铅元素	砷元素	汞元素	铜元素
甘肃	Z	−1.859		−2.366		−0.845	−1.483		−1.609	−2.366	−1.572	−1.363	−2.028
	双侧近似 P 值	0.063		0.018		0.398	0.138		0.108	0.018	0.116	0.173	0.043
新疆	Z			−1.400		−1.960	−1.439	−0.631	−0.210	−2.100	−0.981	−0.853	−1.120
	双侧近似 P 值			0.161		0.050	0.150	0.528	0.833	0.036	0.326	0.394	0.263
内蒙古	Z		−0.105		−1.782		−0.406	−1.153	−1.367	−1.572	−0.527	0.406	−1.753
	双侧近似 P 值		0.917		0.075		0.684	0.249	0.172	0.116	0.598	0.684	0.080
宁夏	Z		−0.314	−0.943		−0.734	−1.214	−0.943	−0.314	−0.943	−0.105	−0.210	−1.051
	双侧近似 P 值		0.753	0.345		0.463	0.225	0.345	0.753	0.345	0.917	0.833	0.293

素以及硒、铅、镉、铜元素含量甚至在 95% 的置信水平上也有显著性差异；并且在描述性统计中，青海省的多糖、总多酚、原花青素、鞣质和甜菜碱相比其他产区都高，蛋白质、花青素含量相比其他产区较为中等，铜元素相比其他产区含量最低。说明青海产区黑果枸杞与其余几个产区相比，功效性组分的测定结果中等偏高、元素类污染残留指标中等偏低，此部分测定指标一定程度上能反映黑果枸杞的营养价值

和功效，说明青海产黑果枸杞相对质量上乘、安全性较高。

（三）多因素相关分析

（1）对全部测定指标进行多因素相关分析，考察组分之间有无一定影响关系；由于只有黑果枸杞多糖、蛋白质和脂肪含量呈正态分布，所以在进行多因素相关性分析时，用 Spearman 相关性分析分析结果见表 7 - 3 - 22。

表 7 - 3 - 22　黑果枸杞各测定指标多因素相关分析

			多糖	蛋白质	脂肪	花青素	总多酚	原花青素	鞣质	甜菜碱	硒
Spearman 相关系数	多糖	相关系数	1.000	0.071	−0.195	0.104	0.228	0.264	0.217	0.183	−0.072
		双侧检验	—	0.636	0.189	0.489	0.123	0.073	0.144	0.218	0.629
	蛋白质	相关系数	0.071	1.000	−0.030	0.284	0.477**	−0.001	0.251	0.190	0.120
		双侧检验	0.636	—	0.839	0.053	0.001	0.997	0.088	0.200	0.421
	脂肪	相关系数	−0.195	−0.030	1.000	0.347*	0.046	−0.115	0.016	0.001	0.184
		双侧检验	0.189	0.839	—	0.017	0.759	0.440	0.917	0.994	0.215
	花青素	相关系数	0.104	0.284	0.347*	1.000	0.536**	0.458**	0.377**	0.199	0.268
		双侧检验	0.489	0.053	0.017	—	0.000	0.001	0.009	0.180	0.069
	总多酚	相关系数	0.228	0.477**	0.046	0.536**	1.000	0.545**	0.424**	0.454**	0.080
		双侧检验	0.123	0.001	0.759	0.000	—	0.000	0.003	0.001	0.591
	原花青素	相关系数	0.264	−0.001	−0.115	0.458**	0.545**	1.000	0.404**	0.370*	−0.173
		双侧检验	0.073	0.997	0.440	0.001	0.000	—	0.005	0.010	0.245
	鞣质	相关系数	0.217	0.251	0.016	0.377**	0.424**	0.404**	1.000	0.106	0.117
		双侧检验	0.144	0.088	0.917	0.009	0.003	0.005	—	0.478	0.432
	甜菜碱	相关系数	0.183	0.190	0.001	0.199	0.454**	0.370*	0.106	1.000	−0.263
		双侧检验	0.218	0.200	0.994	0.180	0.001	0.010	0.478	—	0.074
	硒	相关系数	−0.072	0.120	0.184	0.268	0.080	−0.173	0.117	−0.263	1.000
		双侧检验	0.629	0.421	0.215	0.069	0.591	0.245	0.432	0.074	—

注：** 表示相关性在 0.01 水平上显著；* 表示相关性在 0.05 水平上显著。

对于黑果枸杞中的主要成分含量，其中多糖和硒元素含量与其他成分含量之间不存在线性相关关系；与其他组分含量相比，蛋白质与除总多酚以外其他成分含量之间不存在线性相关关系，同样脂肪与除花青素以外其他成分含量之间不存在线性相关关系；花青素与脂肪、总多酚、原花青素以及鞣质的含量之间存在线性相关关系；总多酚与除多糖、脂肪和硒元素以外的其他组分含量之间都存在线性相关关系；原花青素与花青素、总多酚、鞣质、甜菜碱含量之间都存在线性相关关系；鞣质与花青素、总多酚以及原花青素之间存在线性相关关系；甜菜碱仅与总多酚、原花青素存在线性相关关系。

其中黑果枸杞中总多酚和花青素、原花青素含量线性相关系数最大，为 0.536、0.545，有着中等程度的正相关；总多酚与蛋白质、鞣质、甜菜碱含量间的线性相关系数为 0.477、0.424、0.454，原花青素

与花青素、鞣质含量间的线性相关系数为 0.458、0.404,也都呈现中等正相关性;花青素与脂肪、鞣质含量间的线性相关系数为 0.347、0.377,原花青素与甜菜碱含量间的线性相关系数为 0.370,为低正相关。

由于黑果枸杞总多酚含量符合正态分布,且原花青素和总多酚含量之间相互独立。将有着显著正相关的黑果枸杞原花青素和总多酚含量进行线性回归分析,如表 7-3-23~表 7-3-25;数据分布以及拟合直线见图 7-3-46。表中调整后的 R^2 为 0.105;显著性检验,F＝7.190,$p < 0.05$,按照 α＝0.05,拒绝 H_0,接受 H_1,认为黑果枸杞中原花青素和总多酚含量存在线性相关性,原花青素含量对总多酚含量变化有贡献;列出回归方程系数为 0.371,截距为 0.234。

表 7-3-23 模型摘要

模型	R	R 方	调整的 R 方	估计标准误差
1	0.371[a]	0.138	0.119	0.530

注:a. 预测值(常数):原花青素(g/100 g)。

表 7-3-24 模型显著性检验

模型		平方和	自由度	均方	F	显著性
	回归	2.017	1	2.017	7.190	0.010[b]
1	残参	12.624	45	0.281		
	总计	14.641	46			

注:a. 因变量:总多酚(g/100 g)。b. 预测值(常数):原花青素(g/100 g)。

表 7-3-25 回归系数

模型		非标准化系数		标准化系数	t	显著性
		B	标准误	Beta		
	(常量)	2.279	0.282		8.070	<0.001
1	g/100 g	0.234	0.087	0.371	2.681	0.010

注:a. 因变量:总多酚(g/100 g)。

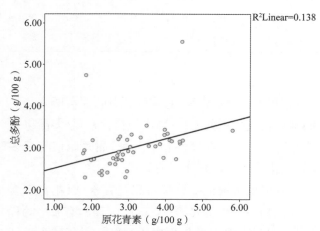

图 7-3-46 原花青素和总多酚含量线性回归

(2)对青海省各测定指标进行多因素相关分析,考察组分之间有无一定影响关系;由于青海省黑果枸杞中总多酚、鞣质、甜菜碱和硒元素含量不符合正态分布,所以在进行多因素相关性分析时,用 Spearman 相关性分析分析结果见表 7-3-26。

对于黑果枸杞中的主要成分含量,其中多糖、甜菜碱和硒元素含量与其他成分含量之间不存在线性相关关系;与其他组分含量相比,蛋白质与除总多酚、鞣质以外的其他成分含量之间不存在线性相关关系,同样脂肪与除花青素以外其他成分含量之间不存在线性相关关系;花青素与脂肪、总多酚、原花青素的含量之间存在线性相关关系;总多酚与蛋白质、花青素的含量之间存在线性相关关系;原花青素与花青素含量之间存在线性相关关系;鞣质与蛋白质含量之间存在线性相关关系。

其中黑果枸杞中原花青素和花青素含量线性相关系数最大,为 0.751,呈显著正相关;总多酚与蛋

白质含量间的线性相关系数为 0.703,也呈显著正相关;蛋白质和鞣质的线性相关系数为 0.551,同时花青素与总多酚、脂肪含量间的线性相关系数为 0.542、0.501,都呈现中等正相关性。

表 7-3-26 青海产黑果枸杞中各测定指标多因素相关分析

			多糖	蛋白质	脂肪	花青素	总多酚	原花青素	鞣质	甜菜碱	硒
Spearman 相关系数	多糖	相关系数	1.000	0.240	−0.050	0.115	−0.020	−0.183	−0.032	0.230	0.178
		双侧检验	—	0.308	0.833	0.629	0.935	0.439	0.894	0.328	0.453
	蛋白质	相关系数	0.240	1.000	−0.070	0.324	0.703**	0.216	0.551*	0.362	0.063
		双侧检验	0.308	—	0.771	0.163	0.001	0.361	0.012	0.117	0.793
	脂肪	相关系数	−0.050	−0.070	1.000	0.501*	0.128	0.259	0.237	0.190	0.094
		双侧检验	0.833	0.771	—	0.024	0.592	0.270	0.313	0.423	0.692
	花青素	相关系数	0.115	0.324	0.501*	1.000	0.542*	0.751**	0.198	0.192	0.324
		双侧检验	0.629	0.163	0.024	—	0.013	<0.001	0.402	0.417	0.164
	总多酚	相关系数	−0.020	0.703**	0.128	0.542*	1.000	0.385	0.341	0.165	0.239
		双侧检验	0.935	0.001	0.592	0.013	—	0.093	0.141	0.487	0.311
	原花青素	相关系数	−0.183	0.216	0.259	0.751**	0.385	1.000	0.098	0.291	−0.029
		双侧检验	0.439	0.361	0.270	<0.001	0.093	—	0.682	0.214	0.902
	鞣质	相关系数	−0.032	0.551*	0.237	0.198	0.341	0.098	1.000	0.251	0.122
		双侧检验	0.894	0.012	0.313	0.402	0.141	0.682	—	0.287	0.608
	甜菜碱	相关系数	0.230	0.362	0.190	0.192	0.165	0.291	0.251	1.000	−0.108
		双侧检验	0.328	0.117	0.423	0.417	0.487	0.214	0.287	—	0.650
	硒	相关系数	0.178	0.063	0.094	0.324	0.239	−0.029	0.122	−0.108	1.000
		双侧检验	0.453	0.793	0.692	0.164	0.311	0.902	0.608	0.650	—

注:** 表示相关性在 0.01 水平上显著;* 表示相关性在 0.05 水平上显著。下同。

(四) 聚类分析

为考察 47 批黑果枸杞 8 种有效化学成分之间的相互影响关系,以及与黑果枸杞质量优劣的关联,对其测定结果进行了非系统性聚类分析(K-means Cluster 过程),结果见表 7-3-27。按照有效成分含量高低为标准,将黑果枸杞质量分为三类,质量越好,有效成分含量越高;第一类黑果枸杞为质量中等,其中除了多糖、蛋白质、总多酚、鞣质的含量相对较高,其他有效成分相比其他两类含量适中,且脂肪和硒元素含量较低;第二类为优质黑果枸杞,脂肪、花青素、原花青素、甜菜碱、硒元素等多种有效成分含量都相对较高,其他有效成分含量也适中;第三类为

质量较差的黑果枸杞,其中除了脂肪和硒元素含量相对适中,其他有效成分相比其他两类含量都较低。

三类黑果枸杞样品采集地产区分布见表 7-3-28。其中第一类分布为 10% 青海,为质量适中的一类;第二类分布为 45% 青海、14.3% 甘肃、12.5% 新疆、33.4% 内蒙古、66.7% 宁夏,为质量较好的一类;第三类分布为 45% 青海、85.7% 甘肃、87.5% 新疆、66.6% 内蒙古、33.3% 宁夏,为质量较差的一类。

综上所述,青海产区黑果枸杞质量相对较好,大部分位于第一、第二区,其次是宁夏,质量较次的为内蒙古、甘肃以及新疆的黑果枸杞。

表7-3-27 最终聚类分析报告

案例聚类数		多糖	蛋白质	脂肪	花青素	总多酚	原花青素	鞣质	甜菜碱	硒元素
1	均值	7.1600	11.4050	2.5400	1.1800	3.8800	2.7900	0.4500	0.6750	0.1400
2	均值	5.8181	9.8069	3.1850	2.1506	3.3300	3.8012	0.0894	0.7419	0.2263
3	均值	4.8690	9.1376	2.7176	1.0224	2.7686	2.7548	0.0348	0.6207	0.1438
总计	均值	5.2896	9.4619	2.8691	1.4132	3.0070	3.1126	0.0711	0.6643	0.1717

表7-3-28 三类黑果枸杞样品采集分布

类别	1（适中）	2（优）	3（差）
样品采集地编号	14，16	1~3，7~9，11，17，19，29，34，40~41，43~44，49	4~6，10，12~13，15，18，20，24~27，30~33，35~39，42，45~48，50~51
样品采集地产区（占比）	青海（10%）	青海（45%）、甘肃（14.3%）、新疆（12.5%）、内蒙古（33.4%）、宁夏（66.7%）	青海（45%）、甘肃（85.7%）、新疆（87.5%）、内蒙古（66.6%）、宁夏（33.3%）

第四节 西北地区黑果枸杞红外光谱分析与鉴别

以西北地区黑果枸杞为研究对象，利用红外光谱分析技术，通过采集其 ATR（衰减全反射）、NIR（近红外）光谱，结合化学计量学分析方法，对西部地区 5 个不同省区的黑果枸杞产地进行了判别分析，分别建立了黑果枸杞中 2 种营养成分（蛋白质、脂肪）和 4 种活性成分（多糖、花青素、总多酚、原花青素）的含量的快速检测方法，可为西部地区黑果枸杞产地鉴别及快速质量评价提供科学依据。

一、仪器和材料

傅里叶变换红外光谱分析仪（型号：iS 50，Thermo Nicolet 公司），衰减全反射模块，积分球漫反射模块，近红外光纤模块，粉碎机（天津市泰斯特有限公司），干燥器。

实验中所用黑果枸杞样品来自西北地区 5 个省区 48 个样点，基本涵盖黑果枸杞主要分布区，其中青海有 20 个样点，宁夏有 6 个样点，内蒙古有 6 个样点，新疆有 8 个样点，甘肃有 8 个样点。每个样点的样品分为 3 份，共计 144 份样品，样品经粉碎后放入干燥器中，待分析用。

二、实验方法

（一）ATR 光谱的采集

利用傅里叶变换红外光谱仪的衰减全反射模块对黑果枸杞样品进行 ATR-IR 一维红外光谱采集，扫描次数为 32 次，分辨率为 4 cm^{-1}，光谱采集范围为 4 000~400 cm^{-1}，每个样品扫描 3 次，计算各实验的平均图谱（$n=3$）。NIR 光谱的采集

（二）旋转样品杯漫反射采集

利用傅里叶变换红外光谱仪的积分球漫反射模块，对整颗粒的样品进行旋转样品池装样采集（装样量依做样情况而视），环境温度 24±1℃，湿度 18±1%，采集谱图前采集背景，扣除背景干扰，光谱扫描次数 64 次，分辨率 6 cm^{-1}，光谱采集范围 10 000~4 000 cm^{-1}，每个样品采集 6 次，计算各实验的平均图谱（$n=6$）。

（三）光纤探头采集

利用傅里叶变换红外光谱仪的光纤探头采集样

品谱图,环境温度 24±1℃,湿度 18±1%,采集谱图前采集背景,扣除背景干扰,光谱扫描次数 64 次,分辨率 6 cm⁻¹,光谱采集范围 10 000～4 000 cm⁻¹,每个样品平行采集 6 次(正反面各 3 次),计算各实验的平均图谱(n＝6)。

(四)定性模型的建立

主要对 5 个省份的样品进行产地判别分析,以识别率和预测率为指标优化建模条件,建立产地判别模型,达到快速准确判别黑枸杞的来源。建模条件的优化利用单因素方法进行,单因素试验水平表如表 7-4-1 所示。

表 7-4-1 定性模型单因素试验因素水平表

水平	A 建模方法	B 谱图数据处理方法	C 谱图类型
L1	距离匹配(DM)	Constant	spectrum
L2	举例分析(DA)	MSC	一阶导数(D1)
L3		SNV	二阶导数(D2)

(五)定量模型的建立

定量模型的建立主要利用分析测试中心所测化学含量结果,结合建模常用的 PLS 方法,优化了谱图预处理方法:平滑、D1(一阶导)、D2(二阶导)、SNV(支持向量机)、MSC(多元散射校正)等谱图预处理方法。模型指标包括建模集相关系数(coefficient of calibration,R_c)、预测集相关系数(coefficient of validation,R_p)、校正集误差均方根(root mean square errors of calibration,RMSEC)、验证集误差均方根(root mean square errors of validation,RMSEP)。建模所用谱图为各样点均谱。

本部分共建 18 个模型,包括 2 种营养成分:蛋白质、脂肪,4 种活性成分:多糖、花青素、总多酚、原花青素六种化合物,每种化合物各 3 种红外定量模型,共计 18 个。

建模条件的优化利用单因素方法进行(表 7-4-2),建模方法为建模常用的 PLS 方法,PLS 模型具有预测精度高、计算量小、鲁棒性强等特点,在定量分析中应用广泛。样本集的划分采用随机法,选取 2/3 的样品作为建模集,剩余 1/3 的样品作为验证

集;建模波段的选择利用 CC(Correlation Coefficient)方法。

表 7-4-2 定量模型单因素试验因素水平表

水平	A 建模方法	B 谱图数据处理方法	C 谱图类型
L1		Constant	Spectrum
L2	PLS	MSC	一阶导数(D1)
L3		SNV	二阶导数(D2)

三、结果与分析

(一)光谱数据的采集

ATR 光谱数据　利用 OMNIC 软件,在扫描次数 32 次,分辨率为 4 cm⁻¹ 条件下,分析红外光谱的 4 000～500 cm⁻¹ 波段,黑果枸杞各样点平均谱图见图 7-4-1。

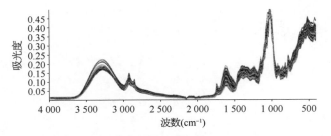

图 7-4-1 黑果枸杞各样点 ATR 平均谱图

NIR 光谱数据　利用 OMNIC 软件,在扫描次数 64 次,分辨率为 8 cm⁻¹ 条件下,分析旋转样品杯 NIR 红外光谱的 10 000～4 000 cm⁻¹ 波段,黑果枸杞各样点旋转样品杯 NIR 平均谱图见图 7-4-2,光纤探头 NIR 平均谱图见图 7-4-3。

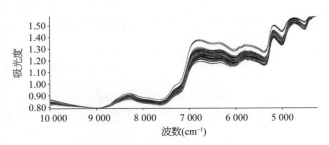

图 7-4-2 黑果枸杞各样点旋转样品杯 NIR 平均谱图

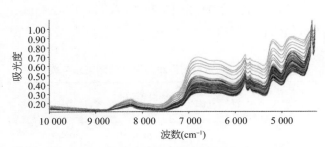

图 7-4-3　黑果枸杞各样点光线探头 NIR 平均谱图

（二）定性模型

1. ATR 产地判别模型・将样品的 ATR 均谱导入 TQ analyst 分析软件，以 3：2 的比例划分验证集与校正集，在 DM＋MSC＋Spectrum＋不平滑条件下建立模型，建模波段为 3 928～472 cm⁻¹，识别率 86.17％，预测率 85.11％。所建模型 3D 图见图 7-4-4。

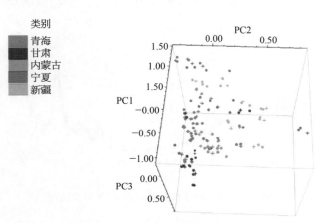

图 7-4-4　ATR 产地判别模型 3D 图

旋转样品杯 NIR 产地判别模型　将样品的旋转样品杯 NIR 均谱导入 TQ analyst 分析软件，以 3：2 的比例划分验证集与校正集，旋转样品杯 NIR 产地判别建模方法为 DM＋MSC＋D1＋Norris 平滑（5，5），建模波段为 9 881～4 119 cm⁻¹，识别率 93.62％，预测率 91.49％。所建模型 3D 图见图 7-4-5。

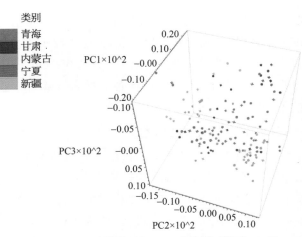

图 7-4-5　旋转样品杯 NIR 产地判别模型 3D 图

2. 光纤探头 NIR 产地判别模型・将样品的光纤探头 NIR 均谱导入 TQ analyst 分析软件，以 3：2 的比例划分验证集与校正集，光纤探头 NIR 产地判别建模方法为 DM＋Constant＋D2＋Norris 平滑（5，5），建模波段为 9 889～4 362 cm⁻¹，识别率 98.94％，预测率 91.49％。所建模型 3D 图见图 7-4-6。

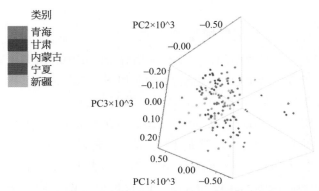

图 7-4-6　光线探头 NIR 产地判别模型 3D 图

（三）定量模型

黑果枸杞中 2 种营养成分（蛋白质、脂肪）和 4 种活性成分（多糖、花青素、总多酚、原花青素）含量测定结果如表 7-4-3 所示。建模过程中进行 Spectrum 不平滑，D1、D2 利用 Norris 平滑。

表 7-4-3　各样点黑果枸杞中各化合物的含量

编号	多糖含量（g/100 g）	蛋白质（g/100 g）	脂肪（g/100 g）	花青素含量（g/100 g）	总多酚含量（g/100 g）	原花青素含量（g/100 g）
1Q	3.66	10.31	2.85	1.69	3.41	5.81
2Q	8.70	10.33	2.47	3.37	3.17	4.46

（续表）

编号	多糖含量 （g/100 g）	蛋白质 （g/100 g）	脂肪 （g/100 g）	花青素含量 （g/100 g）	总多酚含量 （g/100 g）	原花青素含量 （g/100 g）
3Q	6.09	8.61	2.92	2.04	3.08	3.85
4Q	9.25	9.31	2.93	1.51	2.75	3.95
5Q	5.53	9.95	2.12	1.03	3.01	3.04
6Q	5.44	8.63	1.54	0.84	2.81	2.70
7Q	6.45	8.80	3.28	2.19	3.18	4.11
8Q	4.19	11.12	2.47	2.13	5.54	4.44
9Q	6.79	9.51	2.24	1.35	3.10	4.39
10Q	2.92	6.50	2.98	1.05	2.73	4.28
11Q	7.75	11.13	3.29	2.03	3.30	3.97
12Q	5.36	10.08	2.84	0.98	3.17	2.96
13Q	5.20	6.48	2.23	0.74	2.40	2.43
14Q	6.71	12.48	2.46	0.98	4.73	1.85
15Q	7.07	4.73	2.93	0.26	2.28	1.83
16Q	7.61	10.33	2.62	1.38	3.03	3.73
17Q	4.47	7.68	3.84	2.07	3.15	4.38
18Q	8.05	9.24	2.10	1.22	3.24	3.33
19Q	5.63	9.66	4.24	2.44	3.43	3.98
20Q	6.31	8.97	1.58	1.32	3.15	4.17
21G	4.50	12.71	3.83	0.91	2.86	1.78
22G	8.07	10.64	2.76	1.18	2.89	2.74
23G	1.06	12.26	2.01	1.06	2.29	2.91
24G	6.23	12.10	2.39	0.89	2.43	2.28
25G	5.68	11.25	2.38	0	0.92	0.26
26G	4.92	8.31	3.10	2.25	2.60	2.65
27G	0.02	8.32	3.62	1.63	2.39	2.22
28G	0.02	12.63	2.97	1.29	2.93	1.81
29X	7.81	7.48	2.77	0.6	2.34	2.28
30X	3.89	6.53	4.17	0.83	2.43	2.96
31X	5.63	9.20	2.95	1.28	3.33	4.05
32X	5.06	10.65	3.56	1.52	3.17	2.03
33X	0.02	8.67	2.96	1.1	2.74	2.59
34X	5.13	5.80	2.55	0.79	3.18	2.96
35X	3.16	8.05	2.08	1.14	2.61	2.50
36X	3.60	8.52	2.14	0.95	2.72	2.71

（续表）

编号	多糖含量 (g/100g)	蛋白质 (g/100g)	脂肪 (g/100g)	花青素含量 (g/100g)	总多酚含量 (g/100g)	原花青素含量 (g/100g)
37NM	4.76	10.50	2.72	1.94	3.20	2.73
38NM	2.35	11.08	4.63	2.16	3.26	2.77
39NM	3.63	7.81	2.80	0.82	2.69	2.82
40NM	6.66	10.73	3.74	2.92	3.30	3.08
41NM	7.35	7.96	3.95	2.29	2.71	2.66
42NM	9.18	9.65	2.29	0.82	3.04	3.55
43NX	7.49	8.96	2.24	0.98	2.88	3.13
44NX	6.11	8.50	4.23	1.11	2.70	2.01
45NX	4.78	9.04	1.93	1.06	2.83	2.85
46NX	7.69	11.98	2.27	2.26	3.52	3.49
47NX	2.81	8.78	3.02	1.15	2.91	2.99
48NX	3.50	14.00	3.24	0.87	2.72	2.08

1. 多糖

（1）ATR 定量模型：将样品的 ATR 均谱和多糖含量数据导入 TQ analyst 分析软件，以 3∶2 的比例划分验证集与校正集，多糖建模方法为 PLS＋MSC＋D1＋Norris 平滑（5,5），建模波段为 3465～3248 cm⁻¹，所建多糖模型如图 7-4-7 所示，模型性能不佳。

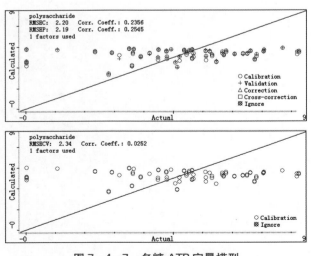

图 7-4-7　多糖 ATR 定量模型

（2）旋转样品杯 NIR 定量模型：将样品的旋转样品杯 NIR 均谱和多糖含量数据导入 TQ analyst 分析软件，以 3∶2 的比例划分验证集与校正集，建模方法为：PLS＋MSC＋D1＋Norris 平滑（5,5），建模波段为 8640～4185 cm⁻¹，所建多糖模型如图 7-4-8 所示，模型性能不佳。

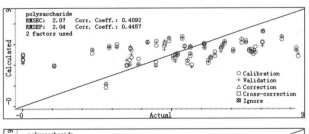

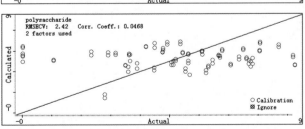

图 7-4-8　多糖品旋转杯 NIR 定量模型

（3）光线探头 NIR 定量模型：将样品的光线探头 NIR 均谱和多糖质含量数据导入 TQ analyst 分析软件，以 3∶2 的比例划分验证集与校正集，建模方法为：PLS＋SNV＋D1＋Norris 平滑（5,5），建模波段为 9130～4375 cm⁻¹，所建多糖模型如图 7-4-9 所示。

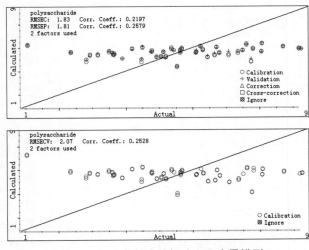

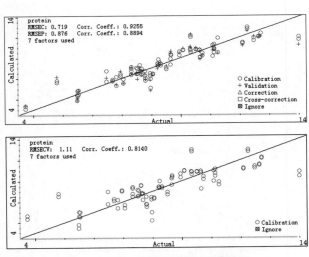

图 7-4-9　多糖光线探头 NIR 定量模型

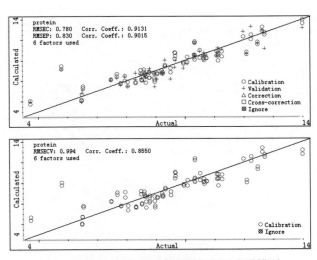

图 7-4-11　蛋白质旋转样品杯 NIR 定量模型

2. 蛋白质

（1）ATR 定量模型：将样品的 ATR 均谱和蛋白质含量数据导入 TQ analyst 分析软件，以 3：2 的比例划分验证集与校正集，蛋白质建模方法为：PLS＋SNV＋D1＋Norris 平滑（5，5），建模波段为 3 605～2 790 cm^{-1}，所建蛋白质模型如图 7-4-10 所示。

（3）光线探头 NIR 定量模型：将样品的光线探头 NIR 均谱和蛋白质含量数据导入 TQ analyst 分析软件，以 3：2 的比例划分验证集与校正集，建模方法为：PLS＋Constant＋D2＋Norris 平滑（5，5），建模波段为 8 590～4 323 cm^{-1}，所建蛋白质模型如图 7-4-12 所示。

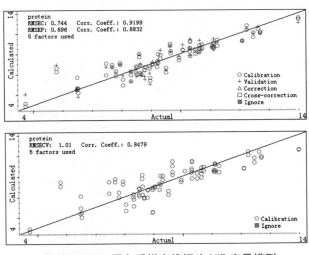

图 7-4-12　蛋白质样光线探头 NIR 定量模型

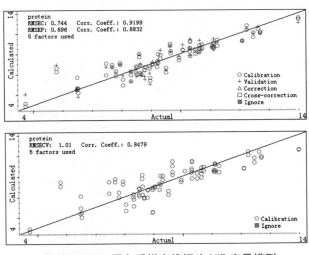

图 7-4-10　蛋白质 ATR 定量模型

（2）旋转样品杯 NIR 定量模型：将样品的旋转样品杯 NIR 均谱和蛋白质含量数据导入 TQ analyst 分析软件，以 3：2 的比例划分验证集与校正集，建模方法为：PLS＋Constant＋D1＋Norris 平滑（5，5），建模波段为 8 600～4 135 cm^{-1}，所建蛋白质模型如图 7-4-11 所示。

3. 脂肪

（1）ATR 定量模型：将样品的 ATR 均谱和脂肪含量数据导入 TQ analyst 分析软件，以 3：2 的比例划分验证集与校正集，脂肪建模方法为：PLS＋MSC＋Spectrum，建模波段为 1 502～615 cm^{-1}，所建脂肪模型如图 7-4-13 所示。

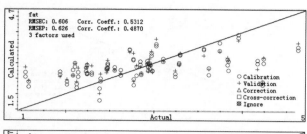

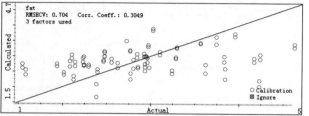

图 7-4-13　脂肪 ATR 定量模型

（2）旋转样品杯 NIR 定量模型：将样品的旋转样品杯 NIR 均谱和脂肪含量数据导入 TQ analyst 分析软件，以 3∶2 的比例划分验证集与校正集，建模方法为：PLS＋Constant＋D1＋Norris 平滑（5，5），建模波段为 8 600～4 135 cm^{-1}，所建脂肪模型如图 7-4-14 所示。

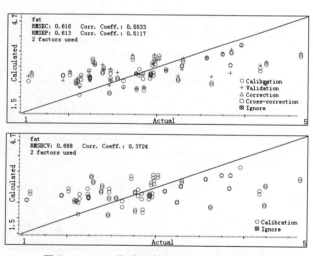

图 7-4-14　脂肪旋转样品杯 NIR 定量模型

（3）光线探头 NIR 定量模型：将样品的光线探头 NIR 均谱和脂肪含量数据导入 TQ analyst 分析软件，以 3∶2 的比例划分验证集与校正集，建模方法为：PLS＋Constant＋D2＋Norris 平滑（5，5），建模波段为 10 000～4 300 cm^{-1}，所建脂肪模型如图 7-4-15 所示。

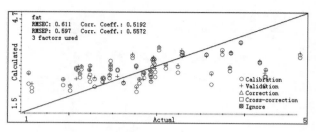

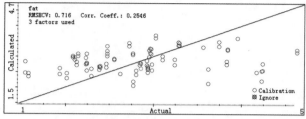

图 7-4-15　脂肪光纤探头 NIR 定量模型

4. 花青素

（1）ATR 定量模型：将样品的 ATR 均谱和花青素含量数据导入 TQ analyst 分析软件，以 3∶2 的比例划分验证集与校正集，花青素建模方法为：PLS＋MSC＋D1＋Norris 平滑（5，5），建模波段为 3 661～434 cm^{-1}，所建花青素模型如图 7-4-16 所示。

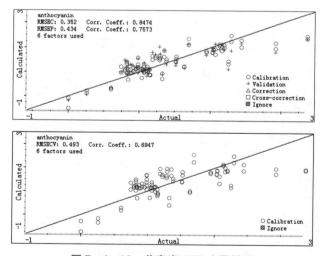

图 7-4-16　花青素 ATR 定量模型

（2）旋转样品杯 NIR 定量模型：将样品的旋转样品杯 NIR 均谱和花青素含量数据导入 TQ analyst 分析软件，以 3∶2 的比例划分验证集与校正集，建模方法为：PLS＋Constant＋Spectrum，建模波段为 9 797～4 095 cm^{-1}，所建花青素模型如图 7-4-17 所示。

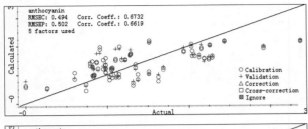

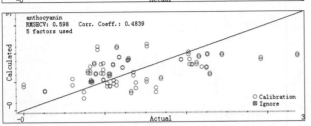

图 7-4-17　花青素旋转样品杯 NIR 定量模型

（3）光线探头 NIR 定量模型：将样品的光线探头 NIR 均谱和花青素含量数据导入 TQ analyst 分析软件，以 3∶2 的比例划分验证集与校正集，建模方法为：PLS＋SNV＋Spectrum，建模波段为 9 820～4 275 cm^{-1}，所建花青素模型如图 7-4-18 所示。

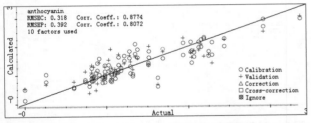

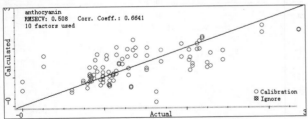

图 7-4-18　花青素光纤探头 NIR 定量模型

5. 多酚

（1）ATR 定量模型：将样品的 ATR 均谱和多酚含量数据导入 TQ analyst 分析软件，以 3∶2 的比例划分验证集与校正集，多酚建模方法为：PLS＋SNV＋D1＋Norris 平滑（5,5），建模波段为 3 661～434 cm^{-1}，所建多酚模型如图 7-4-19 所示。

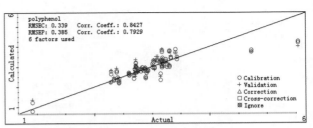

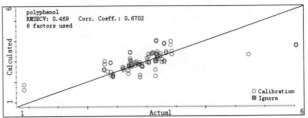

图 7-4-19　多酚 ATR 定量模型

（2）旋转样品杯 NIR 定量模型：将样品的旋转样品杯 NIR 均谱和多酚含量数据导入 TQ analyst 分析软件，以 3∶2 的比例划分验证集与校正集，建模方法为：PLS＋MSC＋D1＋Norris 平滑（5,5），建模波段为 9 797～4 095 cm^{-1}，所建多酚模型如图 7-4-20 所示。

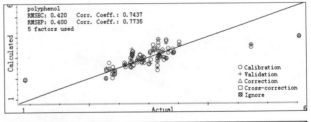

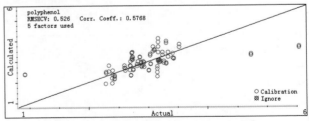

图 7-4-20　多酚旋转样品杯 NIR 定量模型

（3）光线探头 NIR 定量模型：将样品的光线探头 NIR 均谱和多酚含量数据导入 TQ analyst 分析软件，以 3∶2 的比例划分验证集与校正集，建模方法为：PLS＋Constant＋D1＋Norris 平滑（5,5），建模波段为 9 820～4 275 cm^{-1}，所建多酚模型如图 7-4-21 所示。

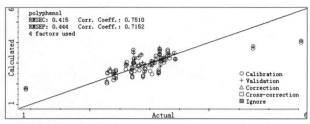

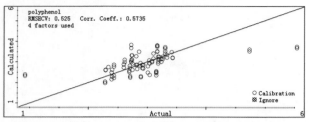

图 7－4－21　多酚光纤探头 NIR 定量模型

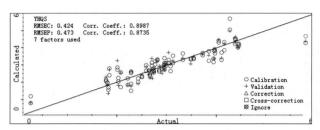

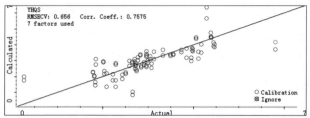

图 7－4－23　原花青素旋转样品杯 NIR 定量模型

6. 原花青素

（1）ATR 定量模型：将样品的 ATR 均谱和原花青素含量数据导入 TQ analyst 分析软件，以 3∶2 的比例划分验证集与校正集，原花青素建模方法为：PLS＋SNV＋D2＋Norris 平滑（5，5），建模波段为 3 661～434 cm^{-1}，所建原花青素模型如图 7－4－22 所示。

（3）光线探头 NIR 定量模型：将样品的光线探头 NIR 均谱和原花青素含量数据导入 TQ analyst 分析软件，以 3∶2 的比例划分验证集与校正集，建模方法为：PLS＋SNV＋D1＋Norris 平滑（5，5），建模波段为 9 820～4 275 cm^{-1}，所建原花青素模型如图 7－4－24 所示。

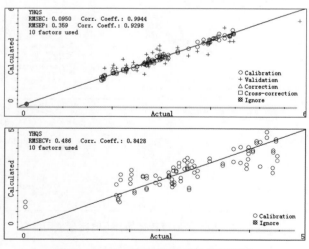

图 7－4－22　原花青素 ATR 定量模型

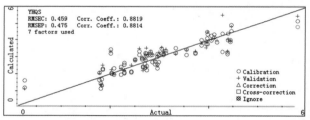

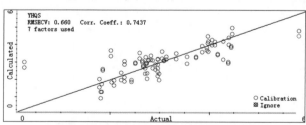

图 7－4－24　花青素光纤探头 NIR 定量模型

（2）旋转样品杯 NIR 定量模型：将样品的旋转样品杯 NIR 均谱和原花青素含量数据导入 TQ analyst 分析软件，以 3∶2 的比例划分验证集与校正集，建模方法为：PLS＋SNV＋D2＋Norris 平滑（5，5），建模波段为 9 797～4 095 cm^{-1}，所建原花青素模型如图 7－4－23 所示。

对这 6 种化合物的定量模型进行比较，蛋白质和原花青素的红外定量模型效果较好，多糖和脂肪的红外定量模型效果不佳；比较同种化合物的不同种红外模型效果，ATR 的模型效果最好，两种 NIR 的模型效果相似。刘文杰等（2014）利用红外光谱技术定量分析石斛中多糖含量时发现冻干样品多糖含量普遍低于烘干样品，推测时烘干过程中多糖含量发生变化导致所测红外有差异。在比较不同种红外光谱的模型性能时，ATR 的模型效果优于 NIR 模型，这与前人的研究结果不一致，在后续研究中将进一步研究造成该结果的原因。

四、结论

以西北地区黑果枸杞为研究对象，利用红外光谱技术结合化学计量学方法快速准确判别产地定量检测黑果枸杞中 2 种营养成分（蛋白质、脂肪）和 4 种活性成分（多糖、花青素、总多酚、原花青素）的含量。主要研究结果如下：

1. **ATR 产地判别建模方法**·为 DM＋MSC＋Spectrum＋不平滑，建模波段为 $3\,928\sim472\ cm^{-1}$，识别率 86.17％，预测率 85.11％；旋转样品杯 NIR 产地判别建模方法为 DM＋MSC＋D1＋Norris 平滑（5,5），建模波段为 $9\,881\sim4\,119\ cm^{-1}$，识别率 93.62％，预测率 91.49％；光纤探头 NIR 产地判别建模方法为 DM＋Constant＋D2＋Norris 平滑（5,5），建模波段为 $9\,889\sim4\,362\ cm^{-1}$，识别率 98.94％，预测率 91.49％。上述两种模型均具有较高识别率，能够将 5 个不同省份黑果枸杞样品较好分开；近红外光谱产地判别模型优于 ATR 判别模型。

2. **多糖的 ATR 定量模型建模方法**·为 PLS＋MSC＋D1＋Norris 平滑（5,5），建模波段为 $3\,465\sim3\,248\ cm^{-1}$，模型 RMSEC＝2.20，Rc＝0.236 5，RMSEP＝2.19，Rv＝0.254 5，RMSECV＝2.34，Rcv＝0.025 2；旋转样品杯 NIR 定量模型建模方法为：PLS＋MSC＋D1＋Norris 平滑（5,5），建模波段为 $8\,640\sim4\,185\ cm^{-1}$，模型 RMSEC＝2.07，Rc＝0.409 2，RMSEP＝2.04，Rv＝0.445 7，RMSECV＝2.42，Rcv＝0.046 8；光纤探头 NIR 定量模型建模方法为：PLS＋SNV＋D1＋Norris 平滑（5,5），建模波段为 $9\,130\sim4\,375\ cm^{-1}$，模型 RMSEC＝1.83，Rc＝0.219 7，RMSEP＝1.81，Rv＝0.257 9，RMSECV＝2.07，Rcv＝0.252 8；多糖的三种红外模型效果均不佳，不可用于黑果枸杞中多糖含量的快速测定，后续需继续进行模型修正，进一步提高模型性能。

3. **蛋白质的 ATR 定量模型建模方法**·为 PLS＋SNV＋D1＋Norris 平滑（5,5），建模波段为 $3\,605\sim2\,790\ cm^{-1}$，模型 RMSEC＝0.719，Rc＝0.925 5，RMSEP＝0.876，Rv＝0.889 4，RMSECV＝1.11，Rcv＝0.814 0；旋转样品杯 NIR 定量模型建模方法为：PLS＋Constant＋D1＋Norris 平滑（5,5），建模波段为 $8\,600\sim4\,135\ cm^{-1}$，模型 RMSEC＝0.780，Rc＝0.913 1，RMSEP＝0.830，Rv＝0.901 5，RMSECV＝0.994，Rcv＝0.855 0；光纤探头 NIR 定量模型建模方法为：PLS＋Constant＋D2＋Norris 平滑（5,5），建模波段为 $8\,590\sim4\,323\ cm^{-1}$，模型 RMSEC＝0.744，Rc＝0.919 9，RMSEP＝0.896，Rv＝0.883 2，RMSECV＝1.01，Rcv＝0.847 9；蛋白质的三种红外模型效果均较好，可用于黑果枸杞中蛋白质含量的快速测定。

4. **脂肪的 ATR 定量模型建模方法**·为 PLS＋MSC＋Spectrum，建模波段为 $1\,502\sim615\ cm^{-1}$，模型 RMSEC＝0.606，Rc＝0.531 2，RMSEP＝0.626，Rv＝0.487 0，RMSECV＝0.704，Rcv＝0.304 9；旋转样品杯 NIR 定量模型建模方法为：PLS＋Constant＋D1＋Norris 平滑（5,5），建模波段为 $8\,600\sim4\,135\ cm^{-1}$，模型 RMSEC＝0.616，Rc＝0.503 3，RMSEP＝0.613，Rv＝0.511 7，RMSECV＝0.668，Rcv＝0.372 4；光纤探头 NIR 定量模型建模方法为：PLS＋Constant＋D2＋Norris 平滑（5,5），建模波段为 $10\,000\sim4\,300\ cm^{-1}$，模型 RMSEC＝0.611，Rc＝0.519 2，RMSEP＝0.597，Rv＝0.557 2，RMSECV＝0.716，Rcv＝0.254 6；脂肪的三种红外模型效果均不佳，不可用于黑果枸杞中脂肪含量的快速测定，后续需进一步完善模型，提高其使用性能。

5. **花青素的 ATR 定量模型建模方法**·为 PLS＋MSC＋D1＋Norris 平滑（5,5），建模波段为 $3\,661\sim434\ cm^{-1}$，模型 RMSEC＝0.352，Rc＝0.847 4，RMSEP＝0.434，Rv＝0.757 3，RMSECV＝0.493，Rcv＝0.694 7；旋转样品杯 NIR 定量模型建模方法为：PLS＋Constant＋Spectrum，建模波段为 $9\,797\sim4\,095\ cm^{-1}$，模型 RMSEC＝0.494，Rc＝0.673 2，RMSEP＝0.502，Rv＝0.661 9，RMSECV＝0.598，Rcv＝0.483 9；光纤探头 NIR 定量模型建模方法为：PLS＋SNV＋Spectrum，建模波段为 $9\,820\sim4\,275\ cm^{-1}$，模型 RMSEC＝0.318，Rc＝0.877 4，RMSEP＝0.392，Rv＝0.807 2，RMSECV＝0.508，

Rcv＝0.664 1。上述 3 种模型性能适中，可在一定程度范围内进行花青素含量快速检测，后续还需进一步提高模型性能。

6. 多酚的 ATR 定量模型建模方法·为 PLS＋SNV＋D1＋Norris 平滑（5，5），建模波段为 3 661～434 cm⁻¹，模型 RMSEC＝0.339，Rc＝0.842 7，RMSEP＝0.385，Rv＝0.792 9，RMSECV＝0.469，Rcv＝0.670 2；旋转样品杯 NIR 定量模型建模方法为：PLS＋MSC＋D1＋Norris 平滑（5，5），建模波段为 9 797～4 095 cm⁻¹，模型 RMSEC＝0.420，Rc＝0.743 7，RMSEP＝0.400，Rv＝0.773 5，RMSECV＝0.526，Rcv＝0.576 8；光纤探头 NIR 定量模型建模方法为：PLS＋Constant＋D1＋Norris 平滑（5，5），建模波段为 9 820～4 275 cm⁻¹，模型 RMSEC＝0.415，Rc＝0.751 0，RMSEP＝0.444 0，Rv＝0.715 2，RMSECV＝0.525 0，Rcv＝0.573 5。上述 3 种模型性能适中，可在一定程度范围内进行多酚含量快速检测，后续还需进一步提高模型性能。

7. 原花青素的 ATR 定量模型建模方法·为 PLS＋SNV＋D2＋Norris 平滑（5，5），建模波段为 3 661～434 cm⁻¹，模型 RMSEC＝0.095 0，Rc＝0.994 4，RMSEP＝0.359，Rv＝0.929 8，RMSECV＝0.486 0，Rcv＝0.842 8；旋转样品杯 NIR 定量模型建模方法为：PLS＋SNV＋D2＋Norris 平滑（5，5），建模波段为 9 797～4 095 cm⁻¹，模型 RMSEC＝0.424，Rc＝0.898 7，RMSEP＝0.473，Rv＝0.873 5，RMSECV＝0.656，Rcv＝0.757 5；光纤探头 NIR 定量模型建模方法为：PLS＋SNV＋D1＋Norris 平滑（5，5），建模波段为 9 820～4 275 cm⁻¹，模型 RMSEC＝0.459，Rc＝0.881 9，RMSEP＝0.475 0，Rv＝0.881 4，RMSECV＝0.660，Rcv＝0.743 7；原花青素的三种红外模型效果均较好，可用于黑果枸杞中原花青素含量的快速测定。

第五节　不同颜色黑果枸杞化学成分差异

一、黑果枸杞的黑色与白色果实的化学成分含量比较

（一）两种黑果枸杞果实中活性成分含量的比较

黑果枸杞作为一种具有抗氧化等功效的食药两用植物，研究人员对其探索的热情只增不减，受黑果枸杞研究开发利用大趋势的带动，柴达木白果枸杞也引起了商界广泛关注与热炒。樊光辉等（2017a）对白果枸杞和黑果枸杞其干果活性成分（多糖、总糖、总酸、甜菜碱、多元酚、总黄酮、维生素 C、α－维生素 E、γ－维生素 E、δ－维生素 E、原花青素和 17 种氨基酸含量）进行了比较。

测定内容主要包括测定内容包括多糖、总糖、总酸、甜菜碱、多元酚、总黄酮、维生素 C、α－维生素 E、γ－维生素 E、δ－维生素 E、原花青素和 17 种氨基酸含量。17 种氨基酸包括天门冬氨酸（ASP）、谷氨酸（GLU）、丝氨酸（SER）、甘氨酸（GLY）、精氨酸（ARG）、苏氨酸（THR）、脯氨酸（PRO）、丙氨酸（ALA）、缬氨酸（VAL）、甲硫氨酸（MET）、半胱氨酸（CYS）、异亮氨酸（ILE）、亮氨酸（LEU）、苯丙氨酸（PHE）、组氨酸（HIS）、赖氨酸（LYS）和酪氨酸（TYR）。

测定方法为多糖、总糖采用 3,5－二硝基水杨酸（DNS）比色法测定，总酸采用酸碱滴定法和 pH 点位法测定，甜菜碱采用凯氏定氮法测定，总黄酮采用比色检测法测定，多元酚采用 Folin 法测定（没食子酸做标准品），维生素 C 采用紫外分光光度法测定，α－维生素 E、γ－维生素 E 和 δ－维生素 E 采用气相色谱法测定，原花青素采用高效液相测定法，17 种氨基酸采用液相色谱—质谱/质谱法测定。

柴达木黑果枸杞和白果枸杞果实活性成分测定对比通过对黑果枸杞和白果枸杞果实中多糖、总糖、总酸、甜菜碱、总黄酮、多元酚、维生素 C、α－维生素 E、γ－维生素 E、δ－维生素 E、原花青素含量的测定，结果见表 7－5－1、表 7－5－2。

表 7－5－1 柴达木黑果枸杞和白果枸杞
果实活性成分测定对比

检测项目	黑果枸杞	白果枸杞	增量	增幅（%）
多糖（%）	2.22	2.03	−0.19	−9.36
总酸（以柠檬酸计，g/kg）	9.63	19.46	9.83	50.51
甜菜碱（mg/g）	13.74	12.39	−1.35	−10.90
多元酚（%）	2.80	0.70	−2.10	−300.00
维生素 C（mg/100 g）	11.00	13.70	2.70	19.71
α－维生素 E（mg/g）	34.42	32.52	−1.90	−5.84
γ－维生素 E（mg/g）	12.76	6.70	−6.06	−90.45
δ－维生素 E（mg/g）	1.67	0.22	−1.45	−659.09
原花青素（%）	1.77	0.48	−1.29	−268.75

表 7－5－2 柴达木黑果枸杞和白果枸杞
果实氨基酸含量测定对比

检测项目（%）	黑果枸杞	白果枸杞	增量	增幅
天门冬氨酸	1.01	0.86	−0.15	−14.85
谷氨酸	0.98	0.93	−0.05	−5.10
丝氨酸	0.37	0.36	−0.01	−2.70
甘氨酸	0.28	0.24	−0.04	−14.29
精氨酸	0.73	0.57	−0.16	−21.92
苏氨酸	0.35	0.29	−0.06	−17.14
脯氨酸	0.46	0.48	0.02	4.35
丙氨酸	0.68	0.66	−0.02	−2.94
缬氨酸	0.18	0.16	−0.02	−11.11
甲硫氨酸	<0.008	<0.008		
半胱氨酸	<0.008	<0.008		
异亮氨酸	0.13	0.11	−0.02	−15.38
亮氨酸	0.20	0.17	−0.03	−15.00
苯丙氨酸	0.24	0.30	0.06	25.00
组氨酸	0.17	0.14	−0.03	−17.65
赖氨酸	0.38	0.26	−0.12	−31.58
酪氨酸	0.07	0.05	−0.02	−28.57
17 种氨基酸总量	6.26	5.58	−0.68	−10.86

研究结果表明，白果枸杞果实中的活性成分种类与黑果枸杞基本相同，但是，各活性成分的含量有所降低或增加。其中：含量有所增加的活性成分有总酸（9.83 g/kg）、维生素 C（2.70 mg/100 g）。17 种氨基酸中脯氨酸（PRO）和苯丙氨酸（PHE）的含量略高于黑果枸杞，增量分别为 0.02% 和 0.06%。含量有所减小的活性成分有多糖（−0.19%）、甜菜碱（−1.35 mg/g）、多元酚（−2.10%）、α－维生素 E（−1.90 mg/kg）、γ－维生素 E（−6.06 mg/kg）、δ－维生素 E（−1.45 mg/kg）、原花青素（−1.29%），17 种氨基酸总量降幅为 0.68%。人体不能合成，但又是维持机体氮平衡所必需的药用氨基酸含量有所降低，幅度为谷氨酸（−5.10%）、天门冬氨酸（−14.85%）、精氨酸（−21.92%）、甘氨酸（−14.29%）、酪氨酸（−28.57%）、亮氨酸（−15.00%）、赖氨酸（−1.58%）。

通过白果枸杞果实活性成分的测定与分析，依据黑果枸杞的评判标准出发，白果枸杞没有太大的利用价值。但是，研究结果对从其他富含成分入手挖掘利用机制奠定了理论基础，可为合理开发利用柴达木白果枸杞提供参考。

祁银燕等（2018a）在 2013—2015 年对青海全省黑果枸杞野生资源进行清查时，发现了整株都是白色浆果的植株。为了探明白色果实在颜色表型消失的基础上，其他具有营养和药理价值的活性化合物的含量是否也发生了变化，祁银燕等（2018b）以成熟后期 3 个时期的黑果枸杞白色和黑色浆果为材料，对其表型、花青素、多糖、多酚、矿质元素以及维生素 E 的含量进行了测定和对比分析，并对白果和黑果在成熟后期——3 个发育期（Ⅰ～Ⅲ）的果实表型以及使其浆果具有营养和药理价值的重要活性化合物进行了测定分析，为黑果枸杞品种选育、白果的营养价值评判及其适应性研究提供理论依据。

黑果枸杞果实成熟后期的 3 个发育期是果实迅速膨大、花青素等内含物大量累积的时期。其中，时期Ⅰ：果实完全着紫色，开始膨大，硬度变小；时期Ⅱ：果实紫黑色，迅速膨大；时期Ⅲ：果实黑色，完全膨大（图 7－5－1）。本研究中，于 2016 年 8 月在青海省柴达木盆地格尔木市（36°42′N，95°29′E）500 m² 人工黑果枸杞种植地中随机选取黑果和白果健康植株各 20 株，一次性取 3 个不同时期的浆果样品。

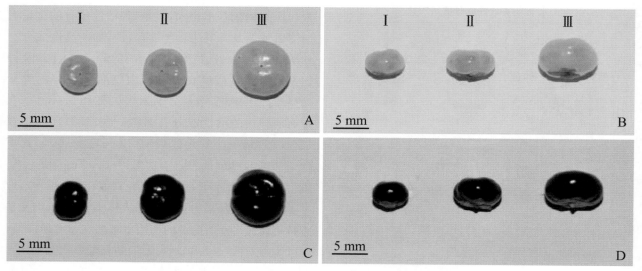

图 7-5-1　不同发育时期(Ⅰ～Ⅲ)的黑果枸杞白色及黑色浆果

[A、B. 黑果枸杞白色浆果的 3 个发育时期(正面和立面);C、D. 黑果枸杞黑色浆果的 3 个发育时期(正面和立面)]

(二)2 种黑果枸杞果实表型比较

通过对白、黑果成熟后期的果实纵径、横径以及质量的测定发现,枸杞白果、黑果果实纵径随着发育进程而缓慢增加,而果实横径在Ⅰ、Ⅱ时期缓慢增加,到第Ⅲ时期急剧增加,导致这一时期的果型指数相较于前两个时期的变化不明显到急剧下降,果型呈现明显"蟠桃型",但白果、黑果各发育时期内两两比较变化不明显;白果、黑果的单果重随着发育进程不断增加,而同期内两两比较差异不大(表 7-5-3)。以上结果说明,白果和黑果枸杞果实的发育进程相近,果型一致,体积、质量差异不大,而且果实体积的膨大主要发生在第Ⅲ时期。

表 7-5-3　不同发育时期黑果枸杞浆果的表型性状

指标	发育时期Ⅰ		发育时期Ⅱ		发育时期Ⅲ	
	白果	黑果	白果	黑果	白果	黑果
果实纵径(mm)	0.372 ± 0.069	0.400 ± 0.039	0.493 ± 0.037	0.494 ± 0.041	0.587 ± 0.075	0.607 ± 0.070
果实横径(mm)	0.627 ± 0.038	0.680 ± 0.056	0.891 ± 0.010	0.833 ± 0.009	1.796 ± 0.038	1.835 ± 0.047
果型指数	0.593 ± 0.062	0.588 ± 0.048	0.553 ± 0.048	$0.593\pm0.051^*$	0.327 ± 0.021	0.331 ± 0.027
果实质量(g)	0.087 ± 0.012	$0.130\pm0.020^*$	0.227 ± 0.031	0.217 ± 0.015	0.337 ± 0.032	0.330 ± 0.010

成熟的黑果枸杞黑色浆果中含有丰富的乙酰化的花青素(Zheng J, 2016;Li J, 2006)。通过对色素大量累积时期的白果和黑果中花青素测定发现,两者花青素含量在 3 个时期均存在极显著性差异($p<0.01$)。同时,黑果中的花青素含量随着果实膨大,从 5.50 mg/g 迅速增加至 17 mg/g,然后有所下降;白果中花青素含量在 3 个时期均处于很低水平,且基本保持平稳(表 7-5-4),花青素的大量消失是其果实颜色呈现白色的原因。同时,酚类化合物是广泛存在于高等植物中的活性化合物(Liu L, 2009)。作为一类重要的次生代谢物,多酚因为可以保护人体免受氧化危害,比如肿瘤、心血管问题、衰老(Liu L, 2009;Robards K, 1999)等而受到了高度关注。表 7-5-4 显示,黑果枸杞黑果和白果中的多酚含量随果实发育的变化趋势相似,都明显呈现先增加然后有所回落;整体上,白果中也具有可观的多酚含量,但是黑果中各个时期的多酚含量均明显高于白果,且在Ⅰ、Ⅲ时期均存在显著性差异。

表7-5-4　不同发育时期2种黑果枸杞浆果中的花青素、多酚、多糖含量

指标	果实类型	发育时期		
		Ⅰ	Ⅱ	Ⅲ
花青素(mg/g)	白果	0.026±0.013	0.025±0.005	0.041±0.022
	黑果	5.501±1.004	17.182±0.469	9.374±0.409
多酚(mg/g)	白果	33.068±6.334	40.012±4.758	38.570±1.622
	黑果	38.155±1.753	43.667±2.323	40.242±3.651
多糖(mg/g)	白果	21.762±1.645	29.644±1.393	44.369±2.505
	黑果	49.021±9.598	66.514±4.425	71.509±2.816

另外,多糖是细胞的4个基本组成部分之一(Lowe J,2003),它被认为是一种主要的抗炎、抗氧化、抗病毒、免疫调节、降血糖、抗肿瘤的活性物质。从表7-5-4可知,黑果枸杞白果中虽有多糖的存在,但是其含量在3个时期均显著低于黑果;白果和黑果中的多糖含量都随发育进程而增加,都在Ⅲ时期达到最大,不同于花青素和多酚含量的表现。

(三) 2种黑果枸杞果实中矿质元素含量的比较

矿质元素对于人体的发育必不可少(Tokalioglu S,2012)。利用ICP-MS测定了2种黑果枸杞果实中17种矿质元素(B、Ca、Co、Cr、Cu、Fe、K、Li、Mg、Mn、Na、P、Si、Ti、V、Zn、Al)的含量。表7-5-5结果显示,K、Na、P、Ca、Mg是2种黑果枸杞浆果中含量最高的5种元素,尤其是K的含量非常高,是Na含量的5倍之多,其属于高钾低钠的植物。两种浆果相比较,白果中的B、Ca、Li、Mg、Mn、Na、Si含量在3个时期均显著高于同期的黑果,而其Cu、Fe、Ti的含量在3个时期均低于黑果,且其间Cu、Fe含量存在显著性差异;浆果中的Co、Cr、P、V等4种元素的含量在黑果和白果中不存在显著性差异;浆果中的K、Zn和Al含量在黑、白果的发育过程中一直在波动变化,但是它们在Ⅲ时期表现为白果含量高于黑果,且两者间的K含量存在显著性差异,Zn和Al含量存在极显著性差异。

表7-5-5　2种黑果枸杞果实中矿质元素含量的比较(mg/g)

矿质元素	时期Ⅰ		时期Ⅱ		时期Ⅲ	
	白色浆果	黑色浆果	白色浆果	黑色浆果	白色浆果	黑色浆果
B	4.432±0.120	2.166±0.223	3.731±0.084	1.523±0.096	3.482±0.291	2.233±0.165
Ca	270.956±3.053	260.613±0.855	238.487±0.755	198.339±0.857	189.217±5.002	174.601±0.678
Co	0.499±0.033	0.515±0.017	0.504±0.045	0.487±0.031	0.519±0.033	0.507±0.023
Cr	0.393±0.009	0.405±0.020	0.378±0.015	0.387±0.011	0.378±0.010	0.375±0.006
Cu	3.046±0.238	7.647±0.096	1.271±0.078	6.654±0.107	2.045±0.572	6.328±0.151
Fe	8.768±0.037	14.625±0.075	6.957±0.034	9.828±0.040	6.078±0.307	7.641±0.031
K	2179.61±4.680	2268.66±3.163	1784.14±6.726	2060.50±8.380	1765.08±9.003	1703.81±4.522
LI	2.646±0.008	1.347±0.002	2.213±0.012	1.365±0.005	2.222±0.017	1.258±0.002
Mg	224.107±1.390	174.035±0.763	164.276±0.920	148.756±0.896	166.048±1.169	144.305±0.491
Mn	0.553±0.006	0.465±0.010	0.275±0.002	0.120±0.003	0.357±0.011	0.106±0.007
Na	398.918±1.061	308.413±0.411	316.718±1.365	245.412±1.076	370.733±7.885	233.403±1.005
P	273.895±0.001	272.640±0.038	264.885±0.206	269.298±0.190	268.781±0.101	268.697±0.037

（续表）

矿质元素	时期Ⅰ		时期Ⅱ		时期Ⅲ	
	白色浆果	黑色浆果	白色浆果	黑色浆果	白色浆果	黑色浆果
SI	3.007±0.019	1.772±0.003	2.276±0.009	1.333±0.003	1.999±0.006	1.285±0.001
TI	0.709±0.005	0.909±0.010	0.676±0.018	0.735±0.005	0.636±0.037	0.667±0.009
V	0.500±0.007	0.499±0.013	0.479±0.010	0.487±0.015	0.477±0.015	0.491±0.015
Zn	1.030±0.044	1.198±0.020	0.852±0.007	0.876±0.015	1.597±0.094	0.847±0.022
Al	12.390±0.571	16.753±1.038	20.157±2.221	11.930±0.953	19.360±3.551	13.323±2.734

（四）2 种黑果枸杞果实中维生素 E 含量的比较

维生素 E(VE)作为一类人体不能合成、需从外界摄入补充的微量营养元素，在增强人体免疫系统功能方面起着重要作用(ADACHI N，1997)。维生素 E 由一组复合物组成，包括 α-(α-Toc)、β-(β-Toc)、γ-(γ-Toc)和 δ-(δ-Toc)生育酚和 4 个相应的不饱和衍生物（VAN EENENNAAM A，2003)。其中的 α-Toc 的生理活性最强，是人体最易吸收的生育酚，而 γ-Toc 的抗氧化能力最强(吕培军，2011)，所以，本研究对黑果枸杞黑、白 2 种浆果 V_E 中的这两类进行了含量的测定。表 7-5-6 表明，黑果枸杞黑、白两种浆果中都有 α-Toc、γ-Toc 物质存在，且 α-Toc 的含量明显较 γ-Toc 丰富。α-Toc 的含量在黑、白果中都于Ⅱ时期比较高，后随着浆果发育反而有所下降；黑果中的 α-Toc 含量在Ⅱ、Ⅲ时期均显著高于白果，而在第Ⅰ时期显著低于白果。γ-Toc 的含量整体上处在较低水平，在黑、白果的各发育时期虽有差异，但差异仅在Ⅲ时期达到显著水平，并表现为白果高于黑果。

表 7-5-6 不同发育时期 2 种黑果枸杞浆果中的维生素 E 含量

维生素 E	果实类型	发育时期		
		Ⅰ	Ⅱ	Ⅲ
α-Toc(mg/g)	白果	4.470±0.226	4.307±0.275	±
	黑果	±	±	±
γ-Toc(mg/g)	白果	±	±	±
	黑果	±	±	±

二、黑果枸杞的不同颜色果实中总多糖与总黄酮含量比较

笔者在 2021 年 8 月前往青海诺木洪农场采摘了 6 种不同颜色的黑果枸杞，分别为白色、紫白色、紫色、红色、绛红色及黑色果实，使用紫外分光光度法测定了 6 种不同颜色的黑果枸杞总黄酮及总多糖活性成分的含量。

（一）黑果枸杞总多糖测定

1. 对照品溶液的制备·取无水葡萄糖对照品 65 mg，精密称定，置 100 mL 容量瓶中，加水溶解并稀释至刻度，摇匀，即得(每 1 mL 含无水葡萄糖 0.65 mg)。

2. 标准曲线的制备·精密量取上述对照品溶液 0.1 mL、0.2 mL、0.3 mL、0.4 mL、0.5 mL、0.6 mL，分别置 10 mL 具塞刻度试管中，加蒸馏水至 2 mL，摇匀，在冰水浴中缓缓滴加 0.2% 蒽酮-硫酸溶液至刻度，轻摇匀，放冷后至水浴中保温 10 min，取出，立即置冰水浴中冷却 10 min，取出，以相应试剂为空白对照。按照《中国药典》2020 版四部通则 0401 紫外-可见分光光度法，在 582 nm 波长处测定吸光度。以吸光度为纵坐标，浓度为横坐标，绘制标准曲线(图 7-5-2)。

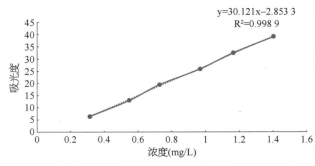

图 7-5-2 无水葡萄糖对照品在 582 nm 波长处吸光度标准曲线

3. 测定法·取黑果枸杞粗粉约 2.0 g,精密称定,置圆底烧瓶中,加 80% 的乙醇 150 mL,置水浴中回流 1 h,趁热滤过,残渣用 80% 的热乙醇洗涤 3 次,每次 10 mL,将残渣及滤纸置烧瓶中,加蒸馏水 150 mL,置沸水溶中加热回流 1 h,趁热滤过,残渣及烧瓶用热水洗涤 4 次,每次 10 mL,合并滤液与洗液,放冷,转移至 250 mL 量瓶中,加水至刻度,摇匀,精密量取 1 mL,置 10 mL 具塞干燥试管中,照标准曲线的制备项下的方法,自"加水至 2.0 mL"起,依法测定吸光度,从标准曲线上读出供试品溶液中含无水葡萄糖的重量(mg),计算,即得。

4. 测定结果·按照上述方法进行操作后,在 582 nm 波长处测定吸光度值,结果见表 7-5-7。

表 7-5-7　黑果枸杞粗粉在 582 nm 波长处测定吸光度值

编号	颜色	吸光度	总多糖含量（mg/L）
1	绛红果	0.255 63	0.103 21
2	红果	0.588 33	0.114 26
3	白果	0.411 47	0.108 39
4	紫白果	0.165 51	0.100 22
5	紫果	0.409 84	0.108 33
6	黑果	0.305 83	0.104 88

结果表明,红色果实中含糖量最高,为 0.114 26 mg/L,这与品尝不同颜色果实后通过对甜度的判断得出的结论一致,其总糖含量顺序为红果＞白果＞紫果＞黑果＞绛红果＞紫白果。

(二) 黑果枸杞总黄酮测定

1. 对照品溶液的制备·取芦丁对照品 10 mg,精密称定,置 50 mL 容量瓶中,加 60% 乙醇溶解并稀释至刻度,摇匀,即得(每 1 mL 含无水葡萄糖 0.2 mg)。

2. 标准曲线的制备·精密量取上述对照品溶液 0 mL、3.0 mL、4.0 mL、5.0 mL、6.0 mL、7.0 mL、8.0 mL,分别置 25 mL 容量瓶中,加入 5% 亚硝酸钠溶液至 1 mL,摇匀,放置 6 min,加 10% 氯化铝溶液 1 mL,摇匀,放置 6 min,再加 4% 氢氧化钠溶液 8 mL,摇匀,然后用 60% 乙醇定容至刻度线,摇匀,放置 10 min。同时以相应试剂为空白对照。按

照《中国药典》(2020 年版)四部通则 0401 紫外-可见分光光度法,在 510 nm 波长处测定吸光度。以吸光度为纵坐标,浓度为横坐标,绘制标准曲线(图 7-5-3)。

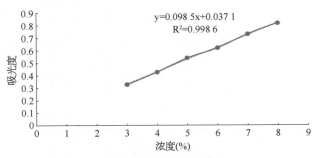

$y=0.098\,5x+0.037\,1$
$R^2=0.998\,6$

图 7-5-3　黑果枸杞总黄酮在 510 nm 波长处吸光度标准曲线

3. 测定法·取不同颜色枸杞粗粉约 10.0 g,精密称定,置锥形瓶中,加 60% 的乙醇 150 mL,置水浴中回流 1.5 h,趁热滤过,放冷,转移至 250 mL 量瓶中,加 60% 乙醇至刻度,摇匀,精密量取 5 mL,置 25 mL 容量瓶中,照标准曲线的制备项下的方法,自"加 5% 亚硝酸钠至 1.0 mL"起,依法测定吸光度,从标准曲线上读出供试品溶液中含总黄酮的含量(%),计算,即得。

4. 测定结果·按照上述方法进行操作后,在 510 nm 波长处测定吸光度值,结果见表 7-5-8。

表 7-5-8　不同颜色枸杞粗粉在 510 nm 波长处测定吸光度值

编号	颜色	吸光度	总黄酮含量（mg/g）
1	绛红果	0.671 28	6.438 38
2	红果	0.359 92	3.277 36
3	白果	0.435 13	4.040 91
4	紫白果	0.284 03	2.506 90
5	紫果	0.478 16	4.477 77
6	黑果	0.565 71	5.366 59

结果表明,绛红色果实中总黄酮含量最高,为 6.438 38 mg/g,这与品尝不同颜色果实后通过对甜度的判断得出的结论一致,其总黄酮含量顺序为绛红果＞黑果＞紫果＞黑果＞红果＞紫白果。

三、不同颜色黑果枸杞花青素检测结果

代谢物是生物体表型的基础,能帮助更直观有效地了解生物学过程及其机制。基于对代谢物的定性定量分析,代谢组学可以用于代谢途径或代谢网络的解析,不同生物个体的宏观表型现象的代谢基础研究,不同疾病、药物等物理、化学或病原生物刺激后代谢产物的应答机制,以及食品、药物等安全评价。花青素(anthocyanidin)是一类广泛存在于植物中的水溶性色素,属于类黄酮化合物,也是植物的主要呈色物质。自然条件下游离的花青素极少见,主要以糖苷形式存在,常与一个或多个葡萄糖、鼠李糖、半乳糖、木糖、阿拉伯糖等结合成花色苷(anthocyanin)。

(一)实验流程

液相色谱串联质谱(LC - MS/MS)能够很好地检测到极性高、热稳定性差的化合物,并能够对物质进行精确的定量。检测化合物见表7-5-9。

表7-5-9　待检测花青素类化合物

序号	英文名称	简称	中文名称
1	Cyanidin-3-(6-O-p-caffeoyl)-glucoside	Anthocyanidin_01	矢车菊素-3-(6-O-p-咖啡酰)-葡萄糖苷
2	Cyanidin-3-(6″-caffeylsophoroside)-5-glucoside	Anthocyanidin_02	矢车菊素-3-(6″-咖啡酰槐糖苷)-5-葡萄糖苷
3	Cyanidin-3,5,3′-O-triglucoside	Anthocyanidin_03	矢车菊素-3,5,3′-O-三葡萄糖苷
4	Cyanidin-3,5-O-diglucoside	Anthocyanidin_04	矢车菊素-3,5-O-二葡萄糖苷
5	Cyanidin-3-O-(6-O-malonyl-beta-D-glucoside)	Anthocyanidin_05	矢车菊素-3-O-(6-O-丙二酰-β-D-葡萄糖苷)
6	Cyanidin-3-O-(6-O-p-coumaroyl)-glucoside	Anthocyanidin_06	矢车菊素-3-(6-O-p-对香豆酰)-葡萄糖苷
7	Cyanidin-3-O-5-O-(6-O-coumaroyl)-diglucoside	Anthocyanidin_07	矢车菊素-3-O-5-O-(6-O-对香豆酰)-二葡萄糖苷
8	Cyanidin-3-O-arabinoside	Anthocyanidin_08	矢车菊素-3-O-阿拉伯糖苷
9	Cyanidin-3-O-(6″-ferulylsophoroside)-5-glucoside	Anthocyanidin_09	矢车菊素-3-O-(6″-阿魏酰槐糖苷)-5-葡萄糖苷
10	Cyanidin-3-O-galactoside	Anthocyanidin_10	矢车菊素-3-O-半乳糖苷
11	Cyanidin-3 - O-glucoside	Anthocyanidin_11	矢车菊素-3-O-葡萄糖苷
12	Cyanidin-3 - O - rutinoside	Anthocyanidin_12	矢车菊素-3-O-芸香糖苷
13	Cyanidin-3-O-rutinoside-5-O-glucoside	Anthocyanidin_13	矢车菊素-3-O-芸香糖苷-5-O-葡萄糖苷
14	Cyanidin-3-O-sambubioside	Anthocyanidin_14	矢车菊素-3-O-桑布双糖苷
15	Cyanidin-3-O-sophoroside	Anthocyanidin_15	矢车菊素-3-O-槐糖苷
16	Cyanidin-3-O-xyloside	Anthocyanidin_16	矢车菊素-3-O-木糖苷
17	Cyanidin-3-O-sambubioside-5-O-glucoside	Anthocyanidin_17	矢车菊素-3-O-桑布双糖苷-5-O-葡萄糖苷
18	Delphinidin	Anthocyanidin_18	飞燕草素
19	Delphinidin-3,5-O-diglucoside	Anthocyanidin_19	飞燕草素-3,5-O-二葡萄糖苷
20	Delphinidin-3-O-(6-O-acetyl)-glucoside	Anthocyanidin_20	飞燕草素-3-O-(6-O-乙酰基)-葡萄糖苷

（续表）

序号	英文名称	简称	中文名称
21	Delphinidin-3-O-(6-O-malonyl-beta-D-glucoside)	Anthocyanidin_21	飞燕草素-3-O-(6-O-丙二酰-β-D-葡萄糖苷)
22	Delphinidin-3-O-(6-O-malonyl)-glucoside-3′-glucoside	Anthocyanidin_22	飞燕草素-3-O-(6-O-丙二酰基)-葡萄糖苷-3′-葡萄糖苷
23	Delphinidin-3-O-(6-O-p-coumaroyl)-glucoside	Anthocyanidin_23	飞燕草素-3-(6-O-p-对香豆酰)-葡萄糖苷
24	Delphinidin-3-O-5-O-(6-O-coumaroyl)-diglucoside	Anthocyanidin_24	飞燕草素-3-O-5-O-(6-O-对香豆酰)-二葡萄糖苷
25	Delphinidin-3-O-arabinoside	Anthocyanidin_25	飞燕草素-3-O-阿拉伯糖苷
26	Delphinidin-3-O-galactoside	Anthocyanidin_26	飞燕草素-3-O-半乳糖苷
27	Delphinidin-3-O-glucoside	Anthocyanidin_27	飞燕草素-3-O-葡萄糖苷
28	Delphinidin-3-O-rhamnoside	Anthocyanidin_28	飞燕草素-3-O-鼠李糖苷
29	Delphinidin-3-O-rutinoside	Anthocyanidin_29	飞燕草素-3-O-芸香糖苷
30	Delphinidin-3-O-sambubioside	Anthocyanidin_30	飞燕草素-3-O-桑布双糖苷
31	Delphinidin-3-O-sophoroside	Anthocyanidin_31	飞燕草素-3-O-槐糖苷
32	Delphinidin-3-O-rutinoside-5-O-glucoside	Anthocyanidin_32	飞燕草素-3-O-芸香糖苷-5-O-葡萄糖苷
33	Delphinidin-3-O-sambubioside-5-O-glucoside	Anthocyanidin_33	飞燕草素-3-O-桑布双糖苷-5-O-葡萄糖苷
34	Afzelin	Anthocyanidin_34	阿福豆苷
35	Chalcone	Anthocyanidin_35	查尔酮
36	Dihydrokaempferol	Anthocyanidin_36	香橙素(二氢山奈酚)
37	Dihydromyricetin	Anthocyanidin_37	二氢杨梅黄酮
38	Kaempferol-3-O-rutinoside	Anthocyanidin_38	山奈酚-3-O-芸香糖苷
39	Naringenin	Anthocyanidin_39	柚皮素
40	Naringenin-7-O-glucoside	Anthocyanidin_40	柚皮素-7-O-葡萄糖苷
41	Quercetin-3-O-glucoside	Anthocyanidin_41	槲皮素-3-O-葡萄糖苷(异槲皮苷)
42	Rutin	Anthocyanidin_42	芦丁
43	Malvidin	Anthocyanidin_43	锦葵色素
44	Malvidin-3,5-O-diglucoside	Anthocyanidin_44	锦葵色素-3,5-O-二葡萄糖苷
45	Malvidin-3-O-(6″-acetylglucoside)-5-glucoside	Anthocyanidin_45	锦葵色素-3-O-(6″-乙酰基葡萄糖苷)-5-葡萄糖苷
46	Malvidin-3-O-(6-O-malonyl-beta-D-glucoside)	Anthocyanidin_46	锦葵色素-3-O-(6-O-丙二酰-β-D-葡萄糖苷)
47	Malvidin-3-O-(6-O-p-coumaroyl)-glucoside	Anthocyanidin_47	锦葵色素-3-(6-O-p-对香豆酰)-葡萄糖苷
48	Malvidin-3-O-5-O-(6-O-coumaroyl)-diglucoside	Anthocyanidin_48	锦葵色素-3-O-5-O-(6-O-对香豆酰)-二葡萄糖苷

序号	英文名称	简称	中文名称
49	Malvidin-3-O-arabinoside	Anthocyanidin_49	锦葵色素-3-O-阿拉伯糖苷
50	Malvidin-3-O-galactoside	Anthocyanidin_50	锦葵色素-3-O-半乳糖苷
51	Malvidin-3-O-glucoside	Anthocyanidin_51	锦葵色素-3-O-葡萄糖苷
52	Malvidin-3-O-rutinoside	Anthocyanidin_52	锦葵色素-3-O-芸香糖苷
53	Malvidin-3-O-sambubioside	Anthocyanidin_53	锦葵色素-3-O-桑布双糖苷
54	Malvidin-3-O-sophoroside	Anthocyanidin_54	锦葵色素-3-O-槐糖苷
55	Malvidin-3-O-sambubioside-5-O-glucoside	Anthocyanidin_55	锦葵色素-3-O-桑布双糖苷-5-O-葡萄糖苷
56	Pelargonidin	Anthocyanidin_56	天竺葵素
57	Pelargonidin-3-(6″-caffeylsophoroside)-5-glucoside	Anthocyanidin_57	天竺葵素-3-(6″-咖啡酰槐糖苷)-5-葡萄糖苷
58	Pelargonidin-3-sophoroside-5-glucoside	Anthocyanidin_58	天竺葵素-3-槐糖苷-5-葡萄糖苷
59	Pelargonidin-3,5-O-diglucoside	Anthocyanidin_59	天竺葵素-3,5-O-二葡萄糖苷
60	Pelargonidin-3-O-(6″-ferulylsambubioside)-5-O-(malonyl)-glucoside	Anthocyanidin_60	天竺葵素-3-O-(6″-阿魏酰桑布双糖苷)-5-O-(丙二酰基)-葡萄糖苷
61	Pelargonidin-3-O-(6-O-malonyl-beta-D-glucoside)	Anthocyanidin_61	天竺葵素-3-O-(6-O-丙二酰-β-D-葡萄糖苷)
62	Pelargonidin-3-O-(6-O-p-coumaroyl)-glucoside	Anthocyanidin_62	天竺葵素-3-(6-O-p-对香豆酰)-葡萄糖苷
63	Pelargonidin-3-O-[2-O-glucosyl-6-O-p-coumaroyl-glucoside]-5-O-glucoside	Anthocyanidin_63	天竺葵素-3-O-[2-O-葡萄糖基-6-O-p-对香豆酰-葡萄糖苷]-5-O-葡萄糖苷
64	Pelargonidin-3-O-5-O-(6-O-coumaroyl)-diglucoside	Anthocyanidin_64	天竺葵素-3-O-5-O-(6-O-对香豆酰)-二葡萄糖苷
65	Pelargonidin-3-O-[6-O-feruloyl-2-O-glucosyl-glucoside]-5-O-glucoside	Anthocyanidin_65	天竺葵素-3-O-[6-O-阿魏酰-2-O-葡萄糖基-葡萄糖苷]-5-O-葡萄糖苷
66	Pelargonidin-3-O-arabinoside	Anthocyanidin_66	天竺葵素-3-O-阿拉伯糖苷
67	Pelargonidin-3-O-galactoside	Anthocyanidin_67	天竺葵素-3-O-半乳糖苷
68	Pelargonidin-3-O-glucoside	Anthocyanidin_68	天竺葵素-3-O-葡萄糖苷
69	Pelargonidin-3-O-rutinoside	Anthocyanidin_69	天竺葵素-3-O-芸香糖苷
70	Pelargonidin-3-O-rutinoside-5-O-glucoside	Anthocyanidin_70	天竺葵素-3-O-芸香糖苷-5-O-葡萄糖苷
71	Pelargonidin-3-O-sambubioside	Anthocyanidin_71	天竺葵素-3-O-桑布双糖苷
72	Pelargonidin-3-O-sophoroside	Anthocyanidin_72	天竺葵素-3-O-槐糖苷
73	Pelargonidin-3-O-sophoroside-5-O-(malonyl)-glucoside	Anthocyanidin_73	天竺葵素-3-O-槐糖苷-5-O-(丙二酰基)-葡萄糖苷
74	Pelargonidin-3-O-sambubioside-5-O-glucoside	Anthocyanidin_74	天竺葵素-3-O-桑布双糖苷-5-O-葡萄糖苷

（续表）

序号	英文名称	简称	中文名称
75	Peonidin	Anthocyanidin_75	芍药花素
76	Peonidin-3-(caffeoyl-glucosyl-glucoside)-5-glucoside	Anthocyanidin_76	芍药花素－3－(咖啡酰-葡萄糖基-葡萄糖苷)－5－葡萄糖苷
77	Peonidin-3-sophoroside-5-glucoside	Anthocyanidin_77	芍药花素－3－槐糖苷－5－葡萄糖苷
78	Peonidin-3,5-O-diglucoside	Anthocyanidin_78	芍药花素－3,5－O－二葡萄糖苷
79	Peonidin-3-O-(6-O-malonyl-beta-D-glucoside)	Anthocyanidin_79	芍药花素－3－O－(6－O－丙二酰-β－D－葡萄糖苷)
80	Peonidin-3-O-(6-O-p-coumaroyl)-glucoside	Anthocyanidin_80	芍药花素－3－(6－O－p－对香豆酰)-葡萄糖苷
81	Peonidin-3-O-5-O-(6-O-coumaroyl)-diglucoside	Anthocyanidin_81	芍药花素－3－O－5－O－(6－O－对香豆酰)-二葡萄糖苷
82	Peonidin-3-O-arabinoside	Anthocyanidin_82	芍药花素－3－O－阿拉伯糖苷
83	Peonidin-3-O-caffeoyl-feruloyl-sophoroside-5-glucoside	Anthocyanidin_83	芍药花素－3－O－咖啡酰-阿魏酰-槐糖苷－5－葡萄糖苷
84	Peonidin-3-O-(6″-ferulylsophoroside)-5-glucoside	Anthocyanidin_84	芍药花素－3－O－(6″-阿魏酰槐糖苷)－5－葡萄糖苷
85	Peonidin-3-O-galactoside	Anthocyanidin_85	芍药花素－3－O－半乳糖苷
86	Peonidin-3-O-glucoside	Anthocyanidin_86	芍药花素－3－O－葡萄糖苷
87	Peonidin-3-O-P-hydroxybenzoylsophoroside-5-glucoside	Anthocyanidin_87	芍药花素－3－O－P-对羟基苯甲酰槐糖－5－葡萄糖苷
88	Peonidin-3-O-rutinoside	Anthocyanidin_88	芍药花素－3－O－芸香糖苷
89	Peonidin-3-O-sambubioside	Anthocyanidin_89	芍药花素－3－O－桑布双糖苷
90	Peonidin-3-O-sophoroside	Anthocyanidin_90	芍药花素－3－O－槐糖苷
91	Peonidin-3-O-sambubioside-5-O-glucoside	Anthocyanidin_91	芍药花素－3－O－桑布双糖苷－5－O－葡萄糖苷
92	Petunidin－3,5－O-diglucoside	Anthocyanidin_92	矮牵牛素－3,5－O－二葡萄糖苷
93	Petunidin-3-O-(6-O-malonyl-beta-D-glucoside)	Anthocyanidin_93	矮牵牛素－3－O－(6－O－丙二酰-β－D－葡萄糖苷)
94	Petunidin-3-O-(6-O-p-coumaroyl)-glucoside	Anthocyanidin_94	矮牵牛素－3－(6－O－p－对香豆酰)-葡萄糖苷
95	Petunidin-3-O-5-O-(6-O-coumaroyl)-diglucoside	Anthocyanidin_95	矮牵牛素－3－O－5－O－(6－O－对香豆酰)-二葡萄糖苷
96	Petunidin-3-O-arabinoside	Anthocyanidin_96	矮牵牛素－3－O－阿拉伯糖苷
97	Petunidin-3-O-galactoside	Anthocyanidin_97	矮牵牛素－3－O－半乳糖苷
98	Petunidin-3-O-glucoside	Anthocyanidin_98	矮牵牛素－3－O－葡萄糖苷
99	Petunidin-3－O-rutinoside	Anthocyanidin_99	矮牵牛素－3－O－芸香糖苷
100	Petunidin-3-O-sambubioside	Anthocyanidin_100	矮牵牛素－3－O－桑布双糖苷
101	Petunidin-3-O-sophoroside	Anthocyanidin_101	矮牵牛素－3－O－槐糖苷
102	Petunidin-3-O-sambubioside-5-O-glucoside	Anthocyanidin_102	矮牵牛素－3－O－桑布双糖苷－5－O－葡萄糖苷

（续表）

序号	英文名称	简称	中文名称
103	Procyanidin A1	Anthocyanidin_103	原花青素 A1
104	Procyanidin A2	Anthocyanidin_104	原花青素 A2
105	Procyanidin B1	Anthocyanidin_105	原花青素 B1
106	Procyanidin B2	Anthocyanidin_106	原花青素 B2
107	Procyanidin B3	Anthocyanidin_107	原花青素 B3
108	Procyanidin C1	Anthocyanidin_108	原花青素 C1

1. **样本信息与实验材料、方法** · 本节使用实验材料均采自青海省海西州诺木洪，样品为 6 种不同颜色的黑果枸杞，每种颜色做 3 个重复组，共计 18 个组。样品信息见表 7-5-10。

表 7-5-10　样品信息

检测样品编码	重复组	组别
A21229268b	ZB1	
A21229269b	ZB2	紫白色（ZB）
A21229270b	ZB3	
A21229271b	B1	
A21229272b	B2	白色（B）
A21229273b	B3	
A21229274b	H1	
A21229275b	H2	红色（H）
A21229276b	H3	
A21229277b	Z1	
A21229278b	Z2	紫色（Z）
A21229279b	Z3	
A21229280b	JH1	
A21229281b	JH2	绛红色（JH）
A21229282b	JH3	
A21229283b	HG1	
A21229284b	HG2	黑色果（HG）
A21229285b	HG3	

（1）试剂：甲醇（色谱纯，Merck）、甲酸（色谱纯，Sigma-Aldrich）、盐酸（优级纯，信阳市化学试剂厂），其余标准品纯度均为大于 99%。

（2）仪器：QTRAP 6500 + LC-MS/MS（SCIEX）、5424R 离心机（Eppendorf）、AS 60/220. R2 电子天平（RADWAG）、MM400 球磨仪（Retsch）、MIX-200 多管涡旋振荡器（上海净信）、KQ5200E 超声清洗仪（昆山舒美）

2. **样品前处理** · ①生物样品真空冷冻干燥。②利用球磨仪研磨（30 Hz, 1.5 min）至粉末状。③称取 50 mg 的粉末，溶解于 500 μL 提取液（50% 的甲醇水溶液，含 0.1% 盐酸）中。④涡旋 5 min，超声 5 min，离心 3 min（12 000 r/min，4 ℃），吸取上清，重复操作 1 次。⑤合并两次上清液，用微孔滤膜（0.22 μm pore size）过滤样品，并保存于进样瓶中，用于 LC-MS/MS 分析。

3. **液质联用采集条件** · 本章节实验数据采集仪器系统主要包括超高效液相色谱（Ultra Performance Liquid Chromatography, UPLC）（ExionLC™ AD）和串联质谱（Tandem Mass Spectrometry, MS/MS）（QTRAP® 6500+）。色谱柱 ACQUITY BEH C$_{18}$（1.7 μm，2.1 mm×100 mm）；流动相 A 相为超纯水（加入 0.1% 的甲酸），B 相为甲醇（加入 0.1% 的甲酸）；洗脱梯度：0 min B 相比例为 5%，6 min 增至 50%，12 min 增至 95%，保持 2 min，14 min 降至 5%，并平衡 2 min；流速 0.35 mL/min；柱温 40 ℃；进样量 2 μL。电喷雾离子源，温度 550 ℃，正离子模式下质谱电压 5 500 V，气帘气（curtain gas, CUR）35 psi，Q-Trap 6500+ 每个离子对根据优化的去簇电压（declustering potential, DP）和碰撞能（collision energy, CE）进行扫描检测。

4. **定性与定量原理** · 基于标准品构建 MWDB（Metware Database）数据库，对质谱检测的数据进行定性分析。定量是利用三重四级杆质谱的多反应监测模式(Multiple Reaction Monitoring，MRM)分析完成。MRM 模式中，四级杆首先筛选目标物质的前体离子(母离子)，排除掉其他分子量物质对应的离子以初步排除干扰；前体离子经碰撞室诱导电离后断裂形成多个碎片离子，碎片离子再通过三重四级杆过滤选择出所需要的特征碎片离子，排除非目标离子干扰，使定量更为精确，重复性更好。获得不同样本的质谱分析数据后，对所有目标物的色谱峰进行积分，通过标准曲线进行定量分析。

(二) 定量结果

1. **定性定量分析**·采用 Analyst 1.6.3 软件处理质谱数据。样本的总离子流色谱图(TIC)(图 7-5-4)和提取离子流色谱图(XIC)(图 7-5-5)，横坐标为检测的保留时间(Time，min)，纵坐标为离子检测的离子流强度(Intensity，cps)。

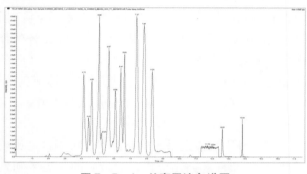

图 7-5-4 总离子流色谱图

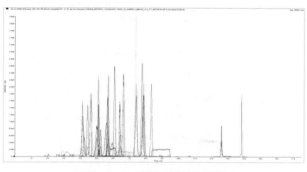

图 7-5-5 提取离子流色谱图

采用 MultiQuant 3.0.3 软件处理质谱数据，参考标准品的保留时间与峰型信息，对待测物在不同样本中检测到的质谱峰进行积分校正，以确保定性定量的准确。随机抽取的某物质在不同样本中的定量分析积分校正结果(图 7-5-6)，横坐标为检测的保留时间(min)，纵坐标为离子检测的离子流强度(cps)。

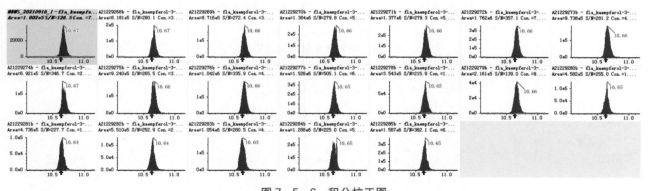

图 7-5-6 积分校正图
(峰面积代表该物质在样本中的相对含量)

对所有样本进行定性定量分析，每个色谱峰的峰面积(Area)代表对应物质的相对含量，代入线性方程和计算公式，最终得到所有样本中待测物的定性定量分析结果。

2. **样本质控分析**·以混合标准溶液作为质控样本，在仪器分析过程中，每隔 10 个检测分析样本插入一个质控样本，通过对同一质控样本质谱检测

分析的总离子流色谱图(TIC)进行重叠展示分析(图 7-5-7)，可反映项目检测期间仪器的稳定性。仪器的高稳定性为数据的重复性和可靠性提供了重要的保障。

3. **标准曲线**·配制 0.01 ng/mL、0.02 ng/mL、0.05 ng/mL、0.1 ng/mL、0.5 ng/mL、1 ng/mL、5 ng/mL、10 ng/mL、50 ng/mL、100 ng/mL、

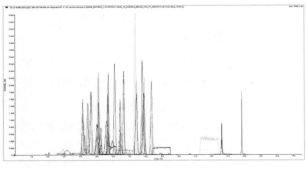

图 7-5-7　TIC 重叠图

（结果显示该项目检测总离子流图重叠性高，即保留时间和峰强度均一致，表明此项目检测期间仪器稳定）

500 ng/mL、1 000 ng/mL、2 000 ng/mL、5 000 ng/mL 不同浓度的标准品溶液，获取各个浓度标准品的对应定量信号的质谱峰强度数据；以标品浓度（Concentration）为横坐标，峰面积（Area）为纵坐标，绘制不同物质的标准曲线。

4. **样本含量** · 将检测到的所有样本的积分峰面积代入标准曲线线性方程进行计算，进一步代入计算公式计算后，最终得到实际样本中该物质的含量数据。注意：计算公式已进行单位换算，直接将对应数值代入即可得到样本含量。

样本中代谢物的含量（μg/g）＝c×V/1 000 000/m

式中：c 为样本中积分峰面积代入标准曲线得到的浓度值（ng/mL）；V 为提取时所用溶液的体积（μL）；m 为称取的样本质量（g）。

在 6 种不同颜色黑果枸杞果实中共鉴定出 6 种花青素化合物，包括矢车菊素-3-O-芸香糖苷、飞燕草素-3-O-葡萄糖苷、锦葵色素-3-O-葡萄糖苷、芍药花素-3,5-O-二葡萄糖苷、矮牵牛素-3-O-芸香糖苷、天竺葵素-3-O-半乳糖苷等，其中飞燕草素-3-O-葡萄糖苷、飞燕草素-3-O-芸香糖苷、飞燕草素-3-O-芸香糖苷-5-O-葡萄糖苷含量较高，为果实中的主要成分，槲皮素-3-O-葡萄糖苷（异槲皮苷）、芦丁、山奈酚-3-O-芸香糖苷为黄酮类化合物的主要成分。矢车菊素-3-O-芸香糖苷、芍药花素-3,5-O-二葡萄糖苷、锦葵色素-3-O-芸香糖苷、矮牵牛素-3-O-芸香糖苷、矮牵牛素-3-O-葡萄糖苷的含量较低。

对 6 种不同颜色果实中花青素及黄酮含量比较分析显示，花青素类化合物含量最高的是黑果和紫果，其顺序依次是黑果＞紫果＞紫白果＞白果＞红果＞绛红果；黄酮类含量最高的是（绛）红果和白果，其顺序依次是红果＞白果＞紫白果＞黑果＞绛红果＞紫果。结果表明，黑色、紫色、紫白色、白色果实中的差异主要由于矢车菊素和飞燕草素在含量和组成上的差异引起。项目定量结果见表 7-5-11。

表 7-5-11　花青素含量检测结果（μg/g）

物质	ZB1	ZB2	ZB3	B1	B2	B3	H1	H2	H3
矢车菊素-3-O-芸香糖苷	0.084 1	0.070 4	0.080 9	0.118 9	0.156 9	0.057 6	0.111 3	0.078 5	0.088 8
飞燕草素-3-O-葡萄糖苷	3.787 1	2.852 8	2.929 5	1.224 9	1.811 9	1.161 1	0.296 4	0.208 8	0.368 3
锦葵色素-3-O-葡萄糖苷	0.150 66	0.157 7	0.146 9	0.040 4	0.039 1	0.026 9	0.093 1	0.038 3	0.027 0
芍药花素-3,5-O-二葡萄糖苷	0.059 22	0.051 92	0.060 8	0.074 4	0.056 0	0.065 7	0.029 9	0.019 4	0.037 3
飞燕草素-3-O-芸香糖苷	1.228 5	0.808 41	0.674 1	0.196 5	0.361 7	0.145 4	1.049 5	0.929 4	1.061 3
飞燕草素-3-O-芸香糖苷-5-O-葡萄糖苷	13.255 9	7.083 4	9.174 9	4.613 1	5.172 7	2.171 4	2.507 4	3.403 6	2.795 0
锦葵色素-3-O-芸香糖苷	0.288 1	0.305 6	0.252 4	0.071 2	0.075 4	0.027 6	0.019 7	0.013 8	0.014 6
矮牵牛素-3-O-芸香糖苷	0.659 5	0.491 4	0.606 9	0.121 9	0.217 5	0.071 4	0.138 1	0.133 3	0.125 2

（续表）

物质	ZB1	ZB2	ZB3	B1	B2	B3	H1	H2	H3
矮牵牛素-3-O-葡萄糖苷	0.303 7	0.269 6	0.269 1	0.153 3	0.307 0	0.165 9	0.068 6	0.073 6	0.076 3
飞燕草素-3-O-半乳糖苷	N/A	N/A	N/A	0.363 1	0.447 6	0.238 3	1.148 9	0.942 3	0.648 9
芍药花素-3-O-芸香糖苷	0.016 9	0.017 6	0.021 3	0.017 1	0.020 9	0.010 2	N/A	N/A	N/A
矢车菊素-3,5-O-二葡萄糖苷	0.009 9	0.007 1	0.008 5	0.005 4	N/A	N/A	0.003 6	0.002 9	0.003 1
矮牵牛素-3-O-半乳糖苷	0.111 7	0.133 9	0.125 6	N/A	N/A	N/A	N/A	N/A	N/A
飞燕草素	N/A	N/A	N/A	N/A	N/A	N/A	0.009 3	0.007 01	0.008 0
飞燕草素-3-O-槐糖苷	N/A	N/A	N/A	0.117 4	0.150 4	0.068 8	0.305 4	0.233 9	0.215 4
二氢杨梅黄酮	0.213 2	0.194 1	0.183 1	N/A	N/A	N/A	N/A	N/A	N/A
锦葵色素-3-O-桑布双糖苷	N/A	N/A	N/A	N/A	N/A	N/A	N/A	N/A	N/A
天竺葵素-3-O-芸香糖苷	N/A	N/A	N/A	N/A	N/A	N/A	0.020 8	0.035 8	0.010 3
矮牵牛素-3-O-槐糖苷	N/A	N/A	N/A	0.025 6	0.025 8	0.012 4	0.030 9	0.030 2	0.019 2
飞燕草素-3-O-5-O-(6-O-对香豆酰)-二葡萄糖苷	0.020 3	0.017 2	0.017 2	0.013	0.010 2	0.008 1	N/A	N/A	N/A
矮牵牛素-3-O-桑布双糖苷	N/A	N/A	N/A	N/A	N/A	N/A	N/A	N/A	N/A
飞燕草素-3-O-(6-O-丙二酰-β-D-葡萄糖苷)	N/A	N/A	N/A	N/A	N/A	N/A	N/A	N/A	N/A
飞燕草素-3-(6-O-p-对香豆酰)-葡萄糖苷	N/A	N/A	N/A	N/A	N/A	N/A	N/A	N/A	N/A
飞燕草素-3-O-阿拉伯糖苷	N/A	N/A	N/A	N/A	N/A	N/A	N/A	N/A	N/A
锦葵色素-3,5-O-二葡萄糖苷	N/A	N/A	N/A	N/A	N/A	N/A	N/A	N/A	N/A
锦葵色素-3-O-槐糖苷	N/A	N/A	N/A	N/A	N/A	N/A	N/A	N/A	N/A
矮牵牛素-3-O-阿拉伯糖苷	N/A	N/A	N/A	N/A	N/A	N/A	N/A	N/A	N/A
矢车菊素-3-(6-O-p-咖啡酰)-葡萄糖苷	N/A	N/A	N/A	N/A	N/A	N/A	N/A	N/A	N/A
矢车菊素-3-O-葡萄糖苷	N/A	N/A	N/A	N/A	N/A	N/A	N/A	N/A	N/A
矢车菊素-3-O-槐糖苷	N/A	N/A	N/A	N/A	N/A	N/A	N/A	N/A	N/A

（续表）

物质	ZB1	ZB2	ZB3	B1	B2	B3	H1	H2	H3
矢车菊素-3-O-桑布双糖苷-5-O-葡萄糖苷	N/A	N/A	N/A	N/A	N/A	N/A	N/A	N/A	N/A
锦葵色素-3-O-半乳糖苷	N/A	N/A	N/A	N/A	N/A	N/A	N/A	N/A	N/A
天竺葵素-3-O-半乳糖苷	N/A	N/A	N/A	N/A	N/A	N/A	N/A	N/A	N/A
天竺葵素-3-O-葡萄糖苷	N/A	N/A	N/A	N/A	N/A	N/A	N/A	N/A	N/A
天竺葵素-3-O-槐糖苷	N/A	N/A	N/A	N/A	N/A	N/A	N/A	N/A	N/A
矢车菊素-3-O-芸香糖苷	0.084 1	0.070 4	0.080 9	0.118 9	0.156 9	0.057 6	0.111 3	0.078 5	0.088 8
飞燕草素-3-O-葡萄糖苷	3.787 1	2.852 8	2.929 5	1.224 9	1.811 9	1.161 1	0.296 4	0.208 8	0.368 3
锦葵色素-3-O-葡萄糖苷	0.150 66	0.157 7	0.146 9	0.040 4	0.039 1	0.026 9	0.093 1	0.038 3	0.027 0
芍药花素-3,5-O-二葡萄糖苷	0.059 22	0.051 92	0.060 8	0.074 4	0.056 0	0.065 7	0.029 9	0.019 4	0.037 3

物质	Z1	Z2	Z3	JH1	JH2	JH3	HG1	HG2	HG3
矢车菊素-3-O-芸香糖苷	0.510 2	0.502 6	0.129 1	0.019 8	0.013 6	0.016 1	1.072 0	1.366 2	1.005 2
飞燕草素-3-O-葡萄糖苷	0.319 4	0.575 3	0.384 7	0.161 0	0.080 6	0.121 9	13.696 2	16.577 2	12.658 8
锦葵色素-3-O-葡萄糖苷	2.234 7	2.133 6	1.396 1	0.615 2	0.222 6	0.305 0	2.111 4	0.661 5	1.591 0
芍药花素-3,5-O-二葡萄糖苷	0.031 44	0.028 8	0.026 5	0.051 1	0.060 9	0.065 9	0.061 88	0.060 5	0.061 1
飞燕草素-3-O-芸香糖苷	4.364 4	4.403 9	1.155 9	0.149 2	0.042 9	0.086 7	30.950 4	34.439 3	31.959 7
飞燕草素-3-O-芸香糖苷-5-O-葡萄糖苷	2.158 2	3.355 2	2.075 9	0.675 3	0.284 5	0.473 9	0.684 6	1.578 2	1.469 6
锦葵色素-3-O-芸香糖苷	0.065 6	0.063 6	0.047 3	0.069 0	0.023 6	0.021 1	9.295 1	1.954 7	3.439 4
矮牵牛素-3-O-芸香糖苷	0.645 5	0.713 4	0.312 2	0.257 9	0.075 9	0.089 4	14.307 0	17.266 9	15.511 4
矮牵牛素-3-O-葡萄糖苷	N/A	N/A	N/A	0.053 1	0.015 9	0.025 9	0.622 8	0.730 1	0.675 9
飞燕草素-3-O-半乳糖苷	0.274 9	0.479 7	0.509 1	0.380 2	0.109 1	0.428 9	N/A	N/A	N/A
芍药花素-3-O-芸香糖苷	0.013 7	0.015 0	0.014 9	N/A	N/A	N/A	0.204 8	0.131 7	0.120 2

（续表）

物质	Z1	Z2	Z3	JH1	JH2	JH3	HG1	HG2	HG3
矢车菊素-3,5-O-二葡萄糖苷	0.005 8	0.006 9	0.008 6	N/A	N/A	N/A	N/A	N/A	N/A
矮牵牛素-3-O-半乳糖苷	0.352 9	0.344 4	0.175 8	N/A	N/A	N/A	2.085 8	0.859 1	1.289 9
飞燕草素	0.016 5	0.018 1	0.019 2	0.020 1	0.009 2	0.013 6	N/A	N/A	N/A
飞燕草素-3-O-槐糖苷	N/A	N/A	N/A	0.099 1	0.015 6	0.124 6	N/A	N/A	N/A
二氢杨梅黄酮	N/A	N/A	N/A	N/A	N/A	N/A	0.659 7	1.057 4	0.797 7
锦葵色素-3-O-桑布双糖苷	0.045 2	0.036 7	0.030 7	N/A	N/A	N/A	0.063 8	0.031 7	0.036 3
天竺葵素-3-O-芸香糖苷	N/A	N/A	N/A	N/A	N/A	N/A	0.036 2	0.050 7	0.040 2
矮牵牛素-3-O-槐糖苷	N/A	N/A	N/A	N/A	N/A	N/A	N/A	N/A	N/A
飞燕草素-3-O-5-O-(6-O-对香豆酰)-二葡萄糖苷	N/A	N/A	N/A	N/A	N/A	N/A	N/A	N/A	N/A
矮牵牛素-3-O-桑布双糖苷	N/A	N/A	N/A	N/A	N/A	N/A	0.052 1	0.085 7	0.071 5
飞燕草素-3-O-(6-O-丙二酰-β-D-葡萄糖苷)	N/A	N/A	N/A	N/A	N/A	N/A	0.019 8	0.029 9	0.019 0
飞燕草素-3-(6-O-p-对香豆酰)-葡萄糖苷	N/A	N/A	N/A	N/A	N/A	N/A	0.035 2	0.037 3	0.031 3
飞燕草素-3-O-阿拉伯糖苷	N/A	N/A	N/A	N/A	N/A	N/A	0.092 3	0.133 1	0.121 0
锦葵色素-3,5-O-二葡萄糖苷	N/A	N/A	N/A	N/A	N/A	N/A	0.140 6	0.026 6	0.056 1
锦葵色素-3-O-槐糖苷	N/A	N/A	N/A	N/A	N/A	N/A	0.658 2	0.146 8	0.255 1
矮牵牛素-3-O-阿拉伯糖苷	N/A	N/A	N/A	N/A	N/A	N/A	0.036 1	0.059 3	0.071 1
矢车菊素-3-(6-O-p-咖啡酰)-葡萄糖苷	0.020 7	0.034 22	0.026 8	N/A	N/A	N/A	N/A	N/A	N/A
矢车菊素-3-O-葡萄糖苷	N/A	N/A	N/A	N/A	N/A	N/A	N/A	N/A	N/A
矢车菊素-3-O-槐糖苷	N/A	N/A	N/A	N/A	N/A	N/A	N/A	N/A	N/A
矢车菊素-3-O-桑布双糖苷-5-O-葡萄糖苷	N/A	N/A	N/A	N/A	N/A	N/A	N/A	N/A	N/A
锦葵色素-3-O-半乳糖苷	N/A	N/A	N/A	N/A	N/A	N/A	N/A	N/A	N/A

（续表）

物质	Z1	Z2	Z3	JH1	JH2	JH3	HG1	HG2	HG3
天竺葵素-3-O-半乳糖苷	0.048 9	0.074 5	0.163 7	N/A	N/A	N/A	N/A	N/A	N/A
天竺葵素-3-O-葡萄糖苷	N/A	N/A	N/A	N/A	N/A	N/A	N/A	N/A	N/A
天竺葵素-3-O-槐糖苷	N/A	N/A	N/A	N/A	N/A	N/A	0.067 66	0.054 9	0.038 2
矢车菊素-3-O-芸香糖苷	0.510 2	0.502 6	0.129 1	0.019 8	0.013 6	0.016 1	1.072 0	1.366 2	1.005 2
飞燕草素-3-O-葡萄糖苷	0.319 4	0.575 3	0.384 7	0.161 0	0.080 6	0.121 9	13.696 2	16.577 2	12.658 8
锦葵色素-3-O-葡萄糖苷	2.234 7	2.133 6	1.396 1	0.615 2	0.222 6	0.305 0	2.111 4	0.661 5	1.591 0
芍药花素-3,5-O-二葡萄糖苷	0.031 44	0.028 8	0.026 5	0.051 1	0.060 9	0.065 9	0.061 88	0.060 5	0.061 1

注：N/A 表示本项目未检测到该物质，原因可能为样本中该物质含量低于仪器检出限或者样本中不含该物质。

（三）数据分析

1. **样本含量柱状图**·对本项目检测结果进行分组统计，部分检测物质在不同组别中的统计结果见表7-5-12。

为更直观地表现每种物质在不同组别之间的含量差异，绘制柱状图（图7-5-8）。不同颜色黑果枸杞所含有的花青素种类及含量不同，且具有显著性差异。紫白色和黑色果实含矢车菊素糖苷类化合物含量比其他颜色果实含量高，黑色果实和红色果实中含飞燕草色素糖苷类化合物比其他颜色果实含量高，黑色果实和紫色果实中含锦葵色素糖苷类化合物比其他颜色果实含量高，不同颜色果实中含芍药花色素糖苷类化合物含量依次为黑色＞白色＞绛红色＞紫白色＞红色＞紫色，含矮牵牛色素糖苷类化合物含量依次为黑色＞紫白色＞白色＞红色＞绛红色＞紫色。

2. **聚类分析**·按照个体或样品的特征将它们分类，使同一类别内的个体具有尽可能高的同质性，而类别之间则应具有尽可能高的异质性。

代谢物含量数据采用极差法进行归一化处理，通过R软件，对代谢物在不同样本间的积累模式进行聚类分析。聚类分析结果先对数据进行归一化处理，对所有样品进行聚类热图分析，并使用R程序脚本绘制聚类热图（图7-5-9）。

表 7-5-12 统计结果

检测物质	分组	非N/A数	平均值
矢车菊素-3-(6-O-p-咖啡酰)-葡萄糖苷	Z	3	0.027 263
矢车菊素-3,5-O-二葡萄糖苷	Z	3	0.007 116 1
矢车菊素-3,5-O-二葡萄糖苷	H	3	0.003 216 1
矢车菊素-3,5-O-二葡萄糖苷	B	1	0.005 384 4
矢车菊素-3,5-O-二葡萄糖苷	ZB	3	0.008 505 9
矮牵牛素-3-O-桑布双糖苷	HG	3	0.069 74
矮牵牛素-3-O-槐糖苷	H	3	0.026 819
矮牵牛素-3-O-槐糖苷	B	3	0.021 242
矢车菊素-3-O-芸香糖苷	HG	3	1.147 8
矢车菊素-3-O-芸香糖苷	JH	3	0.016 519

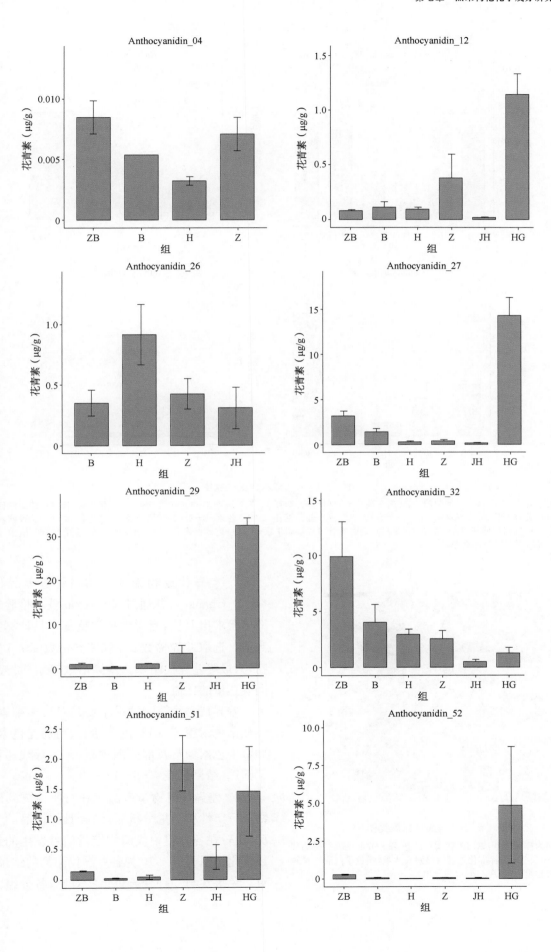

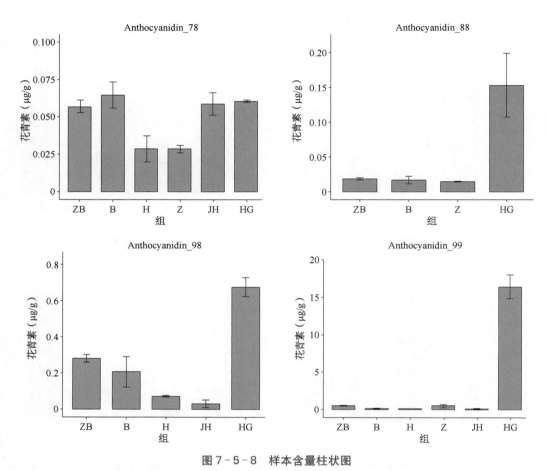

图 7 - 5 - 8　样本含量柱状图

（1. 矢车菊素 - 3,5 - O - 二葡萄糖苷、2. 矢车菊素 - 3 - O - 芸香糖苷、3. 飞燕草素 - 3 - O - 半乳糖苷、4. 飞燕草素 - 3 - O - 葡萄糖苷、5. 飞燕草素 - 3 - O - 芸香糖苷、6. 飞燕草素 - 3 - O - 芸香糖苷 - 5 - O - 葡萄糖苷、7. 锦葵色素 - 3 - O - 葡萄糖苷、8. 锦葵色素 - 3 - O - 芸香糖苷、9. 芍药花素 - 3,5 - O - 二葡萄糖苷、10. 芍药花素 - 3 - O - 芸香糖苷、11. 矮牵牛素 - 3 - O - 葡萄糖苷、12. 矮牵牛素 - 3 - O - 芸香糖苷。横坐标为组别，纵坐标为含量，误差线为标准差）

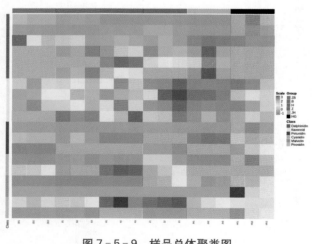

图 7 - 5 - 9　样品总体聚类图

（横向为样品信息，纵向为代谢物信息，图中左侧的聚类树为代谢物聚类树；Scale 为标准化处理后得到表达量，颜色越红表达量越高，灰色表达量为 N/A；Group 为分组）

3. **差异代谢物筛选**·项目计算差异倍数值（Fold_Change），并通过 Wilcoxon 秩和检验方法或 T 检验求出 P 值，当无生物学重复时只计算差异倍数值。选取差异倍数≥2 和差异倍数≤0.5 的代谢物，为最终差异代谢物。差异倍数表示两样品（组）间表达量的比值。

差异代谢物筛选结果主要是对矢车菊素糖苷、飞燕草色素糖苷、锦葵色素糖苷、芍药花色素糖苷、矮牵牛色素糖苷及部分槲皮素、芦丁等代谢物进行了筛选，结果见表 7 - 5 - 13～表 7 - 5 - 17。

4. **差异代谢物条形图**·在对所检测到的代谢物进行定性和定量分析后，结合具体样品的分组情况，比较在各分组中代谢物定量信息发生的差异倍数变化。图 7 - 5 - 10 为各差异代谢物的结果展示：对黑色果实与 5 种变异色果实对比，各分组中代谢

表7-5-13 差异代谢物筛选结果(黑果 vs 白果)

化合物	差异倍数	差异倍数以2为底取对数	代谢物上下调类型
矢车菊素-3-O-芸香糖苷	0.096 9	−3.367 4	down
飞燕草素-3-O-葡萄糖苷	0.097 8	−3.354	down
飞燕草素-3-O-芸香糖苷	0.007 2	−7.117 8	down
飞燕草素-3-O-芸香糖苷-5-O-葡萄糖苷	3.203 6	1.679 7	up
锦葵色素-3-O-葡萄糖苷	0.024 4	−5.357	down
锦葵色素-3-O-芸香糖苷	0.011 9	−6.392 9	down
芍药花素-3-O-芸香糖苷	0.105 6	−3.243 3	down
矮牵牛素-3-O-葡萄糖苷	0.308 7	−1.695 7	down
矮牵牛素-3-O-芸香糖苷	0.008 7	−6.844 8	down

表7-5-14 差异代谢物筛选结果(黑果 vs 红果)

化合物	差异倍数	差异倍数以2为底取对数	代谢物上下调类型
矢车菊素-3-O-芸香糖苷	0.080 9	−3.627 7	down
飞燕草素-3-O-葡萄糖苷	0.020 3	−5.622 4	down
飞燕草素-3-O-芸香糖苷	0.031 2	−5.002 3	down
飞燕草素-3-O-芸香糖苷-5-O-葡萄糖苷	2.332 5	1.221 9	up
槲皮素-3-O-葡萄糖苷(异槲皮苷)	2.472 7	1.306 1	up
芦丁	2.134 3	1.093 8	up
锦葵色素-3-O-葡萄糖苷	0.036 3	−4.783 9	down
锦葵色素-3-O-芸香糖苷	0.003 3	−8.243 3	down
芍药花素-3,5-O-二葡萄糖苷	0.472 2	−1.082 5	down
矮牵牛素-3-O-葡萄糖苷	0.107 7	−3.214 9	down
矮牵牛素-3-O-芸香糖苷	0.008 4	−6.895 4	down

表7-5-15 差异代谢物筛选结果(黑果 vs 绛红果)

化合物	差异倍数	差异倍数以2为底取对数	代谢物上下调类型
矢车菊素-3-O-芸香糖苷	0.014 4	−6.117 8	down
飞燕草素-3-O-葡萄糖苷	0.008 5	−6.878 3	down
飞燕草素-3-O-芸香糖苷	0.002 9	−8.429 7	down
飞燕草素-3-O-芸香糖苷-5-O-葡萄糖苷	0.384 1	−1.380 4	down
山奈酚-3-O-芸香糖苷	0.376	−1.411 2	down
锦葵色素-3-O-葡萄糖苷	0.261 9	−1.932 9	down

（续表）

化合物	差异倍数	差异倍数以2为底取对数	代谢物上下调类型
锦葵色素-3-O-芸香糖苷	0.0077	−7.0209	down
矮牵牛素-3-O-葡萄糖苷	0.0468	−4.4173	down
矮牵牛素-3-O-芸香糖苷	0.009	−6.7959	down

表7-5-16　差异代谢物筛选结果（黑果 vs 紫果）

化合物	差异倍数	差异倍数以2为底取对数	代谢物上下调类型
矢车菊素-3-O-芸香糖苷	0.3316	−1.5925	down
飞燕草素-3-O-葡萄糖苷	0.0298	−5.0685	down
飞燕草素-3-O-芸香糖苷	0.1019	−3.2948	down
飞燕草素-3-O-芸香糖苷-5-O-葡萄糖苷	2.0334	1.0239	up
锦葵色素-3-O-芸香糖苷	0.012	−6.3808	down
芍药花素-3,5-O-二葡萄糖苷	0.4728	−1.0807	down
芍药花素-3-O-芸香糖苷	0.0955	−3.3884	down
矮牵牛素-3-O-半乳糖苷	0.2062	−2.2779	down
矮牵牛素-3-O-芸香糖苷	0.0355	−4.816	down

表7-5-17　差异代谢物筛选结果（黑果 vs 紫白果）

化合物	差异倍数	差异倍数以2为底取对数	代谢物上下调类型
矢车菊素-3-O-芸香糖苷	0.0684	−3.8699	down
飞燕草素-3-O-葡萄糖苷	0.2229	−2.1655	down
飞燕草素-3-O-芸香糖苷	0.0278	−5.1688	down
飞燕草素-3-O-芸香糖苷-5-O-葡萄糖苷	7.9075	2.9832	up
二氢杨梅黄酮	0.2348	−2.0905	down
锦葵色素-3-O-葡萄糖苷	0.1043	−3.2612	down
锦葵色素-3-O-芸香糖苷	0.0576	−4.1178	down
芍药花素-3-O-芸香糖苷	0.1222	−3.0327	down
矮牵牛素-3-O-半乳糖苷	0.0877	−3.5113	down
矮牵牛素-3-O-葡萄糖苷	0.4153	−1.2678	down
矮牵牛素-3-O-芸香糖苷	0.0373	−4.7447	down

物定量信息发生的差异倍数变化各不相同，且下调数目大于上调数目，其中矢车菊素-3-O-芸香糖苷、飞燕草素-3-O-葡萄糖苷、锦葵色素-3-O-葡萄糖苷、矮牵牛素-3-O-芸香糖苷、芍药花素-3-O-芸香糖苷的代谢定量信息变化较为常见，这可能与黑果枸杞颜色变异过程中次级代谢产物的变化及其花色苷降解有关。

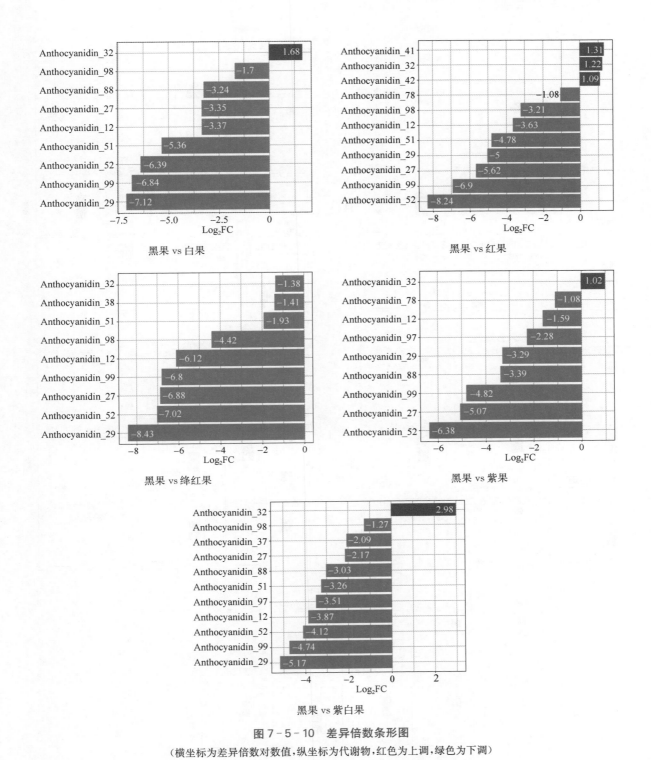

图 7-5-10 差异倍数条形图
(横坐标为差异倍数对数值,纵坐标为代谢物,红色为上调,绿色为下调)

5. **差异代谢物小提琴图** · 图 7-5-11 为小提琴图,是箱线图与密度图的结合,主要用于显示数据分布及其概率密度。对图中飞燕草素-3-O-芸香糖苷-5-O-葡萄糖苷、飞燕草素-3-O-葡萄糖苷、飞燕草素-3-O-芸香糖苷、矮牵牛素-3-O-芸香糖苷、矮牵牛素-3-O-葡萄糖苷、芍药花素-

3-O-芸香糖苷、锦葵色素-3-O-葡萄糖苷、锦葵色素-3-O-芸香糖苷等花色苷化合物进行数据分析,结果表明,上述 8 种花色苷均有分布,且概率密度均较高,说明不同颜色果实中均含有中飞燕草素、矮牵牛素、芍药花素、锦葵色素糖苷类化合物。

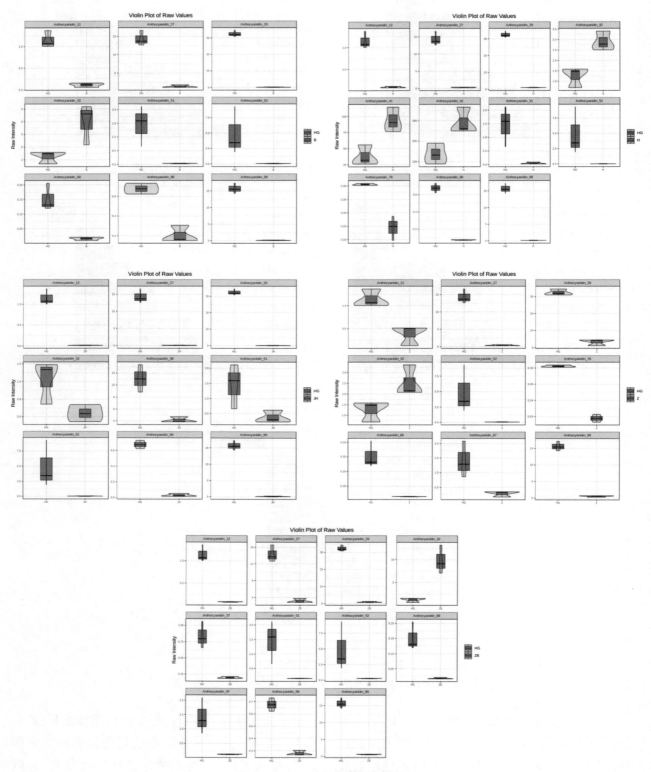

图 7 - 5 - 11　差异代谢物小提琴图

（中间的箱型表示四分位数范围，正中间的黑色横线则为中位数，外部的形状表示数据的分布密度。横坐标为样本，纵坐标为样本含量）

6. 差异代谢物统计 · 各组差异代谢物数目统计见表 7-5-18,对黑色果实与 5 种变异色果实对比,差异显著代谢物数目明显不同,且下调代谢物数目大于上调代谢物数目。这可能与黑果枸杞颜色变异的原因及变异过程中次级代谢产物的变化有关。

表 7-5-18　差异代谢物数目统计表

差异代谢物分组信息	差异显著代谢物数目	下调代谢物数目	下调代谢物数目
HG_vs_B	9	8	1
HG_vs_H	11	8	3
HG_vs_JH	9	9	0
HG_vs_Z	9	8	1
HG_vs_ZB	11	10	1

（1）差异代谢物 KEGG 注释:代谢物在生物体内相互作用,形成不同的通路。利用 KEGG 数据库对差异代谢物进行注释并展示。各组详细信息在结果附件中可查询。结果见图 7-5-12。图 7-5-12 中红色表示代谢物含量在实验组中显著上调,蓝色代表该代谢物被检测到但未发生显著变化,绿色表示代谢物含量在实验组中显著下调,黄色代表该位点同时含有上下调或未显著变化物质,同时可以看出代谢物上游及下游物质,这对不同颜色果实中的花青素类化合物代谢通路中寻找研究对象之间的表型差异有极为重要的作用,可以通过上下游代谢推断其结构变化。

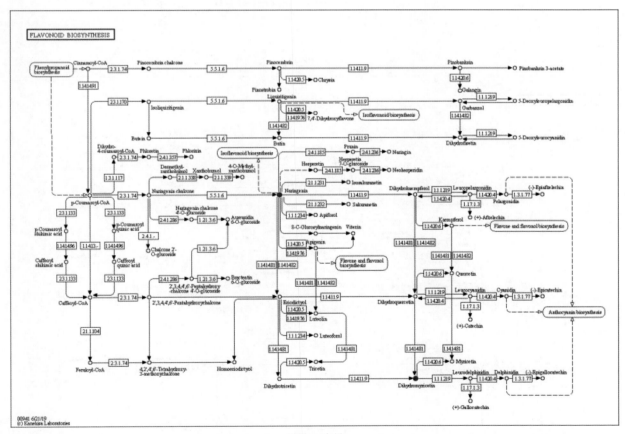

黑果 vs 白果

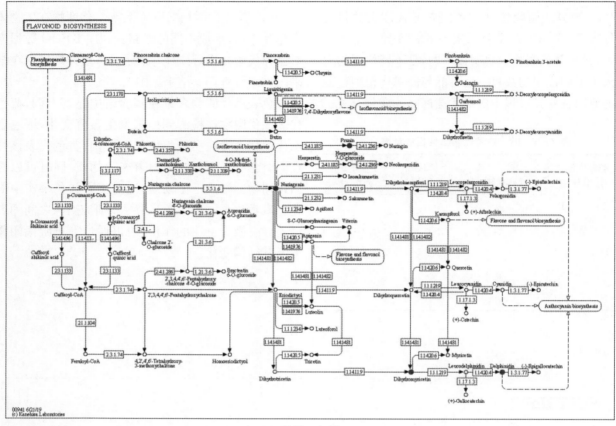

黑果 vs 红果

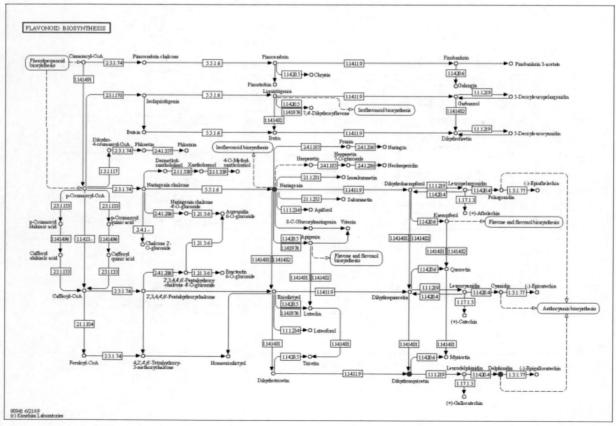

黑果 vs 绛红果

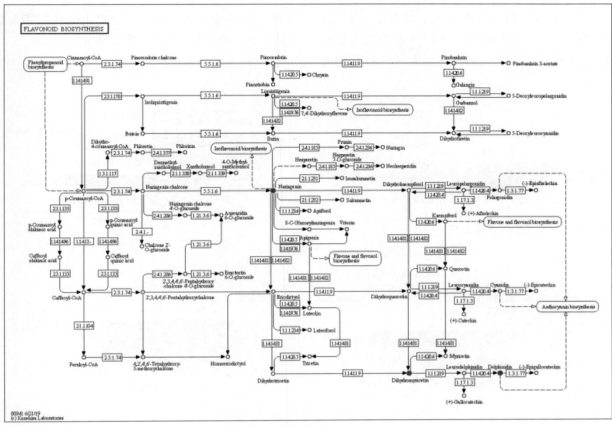

红果 vs 紫果

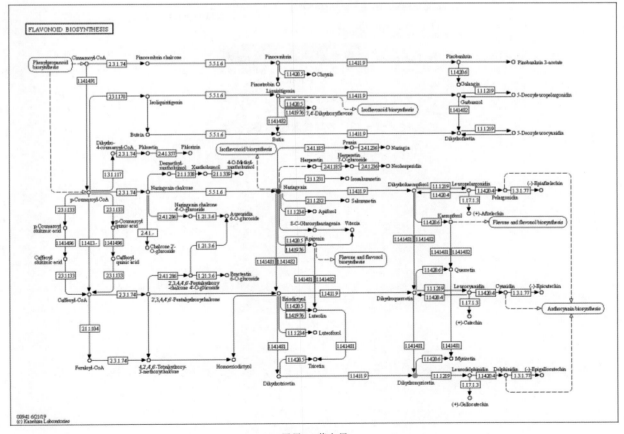

黑果 vs 紫白果

图 7-5-12　差异代谢物 KEGG 通路

（2）差异代谢物 KEGG 分类：对差异显著代谢物 KEGG 的注释结果按照 KEGG 中通路类型进行分类，分类图（图7-5-13）纵坐标为 KEGG 代谢通路的名称，横坐标为注释到该通路下的代谢物个数及其个数占被注释上的代谢物总数的比例。

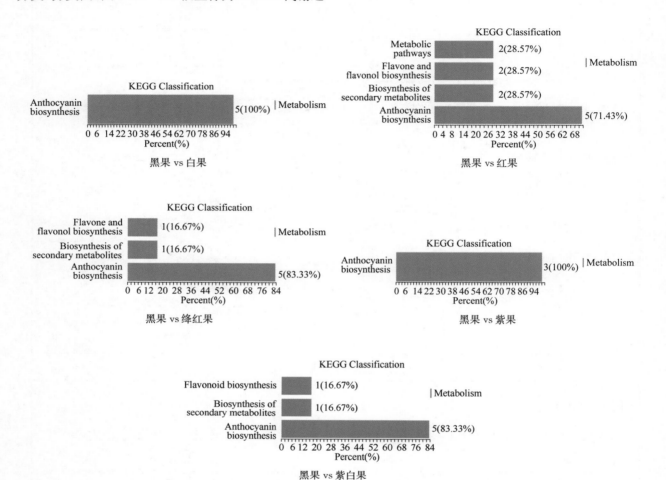

图7-5-13　差异代谢物 KEGG 分类

第八章
黑果枸杞药理学研究

黑果枸杞作为一种独特的药食两用植物（夏园园，2015），具有很好的医疗和保健作用。各类医药专著中也有黑果枸杞功效的相关阐述：《晶珠本草》《四部医典》中记载，黑果枸杞可用于治疗心热病、心脏病、月经不调、停经等病症（新疆中草药，1976）；《维吾尔药志》中记载，黑果枸杞果实具有强肾、润肝、明目、健胃、补脑、延缓衰老及治疗痛经作用（张绘芳，2007）。黑果枸杞也是民族民间医药中的常用药材，藏药称黑果枸杞为"旁玛"，其味甘、性平、可清心热（吴睿，2016）。维吾尔族医称"卡拉阿勒卡特"，常用黑果枸杞果实及根皮治疗尿道结石、癣疥、齿龈出血等（刘永民，1999）。民间常生食或榨汁做饮料，具有滋补强壮、明目及降血压作用（孟庆艳，2011）。现代药理学研究表明（陈晨等，2011b；林丽等，2012；林丽等，2013a；陶大勇，2008），黑果枸杞提取物具有降血脂、降血糖、抗氧化、延缓衰老等广泛的药理作用，毒副作用小且其药用、保健价值远远高于红枸杞，有"软黄金"的美誉（冯建森，2013）。

黑果枸杞具有的广泛的药理活性与其所含的丰富的化学成分息息相关，黑果枸杞富含蛋白质、枸杞多糖、氨基酸、维生素、矿物质、生物碱、维生素 C、维生素 B_1、维生素 B_2 等多种营养成分（矫晓丽，2011），尤其富含天然花青素，其花青素含有量超过蓝莓、越橘、黑加仑、桑葚等果汁色素，高达 $387.9\,mg/100\,g$（陈海魁，2008b），是迄今为止，发现花青素含量最高的天然野生植物，是黑色食品的佼佼者，被誉为"花青素之王"和"蓝色妖姬"（张晶，2018）。此外，黑果枸杞含有丰富的微量元素，由于微量元素对多种酶的活性和核酸、蛋白质的合成、机体免疫和细胞增殖等具有直接或间接的作用，可用于防治肿瘤（马继雄，2012）。本章节将对黑果枸杞含有的化学成分所具有的药理作用进行详细阐述，以期为更好地开发和利用黑果枸杞资源提供基础资料。

第一节　黑果枸杞中原花青素药理作用

原花青素是植物中广泛存在的黄烷-3-醇类化合物的总称（马双成，2009），属于植物多酚类物质，是（＋)-儿茶素、（一）表儿茶素及（一）-表儿茶素没食子酸酯通过 C4→C8 或 C4→C6 连接而成的不同聚合度的混合物。按聚合度的大小分为低聚体和高聚体，其中，二到四聚体称为低聚体原花青素，五以上聚体称为高聚体。原花青素具有强大的清除自由基能力，是目前国际上公认的清除人体内自由基最有效的天然抗氧化剂，其抗氧化活性是维生素 C 的20 倍，维生素 E 的 50 倍（Bagchi D，2000，1997）。原花青素具有保护心血管、抗肿瘤、改善视觉疲劳、抗辐射、抗炎、抗糖尿病及其并发症等药理活性，以及延缓衰老、抗紫外线、增白、收敛保湿等美容效果，加上其出色的安全性而被广泛应用于食品、药品、化妆品领域(刘荣丽,2014)。天然原花青素广泛存在于各种植物中,如葡萄、越橘、山楂、紫薯、蓝莓、银杏、苹果、大麦、可可豆、椰子、草莓、红莓、花旗松、花生、茶叶、豆类、高粱等,主要存在于核、皮或种子中(孙芸,2004)。

黑果枸杞是迄今为止发现的原花青素含量最高的天然野生果实(丁玉静,2017),作为黑果枸杞中的特征化学成分,原花青素是黑果枸杞发挥抗肿瘤、预防治疗动脉粥样硬化、降血糖、护肝、抗氧化、抑菌、延缓衰老等作用的功效成分。

一、预防及治疗动脉粥样硬化

动脉粥样硬化(AS)作为心脑血管疾病的共同血管病理基础,严重危害人类健康(廖丽娜,2013)。巨噬细胞吞噬大量的 ox-LDL 形成泡沫细胞是 AS 斑块形成的主要机制(Martín-Fuentes P,2007;Greaves DR,2005)。形成泡沫细胞,是 AS 发生发展过程中的关键步骤。巨噬细胞形成泡沫细胞后会大量分泌一些活性因子,促进平滑肌细胞增殖及转化成泡沫细胞,促进 AS 的发展。因此,巨噬细胞源性泡沫细胞的形成与 AS 病变的发展密切相关。CD36、MSR1、LOX-1 是巨噬细胞膜上三个主要的氧化低密度脂蛋白受体(Podrez EA,2000;Ouimet M,2011)。巨噬细胞通过清道夫受体如 CD36、SR-A 等摄取 ox-LDL,AS 最早期肉眼可见的损伤是脂质条纹,其形成主要是由摄取了大量胆固醇的巨噬源性泡沫细胞构成。研究表明,一些抗氧化剂具有抑制泡沫细胞形成的作用(Ghosh S,2003)。

原花青素(OPC)具有抗心肌缺血再灌注损伤、抗动脉粥样硬化、降低血压、调节血脂等功能(由倍安,2003),对心血管系统有多方面的保护作用。因此,OPC 被国外科学家冠以"保护心脑血管的维他命"的美称。

高血脂病是指血浆胆固醇、三酰甘油、总脂等血脂成分的浓度超过正常标准。该疾病的危害是可导致动脉粥硬化的发生,因此降低血浆胆固醇、三酰甘油、总脂等血脂成分的浓度可降低动脉粥硬化发生的概率。邹金发等(2013)通过实验探讨了原花青素对高脂血症大鼠血脂的影响及意义。实验过程为:选择 96 只高脂血症大鼠,随机分成模型组 16 只、原

花青素组 80 只,原花青素组再随机分为原花青素 2 mg/kg、4 mg/kg、6 mg/kg、8 mg/kg、10 mg/kg 组,每组各 16 只。另取 16 只非高脂血症大鼠大鼠作为对照组。原花青素 2 mg/kg、4 mg/kg、6 mg/kg、8 mg/kg、10 mg/kg 组每天给予相应剂量的原花青素灌胃 1 次,模型组、对照组每天给予与原花青素组相同体积的生理盐水 1 次,共灌胃 2 周。分别检测灌胃前后各组血清总胆固醇(TC)、三酰甘油(TAG)、高密度脂蛋白(HDL)和脂蛋白磷脂酶 A2(Lp-PLA2)水平。结果显示:随着原花青素浓度增加,血清 TC、TAG、Lp-PLA2 水平显著降低($p < 0.05$),血清 HDL 水平显著升高($p < 0.05$),从而抑制了高脂血症恶化过程中的异常趋势。8 mg/kg 和 10 mg/kg 剂量组中 TC 和 TAG 恢复正常比例显著高于 2 mg/kg、4 mg/kg、6 mg/kg 组($p > 0.05$);6 mg/kg、9 mg/kg、10 mg/kg 剂量组中大鼠 HDL 和 Lp-PLA2 恢复正常比例显著高于 2 mg/kg 和 4 mg/kg 组($p < 0.05$)。由实验可知,原花青素具有降低血脂作用,且具有预防动脉粥样硬化发生的潜在药用价值,其效果具有剂量依赖性。本研究仅观察了原花青素对 TC、TAG、HDL 和 Lp-PLA2 表达的影响,至于上述因子的表达改变是否可以缓解或抑制动脉粥硬化的发展和恶化,尚待进一步研究。

Yamakoshi 等(1999)发现原花青素对动脉粥样硬化(atherosclerosis,AS)新西兰兔血清脂质影响并不显著,LDL 无变化,而血浆胆固醇过氧化氢脂(cholesterylester hydroperoxides,ChE-OOH)水平比高脂饮食对照组要低。免疫组化检查显示 AS 斑块中 ox-LDL 阳性巨噬细胞源性泡沫细胞明显减少,主动脉壁中丙二醛(MDA)和 TC 含量也显著下降,并且主动脉壁中 MDA 的下降明显大于血清中 MDA 下降的程度。在同项研究中,给大鼠喂食原花青素后,可在血浆中检测到 PC,但在脂蛋白(LDL 和 VLDL)中不能测得。在同研究的体外实验中,将原花青素加入人血浆,可抑制 LDL 中亚油酸胆固醇酯的氧化;但对从预先给予原花青素的血浆中游离出来的 LDL 则无此作用。这些结果提示原花青素可通过捕获如血浆、动脉壁间质液等水溶性物质中的活性氧,从而抑制主动脉壁中 LDL 氧化。多项体外实验均显示原花青素能有效清除活性自由基,明显抑制由 Cu^{2+}、活性氧自由基、活性氮自

由基诱发的 LDL 氧化,减少 ox-LDL 的生成(Silva PA,et al.,2003;Shafiee M,et al.,2003;Quettier C,et al.,2003;Pearson DA,et al.2001;Mazur A,et al.,1999)。

给新西兰兔喂以含 1% 胆固醇颗粒饲料复制动脉粥样硬化模型,进行为期 12 周实验,检测 MDA 和 ox-LDL 指标,观察 GSPE 对 LDL 氧化修饰的影响。结果表明,饲喂 1% 花青素颗粒后干预组 ox-LDL 含量在第 8 周末降低非常明显;MDA 含量在 1 周后明显降低,8 周末较前进一步降低,直至实验结束。证实花青素体内抗氧化作用明显,能抑制动物体内 LDL 氧化修饰作用(耿珊珊,2005)。

综上,原花青素能够在一定程度上抑制体内 LDL 的氧化,减少动脉粥样硬化的发生,从而起到保护心脑血管功能的作用。讨论其机制:Yamakoshi(1999)的研究提示原花青素通过捕获活性自由基,从而抑制主动脉壁中 LDL 氧化。由于过多的自由基能使体内脂质过氧化,包括将 LDL 氧化修饰成 ox-LDL。研究表明原花青素具有很强的抗氧化活性,是一种有效的自由基清除剂和脂质过氧化抑制剂(Nada Y,et al.,1997;Ying Lu,et al.,2000;Stevens JF,et al.,2002;Koga T,et al.,1999),从而能够阻断自由基引起的 LDL 氧化修饰作用。

当机体发生血液凝固时,凝血酶水解纤维蛋白原,相继释放出纤维蛋白肽 A 和肽 B,剩余的可溶性纤维蛋白单体形成可溶性纤维蛋白单体聚合物。在凝血因子 XIIIa 和 Ca^{2+} 的作用下,使纤维蛋白单体或中间聚合物之间 r 链的赖氨酸、谷氨酸胺之间进行交联,形成交联纤维蛋白,交联纤维蛋白与血小板凝集块共同形成血栓。但交联纤维蛋白可被纤维酶所降解产生多种复合物,其中一种就是 D-D。D-D 是交联纤维蛋经纤溶酶水解后的一种特异性降解产物,它反映了机体凝血及纤溶状态,加上它是交联纤维蛋白降解的最小肽段,在血浆中的稳定性好,敏感性高,特异性强,已被公认为是血栓形成或溶解的标志(饶立新,2010),可作为判断脑损害病情严重程度及预后的敏感而可靠指标(付金阶,2006)。

姜岩等(2011)运用原花青素干预大鼠冠状动脉粥样硬化(AS)模型发展的过程,以探讨大鼠动脉粥样硬化形成时原花青素对血总胆固醇(TC)、三酰甘油(TAG)、高密度脂蛋白(HDL)、低密度脂蛋白(LDL)活性的影响及其抗动脉粥样硬化的作用机制。将 80 只健康 Wistar 雄性大鼠随机分为 4 组;A 空白对照组(普通饮食);B 模型组(维生素 D_3＋高脂、高胆固醇饮食);C 银杏黄酮组(每日 90 mg/kg 灌胃);D 原花青素组(每日 90 mg/kg 灌胃)。10 周后测定 TC、TG、HDL、LDL 活性。结果显示 B 组 TC、TG、LDL 较 A 组明显升高,HDL 降低;C 组 TC、TG、LDL 较 B 组显著降低,而 HDL 升高。D 组的作用优于 C 组。实验结果显示,原花青素具有降脂、阻止 AS 早期主动脉壁粥样硬化发展的作用。

该研究表明,急性脑梗死各组血浆 D-D 含量在不同的时段均高于正常人和 ACI 的恢复期,说明急性期的 ACI 患者体内高凝和继发纤溶均增高(杨茜,2007),随病情发展 5～7 日达到高峰,而后逐渐降低。这与临床中多数脑梗死患者发病 5～7 日病情达高峰,随后逐步稳定进入恢复期相一致。其原因可能是由于 ACI 后脑组织损伤释放组织凝血因子以及颅内压升高,通过神经源性或激素性机制,激活凝血导致体内出现高凝低溶的失衡状态。为调节这一失衡状态,机体出现代偿性的纤溶活化性增强,反映继发性的 D-D 随即升高。若体内凝血/纤溶失衡加剧,D-D 进行性升高,并在较长时间维持于高水平状态,可能预测是进展性脑梗死(冯远,2009)。随着体内凝血/纤溶失衡的改善,病情趋于稳定,D-D 也逐渐降低。从脑梗死体积方面分析,梗死灶体积小者血浆 D-D 水平均有所降低,病情程度较轻,预后均较好,梗死灶体积大者血浆 D-D 水平均明显升高且持续时间较久,病情程度较重,预后就差。因此,动态观察血浆 D-D 水平的变化对 ACI 的病程判定、疗效观察及评价预后均有重要意义(杨茜,2007)。D-D 水平的升高,表明体内已有血栓形成,并且已发生了降解,可较直观地反映机体的凝血、纤溶状态和病情变化,有助于临床抗凝治疗、溶栓治疗和疗效及预后的判断(武洪福,2007)。

大剂量 VD_3 引发的高钙血症会导致 Ca 的异位沉积,机体细胞在氧化应激状态下,活性氧(ROS)产生过多,细胞内钙超载,Ca 沉积线粒体使细胞色素氧化酶系统功能失调,氧自由基增多并作用于脂质发生过氧化反应,氧化终产物为 MDA,其含量可间接反映细胞损伤的程度。钙超载时,钙依赖性磷脂酶 A2 激活,使花生四烯酸(AA)生成增加,通过环加氧酶和脂加氧酶作用产生大量 H_2O_2 和—OH(牛春雨,2014)。机体发生高脂血症时,内皮细胞损伤,NO 合酶(NOS)基因表达减少,导致 NO 产生不足(杨光,2017),抑制 LDL 被氧化的能力下降,从而产生泡沫细胞进一步发展为 AS。内皮细胞损伤后,暴露出内皮下胶原,此时在 Ca^{2+} 和 NO 减少的作用下,血流中血小板不断黏附聚集,血栓素 A2 和生长因子释放增多,一方面促进平滑肌细胞增殖和动脉基质层蛋白质合成,降低血管壁的顺应性;另一方面激活凝血因子,启动了内源性凝血过程,因此严重的动脉粥样硬化溃疡是导致血栓形成的常见原因。

师豪等(2019)通过实验探讨了原花青素(GSP)与维生素 E 联合作用对动脉粥样硬化(AS)大鼠血脂及抗氧化的影响。实验过程如下:选用健康雄性 SD 大鼠 60 只随机分为空白组和造模组,采用高脂膳食法+腹腔注射 VD_3 建立 AS 模型。4 周后,将造模组分 5 组:模型组;GSP+维生素 E 低、中、高剂量组和阿托伐他汀组,每组 10 只,灌胃给药干预 4 周。结束后空白组和模型组各随机抽出 2 只确认建模成功。测定大鼠的血清血脂水平、内皮舒张因子一氧化氮(NO)、血清超氧化物歧化酶(SOD)、丙二醛(MDA)的含量及抗超氧阴离子 O^{2-}、抗羟自由基(—OH)的能力。结果与空白组比较,模型组血脂水平均显著升高,抗氧化能力显著降低;与模型组相比,GSP+维生素 E 低剂量组能改善血清中血脂水平,而对 AS 的抗氧化作用不显著。GSP+维生素 E 中、高剂量组的血脂水平均依次显著降低,抗氧化能力显著升高,可以显著改善 NO 浓度。由此可见,GSP 联合维生素 E 通过降血脂及抗氧化作用以延缓 AS 的形成。其机制是 GSP 通过回收脂溶性维生素 E 和减少 DNA 氧化损伤来发挥作用(高羽,2009)。综上,GSP 联合维生素 E 具有改善血脂水平和抑制脂质过氧化的作用,从而降低 AS 过程中活性自由基对血管的损害。

此外,Lee 等(2008)认为原花青素抗动脉粥样硬化的分子作用机制可能是抑制促分裂原活化蛋白激酶激酶-1 和基质金属蛋白酶,接着抑制前基质金属蛋白酶-2 的激活和表达,进而抑制血管平滑肌细胞的侵入和迁移。原花青素降低血浆三酰甘油游离脂肪酸载脂蛋白 B、低密度脂蛋白(LDL)胆固醇和高密度脂蛋白(HDL)胆固醇水平,轻微地增加 HDL 胆固醇的水平。降低肝脏小异源二聚体的 mRNA 水平、胆固醇 7α-羟化酶和胆固醇生物合成酶的含量。提高肌肉中的脂蛋白酶的 mRNA 水平,而降低脂肪组织中脂蛋白酶的 mRNA 水平。因此,可以改善餐后动脉粥样硬化风险指数(DelBas JM,2005)。

二、抗肿瘤

原花青素有抗肿瘤作用,对子宫颈癌、前列腺癌、结肠癌等许多癌症都有预防及治疗的作用。此外,原花青素还对皮肤癌、口腔癌、肝癌等癌症也有一定的作用。研究发现原花青素抑制移植黑色素瘤细胞系小鼠的黑色素瘤细胞和乳房瘤细胞,并增加宿主小鼠的存活率。原花青素可能通过增加线粒体膜通透性和细胞色素 C 从线粒体中释放及激活肿瘤细胞内的细胞凋亡蛋白酶(caspase-3)和半胱天冬酶(caspase-9)来诱导肿瘤细胞凋亡(Miura T,2008)。原花青素能抑制肿瘤促进剂诱导的鸟氨酸脱羧酶活性,且随聚合度的增加作用增强(三聚体>二聚体>单体),但聚合度对抑制肿瘤促进剂刺激的 DNA 合成的能力没有影响,表明原花青素的一些抗肿瘤促进剂的效应可能是增加二黄酮和三黄酮类化合物的水平(Gali HU,1994)。原花青素能提高患子宫颈癌小鼠过氧化物酶的活性和减少丙二醛的含量,抑制 Ki-67 突变型 p53 和 Bcl-2 蛋白的表达,从而发挥抗子宫颈癌的作用(Li K,2007)。原花青素可在体外抑制前列腺癌 LNCaP 细胞增殖,并促进其凋亡(吴自勤,2007)。Gossé 等(2005)发现原花青素减少结肠癌大鼠的瘤前病变数量,并抑制蛋白激酶 C 的活性、激活 caspase-3、向下调节聚胺的生物合成、增加细胞外信号调节激酶Ⅰ和Ⅱ及 c-jun 氨基末端激酶的表达。表明原花青素通过改变细胞内信号途径,聚胺的生物合成而触发肿瘤细胞的程序性死亡。

在抗肿瘤作用方面,杜晓芬等(2005)详细综述了原花青素对各种癌症的预防和治疗作用。内容包括了原花青素对皮肤癌、口腔癌、乳腺癌、肝癌、肺癌及其他癌症的治疗作用,详细阐述如下:

治疗皮肤癌方面,Chen 等(1995)以鸟氨酸脱羧酶(ornithine decarboxylose,ODC)的消化增殖作为小鼠皮肤肿瘤发生发展的标志物,研究了低聚原花青素(oligomeric proanthocyanidins, OPC)抑制 m-chloroperoxybenzoicacid(m-CPBA)诱导小鼠皮肤肿瘤发展的作用。当用 12 mg 的 OPC 预先处理小鼠皮肤,m-CPBA 诱导的表皮 ODC 活性大部分受到抑制。

Bomser 等(1999)也对原花青素抑制促癌剂佛波酯(12-O-tetradecanoylphorbo-1,13-acctate, TPA)诱导的小鼠皮肤肿瘤发展的活性进行了研究,以 ODC 和髓过氧化物酶(myeloperoxidase, MPO)的活化作为小鼠皮肤肿瘤发展的评价指标。结果显示,当小鼠皮肤预先分别用 5 mg、10 mg、20 mg 和 30 mg 的 GSP 处理,30 min 后再涂以 TPA,与对照组相比,ODC 活性分别降低了 27%、37%、48% 和 70%,呈剂量依赖关系。而当小鼠皮肤预先分别用 1 mg、5 mg、10 mg、20 mg 的 GSP 处理,与对照组相比,MPO 活性抑制率分别为 43%、39%、54% 和 73%。当小鼠皮肤先用肿瘤引发剂二甲基苯并蒽(7,12-dimethylbenz[a]anthracene, DMBA)处理 2 周,再涂以 5 mg、10 mg 和 20 mg 的 GSP,20 min 后再分别涂以促癌剂 TPA,每周处理 2 次,15 周后,与对照组相比,小鼠皮肤肿瘤抑制率分别为 30%、40% 和 60%,每组老鼠的肿瘤个数分别减少了 63%、51% 和 94%。

Mittal 等(2003)对膳食原花青素保护皮肤免招紫外线损伤的关系进行了研究。用 UVB 照射 SKH-1 无毛小鼠,当喂以含 0.2% 和 0.5% 的 GSP 的膳食时,与空白组相比,SKH-1 小鼠肿瘤发生率降低了 20%~95%,肿瘤个数降低了 46%~95%,肿瘤大小减小 29%~94%。并且当饲以含 0.5% GSP 膳食时,可使乳头状瘤向恶性肿瘤转化率降低 45%,瘤个数降低 61%,大小减小 75%。体内体外生物化学分析结果表明,GSP 可使 UVB 诱导的脂质过氧化降低 57%~66%。Fe^{3+} 诱导的脂质过氧化降低 41%~77%,提示 GSP 可能通过抗氧化作用阻止 UVB 对小鼠皮肤的损伤。

Roy 等(2002)在细胞水平对原花青素可否抑制血管增生作了研究。血管增生是肿瘤生长的一个关键因素,而血管增生需要血管内皮生长因子(VEGF)的作用,将人 HaCat 角质细胞用 H_2O_2 和 TNF-α 诱导后,用 ELISA 方法测定 VEGF 蛋白表达量,结果表明原花青素可抑制 VEGF 的表达,提示原花青素有抑制肿瘤生长的作用。

原花青素治疗口腔癌的研究方面,Bagchi M 等(1999)在烟草与肿瘤关系的研究中,用原花青素(GSPE)对烟草提取物(STE)诱导的人类口腔角化细胞(NHOK)的氧化抑制及细胞凋亡的保护作用进行了研究。他们在实验中采用正常人类口腔角化细胞,研究了烟草提取物对脂质过氧化(LP)、细胞色素还原(CCR)、DNA 片段(DF)和细胞凋亡的影响,并对不同抗氧化剂的保护作用进行了评价。从人类口腔组织分离培养细胞并用 STE(0~300 $\mu g/mL$)处理 24 h,用 CCR 检测超氧化阴离子的生成,用 LP 和 DF 为指标检测组织氧化损伤,用流式细胞仪检测程序化细胞死亡。进而比较了 75 $\mu mol/L$ VC、75 $\mu mol/L$ VE、VC+VE 和 100 $\mu mol/L$ 葡萄籽提取物原花青素对上述损伤的保护作用。当细胞用 300 $\mu g/mL$ 的 STE 处理后,可观察到 LP 和 DF 增加了 3.5~6 倍,应用抗氧化剂后,保护率可达 34%~72%。类似结果亦可见于 LP、CCR 和 DF 实验中。Bagchi 等(2001)还将 200 $\mu g/mL$ STE 与人类口腔角化细胞共作用 24 h,用 RT-PCR 检测其 Bcl-2、p53 和 c-myc 基因表达。结果发现,STE 与 NHOK 共作用,p53 mRNA 表达量约为正常的 2 倍,用 50 $\mu g/mL$ 和 100 $\mu g/mL$ GSPE 先于 STE 作用 4 h,p53 mRNA 表达量显著下降。Bcl-2 mRNA 表达量显著减少,用 50 $\mu g/mL$ 和 100 $\mu g/mL$ GSPE 先于 STE 作用 4 h,Bcl-2 mRNA 表达量显著上升。STE 或 GSPE 作用于 NHOK,c-myc 基因基本不变。

Ito 等(2000)报道原花青素可诱导人口腔鳞癌细胞 HSC-2 及涎腺癌细胞 HSG 凋亡,其作用机制可能是通过激活 caspase,使 cytokeratin 18 发生降解从而促进凋亡;同时对正常龈成纤维细胞 HGF 具有保护作用。

原花青素对于肝癌的治疗作用,Joshi 等(2001)对 GSP 对正常肝细胞 Chang 肝细胞的化学保护作用进行了研究。用化疗药物 Idarubicin 和 4-HC 刺激 Chang 肝细胞,当 GSP 为 25 $\mu g/mL$ 时,MTT 法显示 GSP 降低了 Idarubicin 和 4-HC 对 Chang 肝细胞的生长抑制作用,流式细胞术显示 GSP 能减少其凋亡作用。Western blotting 方法显示 Bc-12

蛋白表达上调,但 RT－PCR 显示 p53 和 c－myc 蛋白表达下调。

Douer 等(2003)用单细胞凝胶电泳的方法,将从 Hamamelis virginiana L. 树皮中提取的儿茶素,酸单宁(hamamelitannin)和两组原花青素组分对正常肝细胞 HepG$_2$ 的毒性作用和化学保护作用的研究表明,当浓度高至 166 μg/mL 时,儿茶素和低分子量原花青素组分只有轻微的细胞毒性而酸单宁和高分子量组原花青素毒性作用是前者的两倍。且毒性作用呈剂量效应关系。当 HepG$_2$ 细胞先用 2～166 μg/mL 的儿茶素,酸单宁或原花青素培养 24 h,再加以苯并芘(苯并[a]芘),结果使 DNA 破坏减少,除酸单宁外,都呈剂量效应关系,并且原花青素的保护作用最强。对其保护机制的研究说明是 GST 的表达增强而起到保护作用。

肺癌治疗方面,Ye 等(1999)采用细胞形态学方法和 MTT 法研究了 GSP 对肺癌细胞 A－427 毒性作用。当 GSP 为 25 μg/mL 培养 24 h、48 h、72 h,A－427 细胞生长分别抑制了 2％、20％、37％,当 GSP 为 50 μg/mL 培养 24 h、48 h、72 h,分别抑制了 14％、32％和 48％。且相差显微镜下可见细胞漂浮,变圆。

Yamagishi 等（2003）对可可脂原花青素(CLPr)对大鼠多脏器癌症模型的肺癌的化学预防作用进行了研究。大鼠用药 4 周后,第 6 周喂以 0.025％和 0.25％的 CLPr 至 36 周。喂以 0.25％ CLPr 组存活率明显高于模型组,且肺癌发生率和大小明显减少。

此外,Ye 等(1999)在细胞水平研究了 GSP 对乳腺癌细胞 MCF－7 的毒性作用。采用细胞形态学方法和 MTT 法。当 GSP 浓度在 25 μg/mL,作用时间为 24 h、48 h、72 h 时,MCF－7 细胞生长分别被抑制了 6.5％、30％、43％。当 GSP 浓度为 50 μg/mL 时则抑制率为 11％、35％、47％。并且相差显微镜下可见细胞漂浮,变圆。

在其他肿瘤的治疗方面,Yamagishi 等(2002)发现 CLPr 对 PhIP 诱导的大鼠胰腺癌的活性有明显的抑制作用。Ye 等(1999)在细胞水平上研究了 GSPE 对人胃癌细胞 CRL1739 和髓白血病细胞 K562 的毒性作用。相差显微镜下可见 GSPE 对人胃癌细胞 CRL1739 形态改变明显,细胞漂浮变圆。

但对髓白血病细胞 K562 作用不明显。当加以 25 mg/L GSPE,分别培养 24 h、48 h、72 h 时,CRL1739 细胞生长抑制率分别为 2％、18％和 34％,当 GSPE 浓度为 50 mg/L 时,抑制率分别为 5％、22％和 41％。两种浓度下对 K562 细胞抑制作用不明显。而吴春等(2005)在体外模拟胃液的条件下,原花青素能有效地阻断亚硝胺的合成及清除亚硝酸盐,最大阻断率为 91.2％,最大清除率为 88.3％,说明原花青素对胃癌有化学预防作用。Singletary 等(2001)对 GSP 对氧化偶氮甲烷诱导的大鼠结肠癌的作用进行了研究。当喂以 0.1％～1.0％的 GSP 时,结肠癌降低了 72％～88％,且 ODC 活性降低了 20％～56％。

凌智群等(2002)综述了原花青素对人前列腺癌 DU145 细胞的作用。当用 PC(10～100 g/L)处理的细胞与溶媒组比较,DU145 细胞的生长明显受到抑制,呈现出剂量和时间依赖性。并且 DU145 能以剂量依赖性的方式诱导 G$_1$ 期的细胞静止。在其他的人体前列腺癌细胞中,也可观察到原花青素抑制癌细胞生长及诱导细胞凋亡的作用。这些研究结果说明原花青素有很强的抗前列腺癌发生的作用,这可能与其调节细胞周期、抑制细胞生长及诱导凋亡作用有关。

三、降血糖

近年来,越来越多的科研工作者将目光聚焦到原花青素辅助治疗糖尿病方面的研究。原花青素不仅能够抑制人体内糖基化晚期终产物的形成(Gonalez-Abuinn, 2015),还能有效抑制碳水化合物消化过程中起关键作用的水解酶的活性,如 α-淀粉酶、α-葡萄糖苷酶,能够减缓食物的水解进程,避免餐后体内血糖急剧升高,从而实现糖尿病预防和辅助治疗的作用。研究表明,葡萄籽、肉桂提取物能有效抑制 α-淀粉酶和 α-葡萄糖苷酶活性,其中葡萄籽提取物对 α-淀粉酶活性的抑制效果相当于等量阿卡波糖抑制效果的 4 倍(Liu TT, 2011; Ei-Aifyat, 2005)。蔓越莓原花青素、高粱麸皮提取的黄酮类物质及原花青素对 α-淀粉酶活性具有良好的抑制效果(Apostolidise, 2006;刘睿,2005)。前期研究表明,龙眼皮原花青素能显著抑制 α-淀粉酶活性,其抑制类型为非竞争型可逆抑制(Fu Caili,

2015）。

研究显示，部分原花青素对 α-淀粉酶具有很强的抑制效果（Lee YA，2007；Wang H，2012），而阿卡波糖能有效抑制 α-淀粉酶和 α-葡萄糖苷酶力，通常作为参考标准（Krentzaj，2007；Kazazma，1998）。郭雅靖等（2017）以 4 种不同来源的原花青素（葡萄籽原花青素、高粱麸原花青素、苹果原花青素、蔓越莓原花青素）为研究对象，利用高通量淀粉浊度法测定不同来源的原花青素对 α-淀粉酶和 α-葡萄糖苷酶的活力抑制效果，研究其抑制动力学，比较 4 种原花青素对碳水化合物消化酶活力抑制效果差异，研究结果如下：

不同来源的原花青素其抑制能力不同，反应后淀粉的浊度变化也不同，为使淀粉浊度呈现最佳的梯度变化，需要确定不同原花青素的最佳测定质量浓度。经多次实验，筛选出不同原花青素的最佳质量浓度。利用高通量淀粉浊度法测定原花青素对 α-淀粉酶的活力抑制效果，在 2 h 的反应过程中，根据 OD 值的变化可得出淀粉浊度变化的动力学曲线，通过计算、分析曲线下积分面积，可知原花青素质量浓度与抑制活性之间具有良好的量效关系，质量浓度越高，抑制活性越好。

不同来源原花青素对 α-葡萄糖苷酶活力的抑制作用的实验结果显示，阿卡波糖和不同来源原花青素的质量浓度与抑制效果之间存在良好的量效关系，质量浓度越大，对 α-葡萄糖苷酶活力的抑制效果越好，淀粉浊度变化就越缓慢。

原花青素的生物活性与其来源及结构特点密切相关（Gu L，2004）。葡萄籽原花青素主要为 B 型表儿茶素和儿茶素多聚体、表没食子儿茶素和没食子儿茶素多聚体，高粱麸皮原花青素为纯粹的 B 型表儿茶素和儿茶素多聚体，蔓越莓原花青素则同时兼有 A 型和 B 型连接，而苹果原花青素主要为 B 型表儿茶素和儿茶素低聚体（Gu L，2004；Ropiakhm，2016），这些原花青素在聚合度、单体组成及连接类型方面存在差异，导致它们呈现不同的特性及不同的对 α-淀粉酶、α-葡萄糖苷酶活力抑制效果，这与 Liu TT（2011）及 Fu Caili 等（2015）的研究结果一致。

原花青素对 α-葡萄糖苷酶抑制作用的研究方面，McDougall 等（2007）也表明富含原花青素的松树皮提取物在体外可以有效地抑制 α-葡萄糖苷酶活性。黄云霞等（2014）研究发现原花青素在体外竞争性抑制 α-葡萄糖苷酶活性，IC_{50} 为 4.81 $\mu g/mL$。目前原花青素体内降血糖的研究报道较少，为进一步深入研究原花青素在体内发挥降血糖作用的相关指标，吴涛等（2016）研究了原花青素的体内降血糖作用。通过腹腔注射链脲佐菌素建立小鼠糖尿病模型（Magielse J，2014），检测不同剂量原花青素（150 mg/kg、100 mg/kg、50 mg/kg）对糖尿病小鼠的体重、空腹血糖（GLU）、糖耐量、血清三酰甘油（TAG）、总胆固醇（TC）、超氧化物歧化酶（SOD）、脂质过氧化物丙二醛（MDA）以及糖尿病小鼠盲肠中短链脂肪酸含量等指标的影响。结果表明：低中高剂量原花青素分别增加糖尿病小鼠体重 13.23%、20.85%、30.03%；降低空腹血糖 10.96%、17.18%、20.89%；显著改善糖耐量；高剂量原花青素降低糖尿病小鼠血清 TC 18.03%、TAG 32.54%、MDA 22.88%，提高 SOD 活力 30.28%；各剂量原花青素均可显著增加糖尿病小鼠盲肠内容物中总短链脂肪酸的含量。进一步证实原花青素可在小鼠体内抑制 α-葡萄糖苷酶活性，从而使糖尿病小鼠对抗性淀粉的消化吸收更加地缓慢，结肠中的发酵底物增多，经厌氧菌发酵产生的短链脂肪酸增多（DenBesten G，2013；Krueger CG，2013）。因此原花青素具有体内降血糖，减轻自由基损伤、抑制脂质过氧化，进而改善糖尿病小鼠的糖、脂代谢异常的作用。

谢文利等（2009）对原花青素的降血糖作用及急性毒性进行研究，观察原花青素对链脲佐菌素诱导的糖尿病大鼠血糖及正常大鼠糖耐量的影响。结果发现，原花青素可明显降低糖尿病大鼠血糖，提高正常大鼠糖耐量；小鼠灌胃给药的 LD_{50} 为 217 mg/kg，这说明原花青素的安全性非常高，且对血糖的降低具有明显效果。另外，也有大量实验表明原花青素对血脂也有一定的作用。闫少芳等（2003）研究了GSPC 对高脂血症大鼠血清脂质的影响，结果表明原花青素具有降低血清 TC、TAG、LDL-C、肝脏胆固醇、三酰甘油的作用。张国霞（2010）通过观察葡萄籽原花青素对 2 型糖尿病（2-DM）大鼠体内血脂的影响。结果发现与 2-DM 模型组比较，GSPC 组可以显著降低 TAG、CH、LDL 血清水平和显著升高 HDL。从而得出 GSPC 能够降低 2-DM 大鼠的血脂水平,对 2-DM 有一定的预防和治疗作用。

王雪萍等(2017)对原花青素在防治 2 型糖尿病作用机制方面的研究进展进行了较为系统的总结,对原花青素类成分调控 2 型糖尿病在促进葡萄糖吸收、保护胰岛 β 细胞、改善肠道微环境、调节糖尿病并发症等方面的研究进行了详细综述,为后续深入研究原花青素用于 2 型糖尿病的防治提供了有效参考。

首先,原花青素可促进外周细胞葡萄糖吸收,其作用机制包括以下几点:①细胞膜外葡萄糖转运。萄糖吸收入血后,依赖葡萄糖转运体(GLUTs)进入细胞。葡萄糖转运体包括 13 个亚型,GLUT2 主要在肾小管细胞、肝脏细胞及胰岛 β 细胞中表达,GLUT4 主要表达于胰岛素敏感的骨骼肌、脂肪细胞和心肌中,AMPK,Akt 磷酸化促进葡萄糖转运体由胞质转移到胞膜,从而促进葡萄糖吸收。在胰岛素敏感的外周组织中,原花青素可增加糖转运水平。大量研究证明(Yamashita Y,2012;Kurimoto Y,2013;Huang PL,2013;Montagut G,2010;Lee HH,2010;Montagut G,2010),原花青素可有效促进 AMPK,Akt 磷酸化,增加 GLUT 转运水平,从而调节葡萄糖吸收。②促进糖原合成及糖酵解,抑制糖异生过程。糖原合成是血糖代谢的一个重要途径,肝脏和骨骼肌是合成糖原的主要场所,对调节血糖代谢有着至关重要的作用。糖原是葡萄糖在体内储存的主要形式,胰岛素可调节其合成与分解。PI3K/Akt 信号通路是调节糖原合成的一个重要通路(Youl CJ,2008)。有报道指出(Bowser SM,2017;Pinent M,2005),原花青素能够刺激人原代骨骼肌细胞糖原合成、葡萄糖吸收,促进糖原合成。③调节与葡萄糖代谢相关酶的活性。原花青素调节与葡萄糖输入或输出相关酶的活性。原花青素能够提高葡萄糖激酶、己糖激酶、糖原合成酶活性,降低葡萄糖-6-磷酸酶(G-6-Pase)、磷酸烯醇丙酮酸羧激酶(PEPCK)、果糖-1,6-二磷酸酶活性,减少葡萄糖生成(Zhang HJ,2009;Sundaram R,2013;Fernandez-Larrea J,2007;Gandhi GR,2011)。

其次,原花青素可以保护胰岛 β 细胞。在 2 型糖尿病中,机体处于胰岛素抵抗状态,为了维持正常血糖水平,机体自我调节机制使胰岛 β 细胞分泌更多的胰岛素,加重胰岛 β 细胞功能受损状态,从而产生高胰岛素血症。研究表明,原花青素对胰岛素分泌和产生具有一定作用,也可影响 β 细胞的凋亡和增殖。原花青素对胰岛 β 细胞的保护作用分以下几个方面:①调节胰岛素的合成和分泌。正常情况下,葡萄糖的转运和利用主要在胰岛素等激素的刺激下,通过胰岛素转导途径,引起一系列激酶的激活、葡萄糖转运体易位等,最终促进靶组织吸收葡萄糖。胰岛素信号转导途径任一环节异常都会导致胰岛素抵抗。原花青素能增强机体对胰岛素的敏感性,调节胰岛素合成和分泌。在 db/db 糖尿病小鼠中,200 mg/kg 柴桂原花青素提取物给药 4 周,小鼠血清及胰腺中胰岛素含量增加,葡萄糖耐受及胰岛素敏感性增加(Chen L,2012)。棕榈酸诱导的胰岛 β 细胞损伤模型中,原花青素三聚体提高葡萄糖刺激的胰岛素分泌水平(Sun P,2016;Wang T,2014)。蛋白组学研究显示,原花青素通过调节羧肽酶蛋白水平从而控制胰岛素合成(Castell-Auví A,2012)。②改善胰岛 β 细胞功能及缓解炎症状态,葡萄籽原花青素提取物能够降低高血糖、提高 β 细胞功能、保护胰岛 β 细胞(Zunino S,2009)。可能是通过调节 β 细胞的增殖(Castell-Auví A,2012)和凋亡(Castell-Auví A,2013);减少 β 细胞中脂质堆积(Yin W,2015)及改善炎症状态等方面发挥作用。

再次,原花青素可以通过调节肠道菌群平衡及肠道微环境维持机体稳态。在调节肠道菌群平衡方面,宋雪琳等(2015)发现原花青素能够有效降低营养肥胖型大鼠肠道菌群中厚壁菌门(Firmicutes)的量,增加拟杆菌门(Bacteroidetes)的量,降低 F/B 值,改善肥胖模型大鼠肠道菌群结构。RT-PCR 定量研究也发现,GSPE 可以促进有益的拟杆菌增殖,抑制有害的柔嫩梭菌增殖,对优势菌群具有显著的调节作用。傅颖等(2013)给予高脂饲料喂养的 SD 大鼠不同剂量原花青素,发现各剂量组肠道优势菌群多样性明显增加,随着原花青素的干预剂量加大,中、高剂量组肠道菌群多样性明显减少,肠道优势菌群结构明显恢复。另外,原花青素能促进人类粪便培养液中双歧杆菌等益生菌的生长,增加短链脂肪酸的含量,抑制大肠杆菌、鼠李糖乳杆菌、鼠伤感沙门氏菌等有害菌的生长,减少厚壁菌门和拟杆菌门的比例。Parkar SG(2013)及 Lee HC 等(2006)在维持肠道微环境稳态方面,原花青素对肠道环境改善发挥着积极作用,肖俊松等(2014)发现 GSPE 可以显著恢复肠壁通透性。原花青素可通过抑制肠道中 DPP-4 的活性及/或基因的表达,来调节血糖水平。Gonzálezabuín 等(2012)发现 GSPE 长期处理人源 Caco-2 细胞,DPP-4 的活性及基因的表达降低;在健康大鼠中,GSPE 25 mg/kg 给药 45 日,其肠道中 DPP-4 的活性及基因表达相对未给予 GSPE 大鼠明显降低;饮食诱导的肥胖型大鼠中,经 GSPE 干预 DPP-4 基因表达下调;可可黄酮通过抑制小肠上皮细胞中 α-淀粉酶、α-葡萄糖苷酶、DPP-4 活性,抑制 SGLT1 及 GLUT2 糖转运体向胞浆转运,提高 GLP-1 分泌影响碳水化合物的吸收(Strat KM, 2016)。

此外,原花青素还可以调节与糖尿病相关的并发症,如通过调节血脂,降低血清中三酰甘油、低密度脂蛋白含量降低肝脏中 SREBP1、MTP、DGAT2 的表达(Quesada H, 2009)从而避免因肥胖而诱发糖尿病。因此原花青素类成分对 2 型糖尿病的防治具有较大优势。

四、保护肝脏

研究表明黑果枸杞中所含甜菜碱在人体内具有甲基供体的作用,可改善肝脏内脂质和氧自由基的含量,对治疗和预防脂肪肝、高血压、肿瘤等疾病有着一定的作用(Xu ZG, 2006; Zhang YJ, 2006)。王超等(2015)发现黑果枸杞可以通过降低血清中天门冬氨酸氨基转移酶和丙氨酸氨基转移酶的水平以及肝组织中丙二醛的水平,提高肝组织中抗氧化酶的水平,从而对因酒精导致的致急性肝损伤具有一定的保护作用。此外,在对黑果枸杞中黄酮类物质对人体肝癌的作用进行研究时,发现黄酮类物质对抑制肝癌细胞 HepG-2 的增殖以及细胞形态、凋亡周期都有一定影响。

苗楠(2018)利用整体动物实验方法,通过给小鼠腹腔注射对乙酰氨基酚(APAP)制备了动物急性肝损伤模型,以黑果枸杞花色苷提取物(LA)为治疗药物,研究了 LA 对小鼠急性肝损伤保护作用及其作用的机制。得到以下结果:①通过计算小鼠的肝脏指数发现,LA 组与模型组相比均可显著性地降低小鼠的肝脏指数,缓解 APAP 诱导急性肝损伤所引起的肝脏肿胀。并且 LA 三个剂量治疗组之间具

有剂量依赖性。②通过小鼠肝组织病理切片的观察,发现与模型组相比 LA 各剂量组肝细胞病变均有减轻,肝细胞坏死逐渐修复,水肿范围明显缩小,炎症细胞浸润程度减轻。③通过测定小鼠血清中谷丙转苷酶(ALT)和谷草转苷酶(AST)活力发现,LA 能够剂量依赖性地显著降低 APAP 诱导的小鼠血清中 ALT 和 AST 活力的升高。④通过检测了肝组织匀浆中谷胱甘肽(GSH)的含量、超氧化物歧化酶(SOD)的活性和丙二醛(MDA)水平,结果表明 LA 对 APAP 诱导急性肝损伤所引起的肝脏中 GSH 含量以及 SOD 活力降低具有剂量依赖性的显著提高作用。由实验可知,LA 对 APAP 诱导急性肝损伤所引起的肝脏中 MDA 水平升高具有剂量依赖性的显著降低作用。LA 对肝组织保护作用可能通过抗氧化作用,提高氧自由基的清除能力有关。

正常人体组织细胞内存在有效的抗氧化防御系统,SOD、GSH-Px、过氧化氢酶(CAT)等是该系统的主要酶,可随时清除不断生成的自由基,阻断自由基的链式放大反应,从而防止过氧化损伤的产生。当摄入乙醇负荷超过机体抗氧化系统的清除能力时,氧化损伤难以避免,其中以肝脏的氧化损伤尤为严重。丙二醛是膜脂过氧化的终产物之一,其含量高低可以作为考察细胞受损严重程度的指标之一,它能与膜上的蛋白质氨基酸残基或核酸反应,从而使得细胞膜结构和功能上受到损伤,改变膜的通透性,而影响一系列生理生化反应的正常进行,严重时可导致肝细胞坏死(Radosavljevi T, 2009)。此外,肝细胞中的 ALT 主要存在于细胞质中,AST 大部分存在于细胞质和线粒体中,当肝细胞受损破裂时会被释放到体液中,因此,血液中 ALT、AST 含量的升高通常被作为肝脏损伤的标志物。大量乙醇摄入后,乙醇代谢诱生的活性氧自由基可直接攻击线粒体等细胞器,以及 DNA 和具有重要功能的蛋白类活性分子,导致肝细胞损伤及肝功能异常等,使血清 ALT 和 AST 活性增加。

王超等(2015)探讨了黑果枸杞对急性酒精性肝损伤的保护及其抗氧化作用的影响。实验方法为:取雄性昆明种小鼠 50 只,随机分为 5 组,即对照组,模型组,黑果枸杞高、中、低剂量组(2.0 g/kg、1.0 g/kg、0.5 g/kg),连续灌胃 4 周,于第 2 和第 4 周末分别单次灌胃 56% 白酒 0.01 L/kg 和 0.016 L/kg。

测定血清中天门冬氨酸氨基转移酶(AST)、丙氨酸氨基转移酶(ALT)和肝组织中丙二醛(MDA)、还原型谷胱甘肽(GSH)及超氧化物歧化酶(SOD)、谷胱甘肽过氧化物酶(GSH-Px)的活性。HE染色观察肝组织的病理学变化。由结果可知,与模型组比较,黑果枸杞能明显降低血清中AST和ALT水平,降低肝组织中MDA水平,显著升高肝组织中SOD、GSH、GSH-Px活性,并与剂量呈正相关。表明黑果枸杞有效提高了其机体的抗氧化能力,降低了活性氧自由基对肝细胞的损伤,维持细胞膜结构与功能完整性,减少脂质过氧化物的产生,从而降低了酒精对肝脏的损伤。提示黑果枸杞对酒精所致肝损伤的保护作用可能是通过抗氧化来实现的。此外,黑果枸杞还能改善由酒精所引起的肝细胞坏死和炎症病变。

余维微等(2019)连续两周给大鼠灌胃红星二锅头后,模型组大鼠肝细胞坏死,炎性细胞浸润,肝细胞索消失,ALT和GOT含量升高,说明灌胃乙醇后肝组织损伤,肝功能降低,成功建立了酒精性肝损伤大鼠模型。实验中根据随机数字表法随机分为空白对照组、模型组、阳性对照组(联苯双酯,200 mg/kg)及原花青素低、中、高剂量(100 mg/kg、200 mg/kg、400 mg/kg)组,每组12只。连续灌胃10周,给药结束后HE染色观察大鼠肝脏病理改变,全自动生化分析仪检测大鼠ALT和GOT含量,酶联免疫法(ELISA)检测大鼠肝组织中MDA、SOD、GSH谷胱甘肽过氧化物酶(GSHPr)、肿瘤坏死因子-α(TNF-α)、白细胞介素-1β(IL-1β)和白细胞介素-6(IL-6)水平;蛋白免疫印迹法(western blotting)检测核转录因子-κB p65(NF-κB p65)、核因子E2相关因子(Nrf2)、血红素加氧酶(OH-1)、催化亚基(GCLC)和pIκ-Bα蛋白表达。结果与空白对照组相比,模型组ALT、GOT、TNF-α、IL-1β和IL-6水平、NF-κB p65和pIκ-Bα、MDA含量均显著升高,Nrf2和OH-1、GCLC蛋白表达、GSH含量与SOD、GSH-Pr活力显著降低。与模型组相比,原花青素低、中、高剂量组和阳性对照组ALT和GOT水平显著降低;原花青素低剂量组SOD活力显著升高,TNF-α、IL-1β水平显著降低,磷酸化Nrf2蛋白显著增加;原花青素中、高剂量组和阳性对照组MDA含量、TNF-α、IL-1β和IL-6水

平显著降低,磷酸化NF-κB p65和Iκ-Bα显著减少,GSH含量与、GSH-Pr活力显著升高,Nrf2、OH-1和GCLC蛋白表达显著增加。

MDA是氧自由基与生物膜不饱和脂肪酸发生脂质过氧化反应的稳定代谢产物,其含量变化间接反映氧自由基含量的变化,在一定程度上反映细胞损伤程度(Tsikas D,2016)。SOD和GSH均是体内重要的自由基清除剂,GSH-Pr是重要的抗氧化酶,可介导GSH清除H_2O_2和脂质过氧化物(Zhang Y,2016)。该研究结果显示,原花青素作用后,与模型组相比,不同浓度的原花青素可降低大鼠肝脏组织MDA含量,提高GSH水平与SOD、GSH-Pr活力,说明原花青素能改善大鼠酒精性肝损伤,表现出肝保护作用,原因可能是原花青素具有较强抗氧化活性和清除自由基的作用。Nrf2是一种核转录因子,在调节氧化还原平衡过程中发挥重要作用,自由基或亲核物质刺激时发生磷酸化,Nrf2和细胞骨架相关蛋白发生解离,Nrf2进入细胞核启动Nrf2下游靶基因血红素氧合酶1(OH-1)、GCLC等抗氧化酶的表达而发挥抗氧化功能(Zhang Y,2016;Mittal SP,2016;Kanikarla-Marie P,2016)。研究表明,大量酒精能抑制Nrf2的正常活化表达,导致酒精诱导的氧化应激加重(Tao Z,2013)。

研究结果显示,原花青素能提高酒精性肝损伤大鼠Nrf2和OH-1蛋白表达,其可能通过上调Nrf2/OH-1信号通路,激活了下游抗氧化酶的表达,从而减轻了酒精对大鼠肝脏造成的损伤。酒精引起的氧化损伤还可以继发性激活肝脏炎症反应,导致释放大量细胞因子和炎症介质(喻文,2015)。NF-κB是一种多功能核转录因子,当细胞被激活后,NF-κB p65与抑制因子Iκ-Bα快速磷酸化为pIκ-Bα,复合物被水解,胞浆内的NF-κB p65移位进入细胞核,发挥基因调控作用,促进下游TNF-α、IL-1β和IL-6等大量炎性细胞因子分泌,在炎症反应的细胞因子网络调节中发挥重要作用(Tian Y,2016;王晓晨,2014;Xu T,2015)。该研究结果显示,原花青素高剂量组NF-κB p65和pIκ-Bα较模型组显著减少,说明原花青素可抑制Iκ-Bα磷酸化,也可能通过NF-κB通路保护肝组织损伤。其下游炎性细胞因子TNF-α、IL-1β和IL-6表达

水平变化与 NF-κB p65 和 pIκ-Bα 蛋白变化一致，进一步说明原花青素可能通过抑制 NF-κB 信号通路的激活从而保护肝组织损伤。

综上所述，原花青素可能激活 Nrf2/OH-1 信号通路，促进下游抗氧化酶的表达，同时抑制了酒精性肝损伤大鼠 NF-κB 信号通路的激活，从而减轻了酒精引起的肝损伤大鼠的损伤。

在治疗化学性肝损伤方面，邹金发等(2012)采用两种小白鼠肝脏损伤模型来探讨原花青素的保肝护肝作用。CCl_4 是经典的化学性肝损伤动物模型的毒剂，CCl_4 致毒机制为经肝微粒体细胞色素 P450 代谢生成自由基·CCl_3 攻击肝细胞膜上磷脂分子引起脂质过氧化，自由基·CCl_3 继而与膜脂质和蛋白质大分子进行共价结合引起膜结构和功能完整性的破坏(Wakchaure D，2011)。而机体大量摄入乙醇后，在乙醇脱氢酶的催化下大量脱氢氧化，使三羧酸循环障碍和脂肪酸氧化减弱而影响脂肪代谢，乙醇可使 α-磷酸甘油增多而促进三酰甘油合成，致使脂肪在肝细胞内沉积，同时乙醇能激活氧分子产生氧自由基导致肝细胞膜的脂质过氧化及体内还原型谷胱甘肽的耗竭，同时研究证实，酒精中毒可以直接引起肝脏纤维化，并直接进入肝硬化(Beier JI，2012)。这两种肝损伤模型均可造成实验动物血清 ALT、AST 的升高和肝组织匀浆中 SOD 下降、MDA 增加以及肝组织结构的病理改变，并且重复性好。

因此，两种肝损伤模型建成之后，采用羟胺法、硫代巴比妥酸法分别测定各组肝脏组织 SOD 活性、MDA 含量，全自动生化分析仪检测血清中 ALT、AST 含量，HE 染色法观察肝脏组织病理变化。实验结果显示，SOD 活性由对照组 874 ± 41 U/mg 分别降至两模型组的 265 ± 25 U/mg、225 ± 19 U/mg($p<0.05$)，原花青素组最高可分别升至(628 ± 36)、(469 ± 16)U/mg($p<0.05$)。与对照组相比，模型组 MDA、ALT、AST 含量也明显升高($p<0.01$)。与模型组相比，葡萄籽原花青素呈剂量依赖性降低 MDA、ALT、AST 含量($p<0.01$)，同时可明显减轻肝脏组织变性及坏死程度。

此外，肝脏疾病与自由基代谢有关(Lee WM，2003)，赵娇等(2013)给仔猪腹腔注射 Diquat 造成仔猪肝脏 T-AOC 和抗能力、抗 OH 能力显著下降，肝脏 MDA 含量显著增加，表明 Diquat 造成了肝脏中自由基的爆发，破坏了肝脏的氧化还原平衡状态。Banudevi 等(2006)研究表明，α-生育酚能够明显缓解多氯联苯导致的雌鼠白化病中出现的肝脏氧化损伤，使肝脏抗氧化酶活性升高，·OH 含量显著降低。赵娇的研究结果表明，对于 Diquat 引起的肝脏氧化损伤，DL-α-生育酚酸酯的添加能够起到缓解作用。另有研究表明 GSPs 同样对肝脏具有保护作用。Choi 等(2012)通过给大鼠饲喂高脂饲粮引发肝脏氧化应激，而高脂饲粮添加葡萄籽组大鼠的肝脏抗氧化酶活性却得到显著增加，肝脏脂质过氧化程度显著降低。葡萄籽的抗氧化和护肝作用在酒精诱导的大鼠肝脏氧化损伤模型下也同样得到证实(Dogan A，2012)。赵娇的研究中 100 mg/kg GSPs 的添加显著提高了肝脏 T-AOC 和抵抗自由基的能力，进而减少肝脏的过氧化产物 MDA 含量。这一结果与前人研究相一致，且与血清中抗氧化能力数据规律一致。将 GSPs＋Diquat 组和 VE＋Diquat 组肝脏数据相比较可以发现，在抗肝脏氧化应激方面，GSPs 有优于 VE 的趋势，这与 Joshi 等(2001)的研究结果一致。

原花青素和维生素 E 抗氧化效应的发挥均通过结构中活性酚羟基基团清除过氧化自由基而实现。由于结构中酚羟基的数量和键能的不同，导致理论上 GSPs 在清除自由基的能力上要优于维生素 E。此外，GSPs 还能够通过 Nrf2 信号通路(Ohnuma T，2011)协同 P38 和 PI3K/Akt 信号通路调控抗氧化反应元件(antioxidant response element，ARE)介导的酶活表达(Bak MJ，2012)。肝脏中特有的 α-生育酚转运蛋白能够结合 α-生育酚，使其移动到细胞膜上进而释放入血，该转运蛋白基因的表达受到氧化应激和个体基因组成的影响(Ulatowski L，2012)。以上 GSPs 和维生素 E 不同的抗氧化调控机制可能影响到其体内抗氧化能力的发挥。ALT 和 AST 在正常情况下主要存在于肝细胞中，而发生病变时这两种酶大量外流(DeSouza MO，2010)，因而这两种酶在血液和肝脏中的活性改变可以作为衡量肝细胞损伤程度的标志。Yousef 等(2009)以顺铂在大鼠体内诱导氧化应激，发现血清 ALT 和 AST 活性显著升高的同时，肝脏中 ALT 和 AST 活性显著降低，且 GSPs 的添加能够显著升高肝脏 ALT 和 AST 活性,对肝脏具有保护作用。Bansal 等(2005)在大鼠上的研究发现,在维生素预处理后进行亚硝胺诱导氧化应激处理,维生素 E 添加组的血清 ALT 和 AST 活性显著低于应激组。赵娇课题组的研究以 Diquat 诱导氧化应激,血清和肝脏 ALT 和 AST 活性规律与上述研究结果一致,且添加 GSPs 和维生素 E 均表现为缓解肝脏功能损伤。有研究表明 GSPs 能够抑制 NF - κB 的活化,调控炎症应答(Byun EB,2013),且在正常细胞和癌变细胞中抗氧化和促凋亡/增殖作用效果完全不同(Ramos S,2011),因此其能够在修复损伤肝细胞的同时清除有癌变倾向的细胞。这种护肝方式可能是造成 GSPs 对肝脏的保护作用优于维生素 E 的原因之一。

五、抗氧化、延缓衰老

皮肤老化是一个复杂的生物学过程,按来源可分为内源性老化和外源性老化两部分(Fisher GJ,2002)。内源性老化受个体遗传信息的控制,是不可阻止、只能延缓的不可逆老化,外源性老化是皮肤受外界多种因素(UV、风吹日晒、雾霾、吸烟等)影响,其中最主要的因素是 UV 辐射,因此外源性老化又称为光老化,光老化是可以预防的。UV 按波长不同可分为 UVA、UVB、短波 UV(UVC),到达皮肤表皮,引起皮肤衰老的主要是 UVA 和 UVB,其中 UVA 可穿透皮肤全层。D-半乳糖可打乱细胞的正常代谢水平,使自由基蓄积,导致全身性的衰老(王红丽,2003)。

罗文娟等(2018)探讨了黑果枸杞原花青素(PC)对 D-半乳糖联合紫外线(UV)辐射后小鼠皮肤氧化应激指标及凋亡相关蛋白的影响:将 50 只小鼠随机分为正常对照组、模型对照组、维生素 E 组、PC 低剂量组、PC 高剂量组各 10 只。除正常对照组,其余各组每日颈背部皮下注射 5% D-半乳糖 10 mL/kg,隔日进行 UV 辐照,连续 40 日,建立小鼠皮肤衰老模型。从开始注射 D-半乳糖后第 11 天起,维生素 E 组给予维生素 E 50 mg/kg、PC 低剂量组、高剂量组分别给予黑果枸 PC 50 mg/kg、100 mg/kg 灌胃,正常对照组、模型对照组给予等体积生理盐水灌胃,连续 30 日。完成造模后,取小鼠颈背部皮肤,检测皮肤含水量;将皮肤组织匀浆,离心取上清液,采用酶生化法检测超氧化物歧化酶(SOD)、谷胱甘肽过氧化物酶(GSH - Px)活力和丙二醛(MDA)、羟脯氨酸(Hyp)水平 ELISA 法检测半胱氨酸蛋白酶 - 9(caspase - 9)、caspase - 3 水平。结果与正常对照组比较,模型对照组皮肤组织上清液中 SOD、GSH - Px 活力和 Hyp 水平降低,MDA、caspase - 3、caspase - 9 水平显著升高;与模型对照组比较,维生素 E 组、PC 低剂量组、PC 高剂量组皮肤组织上清液中 SOD、GSH - PX 活力和 Hyp 水平升高,MDA、caspase - 3、caspase - 9 水平显著降低;且 PC 低、高剂量组指标变化显著大于维生素 E 组。本实验结果显示,黑果枸杞 PC 能够抑制 UV 照射联合皮下注射 D-半乳糖对小鼠皮肤的氧化损伤,并下调 caspase - 3、caspase - 9 表达,抑制细胞凋亡,延缓皮肤衰老。

自由基学说认为,细胞代谢过程中产生的自由基是造成机体衰老的主要原因之一(Lee HC,2001),其中大多是氧自由基(ROS)。正常机体可通过体内的酶和非酶两种不同的防御系统清除体内蓄积的自由基(原慧萍,2015),使氧化应激维持平衡状态。酶防御系统指 SOD、GSH-Px 等这些体内活性物质,通过酶的水解反应清除自由基,其含量及活性可反映机体抗氧化能力。年龄的增长及外源性因素的破坏使得氧化与抗氧化能力失衡,引起机体的氧化损伤,导致 ROS 蓄积。而 MDA 是 ROS 攻击细胞膜发生脂质过氧化的最终降解产物,使细胞内的蛋白质发生交联、降解,破坏细胞结构,间接反映机体老化(Wang HT,2010;陈晓昱,2017)。胶原蛋白是真皮的重要成分,可维持皮肤的水分和弹性。Hyp 是胶原蛋白主要成分(吕燕红,2016),在胶原蛋白中占 13.4%,是构成胶原蛋白的主要骨架。随着年龄的增长及自由基的蓄积,Hyp 发生交联、降解,使胶原蛋白断裂,皮肤失去弹性、干燥,产生皱纹。皮肤衰老过程中水合能力下降,含水量减少,导致皮肤萎缩变薄,产生细纹。因此,皮肤组织中的 SOD、GSH - Px、MDA、Hyp 水平及皮肤含水量均可作为反映皮肤衰老的指标。

罗文娟(2018)团队的研究结果显示,UV 照射联合皮下注射 D-半乳糖可使皮肤的含水量明显下降、皮肤组织上清中 SOD、GSH - Px 活力和 Hyp 水平降低,MDA 水平升高,说明 UV 和 D-半乳糖可破坏机体的酶防御系统,导致 MDA 等物质的蓄积,造成机体损伤,降低皮肤组织 Hyp 水平及皮肤含水量,加速皮肤的老化;给予 PC、维生素 E 灌胃后皮肤的含水量、组织上清中 SOD、GSH - Px 活力和 Hyp 水平、含水量升高,MDA 水平降低;且 PC 低、高剂量组较维生素 E 组效果更明显。说明 PC 及维生素 E 均可保护小鼠机体的酶防御系统,提高机体的抗氧化应激能力,减轻小鼠皮肤的氧化损伤,且 PC 的抗氧化效果高于维生素 E。

细胞凋亡因子与皮肤衰老也有着密切的关系,氧化应激反应蓄积的过量 ROS 会破坏细胞线粒体,使细胞释放更多的细胞色素 C,进而活化 caspase 家族(Rajendran P,2014)。活化的上游凋亡始动因子 caspase - 9 可激活下游的凋亡效应因子 caspase - 3,导致细胞凋亡;caspase - 3 能够在下游产生级联放大效应(Saleh A,1999),同时进一步促进上游 caspase - 9 活化,加速细胞凋亡。caspase - 3 的激活标志着凋亡进入不可逆的过程。相关实验研究发现,一定量的 UV 辐照能活化 caspase 家族中的 caspase - 9、caspase - 3,打开线粒体凋亡通路,引发细胞凋亡(Boersma PM,2017;加杨娥,2017)。本研究中,模型对照组 caspase - 9、caspase - 3 水平较正常对照组升高,表明 UV 和 D - 半乳糖可上调 caspase - 9、caspase - 3 表达,引起细胞凋亡,加快皮肤的老化进程;给予 PC、维生素 E 灌胃后,caspase - 9、caspase - 3 水平降低,PC 低、高剂量组较维生素 E 组效果更明显。这说明黑果枸杞 PC 与维生素 E 均能下调 caspase - 9、caspase - 3 水平,进而阻止细胞凋亡的发生,且黑果枸杞 PC 抑制凋亡的效果高于维生素 E,这可能与 PC 中的酚羟基降低 ROS 含量,熄灭 caspase 上游信号有关(段雅彬,2015b)。

综上所述,黑果枸杞 PC 可增加皮肤的含水量,对抗 UV 联合 D - 半乳糖对小鼠皮肤的氧化应激反应,减少机体活性氧物质的蓄积,同时熄灭 caspase 上游信号,下调 caspase - 9 的表达,进一步下调 caspase - 3 的表达,阻止细胞凋亡的发展,减轻细胞凋亡,减缓皮肤衰老。本实验为黑果枸杞 PC 抑制 UV 联合 D - 半乳糖所致氧化损伤及细胞凋亡提供理论依据,为黑果枸杞的开发和应用提供新的市场及药用价值。

机体的氧化损伤与体内 LPO、MDA 及 GSH - Px、SOD 有很大的关联(Li J,2013;Yetuk G,2014)。自由基(包括 O_2^-、H_2O_2、OH^- 等)能引起细胞生物膜上的脂质过氧化形成 LPO。MDA 是过氧化脂质代谢的终产物之一(Avramovic N,2012),是衡量机体组织自由基代谢的敏感指标。LPO、MDA 含量高低反映了机体组织细胞的脂质过氧化程度和自由基的产生情况。机体在产生自由基的同时,也产生抵抗自由基的抗氧化物质,以使机体能够清除自由基,防止自由基对组织和细胞造成损伤,即机体氧化和抗氧化系统。研究表明,机体氧化和抗氧化系统平衡失调而导致的自由基过量产生与衰老密切相关(Chen Y,2014;Li YN,2014)。SOD 和 GSH - Px 是机体重要的自由基清除剂(Mittal R,2014)。SOD 广泛存在于生物体的各种组织中,能促使超氧阴离子自由基变为过氧化氢和氧分子而被清除(Kumar V,2014),也能降低自由基代谢产物 MDA 的生成,使机体细胞和组织免受损害,故 SOD 活力的高低可反映机体清除氧自由基的能力。GSH - Px 主要存在于细胞内,能特异地催化还原型谷胱甘肽(GSH)对过氧化氢的还原反应,在 SOD 的协同作用下,将自由基 H_2O_2 还原成水,迅速清除自由基,GSH - Px 还可降解氢过氧化物和减少脂质过氧化物的生成,从而保护细胞膜免受损伤,稳定细胞膜结构和功能,有研究表明,GSH - Px 随衰老过程活性逐渐下降(张玲,2012;卢海庆 2012;Siqueira IR,2005)。

田磊等(2015)观察黑果枸杞对 D - 半乳糖诱导的小鼠衰老模型的学习记忆力及抗氧化能力的影响。实验过程如下:注射 5%D - 半乳糖制备小鼠衰老模型,灌胃给予黑果枸杞 6 周后水迷宫法测定模型小鼠的空间学习记忆能力,试剂盒法测定脑中丙二醛(MDA)、过氧化脂质(LPO)含量及超氧化物歧化酶(SOD)活力,以及血清中谷胱甘肽过氧化物酶(GSH - Px)、MDA 含量及 SOD 活力。结果显示,黑果枸杞能缩短衰老模型小鼠在水迷宫的逃避潜伏期、游泳总路程、近台区停留时间、远台区停留时间、远台区游泳路程,增加衰老小鼠平均游泳速度及近台区的游泳路程;降低模型小鼠血清中 MDA 含量,升高血清中 GSH - Px 含量和 SOD 活力;降低模型小鼠脑中 MDA、LPO 含量,升高脑中 SOD 活力,结果表明,黑果枸杞能够对抗 D-半乳糖引起的衰老模型小鼠的学习记忆力的衰退,降低衰老模型小鼠体内 LPO、MDA 含量,升高 GSH - Px 含量及 SOD 活力。说明黑果枸杞具有一定的延缓衰老作用,其作用与增强学习记忆能力、减少机体自由基的产生、提高机体的抗氧化能力相关。

角质形成细胞作为表皮的主要组成细胞,在接受中波紫外线(UVB)辐照后,可分泌肿瘤坏死因子(TNF)-α 和白细胞介素(IL)-6 等多种炎症因子介导炎症反应,调节免疫应答以及诱导细胞凋亡等细胞生理活动(Ivan AL,2014)。在生理状态下,HaCaT 细胞合成与分泌的 TNF-α 和 IL-6 处于较低的水平,但在 UVB 的照射下,TNF-α、IL-1 和 IL-6 等炎症因子分泌的增多导致各种炎症反应,TNF-α 作为一类经典的炎性细胞因子,在炎症反应中具有中枢作用,可激活淋巴细胞和中性粒细胞,增加了血管内皮细胞的通透性,调节其他组织代谢活性并促进 IL-1β、IL-6 和 IL-8 等其他炎症因子的分泌,且这些过量分泌的炎性因子又以负反馈的形式作用于皮肤细胞,诱发 HaCaT 细胞的损伤(高扬,2015)。IL-6 可诱导 B 细胞分化并产生抗体,同时诱导 T 细胞增殖、分化,从而参与机体的免疫应答,成为炎症反应的促发剂(马月丹,2014)。TNF-α 和 IL-6 一方面作用于 HaCaT 细胞,加重了炎症反应,另一方面还通过旁分泌机制作用于真皮层成纤维细胞,诱导真皮层成纤维细胞的损伤,加速光老化(王业秋,2014)。如不及时进行修复,产生的嘧啶二聚体等光产物还可能成为皮肤癌初始突变(骆丹,2007)。现代研究表明,严重皮肤光老化的许多改变是可以通过药物改善和逆转的,但大部分药物具有一定的不良反应,所以从植物中寻找安全、高效的防紫外线辐射的天然产物来修复受损的皮肤是很有必要的。

杨亚等(2018)研究了青海柴达木黑果枸杞水提物对中波紫外线(UVB)诱导永生化角质形成细胞(HaCaT)炎症因子分泌的影响。取处于对数生长期的 HaCaT 细胞,实验组在 UVB 照射后 12 h 加入不同浓度(0.5 g/L、1.0 g/L、2.0 g/L)的黑果枸杞水提物,正常对照组和 UVB 模型组只加入相同量的培养基。给药 12 h 后 4℃下收集细胞培养上清液与细胞沉淀,测定 5 组细胞沉淀和上清液中肿瘤坏死因子(TNF)-α 和白细胞介素(IL)-6 的含量。结果显示,与正常对照组比较,UVB 模型组 HaCaT 细胞合成与分泌的 TNF-α 和 IL-6 都显著增加,实验组 HaCaT 细胞合成与分泌的 TNF-α 和 IL-6 都减少,且在一定浓度范围内呈剂量效应关系。本研究结果表明,在 UVB 辐照后加入药物,胞内和胞外的 TNF-α 和 IL-6 分泌量都下降,且药物在一定浓度的范围内对 HaCaT 细胞炎症因子的合成与分泌的抑制作用呈浓度依赖性。提示黑果枸杞水提物可能通过抑制甚至消除炎症因子 TNF-α 和 IL-α 的合成与分泌来发挥对光损伤 HaCaT 细胞的保护和修复作用,此效应可能与减轻了前述的 TNF-α 和 IL-6 参与的各阶段的炎症反应及减少了光产物有关,本研究为青海柴达木黑果枸杞水提物日后应用于皮肤日晒后的损伤修复类医学化妆品提供一定的理论依据。

张钦宁等(2018)通过体外培养细胞明确了果枸杞水提取物对中波紫外线(UVB)辐射引起的 HaCaT 细胞凋亡及 p16、p53 蛋白表达的影响。实验结果显示:与对照组比较,UVB 组 HaCaT 细胞凋亡率为(74.89±3.90)%,UVB+黑果枸杞水提取物组为(57.52±2.93)%,具有显著统计学意义。对照组 p16 和 p53 蛋白水平为 0.1±0.03 和 0.21±0.07,UVB 组为 0.28±0.06 和 0.5±0.04,UVB+黑果枸杞水提取物组为 0.15±0.025 和 0.25±0.01,差异均有统计学意义(WB 法)。本研究证实黑果枸杞水提物可减轻 UVB 辐射 HaCaT 细胞引起的细胞增殖率下降,并明显降低 UVB 诱导 HaCaT 细胞的凋亡率。减少 UVB 的照射损伤是预防光老化的重点。本研究结果提示在单次 UVB 照射中,黑果枸杞水提物虽不能完全抑制 UVB 的损伤,但可减轻 UVB 辐射后 HaCaT 细胞的损伤。单次 UVB 的照射仅引起光损伤,长期的 UV 照射则可引起光老化,黑果枸杞水提物这种减少光损伤的作用,推测其可减少光老化。UVB 照射后 HaCaT 细胞 p16、p53 蛋白表达升高。p16 基因位于 9PH 区,其作用机制主要与其编码蛋白调控细胞增殖有关,其基因产物 p16 蛋白可与 cyclin D 竞争结合细胞周期素依赖性激酶 4(CDK4),直接作用于 cyclin D/Rb/CDK4 的反馈回路而阻止细胞增殖。与闵玮等(2010)UVB 照射 HaCaT 细胞后 p16

蛋白水平有所增高相一致。p53 是重要的肿瘤抑制基因，其表达的 p53 蛋白可以上调 Bax 的表达水平，以及下调 Bcl-2 的表达共同完成促进细胞凋亡作用。因此，黑果枸杞水提取物可抑制 UVB 引起的 HaCaT 细胞凋亡以及 p16、p53 蛋白表达。

光老化是一个复杂的过程，导致 DNA 损伤，不仅包括衰老相关蛋白 p16、p53 的异常表达，还涉及其他蛋白的异常。李文静等（2010）发现 5 种蛋白参与光老化，分别是热激蛋白 B1（heat shock protein B1，HSPB1）、膜联蛋白 A2（annexin A2，ANXA2）、角蛋白 80（keratin, type II cytoskeletal 80，K2C80）、丝裂原激活的蛋白激酶 3（mitogen-activated protein kinase3，MK03）和谷胱甘肽 S 转移酶 A2（glutathione S-transferase A2，GSTA2），其中 HSPB1、ANXA2、K2C80 和 MK03 在老年人曝光部位的表皮中高表达而 GSTA2 在非曝光部位表皮中高表达。有针对性地寻找安全、高效的防光损伤的天然产物有十分重要的意义。大量天然植物防光研究的结果肯定了中药及提取物对抗光损伤的作用，天然植物及提取物对抗光损伤的作用与其所含的多糖、维生素、酚类化合物（黄酮、酚、酚酸、原花色素、单宁等）有很大关系（王璐，2015；吴青，2006）。而据文献报道，黑果枸杞不仅含有多糖，其含有独特的原花青素、花色苷、总多酚等营养成分，抗氧化作用强（陈晨等，2011b）。除此之外，黑果枸杞中的类胡萝卜素、核黄素、抗坏血酸、硫氨素和烟酸这些物质可能也参与了抗氧化反应（Luo Q，2004）。研究表明，每克黑果枸杞中总抗氧化性的维生素 C 当量为 109.73 mg（崔逸，2017）。维生素 C 作为抗氧化剂，可修复皮肤皱纹、改善皮肤粗糙等（Baumann L，2014）。研究报道，维生素 C 还有效地拮抗紫外线诱导的细胞凋亡（Lin JR，2014）。现阶段黑果枸杞在食品、药品方面的利用较欠缺，相比而言，维生素 C 价格便宜，易于购买使用。但柴达木黑果枸杞不仅可防光损伤、具有抗氧化作用，还可降血糖、抗疲劳、调节免疫，开发后其生态价值、药用价值、经济价值相当可观（闫亚美，2015）。

张钦宁课题组的研究证实黑果枸杞水提物能显著降低 p16、p53 蛋白表达，从分子水平去探讨延缓衰老的机制，为中药防治衰老提供了一定的科学理论依据，为开发延缓衰老中药、发扬祖国的传统医学

提供了新的思路。为寻找与皮肤光老化相关的特异性生物效应指标提供了线索，为指导皮肤美容奠定了基础。

六、保护视觉

花青素在眼科领域也多有应用，特别是用于白内障、葡萄膜炎、角膜病和视网膜病等疾病的治疗（晏兴云，2007）。随着对花青素研究的不断深入，其对近视的控制作用也多有报道：长期服用花青素制剂对高度近视幼儿可明显抑制眼轴增长以及近视的进展，并有效矫正高度近视弱视，提高该类弱视的治疗效果（邓宏伟，2013）。

潘裕锦等（2009）就原花青素在各种眼科疾病中的应用做了详细综述，内容如下：原花青素在角膜病中的应用：原花青素是一种良好的自由基清除剂和脂质过氧化抑制剂，能减轻自由基对眼表的损伤，保证泪液分泌的质和量，促使泪液分泌增多，分布均匀，蒸发减少，流出顺畅，缓解干眼症状。孙禹等（2009）在研究 PC 眼用剂型对干眼症的影响中，发现用药后干眼症患者自觉症状好转，泪膜破裂时间（BUT）显著延长，而且研究表明滴眼液中的 PC 浓度越高，用药时间越长，对干眼症患者各项指标的改善越显著。这表明了原花青素滴眼液对干眼症的防治有良好的效果。

原花青素在晶状体疾病中的应用：各种原因导致晶状体混浊称为白内障。一般认为自由基损伤是引起白内障发生发展的共同途径。而原花青素具有非常强的抗氧化活性，能有效清除眼内代谢及损伤产生的自由基，抑制或延缓白内障的发展。Muthenna 等（2013）在研究肉桂原花青素提取物 B2 对大鼠糖尿病性白内障的影响中，发现原花青素提取物 B2 能够有效地清除氧自由基，从而达到抑制糖尿病性白内障的发生及发展。而 Jia 等（2011）在研究葡萄籽原花青素提取物对人晶状体上皮细胞的影响中，发现原花青素能有效地减少过氧化氢导致的氧化损伤，其机制可能是通过减少 NF-κB 及丝裂原活化蛋白激酶（MAPK）蛋白的活性表达来保护晶状体上皮细胞，从而抑制糖尿病性白内障的发生及发展。成旋等（2008）在研究原花青素对大鼠亚硒酸钠性白内障的预防作用时，将大鼠 45 只随机分为正常组、模型组和药物组，其中药物组在给予亚硒

酸钠造模的同时每天给予 80 mg/kg 原花青素灌胃,在给药第 5 日、10 日、15 日,分别每组动物及测定晶状体中丙二醛(MDA)、超氧化物歧化酶(SOD)以及谷胱甘肽过氧化物酶(GSH-Px)的含量。结果显示第 10 日、15 日的药物组晶状体中 MDA 的含量明显降低,第 15 日药物组晶状体中 SOD, GSH-Px 含量明显增高,而且晶状体中 MDA、SOD、GSH-Px 的含量在该实验中呈现较明显的时间效应关系。这说明了原花青素可明显抑制大鼠亚硒酸钠性白内障的发生发展,其作用机制可能与其较强的抗氧化作用有关。

原花青素在青光眼疾病中的应用:青光眼病理性高眼压下导致的视野缺损及视神经的损坏,其发病机制非常复杂,但最终的共同通路都是视网膜神经节细胞的凋亡。因此可以在控制眼压的同时应用视神经保护药物阻断视神经损伤及增强视神经存活来阻止病情的进展(刘冠禹,2010)。原花青素具有超强的抗氧化作用,能够提高视网膜组织中超氧化物歧化酶的活性,拮抗钙离子超载,降低一氧化氮及谷氨酸对视网膜的毒性作用,减轻视网膜组织水肿,减少视网膜神经节细胞的凋亡,延缓青光眼病情的发展(王振军,2011)。

原花青素在葡萄膜疾病中的应用:葡萄膜炎病因较多,发病机制极为复杂,目前认为主要的发病因素有感染和自身免疫反应(Lin P, 2014)。而在炎症反应中,前列腺素(PGS)是一种重要的介质,能引起局部动脉血管扩张,毛细血管通透性增加。原花青素具有较好的抗氧化、抗炎活性和免疫调节功能,可使炎性介质引起的毛细血管的张力和通透性减小,维持毛细血管的物质转运功能,同时清除炎症反应中产生过多的氧自由基,抑制促分裂原活化蛋白激酶介导的环氧合酶-2(COX-2)mRNA 及蛋白质的合成,降低诱导型一氧化氮合酶(iNOS)和 COX-2 的表达活性,下调一氧化氮、前列腺素 E2 和 TNF-α 水平,从而抑制葡萄膜炎导致的眼内组织破坏,减少其并发症的发生(晏兴云,2007)。

原花青素在视网膜疾病中的应用:视网膜疾病中常见的是高血压、动脉硬化及糖尿病引起的视网膜动、静脉阻塞及糖尿病视网膜病变。而原花青素具有超强的抗氧化能力,对糖代谢及脂代谢有良好的调节作用,能够保护血管内皮细胞,减轻视网膜的

水肿,营养视神经节细胞。刘莹等(2013)用眼内灌注法形成高眼压建造大鼠视网膜缺血再灌注损伤模型后分组给予 100 mg/kg、300 mg/kg 剂量原花青素灌胃,以免疫组织化学方法检测视网膜中细胞核因子 κB(NF-κB)的表达,并通过透射电镜观察各时点视网膜的超微结构。结果显示原花青素低、高剂量组中 NF-κB 的表达明显低于同期缺血再灌注模型组;电镜下模型组神经节细胞层见部分神经节细胞胞质内细胞器溶解、消失,细胞核固缩,异染色质增多,染色质边集,而原花青素高剂量组神经节细胞层结构基本正常。这说明了原花青素对大鼠视网膜缺血再灌注损伤具有保护作用。其机制可能是通过抑制氧自由基的活性来间接抑制 NF-κB 的活化,阻断 NF-κB 所诱导细胞因子表达的反应链,从而起到保护视网膜的作用。Ogawa 等(2014)在蓝光诱导视网膜感光细胞损伤的实验研究中发现原花青素不仅可以减轻和延缓小鼠视网膜光化学损伤导致的感光细胞的凋亡,其机制可能是通过抑制蓝光诱发感光细胞内过多氧化物质的生成及对增强对自由基的清除作用,从而发挥对视网膜细胞的保护作用。

此外,贺玲(2012)通过原花青素在大鼠视网膜缺血再灌注损伤后的应用,检测大鼠视网膜组织中神经元型一氧化氮合酶(nNOS)的表达水平、丙二醛(MDA)含量及超氧化物歧化酶(SOD)的活性,探讨原花青素对视网膜的保护作用,研究中发现,原花青素干预组与模型对照组比较,视网膜组织中 SOD 活性升高,MDA 含量、nNOS 表达水平下降,其机制可能是原花青素能减少实验大鼠视网膜组织中 MDA 的毒性作用,提高 SOD 活性,降低视网膜组织中 nNOS 表达水平,从而减少一氧化氮对神经细胞的毒性而发挥神经保护作用,减轻视网膜的损害。高昭等(2009)研究也证实原花青素不仅可以减轻和延缓小鼠视网膜光化学损伤导致的感光细胞的凋亡,而且对外核层细胞和神经节细胞也起到一定保护作用。

原花青素在视神经疾病中的应用:目前研究发现,视神经损害的学说包括兴奋氨基酸学说、钙通道学说、一氧化氮学说、自由基学说、凋亡基因调控学说等,而神经细胞内钙超载是细胞凋亡的最后共同通路,许多证据显示细胞内钙离子超负荷及自由基

大量生成是造成缺血性视神经病变的重要原因。而原花青素具有超强的自由基清除能力及抑制钙离子的超负荷，并可以改善视神经的血流灌注，从而阻断缺血所诱发的视神经细胞凋亡，从而起到保护视神经的作用。Song等（2014）建立2型糖尿病小鼠的大脑中脑动脉闭塞模型，并用免疫组织化学的方法测量STAT1（signal transducers and activators of transcription，信号转导及转录激活因子）的活性，发现与对照组相比，应用原花青素组中STAT1表达阳性的小鼠明显减少，这表明了原花青素对动脉闭塞的2型糖尿病小鼠有神经保护作用，其机制可能是通过减少STAT1的表达来抑制神经细胞的凋亡，从而减轻神经细胞的损坏。

原花青素在眼外伤中的应用：在眼球钝挫伤中，尤其是在牵拉引起的视神经机械性损伤及局部组织缺血性损伤中，缺血再灌注和脂质过氧化反应过程会产生的大量的活性自由基，而自由基与组织中的蛋白质分子相互作用，使蛋白质分子中的氢游离出来，从而导致细胞内酶系统失活，影响正常的细胞生理功能（秦波，2007）。由于原花青素具有超强的抗氧化活性及清除自由基功能，可以抑制脂质过氧化，提高超氧化物歧化酶（SOD）的活性，清除过量自由基，改善微循环，促进局部组织物质代谢，缓解局部组织缺氧状态，减轻视神经进一步损伤。

原花青素在视疲劳中的应用：视觉疲劳是由于用眼过度造成眼及眼眶周围疼痛、视物模糊、眼睛干涩、流泪以及头痛、头晕等一系列症状和体征（Anat OJ，2012）。其发生原因也是多种多样，但主要是由于眼球长时间处于搜索注视状态，造成眼外肌和睫状肌代谢废物（包括氧自由基）增加所致。另外视细胞能量消耗过度，所需营养物质不能及时供应，造成黄斑及视网膜恢复时间较平时延长。而花青素能够改善人眼黄斑恢复时间，其作用机制可能是增加眼底微循环的血流，提高物质代谢效率，促进视网膜视杆细胞视紫红质的再生成，从而减少黄斑恢复所需时间，改善视觉质量（Matsumoto H，2003）。同时花青素可以清除体内过多的氧自由基，维持细胞的正常功能。刘春民等（2005）研究326名近视青少年，将他们随机分为治疗组和对照组，治疗组予以每日口服花青素200 mg，对照组则每日口服淀粉200 mg。1个月后观察眼部症状、视力及眼屈光度的变化。

结果与对照组相比较，服用花青素治疗组眼部症状明显改善，分别为视物模糊改善77.2%，眼球发胀84.9%，眼痛93.1%，畏光50.6%，眼干涩87.3%，眼球酸累感81.9%，差异显著；轻度近视及早期近视眼远视力平均显著提高2~3行；这说明了花青素能明显改善视疲劳症状，可改善早期近视和轻度近视的远视力。

晏兴云（2009）通过研究证实原花青素对急性高眼压导致的视网膜缺血再灌注损伤确有明显的保护作用。急性高眼压多见于急性闭角性青光眼、青光眼睫状体炎综合征、睫状环阻塞性青光眼以及一些内眼手术后，其发作后将会使视功能严重受损。现已研究证实，其机制主要包括氧自由基的损伤作用、细胞内的钙超载现象、白细胞作用，这些因素最终导致细胞凋亡（Ohgami K，2005）。自由基尤其是活性氧自由基（ROS）是具有未配对电子的原子、原子团及分子，是参与人体内氧化还原反应最重要和最常见的反应成分。机体内具有一整套产生和清除自由基的平衡体系，过量的自由基可引起程度不同的细胞毒性和损伤。在诸多凋亡的诱因中，体内代谢或外源性因素产生的自由基均被证实可诱导细胞凋亡（崔馨，2005；Robert AM，2006）。SOD是生物体内重要的抗氧化酶，能将自由基、过氧化物转化为过氧化氢，减少对组织和细胞的氧化损伤作用。MDA作为氧自由基与生物膜不饱和脂肪酸发生脂质过氧化反应的代谢产物，其含量变化间接反映了组织中氧自由基含量及细胞损伤的程度。NO产生神经毒作用主要在于它可以诱导细胞凋亡，它可以和O_2结合产生毒性很强的$ONOO^-$，其强大的氧化能力，可以氧化蛋白质的巯基，使多种酶失活，并且可使脂质过氧化，其速率是H_2O_2使脂质过氧化的1000倍。同时NO又能引起DNA损伤，并可使呼吸链中重要酶的铁硫中心失活，使线粒体电子传递受阻，导致细胞能量代谢障碍（Robert AM，2005）。NO、O_2、$ONOO^-$相伴发生，互相强化形成神经细胞损伤的恶性循环。目前认为，在视网膜缺血中，NO的毒性作用可能是通过介导谷氨酸等兴奋性氨基酸导致的细胞毒性作用。此外，NO的毒性还可通过与超氧自由基结合，分解出毒性更大的羟基自由基。NO可通过被动转运很快离开细胞，而对邻近细胞产生毒性作用。自由基大量产生是造成视网膜缺血再灌注损伤的重要原因（Corder R，2006），同时由于细胞生物膜系统受自由基攻击受损，钙离子泵出降低，细胞内钙离子浓度升高，而细胞液中钙离子浓度的升高被认为是细胞凋亡的始动因素，可激活各种与凋亡相关的酶。在以上机制协同作用下，视网膜神经细胞谷氨酸-谷氨酰胺循环动态平衡被打破，导致谷氨酸异常升高（Robert AM，2006），而兴奋性氨基酸的增高则进一步造成视网膜损伤。

实验中视网膜组织匀浆检测结果显示：PC 低剂量组较模型组中 SOD 活性升高，MDA、NO、Ca^{2+} 的含量下降，其差异具有统计学意义（$p < 0.05$）；而 PC 高剂量组与模型组比较，所有检测指标均具显著差异（$p < 0.05$）。PC 低剂量同 PC 高剂量比较，SOD 及 MDA 变化差异不显著（$p > 0.05$）；而 NO、Glu、Ca^{2+} 的变化均具显著差异（$p < 0.05$）。说明该模型中仅维持每日 100 mg/kg 剂量即可有效抑制自由基的氧化作用，反映出 PC 具有强大的抗氧化能力。而对于 Glu 的抑制则需要每日 300 mg/kg 的高剂量。同时一定剂量的 PC 对 NO 和 Ca^{2+} 也有较强的抑制作用，并表现出剂量-效性依赖性。

通过对各组大鼠视网膜 HE 染色光镜观察。高眼压模型组中，视网膜不同程度水肿，各层结构及细胞均有变性及损伤，严重者细胞核溶解、坏死。而各 PC 干预 20 组，其损伤程度明显减轻，视网膜各层结构清晰，且 PC 高剂量比低剂量的损伤程度更低。caspases 表示一组特异性切割天门冬氨酸的半胱氨酸蛋白酶，又称半胱天冬氨酸酶，家族成员有 13 个。每一成员均以无活性的酶原形式存在于胞浆中。家族某一成员的激活都会引起其他成员的一系列酶联反应，逐级水解活化。将 caspases 激活为活性形式。作用于各自不同的底物，最终引起细胞凋亡。有人将 caspases 称为细胞凋亡的执行者，如果细胞凋亡中去除执行的这一阶段，则可抑制凋亡相关基因或者使 Bcl-2 过度表达，细胞不发生凋亡。caspases 是细胞进入程序性死亡的特异性标志（El-Alfy AT，2005）。急性高眼压后缺血再灌注损伤使大量视网膜神经元凋亡，而 caspase-3 酶为细胞凋亡蛋白酶级联反应的必经之路，有研究证明视网膜损伤时发现视网膜内核层细胞发生凋亡时主要表达 caspase-3（Sano T，2005；Zhanq B，2006；Zhanq

J，2004），本实验发现原花青素可有效降低急性高眼压后视网膜中 caspase-3 的阳性表达率，说明 PC 可通过调控凋亡基因而保护视网膜。透射电镜观察是判断视网膜损伤情况的另一标准，凋亡细胞在透射电镜下得到很好的体现，为判定细胞凋亡提供了可靠的依据。对于急性高眼压后视网膜损伤，其内层出现进行性细胞死亡（Yamakoshi J，2002）。原花青素可维持神经细胞外形，减轻细胞水肿程度，保持视网膜各层组织清晰完整性，减少神经细胞凋亡。

通过本实验研究，证实原花青素对急性高眼压导致的视网膜缺血再灌注损伤确有明显的保护作用。其主要机制可能与其抑制自由基，增强视网膜组织抗氧化能力；阻止 Ca^{2+} 异常释放，降低 NO 及 Glu 水平，减少其对视网膜的毒性作用等有关。原花青素广泛存在于大自然绿色植物中，且无毒副作用（晏兴云，2009），随着在医学和药学研究领域的进一步拓展，在不久的将来，原花青素有望成为眼科临床中的一种安全、高效的视神经及视网膜保护制剂。

七、提高记忆力

阿尔茨海默病（alzheimer's disease，AD）是老年痴呆中最常见的一种，且以记忆力衰退、认知功能障碍、人格异常为临床特征的慢性中枢性神经系统退行性疾病（Peri A，2008；Querfurth HW，2010）。由于 AD 的发病机制十分复杂，致使目前还缺乏有效的防治措施。众多研究表明，氧化应激参与了 AD 的病理过程，并产生大量的氧自由基，而大量自由基不能被及时清除，进一步就会诱导蛋白质、核酸以及脂质的过氧化，致使神经细胞凋亡，进而导致或加重 AD 的产生（Reddy PH，2008）。神经细胞的凋亡和缺失是导致学习和记忆障碍的主要因素，穿梭箱被动回避反应是一种典型的测定学习记忆能力的一种动物模型，通过动物进入暗室潜伏期的长短和错误次数的多少来观察模型动物的记忆力情况。另外，CAT、T-SOD 和 GSH 是机体内清除自由基的关键酶，它们可以保护机体不受自由基的损伤，对它们的检测可以反映机体抗氧化能力的强弱；而 MDA 和蛋白羰基是自由基攻击机体产生的终产物，检测 MDA 和蛋白羰基的含量可反映机体蛋白质和脂质的过氧化程度。

武雪玲等（2017）采用双侧海马 CA1 区注射

Aβ42 构建阿尔茨海默病（AD）动物模型，通过穿梭箱被动回避记录行为学数据；以大鼠血清和脑组织中的总超氧化物歧化酶（T－SOD）、过氧化氢酶（CAT）活力及还原型谷胱甘肽（GSH）、丙二醛（MDA）和蛋白质羰基（PC）含量作为评价指标，分析黑果枸杞花青素（OPC）样品对 AD 模型大鼠记忆力以及体内抗氧化活性的影响。结果表明，模型组动物的记忆能力显著下降，而黑果枸杞花青素组可改善 AD 模型大鼠的记忆损伤；同时，发现灌胃剂量为 80 mg/kg 的黑果枸杞花青素组能显著提高 AD 大鼠血清和脑组织中 T－SOD、CAT 活力和 GSH 含量，并降低 MDA 和蛋白质羰基含量水平；在此 AD 痴呆动物模型基础上，实验考察了不同剂量黑果枸杞花青素样品灌胃处理的大鼠血清和脑组织中的抗氧化能力。与模型组相比，综合上述共性分析结果可知，AH 组血清和脑组织中 T－SOD、CAT 活力和 GSH 含量均有明显升高，MDA 和蛋白羰基含量均显著下降。黑果枸杞花青素可以增强大鼠血清和脑组织中抗氧化酶的活性，并降低 MDA 和蛋白羰基含量，且灌胃剂量为 80 mg/kg 时显示出更高的抗氧化作用潜力。

该研究采用双侧海马 CA1 区微注射 Aβ42 构建 AD 痴呆动物模型，通过穿梭箱被动回避记录行为学数据，观测黑果枸杞花青素对 Aβ42 构建 AD 痴呆动物模型所致记忆损伤的保护作用，并检测大鼠血清和大脑组织中 T－SOD、CAT 力以及 GSH、MDA 和蛋白质羰基含量作为评价指标，较为全面地分析了黑果枸杞花青素样品的体内抗氧化活性。从实验研究结果可以得出如下结论：黑果枸杞花青素能在一定程度上改善 AD 模型大鼠的记忆损伤，并能提高 AD 大鼠血清和脑组织中抗氧化酶（T－SOD，CAT）的活力和 GSH 含量，同时降低 MDA 和蛋白质羰基含量水平。因此，本实验黑果枸杞花青素具有良好的抗氧化及预防 AD 的潜在功效。

在膳食中补充富含原花青素的含水水果或蔬菜提取液（草莓、菠菜、越橘）对保护大鼠年龄相关的认知损伤有保护作用，表明水果与蔬菜来源的原花色素具有神经保护活性（El-Alfy，2005）。Peng（1998）发现 0.5% 的葡萄籽原花青素能增加卵巢切除自发性高血压大白鼠的认知功能。显示出原花青素在改善记忆力及认知能力方面的潜在优势。

荣爽（2009）通过给予老年记忆减退障碍大鼠连续七周的 LSPC 灌胃，并在 Morris 水迷宫中检测其空间学习记忆能力的变化情况。实验结果表明，随着水迷宫训练时间的延长，LSPC 作用大鼠表现出明显优于老年障碍组（AI）的表现，LSPC 两个剂量组与 AI 组相比，在实验期第四天（$p < 0.05$）和第五天（$p < 0.05$），潜伏期和游泳距离显著缩短。此结果说明 LSPC 对于老年记忆障碍大鼠的学习记忆功能具有明显的改善作用。老年大鼠脑区的 DNA 氧化损伤可通过给予原花青素而调节（Halliwell，1992），原花青素还具有保护乙醇导致的脑细胞 DNA 氧化损伤的作用（Achiwa，1997）。而 Devi A 等（1993）用 25 mg/kg、50 mg/kg、75 mg/kg 的葡萄籽原花青素提取物喂养成年大鼠，结果表明所有原花青素干预组大鼠，其乙酰胆碱转移酶（ChAT）的活性增加，乙酰胆碱（ACh）含量增加，在 75 mg/kg 时最高，抗氧化酶 SOD 活性增强，MDA 和蛋白质羰基的含量降低。提示原花青素除了超强的抗氧化能力外，对胆碱能系统可能也具有调节作用。

荣爽（2009）的实验结果显示 LSPC 对记忆障碍具有改善作用，这与许多研究报道的结果相似。学习记忆与氧化抗氧化系统及胆碱能系统关系密切，而很多的文献也提示原花青素具有改善机体氧化状态及调节胆碱能系统的功能。下面本文将从氧化抗氧化和胆碱能系统两个方面来具体研究原花青素改善年龄相关性记忆减退障碍的有关机制。

蛋白质是一类在生物体内占有特殊重要地位的生物大分子。参与机体的多种功能。由于蛋白质种类多，且广泛分布于细胞内外，故极易受到自由基的攻击，而产生蛋白质分子被自由基氧化修饰的重要标记——蛋白质羰基，由于此特征产生的普遍性，可以通过测定羰基的含量来判断蛋白质被氧化损伤的程度（Sitte，2000；Alam，2000）。一些试验也证明蛋白质羰基的含量与衰老存在一定关系（Grune，2001）。而衰老期间如果被氧化的蛋白质不能被降解，则测定的蛋白质羰基含量将不断增加，这些未降解蛋白有可能与细胞中其他的过氧化物质结合形成高聚物，继而形成所谓的脂褐质等"老年色素"（Sitte，2000）。本实验中蛋白羰基的含量（carbonyl content）在海马中，AU、AI 组的明显高于青年组，而在小脑中，AI 组的含量明显高于青年组。说明羰基的含量随着年龄的含量增长而增加,这也与Oliver 等(1987)在研究羰基含量与衰老关系的试验中得到的结论相同。LSPC 两个剂量组的蛋白羰基含量显著低于 AI 组,且与青年组无显著性差异。这说明 LSPC 能够减少老年鼠内蛋白羰基的形成。因此,LSPC 可能具有保护蛋白质免受自由基攻击的功能,从而可延缓衰老,具有改善老年鼠学习记忆力减退障碍的功能。

荣爽(2009)的实验结果也提示,原花青素能够改善正常衰老老年大鼠体内的氧化抗氧化状态,减少氧化损伤,提高抗氧化防御体系的功能,对于老年大鼠脑组织具有保护作用。

Bartus RT 等(2000)于 1982 年在 *science* 杂志发表了著名的"老年记忆障碍的胆碱能假说"。该假说认为脑组织中胆碱能神经元的功能失调在实质上导致了一些老年个体和 AD 的认知能力降低。迄今为止,这一论述还是治疗老年认知障碍和 AD 的大多数治疗策略和药物研发的基础。之后的许多动物和人体研究促进了"胆碱能假说"的不断完善,认为中枢神经系统胆碱能功能的丧失明显导致与年龄相关的认知障碍和 AD。胆碱能神经传递障碍在 AD 发生过程中的作用已经广泛被证明和接受。胆碱能系统在学习记忆力障碍发生发展过程中扮演了重要的作用,乙酰胆碱酯酶 AChE 及乙酰胆碱转移酶 ChAT 是胆碱能神经元的标志性酶,两者共同维持着中枢胆碱能系统重要的神经递质——乙酰胆碱(ACh)的动态平衡,共同发挥着影响多种脑功能的作用。脑组织中 ACh 的含量以及 AChE 及 ChAT 的活性可以较为全面地反映胆碱能系统的功能。本文将从 ACh 的含量以及 AChE 及 ChAT 的活性等三个方面观察 LSPC 对于老年记忆力减退大鼠脑组织内胆碱能系统的影响。

通过水迷宫试验显示老年记忆障碍大鼠的空间学习记忆能力明显减退,而与此同时老年障碍组(AI)脑组织中 ACh 的含量以及 AChE 的活性也降低,提示学习记忆障碍的形成与脑组织胆碱能系统功能的损伤有关,这与以往的研究结果一致。而LSPC 作用后,老年鼠的学习记忆功能有所改善(由水迷宫试验得出结论),ACh 的含量明显增多,且与青年组和老年正常组保持一致。LSPC 作用组的AChE 活性有所增强,其中小脑中 L - LSPC 与 H -

LSPC 组的 AChE 的活性远远高于 AI 组,且与正常组相比无差异。而在海马中,L - LSPC 组的 AChE 的活性高于 AI 组,无明显差异;但 H - LSPC 组却明显高于 AI 组,与 AU 组无明显差异,呈现出一定的剂量依赖性关系。表明 LSPC 能改善老年大鼠学习记忆障碍,且其机制可能与逆转脑 AChE 活性降低,提高 ACh 含量,增强中枢胆碱能神经系统的功能有关(荣爽,2009)。

因此,学习记忆与胆碱能系统的功能存在着紧密的联系,老年记忆障碍大鼠脑组织内 ACh 及 AChE 的含量降低,提示胆碱能系统可能存在功能失调或是损伤而 LSPC 作用能减轻或是逆转这一变化,显示出其通过调节胆碱能系统改善学习记忆障碍的功能。

八、抗焦虑

国内外研究表明,黑果枸杞的药效成分主要为花色苷类天然色素,且含量远高于常见的花色苷来源植物如紫薯、蓝莓以及葡萄等(谭亮,2014;张小敏,2014;陈晨等,2010)。花色苷类天然色素具有出色的抗氧化和清除自由基能力(李进等,2006;Zheng J,2011;闫亚美等,2014a;Wu T,2016),以及抗炎、抗肿瘤、预防心血管疾病、预防神经退行性疾病和改善认知、提高记忆力等作用(Badshah H,2015;Gutierres JM,2014;Vyas P,2013;Rendeiro C,2013)。其中对神经细胞的保护作用、预防治疗脑部神经官能症的研究正逐渐成为热点。单胺氧化酶(MAO)活性的升高一直与抑郁、焦虑和神经退行性疾病有关,Dreiseite 等(2009)通过研究花青素,原花青素和酚类代谢产物对 MAO 抑制作用,推测了花青素及花色苷的新兴神经保护作用,表明其具有治疗抑郁症、焦虑症和退行性疾病的潜力。黑果枸杞富含花色苷类成分,具有治疗焦虑症、抑郁症及其他一系列脑部神经症的潜力。

马晓杰等(2018),采用国际通用的旷场实验(OFT)和高架十字迷宫实验(EPM),观察黑果枸杞乙醇提取物(LRE)对大鼠焦虑行为的影响及对海马内单胺类神经递质的影响,旷场实验是由 Hall 等于1934 年发明,其原理是利用大鼠因畏惧空旷场地的天性而产生驱避性活动(Prut L,2003)。通常以大鼠进入中央区的次数和停留时间为评价焦虑症的行为学指标。因其设备简单、操作便捷,被作为评价动物的运动行为学实验广泛使用;5-HT、DA 均是与焦虑相关的主要单胺类神经递质,在海马、大脑皮质等边缘结构中含量的异常升高均会引发焦虑情绪(周奇志,2008;李杰,2016;刘娟 2015)。高架十字迷宫实验证实不同种属大鼠的海马中 5-HT 含量与其焦虑程度呈正相关(Wedzony K,1996)。而研究表明,具有降低 5-HT 功能作用的药物能起到抗焦虑作用(Silva RC,2000),如经典抗焦虑药物地西泮(Broderick PA. Alprazolam,1997;File SE,1985)。多巴胺系统参与调节焦虑(Navarro JF,2003),在功能上,该系统主要与情绪及本能活动有关(Bonaccorso S,2001)。

同时,马晓杰等(2018)采用高效液相-电化学检测法(HPLC-ECD)测定了 LRE 干预前后 EPM 大鼠海马 5-羟色胺(5-HT)和多巴胺(DA)单胺类神经递质及其代谢产物的含量,从神经生物学角度探讨 LRE 抗焦虑作用的可能相关机制。实验中黑果枸杞提取物中、高剂量组可显著增加大鼠进入旷场中央区的次数,增加其停留时间,表现出明显的抗焦虑作用,且不影响大鼠的自主活动。因动物对高架新异环境有探究特性的同时又对其高悬敞开臂有恐惧心理,会形成心理上的矛盾冲突,从而可以考察其焦虑状态,动物进入开放臂次数比和开放臂停留时间比是该测试中的经典指标(Barbalho CA,2009)。本实验中观察到黑果枸杞提取物的中、高剂量组大鼠进入开臂的次数百分比和在开臂活动时间百分比均提高,有明显的抗焦虑作用。

此外,地西泮、黑果枸杞提取物中、高剂量组均能显著降低大鼠海马中 5-HT 的含量;地西泮使大鼠海马中 DA 及其代谢产物含量降低,而黑果枸杞提取物中、高剂量组对大鼠海马中 DA 含量仅显示出不同程度的降低作用趋势,提示地西泮和黑果枸杞提取物抗焦虑作用主要与其对海马中 5-HT 含量的调节作用有关,同时,从两者对 5-HT 的代谢产物 5-HIAA 含量亦有显著降低作用来看,推测地西泮和黑果枸杞提取物可能是通过抑制海马中 5HT 合成与释放起抗焦虑作用。提示黑果枸杞提取物与阳性药物地西泮对大鼠海马中单胺类神经递质的调节作用可能有所不同。

综上所述,马晓杰等(2018)的研究首次探索了

黑果枸杞对焦虑的作用,结果表明 LRE 在大鼠 OFT 和 EPM 实验中具有明确的抗焦虑作用,可能与调节 5-HT 能系统有关。这一研究结果为发掘传统藏药黑果枸杞的潜在药用价值,研发安全、有效的天然抗焦虑药物开辟了新的思路,对珍贵民族药资源的合理开发利用深有裨益。

罗静(2020)研究了黑果枸杞花色苷对小鼠尼古丁戒断后焦虑症状的影响,尼古丁戒断后会产生戒断症状,包括躯体症状和情绪症状,在情感症状中,焦虑被认为是主要表现之一,它加强了戒断期间的负性情绪并能使尼古丁渴求增加,促使患者复吸,所以能缓解焦虑的药物很可能有助于治疗尼古丁成瘾。在尼古丁成瘾治疗的研究中,具有抗焦虑作用的药物已被广泛关注,如西药丁螺环酮,中药苦菜、覆盆子、红景天和鱼腥地龙汤等。研究表明黑果枸杞花色苷具有显著的抗焦虑作用,其作用机制包括降低 CRF(促肾上腺皮质激素释放因子)含量、调节 ERK/MAPK(胞外信号调节激酶/丝裂原活化蛋白激酶)通路等,与尼古丁成瘾机制相关,所以罗静(2020)课题组推测其对尼古丁戒断后的焦虑症状亦有缓解作用。为证实这一推测,陈轶(2017)建立了尼古丁成瘾后戒断的小鼠模型,并通过高架十字迷宫和明暗箱实验来评价黑果枸杞花色苷对尼古丁戒断小鼠的焦虑表现的影响,以期为黑果枸杞花色苷应用于抗尼古丁戒断后焦虑症状提供实验依据。

结果显示,在高架十字迷宫实验中,与空白组相比,模型组的尼古丁戒断小鼠进入开臂的时间、次数明显显著减少,表明具有焦虑样行为;与模型组相比,黑果枸杞花色苷中剂量和高剂量能显著增加其进入开臂的时间,黑果枸杞花色苷高剂量还显著增加小鼠进入开臂的次数,表明黑果枸杞花色苷中剂量和高剂量均能抑制尼古丁戒断小鼠的焦虑表现;在明暗箱实验中,与空白组相比,尼古丁戒断小鼠在明箱停留的时间与进入明箱次数均明显减少,表现出焦虑样行为;与模型组相比,黑果枸杞花色苷低、中、高剂量均能显著增加小鼠在明箱停留时间,高剂量还能显著增加其进入明箱次数,表明黑果枸杞花色苷三种剂量均能不同程度地抑制尼古丁戒断小鼠的焦虑表现。

通过高架十字迷宫实验和明暗箱实验,考察了

黑果枸杞花色苷对尼古丁戒断小鼠的抗焦虑作用，其不同剂量分别表现出不同程度的抗焦虑药效，其中高剂量即 3 g/kg（按生药量计）效果最优。尼古丁戒断后会出现一系列戒断症状，这些不适感会诱导人们恢复使用尼古丁，焦虑是被人们广泛关注的戒断表现，是促使戒断患者恢复使用尼古丁的危险因素。本研究行为学结果表明黑果枸杞花色苷对尼古丁戒断后的焦虑症状具有缓解作用，为黑果枸杞花色苷治疗尼古丁戒断并帮助戒烟提供了重要的依据。

有研究表明黑果枸杞果实中花色苷的 95% 为矮牵牛素衍生物且不含矢车菊素衍生物，而白刺果实中花色苷的 80% 为矢车菊素衍生物且不含矮牵牛素衍生物（Zheng J，2011）。黑果枸杞和白刺互为替代品，然而近年来黑果枸杞的保健功能渐渐成为研究的热点，陈轶以经典焦虑模型为基础，探讨和比较富含花色苷类成分的黑果枸杞及其白刺的抗焦虑活性，通过一系列小鼠行为学（高架十字迷宫实验和明暗箱实验）以及大鼠模型实验（空瓶应激模型和束缚应激模型）明确和比较 LRE（黑果枸杞乙醇提取物）和 NTE（白刺提取物）的抗焦虑药效，并确定了两者在这些模型上的有效剂量，以期为 LRE 和 NTE 开发为天然抗焦虑药物奠定实验基础。实验结果如下：

LRE 小鼠高架十字迷宫实验结果表明：①与空白组相比，地西泮沮小鼠进入开臂的次数百分比和在开臂活动时间百分比显著提高。②与空白组相比，LRE 中剂量组（160 mg/kg）、高剂量组（320 mg/kg）小鼠进入开臂的次数百分比显著提高。③与空白组相比，LRE 中剂量组（160 mg/kg）、高剂量组（320 mg/kg）小鼠在开臂活动时间百分比显著提高。④LRE 低剂量组（80 mg/kg）的考察值与空白组间无显著差异。

NTE 小鼠高架十字迷宫实验结果表明：①与空白组相比，地西泮组小鼠进入开臂的次数百分比和在开臂活动时间百分比显著提高。②与空白组相比，NTE 中剂量组（200 mg/kg）、高剂量组（400 mg/kg）小鼠进入开臂的次数百分比显著提高。③与空白组相比，NTE 中剂量组（200 mg/kg）、高剂量组（400 mg/kg）小鼠在开臂活动时间百分比显著提高。④NTE 低剂量组（100 mg/kg）的考察值与空白组间无显著差异。

因此，LRE 和 NTE 在小鼠高架十字迷宫模型上均表现出抗焦虑活性。LRE 高剂量组（320 mg/kg）和 NTE 高剂量组（400 mg/kg）在此模型上均表现出稳定的抗焦虑活性。

LRE 小鼠明暗箱实验结果表明：①与空白组相比，地西泮组小鼠进入明箱次数和进入明箱时间显著提升。②与空白组相比，LRE 高剂量组（320 mg/kg）可显著增加小鼠进入明箱次数。③与空白组相比，LRE 中剂量组（160 mg/kg）、高剂量组（320 mg/kg）可显著增加小鼠进入明箱时间。④LRE 低剂量组（80 mg/kg）的考察值与空白组间无显著差异。

NTE 小鼠明暗箱实验结果表明：①与空白组相比，地西泮组小鼠进入明箱次数和进入明箱时间显著提升。②与空白组相比，NTE 中剂量组（200 mg/kg）和高剂量组（400 mg/kg）可显著增加小鼠进入明箱次数。③与空白组相比，NTE 中剂量组（200 mg/kg）和高剂量组（400 mg/kg）可显著增加小鼠进入明箱时间。④NTE 低剂量组（100 mg/kg）的考察值与空白组间无显著差异。

LRE 和 NTE 在小鼠明暗箱模型上均表现出抗焦虑活性。LRE 中剂量组（160 mg/kg）、高剂量组（320 mg/kg），NTE 中剂量组（200 mg/kg）、高剂量组（400 mg/kg）在此模型上均表现出稳定的抗焦虑活性。

2 周的空瓶应激后，除空白组外其他各组大鼠均表现出狂躁、易激惹、啃咬饮水瓶的状态，个别动物表现出较强的攻击性，结合到高架十字迷宫实验数据，模型组进入开臂次数百分比和进入开臂时间百分比同空白组显著降低。通过一周的灌胃给药后，观察给药各组动物焦虑症状均有不同程度的缓解，结合高架十字迷宫实验数据，阳性组、LRE 低剂量组、LRE 高剂量组、NTE 低剂量组、NTE 高剂量组同模型组相比均显著升高；阳性组、LRE 低剂量组、LRE 高剂量组、NTE 高剂量组同模型组相比均显著升高。

空瓶应激模型由 Izquierdo 首先创立，在给予大鼠施加定时喂水训练使实验动物产生条件反射后，无规律地放置空水瓶，使动物因饮水不得而产生焦虑样状态。与现有的焦虑应激模型相比，该模型在很大程度上避免了掺杂物理（躯体）性应激成分，是一种经过广泛验证的慢性情绪应激模型,其能较好地模拟焦虑障碍特别是广泛性焦虑症(GAD)生理和心理状态。实验结果表明黑果枸杞提取物(LRE)低剂量组和高剂量组,以及白刺提取物(NTE)高剂量组对空瓶应激致焦虑模型大鼠具有稳定的抗焦虑作用。

综上所述,该课题采用两个经典小鼠行为学实验(EPM、LDB)探讨比较了 LRE 和 NTE 的抗焦虑药效,并通过空瓶应激致焦虑模型和束缚应激致焦虑模型的大鼠行为学实验对 LRE 和 NTE 的抗焦虑作用进行了进一步的验证,表明 LRE 和 NTE 均具有稳定的抗焦虑活性。在机制探讨方面,通过探讨比较 LRE 和 NTE 对空瓶应激后大鼠 HPA 轴的影响,推测它们可能通过抑制模型动物 HPA 系统功能亢进来减轻动物焦虑状态;通过探讨比较 LRE 和 NTE 对束缚应激后大鼠脑内 BDNF/ERK/MAPK 通路的影响,对海马凋亡相关因子的影响,对海马神经元再生增殖的影响,推测 LRE 和 NTE 可能通过抑制 ERK 和 CREB 的过度磷酸化,促进 BDNF 蛋白的表达,调节海马凋亡相关因子表达,促进海马神经元再生增殖,进而提高海马神经元可塑性来达到抗焦虑的作用。

第二节 黑果枸杞中多糖药理作用

黑果枸杞多糖(LRP)是一种生物调节剂,也是黑果枸杞的重要功能成分。干果中多糖的平均质量分数可达到 16.74%(李艳,2001)。Lv 等(2013)采用阴离子交换柱和凝胶过滤色谱从黑果枸杞果实中纯化得到了相对分子质量为 1.05×10^5 的多糖 LRP4-A,由鼠李糖、阿拉伯糖、半乳糖和葡萄糖构成,其构成比为 1:7.6:8.6:0.5。通过色谱分离柱等方法,从黑果枸杞中分离获得了水溶性多糖 LRGP1(林丽,2013b)、阿拉伯半乳聚糖蛋白 LRGP3(Peng Q,2012)和免疫活性果胶 LRGP5(Peng Q,2014)。水溶性多糖由鼠李糖、阿拉伯糖、木糖、甘露糖、葡萄糖和半乳糖等 6 种单糖组成,是含有多种微量元素和氨基酸的蛋白杂多糖,各单糖摩尔比为 0.65:10.71:0.33:0.67:1.00:10.41(PENGQ,2012)。阿拉伯半乳聚糖蛋白质结构中的多糖由鼠李糖、阿拉伯糖和乳糖按摩尔比 1.0:14.9:10.4 组成(Peng Q,2012)。Liu 等(2013)通过比较几种黑果枸杞水溶性多糖的提取工艺,最终采用微波辅助提取工艺提取,并确定最佳提取工艺条件为水料比 31.5 mL/g,微波功率 544.0 W,提取时间 25.8 min。此外,Liu 等(2013)还发现黑果枸杞水溶性多糖具有一定的抗氧化活性。

一、降血糖

正常情况下,机体的血糖由胰岛 α 细胞分泌的胰高血糖素与胰岛 β 细胞分泌的胰岛素保持平衡。当胰岛素分泌相对或绝对不足时,血糖水平超出正常范围,血糖平衡破坏,就可能引起糖尿病。胰岛素分泌不足和胰岛素抵抗是引起糖尿病的两大主要原因,胰岛素抵抗指胰岛素促进葡萄糖摄取和利用的效率下降。研究表明:各种科属类植物多糖的降血糖机制具有多样性,不同种属之间无显著差别,其机制包含:抑制胰岛 β 细胞凋亡;通过抗氧化、抗炎、保护胰岛 β 细胞结构和功能等方式促进胰岛素的分泌;改善胰岛素与靶细胞特异性结合,通过增强胰岛素敏感性改善胰岛素抵抗;通过调节关键酶活性、促进糖吸收利用和代谢以及信号通路等途径调节血。也可通过抑制膜高血糖素的分泌,来使其余胰岛素的效应保持平衡状态(肖瑞希,2019);此外还可通过加速葡萄糖的代谢及外周组织对葡萄糖的利用等(赵国华,2001)。黑果枸杞果实多糖对糖尿病具有预防和治疗作用。

陈晓琴(2007)通过灌胃方式给与小鼠 20 mg/kg、50 mg/kg、80 mg/kg 的黑果枸杞果实多糖,腹腔注射四氧嘧啶后,黑果枸杞果实多糖剂量组与糖尿病模型(血糖>11.1 mmol/L)组比较,血糖含量明显降低。此外,Zhu 等(2020)研究发现黑果枸杞果实中的黄酮类成分和花青素类成分对 α-淀粉酶和 α-糖苷酶有较强的抑制作用,其中芦丁对 α-糖苷酶、α-淀粉酶都显示出了很强的抑制作用,IC_{50} 分别为

0.5 mg/mL、5 mg/mL。α-淀粉酶和α-葡萄糖苷酶是机体中碳水化合物消化和吸收的两个最关键的酶。α-淀粉酶可分解长链碳水化合物；α-葡萄糖苷酶可水解葡萄糖苷键，释放出葡萄糖，它们是直接参与淀粉及糖原代谢途径必不可少的酶。因此，抑制α-淀粉酶和α-葡萄糖苷酶的活性可以抑制碳水化合物水解释放葡萄糖，减缓小肠对葡萄糖的吸收（Wu JJ，2016）。作为糖尿病防治的关键靶点，上述研究提示黑果枸杞果实对糖尿病可能有一定预防和治疗作用。

汪建红等（2009b）对黑果枸杞多糖的降血糖作用进行研究，方法为：糖尿病模型鼠随机分为5组：糖尿病模型组、盐酸二甲双胍组、多糖低剂量组、中剂量组和高剂量组，多糖低剂量组、中剂量组和高剂量组每天分别一次性灌胃 20 mg/kg 体重、50 mg/kg 体重和 80 mg/kg 体重剂量的黑果枸杞果实多糖，盐酸二甲双胍组每天一次性灌胃盐酸二甲双胍 125 mg/kg 体重的剂量，糖尿病模型组则每天一次性灌胃生理盐水，实验周期 21 日，各组给予基础饲料和自由饮水，于末次给药后禁食 12 h，进行空腹血糖，小鼠血清、肝脏超氧化物歧化酶（SOD）活性，小鼠血清、肝脏丙二醛（MDA）值，小鼠肝糖原含量各项指标的测定。

从黑果枸杞果实多糖对四氧嘧啶糖尿病预防实验的结果来看，黑果枸杞果实多糖中、高剂量组血糖值与模型对照组相比有极显著降低（$p < 0.01$），低剂量组也有显著降低（$p < 0.05$）说明黑果枸杞果实多糖能在一定程度上对四氧嘧啶所致糖尿病的形成有预防作用。从黑果枸杞果实多糖对四氧嘧啶糖尿病小鼠的治疗实验结果来看，黑果枸杞果实多糖能显著降低四氧嘧啶糖尿病小鼠的血糖水平，多糖低剂量组血糖含量与糖尿病模型组相比，降低 15.12%（$p < 0.01$），中剂量组血糖含量与糖尿病模型组相比，下降 22.08%（$p < 0.01$），高剂量组血糖含量与糖尿病模型组相比，下降 9.84%（$p < 0.05$），说明黑果枸杞果实多糖能在一定程度上使四氧嘧啶导致的糖尿病小鼠高血糖下降，有治疗作用。

四氧嘧啶是自由基激活剂，可使胰岛等组织中过氧化氢及超氧阴离子等自由基含量增加，从而对胰岛 β-细胞产生毒性损害，导致大量胰岛 β-细胞的损伤及死亡，胰岛素合成发生障碍，从而导致动物

实验性糖尿病。因此体内自由基过多可能是糖尿病致病的原因之一。SOD 是机体清除氧自由基的重要酶，直接反映机体抗氧化水平。MDA 是自由基引起的脂质过氧化的主要产物之一，MDA 含量可间接体现机体抗氧化能力及清除氧化产物的能力。从本实验 SOD 与 MDA 的统计结果来看，与糖尿病模型组相比，多糖低、中剂量组小鼠的血清 SOD 活力显著升高（$p < 0.05$），多糖中、高剂量组的肝组织 SOD 活力与糖尿病模型组相比也有显著升高（$p < 0.05$）；多糖低剂量组小鼠的血清 MDA 与糖尿病模型组相比有显著降低（$p < 0.05$），中、高剂量组小鼠的血清 MDA 与糖尿病模型组相比降低极显著（$p < 0.01$），多糖低、中剂量组和高剂量组小鼠的肝组织 MDA 与糖尿病模型组相比，均有极显著降低（$p < 0.01$）。同时盐酸二甲双胍也能有效降低糖尿病小鼠血清 MDA 值（$p < 0.01$）与肝组织 MDA 值（$p < 0.05$），虽然黑果枸杞果实多糖的降血糖作用稍弱于盐酸二甲双胍，但其抗氧化能力明显优于盐酸二甲双胍，多糖低剂量组小鼠的血清 SOD 活力与盐酸二甲双胍组相比，有显著提高（$p < 0.05$），多糖高剂量组的血清 MDA 与盐酸二甲双胍组相比，有极显著降低（$p < 0.01$）。因此，黑果枸杞果实多糖的降血糖作用机制之一可能是通过提高机体 SOD 等抗氧化剂的活力，降低机体 MDA 的含量，增强机体抗氧化能力及清除氧化产物的能力，减轻或阻止自由基对胰岛 β-细胞的损伤、促进胰岛 β-细胞的修复与再生而实现的。

实验结果表明，多糖中剂量组小鼠的肝糖原含量与糖尿病模型组比较有显著增加（$p < 0.05$），显示黑果枸杞果实多糖在降低糖尿病小鼠血糖的同时促进葡萄糖转变为肝糖原。肝脏是葡萄糖代谢的主要器官之一（Lim EL，2011），当血糖不平衡时，可通过肝糖原的合成和分解维持机体血糖平衡。葡萄糖激酶（glucokinase，GK）是糖代谢中的关键酶，催化葡萄糖转化为 6-磷酸葡萄糖，促进肝糖原的合成。葡萄糖 6-磷酸酶（glucose-6-phosphatase，G6Pase）是肝脏糖异生的关键酶，催化 6-磷酸葡萄糖转化为葡萄糖。葡萄糖运转体 2（glucose transporter，GLUT2）是肝脏最主要的葡萄糖转运体，运送葡萄糖进出肝脏，与 GK 协调作用促使胰岛素分泌，参与机体血糖调节（汪建辉，2012）。本实验结果提示黑

果枸杞多糖可增加肝糖原的合成,促进糖的合成代谢也是黑果枸杞果实多糖降血糖的重要途径之一。糖尿病患者多饮多食、体重减轻症状十分突出,从本实验可以看出黑果枸杞果实多糖能减少糖尿病小鼠食量和饮水量、增加糖尿病小鼠的体重,这一作用对于缓解糖尿病患者的症状可能是有益的。

植物多糖降血糖的机制还包括以下几个方面:①下调 PTP-1B 的表达:PTP-1B 与蛋白酪氨酸激酶(protein tyrosine kinases,PTK)共同维持着酪氨酸蛋白磷酸化的平衡。InsR 或其底物上的酪氨酸残基会被 PTP-1B 去磷酸化,对胰岛素信号转导进行负调节;组织细胞中 PTP-1B 过多表达会降低 PTK 的活性,使 InsR 无法与胰岛素结合,引起胰岛素抵抗,导致血糖水平升高(付建平,2017)。②调节信号通路:调节 PI3K/Akt 信号通路方面,葡萄糖通过协助扩散方式透过细胞膜脂质双层结构进入细胞,但其扩散方式需要细胞膜上的 GLUT 载体蛋白转运才能完成。当 PI3K/Akt 信号通路被激活后,GLUT4 从细胞内转移到细胞膜,可增加葡萄糖的摄取(张楠等,2016b)。PI3K 是由调节亚基 p85 和催化亚基 p110 所组成的异二聚体。Akt 又称蛋白激酶 B,是 PI3K 信号通路下游的重要靶蛋白。Akt 有 3 个亚型,其中 Akt2 主要参与胰岛素效应组织中葡萄糖的稳态调节,在胰岛素敏感的组织如脂肪、骨骼肌和肝脏中都有较高的表达(杨萍,2015)。因此,激活 PI3K/Akt 信号通路可调节血糖水平;调节 MAPK 信号通路方面,丝裂原活化蛋白激酶(mitogen-activated proteinkinase,MAPK)是信号从细胞表面传导到细胞核内部的重要传递者,参与细胞增殖、分化、存活和凋亡等活动。它分为 4 个亚族:细胞外调节蛋白激酶(extracellularregulated protein kinases,ERK)、p38、Jun 氨基末端激酶(Jun N-terminal kinase,JNK)和 ERK5。其中 JNK 和 p38 MAPK 信号通路在炎症和细胞凋亡的应激反应中起关键作用,植物多糖可调节此信号通路,抑制胰岛细胞凋亡,提高胰岛素水平(宁崇,2017)。调节 cAMP-PKA 信号通路方面,环磷酸腺苷(cyclic adenosine monophosphate,cAMP)是一种环状核苷酸,具有调节细胞代谢的作用,但是需要依赖 PKA 下游靶蛋白磷酸化发挥作用。cAMP-PKA 信号通路的激活可以刺激胰岛 β 细胞分泌胰

岛素(Luo G,2013)。

目前植物多糖在糖尿病方面的研究主要集中在降血糖作用及机制,对糖尿病引发的各种并发症研究较缺乏,进一步了解植物多糖对并发症的抑制作用及机制可能会减少糖尿病带来的伤害,这对糖尿病及降血糖药物的研究都具有一定的意义。

二、抗疲劳

目前,疲劳已成为人们工作生活中较为普遍的问题,大量运动使得机体内各器官产生了生理性变化,不能维持正常水平,造成机体内分泌失调,免疫力降低甚至产生疾病(李学军,2017),因此如何缓解疲劳以及机体状态恢复是目前研究的重点。经研究发现,从植物中分离出来的多糖在消炎、提高免疫力、抗肿瘤、抗氧化等方面有一定的生物活性,还具有毒副作用小、残留少等优势,在临床应用中特别在抗疲劳方面具有广泛的应用前景(董碧莲,2019)。

本小节总结了多家实验室关于黑果枸杞抗疲劳方面的研究,主要通过测定一些与代谢相关的指标评定黑果枸杞的抗疲劳作用。例如小鼠负重游泳时间可以表明小鼠的运动耐力,在经过负重运动后小鼠体内生理生化指标的变化可以反映其疲劳程度,研究中常用的指标有超氧化物歧化酶(SOD)、血尿素氮(BUN)、丙二醛(MDA)、乳酸(LAC)、乳酸脱氢酶活力(LDH)、肌酸激酶(CK)、糖原、儿茶酚胺、皮质醇等(周玲玲,2015;YANGZQ,2020),其中血尿素氮和乳酸是判断机体代谢水平、运动强度和疲劳水平的重要指标。

负重游泳实验是评价抗运动性疲劳的重要指标;SOD 是机体清除氧自由基的重要酶,直接反映机体抗氧化水平。MDA 是自由基引起的脂质过氧化的主要产物之一,MDA 含量可间接表现机体抗氧化能力及清除氧化产物的能力。近期有学者提出运动引起的脂质过氧化反应加强而产生较多的自由基,会导致肌纤维膜及线粒体膜等生物膜完整性丧失及损伤,从而引发一系列细胞代谢功能紊乱,细胞广泛性损害及病理变化,使肌肉工作能力下降产生疲劳。研究发现用药物抑制动物体内的 SOD 活性后,大鼠肌肉最大强直张力减少 28%~52%,而给动物注射几种自由基清除剂后可明显降低自由基反应,显著延长大鼠游泳时间(王竹影,2002);糖原是

运动中最重要的能源物质,机体剧烈运动后大量糖原被消耗,因此糖原储备可作为评价机体抗疲劳的另一重要指标。同时,动物剧烈运动后糖酵解产物乳酸堆积,是发生疲劳的另一重要原因"代谢物质堆积学说"(李八方,1997)。

汪建红等(2009c)探讨了黑果枸杞果实多糖的抗疲劳生物功效及其机制,采用对照组及黑果枸杞果实多糖低、中、高3个不同浓度剂量组对小鼠灌胃25日后进行负重游泳实验,并对其血清与肝脏的超氧化歧化酶(superoxide Dismutase,SOD)活性、丙二醛(maleic Dialdehyde,MDA)含量及肌糖原、肝糖原、血清尿素氮、血乳酸水平等进行了测试。结果显示,黑果枸杞果实多糖3个剂量组均可以延长负重小鼠的游泳时间,提高小白鼠的运动能力,其中以中剂量组(每日 50 mg/kg)的剂量为佳($p < 0.01$)。本实验表明,短期灌胃黑果枸杞果实多糖的小鼠进行同样强度的运动后,低、中剂量给药组的血清SOD活力明显高于对照组(低剂量组:$p < 0.05$,中剂量组:$p < 0.01$);低、中剂量给药组小鼠肝脏的SOD活力与对照组相比有极显著升高($p < 0.05$),高剂量给药组小鼠的血清、肝脏SOD活力也有升高,但不显著;与对照组相比,低、中剂量给药组小鼠的血清MDA值有显著降低(低剂量组 $p < 0.01$,高剂量组 $p < 0.05$);低剂量给药组小鼠肝脏中的MDA值与对照组相比有明显降低($p < 0.05$),中、高剂量组小鼠肝脏中MDA值有极显著降低($p < 0.01$)。该结果表明黑果枸杞果实多糖能提高SOD活力,减少自由基的堆积,有助于体内脂质过氧化物的清除,从而延缓疲劳出现,推测这是服药组小鼠游泳耐力显著提高的重要机制之一。

此外,通过测试剧烈运动后血清乳酸含量,分析机体有氧和无氧代谢能力,对疲劳程度和恢复情况作出评价。汪建红等(2009c)分别测试了黑果枸杞果实多糖3个浓度剂量组对小鼠肝糖原、肌糖原的影响,并与对照组比较。结果显示,低、中剂量给药组的肝糖原含量有显著升高(低剂量组 $p < 0.05$,中剂量组 $p < 0.01$),中剂量给药组小鼠的肌糖原含量也有显著升高($p < 0.05$),低剂量组、高剂量组的肌糖原含量虽也有所升高,但无统计学意义。该结果提示,黑果枸杞果实多糖对维持肝糖原、肌糖原含量的高水平有积极作用,从而延缓疲劳的出现。本研

究实验结果表明,运动后,低、中、高剂量给药组的血乳酸含量明显低于对照组,提示灌胃黑果枸杞果实多糖的小鼠不易产生疲劳。罗琼等(1999)研究表明多糖可提高小鼠的乳酸脱氢酶总活力,可以加速过多乳酸的清除代谢,能减少乳酸的产生并加速运动后乳酸的清除,因而延缓疲劳的发生和加速疲劳的消除。研究表明机体尿素氮含量随劳动及运动负荷的增加而增加,机体对负荷的适应能力越差,尿素氮的增加就越明显。本研究结果显示,游泳后低、中、高剂量给药组的血清尿素氮含量水平显著低于对照组,提示黑果枸杞果实多糖能使小鼠的运动负荷能力提高,不易发生疲劳。

理论上来说,人体所必需的糖和脂肪是机体消耗的主要能量物质,而且在实际生活运动中也是维持机体运动的必须物质。机体在运动中首先需要消耗的是糖原,而且随着时间的延长,体能下降,能源物质不能满足机体的需求,最终由于体力不支而无法正常活动。此时就需要脂肪供能,才能继续运动,正常情况脂肪可以维持供能时间在 $2 \sim 3$ h。脂肪作为供能系统中的"保护者",它能维持机体正常运动,但是,过度消耗脂肪会造成人体的运动水平和能力有不同程度的伤害。因此,运动也要学会合理把握时间和运动强度,以免损伤机体。在机体处于运动过程中,肝糖原的分解速度会低于肌糖原,此时,血糖的提供不能充足地维持大脑皮质的应激能力,那么大脑所需要的能量不能及时得到补充,脑力疲劳就频繁出现。血糖也是维持机体进行一定强度运动的能量,血糖比较容易满足机体的需要,当体力透支时,只要及时给予糖,运动能力就会逐渐恢复。

众所周知,机体中乳酸的产生和代谢是平衡调节的。在机体不协调的情况下,乳酸等代谢产物会在组织中逐渐堆积。无氧运动使机体产生大量的乳酸和代谢产物,它们在体内滞留,对体系统的正常代谢造成一定的阻碍。代谢产物的长期堆积,会使引起肌组织和血液中部分离子的浓度增高,对兴奋冲动传向肌肉组织造成严重障碍,无法提高糖酵解能力,ATP合成速率不能达到机体所需。有研究表明,体内乳酸长时间堆积可使内环境呈酸性,进而抑制机体代谢产物的排泄和身体各项功能的正常运行,导致肌肉无力,引发运动疲劳。

研究(关会林,2008;吕荣,2001)表明运动型疲

劳完全是由于运动所致,并非病理因素引起,这是由于运动时不仅仅改变了外周运动细胞内外液的相对平衡,还会消耗大量的能量,从而导致耗能增加,产生大量的堆积乳酸,而细胞内也会产生大量的自由基,发生过氧化反应(唐万里,2008),损伤组织细胞膜,所以导致运动细胞疲劳,人体产生疲劳感。骨骼肌收缩是生命运动的基本过程之一,而骨骼肌的收缩却离不开细胞内 Ca^{2+} 的调节。细胞内,游离 Ca^{2+} 浓度的改变,是骨骼肌进行兴奋收缩偶联的重要物质基础(魏国,2003),不仅仅对于维持正常的神经传导有着重要的作用,还是调节肌肉-神经传导的偶联因子(贺忠兵,2016;王宏,2009)。骨骼肌兴奋时,大量 Ca^{2+} 从细胞外进入细胞内,调节细胞的传导。但是剧烈的运动使人体不能够快速地调节细胞活动,从而使胞浆中 Ca^{2+} 的堆积,影响了肌纤维的兴奋-收缩耦联以及肌肉细胞组织,产生使肌肉工作能力下降的较多的自由基,引起细胞结构和功能的一系列改变,造成各种细胞功能的障碍,导致肌纤维膜及内质网完整性、线粒体膜等,生物膜完整性丧失,妨碍了正常的细胞代谢与功能,使肌肉的工作能力下降(田昕,2009)。

基于上述引发疲劳的机制论述,曹茸茸(2015)通过建立运动疲劳小鼠模型和电刺激蟾蜍离体腓肠肌标本,探讨黑果枸杞水煎液对运动疲劳的缓解作用,并对相关机制进行探讨。主要内容包括:①药黑果枸杞对小鼠力竭游泳时间的影响。②黑果枸杞对运动疲劳小鼠肝糖原、肌糖原以及血乳酸的影响。③黑果枸杞对运动疲劳小鼠血清尿素氮的影响。④不同浓度的黑果枸杞对腓肠肌阈刺激强度和饱和刺激强度的影响。⑤不同浓度的黑果枸杞对腓肠肌收缩力的影响。⑥不同浓度的黑果枸杞对运动疲劳腓肠肌收缩力的影响。⑦无钙介质中黑果枸杞对运动疲劳腓肠肌收缩力的影响。⑧加入氯化镉后黑果枸杞对运动疲劳腓肠肌收缩力的影响。

通过实验表明,黑果枸杞可以延长小鼠游泳的时间;增加运动小鼠肝糖原和肌糖原储备、降低血清尿素氮水平及减少乳酸的产生,从而达到缓解疲劳的效果。通过采用黑枸杞水煎液浸泡蟾蜍离体腓肠肌标本,探讨黑枸杞的体外抗疲劳效应及其相关机制。结果发现黑枸杞水煎液能明显改善电刺激蟾蜍离体腓肠肌收缩功能,表现为:缩短肌肉达最大收

缩力所需的时间,延长肌肉收缩最大幅度下降到50%及10%的时间(孙洪兆,2010)。说明黑枸杞水煎液能增强蟾蜍腓肠肌的抗疲劳能力。在此实验中,通过使用无钙任氏液和加入钙通道完全阻断剂证实黑枸杞可能通过钙离子通道,调节肌肉运动过程中 Ca^{2+} 浓度而发挥抗疲劳作用(黄冰洋,2011)。

当机体处于运动疲劳状态下,细胞内化学变化发生改变,趋于氧化状态,发生氧化应激反应,产生过量自由基。1978年,以 Dillard 为首的学者首次以最大强度 75% VO_2 进行疲劳运动,发现运动中产生的戊烷(脂质过氧化的产物)是安静状态下的1.8倍(黄冰洋,2011),随后的第二年,Davies 等研究机体运动疲劳后,测量发现肝脏和骨骼肌的自由基增多,进而表明运动疲劳可导致机体氧化应激反应,严重者可导致机体氧化损伤;Davies 等再次研究发现,当机体运动疲劳时,体内的黄嘌呤氧化酶产生的超氧自由基(O_2^-)可使骨骼肌的收缩功能减弱,导致机体运动疲劳程度严重,氧化应激反应增强,上述表明,O_2^- 可能是导致骨骼肌运动疲劳的因素之一。随着研究深入,大量动物实验证实,运动疲劳可导致动物心肌、骨骼肌、肝脏等组织线粒体产生较多的自由基,导致机体发生氧化应激损伤,进而导致机体各项功能受损,其中氧自由基在运动疲劳中占有重要地位,它是导致机体损伤的直接原因(Phaneuf S,2001)。

杨晓磊等(2019)通过建立小鼠运动疲劳模型,探讨藏药黑果枸杞对运动疲劳所致氧化应激的影响。实验内容为通过疲劳游泳运动建立小鼠氧化应激模型,探讨藏药黑果枸杞对运动疲劳所致氧化应激的影响。具体检测指标包括:血清中 MDA、LPO、ROS、SOD、CAT、GSH-Px 的变化。以评价藏药黑果枸杞水煎液对脂质过氧化损伤的缓解作用。实验表明,不同浓度的藏药黑果枸杞水煎液对泳前小鼠中 ROS、LPO、MDA 含量都没有影响,无统计学意义($p>0.05$)。但是,随着小鼠运动疲劳氧化应激产生,机体内产生 ROS、LPO 和 MDA 含量增多,藏药黑果枸杞可明显减少血清中这些物质的含量,高浓度的藏药黑果枸杞水煎液效果更明显,具有统计学意义($p<0.05$);疲劳运动后的小鼠的 SOD、CAT 和 GSH-Px 活性均有不同程度的下降,以 GSH-Px 降低最为明显;不同浓度的藏药黑

果枸杞水煎液对泳前小鼠中 SOD、CAT 和 GSH-Px 活性影响不明显,无统计学意义($p>0.05$)。但是,随着小鼠运动疲劳氧化应激程度加深,机体内自由基及氧化应激产物的产生增加,而自由基清除酶系(SOD、CAT 和 GSH-Px)活性降低,是损伤进一步加剧,藏药黑果枸杞能增加疲劳小鼠血清中 SOD、CAT 和 GSH-Px 活性,从而减轻损伤,且高浓度的藏药黑果枸杞水煎液作用更明显,具有统计学意义($p<0.05$)。

此外,冯薇等(2009)从黑果枸杞果实中提取多糖,以昆明系小白鼠为实验受体,分高、中、低 3 个剂量组进行喂养,分别从小白鼠体重、游泳时间、血清和肝脏超氧化物歧化酶、血清和肝脏丙二醛、肝糖原和肌糖原、血清尿素氮、血乳酸等 10 个指标进行研究黑果枸杞果实多糖的抗疲劳作用及其最佳用量。结果表明每天为小白鼠灌胃 10~50 mg/kg 时,能够明显增加小白鼠游泳时间,增加小鼠血清和肝匀浆 SOD 活性,降低血清和肝匀浆 MDA 含量,从而减少自由基的堆积,加快体内脂质过氧化物的清除,增加

小白鼠肝糖原和肌糖原含量,提高能量储备,降低小白鼠血清尿素氮含量,提高运动负荷能力,降低运动后血乳酸的增加,加快血乳酸清除,延缓疲劳的发生。

近年来,研究中药的抗疲劳功效已成为热点,其中黑果枸杞作为一种极具药用价值的药食同源的作物具有潜在的延缓运动性疲劳的作用,具有广阔的发展前景。关于运动性疲劳研究主要集中于建立动物模型以及血液及肌肉中相关生理生化指标的变化,随着对运动性疲劳的深入研究,对微观结构水平方面进行研究以便更好地了解运动性疲劳的相关机制,了解其相关特点,提取黑果枸杞的有效抗疲劳活性成分,为延缓运动性疲劳以及疲劳的恢复提供基础(曹茸茸,2017)。但目前在研究黑果枸杞抗疲劳的试验中仍存在一些问题,例如相关评价指标较少,动物模型单调,有效成分的提取方法及最佳剂量各不相同,缺乏准确的依据,需要进一步研究。提取黑果枸杞中的有效成分,在细胞和分子水平等微观水平方面研究其抗疲劳作用是新的研究趋势(张梦洁,2021)。

第三节　黑果枸杞中其他成分药理作用

除以上生理活性成分外,黑果枸杞还含有其他多种成分。黑果枸杞果实中含有不饱和脂肪酸,其含量约占脂肪酸总量的 64%,主要包括 C18:1(油酸)、C18:2(亚油酸)以及少量 C18:3(亚麻酸)(胡娜,2014)。沈建伟等(2012)用 HPLC 分析方法从黑果枸杞中检测到维生素 B_{12},含量为 306.28 mg/kg。陈晨等(2011a)用固相萃取-HPLC 快速测定黑果枸杞果汁中没食子酸、原儿茶素、儿茶素、绿原酸、咖啡酸、丁香酸等 6 种酚酸类成分的含量,这些活性成分也有着广泛的生理活性。

一、抑菌

关于黑枸杞提取液的抗菌机制,相关资料研究表明具有两种可能性,其一为枸杞提取液中枸杞多糖含量丰富,这些多糖结合在菌体表面后,一方面快速地打破细菌屏障结构,如最外层的细胞壁以及柔韧的细胞膜,进而使细菌内物质外流而死亡;另一方

面阻挡营养物、相关代谢产物正常进入菌体内,使细菌因不能吸收营养物质而"渴死"或进入休眠状态,最终达到抑菌的目的(王倩宁,2018)。其二是枸杞提取液中的生理活性物质如甜菜碱以及单宁类、酚酸类、黄酮类物质具有使细菌细胞膜蛋白失活的作用,之后其他物质可以结合细菌的 DNA,在遗传水平上改变细菌的生理性状,抑制细菌生长(梁文红,2004)。

刘秀丽等(2020)采用乙醇提取法外加超声波辅助,探究不同条件下黑枸杞提取液对常见致病菌(包括大肠埃希菌、金黄色葡萄球菌、肠炎沙门菌)的抑菌效果,并在最佳抑菌效果的提取条件下,采用 DPPH 法测定提取液的抗氧化能力。实验结果表明:超声时间 30 min,超声频率 60 Hz,浸提温度 25℃,料液比 15:1(g:mL),乙醇浓度 60% 时,提取液抑菌功能最佳。尤其对肠炎沙门菌抑菌效果最好,最低抑菌浓度为 0.125 g/mL。在上述提取条

件下，黑枸杞提取液对自由基的清除率随浓度的增大而显著增大，具有明显的量效关系，溶液浓度在 $600\,\mu g/mL$ 以上时，黑枸杞提取物对自由基的清除率高于同浓度下的维生素 C 水溶液，最大清除率可达 76.26%。说明黑枸杞浸提液具有明显的抑菌效果和较强的抗氧化性。

现代科学证明内生真菌广泛存在于植物组织内，并且与宿主植物长期互惠共生相互作用，因此植物内生真菌可能具有分泌与宿主植物相同或者相似结构代谢产物的能力。药用植物中含有多种药用成分，现代学者多次从药用植物中提取分离出各种具有良好生物活性的药效成分，同时药用植物内生真菌因为长期生存于药用植物组织内，所以药用植物内生真菌更容易产生可以作为药用的活性代谢产物。现代医学也证明许多药用植物内生真菌的代谢产物具有良好的抗肿瘤、抑菌等生物活性，因此天然产物工作者们试图通过研究药用植物内生真菌代谢产物来寻找新型抗肿瘤、抑菌药物。时至今日，内生真菌的研究已逐渐成为天然产物研究的热点。

据文献记载，黑果枸杞作为传统藏药，常被用来治疗多种疾病，并且该植物的植株以及果实中含有多种药效成分，因此研究该植物的内生真菌更容易分离出活性代谢产物，且成药率高。黑果枸杞生长于盐碱土地，属于耐干旱植物，主要分布于柴达木盆地，结合黑果枸杞长年生长于盐碱土地的特性，王维等（2013）认为黑果枸杞中应该寄生着一定数量的耐盐内生真菌。并对黑果枸杞耐盐内生真菌抑菌性进行了考察，从藏药黑果枸杞的根、茎、叶中分离到内生真菌 81 株，并测试 81 株黑果枸杞内生真菌的代谢产物抑菌活性，从而确定白耙齿菌（*Irpex lacteus*）抑菌活性最好，固体发酵此菌株，从其代谢产物粗浸膏中分离得到 7 个化合物，分别是：dehydromonacolin K（**1**）、monacolin K（**2**）、$5\alpha,8\alpha$-环二氧麦角甾-7,22-二烯-3β-醇（**3**）、麦角甾醇（**4**）、胡萝卜苷（**5**）、$5\alpha,6\alpha$-环氧-24（R）-甲基胆甾-7,22-二烯-3β-醇（**6**）、青霉酸（**7**）。对所有化合物进行抑菌测试，化合物 **1**、**7** 对所测试菌具有特别强的抑菌活性，对乳链球菌的最低抑菌质量浓度可达 $3.9\,\mu g/mL$；化合 **2** 对枯草芽孢杆菌的最低抑菌质量浓度为 $125\,\mu g/mL$；化合物 **6** 对绿脓杆菌和乳链球菌的最低抑菌质量浓度分别是 $31.1\,\mu g/mL$ 和

$15.6\,\mu g/mL$；化合物 **5** 对绿脓杆菌、大肠杆菌、枯草芽孢杆菌、乳链球菌的最低抑菌质量浓度为 $125\,\mu g/mL$。因此化合物 **1** 和化合物 **7** 有望成为新的抑菌活性药物。

二、抗辐射

辐射已是当今社会不容忽视的问题，化疗患者人数逐年增加，高原恶劣的强紫外线环境，以及近年的核泄漏事件都成为威胁人类健康的重要因素。氨磷汀作为世界公认的抗辐射药物能明显保护机体组织，但引起血压降低，恶心，呕吐等症状使得其使用受限。目前对于黑枸杞的研究主要集中在成分提取与分析上，而其抗辐射作用的报道较少。

段雅彬等（2015a）探讨了黑果枸杞水提取液对辐射损伤小鼠的保护作用：除正常对照组外各组小鼠接受 5 Gy 的 X 射线一次性全身均匀照射。检查各组小鼠外周血中红细胞数（RBC）、白细胞数（WBC）、血小板数（PLT）、血红蛋白数（HGB），计算胸腺和脾脏指数，测定抗氧化酶活力、DNA 和 caspase-3、caspase-6 的含量。结果显示，黑果枸杞水提取液对辐射后小鼠的血常规有明显回升，SOD 活力明显增强，DNA 含量增多，CAT、GSH-Px、T-AOC 活力下降，caspase-3 和 caspase-6 的含量降低。细胞凋亡因子与 DNA 的修复关系密切，其中 caspase-3 和 caspase-6 是 caspase 家族的凋亡执行因子，两者同源性高，并且活化的 caspase-6 可以激活 caspase-3。caspase-3 作为 caspase 家族的最重要成员，它的活化标志着细胞凋亡进入不可逆的阶段（Cryns V，1998）。caspase-3 的激活可以切割参与 DNA 修复的 PARP（聚腺苷二磷酸核糖聚合酶），而 PARP 可以催化二磷酸腺苷核糖聚合物从异柠檬酸脱氢酶向靶蛋白的转移，激活重要的修复因子，从而来达到 DNA 修复的目的（Choi HN，2013；Rouleau M，2010；Ferraris DV，2010）。

辐射对机体的最重要损伤是 DNA，而引起 DNA 损伤的"元凶"就是自由基，并且自由基对免疫系统也有破坏，但是机体也需要适量的自由基，其可激活体内的一些合成酶和解毒酶（Valavanidis A，2006；Valdez LB，2000）辐射后体内的活性氧（ROS）自由基大量增加，而 ROS 是 caspase 激活的

上游信号(Chan WH, 2000),黑枸杞水提物含有花青素与原花青素,这两个物质含有酚羟基,可以直接使自由基熄灭,这可能是黑枸杞降低 caspase - 3 和 caspase - 6 的机制。机体主要通过 5 种途径来提高抗氧化的能力:熄灭自由基、抑制氧化应激和凋亡的生物学改变、增加抗氧化酶活性、降低膜的流动性、抑制脂质过氧化、增加抗氧化蛋白的表达。实验结果表明黑枸杞水提取液是通过增强 SOD 活性来清除辐射所引起的自由基,MDA 含量明显减少,但其他抗氧化酶活性降低,T - AOC 尤以低剂量降低明显,反而辐射组的 T - AOC 较强,可能自由基的产生能使机体代偿地增强抗氧化能力,但由于辐射对 DNA 的损伤,使代偿作用无法比空白组的酶活性强,而黑枸杞含有酚羟基,直接熄灭自由基,使机体的代偿减弱或消失,进而抑制到 CAT、GSH - Px、T - AOC 的活性,从而发挥抗辐射的作用。

对于黑果枸杞在辐射损伤小鼠造血系统的防护作用方面,段雅彬等(2015a)也进行了研究。方法为昆明种小鼠分为正常对照组、辐射模型组、氨磷汀组及黑果枸杞高 2(8 g/kg)、中剂量(4 g/kg)、低剂量(2 g/kg)组,于辐射后第 3 天进行实验,同法分组分别于辐射后第 7、14 天进行实验。给药组灌胃给予黑果枸杞水提取液,正常对照组与模型组给予等体生理盐水,连续 14 日,氨磷汀组于辐射前 30 min 腹腔注射氨磷汀。除正常对照组外各组小鼠接受 X 射线一次性全身照射。辐射后第 3、7、14 天分别观察各组小鼠血常规、脏器指数、骨髓 DNA 含量、血清 caspase - 3、caspase - 6 含量及小肠隐窝上皮细胞 p53 含量变化情况。结果显示,黑果枸杞能升高辐射后小鼠红细胞计数和血红蛋白含量($p < 0.05$),升高小鼠胸腺指数及脾脏指数($p < 0.05$),显著提高辐射小鼠骨髓 DNA 含量($p < 0.05$),降低小鼠血清 caspase - 3、caspase - 6 含量及小肠隐窝上皮细胞 P53 蛋白的表达。

造血系统是辐射损伤的敏感靶器官,白细胞减少是辐射损伤最为经典的指标(陈红军,2002a)。本实验中小鼠接受 5 Gy 的 X 射线照射后白细胞急剧下降,红细胞、血红蛋白、血小板也有下降但没有白细胞显著。实验结果显示,黑果枸杞虽然对血常规的回升并无大的作用,但能加快辐射后小鼠血常规的恢复。胸腺与脾脏是重要的造血器官,辐射后两者脏器指数显著降低。黑果枸杞可以升高辐射后 3 日与 14 日小鼠胸腺指数,升高辐射后 14 日小鼠脾脏指数。说明黑果枸杞对胸腺与脾脏有一定的保护作用。进而促进辐射后小鼠免疫功能的恢复。黑果枸杞还降低了 caspase - 3 的含量,也就减少了 DNA 修复因子的损伤,从而起到加快 DNA 修复的作用。由此可见,黑果枸杞水提取液对辐射损伤小鼠造血系统有一定保护作用,其机制与氨磷汀相似,即主要是通过减少辐射后正常细胞的大量凋亡,从而保护骨髓 DNA,保护造血系统的增殖能力。

杨亚等(2018)研究了青海柴达木黑果枸杞水提物对中波紫外线(UVB)诱导永生化角质形成细胞(HaCaT)炎症因子分泌的影响。结果显示,与正常组比较,UVB 辐照组的细胞沉淀与上清液 TNF - α 和 IL - 6 的表达量都增加($p < 0.05$)。HaCaT 细胞在 UVB 辐照 12 h 后分别加入低、中、高浓度的黑果枸杞水提物,细胞沉淀与上清液 TNF - α 和 IL - 6 的表达量均较 UVB 照射组减少($p < 0.05$),且在一定浓度范围内呈剂量效应关系,表明了黑果枸杞水提物对光损伤后的 HaCaT 细胞的修复作用。研究结果表明,在 UVB 辐照后加入药物,胞内和胞外的 TNF - α 和 IL - 6 分泌量都下降,且药物在一定浓度的范围内对 HaCaT 细胞炎症因子的合成与分泌的抑制作用呈浓度依赖性。提示黑果枸杞水提物可能通过抑制甚至消除炎症因子 TNF - α 和 IL - α 的合成与分泌来发挥对光损伤 HaCaT 细胞的保护和修复作用,此效应可能与减轻了前述的 TNF - α 和 IL - 6 参与的各阶段的炎症反应及减少了光产物有关。

张钦宁等(2018)通过实验明确了黑果枸杞水提取物对中波紫外线(UVB)辐射引起的 HaCaT 细胞凋亡及 p16、p53 蛋白表达的影响。研究结果提示在单次 UVB 照射中,黑果枸杞水提物虽不能完全抑制 UVB 的损伤,但可减轻 UVB 辐射后 HaCaT 细胞的损伤,研究证实 UVB 照射后 HaCaT 细胞 p16、p53 蛋白表达升高。p16 基因位于 9PH 区,其作用机制主要与其编码蛋白调控细胞增殖有关,其基因产物 p16 蛋白可与 cyclin D 竞争结合细胞周期素依赖性激酶 4(CDK4),直接作用于 cyclin D/Rb/CDK4 的反馈回路而阻止细胞增殖。由此可见,黑果枸杞水提物减少 UVB 辐射引起 HaCaT 细胞凋亡率增加,p16 和 p53 蛋白表达增加、延缓细胞衰老。

三、防治急性痛风性关节炎

中科院西北高原生物研究所李玉林学科组采用微晶型尿酸钠诱导大鼠急性痛风性关节炎模型,观察黑枸杞花青素提取物的防治作用。选用健康雄性 SD 大鼠 60 只,体重(185~210)g,按体重随机分组,分别为正常对照组、模型对照组、阳性药秋水仙碱 1 mg/kg 剂量组、黑枸杞花青素提取物 1 g 生药/kg 剂量组、4 g 生药/kg 剂量组,共 5 组,每组 12 只,各组动物均分为 2 批(1~6 号为第一批,7~12 号为第二批)。灌胃给药,每日 1 次,灌胃容积均为 10 mL/kg 体重,正常及模型对照组给予等容量蒸馏水,阳性药在试验结束前 5 天灌胃给予。给药 2 周,取各组第一批大鼠进行实验,先测定右踝关节容积,然后除正常对照组右踝关节背侧注射生理盐水 0.2 mL 外,其余各组均在右踝关节背侧(关节伸直 45 度进针),将 0.2 mL MSU 混悬液 50 mg/mL 注入关节腔造模。分别测定造模后 6 h(末次给药后 2 h)、24 h、48 h 大鼠右踝关节容积,观察踝关节肿胀度变化,并记录各时间点步态;给药 4 周,取第二批动物同上方法进行实验;每批大鼠测定完成后均继续给药。给药 5 周,阳性药秋水仙碱组换成 LESINURAD 40 mg/kg(测定前连续给药 3 天),末次给药后测定喂食 2.5％氧嗪酸钾饲料后 2 h、3 h 血清尿酸,观察药物的作用。

评价指标:踝关节肿胀度＝造模后踝关节容积－造模前踝关节容积

大鼠步态分级:

0 级:正常行走。

1 级:轻微跛行,受试下肢略有弯曲。

2 级:中度跛行,受试下肢刚触及地面。

3 级:重度跛行,受试下肢离开地面,三足着地行走。

结果显示,与正常对照组比较,模型对照组踝关节容积明显增加、跛行较重,模型成功。与模型对照组比较,给药 2 周,黑枸杞花青素提取物 4 g 生药/kg 剂量组能明显减轻造模后 6 h 的踝关节肿胀,改善步态;给药 4 周,1 g 生药/kg、4 g 生药/kg 剂量组均能明显减轻造模后 6 h、24 h 踝关节肿胀,改善造模后 6 h 步态,4 g 生药/kg 剂量组还能明显改善造模后 24 h 步态。表明对急性痛风性关节炎有明显的预防作用,并随剂量增加,作用增强。此外,与正常组比较,模型组大鼠喂食 2.5％氧嗪酸钾饲料后 2 h、3 h 血清尿酸明显升高,已形成高尿酸血症,模型成功;与模型组比较,黑枸杞花青素提取物 1 g 生药/kg、4 g 生药/kg 剂量组均能明显抑制血清尿酸的升高。

众所周知,痛风性关节炎是由于血液尿酸浓度增高,尿酸盐沉积在关节囊、滑膜、软骨等关节组织,刺激关节引起关节滑膜及周围组织炎症,又称为尿酸性关节炎,发作时,有明显的红、肿、热、痛等症状。本试验采用微晶型尿酸钠诱导大鼠急性痛风性关节炎模型,观察黑枸杞花青素提取物的防治作用。由结论可知,黑枸杞花青素提取物能明显减轻急性痛风性关节炎的关节肿胀,改善步态,并随剂量增加,作用增强;明显抑制血清尿酸的升高,显示对急性痛风性关节炎有明显的防治作用。

第四节 黑果枸杞安全性评价

黑果枸杞成熟浆果中富含紫红色素,又属于珍稀的天然花色苷类色素资源,有待于开发利用。当前,花色苷类色素因为安全无毒、兼具一定的营养和药理作用(Galvano F,2004;Stinzing FC,2004;Giusti MM,2003),日益在食品、医药等方面受到人们的重视,因此,适时地对黑果枸杞安全性进行研究和评价,显示出积极意义。以期为黑果枸杞的开发应用提供科学的参考依据。

一、急性毒性及 30 日/90 日喂养试验

中科院西北高原生物研究所李玉林学科组采用小鼠单次灌胃及重复灌胃给药一月方式对黑果枸杞原花青素的毒性进行了评价。单次灌胃给药的目的是观察小鼠灌胃给予大剂量的黑枸杞花青素提取物

后所引起的急性毒性反应和死亡情况,为非临床安全性研究和临床试验提供参考依据。试验设黑枸杞花青素提取物 134.4 g 生药/kg 小鼠给药组和对照组,每组 10 只动物,雌雄各半,给药后至少连续观察 2 h,也可根据试验情况适当调整观察时间。给药后第 1 天上下午各观察记录 1 次,以后每日观察记录 1 次,共观察 14 天。观察记录动物毒性反应情况,记录每组动物死亡数。结果显示,给药组动物给药当天及随后的一般观察中,均未出现明显的毒性反应;给药组动物体重和体重增长与溶媒对照组相当;14 天观察期结束后,给药组所有动物均未见明显异常。因此,本试验状态下,小鼠灌胃给予 134.4 g 生药/kg 的黑枸杞花青素提取物后,小鼠未出现明显的异常反应。134.4 g 生药/kg 的黑枸杞花青素提取物单次灌胃给药对小鼠的体重及体重增长无明显影响。

连续 1 个月重复灌胃给予黑枸杞花青素提取物的目的为观察对大鼠产生的毒性作用,判断毒性的性质、程度、剂量反应关系和可逆性,提供毒副反应的靶器官,确定无毒反应剂量。试验设黑枸杞花青素提取物低和高(8.4 g 生药/kg、33.6 g 生药/kg)二个剂量组和对照组,每天给药 1 次,连续 30 天。观察动物的死亡率及一般体征,进行摄食量和体重检查;在给药期结束进行血液学、凝血功能、血清生化、电解质及尿液生化检查;并进行系统尸检、脏器重量及系数检查,以评价药物的毒性。经综合分析药物对各指标的影响结果,得出以下结果:

1. 一般症状·试验期间没有动物死亡或濒死,给药组动物粪便呈黑紫色,与供试品颜色相近,其他体征、精神、活动和饮食等未见明显异常反应。

2. 对进食量的影响·黑枸杞花青素大鼠灌胃给药 30 天长期毒性试验中,每周进行一次摄食量检查,结果显示各给药组动物摄食量与对照组相比无显著差异,故黑枸杞花青素灌胃给药 30 天对动物的摄食量无显著影响。

3. 对体重的影响·黑枸杞花青素大鼠灌胃给药 30 天,每周进行 1 次体重称量及体重增长率检查,结果显示各给药组动物平均体重均呈增长趋势,且与对照组无显著性差异。

4. 对血液学及凝血功能的影响·高剂量雌性动物 M% 较对照组显著升高($p < 0.05$,升高率为 46.2%),高剂量雄性动物 M% 较对照组升高 35.7%,但未显示出统计学意义;显示为机体吞噬功能增强,可能与供试品高剂量较深的黑紫色相关。各给药组大鼠的凝血功能与对照组相当,表明黑枸杞花青素对大鼠凝血功能无明显影响。

5. 血清生化检验·给药期结束:雄性动物各指标无显著变化。雌性动物低和高剂量组血糖(GLU)较对照组略有升高(低剂量升高 29.4%,$p < 0.05$;高剂量升高 42.6%,$p < 0.01$),且有剂量依赖性;高剂量组动物天门冬氨酸氨基转移酶(AST)与丙氨酸氨基转移酶(ALT)的比值较对照组略降低($p < 0.05$),其他各指标无显著变化。

6. 电解质检查·雄性高剂量给药组动物 Cl⁻ 与对照组相比略有降低($p < 0.05$,改变率为 2.96%),变化较小,属于正常范围内的波动,表明黑枸杞花青素灌胃给药 1 个月对大鼠的电解质无显著影响。

7. 尿液生化检查·除高剂量组动物尿液呈淡蓝色外,给药组其他各指标与对照组相当。可见黑枸杞花青素灌胃给药 1 个月可使大鼠尿液呈淡蓝色,但不影响尿液生化各指标。

8. 系统尸检、脏器系数和组织病理学检查·给药 30 天剖检可见:各只动物毛顺,有光泽,营养状况良好;胸、腹膜光滑,胸、腹腔内未见积液、粘连,被检脏器形态、颜色、位置等未见肉眼可见的病理改变。

9. 主要脏器重量和脏器系数·于给药结束后采集剖杀动物的主要脏器,并进行称重,计算脏器重量、脏器系数及脏脑系数,结果可见除高剂量雄性大鼠脾脏体系数偏高外($p < 0.05$,升高率为 21.4%),各给药组动物脏器重量及系数与对照组相当($p > 0.05$)。

综上所述,在本试验条件下,黑枸杞花青素大鼠灌胃给药 1 个月的未观察到不良反应的剂量水平(NOAEL)不小于 33.6 g 生药/kg;但长期应用需要关注血糖改变。

青海久实中药材开发有限公司采用最大耐受量(MTD)法评估了黑果枸杞片的急性毒性:选择雌雄各 10 只小鼠,体重为 18.2~21.6 g。实验前空腹 16 h 备用(不限制饮水)。称取 10.0 g 受试物,以蒸馏水配至 30 mL,终浓度为 0.33 g/mL,三次灌胃给予实验动物,每次间隔 4 h,每次灌胃量为 0.2 mL/kg 体重,累积染毒剂量为 20.0 g/kg 体重,记录动物的中毒表现及死亡情况,连续观察 14 日。灌胃给予受试物后,未见明显中毒症状。14 日内动物无死亡。大体解剖未见明显病理异常。该试验结果显示,黑果枸杞片对两种性别小鼠的 MTD 均大于 20.0 g/kg 体重。根据急性毒性分级标准,该样品属无毒级。此外,该公司通过大鼠 30 日喂养试验对黑果枸杞片的毒性进行了评估,结果显示,在试验期内各实验组动物生长发育良好,体重增重、食物利用率、脏器重量和脏器系数等各项指标均在本实验室正常值范围内。实验组血常规及血生化各指标均在本实验室正常值范围内。病理组织学检查实验组被检脏器未见有意义的病理改变。

李进等(2007b)通过急性毒性实验及 30 喂养试验对黑果枸杞色素的毒性进行了评价。急性毒性实验:经口急性毒性采用最大耐受剂量法测定。取体重 18～22 g 的健康 KM 小鼠 20 只,雌雄各半,随机分为 2 组,每组 10 只。以小鼠经口最大给药容积 0.5 mL/10 g 体重的药量灌胃黑果枸杞色素,每天 2 次(每次间隔 4 h),总给药量 24 g/kg 体重。另取 10 只 KM 小鼠,雌雄各半,灌胃给水对照。动物灌胃后,皆在同一条件下分笼群养,普通颗粒饲料,自由饮水,室温 20～25℃,观察 7～14 日,记录动物反应情况。30 日喂养试验:选健康的、体重 18～22 g 的 KM 小鼠 80 只,雌雄各半。小鼠随机分为 3 个剂量组和 1 个阴性对照组,每组雌、雄小鼠各 10 只。经口灌胃黑果枸杞色素,分别以 10%、5%、1% 的 LD_{50} 浓度的受试物水溶液作为高、中、低三个剂量组,阴性对照组给予蒸馏水,连续观察 30 日。每天观察并记录动物的行为及毛色,每周称一次体重和食物摄入量,计算食物利用率;30 日后摘眼球取血、脱颈椎处死,对每只动物进行脏器大体观察,并称量心、肝、脾及双肾的重量,计算相对重量;同时进行 Hb(以上海伊华医学科技有限公司生产的 Hb 试剂盒测定)、RBC、WBC 计数,谷草转氨酶(AST)、谷丙转氨酶(ALT)、总胆固醇(TC)、三酰甘油(TAG)、血糖(GLU)的测定。

最大耐受剂量法试验表明,黑果枸杞色素的 KM 小鼠 LD_{50} 大于 24 g/kg 体重,且动物活动正常,未发现不良症状,说明该受试物属于无毒级物质

(郑建仙,1999)。30 日喂养试验显示,黑果枸杞色素在 2.4 g/kg、1.2 g/kg、0.24 g/kg 体重剂量时,对动物的身体、脏器以及 Hb、RBC、WBC、AST、ALT、TC、TAG、GLU 等指标均无明显不良影响,说明该色素对动物的生长发育、造血功能、肝肾等功能均无损害作用。同时,该研究发现在一定剂量范围内,黑果枸杞色素能显著提高食物利用率,暗示其可能具有增强消化、吸收功能的作用。而且,在试验高剂量作用下,该色素可显著降低血清胆固醇水平,提示该受试物具有潜在的降脂、调脂功能,可以作为功能性色素加以开发利用。可见,黑果枸杞色素作为一种天然食用色素,不仅具有食用安全性,而且还具有一定的功能性。

赵晓辉等(2011)采用急性经口毒性试验和 90 日喂养试验对黑果枸杞红色素毒理学安全性进行了进一步考察,急性经口毒性试验:采用最大给药量实验法,选大、小鼠各 20 只,雌、雄性各 10 只。实验前动物禁食 16 h,不限饮水。称取样品,配成 500 mg/mL 的混悬液,然后给动物灌胃 3 次(每次间隔 5 h),每次灌胃量为 0.2 mL/10 g 体重,合计剂量为 30 g/kg 体重。灌胃后观察、记录动物的中毒表现。每周称重 1 次,观察两周时间,试验结束解剖动物进行大体观察。按毒性分级标准评价受试物的急性毒性强弱。90 日喂养实验:SD 种大鼠 80 只,雌雄各半,雄鼠体质量(78.2±4.3)g,雌鼠体质量(72.5±4.1)g。将动物随机分为 4 组,即阴性对照组和 3 个实验组,每组 20 只,雌雄各半。3 个实验组剂量分别设为 1000 mg/kg、667 mg/kg、333 mg/kg 体重。按 1.0 mL/100 g 体重的体积给相应剂量组动物灌胃,阴性对照组灌给等体积的 0.1 mg/mL 的柠檬酸溶液,每天灌胃 1 次,连续灌胃 90 日。实验期间每天观察动物的活动和生长情况,每周加食 2 次,记录给食量和剩食量,每周称 1 次体质量,计算每周进食量和食物利用率。实验中期从大鼠的眼静脉丛采血,抗凝处理后用血球计数仪检测 Hb、RBC、WBC 及其分类、PLT 等。第 90 天动物禁食过夜,第 91 天称动物空腹称重,然后处死大鼠,采两份血样,一份血抗凝用血球计数仪检测血常规指标(项目同上);另一份血不抗凝分离血清,用试剂盒和半自动生化分析仪检测血清 AST、ALT、BUN、Cr、TC、TAG、Glu、TP、Alb 等项目。采血后解剖动物,进

行大体观察,取肝脏、肾脏、脾脏和睾丸等脏器进行称重,计算脏/体比值,取肝脏、肾脏、脾脏、胃、十二指肠、睾丸和卵巢等脏器进行病理组织学检查。在对各剂量组动物作大体检查未发现明显病变和生化指标改变时,只进行高剂量组和对照组动物的主要脏器的组织病理学检查,如发现病变则对较中、剂量组相应器官及组织进行检查。

该实验结果总结如下:急性经口毒性实验以最大给药量 30 g/kg 体重的样品给予小鼠灌胃后,动物生长良好,未见体质量受到影响。受试小鼠均未见有中毒症状,观察 14 日无动物死亡。实验结束解剖动物、大体观察肝、肾、脾、心、肺、胃、肠等主要脏器均未见明显异常改变,根据《保健食品检验与评价技术规范》中的急性毒性分级标准,该样品的急性经口毒性属无毒级。大鼠 90 日喂养实验结果分以下几方面:

(1) 实验期间,各组动物生长发育良好,未见动物有异常行为和中毒表现,各组动物均无死亡。

(2) 实验期间,样品各剂量组雌雄鼠每周的体质量、增重量、每周进食量及总进食量、每周及总食物利用率与对照组比较,差异均无显著性,表明该样品对大鼠的体质量增长和食物利用率无明显影响。

(3) 实验中期和实验结束样品各剂量组雌、雄性大鼠的血红蛋白、红细胞总数、白细胞总数及其分类、血小板数与对照组比较,差异均无显著性,表明该样品对大鼠的血常规指标无明显影响。

(4) 样品各剂量组雌、雄性大鼠的血清谷草转氨酶、谷丙转氨酶、尿素氮、肌酐、胆固醇、三酰甘油、总蛋白、白蛋白、血糖与对照组比较,差异均无显著性,表明该样品对大鼠的血液生化指标无明显影响。

(5) 样品各剂量组大鼠的肝、肾、脾、雄鼠睾丸重量和肝/体、肾/体、脾/体、雄鼠睾/体比值与对照组比较,差异均无显著性,表明该样品对大鼠的脏器重量及脏器/体重比值无明显影响。

(6) 病理组织学检查各组大鼠的肝小叶结构正常,肝细胞无变化、坏死,小叶间无炎细胞浸润和纤维组织增生,肾小球,肾小管结构正常,肾小管肾上皮细胞无变性、坏死,管腔内无异常物质,间质无炎细胞浸润、出血和纤维组织增生,胃壁及十二指肠壁

结构清晰完整,无出血、炎细胞浸润,胃上皮细胞及肠黏膜上皮细胞无变性、坏死、缺损。未见金莲花露对受试物组动物肝、肾、胃及肠产生特异性的病理改变。

以上研究均从黑果枸杞成熟果实中提取色素,进行毒理学安全性评价,综合各项毒理学试验结果,可以判定黑果枸杞色素作为天然食用色素使用,是安全无毒的,有望成为化妆品、制药、饮料和食品的着色剂,具有很好的开发利用前景。

二、遗传毒性

遗传毒性的评价方法有以下几种:细菌回复突变试验是采用 4 株鼠伤寒沙门氏菌的突变型(组氨酸缺陷型)菌株进行组合检验完成,其中 TA97、TA98 可检测各种移码型诱变剂,TA100 可以检测引起碱基对置换的诱变剂,TA102 可检测其他测试菌株不能检出或极少检出的某些诱变剂,如甲醛、各种过氧化氢化合物和丝裂霉素 C 等交联剂。相比于其他遗传毒理学试验,细菌回复突变试验因其应用广泛、重现性好、方法简便,被多个国际组织及各国作为首选试验(周宗灿,1990),是检测基因突变的可靠体外试验;小鼠骨髓嗜多染红细胞微核试验可发现体内细胞突变的发生;小鼠精子畸形试验可提示是否存在体内生殖细胞突变。由于大部分遗传毒理学试验的遗传学终点不一样,所以在进行物质安全性评价时,选用多个不同试验组合,才能更客观地分析评价(夏勇,2005)。

青海久实中药材开发有限公司通过 Ames 试验、小鼠骨髓嗜多染红细胞微核试验及小鼠精子畸形试验评价了黑果枸杞片的遗传毒性,试验方法分别为:① Ames 试验。设立 8 μg/皿、40 μg/皿、200 μg/皿、1 000 μg/皿、5 000 μg/皿 5 个剂量,同时设立自发回变组、溶剂对照组和阳性对照组。称取受试物 5.00 g,以蒸馏水作溶剂,定容至 100 mL。用蒸汽消毒器 0.068 MPa,20 min 处理,冷却后取出放置 4 ℃保存,浓度为 50 000 μg/mL。实验时取蒸馏水依次进行 1:4 稀释,得出浓度分别为 10 000 μg/mL、2 000 μg/mL、400 μg/mL、80 μg/mL。每皿加入 0.1 mL,受试物浓度分别相当于 5 000 μg/皿、1 000 μg/皿、200 μg/皿、40 μg/皿、8 μg/皿。试验按照平板掺入法在加 S-9 与不加 S-9 混合液的条件

下进行,每个组别设 3 个平皿。本实验所用溶剂均为二甲基亚砜。若受试物的回变菌落数为自发回变菌落数的 2 倍以上,并具有剂量一反应关系则判定为阳性。整套试验在相同条件下重复做两次。②小鼠骨髓嗜多染红细胞微核试验。选择体重 25～30 g 小鼠 50 只,随机分为 5 组,每组 10 只,雌雄各半。3 个实验组染毒剂量分别为 2.5 g/kg、5.0 g/kg、10.0 g/kg 体重,另设蒸馏水阴性对照组和环磷酰胺阳性对照组(40 mg/kg 体重)。分别称取 2.5 g、5.0 g、10.0 g 受试物,分别以蒸馏水配至 20 mL、20 mL、30 mL,终浓度分别为 0.125 g/mL、0.250 g/mL、0.333 g/mL,灌胃给予实验动物,灌胃量分别为 0.2 mL/kg、0.2 mL/kg、0.3 mL/kg 体重,共两次,间隔 24 h,末次给予后 6 h 处死动物,常规制片。每只动物镜检 1000 个嗜多染红细胞(PCE),记录微核细胞数,计算微核率(即微核细胞数/嗜多染红细胞数,以千分率表示)。同时观察 200 个 PCE,计数观察到的正染红细胞(NCE)数目,并计算 PCE/NCE 比。③小鼠精子畸形试验。选择体重 25～30 g 雄性小鼠 25 只,随机分为 5 组。每组 5 只。3 个实验组染毒剂量分别为 2.5 g/kg、5.0 g/kg、10.0 g/kg 体重,另设蒸馏水阴性对照组和环磷酰胺阳性对照组(40 mg/kg 体重)。分别称取 2.5 g、5.0 g、10.0 g 受试物,分别以蒸馏水配至 20 mL、20 mL、30 mL,终浓度分别为 0.125 g/mL、0.250 g/mL、0.333 g/mL,灌胃给予实验动物,灌胃量分别为 0.2 mL/10 g、0.2 mL/10 g、0.3 mL/10 g 体重,每天一次,连续 5 日,首次灌胃后第 35 日处死动物,常规制片。每只动物计数 1000 个结构完整的精子,记录畸变类型和数量,计算精子畸形率(以百分率表示)。

Ames 试验结果显示,两次试验中受试物各剂量组回变菌落数均未超过自发回变菌落数的 2 倍,亦无剂量—反应关系,说明在加与不加 S-9 时该样品对鼠伤寒沙门菌 TA97、TA98、TA100、TA102 四株试验菌株均未呈现遗传毒性;小鼠骨髓嗜多染红细胞微核试验结果显示受试物各剂量组微核率与阴性对照组比较无显著性差异($p > 0.05$),而环磷酰胺阳性对照组与阴性对照组比较有极显著性差异($p < 0.01$),说明该样品无致小鼠骨髓嗜多染红细胞微核作用;小鼠精子畸形试验结果显示,受试物各剂量组小鼠精子畸形率与阴性对照组比较无显著性

差异($p > 0.05$),而环磷酰胺阳性对照组与阴性对照组比较有极显著性差异($p < 0.01$),说明该样品无致小鼠精子畸形作用。

林云等(2021)选用细菌回复突变试验、小鼠骨髓嗜多染红细胞微核试验及小鼠精子畸形试验 3 个试验结合,对黑果枸杞遗传毒性进行评价。细菌回复突变试验实验方法为:使用经基因型鉴定后符合试验要求的 4 株组氨酸缺陷型鼠伤寒沙门菌进行试验。称取一定量受试物,用去离子水作溶剂配制受试样品,5 个受试样品浓度从低到高分别为 8 μg/皿、40 μg/皿、200 μg/皿、1 000 μg/皿、5 000 μg/皿,另设自发回变组、去离子水对照组和阳性对照组,阳性物分别为 TA97、TA98:2,4,7-TN Fone(0.2,−S9)、2-AF(10.0,+S9);TA100:NaN3(1.5,−S9)、2-AF(10.0,+S9);TA102:MMC(2.5,−S9)、1,8-二羟基蒽醌(50.0,+S9)。各剂量组及对照组受试物在 0.103 MPa 条件下湿热灭菌 20 min 备用。每组均设 3 个平行对照,将 0.1 mL 菌株增菌液、0.1 mL 受试物(或对照物)和 0.5 mL S9 混合液(试验分别设加与不加 S9 组)加入顶层琼脂培养基中,混合均匀后用平铺法置于底层培养基平板上,37 ℃恒温培养 48 h 后,记录每皿回变菌落数,如呈阴性则重复试验 1 次;小鼠骨髓嗜多染红细胞微核试验方法:选取体重 25～30 g 健康小鼠雌雄各 25 只,各性别小鼠按体重随机分 5 组,每组 5 只,分低、中、高剂量组(2.5 g/kg、5.0 g/kg、10.0 g/kg 体重),另设溶剂对照组(去离子水)和阳性对照组(环磷酰胺 40 g/kg 体重)。按以上剂量给予灌胃,2 次灌胃间隔 24 h,第 2 次灌胃结束后 6 h 用颈椎脱臼法处死小鼠,取小鼠胸骨挤出骨髓,用小牛血清与之混合,制片,干燥后固定、Giemsa 染色、在显微镜下观察,每只小鼠观察 1000 个嗜多染红细胞(PCE),计算微核发生率,同时观察 PCE 与成熟红细胞(NCE),计数 200 个 PCE,计算 PCE/NCE 值;小鼠精子畸形试验方法:选用体重 25～30 g 雄性小鼠 25 只,按体重随机分为 5 组,每组 5 只,试验设 3 个剂量组(各剂量浓度与小鼠骨髓嗜多染红细胞微核试验相同),同样设溶剂对照组(去离子水)和阳性对照组(环磷酰胺 40 g/kg 体重)。按以上剂量灌胃,持续 5 日。于第 1 次灌胃后的第 35 天,将所有雄性小鼠颈椎脱臼法处死;取小鼠的双侧附睾尾剪碎,加生理盐水游离出精子,涂

片,用1%伊红染色制片;放置于光学显微镜下观察完整精子,每只动物观察1000个精子,记录各类型畸形精子的数目,计算精子畸变发生率。

细菌回复突变试验结果显示受试物各剂量组回变菌落数与未处理对照组(自发回变组)相近,且通过观察未发现剂量-反应关系,试验结果为阴性,说明此受试物在S9和-S9情况下,均不对实验所用的4种类型菌株有致突变性。小鼠骨髓嗜多染红细胞微核试验结果显示雌雄阳性对照组微核率与溶剂对照组差异有统计学意义(X²分别为103.55、107.84,p均<0.01)。而受试物各剂量组微核率与溶剂对照组差异无统计学意义,可见此受试物无致突变效应。精子畸形试验结果显示受试物各剂量组小鼠精子畸形率与溶剂对照组差异无统计学意义,阳性对照组小鼠精子畸形率与溶剂对照组差异有统计学意义(X²=214.18,p均<0.01),可见此受试物未使小鼠精子产生畸变作用。

李进等(2007b)根据对遗传物质作用终点的差别,并兼顾原核细胞与真核细胞、体内试验与体外试验以及体细胞和生殖细胞相配套原则,进行了三项遗传毒性试验,即Ames试验、小鼠骨髓细胞微核试验、小鼠精子畸变试验。Ames试验主要是针对生物的基因突变进行评估;小鼠骨髓细胞微核试验主要是对染色体结构完整性变化进行评估,小鼠精子畸变试验所反映的遗传学终点主要是对生殖细胞的遗传毒性进行评估,而且精子畸形率升高从本质上也能代表一定的生殖毒理学意义(张铣,1997)。最终各项遗传毒性试验结果如下:Ames实验显示黑果枸杞色素各剂量组回变菌落数均未超过对照菌落数2倍,亦无剂量-反应关系,故对鼠伤寒沙门组氨酸缺陷型TA97、TA98、TA100、TA102四株试验菌株,在加与不加S9时,均未见黑果枸杞色素致突变作用。黑果枸杞色素的骨髓细胞微核试验阳性对照组的微核率明显高于阴性对照组(p<0.01),说明该试验系统对致突变物是敏感的;而受试物各组的微核率与阴性对照相比均无显著性差异(p>0.05),表明在本实验计量范围内,黑果枸杞色素不会诱导小鼠骨髓细胞微核率的增加。黑果枸杞色素的小鼠精子畸变试验黑果枸杞色素诱发小鼠精子畸

变率与阴性对照相比,差异无统计学意义(p>0.05),而阳性对照组与阴性对照组之间存在极显著性差异(p<0.01),表明黑果枸杞色素在本试验剂量范围内,对小鼠生殖细胞无致突变作用。

赵晓辉等(2011)同样采用Ames试验、小鼠骨髓细胞微核试验、小鼠精子畸变试验对黑果枸杞红色素的遗传毒性进行了考察,结论如下:Ames实验结果显示,对TA97a、TA98、TA100、TA102共4种实验菌株,无论是否加入S-9,样品各剂量组的回变菌落数均未超过自发回变菌落数的2倍,亦无剂量-反应关系,表明该受试物诱变实验结果为阴性。小鼠骨髓微核实验结果显示,样品各剂量组的微核率与阴性对照组比较,差异均无显著性(p>0.05),而环磷酰胺阳性对照组与阴性对照组比较差异有极显著性(p<0.01)。未见该样品对小鼠的骨髓细胞有损伤作用。小鼠精子畸形实验结果显示,样品对小鼠精子畸形发生率未产生明显改变,样品各剂量组的精子畸形率与阴性对照组比较,差异均无显著性(p>0.05),而环磷酰胺阳性对照组与阴性对照组比较差异有极显著性(p<0.01)。未见该样品对小鼠精子产生畸变作用。

黑果枸杞在我国西北地区资源丰富,结实量大,其成熟果实味甜、多汁且富含紫红色素,民间常被作为野果生食或者榨汁做饮料食用,也有晒干冲泡饮用、煲汤、煮粥及泡酒等其他使用方式。蒙古族牧民在放牧途中常采摘黑果枸杞果实生吃解渴,并将其作为常见食用野果种类之一,从未有中毒或不适症状发生。黑果枸杞因含有花青素等多种功效成分得到广大群众青睐,为此专家学者做了诸多研究,开发了不少保健产品。此外,黑果枸杞还是保护环境的小能手,可抵抗干旱、土地碱化、瘠薄和强光照射等,由于其根系发达,还可有效保持土壤水分,可防沙治沙,使生态环境得到改善和恢复(郑德龙,2016;刘丽萍,2016),是具有发展前景和推广价值的珍贵植物。本小结从遗传毒理学方面论证了黑果枸杞的食用安全性,可作为保健食品原料进行开发,但长期食用是否有潜在的毒副作用,有待进一步研究,为后期开发黑果枸杞提供更完善的毒理学资料,为食用安全提供技术支持。

第五节　黑果枸杞药动学研究

由于黑果枸杞色素的化学成分研究还处于初步阶段，主要有效成分不是很明确，故殷红梅（2010）拟用药理效应法来研究其药代动力学。因以该法研究中药药代动力学符合中药的整体观，测得的各项参数能够反映中药多种成分的综合疗效与协同效应，能更真实地反映药物的体内动态。药理效应法测定中药的各种表观药动学参数的判断指标能与临床用药目的相吻合，经适当转换可提供不亚于甚至超过血药浓度所提供的信息。就典型临床意义来说，药物效应半衰期比血药浓度半衰期更为重要。采用此法进行中药复方制剂的药动学研究，通过选择适宜的药理反应可获得极高的灵敏度和特异性等优势。

在药理效应指标的选择上，研究发现黑果枸杞色素具有抗脂质过氧化作用，所谓脂质过氧化作用是指发生在不饱和脂肪酸价键上的一系列自由基反应（王崇道，1995）。脂质过氧化物为该反应的产物。已知在体内氧化还原反应中，可产生氧自由基 O^{2-}、OH^{-} 等，它们能加速不饱和脂质的过氧化反应，不断生成 LPO，并由此分解生成丙二醛，引起生物高分子蛋白质、核酸的结构变化和功能障碍，成为许多疾病的基础。但机体能通过保护性酶系统—抗脂质过氧物酶，防止或中断自由基反应而减轻损伤。

目前已知机体对脂质过氧化的防御途径有两类一类是酶促反应，如超氧化物歧化酶、谷胱甘肽过氧化物酶等的催化反应；另一类是非酶促反应，如VC、VE 还原型谷胱甘肽等的氧化反应。而李进等（2007a）研究黑果枸杞色素对高脂血症小鼠血脂及脂质过氧化的影响，发现与饲喂高脂饲料组小鼠相比，给予高脂饲料黑果枸杞色素组，可升高血清中谷胱甘肽过氧化物酶活性；陶大勇（2008）研究黑果枸杞色素对健康小鼠的抗脂质过氧化活性，结果显示：饲喂黑果枸杞色素组小鼠的全血 GSH-Px 活性及血清 GSH-Px/MDA 明显高于生理盐水对照。故该实验选定以给药后全血中谷胱甘肽过氧化物酶活力升高率为药理效应指标。符合黑果枸杞色素的功能主治。

黑果枸杞色素的给药剂量研究表明，在 28.70 mg/kg 体重和 100 mg/kg 体重的剂量范围内黑果枸杞色素对全血中的 GSH-Px 活力的升高作用随着剂量的增大而增强，100 mg/kg 体重组全血中的 GSH-Px 活力升高率达到最大值，而大剂量的 125 mg/kg 体重、150 mg/kg 体重组，其全血中的 GSH-Px 活力的升高率随剂量增大而降低，但其全血中的 GSH-Px 还是明显高于对照组，这说明大剂量的反而不利于酶活性的升高。建议在临床上兔口服黑果枸杞色素以 28.70～100 mg/kg（干重）给药为宜。

1. **黑果枸杞色素在兔体内的效应药动学特征**·该试验采用效应半衰期法研究了黑果枸杞色素在兔体内的药代动力学。兔单剂量灌服黑果枸杞色素后药效呈现半衰期、效应达峰时间均较短，表明黑果枸杞色素吸收快，起效快；依据剂量药效消除半衰期为 2.757～4.353，表明药物能维持相对较长的药效，建议临床给药为每天 5～8 次。不同剂量黑果枸杞色素对兔体内的效应动力学参数有一定的影响，具体结果如下：①黑果枸杞色素在兔体内的 $t_{1/2(E)}$、$t_{1/2ka(E)}$。在一定范围内与剂量呈正相关，但当剂量为 125 mg/kg 体重其 $t_{1/2(E)}$、$t_{1/2ka(E)}$ 反而较低剂量组更短。②在一定剂量范围内，所用黑果枸杞色素剂量小，$Ka_{(E)}$、$Kel_{(E)}$ 值大，剂量增大，$Ka_{(E)}$、$Kel_{(E)}$ 值反而更小。③黑果枸杞色素在体内的 $Tp_{(E)}$ 值与给药剂量无关，均为 1.5 h。

2. **黑果枸杞色素在兔体内的表观药动学特征**·该试验首次建立了黑果枸杞色素在兔体内的药动学方法。吸收速率常数（Ka）、吸收半衰期（$t_{1/2Ka}$）、达峰时间（Tp）、达峰浓度（C_{max}）、药时曲线下面积（AUC）是衡量药物吸收速度与程度的重要参数。健康兔灌服 75 mg/kg 体重黑果枸杞色素后，其药物体存量数据符合一级吸收二室模型（w=1/cc），拟合方程为：$C = 227.645^{-0.656t} + 38.552^{-0.018t} - 235.508^{-0.962t}$。

健康兔灌服 75 mg/kg 体重黑果枸杞色素后，

Ka 为 0.962/h，Tp 为 1.5 h，C_{max} 为 72.19 mg/L，AUC(0−t) 为 521.129，以上参数表明：黑果枸杞色素在兔体内吸收迅速，达峰时间短，在临床剂量给药的情况下药物体存量能达到一个较高的水平；$t_{1/2Ka}$ 为 0.72 h，$t_{1/2a}$ 为 1.057，表明药物在兔体内吸收快，分布也较快；由中央室到周边室的一级转运速率常数（K_{12} 为 0.358/h）大于由周边室到中央室的一级转运速率常数（K_{21} 为 0.237/h），表明药物在体内不易蓄积；药物的消除速率常数（β 为 0.018 h）小，表明药物在兔体内消除慢，药效维持时间长，$V_1F = 0.68$ L/kg，值小于 1.0 L/kg，表明药物主要分布在血浆中，药物的组织浓度低于血浆浓度。

3. **不同分析方法对黑果枸杞色素在兔体内的药动学参数影响**·比较兔灌服 75 mg/kg 体重黑果枸杞色素后的效应动力学参数和表观药动学参数可以发现两者存在差异，表观吸收半衰期（$t_{1/2Ka} = 0.72$ h）大于药效呈现半衰期（$t_{1/2Ka(E)} = 0.435$ h），而表观消除半衰期则远大于药效消除半衰期，说明效应的时相过程和体存量的时相过程并不完全一致，这与富杭育等（1993）的研究结果一致。提示药效呈现半衰期对合理制定临床给药方案比表观消除半衰期更有实践意义。

综上所述，黑果枸杞的抗氧化、抗疲劳、延缓衰老、增强免疫力、降血脂、降血糖等生物活性均得到相关试验的证明，并且无毒，可药食两用，是医疗保健的良品。可开发生产食品（保健饮料、果酱等）、药品、酿酒、食用黑色素、染料等，并具有还原糖的开发潜力，枸杞子可泡茶、煎汤饮服、口嚼、浸酒饮用等，如配以相当的食物可制作多种保健菜肴和药膳。但是，目前实际生产中 99% 的黑果枸杞以干果销售进入流通渠道，深加工产品数量少，而且科技含量低，企业规模偏小，技术含量低，工艺流程落后，少有成品用于临床。因此，需加大资金投入和科研力度，加强对黑果枸杞的深加工研究，以期得到更好的应用。此外，若黑果枸杞中活性成分能作为药物加以利用，产生经济效益，无疑会对该植物的广泛人工种植起到推动作用，若在盐化荒漠中将其栽培成行，必将起到防风、防沙围墙的作用，也会对植被扩大、绿化环境起到间接的促进效应，可谓经济、生态效益并举，价值不可低估。

第九章

黑果枸杞繁育种植

黑果枸杞的医药学、养生学、生态学特点不断引起人们高度重视,特别是富含较高花青素抗氧化保健价值的开发与利用,消费群体不断扩大,不但在青海柴达木、新疆、甘肃河西走廊、内蒙古西部有了大面积的种植,而且引种到西藏、河南、河北、辽宁等地区。黑果枸杞种植满足了市场的需求,价格回归到正常供求范围,极大地保护并丰富了黑果枸杞种质资源,野生黑果枸杞生物特性与种植植株有了利于生产的便利特性。黑果枸杞组织培养育苗技术解决

了产量低、果实小、苗变异性大的问题。黑果枸杞的种植和引种技术,从高海拔移至平原地区,其地理纬度从北纬 40°南移至北纬 35°,经度从东经 90°东移至东经 115°,成为立体层次多元种植格局。林业部门利用黑果枸杞抗性特征,在沙漠、干旱、盐碱治理取得了较好效果。本章介绍不同海拔气候条件下黑果枸杞种植技术,旨在因地制宜发展好黑果枸杞在西北地区和其他产地的种植技术,为产业提升做大做强提供支撑。

第一节　黑果枸杞育种

2010 年以来,西北各地区大力开展野生黑果枸杞变家种,引种驯化研究,人工栽培种植技术日趋熟练,研究人员为解决黑果枸杞多棘刺难采摘,产量低的缺陷,并以优质、高产稳产、抗逆性强、抗病虫害、适应性广为目标,在黑果枸杞育种方面有了一定研究,黑果枸杞已有青黑杞 1 号、黑杞 1 号、居延黑杞1 号 3 个品种。

一、青黑杞 1 号优选及品种特性

青黑杞 1 号是青海省农林科学院樊光辉(2017b)和青海诺木洪农场合作选育的黑果枸杞优良新品种,从青海诺木洪农场南沙滩黑果枸杞人工栽培园中采用单株选优方法选育,后经无性扩繁形成的无性系。审定前定名为 HQ1551。

(一) 亲本来源及特性

1. 亲本来源·为青海柴达木盆地野生黑果枸杞。黑果枸杞(*Lycium ruthenicum* Murr.),在青海柴达木盆地的诺木洪、格尔木、德令哈一带都有分布,生于盐碱地、盐化沙地、河湖沿岸、干河床和路旁。

2. 树种特性·包括了果实性状、干果内含物、植物学特征、生物学特征 4 个方面。

(1) 果实性状:经过观察与测量,选样本为浆果球形或扁圆形,成熟后黑紫色,汁液呈紫色。鲜果纵径 5.5～10.9 mm,平均 8.53 mm,横径 7.3～13.1 mm,平均 10.91 mm,单果重 0.11～0.69 g,平均 0.40 g。果柄长 3.5～14.4 mm,平均 11.15 mm。果实鲜干比 8.26∶1,单果种子数 8～17 粒,种子肾

形,长约 1.3 mm。花果期 6～10 月。

（2）干果内含物：经过测定,干果内含物为水分 14.0％、多糖 3.07％、总糖 36.87％、总酸 9.63 g/kg、甜菜碱 13.74 mg/g、总黄酮 3.22％、多元酚 2.80％、维生素 C 11.0 mg/100 g、α-维生素 E 34.42 mg/kg、γ-维生素 E 12.76 mg/kg、δ-维生素 E 1.67 mg/kg、花青素 4.27％、原花青素 2.01％。

（3）植物学特征：经过观察与测量,选样本为灌木,多棘刺,节间距 6.1～13.6 mm,平均 9.78 mm,每节棘刺 3～10 个,平均 7.94 个。枝条白色或灰白色,具不规则纵条纹,枝条长 12.6～59.8 cm。短枝在幼枝上不明显,在老枝上着生于棘刺两侧,并呈瘤状。叶簇生于短枝上,在幼枝上单叶互生,条状披针形或条状倒披针形,幼枝叶长 5.25～46.85 mm,宽 0.36～5.68 mm,厚 0.25～1.85 mm,老枝叶长 8.45～54.36 mm,宽 0.78～6.82 mm,厚 0.29～1.68 mm,顶端钝,基部渐窄,肉质,无柄。花 3～6 朵生于棘刺基部两侧的短枝上,花梗细,长 4.67～9.85 mm;花萼窄钟状,不规则 2～4 裂,裂片膜质,边缘具疏缘毛,长 4.45～5.85 mm;花冠漏斗状,白色、淡紫色或紫色,长 5.29～10.15 mm,先端 5～6 浅裂,裂片无缘毛。雄蕊着生于花冠筒中部,花丝基部稍上处和同高处花冠内壁均具稀疏绒毛;花柱和雄蕊近等长。

（4）生物学特性：经过观察与测量,选样本为在青海诺木洪 5 月 10 日萌芽,6 月 10 日一年生枝现蕾,7 月 5 日当年生枝现蕾,8 月 15 日果熟初期,8 月 25 日进入盛果期,一年采 3 茬果。栽植 4 年,树高 1.25 m,根颈粗 3.68 cm,树冠直径 1.12 m。一年生水平枝每节花果数 5.3 个,当年生水平枝起始着果节位 3.4 个,每节花果数 8.5 个,中等枝条剪截成枝力 6.7,非剪截枝条自然发枝力 3.1。高度自交亲和,可单一品种建园。

（二）优良单株选育与无性系培育

1. **优良单株 HG1551 选育**·青海省农林科学院林业科学研究所和青海诺木洪农场联合,收集柴达木盆地野生黑果枸杞种质资源,资源收集具体地点为格尔木、德令哈和诺木洪周边野生资源,共收集 65 800 株,栽植在青海诺木洪农场南沙滩枸杞种植基地,栽植面积 100 亩。在大部分植株进入结果期时,针对黑果枸杞采摘困难的问题,以剪取果穗为目标,通过目测的方式,选择出 5 株果穗为"玉米棒"状的单株,定名为 HQ1551、HQ1552、HQ1553、HQ1554、HQ1555。通过对所选 5 株单株性状指标的测定,筛选出 1 株相对优异的单株,即 HQ1551（表 9-1-1、表 9-1-2、图 9-1-1）。

表 9-1-1　5株单株性状指标调查分析

株号	每节个数（个）	果柄长（mm）	横径（mm）	纵径（mm）	单果重（mg）	节间距（mm）
HQ1551	7.94	11.15	10.90	8.53	464.60	9.78
HQ1552	5.60	10.67	10.74	8.26	407.00	6.43
HQ1553	4.93	9.37	10.69	7.84	444.60	6.91
HQ1554	5.19	10.45	9.72	8.20	411.40	6.56
HQ1555	4.94	10.74	9.06	7.61	344.20	7.36
Max	7.94	11.15	10.90	8.53	464.60	9.78
Min	4.93	9.37	9.06	7.61	344.20	6.43
M	5.92	10.41	10.15	8.08	411.51	7.61

注：数据来源：樊光辉。

表 9-1-2　5株产量指标的测定对比

序号	果穗数（个）	果穗长度（mm）	结果数（个）	结果密度（个/mm）	单果重（mg）	单株产量（g）
HQ1551	15	176.0	148	0.840 9	464.60	1 031.41
HQ1552	11	146.6	79	0.538 9	407.00	353.68

（续表）

序号	果穗数（个）	果穗长度（mm）	结果数（个）	结果密度（个/mm）	单果重（mg）	单株产量（g）
HQ1553	13	210.1	135	0.6426	444.60	780.27
HQ1554	13	190.5	140	0.7349	411.40	748.75
HQ1555	11	122.5	83	0.6776	344.20	314.25
Max	15	210.1	148	0.8409	464.60	1031.41
Min	12.6	169.14	117	0.6870	344.20	314.25
M	11	122.5	79	0.5389	411.51	653.43

注：单株产量 T＝果穗结果数×果穗个数×鲜果单果重。数据来源：樊光辉。

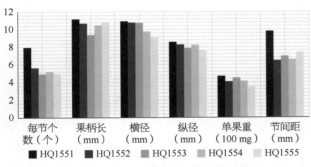

图 9-1-1　5株单株性状指标对比

从图 9-1-1 可知，每节结果个数 HQ1551（7.94 个）＞HQ1552（5.60 个）＞HQ1554（5.19 个）＞HQ1555（4.94 个）＞HQ1553（4.93 个）；果柄长 HQ1551（11.15 mm）＞HQ1555（10.74 mm）＞HQ1552（10.67 mm）＞HQ1554（10.45 mm）＞HQ1553（9.37 mm）；横径 HQ1551（10.90 mm）＞HQ1552（10.74 mm）＞HQ1553（10.69 mm）＞HQ1554（9.72 mm）＞HQ1555（9.06 mm）；纵径 HQ1551（8.53 mm）＞HQ1552（8.26 mm）＞HQ1554（8.20 mm）＞HQ1553（7.84 mm）＞HQ1555（7.61 mm）；单果重 HQ1551（464.6 mg）＞HQ1553（444.6 mg）＞HQ1554（411.4 mg）＞HQ1552（407.0 mg）＞HQ15553（44.2 mg），节间距 HQ1551（9.78 mm）＞HQ1555（7.36 mm）＞HQ1553（6.91 mm）＞HQ1554（6.56 mm）＞HQ1552（6.43 mm）。HQ1551 单株的各项指标均处于优先位置。

根据上述结果，将 HG1551 确定为优良单株。

2. **优良单株 HG1551 果实有效成分测定与分析**·采摘 HG1551 和野生黑果枸杞成熟的果实。HG1551 果实采自为青海诺木洪农场人工栽培试验地，野生黑果枸杞果实采自青海柴达木盆地诺木洪地区。样品依托中国科学院西北高原生物研究所分析测试中心测定。结果如下。

（1）果实有效成分测定对比：通过对 HG1551 人工栽培和野生条件下的果实中水分、多糖、总糖、总酸、甜菜碱、总黄酮、多元酚、维生素 C、α-维生素 E、γ-维生素 E、δ-维生素 E、维生素 B_1、维生素 B_2、维生素 B_6、维生素 B_{12}、花青素、原花青素含量的测定，结果见表 9-1-3。

表 9-1-3　黑果枸杞 HG1551 优良单株和野生资源果实有效成分测定对比

检测项目	HG1551	野生	增幅（%）
水分（%）	14.00	12.00	16.67
多糖（%）	3.07	3.12	−1.60
总糖（%）	36.87	50.70	−27.28
总酸（以柠檬酸计，g/kg）	9.63	11.24	−14.32
甜菜碱（mg/g）	13.74	12.39	10.90
总黄酮（%）	3.22	2.79	15.41
多元酚（%）	2.80	1.40	100.00
维生素 C（mg/100g）	11.00	13.70	−19.71
α-维生素 E（mg/kg）	34.42	24.56	40.15
γ-维生素 E（mg/kg）	12.76	8.79	45.16
δ-维生素 E（mg/kg）	1.67	0.76	119.74
维生素 B_1（mg/kg）	<0.10	<0.10	
维生素 B_2（mg/kg）	<0.83	<0.83	
维生素 B_{12}（mg/kg）	<0.30	<0.30	
花青素（%）	4.27	3.68	16.03
原花青素（%）	2.01	1.86	8.06

从表9-1-3可知,黑果枸杞HG1551优良单株在人工栽培条件下,果实中有效成分含量与野生资源对比,发生了一定的变化。其中,含量增幅分别为:水分(+16.67%)、甜菜碱(+10.90%)、总黄酮(+15.41%)、多元酚(+100%)、α-维生素E(+40.15%)、γ-维生素E(+45.16%)、δ-维生素E(+119.74%)、花青素(+16.30%)、原花青素(+8.06%)。含量降低的是多糖(-1.60%)、总糖(-27.28%)、总酸(-14.32%)、维生素C(-19.71%)。

(2)果实氨基酸含量测定对比:HG1551在人工栽培条件下,果实中17种氨基酸的含量均高于野生条件下的含量(表9-1-4),17种氨基酸总量增幅高达99.72%。其中,8种人体不能合成,但又是维持机体氮平衡所必需的药用氨基酸含量的增幅分别为:谷氨酸(+88.35%)、天门冬氨酸(+179.60%)、精氨酸(+114.64%)、甘氨酸(+71.37%)、苯丙氨酸(+90.68%)、酪氨酸(+80.26%)、亮氨酸

(+58.38%)、赖氨酸(+64.93%)。果实中常用的氨基酸含量都比较丰富,其中药用氨基酸占总含量的60%左右。

(3)结论与建议:研究结果表明黑果枸杞HG1551在人工栽培条件下,果实的有效成分含量大部分发生了变化。人工栽培条件下,随着栽培技术的成熟和水肥管理水平的提高,为大部分有效物质的合成和积累提供了更加有利的环境条件,含量得到大幅度提高。如甜菜碱(+10.90%)、总黄酮(+15.41%)、多元酚(+100%)、α-维生素E(+40.15%)、γ-维生素E(+45.16%)、δ-维生素E(+119.74%)、花青素(+16.30%)、原花青素(+8.06%)。17种氨基酸总量增幅高达99.72%。其中,8种人体不能合成,但又是维持机体氮平衡所必需的药用氨基酸含量的增幅分别为:谷氨酸(+88.35%)、天门冬氨酸(+179.60%)、精氨酸(+114.64%)、甘氨酸(+71.37%)、苯丙氨酸(+90.68%)、酪氨酸(+80.26%)、亮氨酸(+58.38%)、赖氨酸(+64.93%)。甜菜碱、总黄酮、多元酚、α-维生素E、γ-维生素E、δ-维生素E、花青素、原花青素、17种氨基酸含量的增加表明利用土地与气候资源开展黑果枸杞人工栽培前景广阔。

3. 黑果枸杞优良单株HG1551无性系培育·利用嫩枝扦插育苗技术,在青海诺木洪农场繁育无性系种苗5600株。分别在青海诺木洪农场南沙滩和都兰金泰农业生态科技有限责任公司巴隆枸杞种植基地进行区域栽培试验。并在都兰金泰农业生态科技有限责任公司巴隆枸杞种植基地建立采穗圃,利用嫩枝扦插育苗技术扩繁无性系种苗20 000余株,实现了无性系。

(三)区域(引种)试验规模与结果

1. 区域试验规模·青海诺木洪农场设置区域试验点2处,枸杞种植资源圃2亩,南沙滩枸杞栽培示范区8亩,合计10亩;都兰金泰农业生态科技有限责任公司设置区试试验点,试验面积10亩。

2. 试验结果

(1)栽植成活率:2016年,青黑杞1号(HG1551)枸杞新品种在青海诺木洪农场和都兰金泰农业生态科技有限责任公司枸杞种植基地各试种10亩,在当年栽植成活率达到95%。

表9-1-4 黑果枸杞HG1551优良单株和野生资源果实氨基酸含量测定对比

检测项目	HG1551(%)	野生(%)	增幅(%)
天门冬氨酸	1.398	0.500	179.60
谷氨酸	1.584	0.841	88.35
丝氨酸	0.503	0.268	87.69
甘氨酸	0.425	0.248	71.37
精氨酸	1.026	0.478	114.64
苏氨酸	0.545	0.309	76.38
脯氨酸	0.580	0.354	63.84
丙氨酸	0.816	0.288	183.33
缬氨酸	0.268	0.158	69.62
甲硫氨酸	0.048	0.022	118.18
半胱氨酸	0.072	0.029	148.28
异亮氨酸	0.210	0.126	66.67
亮氨酸	0.293	0.185	58.38
苯丙氨酸	0.450	0.236	90.68
组氨酸	0.218	0.111	96.40
赖氨酸	0.602	0.365	64.93
酪氨酸	0.137	0.076	80.26
17种氨基酸总量	9.175	4.594	99.72

（2）性状指标测定对比：2017年，对青黑杞1号（HG1551）和野生标准株的果实、叶、枝、枝刺等性状指标进行调查与对比分析（表9-1-5～表9-1-14）。

表9-1-5　HQ1551优良单株与野生黑果枸杞果实纵径方差分析

组	观测数	求和	平均	方差
HQ1551	238	1 418.06	5.958 235 294	1.179 109 109
野生	180	855.8	4.754 444 444	0.851 127 623
差异源	SS	df	MS	F	F crit
组间	148.516 688 1	1	148.516 688 1	143.082 078 8	3.863 908 979
组内	431.800 703 3	416	1.037 982 46		
总计	580.317 391 4	417			

F检验　双样本方差分析

	HQ1551	野生
平均	5.958 235 294	4.754 444 444
方差	1.179 109 109	0.851 127 623
观测值	238	180
df	237	179
F	1.385 349 362	
P(F≤f)单尾	0.010 842 239	
F单尾临界	1.262 444 084	

表9-1-6　HQ1551优良单株与野生黑果枸杞果实横径方差分析

组	观测数	求和	平均	方差
HQ1551	238	2 060	8.655 462 185	4.596 463 71
野生	180	1 290.61	7.170 055 556	1.613 225 137
差异源	SS	df	MS	F	F crit
组间	226.132 974 8	1	226.132 974 8	68.260 158 5	3.863 908 979
组内	1 378.129 199	416	3.312 810 574		
总计	1 604.262 173	417			

F-检验　双样本方差分析

	HQ1551	野生
平均	8.655 462 185	7.170 055 556
方差	4.596 463 71	1.613 225 137
观测值	238	180
df	237	179
F	2.849 238 836	
P(F≤f)单尾	$4.681\,95 \times 10^{-13}$	
F单尾临界	1.262 444 084	

表 9-1-7　HQ1551 优良单株与野生黑果枸杞果实单果重方差分析

组	观测数	求和	平均	方差
HQ1551	238	62.856	0.264 100 84	0.029 127 652
野生	180	26.01	0.144 5	0.004 365 67
差异源	SS	df	MS	F	F crit
组间	1.466 025 899	1	1.466 025 899	79.361 080 19	3.863 908 979
组内	7.684 708 58	416	0.018 472 857		
总计	9.150 734 478	417			

F-检验　双样本方差分析

	HQ1551	野生
平均	0.264 100 84	0.144 5
方差	0.029 127 652	0.004 365 67
观测值	238	180
df	237	179
F	6.671 976 953	
P(F≤f)单尾	9.623 36×10^{-35}	
F 单尾临界	1.262 444 084	

从表 9-1-5～表 9-1-7 可知，纵径 F＝143.082 078 8，F crit＝3.863 908 979；横径 F＝68.260 158 5，Fcrit＝3.863 908 979；单果重 F＝79.361 080 19，Fcrit＝3.863 908 979。HQ1551 通过人工栽培，与野生果实比较，果实纵径、横径、单果重差异显著。

表 9-1-8　HQ1551 优良单株与野生黑果枸杞新生枝条长方差分析

组	观测数	求和	平均	方差
HQ1551	30	847	28.233 333 33	228.736 781 6
野生	60	909.5	15.158 333 33	98.529 590 4
差异源	SS	df	MS	F	F crit
组间	3 419.112 5	1	3 419.112 5	24.173 798 29	3.949 320 841
组内	12 446.612 5	88	141.438 778 4		
总计	15 865.725	89			

F-检验　双样本方差分析

	HQ1551	野生
平均	28.233 333 33	15.158 333 33
方差	228.736 781 6	98.529 590 4
观测值	30	60
df	29	59
F	2.321 503 425	
P(F≤f)单尾	0.003 086 705	
F 单尾临界	1.659 586 077	

表 9-1-9 HQ1551 优良单株与野生黑果枸杞新生枝条粗方差分析

组	观测数	求和	平均	方差	
HQ1551	30	81.55	2.718 333 333	0.769 614 368	
野生	60	130.73	2.178 833 333	0.557 763 023	
差异源	SS	df	MS	F	F crit
组间	5.821 205	1	5.821 205	9.275 672 596	3.949 320 841
组内	55.226 835	88	0.627 577 67		
总计	61.048 04	89			

F-检验 双样本方差分析

	HQ1551	野生
平均	2.718 333 333	2.178 833 333
方差	0.769 614 368	0.557 763 023
观测值	30	60
df	29	59
F	1.379 823 216	
P(F≤f)单尾	0.146 645 093	
F 单尾临界	1.659 586 077	

从表 9-1-8、表 9-1-9 可知,HQ1551 新生枝长 F=24.173 798 29,Fcrit=3.949 320 841;新生枝粗 F = 9.275 672 596,Fcrit = 3.949 320 841。

HQ1551 通过人工栽培,与野生枝条比较,新生枝长和枝粗差异显著。

表 9-1-10 HQ1551 优良单株与野生黑果枸杞叶长方差分析

组	观测数	求和	平均	方差	
HQ1551	300	4 329.11	14.430 366 67	41.739 018 26	
野生	300	3 956.69	13.188 966 67	28.688 390 57	
差异源	SS	df	MS	F	F crit
组间	231.161 094	1	231.161 094	6.564 520 77	3.857 055 644
组内	21 057.795 24	598	35.213 704 41		
总计	21 288.956 33	599			

F-检验 双样本方差分析

	HQ1551	野生
平均	14.430 366 67	13.188 966 67
方差	41.739 018 26	28.688 390 57
观测值	300	300
df	299	299
F	1.454 909 719	
P(F≤f)单尾	0.000 619 863	
F 单尾临界	1.209 916 744	

表 9－1－11　HQ1551 优良单株与野生黑果枸杞叶宽方差分析

组	观测数	求和	平均	方差
HQ1551	300	888.87	2.9629	0.905352431
野生	300	601.48	2.004933333	0.705839126
差异源	SS	df	MS	F	F crit
组间	137.6550202	1	137.6550202	170.8735619	3.857055644
组内	481.7462757	598	0.805595779		
总计	619.4012958	599			

F－检验　双样本方差分析

	HQ1551	野生
平均	2.9629	2.004933333
方差	0.905352431	0.705839126
观测值	300	300
df	299	299
F	1.282661159	
P(F≤f)单尾	0.015868878	
F 单尾临界	1.209916744	

表 9－1－12　HQ1551 优良单株与野生黑果枸杞叶厚方差分析

组	观测数	求和	平均	方差
HQ1551	300	264.06	0.8802	0.074815344
野生	300	257.43	0.8581	0.04150708
差异源	SS	df	MS	F	F crit
组间	0.0732615	1	0.0732615	1.259628144	3.857055644
组内	34.780405	598	0.058161212		
总计	34.8536665	599			

F－检验　双样本方差分析

	HQ1551	野生
平均	0.8802	0.8581
方差	0.074815344	0.04150708
观测值	300	300
df	299	299
F	1.802471867	
P(F≤f)单尾	2.16977×10^{-7}	
F 单尾临界	1.209916744	

从表 9－1－10～表 9－1－12 可知，HQ1551 叶长 F＝6.5645 20 77，Fcrit＝3.857 055 644；叶宽 F＝170.873 561 9，Fcrit＝3.857 055 644；叶厚 F＝1.259 628 144，Fcrit＝3.857 055 644。HQ1551 通过人工栽培，与野生叶比较，叶长和叶宽差异显著，叶厚差异不显著。

表 9 - 1 - 13　HQ1551 优良单株与野生黑果枸杞枝刺长方差分析

组	观测数	求和	平均	方差
HQ1551	180	1 327.1	7.372 777 778	13.889 434 7
野生	180	1 122.2	6.234 444 444	9.211 630 416
差异源	SS	df	MS	F	F crit
组间	116.622 25	1	116.622 25	10.096 698 95	3.867 564 518
组内	4 135.090 656	358	11.550 532 56		
总计	4 251.712 906	359			

F -检验　双样本方差分析

	HQ1551	野生
平均	7.372 777 778	6.234 444 444
方差	13.889 434 7	9.211 630 416
观测值	180	180
df	179	179
F	1.507 815 02	
P(F≤f)单尾	0.003 130 686	
F 单尾临界	1.279 588 579	

表 9 - 1 - 14　HQ1551 优良单株与野生黑果枸杞枝刺长方差分析

组	观测数	求和	平均	方差
HQ1551	36	379	10.527 777 78	9.056 349 206
野生	36	460	12.777 777 78	9.377 777 778
差异源	SS	df	MS	F	F crit
组间	91.125	1	91.125	9.886 554 441	3.977 779 289
组内	645.194 444 4	70	9.217 063 492		
总计	736.319 444 4	71			

F -检验　双样本方差分析

	HQ1551	野生
平均	10.527 777 78	12.777 777 78
方差	9.056 349 206	9.377 777 778
观测值	36	36
df	35	35
F	0.965 724 441	
P(F≤f)单尾	0.459 207 673	
F 单尾临界	0.569 106 77	

从表 9-1-13、表 9-1-14 可知，HQ1551 枝刺长 F＝10.096 698 95，Fcrit＝3.867 564 518；叶宽 F＝9.886 554 441，Fcrit＝3.977 779 289。HQ1551 通过人工栽培，与野生比较，枝刺长和枝刺数差异显著。

（3）自交亲和性测定：2017 年，该新品种大部分结果，3 处区试点各选 2 株标准株，每株选择 3 个结果枝，留花瓣已显色但未开放的花朵，取除已开放的花朵和花瓣未显色的所有花朵，并统计留下的花多数。然后套袋处理 15 日，其间每天对套袋结果枝轻轻摇晃 2～4 次。取除套袋，15 日后，统计结果数。结果见表 9-1-15。表 9-1-15 表明，HQ1551 自交亲和率为 84.30％，根据该结果，可以断定 HQ1551 可单一品种建园。

表 9-1-15　HQ1551 自交亲和性统计

区试点	选留花多数（朵）	套袋处理后结果数（粒）	套袋期间落花数（朵）	最终结果数（粒）	取袋后落果数（粒）	自交亲和率（％）
	89	80	9	77	3	86.52
诺木洪资源圃	75	68	7	62	6	82.67
	79	73	6	67	6	84.81
（M）	81.00	73.67	7.33	68.67	5.00	84.66
	106	98	8	90	8	84.91
诺木洪南沙滩	88	81	7	75	6.	85.23
	93	85	8	78	7	83.87
（M）	95.67	88.00	7.67	81.00	7.00	84.67
	98	92	6	85	7	86.73
巴隆	65	58	7	52	6	80.00
	81	77	4	68	9	83.95
（M）	81.33	75.67	5.67	68.33	7.33	83.56
M	86.00	79.11	6.89	72.67	6.44	84.30

（4）产量测定：3 处区试点各选 5 株标准株，按单株统计结果量，采摘次数 2 次。测定结果见表 9-1-16。表 9-1-16 表明，HQ1551 单株鲜果产量 998.00 g，干果产量 120.87 g（含水率按 13％计，参照红果枸杞），鲜干比 8.26∶1。人工栽培株行距按 1 m×3 m，每亩 222 株，亩产干果为 26.83 kg。4 年后进入盛果期，预计亩产可达 150 kg 以上。

表 9-1-16　HQ1551 单株结果量测定

区试点	第一次鲜果（g）	第二次鲜果（g）	鲜果产量（g）	干果产量（g）	鲜干比
	685.00	360.00	1 045.00	125.00	8.36
	610.00	375.00	985.00	120.00	8.21
诺木洪资源圃	645.00	355.00	1 000.00	125.00	8.00
	620.00	345.00	965.00	115.00	8.39
	635.00	365.00	1 000.00	120.00	8.33
（M）	639.00	360.00	999.00	121.00	8.26

（续表）

区试点	第一次鲜果（g）	第二次鲜果（g）	鲜果产量（g）	干果产量（g）	鲜干比
	635.00	385.00	1 020.00	125.00	8.16
	645.00	370.00	1 015.00	122.00	8.32
诺木洪南沙滩	650.00	365.00	1 015.00	126.00	8.06
	675.00	385.00	1 060.00	128.00	8.28
	635.00	390.00	1 025.00	124.00	8.27
（M）	648.00	379.00	1 027.00	125.00	8.22
	610.00	370.00	980.00	120.00	8.17
	625.00	355.00	980.00	118.00	8.31
巴隆	615.00	360.00	975.00	115.00	8.48
	580.00	360.00	940.00	115.00	8.17
	620.00	345.00	965.00	115.00	8.39
（M）	610.00	358.00	968.00	116.60	8.30
M	632.33	365.67	998.00	120.87	8.26

（四）主要技术指标、经济指标

栽植成活率 95% 以上，单株鲜果产量 998.00 g，干果产量 120.87 g（含水率按 13% 计，参照红果枸杞），鲜干比 8.26：1。人工栽培株行距按 1 m×3 m，每亩 222 株，亩产干果为 26.83 kg。4 年后进入盛果期，预计亩产可达 150 kg 以上。

（五）良种特性

1. 果实性状·浆果球形或扁圆形，成熟后黑紫色，汁液呈紫色。鲜果纵径 5.50～10.90 mm，平均 8.53 mm，横径 7.3～13.1 mm，平均 10.9 mm，单果重 0.11～0.69 g，平均 0.4 g，果柄长 3.5～14.4 mm，平均 11.51 mm，每节结果 3～1 粒，平均 7.94 粒。果实鲜干比 8.26：1，单果种子数 8～17 粒，种子肾形，长约 1.3 mm。花果期 6～10 月。

2. 干果内含物·水分 14.0%、多糖 3.07%、总糖 36.87%、总酸 9.63 g/kg、甜菜碱 13.74 mg/g、总黄酮 3.22%、多元酚 2.80%、维生素 C 11.0 mg/100 g、α-维生素 E 34.42 mg/kg、γ-维生素 E 12.76 mg/kg、δ-维生素 E 1.67 mg/kg、花青素 4.27%、原花青素 2.01%。

3. 植物学特征·灌木，多棘刺，节间距 6.1～13.6 mm，平均 9.78 mm，每节棘刺 3～10 个，平均 7.94 个。枝条白色或灰白色，具不规则纵条纹，枝条长 12.6～59.8 cm。短枝在幼枝上不明显，在老枝上着生于棘刺两侧，并呈瘤状。叶簇生于短枝上，在幼枝上单叶互生，条状披针形或条状倒披针形，幼枝叶长 5.25～46.85 mm，宽 0.36～5.68 mm，厚 0.25～1.85 mm，老枝叶长 8.45～54.36 mm，宽 0.78～6.82 mm，厚 0.29～1.68 mm，顶端钝，基部渐窄，肉质，无柄。花 3～6 朵生于棘刺基部两侧的短枝上，花梗细，长 4.67～9.85 mm；花萼窄钟状，不规则 2～4 裂，裂片膜质，边缘具疏缘毛，长 4.45～5.85 mm；花冠漏斗状，白色、淡紫色或紫色，长 5.29～10.15 mm，先端 5～6 浅裂，裂片无缘毛。雄蕊着生于花冠筒中部，花丝基部稍上处和同高处花冠内壁均具稀疏绒毛；花柱和雄蕊近等长。

4. 生物学特性·在青海诺木洪 5 月 10 日萌芽，6 月 10 日一年生枝现蕾、7 月 5 日当年生枝现蕾，8 月 15 日果熟初期，8 月 25 日进入盛果期，一年采 3 茬果。栽植 4 年，树高 1.25 m，根颈粗 3.68 cm，树冠直径 1.12 m。一年生水平枝每节花果数 5.3 个，当年生水平枝起始着果节位 3.4，每节花果数 8.5 个，中等枝条剪截成枝力 6.7，非剪截枝条自然发枝力 3.1。高度自交亲和，可单一品种建园。

(六) 青黑杞 1 号繁育技术要点

采用无性繁殖育苗技术, 主要为硬枝扦插育苗和嫩枝扦插育苗技术。

1. 硬枝扦插育苗技术要点·结合休眠期修剪采集插条(3 月上旬至 4 月初), 选择粗 0.4 cm 以上的结果枝和徒长枝, 剪成 25 cm 长的种条, 清除棘刺, 50 根/梱, 窖藏处理, 窖内采用干净湿河沙(含水率 15%~180%)分层平埋, 温度控制在 8℃以下。4 月 25~30 日, 取出种条, 剪成长 15~18 cm 的插穗, 上部距第 1 个芽眼 1 cm 处平剪, 下部距第 1 个芽眼 1 cm 处斜面, 50 根/梱, 采用干净湿河沙(含水率 15%~180%)倒置催根处理, 有利于愈伤组织的分化和根源基的形成, 使插穗尽快生根, 提高成活率。5 月 10~20 日扦插, 采用高床, 苗床宽 1 m, 高 0.3 m, 扦插行距 30 cm, 株距 5~10 cm, 顶芽露出地面, 扦插后 3 浇足水。幼苗长至 15~20 cm 时, 灌第 1 次水, 20 日后结合追肥灌第 2 次水, 以氮肥为主, 亩施入 8~10 kg。苗木长至 30 cm 时, 结合灌水进行追肥, 以氮肥为主, 亩施入 10~15 kg。以后根据苗木长势及土壤肥力灌溉追肥。

2. 嫩枝扦插育苗技术要点·枸杞嫩枝扦插成活的关键在于处理插条的生长激素种类、处理浓度有关, 育苗基质、温度、湿度和光照调控也是关键因素。在速蘸方式下, IBA 200 mg/kg 处理的效果最好。育苗基质选择流动沙丘处堆积的细沙, 在柴达木枸杞产区可实现就地取材, 而且洁净无污染。扦插时间为枸杞生长期间, 柴达木地区 6~9 月份均可。在温棚设施条件下, 配置喷雾装置进行育苗, 全光照喷雾控温控湿, 适宜温度(30~40℃), 适宜湿度(90%~95%)。当温棚内温度达到 40℃时, 及时喷雾降温, 一般晴天 11:00 开始, 18:00 结束。插穗生长 15 日以后, 插穗苗新梢可达 25 cm 以上, 此时进行通风炼苗。晴天 10:00~17:00 之间打开风口和棚膜的下端通风, 其他时间不开风口, 喷水次数尽量减少, 降低苗床湿度, 促进根系向纵深生长; 阴天可在中午温度较高的时间适当打开风口。待 25 日后, 依据天气情况和育苗工作的需要, 完全打开棚膜或将苗木移栽。

(七) 青黑杞 1 号栽培技术要点

1. 建园·园地选砂壤土, 地下水位不得高于 90 cm。小面积人工耕作生产园, 最终株行距 1.0 m × 2.0 m。大面积机械耕作生产园, 株行距 1.0 × 3.0 m, 高度自交亲和, 可单一品种建园。

2. 肥水管理·尽量控制水肥, 可促进生殖生长, 定植当年亩施有机肥 2 m³, 尿素 25 kg, 二胺 25 kg, 以后随树体增大产量增多逐年适量增加施肥量, 4 年后进入盛果期, 盛果期亩施有机肥 4 m³, 尿素 50 kg, 二胺 50 kg, 年灌水 2~3 次, 盛果期可适量减少灌水次数。

3. 病虫害防治·主要防治枸杞瘿螨、蚜虫、负泥虫、锈螨等害虫, 结合物候期加强预防。

4. 整形修剪·幼树期重点培养中心干, 修剪以中、重度剪截为主, 促发新枝加速树冠扩张, 成龄树选用自然半圆形树形, 一年生枝剪截留比例把握在各 1/3 较为适宜。

(八) 青黑杞 1 号特征

1. 主要用途·主要以果实开发应用为主, 黑果枸杞果实是迄今为止发现原花青素含量最高的植物资源, 原花青素含量超过蓝莓(黑果枸杞 3 690~4 800 mg/100 g; 蓝莓 330~3 380 mg/100 g)。原花青素是最有效的天然水溶性自由基清除剂, 其功效是维生素 C 的 20 倍、维生素 E 的 50 倍。因极高的花青素含量和有限的资源量, 被誉为"软黄金", 具有极高的开发价值。

2. 抗性·对瘿螨、蚜虫、木虱、白粉病、根腐病抗性较强。喜光照, 耐寒、耐旱, 不耐阴湿。

3. 适宜种植范围·该品种适宜在柴达木盆地海拔 3 000 m 以下、10℃有效积温大于 1 500℃的区域栽培(图 9-1-2)。也适宜新疆、甘肃、宁夏、内蒙古等黑果枸杞有天然分布的区域栽培。

二、黑杞 1 号优良品系特性

黑杞 1 号是由新疆林业科学院联合尉犁县林业局等单位, 通过对黑果枸杞的优良单株优选而选育出的优良品种。2014 年 11 月通过新疆维吾尔自治区良种审定委员会审核认证。2019 年审定为新疆林木新品种。黑杞 1 号每年 4 月下旬萌芽, 5 月上旬展叶, 7 月上旬现蕾, 花期可持续 2 个月, 9 月上旬果实陆续开始成熟, 10 月下旬开始进入落叶期。生长势旺盛, 成枝力强, 以短果枝结果为主。丰产性

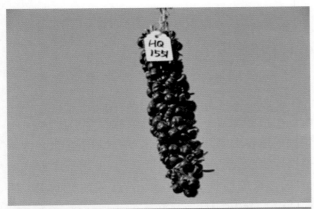

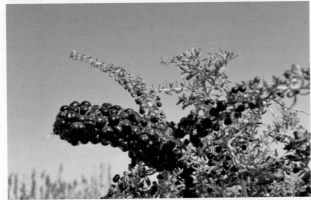

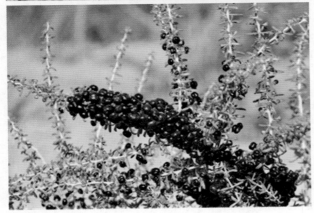

图9-1-2 青黑杞1号果穗及结果枝

好,扦插苗定植当年就能挂果,第2年全部植株坐果,第3年达到盛果期。定植第2年平均株产干果47.6g,最高株产78.3g。定植第3年平均株产67.9g,最高株产117.6g,折合亩产量60kg。"新疆黑果枸杞"树势强,枝条灰白色,质地坚硬,1年生枝长0.29～0.37m,节间长0.30～0.40cm,每节长有0.70～0.80cm的短棘刺;叶片2～6簇生于短枝上,叶片纵径2.55～2.59cm,叶片横径0.40～0.41cm,肉质肥厚,近无柄,呈深绿色条形或条状披针形,顶端钝圆,基部渐狭;花冠连合,紫色;果实紫黑色扁球

形,平均单果重0.47～0.49g,果实纵径6.42～6.73mm,果实横径9.86～10.18mm,果形指数0.65～0.66;种子个数23～27个,可溶性固形物10.3%～10.7%;果皮薄,果肉紫黑色,微甜。其主要用途是可作为经济林、生态造林树种。

对于黑杞1号栽培主要采用扦插繁殖。株行距0.5～1m×1.5～2.5m,树形以无主干多主枝开心形或纺锤形为主,基肥在10月下旬～11月上旬,施有机肥5kg/株,尿素25g/株、磷酸二铵20g/株,追肥第1次于4月下旬,施尿素25g/株,磷酸二铵20g/株,硫酸钾10g/株,第2次8月中旬,施尿素15g/株、磷酸二铵25g/株、钾肥20g/株,新定植园在苗木完全成活即种植1个月后施肥,施尿素10g/株,花果期追施磷酸二铵15g/株、钾肥8g/株;叶面追肥于5～8月,每15～20日喷施1次;全年灌水4～6次,主要于生长结实期(4月中下旬～6月上旬)、采果期(7月上旬～8月上旬)、白露(9月上旬～11月上旬)、封冻(11月上)灌水。比较适宜种植在新疆枸杞的适生区。

黑杞1号鲜果呈扁圆形,纵径0.6～0.8cm,横径0.8～1.2cm。品质极佳,营养丰富。果实中含有多种人体必需的氨基酸和微量元素,可提高人体免疫能力。同时,黑杞1号抗逆性极强,具有抗旱、抗寒、耐盐碱、根蘖性强和耐土壤贫瘠等优点,是盐碱地治理、护坡、防止水土流失的良好树种。

三、居延黑杞1号林木良种特性

内蒙古自治区林业和草原局公布了2018年度内蒙古自治区林木良种名录,阿拉善盟有两个品种位列其中,且通过类别均为审定通过,它们分别是阿拉善盟林木良种繁育中心选育的"居延黑杞1号"和阿拉善右旗雅布赖治沙站选育的"雅布赖治沙站梭梭母树林种子"。其中,"居延黑杞1号"是阿盟选育出的首个优良无性系,该品种具有果粒大、单株产量高、耐盐碱能力强等特性,是黑果枸杞良种推广的苗木保障,也是黑果枸杞产业化发展的基础。该良种培育是张斌武等"黑果枸杞良种选育及繁育和栽培技术研究"项目(2015—2018年)中研究成功的,解决了内蒙古依赖野生资源过度采挖问题,保护了生态。

第二节　黑果枸杞育苗

黑果枸杞具有极高的药用食用和生态价值,有抗风沙、耐干旱盐碱的生理特性,对生态系统的稳定也有重要作用,所以极高的经济利益导致资源经常被掠夺与破坏,实现人工规模化种植是保护生态环境与食药两用需求的保障。栽培种植的关键就是育苗问题,现阶段黑果枸杞育苗有种子育苗、扦插(硬枝与嫩枝)、组织培养育苗、根蘗与压条繁育育苗,黑果枸杞育苗尚处于早期起步阶段,本节介绍育苗经验与技术目的在于总结特长,相互借鉴,以期加速深入探索良种培育进程,为保护和持续利用珍惜资源及促进西北黑果枸杞生态与经济建设提供科学依据。

一、黑果枸杞种子育苗

(一) 传统播种育苗技术

1. 种子播种育苗法·黑果枸杞播种育苗一般经历采集种子、选地整地、处理种子、播种育苗、苗期管理、出苗等过程。

(1) 采集种子与贮存:一般在每年 7～10 月份选取品质优的黑果枸杞成熟紫黑色果实。从生长健壮、结果量大、无病虫害的优良母株上采集充分成熟(果实由绿变紫黑色)的果实,采取纱布将果实包裹直接揉搓。揉搓破碎的果实加入适量清水淘洗后,捞出果肉和果皮,再用细箩滤洗,取出沉淀的种子,晾干,置阴凉(忌曝晒)干燥处备用或低温(0～5 ℃)贮存。

(2) 圃地选择与播种环境:圃地选择要选择地势平坦、排水良好、有灌溉条件、交通便利、土层深厚的砂壤土地。播种环境可在塑料大棚、拱棚内或大田露地进行播种育苗。

(3) 苗床制作:整地、翻耕、耙地、平整土地,翻耕深度 20 cm 以上,去除石块、杂草,达到地平、土碎。施肥结合整地施磷酸二铵 1 125 kg/hm²,氯化钾 1 125 kg/hm²。播种前 5～7 日,每公顷施硫酸亚铁粉末 300～600 kg,均匀撒在土壤表面,可灭菌及改良土壤酸碱度。50％辛硫磷粉剂 20 kg/hm²,均匀撒入地表后深翻,灌足底水,杀灭地下害虫。作床根据地块状况耙平地面进行开沟,采用平床方式做苗床,苗床畦面宽为 100 cm,长度依地势而定。床面铺设 5 cm 风积沙或河沙。

为消灭土壤中病原菌和虫害,姬孝忠(2015)采用了毒土法和喷淋或浇灌法进行土壤处理,毒土配制方法是先将药剂配成毒土,将农药(乳油、可湿性粉剂、颗粒剂等)与具有一定湿度的细土按比例混合均匀制成。用 75％的五氯硝基苯可湿性粉剂与 200 倍细沙混合均匀配成的药土、90％敌克松粉剂、多菌灵等可防治苗期病害和土壤病害。辛硫磷颗粒剂或地虫清、米乐尔等施入土中,杀死土中线虫或地下害虫。毒土施用方法有沟施、穴施和撒施。

将药剂用清水稀释成一定的浓度,用喷雾器喷淋于土壤表层或直接喷灌到土壤中,使药液渗入土壤深层,杀死土中病菌和虫害。如用五氯硝基苯、敌克松、多菌灵等,防治苗期病害效果显著;用 50％辛硫磷乳油或其他药剂对水进行浇灌防治虫害。

(4) 种子准备与处理:为使种子播种后早出苗,出苗整齐,在播种前可进行种子催芽处理。首先是层积催芽,1 份种子掺 3 份细湿沙,拌匀后放在 20 ℃左右的室内,上面盖塑料布,每天喷洒一次水,保持一定湿度,定期翻动检查,防止种子霉变,待约有 30％的种子裂口露白(胚根露出)时,取出沙藏种子,然后拌潮湿的火土灰或草木灰拌种供播种用。然后用温水浸种,将种子用 30～40 ℃温水浸泡 24 h,使种子吸水膨胀,促进贮藏物质的水解播种,能明显提高其发芽率,一般种子发芽率可达 80％～90％。最后对种子消毒,为了消灭附着在种子上的病菌,预防幼苗发生病害,播种前 1～2 天,将种子放入 0.3％～0.5％的高锰酸钾溶液浸泡 2～4 h 或 2％～3％的高锰酸钾溶液浸泡种 0.5 h,然后取出,用清水冲净,阴干后播种。

（5）播种育苗：春、夏、秋季均可播种，以春播为主。在3月下旬至4月中旬进行条播，条播按行距30 cm开沟，沟深0.5~1 cm，种子掺些细沙混匀，均匀播入播种沟内，稍覆细沙，轻镇压后浇水，保持土壤湿润，每隔1~2天小水浅灌一次，当温度在17~21℃时一周左右出苗。亩播种量1~1.5 kg，亩产苗4万~5万株。若无浇水条件或水源不足时，播后稍覆细沙及土，然后用塑料地膜覆盖，在地膜上面全面覆薄土一层，以不透进阳光为宜，每天观察，待种芽透地皮时选阴雨天气全部揭去地膜。这样，可有效保存土壤水分，避免地膜提温而造成的水分蒸发、土壤干涸。从而解决播种深而窝芽、播种浅而烧芽的矛盾。苗高6~9 cm时定苗，株距10~15 cm，每亩留苗1万~1.2万株。结合灌水在5、6、7月追肥3次，为保证苗木生长，应及时去除幼株离地40 cm部位生长的侧芽，苗高60 cm时应行摘心，以加速主干和上部侧枝生长，当根粗0.7 cm时，可出圃移栽。

（6）苗期管理：①水分管理。播种后及时采用喷灌方式浇足水。苗木前期根据土壤的湿度情况适时喷水，8月份后少灌水或不灌水，促使苗木木质化。②撤除覆盖物。荒漠区播种育苗当出苗率达到80%左右时，揭去无纺布。③除草。掌握"除早、除小、除了"的原则，保持土壤疏松、无杂草。④追肥。苗高7~10 cm时第一次追肥，苗高20~30 cm时第2次追肥。以后少追肥或不追肥。每次用尿素100 kg/hm^2。施肥后立即浇水。⑤间苗，苗高3~5 cm时进行间苗，间疏弱苗、病苗、过密苗。⑥遮阴、通风。大棚内当苗木长到10~15 cm时遮盖遮阴网，使透光率为自然光的30%左右，同时进行通风，棚内温度保持在25~30℃之间，湿度在70%~80%之间。幼苗长到15~30 cm时把大棚塑料揭开使幼苗慢慢适应环境。苗木长到50 cm以上逐步揭开拱棚上的遮阴网，增加光照，促进苗木生长和木质化。⑦病虫害防治。苗期病虫害主要有根腐病、猝倒病、立枯病、蚜虫、枸杞瘿螨等。用物理防治方法，即及时清除感染苗木。发病严重时用化学防治，防治方法见表9-2-1。

表9-2-1　病虫害防治施用药剂和施用量

主要防治对象	药剂名称	施用量	备注
根腐病、猝倒病	70%甲基硫菌灵可湿性粉剂	1 000倍液	灌浇，生长期每隔7~10日喷施
立枯病	70%代森锰锌可湿性粉剂 40%复方五氯硝基苯粉剂	600~800倍液 300~500倍液	喷雾防治，生长初期每隔10日轮换喷施
蚜虫	10%吡虫啉 3%啶虫脒 4.5%氯氰菊酯	2 000倍液 2 000倍液 2 000倍液	喷雾防治，生长期每隔10日轮换喷施
瘿螨	1.8%阿维菌素	2 000倍液	叶面喷施，生长期每隔10日喷施

（7）苗木出圃：①起苗时间。翌年春季苗木萌芽前起苗。②起苗及分级。起苗时应保持根系完整，随起苗按指标对苗木进行分级，分级指标为一级苗高≥45 cm，地径≥0.4 cm，根系完整；二级苗高30~45 cm，地径0.25~0.4 cm，根系完整。③苗木假植。选背阴、排水良好的地方挖假植沟，假植沟深宽各为30~50 cm，长度依苗木多少而定。将苗木成捆排列在沟内，用湿土覆盖根系和苗茎下部，并踩实，以防透风失水。④包装与运输。苗木包装时按等级以100株为1捆，每捆苗木附以标签。包装好后及时运输，运输期间注意通风透气，保持根部湿润不失水，防止风吹、日晒、发热和风干。

2. 黑果枸杞种子播种育苗关键技术·黑果枸杞传统播种育苗方法因其种子小，幼胚常有败育现象，可能与繁殖系数低，以及主产种植区干旱少雨难以播种有关。杨宏伟（2016）报道的育苗技术中黑果枸杞种子出苗率达到85%，合格苗出苗率达78.3%；姬孝忠（2015）采取层积催芽、温水烫种、种子消毒的方法获得了较好的育种效果。

苗永俊（2016）较全面地介绍了种子育苗期管理中病虫害防治技术，对常见的白粉病和根腐病等，白粉病病于发病前，最迟于见病后，喷施45%石灰硫黄合剂结晶(或膏剂)300倍液或70%代森锰锌600倍液2~3次,隔10日左右喷1次,交替施用。根腐病发病初期可用50%的多菌灵1000~1500倍液灌根防治,发病后用乙蒜素+多菌灵800~1000倍液均匀喷雾,防治效果达80%以上。对常见的虫害主要有蚜虫、枸杞负泥虫、土虱等。蚜虫可用50%抗蚜威可湿性粉剂2000倍液或与40%乐果乳油1000倍液混合喷洒,也可用35%卵虫净乳油(或10%吡虫啉可湿性粉剂1500倍液或35%硫丹乳油1000倍液)防治,防效较高。枸杞蚜虫易产生抗药性,要注意交替和轮换用药。枸杞负泥虫在幼虫和成虫为害盛期用90%敌百虫晶体1000倍液或20%速灭杀丁3000倍液或20%杀灭菊酯3000倍液等喷雾防治,视虫情共喷3~5次,间隔10日左右。土虱可用50%辛硫磷乳油、25%扑虱灵乳油1000~1500倍液或1% 7051杀虫素乳油、2.5%功夫乳油2000~3000倍液或15%蚜虱绝乳油、2.5%天王星乳油3000~4000倍液喷雾防治。

唐菊秀(2014)在选地整地与种子处理技术有可参考的价值,选择地势平坦、灌溉方便、土质肥厚、pH 8以下,碱盐量不超过0.3%的土地。施农家肥30000~45000 kg/hm²、三元素复混肥750 kg/hm²,秋季深耕20~30 cm,并浇冬水,翌春浅耕细耙。种子育苗选择平床,床宽60 cm,床长依地势而定,两床之间留出30 cm宽的工作道,以便管理。扦插育苗要高床,床高15~20 cm,其余与平床同,播种前灌足水。在种子育苗上,播前把贮备的种子用0.5%高锰酸钾溶液浸种2 h,捞出后用清水冲洗,再用40℃温水浸种24 h。播种期在4月中旬。待土壤稍干后按行距15 cm开沟,沟深4~5 cm,种子掺些细沙混匀,均匀播入沟内,稍覆细沙,播种沟内轻镇压,留埝,每4行为1床,然后覆膜。播种量15~22.5 kg/hm²,产苗60万~75万株/hm²。10日后观察,待30%小苗顶上地膜时选择下午或阴雨天气全部揭去地膜。

张峰等(2016)以青海野生黑果枸杞为试验材料,通过温室播种育苗获得幼苗,经驯化后在山东滨海地区盐碱地进行造林。造林成活率在85%以上,造林成功。黑果枸杞种子经温水浸泡5 h左右进行播种,第7天开始出苗,此过程可持续15~20天,总体播种成苗率在72%以上;幼苗生长4个月

后,经驯化可在滨海中重度盐碱地进行定植,1个月后测定成活率为95%且生长状况良好。对黑果枸杞温室育苗及盐碱地造林的技术值得借鉴,为其在滨海盐碱地的推广提供了技术支持和指导。

池文泽(2015)发明了一种提高黑果枸杞1号枸杞苗木定植成活率的种子育苗方法(申请公布号CN 104982212A),该方法通过选用黑杞1号种子,经过温水浸种24 h,在苗床上每2~3 cm点3粒种子,覆土0.5~1 cm;采用微喷浸润土壤至5 cm深度,每3天微喷一次,以地表无积土为宜;一周幼苗出土,至苗高30 cm,将对苗床苗木进行断根处理,在距苗木20 cm处,以45度角斜向苗木根部用铁锹铲入,枸杞苗木育苗2~3个月即可出圃。成活率高达95%~98%,传统育苗方式苗木成活率为30%~35%,这种育苗技术具有简单方便、快速有效的优点,能够提高苗木成活率,在较短时间内繁殖大批种苗,具有广泛的实用性。

许雅娟等(2017)选自甘肃民勤县勤锋农场黑果枸杞优选种子,分别以杀虫剂、杀菌剂、杀虫杀菌剂、温水浸种、直接播种等5种处理方式进行黑果枸杞育苗实验,结果杀虫剂35%丁硫克百威杀菌剂0.1%高锰酸钾、杀虫杀菌剂福太尔微生物+35%丁硫克百威、温水浸种。直接播种的出苗率96.0%、94.7%、97.3%、84.0%、79.3%经杀虫或杀菌剂处理的出苗率高于对照组温水浸泡和直接播种,以福太尔微生物+35%丁硫克百威出苗率最高。在黑果枸杞种子育苗试验中,在用种量相同的条件下,小畦条播与垄作覆膜点播法相比,2种育苗方法发芽率无显著差异,但垄作点播法出苗量与优株率均明显高于小畦条播法。

3. 黑果枸杞种子育苗影响因素分析

(1)种子不同贮藏方式对育苗的影响:王桔红等(2013)探讨了黑果枸杞等4种河西走廊茄科植物种子萌发的影响,结果表明,经冬季浅层覆土(1 cm)和枯落物覆盖的黑果枸杞种子萌发率(96.5%和75.5%)显著提高,萌发速率加快;未萌发的黑果枸杞种子保持较高活性;黑果枸杞种子经冬季枯落物表层和室温存放后萌发率为57.5%,未萌发种子活性丢失率较高(47.5%和31%)(图9-2-1);黑果枸杞种子萌发对贮藏条件具有一致性的响应,即经

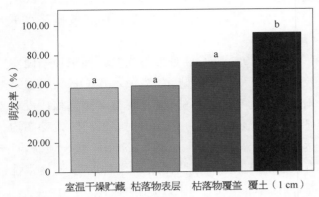

图9-2-1　不同贮藏条件下黑果枸杞种子的萌发率

过冬季浅层覆土和枯落物覆盖后萌发率均显著提高、萌发速率加快、萌发历程缩短,说明冬季的湿冷环境能够打破黑果枸杞种子休眠,并保持种子活性;而冬季干燥寒冷环境可使部分种子失活,不利于种群的建植和自然更新。

研究表明黑果枸杞种子经冬季浅层覆土后萌发率较高、萌发速率较快、萌发开始时间较早和萌发持续时间较短;枯落物覆盖也能提高种子萌发率、加快萌发速率、缩短萌发进程,该结果与王桔红(2013)和张勇(2005)的研究结果相一致,说明冬季覆土和枯落物覆盖的湿冷环境能够有效打破黑果枸杞种子休眠,提高萌发率。黑果枸杞种子经枯落物覆盖后,未萌发种子仍保持较高活性;冬季将种子存放在枯落物表层后其萌发率虽然有所增大(57.5%),但种子活性丢失率达到47.5%;室温干燥贮藏后种子萌发率(57.5%)与扩散时(38%)相比也有明显增大,但种子活性丢失率达到31%。说明黑果枸杞种群在更新过程中,扩散的种子一旦被地表土或枯落物覆盖并经历冬季后,种子将有较高萌发率,未萌发的种子也具有较高活性,利于种群建植和种族延续;而散落在地表的种子,经历冬季后其活性降低,不利于种族延续。总之,黑果枸杞种子萌发对贮藏条件有一致性响应,即经过浅层覆土和枯落物覆盖后萌发率显著提高、萌发速率加快、萌发历程缩短。种子萌发对寒冷的需求反映了温带荒漠植物繁衍物种的自然机制,这种萌发特性的生态适应性保证了幼苗存活和建植的最大化。

(2)种子不同处理方法对育苗的影响:王辉等(2020)以不同温度(20℃、40℃、60℃、80℃),沙

藏处理,机械磨种皮共6种方法研究黑果枸杞发芽率和成苗存活率,通过实验数据分析通过试验可以看出,黑果枸杞种子发芽最快的为机械破碎种皮处理和60℃温水处理,恒温3日后开始发芽,发芽数分别为4粒和2粒。机械破碎种皮处理的发芽高峰期出现在第12日,其他处理的高峰期均在第15日。所有处理在第21日后其发芽基本停止。发芽率以机械破碎种皮处理最高,为85%;60℃水浸泡处理次之,为83%;80℃水浸泡处理最低,为59%。发芽势以60℃水浸泡处理最高,为47%,沙藏处理、40℃水浸泡、80℃水浸泡、20℃水浸泡、机械破碎处理分别为39%、38%、38%、33%、26%。发芽指数以机械破碎种皮处理最高,平均每天发芽8.92粒;其次为60℃水浸泡处理,平均每天发芽7.01粒;80℃水浸泡处理最低,平均每天发芽4.36粒。综合分析发芽因素、生产适宜及宜操作性,60℃温水处理操作简单、发芽率高,适宜于黑果枸杞大田育苗过程中的种子处理。

陈海魁等(2009)以甘肃民勤县黑果枸杞总之为材料,采取98% H_2SO_4 和40% NaOH在5 min、10 min、15 min、20 min、3 min;不同浓度 GA_3 和NAA处理。采用80目砂纸磨、刀切、不同水温处理,结果见图9-2-2~图9-2-4。

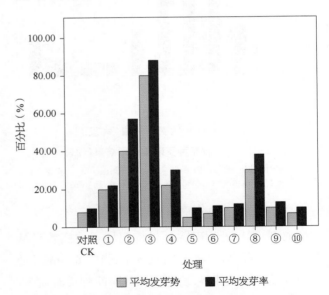

图9-2-2　黑果枸杞种子硬实处理结果(化学处理)

(①浓 H_2SO_4 5 min;②浓 H_2SO_4 10 min;③浓 H_2SO_4 15 min;④浓 H_2SO_4 20 min;⑤浓 H_2SO_4 30 min;⑥40% NaOH 5 min;⑦40%NaOH 10 min;⑧40% NaOH 15 min;⑨40% NaOH 20 min;⑩40% NaOH 30 min)

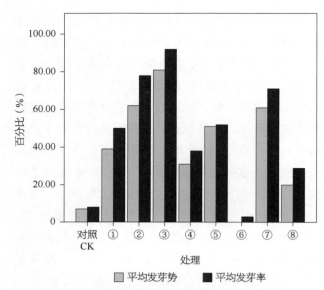

图9-2-3　黑果枸杞果实硬实处理结果(激素处理)
(①200 mg/L GA3 12 h;②200 mg/L GA3 18 h;③200 mg/L GA3 24 h;④100 mg/L GA3 12 h;⑤100 mg/L GA3 24 h;⑥200 mg/L NAA 12 h;⑦200 mg/L NAA 18 h;⑧200 mg/L NAA 24 h)

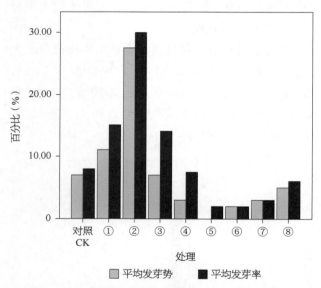

图9-2-4　黑果枸杞种子硬实处理结果(物理处理)
(①80 目砂纸;②刀切;③60 ℃水 15 min;④60 ℃水 30 min;⑤80 ℃水 15 min;⑥80 ℃水 30 min;⑦100 ℃水 15 min;⑧100 ℃水 30 min)

浓 H_2SO_4 处理破除黑果枸杞种子硬实效果从图9-2-2可得,浸种时间从 15 min 到 15 min 经处理的种子平均发芽势、发芽率均随时间延长而提高,浸种 15 min 的平均发芽势、发芽率均达到最高,分别为80%、88%,与对照组相比,分别提高了73 和80 个百分点。而当时间延长至 20 min、30 min 时,平均发芽势、发芽率降低。差异显著性结果显示,浓

硫酸浸种处理 5 min、10 min、15 min、20 min、30 min 种子平均发芽率间的差异达到极显著水平($p<0.01$)。

浓度40% NaOH 处理破除黑果枸杞种子硬实效果由图9-2-2可见,浓度40% NaOH 浸种黑果枸杞种子的平均发芽势、发芽率与对照组相比没有显著变化,浸种时间为 15 min 时,发芽势、发芽率均达到最高,分别为30%、38%,NaOH 属于强碱,具有较强的腐蚀性,但黑果枸杞种子种皮坚硬,透水性差,因而 NaOH 的作用效果不明显。

GA_3 处理破除黑果枸杞种子硬实效果由图9-2-3可知,GA_3 处理黑果枸杞种子平均发芽势、发芽率相比对照组有明显的提高。浓度 200 mg/L GA_3 溶液浸种平均发芽势、发芽率随着时间的延长而提高,当处理时间为 24 h 时,种子平均发芽势、发芽率均达到最高,分别为85%、94%,与对照组相比分别上升了 72.86 个百分点。浓度 100 mg/L GA_3 浸种 24 h 黑果枸杞种子平均发芽势、发芽率分别为54%、55%,均高于浸种 12 h 的 31%、38%。差异显著性分析结果显示,相同浓度 GA_3 不同时间浸种处理后黑果枸杞发芽率间差异均达到极显著水平($p<0.01$),但是同一温度不同浓度 GA_3 浸种后黑果枸杞的发芽率间差异均未达到显著水平($p>0.01$)。

浓度 200 mg/L NAA 处理破除黑果枸杞种子硬实效果由图9-2-3可见,浓度 200 mg/L NAA 浸种 12 h 黑果枸杞种子发芽势、发芽率分别为0.2%,浸种 18 h 黑果枸杞种子的发芽势、发芽率都有明显的提高,分别为64%、76%,而当浸种时间延长至 24 h 黑果枸杞种子的发芽势、发芽率又明显地分别降低至 20%、30%。差异显著性分析结果显示,NAA 浸种处理 12 h、18 h、24 h 种子平均发芽率间的差异达到极显著水平($p<0.01$)。

砂纸摩擦处理破除黑果枸杞种子硬实效果由图9-2-4可见,砂纸摩擦损伤硬实种皮,可增强通透性,解除机械限制作用而促使种子吸水膨胀萌发,处理结果表明,黑果枸杞种子的发芽势、发芽率为11%、15%;与对照组相比,发芽势、发芽率分别上升了 4 个、7 个百分点,其效果不是很明显。

刀切处理破除黑果枸杞种子硬实效果刀切法处理黑果枸杞种子的发芽势、发芽率分别为 28%、

30%。与对照组相比发芽势、发芽率分别上升了20%、22%。

不同水温处理破除黑果枸杞种子硬实效果水温为60℃，处理时间为15 min时平均发芽势、发芽率达到最高，分别为7%、14%，但与对照组相比效果没有明显变化。而且随着水温的升高，平均发芽势、发芽率都低于对照组。出现这一现象的原因，可能是高温破坏了种子中的蛋白质。

以上在实验室中为GA_3处理法，最佳处理时间约为24 h硬实种子的发芽率最高，达到了94%，但该方法的成本较高。浓H_2SO_4处理后的种子其发芽效果也比较明显，尤其是处理15 min时，发芽率达到了88%，但在实际操作中，由于其破坏性较大，应多加小心，同时废液的处理也是一大难点。物理的处理手段本也是打破种子硬实的有效手段，但是在摩擦时无法准确掌握应达到的程度，易使胚受伤，造成破损率（吸胀但未发芽）增加或是处理不够，水分仍无法渗透，从而使得发芽的效果不明显。60℃以上的水温处理15 min以上，其发芽率却随之降低，可能是温度太高破坏了种子中的蛋白质。

（3）生长调节剂对育苗影响：刘荣丽等（2011）以柴达木诺木洪黑果枸杞为材料，探索生根粉（GGR）、赤霉素（GA）、吲哚乙酸（IAA）、吲哚丁酸（IBA）、萘乙酸（NAA）对黑果枸杞种子萌发及幼苗生长量影响。

1）不同生长调节剂对种子的出苗率的影响：每个处理100粒种子，由调查的出苗状况可得出GA 150 mg/L处理下黑果枸杞出苗率最高为90%，其余NAA 300 mg/L、IBA 100 mg/L、IAA 500 mg/L、GGR 550 mg/L的出苗率分别为86%、82%、80%、78%，清水对照的出苗率仅68%。说明以上5种生长调节剂均对黑果枸杞的出苗率有显著的促进作用。

2）不同处理对黑果枸杞地上部分生长量的影响：株高和地径是苗木地面生长状况的一个直观的表现，是衡量苗木生长量的两个主要指标。对每个处理随机抽取10株测量的平均株高。刘荣丽等（2011）经方差分析，得出其处理间相同的概率$p = 0.0001 < 0.010$，达极显著水平，说明6个处理（含对照）之间有极显著差异。同时进一步进行了多重比较，可得GA 150 mg/L与IAA 500 mg/L对黑果

枸杞苗株高有极显著促进作用，150 mg/L（GA）的促进作用最大，清水（CK）促进作用最小。对每个处理随机抽取10株，由其地径结果，经方差分析，处理间相同的概率$p = 0.0001 < 0.010$，达极显著水平，说明6个处理（含对照）之间有极显著差异。进一步进行多重比较，可得GA 150 mg/L与IAA 500 mg/L对黑果枸杞扦插苗株高有极显著促进作用，IAA 500 mg/L的促进作用最大，GA 150 mg/L其次，清水（CK）促进作用最小。

3）不同处理对黑果枸杞地下部分生长量的影响：对每个处理随机抽取10株测量其主根长度。再经方差分析，得出处理间相同的概率$p = 0.0001 < 0.010$，达极显著水平，说明6个处理（含对照）之间有极显著差异。进一步进行多重比较，GA 150 mg/L的促进作用最大，IAA 500 mg/L其次，清水（CK）促进作用最小。

通过以上试验可知，赤霉素（GA）150 mg/L与吲哚乙酸（IAA）500 mg/L都对黑果枸杞种子及幼苗生长有极显著的促进作用，其他生长调节剂如吲哚丁酸（IBA）100 mg/L、生根粉（GGR）550 mg/L、萘乙酸（NAA）300 mg/L，均对黑果枸杞种子发芽及幼苗生长有显著的促进效果，其中以赤霉素（GA）150 mg/L的促进效果最为显著。因此建议在实际工作中可应用赤霉素（GA）150 mg/L进行种子处理。

4. 不同种源黑果枸杞种子育苗比较·为了比较青海、内蒙古、新疆和甘肃黑果枸杞种子育苗的优质优良性，唐琼（2016）通过对4个不同种源黑果枸杞进行种子大小、重量、含水量的测定，从不同发芽温度下各种源种子的发芽率、发芽势、萌发启动速度、发芽指数及霉烂率来研究其萌发特性，在阿拉善左旗锡林郭勒苏木进行大田播种育苗试验，测定分析了不同种源黑果枸杞苗期生长性状。

（1）不同种源黑果枸杞种子育苗优良性

1）不同种源黑果枸杞大田播种苗苗高生长节律：不同种源黑果枸杞大田播种苗苗高生长节律基本表现出近似的"S"形曲线，即"生长缓慢-生长迅速-生长减缓"3个生长阶段，7月2日至7月31日期间生长缓慢，高生长最迅速的时期是7月底至9月初，9月至10月初各种源苗高生长速度很快大幅度下降。

各种源黑果枸杞的苗高生长曲线中，4个种源的苗高生长趋势几乎相同，苗高生长相当整齐，新疆种源在生长初期较其他3个种源相对滞后。总体上看，苗高生长量最大的种源是青海，其次是民勤和额济纳旗，新疆种源的苗高生长相对较差，因此不同种源黑果枸杞苗高生长量从大到小排序依次为：青海＞民勤＞额济纳旗＞新疆。大田播种苗苗期高生长表现最好的是青海种源，其次是民勤、内蒙古和新疆。

2）不同种源黑果枸杞大田播种苗地径生长节律：不同种源黑果枸杞大田播种苗地径生长节律也表现出近似的"S"形曲线，即生长缓慢-生长迅速-生长减缓，7月2日至7月31日期间地径生长缓慢，高生长最迅速的时期是8月14日至9月17日，9月底至10月初各种源地径生长趋于平缓。

4个种源黑果枸杞的地径生长节律和苗高基本相同，地径生长过程中，青海、民勤和额旗3个种源在7月31日～8月14日期间地径高生长突然有所降低，之后又迅速进入高生长时期，分析其原因可能在此阶段地径生长幅度小于苗高的生长幅度。比较4个种源黑果枸杞在不同生长期内的地径生长量，从大到小依次为：青海＞民勤＞额济纳旗＞新疆。

（2）不同种源黑果枸杞种子育苗分析：综合不同种源黑果枸杞种子外观特征、含水量及重量，以及后期的冬季容器育苗和春季大田育苗试验中苗期生长状况进行分析和研究，结果如下。

额济纳旗种源种子大小、含水量及重量相对其他3个种源较差，但种子的各项发芽指标均优于其他3个种源，在后期的播种食苗中出苗最快，但苗期生长状况并不好，植株性状较青海和民勤两个种源的差，这可能与额济纳旗的年均温，年降水量以及海拔等气候条件密切相关，致使种子小，储藏的营养物质少，导致后期的苗期生长性状不佳，但额济纳旗种源种子发芽率高，出苗早，说明种子中可能存在大量的生长激素，促进了种子的萌发，因此在4个种源苗期生长的同等条件下，可以加强对额济纳旗种源苗木的管理，可能会使苗木生长强壮，缩短苗木培育周期。其次，新疆种源种子虽然横纵径较大，但含水量和千粒重及绝对重量很低，说明种子不够饱满，所含营养物质少，因此在种子萌发特性中各项发芽指标均最差，在后期的容器育苗和大田育苗试验中苗期生长状况表现均不及其他3个种源。

青海种源黑果枸杞种子最大最饱满，储藏的营养物质最多，虽然在室内发芽率不是最好的种源，但发芽率并不低，发芽势高，发芽整齐，在后期的容器育苗和春季大田育苗试验中苗木早期的生长状况均比其他3个种源生长的好，民勤次之。

（3）不同种源育苗对比

1）4个种源黑果枸杞种子存在一定的差异，大小为：青海＞新疆＞民勤＞额济纳旗，重量和含水量均为青海＞民勤＞新疆＞额济纳旗。大种子因能为幼苗的早期生长提供更多的储藏物质而有更好的幼苗生长环境，小种子因有更大的传播和拓殖优势而能占据更多的生态位。

2）4个种源黑果枸杞种子的发芽起始温度为15℃，恒温下的最适发芽温度为25℃，变温下的最适发芽温度为20℃/30℃，4个种源种子在变温条件下均高于恒温条件下的各项发芽指标，即20℃/30℃为黑果枸杞的最佳发芽温度，其发芽势为额济纳旗75.8％＞民勤71.0％＞青海68.5％＞新疆62.3％；发芽率为民勤89.0％＞额济纳旗88.0％＞青海87.3％＞新疆82.5％，且前三者发芽率没有明显差异。

3）额济纳旗种源黑果枸杞种子在发芽起始至最适低温度之间的发芽能力均优于其他三个种源，除20℃/30℃的发芽率之外，4个种源种子的发芽势、萌发启动速度和发芽指数的顺序均为额济纳旗＞民勤＞青海＞新疆，各种源间霉烂率差异不大。

4）4个种源黑果枸杞春季大田播种苗苗高、地径生长节律也基本表现出"S"形曲线，即"生长缓慢-生长迅速-生长减缓"，7月底至9月初是生长迅速期。通过分析，不同种源黑果枸杞春季大田播种苗苗高在即将进入高生长时期时差异极显著，地径的极显著差异早于苗高半个月表现出来，地径生长更早地反映出了4个种源间的差异。苗高和地径生长量从大到小排序依次为：青海＞民勤＞额济纳旗＞新疆。

（二）种子容器育苗技术

1. 种子容器育苗法·黑果枸杞种子容器育苗都采用了采种、种子处理、整地、容器与基质配制与选择、播种、苗期管理、出苗等技术(陈斌,2008;李健,2018)。

(1)采集种子:于每年的8～9月份果实紫黑色时选品种优良、生长健壮、无病虫害、植株较高、结果量大的母株采集。人工采集浆果可逐一直接采摘放置于尼龙袋内。采到的果实置于向阳通风处晾晒,晾干后低温贮存,低温保存种子的适宜温度为—5～1℃。据试验,放置1年的种子较当年的新种子发芽率降低5%～10%,放置2年的种子发芽率降低38%～53%。

(2)种子处理:将种子净化处理,去除发霉的种子,筛选出残枝、果梢、碎硝、沙土等杂质,把选好的含有黑果枸杞种子的干果倒入水缸中,加入清水,浸泡24h,然后用打浆机(去除内网)把果打碎,为了不浪费种子要再打1次,接着除杂,过滤出种子。由于黑果枸杞果中糖分含量较大,因此种子要用大量清水冲洗,直到成为清水为止,再用0.3%～0.5%的高锰酸钾浸泡种子2～4h,捞出用清水洗净。

按种沙比1∶3的比例混拌,将种子堆放在温室内,把麻袋或草帘蘸湿水,用手握不滴水为宜,盖到种子上,室温保持20℃,湿度为80%左右,每天要翻种子4～5次,每次要在覆盖物上撒些水。

(3)选地与整地坐床:选地势平坦、排水良好、有灌溉条件、交通便利、土层深厚的砂壤土的地方选为育苗地,忌以前种植过普通枸杞或草地。

播种地于4月上旬翻耕,做播种床。做床前清除圃地杂物草根,按1400kg/亩施入腐熟农家肥,羊粪最佳,施肥后及时翻耕并将圃地内尚未腐烂的植物根及其他杂物清除干净并耙平地面。苗床选择低床,床宽1.2m,床长12m,床深12cm,床底整平拍实。四壁垂直,使容器排列在床内与地面同高。两床之间留出40cm宽的工作道,以便管理。播种前苗床灌透水,沙土灌水后第2天即可播种,砂壤土2～3日后可播种。

(4)容器选择:选择成品容器,山西林业科学院蜂窝状无底软塑料袋(直径5cm×高12cm),可培育苗336株,水性好;也可选塑料穴盘(64孔或35孔)。

(5)基质选择:可选择成品基质为降低成本也可自己配制基质,一般用腐熟农家肥30%,蛭石粉20%,农田土50%的比例配制,保证基质疏松即可,

配置好的基质加水至最大持水量,拌均匀后用塑料棚膜覆盖闷湿(李健,2018)。

培育基质是育苗成败的重要条件,应不易板结,保水保肥,通透性好。试验采用当地沙土10%～20%,农业区砂壤土60%～80%,腐熟的羊板粪10%～20%。所有成分粉碎后过筛,用铁锨反复拌匀,为了防止土壤中残存病原菌和地下害虫,用2%～3%的硫酸亚铁粉制成药土,基质施药土10kg/m³,充分混合均匀,堆放3～4日(陈斌,2008)。

(6)播种:播前把贮备的种子装入网袋,先放入80℃左右的水中瞬时温汤浸种,杀灭种子表面的病菌,然后将种子放入20～25℃左右水中浸种12h后沥干水分。同时按10kg种子,0.5～1g咯菌腈的比例拌种,减少苗期及田间发病率。再调节基质水分保持较大持水量,均匀、松散不结块,把基质装入塑料袋或穴盘中稍压实。

无底塑料袋育苗时,播种装袋前要对整平的床面踏实喷水,然后将营养土装入袋内,使土离袋口1～1.5cm,将装好的袋整齐排放在床内,排列成行,相互靠紧。既可防干燥,又能提高土地利用率,容器放好即可播种。每袋播种量要视种子情况而定,一般3～4粒,覆湿沙厚度1～1.5cm。覆完沙后,磨平容器带面,等待出苗。为了保证出芽率,播种1～2日后,地面有些干时就洒水。

穴盘育苗时,播前穴盘浇透水,将种子放入穴盘,每穴孔播一两粒种子。黑果枸杞种子小,可用过筛的干净细沙土拌种后播种,播后再盖上一层基质,与盘面相平,然后将穴盘移到苗床摆放整齐,上面覆盖一层地膜,高温季节可不盖地膜,盖上废旧报纸,同时插上标签,注明播种时间,一般5～7日出苗。

播种时间可根据气候情况而定,一般在3月底4月上旬中旬进行,与当地春播时间相同,在青海气温较低地区,4月上旬较适宜,气温日渐升高,积湿增加,热量积累平缓,利于种子萌发。

(7)苗期管理:注重温度(18～24℃)、水肥、除草等环节管理。播种后应随时观察床面的墒情及发芽情况并保持床面湿润,温室播种一般7日左右开始出苗,10日左右苗出齐。当苗开始出土时,杂草已出现,这时要及时除草和中耕,喷洒1次90%的敌百虫800倍液。当苗长到3～4cm时撒1次尿素,为了防止烧苗,要边撒边用喷壶浇水。在苗生长

期间,锄草是主要任务。要掌握"除早、除小、除了"的原则,做到畦内无杂草。出苗后,经常检查土壤湿度,及时喷水,一般在上午或傍晚喷水。每个容器最后只留1株壮苗,其余的幼苗分1～2次间去,对死亡或生长不良或未出苗的要进行补苗。在幼苗期和速生期要结合喷水施浓度0.2%左右氮肥和磷肥,同时注意拔除杂草,防治病虫害,特别是白粉病为害叶片。防治方法:45%硫黄胶悬剂200～300倍液喷雾;50%退菌特600～800倍液喷雾,每隔1日喷1次,连续2～3次。虫害主要有实蝇、蚜虫等,为害叶片与果实,4～9月均可发生。防治方法:随时摘除虫果,集中烧埋;7～8月用40%乐果乳剂1500倍液或50%敌敌畏乳剂1000倍液喷雾每7～10日喷1次,连续3次。

黑果枸杞基本上同时发芽,出苗整齐,出苗后2周左右或70%种子顶出后(李健,2018),为增强抗逆性,应适当揭棚通风、降温,幼苗适应后至定植前逐渐揭去全部棚膜。揭膜后及时浇透水,并适时拔除杂草,以后视生长情况15日左右浇水1次,幼苗10 cm高后可延长浇水间隔期,20～25日浇1次,之后按常规管理。由于耐水湿性差,浇水次数不应过多,以免烂根死亡。苗高20～30 cm进行定苗,据测定35～40日生的黑果枸杞平均苗高20～40 cm。当苗木根茎粗大于0.6 cm时即可出圃造林,柴达木地区白天高温干热,可选阴天或早晚定植的方法,以免灼伤幼苗。定植时连袋移植,注意尽量不把袋体土坨弄碎,并保持黑果枸杞苗主根完整。株行距采用30 cm×50 cm,定植后立即浇水,成活率可保持在95%。

(8)出苗与运输:壮苗表现为生长整齐,大小一致,根系密集,根色白,根系裹满育苗基质,形成结实根坨,无病虫害,无徒长。苗木出圃前进行炼苗,控制水分,以幼苗短时萎蔫为度,同时加强设施通风透光,降低设施温度,使苗木生长粗壮,增加抗逆性,增强苗木对外界环境的适应性;出圃前要提前浇透水,有利于苗木定植时从穴盘中拔出而不散坨,同时避免运输时缺水,为节省空间,可把幼苗起出后逐层装入专用纸箱内外运(图9-2-5)。

2. 黑果枸杞种子容器育苗技术研究·现代研究认为容器育苗相比传统的播种育苗,大田种子育苗成苗率高,而且病害较少。苗增建(2013)以青海

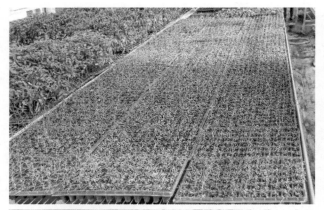
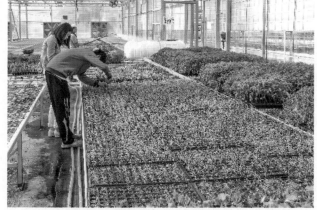
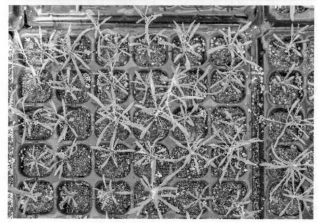

图9-2-5 黑果枸杞种子容器育苗

省德令哈黑果枸杞种子为材料,研究了基质对其种子发芽及不同移栽方法对幼苗生长的影响,结果表明了育苗基质对黑果枸杞种子发芽好于田园土育苗。育苗基质内的种子发芽率为75.33%,高于田园土育苗发芽率19.66个百分点;应用育苗基质的种子发芽势为60.67%,高于田园土育苗51.33%的发芽势;育苗基质中育成幼苗的移栽成活率也高于土壤15.71个百分点。说明育苗基质的容重、孔隙度、pH等特性都是按幼苗的生长发育配置的,相比

于土壤能更好地保持水分含量、透气等,更适合枸杞种子的发芽。育苗基质较疏松移栽时不会伤根,而土壤黏性较大在移栽时会伤害枸杞幼嫩的根系,导致移栽成活率降低。对幼苗生长,移栽于装有育苗基质育苗盘和营养钵中,其株高、根长、叶片数的生长情况比不进行移栽,移栽于园田土及移栽于大田土中生长情况较好,植株长势良好,平均株高达 20 cm。实验证明,黑果枸杞种子育苗,宜采用育苗基质;前 2 个月幼苗应在设施内进行养护,待苗木长到 90～120 日即可定植到大田。如不能在 90～120 日苗龄定植,需要较长时间养护的,应根据需求移栽到营养钵中进行养护。该研究采用穴盘育苗方法,相对于传统的土壤育苗方法,可大大提高出芽率和移栽成活率,在设施可控条件下育苗,有助于幼苗的生长,使植株长势更健壮;同时穴盘育苗可按生产的需求,随时育苗,育成的种苗可随时栽植,不受季节的限制,有利于高效的生产。

赵晶忠等(2017)以青海省格尔木地区采摘的野生黑果枸杞为材料,比较容器育苗与大田播种育苗,于 2014 年 4 月,选择连栋温室用穴盘进行育苗,种子出苗期为 17 日,在 6 月上旬,苗木高度达到 10～15 cm 时,按照设计的株行距定植到大田,至 9 月份苗木停止生长,苗木平均高度达 40.1 cm,与黑果枸杞一年生大田繁育苗木相比,苗木平均高度高出 14.2 cm。实验出苗率 75.4%,开花结果率 23.0%。与大田种子育苗相比,温室穴盘育苗可达到早春育苗、适时定植、当年结果、一年建园的效果。另外,由于试验地位于西北寒冷地区,受温度和日照等影响,应在 3 月上、中旬选择保温功能较好的日光温室内进行种子穴盘育苗,经 50 日左右的育苗期后,考虑在苗木无冻害的情况下,5 月上旬适时定植,可将育苗和定植时间提前,以获得更好的生产效果。试验在温室育苗到大田定植的过程中,苗木经过较长的缓苗期后又进入加速生长期,这可能是由于在苗木定植前没有进行低温炼苗处理(腾磊,2010),造成了苗木适应新环境的能力较差,缓苗期较长。因此,在苗木定植前,应使用通风降温、降湿的方法对苗木进行一周左右的炼苗处理,这样既缩短了缓苗时间,又提高幼苗对不良环境的抵抗能力,增强幼苗的抗寒、耐旱能力。

杨春树等(2007)进行了不同种源野生黑果枸杞容器育苗实验,将德令哈黑果枸杞和格尔木黑果枸杞的种子播种于基质混合土(2 耕作土∶1 锯末)中,各 3 800 穴,结果格尔木黑果枸杞发芽率 78.1% 大于德令哈发芽率 76.6% 两个百分点。用基质混合土(4 耕作土∶1 羊粪＋加少量尿素和二铵)、耕作土、河沙、森林土育种德令哈黑果枸杞种子,结果四种基质出苗率依大到小:混合土 98.8% ＞河沙 91.3% ＞森林土 84.2% ＞耕作土 78.3%。以上不同基质黑果枸杞生长节律观测中,生长状况排序为耕作土＞森林土＞河沙＞混合土。从出苗率与生长状况两方面综合比较,黑果枸杞温室育苗适宜的基质为耕作土与森林土,在温室集约管理的情况下,混合土是最适宜的播种基质。用以上相同基质在高温高湿不透气,不采取任何防腐措施观测镰刀菌属的病菌引起的腐根病对育苗影响,结果根腐病害较为严重,多数基质死亡率在 81.8%～100%,其中混合基质样地苗木最后全部死亡,所以黑果枸杞在温室育苗的主要管理环节为空气和温度的管理。苗期必须加大通气量,温度最好控制在 30 ℃ 以下,在四种基质中,混合基质感病最严重,可能是因为耕作土在加入有机质羊粪后,易感病菌增加的缘故,所以在往黑果枸杞播种基质中添加羊粪时必须充分腐熟方可使用,同时播前及播后管理时,一定要对土壤消毒。

林才让太等(2009)以青海柴达木黑果枸杞种子为材料,选择山西林业科学院研究的蜂窝状无底软塑料袋作为容器,配制了基质,用当地沙土 10%～20%,农业区砂壤土 60%～80%,腐熟的羊板粪 10%～20%。所有成分粉碎后过筛,用铁锨反复拌匀,为了防止土壤中残存病原菌和地下害虫,用 2%～3% 的硫酸亚铁粉制成药土,基质施药土 10 kg/m³,充分混合均匀,堆放 3～4 日后播种、扦插、育苗造林成功。

白春雷等(2016)在黑果枸杞育苗技术综述中介绍了精选种子的方法,黑果枸杞种子较小,千粒重在 0.9 g 左右,每千克种子约 110 万粒。当年种子发芽率在 80%～95% 之间,放置 1 年的种子较当年新种子发芽率降低 5%～10%,放置 2 年的种子发芽率降低 38%～53%,精选种子以使用当年黑果枸杞种子播种最好。另外介绍了一种自制营养土:用当地沙土 10%～20%、农业区砂壤土 60%～80%、腐熟羊粪 10%～20% 混合配制。配制时所有成分粉碎后过筛,加 10 kg/m³ 药土(2%～3%的硫酸亚铁粉药土),充分混合均匀,堆放 3～4 日。

李斑(2019)介绍了黑果枸杞种子穴盘育苗技术,播种前,先要挑选合适的穴盘。黑果枸杞育苗主要选择 64 孔或 35 孔塑料穴盘;其次要准备穴盘,育苗前需清洗且晾干穴盘;最后要准备基质,黑果枸杞的种子很容易发芽,选择一些成品基质即可;为了降低成本,也可以自配基质。自配基质配比:30%腐熟农家肥,20%蛭石粉,50%农田土。当基质配制好后,加到最大持水量,等到拌均匀后覆盖塑料棚膜,使其达到湿度的要求。

曹虎等(2020)为解决黑果枸杞种子萌芽率低、前处理时间长及造林管理技术落后的问题。采用 1%的 KNO₃ 溶液对黑果枸杞种子进行前处理,并对其高效育苗技术及造林管理技术进行了研究。结果表明,1%的 KNO₃ 溶液可促进黑果枸杞种子萌发,提高出苗率。

王华香(2016)介绍了黑果枸杞日光温室穴盘播种育苗技术,以选择通透性好、保水保肥基质为好。采用田园地表土、细河沙、市售基质、充分腐熟的羊粪按体积比 6:1:2:1 配制。所有成分均粉碎后过筛,反复拌匀,再用 3%的硫酸亚铁粉制成药土,每 1 m³ 基质施药土 3 kg,充分混合均匀,堆放 3～4 日。容器选择规格为 6 cm×12 cm 的 32 穴穴盘或直径 10 cm、高 12 cm 的塑料营养钵。播种时间在春、夏、秋均可播种,播种时间可根据出苗时间来确定,一般 10～11 月可在日光温室进行,3～4 月可在拱形大棚进行。3～4 月大棚气温日渐回升,地温逐渐升高,积温不断增加,有利于种子萌芽生长,出苗和保苗高于日光温室 5%左右,且长势也好。对于播种方法,用营养钵育苗时,装袋前要对整平的床面踏实喷水,然后将营养土装入袋内,使土离袋口 1.0～1.5 cm。将袋整齐排列成行,相互靠紧,既可防干燥,又能提高苗床利用率。穴盘育苗时,为了提高功效可将多个穴盘横竖整齐靠紧排放于同一平面上,在其上面铺上已配制好的营养土,用木板将高出穴盘的土刮除,然后将穴盘分别抖动一下让土坐实。营养土装好后即可播种,每袋(穴)播种量要视种子情况而定,一般播 3～4 粒,覆湿沙 1.0～1.5 cm,覆完沙后磨平容器表面。一般播后 7～10 日开始出苗,15～20 日即可齐苗,出苗率一般可达到 85%以

上,未出苗的应及时补播。在苗期管理,播后随时观察床面的墒情及发芽情况,并保持床面湿润。当苗出土时,杂草也已出现,应及时除草,并用 90%敌百虫晶体 800 倍液喷雾。黑果枸杞基本上同时发芽,出苗整齐,当苗长到 3～4 cm 时用 3 g/kg 尿素溶液喷施 1 次。当苗高 5 cm 时进行间苗,每个容器最后只留 1 株壮苗,其余的幼苗分 1～2 次间去。春季大棚育苗时,出苗后 14 日左右应适当揭棚通风、降温,幼苗适应后至定植前逐渐揭去全部棚膜。揭膜后及时浇透水,以后视生长情况 10 日左右浇水 1 次。高苗 10 cm 后可延长浇水间隔期,间隔 20～25 日浇 1 次。枸杞耐水性差,浇水次数不宜过多,以免烂根死亡。苗期病害可喷 45%硫黄胶悬剂 200～300 倍液或 50%退菌特可湿性粉剂 600～800 倍液防治,每隔 1 日喷 1 次,连喷 2～3 次。对于大田培育,在苗高 20 cm 左右移出温室进行大田培育。为保证苗木生长,应及时去除幼株离地 40 cm 部位生长的侧芽,苗高 60 cm 时进行摘心,以加速主干和上部侧枝生长。当根粗 0.7 cm 时即可进行出圃移栽。定植时注意尽量不把袋体土坨弄碎,以保持枸杞苗主根完整。

3. 不同种源黑果枸杞容器育苗比较·唐琼(2016)在传统种子育苗基础上,也通过种子容器育苗比较了青海、内蒙古、新疆和甘肃 4 个种源种子育苗的优质优良性。实验按 GB2772－1999《林木种子检验规程》检测种子外观形态、含水量。按百粒法×10 测定了黑果枸杞千粒重。设定不同温度(10 ℃、15 ℃、20 ℃、25 ℃、30 ℃及 35 ℃),以及 10 ℃/20 ℃、15 ℃/25 ℃、20 ℃/30 ℃、25 ℃/35 ℃等 4 个变温的条件下,经对种子 1%高锰酸钾消毒 30 min,在发芽盒中进行不同种源黑果枸杞种子萌发,湿度 30%、夜间 14 h,白天 10 h,光照为 2 等级,测定发芽率、发芽势等相关指数。容器育苗在巴润别立镇图日根嘎查温室内进行容器播种育苗试验。采用砂质土壤、农家肥和复合肥装填容器,采用人工点播方式播种,播种前将四个种源的种子同时进行消毒处理工作,并灌足底水。每穴播 3～4 粒,覆 0.5 cm 左右细沙。四个种源各播 2 500 穴。播种后对 4 个种源黑果枸杞的出苗率进行调查(调查穴数),并对验样地(每个种源各 5 穴)做定期观测,观察不同种源的黑果枸杞出苗时间、出苗期以及出苗后苗高、地径生

长进程,得出以下结论:

(1) 形态大小与千粒重:①各种源种子大小受环境因子影响,黑果枸杞种子从大到小依次为青海(横径2.14 mm,纵径1.69 mm)>新疆(横径2.13 mm,纵径1.64 mm)>甘肃民勤(横径1.91 mm,纵径1.60 mm)>内蒙古额济纳旗(横径1.75 mm,纵径1.43 mm)。②各种源的种子含量受种源产区降水量、年均温、海拔等气象因子影响,依大到小为青海6.1%>民勤5.3%>新疆4.8%>内蒙古额济纳旗4.7%。③各种源的种子千粒重和绝对重量受各产区环境与采摘期不同影响,种子千粒重依大到小为青海0.968 g>甘肃民勤0.928 g>新疆0.823 g>内蒙古额济纳旗0.808 g;绝对重量差异依大到小为青海0.909 g>甘肃民勤0.878 g>新疆0.783 g>内蒙古额济纳旗0.770 g。

(2) 不同种源种子萌发率

1) 不同种源种子在恒温下萌发:4个种源种子在不同的发芽温度下发芽率不同,总体来说,额济纳旗的发芽率显著高于其他3个种源,新疆的发芽率最低,民勤和青海2个种源的种子发芽率相差不大。30℃和35℃时,额济纳旗种子的发芽率逐渐低于民勤和青海两个种源,高温下额旗种子的发芽受到抑制(图9-2-6)。4个种源种子在不同温度下的发芽势和发芽率趋势基本一致,25℃时各种源发芽势达到最大值,各种源间发芽势的大小顺序为:额济纳旗>民勤>青海>新疆(图9-2-7)。4个种源种子的发芽指数在15~25℃随着温度的升高而增大,在25℃时4个种源的发芽指数最高,额济纳旗种源的发芽指数为8.9,明显高于其他3个种源。25~35℃时各种源种子发芽指数均随着温度的升高而减小,低温条件下达不到种子适宜发芽的条件,高温破坏了种子酶的活性,从而4个种源黑果枸杞种子在低温和高温下均不能很好地发芽,发芽指数也随之降低,各种源发芽指数的大小顺序为:额济纳旗>民勤>青海>新疆(图9-2-8)。

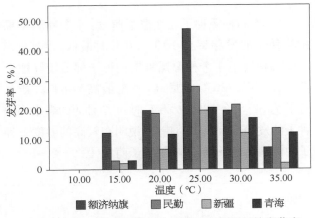

图9-2-6 不同种源黑果枸杞种子在恒温下的发芽率

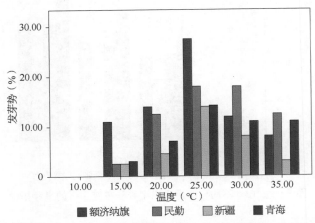

图9-2-7 不同种源黑果枸杞种子在恒温下的发芽势

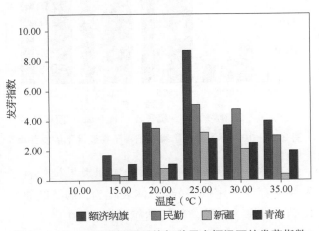

图9-2-8 不同种源黑果枸杞种子在恒温下的发芽指数

实验中黑果枸杞种子霉烂率随温度升高而逐渐增大,高温促使菌类生长,霉烂升高。在以下变温条件下,25℃/35℃的霉烂率也高,都是菌类污染结果。4个种源黑果枸杞种子的霉烂率随着温度的升高而逐渐增大,原因可能是在高温促使受到一定程度菌类污染的种子在发芽过程中致使种子腐烂不能完成发芽。各种源黑果枸杞种子在不同的恒温条件下的霉烂率总体上差异不大(图9-2-9)。

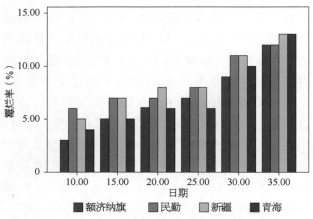

图 9-2-9 不同种源黑果枸杞种子在恒温下的霉烂率

2）不同种源种子在变温下萌发：4 个种源黑果枸杞种子的发芽率在 10 ℃/20 ℃时最低，在其他 3 个变温梯度下 4 个种源黑果枸杞种子都能较好地发芽。在 20 ℃/30 ℃时最高，民勤最高为 89％，新疆最低为 82.5％。25 ℃/35 ℃时，4 个种源的黑果枸杞种子的发芽率有减小的趋势，说明在较高的温度下种子内的酶活性下降，影响了种子萌发（图 9-2-10）。

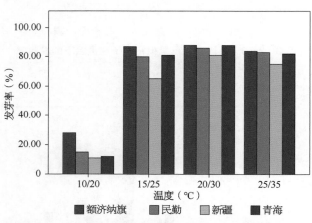

图 9-2-10 不同种源黑果枸杞种子在变温下的发芽率

在各个变温条件下，4 个种源间黑果枸杞种子发芽率存在一定的差异，总体表现为：额济纳旗＞民勤＞青海＞新疆。额济纳旗种源在 10 ℃/20 ℃、15 ℃/25 ℃时发芽率均高于其他 3 个种源，20 ℃/30 ℃、25 ℃/35 ℃时发芽率低于民勤和青海，可能是额济纳旗黑果枸杞种子在高温下不易发芽，这和同温度条件下的恒温变化趋势相同。4 个种源黑果枸杞种子发芽势表现为民勤、青海和新疆随着温度的升高发芽势逐渐升高，发芽整齐，在 25 ℃/35 ℃

时，民勤 71％＞青海 68.5％＞新疆 62.25％；在不同梯度变温处理中，4 个种源黑果枸杞种子发芽势均以额济纳旗最高，但与其他 3 个种源有所不同，在 20 ℃/30 ℃时为最高 75.75％，25 ℃/35 ℃时稍有下降（图 9-2-11）。4 个种源黑果枸杞种子在变温下的发芽指数表现为上升的趋势，均随着温度的升高而增大，与发芽势趋势的变化相同，说明发芽势越高，发芽越整齐，发芽指数越高。从种源间的差异性看，各个变温梯度处理下的发芽指数从大到小依次均为：额济纳旗＞民勤＞青海＞新疆（图 9-2-12）。

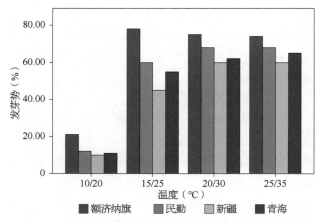

图 9-2-11 不同种源黑果枸杞种子在变温下的发芽势

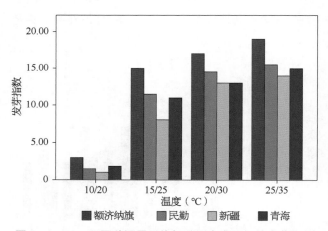

图 9-2-12 不同种源黑果枸杞种子在变温下的发芽指数

以上实验中发芽率指发芽种子数占供试种子数百分数，反映了种子形成幼苗潜在能力；发芽势指发芽高峰期发芽种子数占供试种子的百分数，反映种子生命力强弱，是检测种子质量的重要指标。反映种子发芽的质量指标还有霉烂率、发芽指数（整齐度）和萌发启动速度等等（图 9-2-13、9-2-14）。

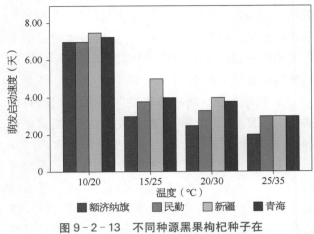

图9-2-13 不同种源黑果枸杞种子在
变温下的萌发启动速度

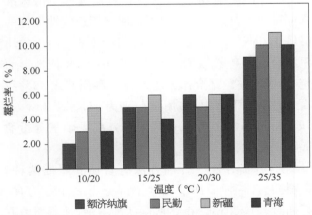

图9-2-14 不同种源黑果枸杞种子在变温下的霉烂率

（3）不同种源出苗率与苗高

1）出苗率：4个种源中出苗率按照由高到低排序为民勤96%＞额济纳旗91%＞青海90%＞新疆89%，可见4个种源黑果枸杞的出苗率差异不大，总的来说额济纳旗和民勤种源的黑果枸杞出苗状况比新疆和青海种源的好。

2）苗高：由图9-2-15得知，4个种源黑果枸杞容器苗苗高生长节律呈近似的"S"形曲线，1月14日至3月3日期间生长缓慢，高生长量较大的时期是3月19日至4月20日，生长高峰期在4月，5月4个种源高生长大幅度下降，趋于平缓。与其他种源相比，青海种源在4个种源中表现出明显的生长优势，涨幅最大，其次是民勤种源，额济纳旗和新疆种源相对低于民勤和青海种源，但额济纳旗种源苗高高生长期从2月16日开始，相对提前半个月。4个种源均在4月底至5月初生长减缓，民勤和额济

纳旗种源减缓得相对青海和新疆较慢，由此可推断民勤种源苗木结束生长时期会延迟。不同种源黑果枸杞苗高生长量从大到小排序依次为：青海＞民勤＞额济纳旗＞新疆。对4个种源黑果枸杞容器播种苗每个时期的苗高生长量进行方差分析，看结果差异显著。说明苗木生长初期对不同种源黑果枸杞苗高生长量有显著影响，容器播种苗苗高生长表现最好的是青海种源，其次是民勤，额济纳旗和新疆相对较差。

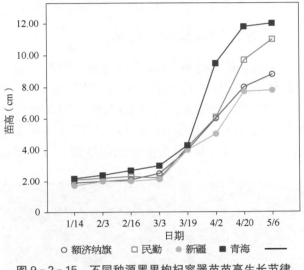

图9-2-15 不同种源黑果枸杞容器苗苗高生长节律

（4）不同种源黑果枸杞容器苗地径的生长动态分析：由图9-2-16得知，4个种源黑果枸杞容器苗地径生长节律也呈近似的"S"形生长曲线，1月14

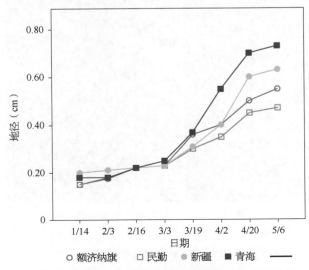

图9-2-16 不同种源黑果枸杞容器苗地径生长节律

日至 3 月 3 日为生长缓慢期,3 月 19 日至 4 月 20 日为高生长量时期,4 月份出现地径生长高峰期,5 月 4 个种源地径高生长,生长趋于平缓,但仍有一定的生长。4 个种源黑果枸杞容器苗地径生长量在每个时期的涨幅表现为:青海＞民勤＞额济纳旗＞新疆。

通过比较分析容器播种苗苗期苗高和地径的差异,各种源苗高的差异主要存在苗木生长缓慢期,地径主要存在于幼苗生长初期,因此不同种源容器播种苗苗高的差异大于地径的差异,苗期生长表现最好的是青海种源,其次是民勤,额济纳旗和新疆。

二、黑果枸杞硬枝扦插育苗

硬枝扦插为选取 1～3 年生落叶、苗壮、无病虫害的枝条,剪成长 10 cm 左右 3～4 节的插穗,插入繁殖床,培育苗木的方法。黑果枸杞繁育多从硬枝扦插开始,硬枝扦插生长快、结果早,能保持母本优良性状,但扦插苗无主根,根系较播种苗弱(图 9 - 2 - 17)。

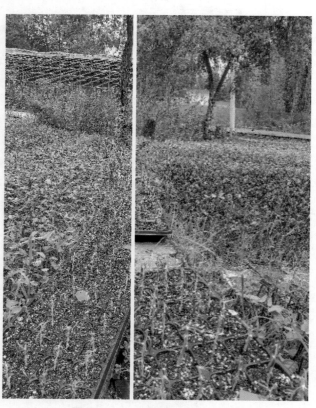

图 9 - 2 - 17　黑果枸杞硬枝扦插

(一)黑果枸杞硬枝扦插技术

1. 插条采集 · 一般在秋季(11 月)黑果枸杞停止生长和春季(4 月)黑果枸杞枝条萌动前,选用树健壮、一年或二三年生,无病虫害与污染,生长均匀的硬枝插条。以春采插条较好,选用母树树冠中上部无破皮、粗壮、芽子饱满、粗度为 0.4～0.8 cm 中间枝和徒长枝为插条。

2. 插穗处理 · 将枝条截成 15～20 cm 长,每段插条要具有 3～5 个芽,上端切成平口,下端剪成马蹄形,并且距下端 5 cm 内的枝杈要全部剪除,每 100 条为 1 捆。将整捆插条下端浸入水中 5 cm,浸泡时间约 24 h,至插条顶端髓心湿润为宜。或者扦插前先用 0.3％～0.5％高锰酸钾溶液对插条消毒,然后在 750 mg/L 的 GGR7 号生根粉浸泡 24 h 或在 300 mg/L 萘乙酸液中浸泡 2～3 日。

3. 苗床基质处理 · 基质和容器选择及苗床准备同种子育苗。一般温室扦插时选用透气性良好的砂壤土,即耕作土、森林土与细河沙按 6：3：1 的比例混合。作高床,床高 20 cm,宽 80 cm,长依地形而定,床面平整。结合作床均匀施入毒死蜱或 90％敌百虫预防地下害虫,施用量分别为 15.0 kg/hm² 或 19.5 kg/hm²。1 周后用 40％复方五氯硝基苯粉剂 500 倍液消毒。

4. 扦插方法 · 扦插方法有直插和斜插两种。以斜插为佳,扦插深度以地上部分露 2 个芽为宜。扦插时,用 200 mg/kg 的吲哚丁酸溶液,速蘸插条下端 1～1.5 cm 后立即扦插。将插条斜插入整好的畦中 2/3 深度,插入角度为 60°,然后压紧、踏实、浇水,浇水后插穗最上端的 2 个芽自然露出地面,土封插条在地膜上留下的洞,保持土壤湿润。秋季扦插时,要注意扦插后上面覆土。扦插时株行距为 15 cm×30 cm,一般为 20 000 株/亩。土质疏松的情况下,插穗芽尖向上,倾斜插入垄上土壤中,上切口与地面平、踩实或上切口微露地面。插后及时扶垄和进行侧灌水,以利抗旱保墒。

直扦插,用打孔器在备好的苗床上打孔,深度 10～20 cm,行距 30～40 cm,株距 6～10 cm。也有插条深度土中 13 cm,土表留 2 cm,株行距为 10×20 cm(耿生莲,2014)的经验。将生根的插条轻轻插入孔中,填土踏实,插条上端露出地面留 1～2 个饱满芽。扦插后经常保持土壤湿润,成活率在 85％～90％。

春季扦插最好覆盖地膜保墒和提高地温或用电

热温床催根,加速发芽和生长。

5. 插后管理 · 扦插前1周苗床灌足底水。扦插后,适时浇透水并用遮阳网遮阴,遮阳网高距离插穗 80～100 cm,每天洒水 2～3 次,严禁床面积水。揭棚通风、降温,幼苗适应后至定植前逐渐揭去全部棚膜。扦插后新梢长到 20 cm 时,选健壮直立的枝条留作主干,其余全部剪去。结合除草灌水,追施磷酸二铵 300 kg/hm² 和尿素 225 kg/hm²。当苗高长到 60 cm 以上时,要及时摘心(白春雷,2016)。

6. 出苗与运输 · 同种子育苗。

(二)黑果枸杞硬枝扦插技术研究

刘荣丽(2011)以青海柴达木诺木洪一年生无病虫害且生长健壮的硬枝为材料,在西宁马珂河林场(海拔2 295米)温棚内研究不同生长调节剂对其扦插育苗影响。经插穗处理,扦插基质处理、生长调节剂处理、穴盘扦插。结果说明:

1. 不同的生长调节剂对扦插的成苗率的影响:分别用清水、吲哚乙酸(IAA)、吲哚丁酸(IBA)、萘乙酸(NAA)、赤霉素(NAA)、生根粉 GGR7 号处理,每个处理 100 苗,调查其出苗状况。其结果表明,IBA 处理下黑果枸杞成活率最高为 85%,IAA、CGR7 号、NAA、GA3、清水处理下成活率分别为 80%、78%、75%、73%、65%,其中清水成活率最低为 65%。

2. 不同生长调节剂对黑果枸杞新生枝生长量的影响:对不同处理的黑果枸杞新生枝条的数量进行统计整理,并进行方差分析和多重比较。结果表明,6 个不同植物生长调节剂处理之间有极显著差异($p < 0.01$);300 mg/L NAA、300 mg/L GA3、750 mg/L GGR7 号、75 mg/L IBA、750 mg/L IAA 对黑果枸杞新生枝数量有显著的促进作用,其中 300 mg/L NAA 对新生枝条数量影响最大,其次是 750 mg/L GGR7 号,清水影响最小。

3. 不同生长调节剂对黑果枸杞扦插苗新生根数量的影响:扦插苗成活后生根数量和新生根平均长度是黑果枸杞地下部分生长量的两个重要指标,新生根越多,长度越大说明其生长越旺盛。不同生长调节剂对黑果枸杞新生根的数量以及长度影响不一。对不同处理的黑果枸杞新生根的数量进行统计整理,并进行方差分析和多重比较。从结果可知,6

个不同植物生长调节剂处理之间有极显著差异($p < 0.01$);750 mg/L GGR7 号与 75 mg/L IBA 对黑果枸杞扦插苗新生根数量有极显著促进作用,300 mg/L GA3、750 mg/L IAA、300 mg/L NAA 对黑果枸杞扦插苗新生根数量有显著促进差异。其中,750 mg/L GGR7 号的促进作用最大,清水促进作用最小。

4. 不同生长调节剂对黑果枸杞平均根长的影响:6 个不同植物生长调节剂处理之间有极显著差异($p < 0.01$);300 mg/L GA3 与 750 mg/L IAA 对黑果枸杞扦插苗新生根平均长度有极显著促进作用,300 mg/L GA3、300 mg/L NAA、75 mg/L IBA 对黑果枸杞扦插苗新生根数量有显著促进作用。其中,750 mg/L GGR7 号的促进作用最大,清水促进作用最小。

总之,对黑果枸杞出苗率影响最大的是 75 mg/L IBA,其苗率最高为 85%,其次是 750 mg/L IAA(80%)、750 mg/L GGR7 号(78%)、300 mg/L NAA(75%)、300 mg/L GA3(73%),清水出苗率最低为 65%。对黑果枸杞新生枝数量有显著促进作用的是 300 mg/L NAA,其次是 750 mg/L GGR7 号。对黑果枸杞扦插苗新生根数量有极显著促进作用的是 750 mg/L GGR7 号,其次是 75 mg/L IBA。对黑果枸杞扦插苗新生根平均根长有极显著促进作用的是 750 mg/L GGR7 号,其次是 750 mg/L IAA。综合上述可得,750 mg/L 生根粉 GGR7 号对黑果枸杞扦插育苗有极显著促进作用。

许雅娟等(2017)探讨黑果枸杞硬枝扦插不同浓度生根素和扦插深度对育苗成活率影响,分别设置了 100 mg/L、150 mg/L、200 mg/L、250 mg/L、300 mg/L、0 mg/L(CK)等 6 个不同浓度的 ABT 生根激素浓度,结果不同浓度 ABT 生根激素对黑果枸杞扦插有显著影响,其中 200 mg/L 效果最好,生根率达到了 92.11%,其次为 150 mg/L,生根率为 87.52%,清水对照(CK)效果最差,仅为 65.02%。生根率随着 ABT 的浓度增大而提高,但是当超出了 200 mg/L 时,生根率开始下降,也就是说 ABT 的浓度不是越高越好,高浓度抑制生长,低浓度促进生长,且有一定的浓度范围。插穗扦插深度对黑果枸杞生根的影响,扦插深度分别为 3 cm、6 cm、9 cm、11 cm 时,平均生根率分别为 74.52%、81.48%、

86.19%、56.23%分析表明不同扦插深度对黑果枸杞生根率有显著差异,说明扦插深度对黑果枸杞的生根率有影响(杨春树,2007)。其中 7 cm 扦插深度效果最好,其次为 5 cm,效果最差的为 3 cm,其次为 9 cm,主要原因在于当扦插过浅时,虽然有较好的通气透水条件,但是浇水容易倒伏。春季气候干燥、风沙大,上部插穗容易失水先发芽,且水分保持困难,当扦插过深,土壤通气状况差,容易造成插穗霉烂变质。

赵爱山(2015)以甘肃古浪野生黑果枸杞优良植株为材料,研究吲哚乙酸 750 mg/L、萘乙酸 300 mg/L、2.4 - D 25 mg/L、生根粉 GGR7 50 mg/L、赤霉素 300 mg/L、蒸馏水(对照组)对育苗生根率、苗高、幼苗地径、主根长的影响,结果证明 5 种生长调节剂中对黑果枸杞生根率影响最大的是萘乙酸(NAA),其平均生根率为 70%,其次是生根粉为 66%;5 种生长调节剂中对黑果枸杞株高影响最大的是赤霉素(GA₃),平均值达到 48.35 cm,其次为萘乙酸(NAA)为 48.29 cm;5 种生长调节剂中对黑果枸杞地径影响最大的为赤霉素(GA₃),其地径平均值为 0.532 cm,其次为萘乙酸(NAA)为 0.523 cm;5 种生长调节剂中对黑果枸杞主根长影响最大的为生根粉 GGR,其根长平均值为 47.18 cm,其次为萘乙酸(NAA)为 46.13 cm。实验证明萘乙酸(NAA)对黑果枸杞扦插苗的生根、株高、地径、主根长均有极显著促进作用,应当推广运用。

常彦莉等(2014)以柴达木诺木洪野生黑果枸杞为实验材料,用高锰酸钾 1000 倍稀释液和 750 mg/L 生根粉处理,扦插基质为蛭石和珍珠岩 1∶1 混合,在温室里进行硬枝扦插育苗,以水、生根粉处理在五种处理方式研究其成活率,结果发现黑果枸杞插穗用自来水浸泡 24 h,扦插于舒适透气的扦插基质上,成活率最高,达到 83.33%。经过人工栽培驯化后,由于水肥条件的变化,黑果枸杞棘刺明显减少,叶片簇生数量明显增多,果树变长,果实变大,更加易于采摘果实,从而减少了采摘过程中对黑果枸杞植株的损失。

王晶等(2017)以黑果枸杞一年生枝条为材料,采用不同浓度生根粉(100 mg/L、200 mg/L、300 mg/L、500 mg/L、800 mg/L、100 mg/L)和清水(对照)处理其插穗,探索不同浓度生根粉对插穗扦插成活率、

株高、新生枝数以及地下生物量的影响。结果表明:①不同浓度生根粉处理均提高了扦插成活率、株高、新生枝数(除 1000 mg/L)以及地下生物量。②200 mg/L 生根粉处理的枝条成活率最高(65%),是对照组的 4.3 倍,300 mg/L 生根粉处理的枝条株高、新生枝数量、地下生物量最高,分别是对照组的 2.3、1.5 和 4.3 倍。综合分析 200 mg/L 生根粉溶液处理黑果枸杞插穗 8 h 能有效提高插穗成活率,生根粉溶液浓度大于 300 mg/L 抑制插穗的生长。生根粉是林木培育中常用的生长调节剂之一,研究中生根粉的不同处理都不同程度地提高了黑果枸杞扦插枝条的成活率、株高、新生枝数量(1000 mg/L 除外)和地下生物量,且差异极显著($p < 0.01$、$p < 0.05$),这与刘克彪等(2014a)、常彦莉等(2014)在黑果枸杞扦插研究中报道的使用生长调节剂都能不同程度地提高成活率一致。试验表明 200 mg/L 生根粉处理提高插穗的成活率最有效,且大于该浓度时成活率下降;300 mg/L 处理下扦插苗的平均株高、新生枝数量和地下生物量最大,其与 200 mg/L 处理下的生长指标差异不显著,这与刘克彪等(2014a)黑果枸杞扦插研究中得出不同生长调节剂超过适宜浓度都会抑制了其根的生长一致。刘文盈等(2016)研究报道,250 mg/L 生根粉处理黑果枸杞插穗的成活率最高,为 70%,而刘克彪等(2014a)报道,200 mg/L 生根粉处理黑果枸杞插穗成活率仅为 48%,且浓度增加成活率降低,试验结论与其不一致,这可能与黑果枸杞插条在生根粉溶液中的浸泡时间以及环境因素和扦插繁殖季节有关。

孙军(2018)以不同地种源野生黑果枸杞为材料进行春季硬枝扦插育苗试验,研究了青海、甘肃及山东不同地野生黑果枸杞育苗成活率差异及黑地膜覆盖对育苗影响,试验证明从青海采集的黑果枸杞母体扦插条地径生长量、苗高、生长量、成活率均高,平均苗高为 55 cm,平均地径为 3.17 mm,平均成活率为 92%,表现出苗期速生性、适应性和耐碱性较强。从甘肃兰州引进的野生黑果枸杞硬枝扦插苗成活率次之,平均苗高为 50 cm,平均地径为 3.0 mm,平均成活率为 87.7%。从山东引进的野生黑果枸杞硬枝扦插苗成活率最低,为 86%。地膜覆盖对黑果枸杞硬枝扦插生长成活有一定影响,覆盖黑地膜的苗木平均苗高、平均地径明显优于不覆盖黑地膜的苗

木,黑地膜覆盖与生长量、成活率呈正相关。覆盖黑地膜和覆盖白地膜,扦插当年平均苗高、平均地径差别不大,覆盖黑地膜的苗木生长量稍微显著一些。在杂草较多的地方,采用黑色地膜覆盖可以抑制杂草生长,减轻除草工作量。而白地膜覆盖杂草较多,需要进行人工除草。试验表明青海、山东、甘肃兰州3个种源地引进的野生黑果枸杞生长量、成活率存在差异,从青海引进的野生黑果枸杞硬枝扦插苗生长量最大,成活率最高。黑地膜覆盖与否对野生黑果枸杞硬枝扦插生长成活有一定影响,覆盖黑地膜的苗木平均苗高、平均地径明显优于不覆盖黑地膜的苗木,黑地膜覆盖与生长量、成活率呈正相关。黑地膜、白地膜对苗木生长影响差异不大,但在杂草较多的地方,采用黑色地膜覆盖可以抑制杂草生长,减轻除草工作量;白地膜覆盖杂草较多,需要进行人工除草。

谢婷等(2018)以黑果枸杞一年生枝条为材料,对4种土壤基质中不同生根粉(BBT)和萘乙酸(NAA)处理浓度下黑果枸杞硬枝扦插后的成活率、生长状况、生根率及根系性状进行了测定和评价。结果证明泥炭土、壤土、沙土均可用作黑果枸杞硬枝扦插基质,各浓度BBT和NAA处理下的成活率均分别在95%和80%以上;沙盐土不宜用于黑果枸杞扦插育苗;扦插后第10周,生根率最高的是泥炭土,其次是壤土,沙土最低,但沙土中已形成的根系在后期表现出快速生长的特点。新生枝条长度在扦插后的前5周增长缓慢,之后显著增加;随育苗时间增长,植株间枝条生长量出现明显差异。从透气性和根系发育来看,泥炭土硬枝扦插的效果最好。从保水性来看,普通壤土和沙土均较好,但沙土生根率低,不建议使用。谢婷等(2018)研究认为:①扦插基质是插穗成活的关键因素之一,基质的组成与理化性状决定着生根环境,理想的基质应具备良好的透气性、保/排水性和丰富的营养成分。研究中泥炭土、壤土、沙土均可用于黑果枸杞硬枝扦插育苗,BBT处理下的育苗成活率均在95%以上,NAA处理下的育苗成活率均在80%以上。沙盐土虽与沙土具有相同的物理性质,在干旱区,黑果枸杞也主要分布于沙质盐碱地,但在本试验中,黑果枸杞在沙盐土中的成活率为零,这可能是由于盐分对黑果枸杞插穗切口外露细胞组织形成的胁迫大于其耐受力,

其作用机制有待进一步研究。②除了影响插穗成活率,基质性质还对根系的形成有重要影响。试验在扦插后第7周的统计结果表明泥炭土、壤土、沙土中多数壮苗的切口位置开始形成多条壮根,整体性状上以泥炭土占优势,壤土次之,沙土中的根则细、嫩、长,个别壮苗仍没有根系形成。这是由于泥炭土具有较好的透气性和丰富的营养物质,有利于插穗生根,而沙土中营养物质较少,育苗过程中又因水分占据孔隙,使透气性变差,故延缓了插穗生根。但本研究还表明,尽管沙土中插穗生根滞后,但沙土中已形成的根系在后期表现出了快速生长的特点。③BBT和NAA是促进插穗生根及植株发育的植物生长调节剂。已有文献(刘荣丽等,2011;杨宏伟等,2016;刘克彪等,2014a)表明,在黑果枸杞扦插育苗中,不同的生长调节剂及浓度对插穗成活率、生根率、新生枝生长量、新生根生长量均有影响。而处理剂浓度对黑果枸杞插穗的成活率没有明显影响。BBT处理后的叶芽发育状况整体优于NAA,但同一处理剂的不同浓度处理间没有明显差异这与研究结果有所差异,其原因有待进一步考证。④综合分析认为,影响黑果枸杞扦插成活及生根、发育状况的主要因子是基质。受基质质地组成、孔隙状况和水分条件的影响,成苗过程中会表现出不同的个体发育特征。泥炭土、壤土、沙土均可用于黑果枸杞硬枝扦插育苗,但以泥炭土和壤土作为扦插基质为好。BBT和NAA处理插穗,插穗的各项考察指标差异均不显著,因此在黑果枸杞扦插育苗时,可根据各自的实际情况选择一种生长调节剂对插穗进行处理。

耿生莲(2014)以青海黑果枸杞2~3年生枝为材料,通过室温扦插育苗,研究播穗采集时间和不同浓度的生长调节剂GGA对黑果枸杞室温扦插育苗成活率影响,实验证明:①黑果枸杞为愈伤生根型,扦插后1个月左右形成愈伤组织,愈伤组织形成后15日左右生根,生根过程极为缓慢。生根后高生长速率提高,达到了0.5cm/日。7月中旬高生长进入了高峰期,10月上旬以后高生长速率接近0,即苗木停止生长,进入休眠期。此时应加强管理,预防冻害。②统计春采与秋采插条在不同浓度GGR处理下的成活率,秋采插穗不经GGR处理成活率极低,只有14.4%。GGR处理尽管有一定的调节作用,但成活率最高也只有48.8%,不是很理想。不经

GGR 处理的春采插穗成活率比秋采插穗高 20%；GGR 浓度为 150 mg/kg 时，春采的成活率比秋采提高了 25.2%。说明春季枝叶萌动前采条成活率高。③不同浓度 GGR 对苗木生长量存在影响（图 9-2-18）。当春天采集的插穗用浓度 150 mg/kg 的 GGR 处理可增加黑果枸杞苗木成活率，达 74.00%；1 年生苗木最高达 40 cm 生长量，最大地径达 0.36 cm。朱春云等（2016）报道硬枝扦插方法较为简便，不需要设施条件，而且根据文献报道是目前枸杞育苗使用最广泛的方法，黑果枸杞的无性繁育也是先从硬枝扦插开始的。对硬枝扦插前期进行了技术探索，包括从母株上、中、下和根蘖不同部位采插穗，在秋季扦插后，成活率分别为 3.3%、23.8%、5.3%、6.7%，春季、夏季、秋季、初冬扦插后，成活率分别为 13%、24%、25%、0%，以耕作土、1/2 耕作土+1/2 细沙、细沙作为扦插基质的成活率分别为 0、13.0%、6.7%，可以看出硬枝扦插以植株中部采集

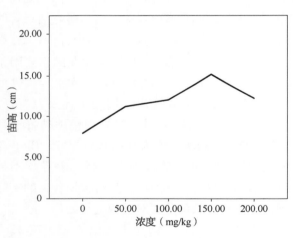

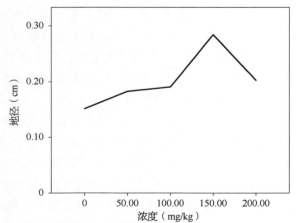

图 9-2-18 苗木苗高和地径在 GGR 不同浓度下变化趋势

的插穗成活率高，宜在夏、秋季扦插，不应选耕作土做扦插基质。

三、黑果枸杞嫩枝扦插育苗

嫩枝扦插是利用半木质化的绿色枝条作插穗进行育苗的方式，故嫩枝分生组织活跃，顶芽和叶子有合成生长素与生根素的作用较易成活，繁殖系数高，速度快。育苗过程中对温湿度、光照条件要求一般较为严格，实际生产中没有硬枝扦插应用多。

（一）嫩枝扦插育苗技术

1. 扦插时间·黑果枸杞嫩枝扦插一般在夏天 6~8 月中旬进行，以 7 月中旬最佳。

2. 穗条采收与切制·选取株龄小于 5 年、无病虫害的健壮植株作为母株，在当年生长枝上，剪取粗度在 0.3 cm 以上、长度在 20 cm 以上、带有成熟叶片（母叶）和健壮叶芽的小段枝条作为插条。剪成 5~6 cm 长，上端平剪，下端剪为马耳形，并剪除下端 2 cm 处所有的叶片和荆刺，上端的叶片和荆刺全部保留。扦插前，用 200 mg/kg 的吲哚丁酸溶液或 500 mg/kg GGRa 速蘸插穗下端 1.0~1.5 cm 处进行速蘸处理，时间 10~20 s，蘸后立即扦插。随采条、随剪穗、随扦插。

3. 苗床准备·同硬枝扦插。扦插基质为壤土、细沙、发酵后的羊粪和 BGA 土壤调理剂按 5:3:1:1 配制的营养土，装入口径 15 cm 的营养钵，BGA 调节土壤 pH 为 7.0~7.5。扦插基质在扦插前用高锰酸钾 0.3% 溶液喷洒消毒 24 h，扦插 1 日前把苗床用水浇透。

4. 扦插·遮阴扦插，扦插株行距为 2.0 cm×5.0 cm，用打孔器打孔，孔深 1~2 cm，将浸蘸过生根剂的插穗插入孔内，填细沙按实，然后喷水。温室内保持自然光透光率 75% 左右，相对湿度 85% 以上，温度 25~35℃。

5. 扦插后管理·注意水分管理、温度控制、施肥、病虫害防止几个重要环节。幼苗生长 50 日左右可去掉遮阳网，打开温室的下风口，使幼苗逐步适应外界环境，在自然条件下正常生长。幼苗期每 15 日灌水 1 次，每 60 日追肥 1 次，追肥主要以磷、钾肥为主，每次追肥 10~15 kg/亩，每 30 日除草 1 次。

6. 黑果枸杞嫩枝扦插育苗技术规程·为解决

青海地区和西部各地区黑果枸杞零散育苗导致的成活率低、成本高、种苗质量参差不齐问题，为苗木生产的规格化和优质化提供保障，青海省林业部门制定了黑果枸杞嫩枝扦插育苗规程(陈进福,2016)，该

规程规定的适用范围、园地选择、扦插有关技术参数(包括设施条件、基质、施肥、做床与消毒、采穗、插穗剪取、插穗处理)、插穗管理与病虫害防治、炼苗、出苗与分级等内容。黑果枸杞嫩枝扦插见图9-2-19。

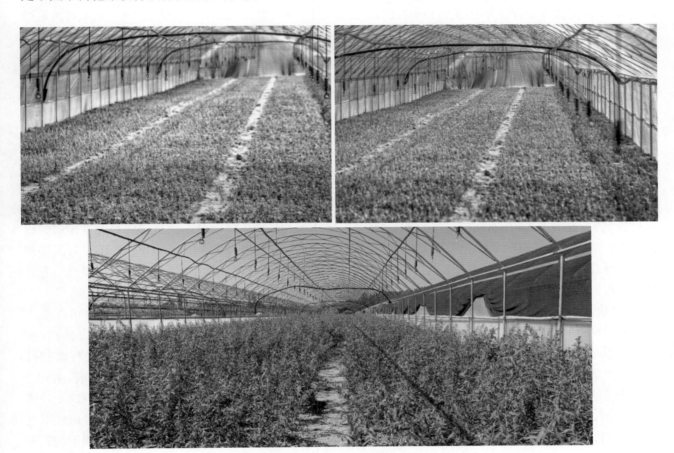

图9-2-19　黑果枸杞嫩枝扦插

(二) 嫩枝扦插育苗技术研究

朱春云等(2016)以柴达木盆地黑果枸杞为材料,在以硬枝扦插获得的数据的基础上,对嫩枝扦插技术进行了试验。在设施内,研究了不同质量浓度的 NAA、GGR 2种生长调节剂溶液对嫩枝扦插的影响,对 3 个月苗龄的扦插苗进行生长指标的调查。经 NAA 处理后,不同质量浓度的 NAA 对黑果枸杞嫩枝扦插成活率、新根数、新梢长影响显著,对新根长、新梢数影响不显著。其中,300 mg/L 处理成活率最高(72.25±13.99)%,600 mg/L 处理成活率最低(29.53±9.93)%。经 GGR 处理后,不同质量浓度的 GGR 对黑果枸杞嫩枝扦插成活率、新根数、新根长、新梢长影响显著,对新梢数影响不显著。GGR 500 mg/L 处理成活率最高,为(84.00±

9.17)%。设施条件下,GGR 500 mg/L 处理插穗,成活率达(88.00±5.29)%。因此,嫩枝扦插是黑果枸杞无性繁殖的有效途径,扦插容易成苗,成活率和繁殖系数均高。利用此技术,2013—2014 年已繁育苗木 20 万株。研究认为,相较于硬枝扦插,嫩枝扦插繁殖系数高、速度快,但是操作繁琐,对温度、湿度、光照以及插穗的药剂处理等要求严格。作为扦插后生根的重要影响因素,生根剂的选择非常关键。NAA 能促进插条贮存的淀粉水解为还原糖,为根的形成提供丰富的能源和碳源,促进插穗萌发,而GGR 对根原基的产生有促进作用(乌凤章,2007)。试验结果表明,不同的生长调节剂对黑果枸杞的生根均有一定程度的促进作用,生根率最高的是 GGR 500 mg/L 处理。在后期的生产实践中,设施条件下

的黑果枸杞嫩枝扦插,成活率达 88%,是满足大面积推广种植的快速繁殖技术。

万庆安(2018)以引种 2 年以上黑果枸杞为母本,采集当年春季萌生的半木质嫩条,在夏天扦插,研究 ABT 及 IBA 对育种的影响,实验在塑料棚进行,湿度 68%~80%。温度 25 ℃~30 ℃,结论证明:不同基质和不同激素处理对生根率和死亡率的影响不显著,河沙基质下生根率最低的是 IBA 100 mg/kg 的处理,最高的是 IBA 50 mg/kg 的处理,混合基质下生根率最低的是 IBA 50 mg/kg 的处理,最高的是 ABT1 号 50 mg/kg。其他处理相差较小,经过方差分析也证明了这一点。不同处理对生根率、死亡率影响不显著,这是黑果枸杞嫩枝本身具有较强的生根能力所致。用 2 年生以上黑果枸杞平茬后嫩枝进行扦插试验,成活率大,在实践中是可行的;由于不同基质不同激素处理对生根率没有明显影响,对根幅和根量有显著影响,因此在温棚环境下不做任何处理均可大量繁育。黑果枸杞嫩枝扦插育苗成苗率高,繁殖快,1 年最低可繁殖 3 次,繁殖数量庞大,解决了种子育苗成本太大的难题,具有明显的低成本优势。用此方法进行繁殖育苗,可以促进黑果枸杞在陕北干旱地区的大面积试验推广。

桂翔等(2018)以黑果枸杞嫩枝为试材,研究了 NAA、IAA、IBA、GA 和 NAA+IBA 溶剂在 150 mg/L 和 300 mg/L 浓度下对嫩枝扦插的影响。结果表明,不同浓度的生长调节剂对黑果枸杞嫩枝扦插成活率、苗高生长量、主根长及地径影响差异极显著。最佳处理为 300 mg/L NAA+300 mg/L IBA,成活率为 96.7%,平均苗高为 50.2 cm,平均主根长为 45.5 cm,平均地径为 0.39 cm;其次为 150 mg/L NAA+150 mg/L IBA,成活率为 95.6%,平均苗高为 49.4 cm,平均主根长为 44.6 cm,平均地径为 0.38 cm;GA 对黑果枸杞嫩枝扦插没有促进作用。研究中 5 种生长调节剂处理下黑果枸杞嫩枝扦插平均成活率由高到低排列依次为 NAA+IBA、NAA、IAA、IBA、GA。其中 300 mg/L NAA+300 mg/L IBA 处理成活率高达 96.7%,其次为 150 mg/L NAA+150 mg/L IBA 处理,成活率为 95.6%。说明黑果枸杞嫩枝插穗对 NAA 和 IBA 的 1∶1 混合液很敏感,对不定根的诱导效果最好;最差为 150 mg/L GA 处理,说明赤霉素(GA)对黑果枸杞嫩枝扦插成

活几乎没有促进作用。5 种生长调节剂中对黑果枸杞苗高影响最大的是 300 mg/L NAA+300 mg/L IBA 处理,平均值达到 45.52 cm;其次是 150 mg/L NAA+150 mg/L IBA,为 44.64 cm;最差为 300 mg/L GA 处理,为 25.48 cm。说明 NAA+IBA 对黑果枸杞嫩枝扦插苗高促进作用最好,赤霉素(GA)促进作用不显著。5 种生长调节剂中对黑果枸杞主根长影响最大的是 300 mg/L NAA+300 mg/L IBA 处理,平均值为 45.52 cm。最差为 300 mg/L GA,与对照无明显差异。说明 NAA+IBA 对黑果枸杞嫩枝扦插主根长促进作用最好,赤霉素(GA)几乎没有促进作用。5 种生长调节剂中对黑果枸杞地径影响最大的是 300 mg/L NAA+300 mg/L IBA 处理和 300 mg/L IAA 处理,平均值达 0.39 cm。说明 NAA+IBA 和 IAA 对地径生长均有促进作用。研究证明 300 mg/L NAA+300 mg/L IBA 对黑果枸杞嫩枝扦插育苗成活率、苗高、地径、主根长均有显著促进作用。

刘文盈(2016)以野生黑果枸杞栽培于内蒙古盐化沙地的种植枸杞新生半木质枝条为材料,在塑料大棚内全光自动费雾装置苗盘上进行嫩枝扦插,比较 5 种激素对其生长苗率指数影响,采用 5 种激素(IBA、GGR$_7$、NAA、GA$_3$、IAA)的 4 种浓度(100 mg/L、250 mg/L、500 mg/L、750 mg/L)处理。其结果表明 ABT 250 mg/L 处理的黑果枸杞嫩枝扦插成活率最高(70.00%),比对照提高 33.33 个百分点;GA 的 4 个浓度成活率波动范围是 50.00%~63.33%,平均成活率达到 55.83%,比对照高 19.16 个百分点。IBA 对插穗新生根数量,叶片大小、新枝条的长度有显著增加作用;IAA 对新生根长度增加最多,对叶片数量有显著增加作用;NAA 对根径增粗作用显著。激素可以促进黑果枸杞嫩枝扦插苗(成活率、根长、枝长、根径、根数、叶数叶长)各项指标的生长发育,从而提高成活率。

张生兰(2018)以青海柴达木诺木洪 1 年生黑果枸杞嫩枝为材料,研究不同生长调节剂对育苗影响,也有刘文盈(2016)类似相同的报道。GGR$_7$、GA$_3$ 和 IAA 对黑果枸杞的成活率有明显的提高作用,成活率在 60% 以上。对于生长量的影响,在株高方面,扦插效果依次为 IBA>GGR$_7$>NAA>GA$_3$>IAA>CK;在主根长方面,依次为 GA$_3$>IAA>

$GGR_7 > NAA > IBA > CK$。250 mg/L 浓度的参试各种生长调节剂都能提高黑果枸杞的成活率并对生长有促进作用。使用 250 mg/L 浓度的五种生长调节剂处理插穗,苗木成活率最高的是 GGR_7,接近 70%,比对照(CK)高出近 40%。另外 4 种生长调节剂均能提高成活率,成活率最低的 NAA 也比对照高出近 20 个百分点。对于生长量的影响,IBA 处理插穗苗木株高比对照高出 2 cm 多,株高最低的 IAA 处理比对照高出 0.7 cm。对于主根长度,最长的 GA_3 处理主根比对照长近 5 cm,最低的 IBA 处理主根与对照差不多。说明 250 mg/L 浓度的上述各生长调节剂都能提高黑果枸杞的成活率,促进苗木生长。

赵晶忠等(2017)研究不同浓度生根粉对黑果枸杞嫩枝扦插影响,结论:①不同浓度生根粉对嫩枝扦插成活率的影响。经 200 mg/L GGR-6 处理的枝条成活率最高,达 46.7%,高出清水对照组 20%;经 100 mg/L GGR-6 处理的枝条成活率次之,清水对照最低,为 26.7%(表 9-2-2)。经方差分析,生根粉处理对黑果枸杞嫩枝插穗成活率影响不显著。②不同浓度生根粉对插穗新生根的影响。插穗新生根的长度和生根数量是地下生长量的 2 个重要指标。不同浓度的生根粉处理的嫩枝,随浓度的增大生根数量逐渐减少,经 100 mg/L GGR-6 处理过的枝条生根数量最多,200 mg/L GGR-6 处理次之,300 mg/L GGR-6 和 CK(清水对照)处理平均生根数最少;从新生根长度看,经 100 mg/L GGR-6 处理的枝条新生根长度较其他 3 种处理相对较长。但 4 组处理之间生根数量差异不显著。所以,不同基径的枝条经过相同条件处理后,其成活率和生根数量也不同,基径较粗的枝条较容易成活且生根数量较多,而基径细而过嫩的枝条扦插成活率较低、生根数量较少(表 9-2-3)。这是由于基径较小的枝条木质化程度低,容易失水发生萎蔫,储备的营养较少,根部容易发生腐烂。③一年生苗木形态指标和生物量测定。研究结果表明大田育苗的一年生黑果枸杞苗木平均株高 25.9 cm,地径 0.28 cm,有 5 条分枝,平均粗度为 0.16 cm;苗木地上部分干质量为 1.558 g,占苗木总干质量的 74%,根/冠比为 0.36(表 9-2-4)。④黑果枸杞嫩枝扦插育苗时,应采用半木质化程度较好及基径较粗的嫩枝进行全光照嫩枝插穗育苗来提高成活率,并且用 200 mg/L GGR-6 处理的枝条可提高成活率,该技术育苗周期短,繁殖量大,繁殖季节较长,可大力推广于生产中。

表 9-2-2 不同浓度生根粉对黑果枸杞枝条新生根的影响

处理	成活植株平均基径 (cm)	平均生根数量 (条)	根系长度 (cm)			
			0~2.0	2.1~4.0	4.1~6.0	6.1~8.0
300 mg/L GGR-6	0.277	4a	1	1	1	1
200 mg/L GGR-6	0.304	8a	4	2	1	1
100 mg/L GGR-6	0.323	9a	4	2	2	1
CK(清水对照)	0.217	4a	3	1	0	0

注:a 表示显著性差异。

表 9-2-3 不同浓度生根粉、插穗基径对成活率的影响

处理	调查株树 (株)	成活株树 (株)	成活植株平均基径 (cm)	未成活植株平均基径 (cm)	成活率 (%)
300 mg/L GGR-6	150	45	0.277	0.211	30.0
200 mg/L GGR-6	150	70	0.304	0.212	46.7
100 mg/L GGR-6	150	60	0.323	0.219	40.0
CK(清水对照)	150	40	0.217	0.206	26.7

表 9-2-4　一年生苗木形态指标和生物量指标

序号	总生物量 (g)	地上部分干 质量（g）	地上/总干 质量（%）	株高 (cm)	分枝数	分枝粗度 平均（cm）	地径 (cm)	根/冠比
1	0.998	0.658	66	28.0	3	0.168	0.298	0.52
2	2.520	2.161	86	29.5	5	0.172	0.288	0.17
3	3.150	1.443	67	23.0	6	0.190	0.360	0.49
4	0.606	0.389	64	16.0	3	0.141	0.134	0.56
5	0.888	0.660	74	22.0	5	0.137	0.202	0.35
6	4.315	3.384	78	33.0		0.215	0.405	0.28
7	1.504	1.244	83	31.0	4	0.148	0.308	0.21
8	0.910	0.711	78	23.0	3	0.147	0.186	0.28
9	4.731	3.372	71	28.0	7	0.167	0.344	0.40
平均	2.069	1.558	74	25.9	5	0.165	0.281	0.36

刘克彪等（2014a）以野生黑果枸杞嫩枝为材料，在智能日光温室内研究 NAA、ABT、IBA、NAA＋IBA 不同质量浓度的 4 种生长调节剂溶液对嫩枝扦插的影响。结果表明，不同质量浓度的 4 种调节剂溶液对嫩枝扦插成活率、新枝高生长量、根系生长量、生根数影响差异极显著，不同生长调节剂对成苗分枝数的影响差异不显著，不同质量浓度对成苗分枝数的影响差异极显著；4 种生长调节剂溶液及对照按照促进嫩枝扦插苗成活率、平均新生枝生长量和新生根生长量的效果由高到低排列依次为 NAA、NAA＋IBA、ABT、IBA、对照。最佳处理为 NAA 300 mg/L，成活率为 84%，平均新生枝长 12.4 cm，平均新生根长 4.5 cm；其次为 NAA 400 mg/L，成活率为 76%，平均新生枝长 10.3 cm，平均新生根长 4.2 cm。成活率和新生枝生长量、新生根生长量呈正相关，和新生枝数量、新生根数量呈负相关。扦插苗为混合生根，以皮层生根为主。结论：①不同生长调节剂对黑果枸杞嫩枝扦插成活率的影响，成活率是衡量扦插育苗是否成功最重要的指标。扦插 5 日后，所有插穗叶芽开始萌动，12 日后，部分插穗逐步死亡，调查发现死亡的插穗未生根或生根很少，35 日后，再未观测到插穗或苗木死亡。成活苗观测指标调查结果显示，4 种生长调节剂促进黑果枸杞嫩枝扦插成活的效果由高到低排列依次为 NAA、NAA＋IBA、ABT、IBA、对照，不同质量浓度的同一调节剂对黑果枸杞嫩枝扦插成活率影响明显。其中，300 mg/L 处理成活率最高（84%）（表 9-2-5）。②不同生长调节剂对黑果枸杞扦插苗新生枝生长的影响，研究表明不同生长调节剂、不同质量浓度影响扦插苗高生长量差异极显著，不同生长调节剂影响分枝数差异不显著，不同质量浓度影响扦插苗分枝数差异极显著。对不同生长调节剂和清水处理插穗的成活苗高平均生长量的多重比较，不同生长调节剂对新生枝条数量影响不显著，故不进行新生枝条数量的多重比较（表 9-2-6）。4 种生长调节剂促进成活苗平均新生枝高生长的效果由高到低排列依次为 NAA、NAA＋IBA、ABT、IBA、对照。其中，NAA 300 mg/L 处理平均新生枝最长（12.4 cm）。③不同生长调节剂对黑果枸杞扦插苗新生根生长的影响，黑果枸杞嫩枝扦插成活苗为混合生根类型，以皮层生根为主，生根位置在插穗下部 0～1.4 cm 段。扦插苗新生根平均长度和生根数量是地下生长量的 2 个重要指标，对 4 种调节剂影响黑果枸杞嫩枝扦插成活苗根系生长量、生根数调查数据，分析说明不同调节剂及其不同质量浓度对根系生长量、新生根数的影响差异极显著。对不同生长调节剂和清水处理插穗的成活苗根系平均生长量、平均生根数进行多重比较，得出 4 种生长调节剂促进黑果枸杞嫩枝扦插苗新生根长度的效果由高到低排列依次为 NAA、NAA＋IBA、ABT、IBA、对照。其中 NAA 300 mg/L 处理，新生根平均最长为 4.5 cm。

表 9-2-5　黑果枸杞嫩枝扦插成活率和生长指标调查

试剂	质量浓度 (mg/L)	成活率 (%)	新生枝 平均长度 (cm)	新生枝 平均数 (条)	新生根 平均长度 (cm)	新生根 平均数 (条)
NAA	200	52	8.40	2.2	4.14	4.0
	300	84	12.40	1.8	4.46	2.8
	400	76	10.30	2.2	4.16	3.6
	500	32	5.50	2.4	3.70	4.2
	600	22	4.60	2.8	2.94	4.4
ABT	160	8	2.20	3.4	1.94	8.2
	180	26	3.70	2.6	2.34	6.8
	200	48	6.30	2.0	3.04	5.4
	220	32	5.10	2.4	2.70	6.2
	240	24	2.40	2.8	2.20	7.0
IBA	100	14	3.80	2.6	2.88	7.2
	125	32	6.10	2.2	3.10	7.0
	150	10	2.40	2.6	2.68	10.4
	175	8	1.50	3.4	1.94	12.8
	200	6	0.80	4.2	1.50	15.4
NAA+IBA	300+150	32	7.80	2.6	3.04	5.2
	300+175	64	8.70	2.2	3.72	4.6
	400+150	78	10.10	2.0	3.90	4.2
	400+175	62	8.30	2.4	3.22	4.6
	500+150	28	4.50	3.2	2.50	5.6
CK		6	1.30	3.4	1.52	7.2

表 9-2-6　各生长指标平均生长量的差异显著性

指标	生长调节剂	平均生长量 (cm)	差异显著性 α=0.05	差异显著性 α=0.01	指标	生长调节剂	平均生长量 (cm)	差异显著性 α=0.05	差异显著性 α=0.01
新枝长	NAA	8.2	a	AB		IBA	2.4	b	AB
	NAA+IBA	7.2	a	AB		CK	1.52	c	B
	ABT	3.9	b	B	新根数	IBA	10.6	a	A
	IBA	2.9	b	B		CK	7.9	b	B
	CK	1.3	b	B		ABT	6.7	bc	BC
新根长	NAA	3.9	a	A		NAA+IBA	4.8	c	BC
	NAA+IBA	3.3	a	A		NAA	3.8	c	C
	ABT	2.4	b	AB					

注：同列中字母不同表示存在显著差异。

总之,4 种生长调节剂按照黑果枸杞嫩枝插穗平均成活率由高到低排列依次为 NAA、NAA＋IBA、ABT、IBA、对照。同一种生长调节剂不同质量浓度对黑果枸杞嫩枝扦插成活率的影响也有明显差异。其中,NAA 300 mg/L 溶液处理的黑果枸杞嫩枝,扦插成活率最高达 84%,其次为 NAA 400 mg/L＋IBA 150 mg/L 处理,成活率为 78%,说明黑果枸杞嫩枝插穗对 NAA 很敏感,NAA 对不定根的诱导效果最好,最差为 IBA 200 mg/L 的处理液,对黑果枸杞嫩枝扦插成活几乎没有促进作用。4 种生长调节剂促进成活苗新生枝平均高生长量和新根生长量的效果由高到低排列依次为 NAA、NAA＋IBA、ABT、IBA、对照。其中,NAA 300 mg/L 处理,平均新生枝最长为 12.4 cm,新生根最长为 4.5 cm;其次为 NAA 400 mg/L 处理,平均新生枝长 10.3 cm,新生根平均长 4.2 cm;最差为 IBA 200 mg/L 处理,平均新生枝长 0.8 cm,平均新生根长为 1.5 cm;4 种生长调节剂对成苗平均新生根数量的影响由强到弱依次为 IBA、对照、ABT、NAA＋IBA、NAA。其中,IBA 200 mg/L 处理,平均生根数为 15.4 条;其次为 IBA 150 mg/L 处理,平均生根数 12.8 条;最差为 NAA 300 mg/L 处理,平均生根数 2.8 条。对新生枝高生长量和枝条数、新生根生长量和生根数进行相关分析,表明新生枝和新生根生长量越大,新生枝数和新生根数越小。

四、黑果枸杞组织培养育苗

植物组织培养是基于德国著名植物学家 G. Haberlandt 1902 年提出的植物细胞全能性理论发展起来的,即植物体的所有细胞在适当条件下都可能或者说具有发育成完整植株的潜在能力。植物组织培养属人工可控,具有生长周期短、繁殖高、方便于管理又适合工业化生产特点,被广泛应用于各种植物离体培养研究之中,从 1904 年 Haning 最早成功培养出萝卜和辣根菜的幼胚发育成为成熟植物开始,到目前为止,植物组织培养成功获得的再生植株已有 1 000 多种(汪文晶,2020)。黑果枸杞由于其食药与保健功能被人们重视,需求量不断加大,加之属木本植物特性自身繁殖条件受限,一度发生了过度采挖,育苗种植在 2010 年后列上了重要日程受到重视,黑果枸杞育苗有种子繁殖、扦插和分株繁殖、

根蘖育苗等,这些传统方法具有一定的局限性,有遗传分化、种苗整齐度不够;繁殖系数低,不利于快速扩大种苗群体。另外黑果枸杞种子小,幼胚有败育现象,成熟籽粒小,繁殖系数低特性,用传统育苗技术影响植株生长甚至于有退化现象,难以适应市场商品化生产需求,于是组织培养黑果枸杞育苗应运而生,2004 年开始就有学者研究黑果枸杞组织培养育苗技术,2015—2020 年达到技术较为成熟阶段,经过实践证实,利用植物组织培养技术,将筛选到的黑果枸杞优良单株繁育成无性系,不仅速度快周期短,而且保留了株系的优良性状,极大地推进了优良黑果枸杞株系在种植生产中大量推广,提高产量,增加了种植户的经济收入。本节按黑果枸杞组织培养中外植体类型介绍组织培养育苗技术。

(一) 一年或当年生茎枝育苗

以一年或当年生黑果枸杞嫩枝条为外植体组织培养过程一般都经过:外植体建立-初代培养-继代培养-生根培养-炼苗及移栽 5 个阶段。经过外植体消毒、愈伤组织最适培养基选择、诱导丛生芽最适培养配方选择、组培苗生根培养基最佳选择、炼苗移栽基质选择等复杂过程。

1. 一年或当年生枝条组织培养 · 李小艳 (2017)对山西栽培的黑果枸杞优良单株进行无性快繁,以品质优良,结果率高,无病虫害的黑果枸杞植株为母体,剪取当年生枝条为外植体。采取:①外植体消毒,即用 75% 乙醇处理 30 s 后用无菌水冲洗 2 次,每次 20 s,然后用 5% NaClO 溶液灭菌 14 min 或 0.1% 升汞灭菌 6 min,经实验对比,用 0.1% 升汞溶液灭菌 6 min 即不导致外植体受损失活力,且比 5% NaClO 灭菌污染率低,选择了 0.1% 升汞 6 min 灭菌方式。②初代、增值、生根培养选择的最佳培养基与激素配比为:MS＋6 - BA 1.0 mg/L＋IBA 0.5 mg/L＋0.7% 琼脂＋3% 蔗糖为最佳诱导芽分化的培养基;最适继代增殖培养基为 MS＋0.7% 琼脂＋3% 蔗糖;生根培养基选用 1/2MS＋IBA 0.3 mg/L＋0.7% 琼脂＋3% 蔗糖,移栽成活率为 90%。③移栽时清洗干净根部的培养基,否则容易烂根,影响移栽成活率。其次,对于组培苗来说,由于其在瓶内的空气湿度相对较高,因此,移栽时的空气湿度土壤湿度对成活率影响较大。所以移栽前期

不仅要保证土壤水分,还要保持一定的空气湿度,以保证成活率。在木本植物的组培过程中,出现褐变现象是很普遍的(汪淼,2016;郑子成,2003)。研究表明,接种前低温处理、暗培养、连续转接,在培养基中加入0.3%的活性炭,可明显抑制褐化现象(李炜,2011;马和平,2006)。因此,李小艳(2017)在开始接种前,把采回的外植体先放在4℃冰箱存放1日,然后再进行接种培养,褐化现象得到抑制。在移栽管理环节,空气湿度、土壤湿度对移栽成活率影响特别大,管理不善会显著降低成活率(表9-2-7)。因此,在移栽环节应制定合理的管理方案,精细操作,以提高黑果枸杞组培苗的移栽成活率。

表9-2-7 黑果枸杞一年生茎段组织培养育苗技术与特点

研究者组织培养技术	外植体消毒	初代诱导芽分化最佳培养基	增殖最佳培养基	生根最佳培养基	炼苗与移栽
李小艳(2017)	75%乙醇处理30 s;无菌水冲洗20 s两次;0.1%升汞溶液6 min	MS+6-BA 1.0 mg/L+IBA 0.5 mg/L+0.7%琼脂+3%蔗糖,诱导率80%	MS+0.7%琼脂+3%蔗糖,增殖系数8	1/2MS+6-BA 0.3 mg/L+0.7%琼脂+3%蔗糖,生根率95%	成长健壮且根系发达者移栽,1%多菌灵消毒基质(草炭∶珍珠岩∶蛭石=1∶1∶0.5)可达70%成活率
马占蕾(2019)	75%乙醇灭菌30 s;0.1%升汞处理7 min;无菌水冲5—6次	MS+6-BA 0.5 mg/L+NAA 0.2 mg/L+30 mg/g蔗糖+6 mg/g琼脂,达83%萌发率,pH 6.0	MS+6-BA 0.5 mg/L+NAA 0.1 mg/L+30 mg/g蔗糖+6 mg/g琼脂,芽增殖系数3.63	1/2MS+NAA 0.1 mg/L+IBA 0.1 mg/L+15 mg/g蔗糖+6 mg/g琼脂,生根率100%	提倡工厂化生产
胡相伟(2015)	自来水冲洗20 min;75%乙醇浸泡30 s;0.1%升汞+1—2滴吐温80消毒15 min;无菌水冲5次	MS+6-BA 0.5 mg/L+30 mg/L蔗糖+6 mg/g琼脂,pH 6.0	MS+6-BA 0.3 mg/L+0.05 mg/L NAA+30 mg/g蔗糖+6 mg/g琼脂	1/2MS+0.5 mg/L IAA+15 mg/g蔗糖+6 mg/g琼脂,生根率达90%以上	用63穴育苗盘、营养钵、花盘装蛭石∶珍珠岩(1∶1)基质进行移栽,T25°,φ=65%
浩仁塔本(2005)	75%乙醇消毒30 s;0.1% HgCl₂消毒7—8 min;无菌水冲5—6次	MS+6-BA 1.0 mg/L+NAA 0.2 mg/L或MS+6-BA 0.5 mg/L+NAA 0.2 mg/L,均加2.5%蔗糖,0.8%琼脂,pH 5.8—6.0	MS+6-BA 0.5 mg/L+NAA 0.1 mg/L或MS+6-BA 0.5 mg/L+NAA 0.2 mg/L,均加2.5%蔗糖,0.8%琼脂,pH 5.8—6.0	1/2MS+NAA 0.1 mg/L,加1.25%蔗糖,0.4%琼脂,pH 5.8—6.0	移栽基质:沙土∶草原土(1∶1∶1)或腐殖土∶菜园土∶珍珠岩(1∶1∶1)75%成活率;大田移植达70%成活率
马彦军(2015)	75%乙醇浸泡2—5 s;0.1%升汞处理10 min	MS+6-BA 0.2 mg/L达85%萌发率,pH 5.8—6.0	MS+6-BA 0.1 mg/L+NAA 0.2 mg/L,增殖系数3.58	MS+6-BA 0.4 mg/L+NAA 0.2 mg/L	营养钵基质为森林土、河沙及蛭石(2∶1∶1)
陈健(2018)	水+洗洁剂冲洗30 min;75%乙醇浸泡2—5 s;0.1%升汞浸泡10 min;无菌水3—4次冲洗	MS+6-BA 0.3 mg/L+NAA 0.1 mg/L;平均诱导芽数2.64±0.06a,芽多,枝粗,叶浓绿,生长较好	MS+6-BA 0.2 mg/L+NAA 0.2 mg/L,增殖系数3.57	1/2MS+NAA 0.2 mg/L+IBA 0.2 mg/L,生根率达93%	移栽基质腐殖土、蛭石、珍珠岩(2∶1∶1)最适合黑果枸杞组培根炼苗,成活率达94.33%
高粉红(2020)	75%乙醇浸泡2 min;5% NaCl浸泡8 min;无菌水冲3—5次	1/2MS+6-BA 1.0 mg/L+NAA 0.2 mg/L+30 g/L蔗糖+5.5 g/L琼脂,出愈率95%	WPM+6-BA 1.0 mg/L+NAA 0.1 mg/L+30 g/L蔗糖+5.5 g/L琼脂,出芽率25%	WPM+IBA 0.5 mg/L+30 g/L蔗糖+5.5 g/L琼脂,生根率100%	试管苗再生体系为工厂化生产提供依据
赵颖(2005)	同浩仁塔本(2005)	MS+6-BA 1.0 mg/L+NAA 0.2 mg/L	MS+6-BA 0.5 mg/L+NAA 0.2 mg/L	1/2MS+NAA 0.1 mg/L,生根率88%	最适基质腐殖土、菜园土、珍珠岩(1∶1∶1),成活率75%

陈健(2018)选择甘肃永靖县生长健壮植株引种在云南林业科学院苗圃的黑果枸杞当年生嫩枝茎段做外植体,总结了其组织培养中外植体消毒、腋芽诱导、增殖培养、生根培养、炼苗移栽最佳培养基和技术指数(表9-2-7)。在黑果枸杞的增殖培养中,6-BA浓度为0.1mg/L时,植株的增值系数小,推断这是由于外源生长调节剂浓度低,分裂能力弱,导致植株增殖芽的数目少;6-BA浓度为0.3mg/L时,植株的长势细、弱,推断植物对外源生长调节剂浓度有一个适用范围。同时,外源生长调节剂的搭配比例也会对组培苗产生不同的影响。试验中,以6-BA 0.2mg/L+NAA 0.2mg/L这个外源生长调节剂组合为培养基时,增殖系数为3.57,培养苗的芽多、枝粗,叶浓绿,为黑果枸杞最佳增殖配方,这与马彦军等(2015)的研究结果相一致。试验发现,在1/2MS培养基中,添加植物外源生长调节剂IBA 0.2mg/L、NAA 0.2mg/L,对黑果枸杞顶芽进行生根培养,平其均生根率高达93.00%,根粗、多、长。而冀菲等(2016)采用1/2MS培养基和不同浓度的外源生长调节剂对黑果枸杞进行生根培养时,生根率也达到90%以上。说明在合适的培养条件下,黑果枸杞组培苗较易生根。

在黑果枸杞的增殖培养中会出现严重的玻璃化现象,这种现象的原因可能是由于6-BA的浓度过高,使得植株快速生长时营养物质不能及时供应,致使由大量水分来填充,从而造成黑果枸杞组培苗出现玻璃化现象。

马彦军(2015)以甘肃永靖县黑果枸杞种子,种植于甘肃农业大学实验基地的嫩枝为外植体,进行组织培养,选择了外植体消毒、培养、诱导、生根最佳技术(表9-2-7)。并研究了植物生长调节物质对组织培养各环节的影响:①植物生长调节物质对黑果枸杞芽增殖的影响。当NAA浓度为0.2mg/L时6-BA浓度在0.1~0.4mg/L之间时,随着6-BA浓度增大,不定芽的出芽数量在减少,增殖系数降低,6-BA浓度为0.1mg/L时增殖系数最大,为3.58;6-BA浓度达到0.4mg/L时,增殖系数仅为1.93,而且在基部形成大量愈伤组织,不定芽短缩、透明,玻璃化现象严重。②植物生长调节物质对黑果枸杞诱导愈伤组织的影响。不同激素组合对黑果枸杞愈伤组织诱导产生的影响不同,其中MS+6-BA 1.0mg/L+NAA 1.0mg/L愈伤组织诱导率最高,质量最好,愈伤组织培养30日左右有丛生芽长出。③植物生长调节物质对黑果枸杞愈伤组织分化的影响。6-BA诱导黑果枸杞愈伤组织再分化能力比IBA强。当6-BA浓度在0.1~0.3mg/L时,愈伤组织分化率都在80%以上,其中6-BA浓度为0.2mg/L时分化率最高为92%,6-BA浓度为0.1mg/L和0.3mg/L时分化率差异不显著。当IBA浓度在0.1~0.3mg/L时,愈伤组织分化率都在60%左右,差异不显著。④植物生长调节物质对黑果枸杞组培苗生根的影响。当NAA 0.2mg/L+IBA 0.2mg/L组合使用,黑果枸杞组培苗生根率、平均根数及平均根长最大,分别为93.33%、12.5条和6.8cm;当IBA和NAA浓度均为0.3mg/L和0.1mg/L时,生根率低,仅为64.44%和62.22%。

浩仁塔本等(2005)首次以带腋芽的嫩枝茎段为外植体,在无菌材料获得、不定芽的增殖培养、生根及移栽总结出了组织培养技术方法(表9-2-7)。对选育抗逆性强的黑果枸杞及优质种质资源保护有一定借鉴意义。胡相伟等(2015)选自青海诺木洪农场野生优良单株,结果性好,生长健壮优良株系一年生休眠枝条为外植体,利用组织培养技术,经消毒、灭菌、芽诱导、继代与生根培养、炼苗移栽,成功培育出了优质黑果枸杞苗(表9-2-7),成活率达到80%。该技术采用生产穴盘苗为工厂化育苗并保证遗传特性优良提供了科学依据。

马占蕾(2009)以甘肃民勤野生黑果枸杞枝条带有1~2个腋芽的茎段为外植体,选择了最佳初代、继代、生根培育(表9-23),萌芽率达到了83.3%,芽增殖系数达3.63,生根率达到100%,实验研究了不同激素浓度对组织培养的影响:①不同激素浓度会对外植体初代培养产生不同的影响。经初代培养25日后,MS+6-BA 0.5mg/L+NAA 0.2mg/L的处理萌发率最高,达到了83.3%,从芽的生长状况来看植株长势好,丛生芽多,叶片呈绿色。MS+6-BA 1.5mg/L+NAA 0.2mg/L的处理萌发率最低,有愈伤组织形成,植株长势极差,叶片黄绿色。②不同激素浓度对继代培养芽增殖有影响,培养30日后,两种激素不同浓度配比对芽增殖系数有显著影响,综合来看,最优组合为MS+6-BA 0.5mg/L+NAA 0.1mg/L。此培养基组合可作为黑果枸杞茎段芽增殖最佳培养基使用。③不同激素浓度经增殖培养后的组织苗接种在生根培养基上均可诱导出根,24日开始生根,30日可产生10～30条不定根,形成完整植株,不同比例差异较大,最佳生根培养基为1/2 MS＋NAA 0.1 mg/L＋IBA 0.1 mg/L。

高粉红(2020)以内蒙古阿拉善黑果枸杞选育为优质抗旱耐寒材料,选当年生、品种优良、长势旺盛、半木质化、无腐虫害的黑果枸杞枝条茎段进行组织培养,经沥青、初代培养、继代培养、生根培养实验,选择出最佳培养基与激素配合比例(表9-2-7)。培育的植株生长健壮、叶色翠绿、长势旺盛、生根率达100%,从而建立了以当年生枝条为外植体的组织培养再生体系。研究中黑果枸杞可在不添加任何外源激素的WPM培养基上诱导出无菌苗,这与冀菲(2016)初代诱导无菌苗的培养MS＋2.0 mg/L 6-BA＋0.1 mg/L IBA有所不同,与诱导材料的生物学特性及其生长环境有关。研究中以当年生枝条为外植体,诱导愈伤组织最佳的培养基为1/2MS＋6-BA 1.0 mg/L＋NAA 0.2 mg/L,与马占蕾、胡相伟等研究诱导黑果枸杞愈伤组织所用的培养基组分和激素相同,仅激素配比有所不同。也有研究认为诱导黑果枸杞愈伤组织的激素组合为6-BA与2,4-D或6-BA与IBA(杨宁,2016)。对比不同学者的研究结果可知,6-BA在黑果枸杞愈伤组织的诱导中发挥着关键作用,是初代诱导愈伤组织的必需激素。诱导不定芽的最合适培养基为WPM＋6-BA 1.0 mg/L＋NAA 0.1 mg/L,裴小鹏等(2018)对甘肃、青海、西藏的黑果枸杞在不定芽诱导上所用的激素相同,只是培养基组分不同。在生根培养方面,适合内蒙古黑果枸杞的培养基为WPM＋IBA 0.5 mg/L＋5.5 g/L琼脂＋30 g/L蔗糖,生根率为100.0%,此结果与王方琳(2017)对新疆、青海、甘肃民勤黑果枸杞生根培养基所用的外源激素一致。

现阶段研究表明,黑果枸杞一年生或当年生优良单株上剪取的幼嫩枝条和休眠嫩枝最宜作为外植体建立无菌繁育体系。最宜培养基MS,WPM培养基也有应用。6-BA和NAA两种激素合理配比有利于增殖培养,生根培养宜用1/2MS培养基加0.3 mg/L IAA。有关黑果枸杞当年茎枝培养研究报道较多,但是,这些报道的结果在不同的实验室间均存在重现性较差的局限问题,因此,今后应重视每个培养基条件下组培苗增殖、生根培养的稳定性与重复性,从而使同一实验方法可在不同的地点间通用。

2. 野生黑果枸杞一年生枝条外植体组培育苗· 汪文晶(2020)以青海格尔木地区产量高、品质优野生黑果枸杞的优良品系种子在温室种植,选取温室中鲜嫩枝条为材料进行组培育苗。

(1) 消毒处理:将黑果枸杞枝条用剪刀剪去风干坏死和顶部的茎叶,用洗洁精洗净后在流水下冲洗30 min,再在无水珠滴下时放入自封袋中于4 ℃冰箱下低温处理24～48 h备用。

不同消毒时间对外植体表灭菌有影响,将准备好的材料用75%的乙醇消毒1 min,用无菌水冲洗3～5次,再使用8% NaClO分别进行消毒处理,后用无菌水冲洗5或6次,再将枝条剪为带有2处以上腋芽的小茎段,平均约长2.5 cm,接种于培养瓶里,实验结果显示,对该外植体消毒效果最好的方式是用75%的乙醇溶液浸泡1～2 min,用无菌水冲洗3次后,用8%的次氯酸钠溶液浸泡12 min再用无菌水冲洗3～5次,污染率为5.33%,死亡率为6.33%,存活率为88.34%。消毒时间短,会出现菌落,大多为绿色或黑色真菌菌落,个别为白色菌丝,消毒时间长外植体死亡率高,选择消毒时间75%乙醇1～2 min,8%次氯酸钠12～15 min最为恰当,随着消毒时间的增长,污染率明显降低,但由于消毒药剂的毒害作用同时也在增大,所以时间越长存活率也越低,因此,最佳消毒时间选择用乙醇处理后,8%次氯酸钠消毒12 min,污染率为5.33%,死亡率为6.33%,存活率为88.34%。

有相关学者研究发现,外植体取材部位与培养过程中出现的褐化现象息息相关,在各器官中,分化程度较高的叶片、茎尖等部位作为外植体会更容易导致褐化(刘文静,2020)。随着生物技术的快速发展,这项技术也越来越广泛地应用于植物快繁、种质保存和遗传改良等领域。但在自然条件下生长的植物,体内及表面都或多或少带有细菌、真菌或者病毒。因此,对外植体的消毒方法就显得尤为重要,而消毒试剂的选择和消毒时间的选择直接决定了能否达到理想消毒效果。另外,在对外植体表面消毒时,既要求将外植体表面的微生物彻底杀死,也要求尽可能少地伤害外植体组织和表层细胞,常用的广谱消毒剂中氯化汞虽然消毒效果强,但对人体和植物均可产生毒害作用。此外,不同植物及不同部位的消毒方法都有所不同。汪文晶(2020)采用了8%次氯酸钠溶液和75%乙醇溶液进行了组合消毒处理,先使用75%乙醇消毒1 min,再使用8%次氯酸钠溶液消毒12 min的方法对黑果枸杞外植体的消毒效果最好,这与高威等(2019)对落地生根植物组织培养时对外植体消毒采用的消毒剂相同,且与任目瑾、周建峰(2016)对植物组织培养中介绍的广谱消毒方法相符合。但在热娜古丽·吐鲁洪(2019)的研究中发现在春季取得的外植体用次氯酸钠消毒时浓度越高越容易导致果树的外植体褐化。

(2)愈伤组织培养:选择MS培养基和WPM培养基两种培养基,将消毒处理好的外植体接剪为2.5 cm左右的茎段。再在无菌培养室中进行光照培养和暗培养交替处理,处理方法为:前48 h进行暗处理,后进行光暗交替培养,保证光照14 h/d,2 000 lux。培养30日后观察记录愈伤组织诱导情况。这两种培养基的愈伤形成率差距较大,在MS培养基上接种的茎段有明显被诱导出愈伤组织的效果,而且产生的愈伤组织颜色鲜艳、生长状态优良、质量高,且愈伤组织的平均形成率为86.06%;WPM培养基中的茎段也可以形成愈伤组织,但愈伤组织的质量不高,长势较弱、愈伤组织较小、有褐化现象。而且WPM培养基的缺点可以通过存活率的微小差距看出,该培养基中的茎段存活率整体低于MS培养基中的茎段,愈伤形成率虽高达64.53%,但是存活的茎段基数少于MS培养基。MS培养基为格尔木黑果枸杞一年生外植体诱导愈伤组织最适培养基;诱导其脱分化形成愈伤组织的激素为:6-BA 0.5 mg/L+IBA 0.5 mg/L+琼脂5.5 g/L+蔗糖30 g/L,诱导率为94.89%,且结果表明IBA对愈伤组织的诱导能力要显著大于IAA(吲哚-3-己酸);愈伤组织增殖诱导效果最佳的培养基配方为:IAA 0.1 mg/L+IBA 0.5 mg/L+琼脂5.5 g/L+蔗糖30 g/L,增殖率为90.48%;愈伤组织再分化诱导丛生芽效果最佳的培养基配方为:6-BA 1.0 mg/L+IAA 0.1 mg/L+琼脂5.5 g/L+蔗糖30 g/L,诱导率为91.89%,愈伤组织平均分化芽数为3.79株。

不同培养基与激素组合对愈伤组织的培养有一

定的影响,外植体的生长所需的营养物质几乎全部来自培养基的供养,因此培养基的筛选对于植物组织培养的成功与否起到关键作用,是非常重要的试验环节。目前被应用的培养基种类繁多,比较常用的有MS、WPM、BS及N6等几种,本试验经过分析考量采用了对枸杞属组织培养常用的两种培养基MS和WPM之间进行筛选。崔瑞峰等(2013)对红掌叶片愈伤组织诱导发现,不同培养基其愈伤组织发生时间先后顺序为MS>B5>Nitsch>1/2MS>N6,愈伤组织诱导率依次为MS>Nitsch>1/2MS>N6>B5。唐世建(2003)对黄花菜进行愈伤组织诱导的研究发现MS培养基和B6培养基对愈伤诱导率没有显著性差异。以上研究结论与本文的试验结果一致,本试验的研究表明:格尔木黑果枸杞外植体的愈伤组织诱导适宜在MS培养基中进行,长势相对较好,色绿且比较湿润,有较大生长潜能。

不同激素对丛生芽增殖及分化也有一定的影响,在植物组织培养的过程中适宜浓度的生长素和细胞分裂素对外植体生根、茎伸长、不定芽诱导、愈伤组织的诱导、增殖及分化等有良好的促进作用。大量研究表明,不同生长素和细胞分裂素的组合使用可以更有效地促进愈伤组织的形成。浩仁塔本等(2005)、陈海魁等(2008b)的试验结果表明以黑果枸杞的一年生茎段为外植体的培养基中添加6-BA 1.0 mg/L+NAA 0.2 mg/L及6-BA 0.5 mg/L+NAA 0.2 mg/L时均能产生愈伤组织,但愈伤繁殖系数不高。而马彦军等(2015)的研究结果发现黑果枸杞愈伤组织诱导培养基为MS+6-BA 1.0 mg/L+NAA 1.0 mg/L。由于不同品种和不同部位的外植体所需的激素与浓度都不相同,因此汪文晶(2020)使用了6-BA与生长素类激素IBA和IAA分别进行组合探讨对格尔木黑果枸杞外植体愈伤组织培养的影响,经试验研究分析发现,添加IBA的出愈率要优于IAA的诱导效果,但诱导效果随着6-BA浓度的增加而加强。其中6-BA是细胞分裂素的一种,而IAA与IBA是不同种类的生长激素,分析其诱导率产生显著性差异的原因应该是不同种类的诱导因子调控途径和作用位点的不同,因此激素的作用效果也就有所不同。高浓度的细胞分裂素与一定浓度的生长素类激素的组合是维持植物细胞正常代谢活动的必要条件。汪文晶(2020)采用了细胞分裂素 6-BA 分别与生长素类激素 IAA 和 IBA 进行了对愈伤组织增殖影响的研究,其中 IBA 只进行了一组试探性试验。研究结果发现:当 6-BA 浓度为 0.5 mg/L 时不仅可以诱导出愈伤组织,而且对愈伤组织的增殖也有显著的促进作用。在 6-BA 浓度为 0.5 mg/L+IAA 浓度为 0.1 mg/L 的处理组合获得的愈伤组织有较高的增殖率,根据数据可发现 6-BA 浓度越高,增殖率则增大,这与王方琳(2017)对新疆黑果枸杞进行愈伤组织诱导时所作总结相一致。但在 6-BA 浓度为 1.0 mg/L 时增殖率下降显著,且愈伤组织有褐化现象,分析其原因可能是过高浓度的细胞分裂素会抑制愈伤组织的增殖,甚至对正常的代谢过程有阻碍作用,导致愈伤组织的褐化。

细胞分裂素与生长素的配合使用还可以促进愈伤组织芽的发生,但所需细胞分裂素浓度要高于生长素浓度,低浓度的生长素促进形成层细胞的分裂与细胞伸长,而细胞分裂素的主要生理功能是引起细胞分裂、诱导芽的形成和促进芽的生长。当 6-BA 浓度为 1.0 mg/L 与 IAA 浓度为 0.1 mg/L 的处理组合下得到了较高的分化率。有研究指出在诱导愈伤组织分化过程中应避免生长素的使用,因会抑制其愈伤组织的生长(王锴等,1997),但由于不同植物与不同部位诱导愈伤分化的激素种类与浓度都不相同,在本试验中单独添加使用细胞分裂素的处理的芽分化率和诱导率均低于添加 1.0 mg/L 6-BA 与 0.1 mg/L IAA 的处理组合,这说明单独使用一种激素的诱导效果不如细胞分裂素与生长素的组合使用,这与徐映萍在荸荠再生芽增殖培养中的结论较为一致(徐映萍,2019)。

(3)丛生芽培养再生体系建立:在 MS 和 WPM 两种培养基中均添加 6-BA 0.5 mg/L,将茎段接种到两种培养基后,培养至第 14 日后观察到:两种培养基中的外植体都有芽点长出;其中在 MS 培养基上的外植体有 51.85% 长出了不定芽,且长出的叶片色绿,叶片舒展,有较好的发展潜能;而在 WPM 培养基中的外植体只有 17.86% 长出了不定芽,长势较缓,长出的叶片相对较小,边缘卷曲,不定芽诱导率较低。因此本试验材料的茎段诱导不定芽的基本培养基选择 MS 培养基。

不同浓度的 NAA 和 6-BA 产生黑果枸杞茎段培养分化丛生芽生长情况不同:其中萘乙酸(NAA)对细胞的分裂有促进作用,而 6-苄氨基嘌呤(6-BA)的主要作用是促进芽的形成,用这两种激素来探索分析不同的激素浓度组合对黑果枸杞茎段丛生芽诱导的影响。两种激素的不同浓度组合对丛生芽诱导有明显不同的影响,当添加 6-BA 的浓度一定时,NAA 的浓度增加会导致对丛生芽的诱导产生负面影响,浓度越高,产生阻碍作用越明显,丛生芽发生玻璃化程度高;同时,NAA 浓度一定时,6-BA 的浓度越低,丛生芽的诱导情况越好,丛生芽的生长状况也越好;在 6-BA 浓度为 0 mg/L,NAA 浓度为 1.0 mg/L 时达到预想的丛生芽生长状态,颜色嫩绿,腋芽生长状态较好,经对比激素配比为 NAA 1.0 mg/L+6-BA 0 mg/L 时茎段才能长出质量高且生长状态良好的丛生芽。

MS 培养基在诱导丛生芽的试验中同样适用,诱导丛生芽最适培养基配方为:NAA 1.0 mg/L+琼脂 5.5 g/L+蔗糖 30 g/L,试验结果证明 6-BA 对丛生芽诱导没有明显促进效果;丛生芽增殖诱导较适培养基配方为:NAA 0.1 mg/L+IBA 0.5 mg/L+琼脂 5.5 g/L+蔗糖 30 g/L,增殖系数为 6.0,但出现茎尖坏死等问题,分析应是 Ca^{2+} 缺乏导致,建议后期试验中在茎尖坏死之前进行生根培养或者换 WPM 培养基进行增殖诱导。

(4)生根:黑果枸杞组培苗生根的过程中,最佳培养基组合为:MS+IBA 0.5 mg/L+琼脂 5.5 g/L+蔗糖 30 g/L,生根率为 90.0%,平均生根条数为 13.67 条。对丛生芽的诱导有明显刺激作用的激素是 NAA,在激素组合中加入 6-BA 的处理均呈现不同状态的苗弱、叶片玻璃化以及叶片细长等,并出现随着 6-BA 浓度的升高而诱导率降低的现象。而有研究表明叶片的玻璃化是与植物生长调节剂的种类和浓度有关的(吴若菁,1995),因此在此次试验中发现格尔木黑果枸杞的丛生芽培育需要避免使用 6-BA,本试验中最适合培育丛生芽的激素组合为:NAA 1.0 mg/L。其他组丛生芽玻璃化现象随着 6-BA 浓度的升高而加重,但随着 NAA 浓度的升高又有所减轻。

1)增殖培养中的茎尖坏死问题:植物生长调节物的种类、浓度、配比都是影响丛生芽增殖的主要因素。在此次对格尔木黑果枸杞丛生芽进行诱导后得到的初代无菌苗进行增殖培养的试验中,增殖系数较高,但长出的丛生芽颜色发黄,植株矮小,长时间未继代会发生茎尖发黑坏死,而继代之后则可以正常生长。胡珊(2016)在对红叶腺柳进行组培研究时也出现繁殖过程中出现长不高、茎尖坏死、褐等不良现象。而 Amo-Marco J B 等(1996)的研究指出茎尖坏死的情况只有在 2 ip 作为细胞分裂素时出现,而且在 MS 培养基中的尤为明显,是在继代培养 20 日后相继出现这种情况,汪文晶(2020)试验相似,顶芽及嫩叶首先出现褐化坏死;Sha L(1985)也指出在一些温带树木的离体培养中,茎尖坏死的主要原因是 Ca^{2+} 的缺乏所导致的,因此采用额外补充 Ca^{2+} 的 WPM 培养基或者直接在培养基中加入 Ca^{2+} 即可防止这种问题的发生;但是 La Kshmi(1993)在培养紫檀木时亦发现,在 MS 或者 WPM 培养基中加倍添加 Ca^{2+} 也对茎尖坏死没有明显的改善作用,因而这种时候可以考虑改良培养基成分。目前在汪文晶(2020)试验中遇到的茎尖坏死问题可以采用在培养基中添加钙盐的方式来解决,若无改善,再参考使用改良过的 WPM 培养基,而许多研究相似的问题是 6 - BA 浓度的升高导致玻璃化现象加重。

2)继代过程中的污染问题:将已生根的植株继代培养的过程中,植株基部培养基上出现黄色黏稠且环绕着植株而生的菌落,对植株生长影响不大,但存在传染现象。初步怀疑可能是工具消毒灭菌不彻底、接种操作不当,或者接种员手上、身上消毒不彻底,甚至可能有食物中的菌进入了培养基(刘文静,2020)。在再次继代之前用 75%乙醇对长出黄色黏稠菌落的无菌苗消毒 20 s 再用无菌水冲洗 3次,再接入继代培养基中,观察生长情况。培养 3 日后发现黄色黏稠菌落迅速地再次出现并增殖,说明难以用 75%乙醇消毒彻底,或者消毒时间不足所导致。在培养一段时间后发现该菌存在传染现象,放在一起的无菌苗本身无污染,但培养一段时间后会出现同样的黄色黏稠菌落,掏出培养基时伴有腥臭味。组培苗的污染除外因污染外,还有内源性污染,内源性污染存在于外植体本身,多出现在长年生长的枝条做外植体的组培中,一般在初次接种一周后出现菌落(杨凤萍,2018;李畅,2016)。而汪文晶(2020)选择外植体为一年生枝条或者是种子组培的

试管苗,存在含多年生内源菌的可能性较低,因而继代中出现的大量污染原因可归为外因影响,是操作过程不规范,工具消毒灭菌不彻底等原因导致黄色黏稠且腥臭的菌落滋生。采取的预防方法是接种前换鞋、洗手、对手及手腕仔细消毒,对接种工具用完整牛皮纸包裹消毒等,实验服长期放在有紫外灯照射的培养室内;对该菌的消除方法比较简单,是将污染苗搬出培养室外,灭菌后扔掉,切断传染源,杜绝交叉感染。此方法行之有效,且汪文晶(2020)材料无菌苗的生产已经比较便捷,对试验结果影响较小。

(5)炼苗移栽:将植株"地上部"长到 7～10 cm,且生根长度为 2.0 cm 左右的生长状态良好的植株挑出,用镊子轻夹住植株基部拽出,尽量保持根部完整,用无菌水冲洗干净根部培养基,将清洗好的植株放在盛有能淹没根部的无菌水的纸杯中备用,保证待移栽之前冲洗好的植株不会因为叶片缺水导致萎蔫。以壤土∶蛭石∶营养土＝3∶1∶1 的量进行混匀为基质,后倒入 50 个一次性纸杯,每个约装满纸杯的 4/5,在炼苗前进行大水漫灌,使基质整体都保持一定水分,用镊子在纸杯中央挖一个深 2～3 cm 的洞,将清洗好的无菌苗栽入洞中,将土压实,注意根部的伸展及完整性。炼苗室温度控制在 20～25 ℃之间,前三天中午加盖遮阳网。每天早间和晚间浇水。持续观察记录炼苗的生长状况和成活率。

在炼苗期间可以得到一些较为健壮的苗子,由于其根部已经长到一定长度,不能再适应狭小的土壤环境,因此要在 14～28 日之间进行花盆移栽,使其逐步适应大环境,为田间移栽做准备。移栽时要注意纸杯可以直接在其湿润时期整张拆下,这样土壤和植株根系不会受到较大的损伤。花盆中预先装好相同配方的种植土壤,并将水浇透。在花盆中预留出原纸杯中土壤大小坑洞,将植株放入后压实,每天早晚各浇一次水,观察生长状况。

在花盆中培养一段时间后植株开始发生木质化,茎秆变硬发白色,这时则可以进行大田移栽。移栽前在田中须浇水渗透,再将壮苗移栽进去,做好保障基部直立的措施,起垄压实基部周围土壤,在植株较高的情况下可以扦插竹竿以辅助黑果枸杞植株挺立。

炼苗时种植基质的选择至关重要,直接决定了本次试验的工厂化育苗成果。因格尔木黑果枸杞原

产地区气候干燥环境条件恶劣,因此对土壤条件要求较低的前提下,本试验直接采纳了前期试验中反馈较好的种植基质配方,壤土:营养土:蛭石＝3:1:1。其中壤土保水功能较好,可以保持植株的水分供应;营养土中含有大量腐殖质,是植株生长所需养料,可以保证植株根部很好地吸收养分;而蛭石的作用是疏松土壤保持一定的透气性,不致烂根的情况发生,同时可以促进根对养分和水分的吸收。在多种基质混合使用的情况下可以提高移栽苗的成活率。

温室温度保持在23～25℃,同时每天早晚两次浇水,浇水量应保证下午浇水时土壤未发硬,野生黑果枸杞的需水量较低,避免过度灌溉。温室中午通风散热。黑果枸杞植株在温室培养过程中发现在株高为20cm左右时,有肉粉色蚜虫和白粉虱出现在茎尖和叶片上,用稀释乐果农药喷施可以有效杀死大部分虫害。

(6) 工厂化繁育:将上述培养形成的完整植株的试管苗不断扩繁,再不断将其剪成2cm以上不断继代培养,在培养基 MS＋IBA 0.5 mg/L 不断繁殖,为温室贮备一定量试管苗,在长至4cm左右,生根2cm左右,进行炼苗移栽,操作中选择根系发达较粗壮者,可以避免在清洗和移栽中弱苗失水萎蔫,导致移栽成果产生较大误差。将基部培养基完全清洗干净的试管苗放在无菌水中备用,将事先混合好的种植土壤(蛭石:营养土:壤土＝1:1:3)在阳光下暴晒杀菌后装入小纸杯,用水浇灌透后进行炼苗移栽。试管苗的移栽尽量避免在中午进行,并做遮阴处理,以免蒸腾作用过剩导致植株失水降低成活率。经统计,在培养10日后的植株有显著增高、茎部显著增粗的现象,个别植株出现萎蔫死亡。再培养7～10日后黑果枸杞的植株长势较好,当株高达到6～9 cm之间数量增加到80％以上进行花盆移栽。

花盆中的水分和土壤环境与纸杯相同,而较宽阔的生长环境有利于植株根的伸长。在培养14日后植株茎秆增粗明显,叶片变长,茎秆颜色由绿色转为灰白色,并开始发生木质化,此时可以移栽至大田环境中。

大田环境中的土壤没有配置种植土壤养分含量高,但在保证供水适量的情况下黑果枸杞的试管苗

移栽苗仍能正常生长。在移栽当天由于操作原因导致的植株暂时失水萎蔫在第二天自行恢复。经过基部培土和竹竿辅助之后的黑果枸杞植株生长旺盛,成活率高达71.6％以上,移栽当年个别植株即可结出果实。

3. 大果黑果枸杞组培快繁 · 以黑果枸杞道地产地青海格尔木引进果优质丰的大果黑果枸杞一年生盆栽嫁接苗为外植体(杜敏智,2015;张楠等,2016a)研究其组织培养快繁技术体系建立技术,实验在温度25℃,pH 5.6,光照强度 2 000～4 000 lx,每天光照培养 12 h 下进行。

(1) 外植体消毒:将选取的大果黑果枸杞盆栽嫁接苗的嫩茎剪下,用无菌水冲洗3～4次,用75％的乙醇清洗30 s,再用0.1％的升汞进行2.5 min的灭菌操作,将升汞倒出再用无菌水迅速清洗4次。

(2) 初代培养:将消毒后的大果黑果枸杞嫩茎剪成 1.5 cm 长茎段,在适合大果黑果枸杞初代培养的培养基中培养配方为 MS＋ZT 0.2 mg/L＋IBA 0.01 mg/L,在该培养条件下,组培苗的生长状况良好,腋芽呈嫩绿色,且腋芽萌发率可达88.73％。ZT为玉米素,是植物细胞分裂素,经实验分析认为ZT的培养效果显著优于6-BA,基本无玻璃化现象,而用6-BA玻璃化严重。培养基有 20 g/L 蔗糖和6 g/L 琼脂,接种7日后,观察萌芽情况,25日调查其高度和分化情况。

(3) 增殖培养:选取上述组培苗在继代增殖培养基中培养,适合大果黑果枸杞继代增殖培养的培养基配方为 MS＋ZT 0.15 mg/L＋IBA 0.01 mg/L,在该培养条件下,30 日后统计增殖倍数和生长情况,组培苗的愈伤组织很少,苗的高度生长较快,分化较多,增殖倍数高达5.83倍且苗木较粗壮。实验数据表明,IBA 与 ZT 组合的组培苗增殖倍数和生长状态都显著优于 6-BA 与 IBA 组合,即 ZT 对大果黑果枸杞组培苗继代增殖培养的影响显著优于 6-BA。所以实验中选择了 IBA 与 ZT 配合的培养基。另外,大果黑果枸杞的增殖培养过程中,将光照强度提高至 4 000 lux,并且增加照明时间至 16 h/日,琼脂浓度提高至 6 g/L,可有效地减少组培苗玻璃化现象的发生;另外,也可通过 ZT 浓度的循环调整,有效地降低玻璃化现象的发生,每次继代培养时 ZT的递减或递增的幅度为 0.02 mg/L,循环周期为 4 次

继代培养,即一个循环的 ZT 浓度依次是 0.15 mg/L、0.13 mg/L、0.11 mg/L、0.13 mg/L。

(4)生根培养:选取生长健壮的组培苗,截成 2.5 cm 长茎段接种于 MS 培养基上,14 日后观察生根情况,适合大果黑果枸杞生根的培养基为 MS+IBA 1.0 mg/L,蔗糖 30 g/L 其培养效果使大果黑果枸杞组培苗达到了最佳生长状态,生根率可达 100%,根数也达到最多,为 8.0,且根系粗壮,基本无愈伤组织。

(5)炼苗移栽:适合大果黑果枸杞组培苗炼苗移栽的基质为腐殖土:珍珠岩=1:1,成活率高达 92.37%,且苗生长状况良好。

(6)相关问题

1)本研究中选取的试验材料为室内生长的大果黑果枸杞盆栽嫁接苗,又因其叶片光滑、无毛、杂菌不易附着的特点,其外植体消毒达到了十分良好的效果,经过 30 s 75%乙醇的消毒和 2.5 min 0.1%升汞的消毒之后,污染率为零。若是野生植株,在进行消毒时可以适当地增加外植体的消毒时间,以避免组培苗的污染。

2)浩仁塔本等(2005)报道,适合黑果枸杞腋芽分化及增殖培养的细胞分裂素和生长素分别是 6-BA 和 NAA。为探明适合黑果枸杞组培苗生长的细胞分裂素种类,研究 6-BA 和 ZT 对大果黑果枸杞组培苗的影响,结果表明,无论是初代培养还是继代增殖培养,ZT 的培养效果都明显优于 6-BA,增殖倍数高,生长快,且玻璃化现象明显减少,因此,ZT 更适合黑果枸杞的组织培养。初代培养基为 MS+ZT 0.2 mg/L+IBA 0.01 mg/L,组培苗长势较好;继代培养基 MS+ZT 0.15 mg/L+IBA 0.01 mg/L,增殖倍数可达 5.83 倍。随增殖培养次数增加,可适当降低 ZT 浓度,当其浓度影响到组培苗增殖倍数时再增加 ZT 浓度,可以有效降低玻璃化程度,也可保证其组培苗的增殖倍数。浩仁塔本等(2005)报道,适合黑果枸杞生根培养的培养基为 1/2MS+NAA 0.1 mg/L,生根率达 88%以上。大果黑果枸杞组培苗进行生根培养时选用 IBA,当 IBA 质量浓度为 1.0 mg/L 时,组培苗生根效果最好,生根率可达 100%,且根系粗壮,基本无愈伤组织。

3)大果黑果枸杞组培苗在生长过程中非常容易出现玻璃化现象。所以,为了降低玻璃化现象的

发生。首先,在进行外植体消毒的过程中,尽可能减少与水接触的时间,外植体消毒之前不要浸泡在水中,并且采用短时间的消毒方法;其次,在配置培养基时适当地提高琼脂的浓度;在培养过程中最好选用通气性良好的培养装置;再者,逐渐增加光照强度至 4 000 lux,并且延长光照时间至 16 h/d,这样可以在一定程度上降低组培苗玻璃化现象的发生。

4. 两年生茎段与叶片、腋芽组织比较·李冬杰(2016)以 2 年生黑果枸杞茎段、叶片和腋芽为外植体,以 MS 为基本培养基,附加不同浓度的植物生长调节剂进行愈伤组织的诱导、增殖及不定芽分化研究。结果表明:诱导愈伤组织的最佳培养基为 MS+2,4-D 22.0 mg/L+6-BA 0.5 mg/L;在愈伤组织的继代培养过程中,高浓度的 2,4-D 有利于愈伤组织的诱导,但对愈伤组织的生长有一定的抑制作用,最佳培养基为 MS+2,4-D 1.0 mg/L+6-BA 0.5 mg/L;在愈伤组织的再分化过程中,6-BA 对再生芽的分化效果最好,出芽率高,且多诱导出丛芽,最佳培养基为 MS+6-BA 2.0 mg/L+NAA 0.10 mg/L。试验表明:黑果枸杞叶片、茎段和腋芽均可诱导愈伤组织,茎段诱导率最高;筛选出了茎段愈伤组织诱导、增殖及再生芽分化的适宜培养基,为其细胞工程育种及规模化生产提供支撑。其方法:

(1)外植体消毒处理:选取 2 年生的黑果枸杞茎段、叶片、腋芽为外植体。从试验田取材后,自来水冲洗 30 min,在超净工作台上用 75%的乙醇浸润 30 s,用无菌水冲洗 3 次。再用 0.1%的升汞(HgCl₂)消毒,叶片、茎段、腋芽分开消毒,叶片消毒 3 min,茎段、腋芽消毒 5 min,然后用无菌水冲洗 3 次。

(2)愈伤组织诱导:在灭过菌的滤纸上把叶片切成 0.5 cm×0.5 cm 的方块,茎切成 0.5~0.6 cm 长的茎段,带腋芽的外植体保留 1 个腋芽,长约为 0.5~0.6 cm,最后接种于愈伤组织诱导培养基上。把叶片、茎段、腋芽平放在培养基上。经在对 8 组愈伤组织诱导和继代培养基实验选择,选择了含 2,4-D 诱导率比 NAA 高的培养基即 MS+2,4-D 22.0 mg/L+6-BA 0.5 mg/L,诱导率达 95.85%。

(3)继代增殖:将初代诱导的愈伤组织 28 日后转接到与初代培养相同的新鲜培养基上,在黑暗条件下进行继代培养。转接后的愈伤组织继代培养

5日后,愈伤组织块有所增大。12日后愈伤组织的颜色由淡黄绿色转为明亮的乳白色,生长速度明显加快,细胞团快速增大,彼此接触,使愈伤组织块增大1～2.5倍。21日继代1次,如此反复继代3次后,统计试验结果。通过对不同生长调节剂实验分析,2,4-D在0.1 mg/L时生长较好,增值倍数2.5,所以最佳培养基为MS+2,4-D 22.0 mg/L+6-BA 0.5 mg/L。

(4) 愈伤组织的再分化培养:在愈伤组织继代培养后,将分散性较好的愈伤组织转接至分化培养基上进行再分化诱导。将愈伤组织在灭菌的滤纸上切成直径大约为0.5 cm的愈伤组织块,然后转接到再分化诱导培养基上,诱导不定芽或不定根的再生。在光照条件下培养,每天给予光照12～13 h,温度控制在25 ℃。一段时间后,观察愈伤组织的分化情况。通过对不同生长调剂节配比的9种培养基进行试验,结果表明NAA能够显著促进芽的伸长,浓度为0.10 mg/L效果比较好,而过高浓度的NAA对愈伤组织出芽的诱导率以及芽的数目有微小的抑制作用。所以最佳培养基为MS+6-BA 2.0 mg/L+NAA 0.10 mg/L。

(5) 诱导不定根:诱导不定根的最佳培养基为MS+KT 2.0 mg/L+NAA 0.10 mg/L,细胞分裂素KT(激动素6-糠基氨基嘌呤$C_{10}H_9N_5O$)对愈伤组织再分化出芽的作用不显著,且获得的芽较小,不利于以后的生根和移植培养,但有利于诱导不定根的发生,生根率高,达到53.2%。一定浓度的NAA能促进不定根的生长。

(6) 对比结论:黑果枸杞叶片、茎段和腋芽均可诱导出愈伤组织,茎段诱导率最高。在愈伤组织的继代培养过程中,所需的条件与愈伤组织诱导的条件不同,高浓度的2,4-D有利于愈伤组织的诱导,但是对愈伤组织的生长有一定的抑制作用,最佳培养基为MS+2,4-D 1.0 mg/L+6-BA 0.5 mg/L;在愈伤组织的再分化过程中,6-BA对分化出芽的效果最好,出芽率高,且多诱导出丛芽。筛选出了茎段愈伤组织诱导、增殖及再生芽分化的适宜培养基,为黑果枸杞抗性细胞突变体筛选、细胞工程遗传育种及规模化生产提供支撑。

5. **不同种源的带叶茎段组培研究**·三个黑果枸杞的种源地分别为新疆精河县、青海格尔木以及甘肃民勤黑果枸杞。以上三个种源的黑果枸杞目前均在甘肃民勤治沙综合试验站民勤沙生植物园苗圃地栽植,且生长良好、健壮,并能正常开花、结实。王方琳(2017)实验所用外植体材料为长20～30 cm的当年生黑果枸杞茎段。

(1) 灭菌处理:分别剪取不同种源黑果枸杞植株上长20～30 cm的当年生带叶茎段,标记不同种源名称后分别放置于烧杯中,用软毛刷蘸取已加入清洗剂的自来水清洗外植体表面的污渍及灰尘,之后用玻璃棒蘸取1滴吐温80进行深层清洗,清洗后将外植体置于流水下冲洗4～6 h,之后置于超净工作台上进行灭菌处理,具体灭菌时间设置及所用试剂如下:首先采用75%的乙醇对3个不同种源黑果枸杞当年生叶片、茎段两种外植体进行灭菌;第二步用浓度为0.1%的$HgCl_2$(氯化汞)进行消毒,之后用无菌水冲洗5～7次,最后用经过高压灭菌的滤纸吸干外植体表面残留的水分后接种于初代培养的培养基上。接种两周后分别统计三个不同种源黑果枸杞叶片和茎段两种外植体在相同灭菌试剂及相同时间处理后的污染率、枯死率及存活率,以确定适宜不同种源黑果枸杞不同外植体灭菌的最佳时间。实验证实用75%乙醇灭菌茎段时,新疆源10 s、青海源20 s、民勤源20 s;乙醇灭菌叶片时三个种源均为10 s。0.1% $HgCl_2$消毒茎段时,新疆源5 min、青海源和民勤源均为3 min;0.1% $HgCl_2$消毒叶片时三个均为3 min。

(2) 初代培养:最适宜新疆黑果枸杞进行初代启动培养基配方为:MS+6-BA 1.5 mg/L+2,4-D 0.05 mg/L+蔗糖30 g/L+琼脂5 g/L;MS+6-BA 1.0 mg/L+2,4-D 0.1 mg/L+蔗糖30 g/L+琼脂5 g/L是青海黑果枸杞的最佳培养基配方;民勤地区黑果枸杞在MS+6-BA 1.0 mg/L+2,4-D 0.1 mg/L+蔗糖30 g/L+琼脂5 g/L中启动培养的效果最好。

(3) 继代培养

1) 不定芽分化:将试验中不同种源黑果枸杞外植体在最适宜的培养基中生长的愈伤组织,接种至不定芽分化培养中,诱导愈伤组织分化形成不定芽,再转入增殖培养基中,培养更多的试管苗。

MS+NAA 0.5 mg/L+6-BA 1.0 mg/L+蔗糖30 g/L+琼脂5 g/L是新疆黑果枸杞最适不定芽

分化培养基配方;青海黑果枸杞在 MSA＋NNA 0.5 mg/L＋6－BA 0.1 mg/L＋蔗糖 30 g/L＋琼脂 5 g/L 培养基中继代增殖效果最理想;民勤黑果枸杞的最佳继代增殖配方为 MS＋NAA 0.5 mg/L＋6－BA 0.5 mg/L＋蔗糖 30 g/L＋琼脂 5 g/L。

2) 不定芽增殖:将长势良好的不定根转接至附加了不同浓度 6－BA 和 IBA 的 MS 培养基中进行增殖培养。MS＋NAA 0.5 mg/L＋6－BA 0.1 mg/L＋蔗糖 30 g/L＋琼脂 5 g/L 是新疆黑果枸杞最适的继代增殖培养基配方;青海黑果枸杞在 MS＋NAA 0.5 mg/L＋6－BA 0.3 mg/L＋蔗糖 30 g/L＋琼脂 5 g/L 中继代增殖效果最理想;民勤黑果枸杞的最佳继代增殖配方为 MS＋NAA 0.5 mg/L＋6－BA 0.3 mg/L＋蔗糖 30 g/L＋琼脂 5 g/L。

（4）生根培养:新疆黑果枸杞在 1/2MS＋IBA 0.1 mg/L＋蔗糖 30 g/L＋琼脂 5 g/L 生根培养基中生根效果最佳。青海黑果枸杞最适生根培养基配方为 1/2MS＋IBA 0.3 mg/L＋蔗糖 10 g/L＋琼脂 5 g/L,1/2MS＋蔗糖 30 g/L＋琼脂 5 g/L 为民勤黑果枸杞最佳的生根培养基配方。

（5）黑果枸杞无菌快繁体系的建立探讨

1) 影响不同地理种源黑果枸杞组织培养快速繁殖的因素:现代研究中发现,影响不同地理种源黑果枸杞组织培养快速繁殖的因素很多,其中外植体的类型、培养基中所附加的植物激素的种类、浓度、激素组合是影响其愈伤组织的诱导、再生芽分化、增殖以及生根的主要因素。外植体的种类不同,要达到最佳灭菌效果所采用的灭菌方法也有较大差异。在外界培养环境相同的情况下,不同的外植体表面灭菌消毒方法与其结构、采集环境条件密切相关。不同外植体的再生能力不同,对培养基的要求不尽相同,实验证明叶片是进行灭菌处理较为理想的外植体材料,因此,初代培养中使用三个不同地理种源黑果枸杞的叶片进行初代培养,结果表明叶片具有较强的分生能力,是最理想的外植体。植物生长调节剂的种类及浓度对外植体材料(叶片)的再生具有重要影响。生长素、细胞分裂素类是植物组织培养试验中应运最多的两种生长调节剂,通过调节基本培养基中激素的种类配比以及浓度,使茎段诱导出大量愈伤组织,并在此基础上诱导、分化出不定芽,并进一步增殖、生根,通过试验研究,可在短期内

繁殖出大批量能保持母株优良品种、性状黑果枸杞种苗,其产量和品质得到大大提高。

2) 黑果枸杞组培快繁技术体系应用于大规模工厂化生产的可行性:利用组织培养技术进行植物的快速繁殖,可以在较短的时间内得到大量个体较为整齐且脱毒的试管苗,不但能满足科研及大规模工厂化生产的需要,而且还是进行荒漠区药用植物种质资源保存行之有效的重要途径。根据本研究的试验结果,三个不同种源的黑果枸杞均适合于使用组织培养进行离体快速繁殖,它们的初代分化系数及继代增殖系数均达到 20 以上,平均继代周期为 4 周;而从外植体到出瓶试管苗整个培养最短所需时间约为 16 周。当培养基中生长调节物质以适宜的配比进行组合时,三个地区的黑果枸杞在 4～5 个月内可由叶片再生出 1 500～2 000 株试管苗。新疆、青海、民勤三个不同地理种源的黑果枸杞使用组织培养方法进行快速繁殖所需时间短、增殖系数高、单株培养基的成本也相对较低,以上这些优势使得其离体快繁体系应用于大规模的工厂化生产完全可行。

3) 三个不同地理种源黑果枸杞试管苗大规模工厂化生产的技术优化问题:虽然研究的三个不同地理种源黑果枸杞进行组培快繁具有增殖快、系数高、继代周期短、生根快等明显优势,但如果要将三种植物的无菌离体快繁体系应用于实际周年工厂化生产,还存在着许多技术优化问题。本研究实施过程中,三个种源的黑果枸杞进行组织培养时容易生根,且试管苗叶片和茎段均可长出不定根,不管是试管苗叶片还是试管苗,且在继代增殖培养时也有部分不定根长出。因此,在进行实际工厂化育苗的过程中,只要成本划算、产品质量要求及生产时间安排许可可考虑采用一次性成苗的方法对黑果枸杞进行离体快繁;另外,可以考虑结合使用组培苗的叶片进行叶插繁殖方法,这样两种方法同时进行,既可增加组培苗成苗的数量,又能降低生产成本,增加经济收入。

4) 三个不同地理种源黑果枸杞组织培养快速繁殖存在的主要问题:三个不同地理种源黑果枸杞组织培养快速繁殖具有明显的优势,但也存以下问题。从本研究试验过程中发现,进行初代愈伤组织培养时,三个种源均出现愈伤组织玻璃化的现象。

如果能有效改善培养方法、减少玻璃化现象,就能在一定程度上扩大试管苗的增殖数量,提高组培苗的质量与产量。研究表明,增加培养基中琼脂和蔗糖的浓度、适当降低 6-BA 的浓度、采用通气性好的封口材料、对外植体进行低温预处理、提高培养过程中的光照强度,延长培养室的光照时间等措施可以有效降低组织培养中试管苗的玻璃化。具体上述哪种方法能减轻三个种源黑果枸杞的玻璃化现象,还有待做进一步研究。

6. 多基因型黑果枸杞组培快繁技术·为研究一种适合于黑果枸杞不同种质资源,且具有普遍适用性且操作方便,成苗繁殖速度快,成活率高的多基因型黑果枸杞快繁育苗体系,戴逢斌等(2019)收集新疆阿克苏、巴楚、沙雅和库尔勒;内蒙古阿拉善左旗;青海格尔木市区、达格勒,七个地区不同种源的野生黑果枸杞种子和叶片进行组织培养,经过种源亲缘关系鉴定与多样性分析、外植体灭菌消毒、种子幼苗嫩茎段诱导不定芽分化培养基筛选、叶片诱导不定芽分化培养基筛选、茎段诱导生根培养基筛选等方法,研究不同种类不同浓度植物生长调节剂、激素、分裂素等对黑果枸杞外植体愈伤组织诱导、增殖、生根和分化影响,在黑果枸杞的茎段诱导分化培养基筛选过程中,针对黑果枸杞培养过程中容易出现的玻璃化现象。通过多种培养基比较,确定了一种最适合不同种源多基因型黑果枸杞茎段分化的培养基 MS+蔗糖 30 g/L+琼脂 7 g/L+6-BA 0.1 mg/L;在黑果枸杞的叶片诱导分化培养基筛选过程中,通过调节生长素类物质及细胞分裂素的浓度,获得一种适合于不同基因型的黑果枸杞叶片分化的培养基 MS+蔗糖 30 g/L+琼脂 6 g/L+NAA 0.5 mg/L+6-BA 0.5 mg/L;在黑果枸杞生根培养基的筛选过程中,通过改变生长素浓度,获得了一种最适合于不同种源多基因型黑果枸杞生根的培养基 1/2MS+蔗糖 30 g/L+琼脂 7.5 g/L+IBA 0.25 mg/L。在大规模试验的基础上,克服了不同种源黑果枸杞使用一种培养基时在生根分化过程中常出现的玻璃化、不生根、不发芽等问题,建立了适宜不同种源多基因型黑果枸杞高效稳定的组织培养再生体系。

该组培体系研究中,在嫩茎段诱导不定芽分化培养基的筛选过程中,针对启动培养基 MS+6-BA 0.1 mg/L+IAA 0.2 mg/L 中出现的玻璃化现象,戴逢斌(2019)采取了 8 种措施以减轻玻璃化。结果显示,增加 IAA 浓度对茎段诱导丛生芽玻璃化问题,无明显缓解甚至加重玻璃化;采用降低 6-BA 浓度的方法一定程度上对玻璃化的减轻有一定效果,但是,茎段诱导分化产生芽的时间明显延迟,并且,芽后期很难继续长大;改变蔗糖或琼脂的浓度虽能诱导出不定芽,但生长后期还是存在不同程度的玻璃化现象。因此,该 6-BA 和 IAA 激素浓度组合并不适合作为茎段诱导分化。增加琼脂浓度(7 g/L)且分别单独添加 0.2 mg/L 6-BA 和 0.3 mg/L 6-BA 时,均能诱导出不定芽,但又都存在不同程度的玻璃化现象,培养基不稳定。单独加入 0.1 mg/L 6-BA 时,8 日左右,可以看到有芽点长出,没有愈伤,也无玻璃化问题,后期可以生长为成正常的小芽,培养基稳定,重复性好,因此,该浓度适合茎段诱导丛生芽,培养基条件为 MS+蔗糖 30 g/L+琼脂 7 g/L+6-BA 0.1 mg/L。

在筛选叶片诱导不定芽分化的培养基过程中,较高浓度的细胞分裂素可能对丛生芽的增殖具有明显的促进作用(王方琳,2017)。戴逢斌(2019)研究中先以新疆的 2 个材料沙雅、阿克苏作为代表,以 6-BA 浓度为变量,研究了不同浓度的 6-BA 对成熟黑果枸杞叶片直接诱导分化成苗的影响,在分化 30 日时,0.5 mg/L 6-BA 的培养基中,3 种基因型的叶片均能诱导出不定芽,其中沙雅的不定芽数最多,生长也最旺盛;当 6-BA 调为 1.0 mg/L 时,阿克苏-L2 及沙雅均能分化出不定芽,但阿克苏-L3 未能分化出芽,猜测 6-BA 浓度过高抑制了叶片的分化。因此,最适宜多基因型叶片直接诱导不定芽的培养基配方为蔗糖 30 g/L+琼脂 6 g/L+MS+6-BA 0.5 mg/L+NAA 1.0 mg/L,后又用其余 5 个种源进行了验证,发现除了种源地相距较远的内蒙古,其余均能良好分化。

在茎段诱导生根培养基的筛选过程中,为方便观察枸杞生根情况,最先选用透明植物凝胶作为 MS 培养基中的凝固剂,对不同种源嫩茎段进行生根培养。结果显示,IBA 0.6 mg/L+NAA 0.4 mg/L 组合在按种 20 日时,几乎所有种源的黑果枸杞植株基部只膨大,不生根;然后,仍以植物凝胶做凝固剂,以格尔木作材料,以不同浓度梯度 IBA(0.2 mg/L、

0.25 mg/L、0.4 mg/L、0.5 mg/L、0.75 mg/L 和
0.8 mg/L）做诱导激素继续摸索诱导生根的条件，
结果显示，设置不同浓度 IBA 梯度后，依然是大多
数只出现基部膨大，少数种源可以生根，生根数量也
稀少。

针对茎段基部只膨大不生根的问题，推断可能
是培养基中使用的植物凝胶影响了培养基的凝固状
态，从而影响到植株生根。因此，改用琼脂粉代替植
物凝胶，因有报道显示黑果枸杞在组培时使用 IBA
的生根率更高，仍然只用 IBA 激素。将 IBA 浓度范
围扩大至 1 mg/L，结果显示，各种源均有不同比率
的生根，为 6%～30%，生根率很低。根据包振华等
（2010）的研究，较低浓度 IBA 对植株生根有一定的
诱导作用，且 1/2MS 培养基中组培苗生根率和平均
生根数相对于 MS 培养基及 1/4MS 培养基均比较
高，因此，又以 IBA 浓度为 0.1 mg/L 和 0.25 mg/L
作为比较，在这两种情况下，各种源均可以在茎段基
部直接生根，且生根率较高，IBA 含量为 0.25 mg/L
时生根率更高，且生根更早，5 日左右即开始生根，
20 日后各种源接种茎段生根率均接近 100%，说明
使用 0.25 mg/L IBA 诱导生根效果更好，因此，具
有不同种源诱导生根普适性的培养基为 1/2MS＋
蔗糖 30 g/L＋琼脂 7.5 g/L＋IBA 0.25 mg/L。

研究最终获得适于多基因型黑果枸杞嫩茎段诱
导不定芽分化、叶片诱导不定芽以及茎段诱导生根
的培养基，成功建立了适用于不同种源多基因型的
快速繁殖体系，使得在短时间内获得大量的不同种
质来源的黑果枸杞幼苗成为可能。

（二）幼苗子叶、下胚轴和胚根等为外植体的组培研究

1. **高频再生体系** · 选中国农业大学设施蔬菜
生长发育调控北京市重点实验室提供的黑果枸杞种
子（发芽势 95%）为实验材料，乔永旭（2015）进行了
其幼苗的子叶、下胚轴和胚根为外植体的组织培养
高频再生体系建立研究。

（1）外植体准备：将黑果枸杞种子用 0.1% 升
汞消毒 7～8 min，无菌水冲洗 3～4 次，置于无菌水
中浸泡 3～4 h，然后接种于 MS 基本培养基上（附加
3% 蔗糖，植物凝胶 2.25 g/L，pH 5.8）。培养温度
为（25±2）℃，光照强度 2 000 lx，每天光照 12 h，约

8 日后，幼苗萌发。

（2）愈伤组织诱导、增殖与生根：①将无菌苗的
胚根和下胚轴切成 0.5 cm 的小段，子叶剪成 0.2 cm²
小块，分别接入附加不同激素配比的愈伤组织诱导
培养基中，诱导愈伤组织。②将下胚轴诱导出的愈
伤组织于丛生芽分化培养基上每 3 周继代 1 次，直
至分化出生芽。③将诱导出的丛生芽置于生根培养
基中做生根培养。

①②③培养基均加 3% 蔗糖和植物凝胶 2.25 g/L，
pH 5.8，T＝23～25 ℃，每天光照 12 h，光照强度为
2 000 Lx。

（3）炼苗和移栽：选取生根的组培苗，去除封
口膜，将幼苗取出，用清水将幼苗基部培养基冲洗干
净，以蛭石为基质在温室中进行幼苗的移栽，并用塑
料膜密封保湿，10 日后统计其成活率。

（4）高频再生体系技术参数：以无菌黑果枸杞
幼苗的子叶、下胚轴和胚根为外植体，以 MS 为基本
培养基，附加不同浓度的植物生长调节剂进行愈伤
组织的诱导、丛生芽的分化及根的诱导，建立黑果枸
杞再生快繁体系。其参数为：诱导愈伤组织的最佳
培养基为 MS＋6-BA 1.0 mg/L＋NAA 0.5 mg/L，愈
伤组织诱导率高达 100%；丛生芽诱导和增殖的最佳
培养基为 MS＋6-BA 0.5 mg/L＋NAA 0.5 mg/L，
增殖系数为 7.73；根诱导的最适培养基为 1/2MS＋
IBA 1.0 mg/L；生根苗炼苗之后移栽，成活率达
90%。黑果枸杞幼苗的子叶、下胚轴和胚根均可诱
导愈伤组织，下胚轴诱导率最高；筛选出了下胚轴愈
伤组织诱导、丛生芽分化增殖和生根的适宜培养基，
建立了黑果枸杞的快繁体系，为其规模化生产商品
苗奠定了基础。

（5）相关问题讨论：以黑果枸杞带腋芽的嫩茎
段为外植体，培养过程中发现该外植体直接诱导丛
生芽，且繁殖倍数低（浩仁塔本，2005）。乔永旭
（2015）则探讨了子叶、下胚轴和胚根 3 种外植体诱
导愈伤组织的情况，发现下胚轴诱导的愈伤组织最
好，且褐化程度最低，此外在丛生芽的诱导与增殖阶
段，以下胚轴为外植体诱导的丛生芽的数量最多，繁
殖系数高达 7.73 倍。

乔永旭（2015）发现各培养基均出现一定程度的
玻璃化。其中，B3 培养基玻璃化较轻，B2 其次，而
B1、B4 和 B5 玻璃化很严重。细胞分裂素和生长素

的浓度及其比例均影响玻璃化苗的产生,高浓度的细胞分裂素促进芽的分化,也提高幼苗的玻璃化比率,6-BA 浓度影响枸杞玻璃化的形成,6-BA 浓度越高,玻璃化程度越高,由此推断高浓度的 6-BA 是导致玻璃化增加的诱因,应该适当降低其浓度。另一方面,玻璃化的发生也与培养瓶内湿度有关,由于瓶内湿度大,在瓶壁凝结成小水滴,也可能提高了玻璃化的发生率(曹有龙,2008)。

研究发现,当生长素浓度等于细胞分裂素时,可以促进愈伤组织的形成;当生长素浓度小于细胞分裂素浓度时,有利于芽的分化,抑制根的形成;当生长素浓度大于细胞分裂素浓度时,有利于根的分化,抑制芽的形成(廖思红,2014)。发现,当生长素浓度等于细胞分裂素浓度时,虽然最早诱导形成愈伤组织,但不及细胞分裂素高于生长素浓度时的愈伤组织诱导率高,却最早形成芽,甚至有些直接成苗,这和前人研究不一致,该现象可能和黑果枸杞的某些生理特性有关,也可能和选取的细胞分裂素和生长素种类有关,两者在不同浓度配比下会产生不同的相互作用结果,也可能是两种植物激素在达到一定的浓度时才能发挥最佳效果。

2. 快速繁殖体系·以青海格尔木野生黑果枸杞饱满种子培养的实生苗在苗下胚轴、幼苗茎段和顶端幼叶为外植体,王静等(2019)研究其组织培养快速繁殖体系。

(1) 外植体培养:选取饱满的种子,用 0.1% 的 $HgCl_2$ 溶液表面消毒种子 8 min,无菌水冲洗 8 次后,再加入 10 mL 50% 的 H_2SO_4 溶液浸泡种子 15 min,再用无菌水冲洗 8 次,将种子平铺于无菌滤纸,晾干,播种于 MS 培养基表面,4 ℃ 春化 3 日,放入植物组织培养室光照培养 40 日,培养条件为 28 ℃,12 h 光照,12 h 黑暗。

(2) 外植体的分化培养:切取光照培养 20 日的黑果枸杞实生苗下胚轴 1 cm 小段,接种到以 MS 培养基为基础含有不同浓度 6-BA 及 NAA 的组合培养基表面;切取黑果枸杞实验苗顶端 2 cm,接种到不同激素培养基表面;切取培养 40 日黑果枸杞实验苗顶部叶片,每片叶片用解剖刀划 2~3 个切口,上表面接受光照,平铺在不同配比浓度的植物激素培养表面。以上在 T=28 ℃、12 h 光照、12 h 黑暗条件下培养并筛选。

(3) 生根:将由下胚轴、茎段及叶片诱导分化后长势良好的不定芽,接种到 MS 培养基,观察其生根情况及长势。

(4) 诱导不同部位茎段、叶片生成不定芽:取一年生的黑果枸杞植株(株高约 20 cm),按照株高分为上、中、下 3 个部位,依次从各部位取 2 cm 茎段及叶片,分别接种于最适茎段及叶片诱导不定芽的激素培养基表面,进行对比试验。

(5) 快速繁殖体系技术参数:以黑果枸杞实生苗茎段、下胚轴、叶片为外植体,设定不同浓度 6-BA 与 NAA 的组合。结果证实,黑果枸杞分化所需的外源激素浓度较低,以下胚轴、茎段及叶片为外植体分化不定芽的最佳激素浓度分别为 6-BA 0.050 mg/L＋NAA 0.020 mg/L、6-BA 0.100 mg/L＋NAA 0.005 mg/L 及 6-BA 0.200 mg/L＋NAA 0.005 mg/L,增殖数分别为 3 株/段、4 株/段和 5 株/片。不定芽在 MS 培养基生根率达 100%,长势良好。一年生黑果枸杞植株上、中及下部茎段和叶片均可按上述激素组合诱导长势健康的不定芽,上部的茎段及叶片诱导不定芽数明显高于下部。以上为黑果枸杞外置快繁体系建立提供了依据。

(三) 无菌苗外植体组培技术

王立科等(2020)选取黑果枸杞种子获得无菌苗,直接诱导产生愈伤组织进行快速培养取得了成功。将黑果枸杞约 10 日的无菌苗接种于 MS-1 愈伤诱导培养基(MS＋0.5~1 mg/L NAA＋1.5~2.5 mg/L 6-BA＋30 g/L 蔗糖＋8 g/L 琼脂,pH 5.2)中,待 40 日后,将愈伤组织从外植体上剥离下来后置于 MS-2 培养基(MS＋0.5~1 mg/L NAA＋0.5~1.4 mg/L 6-BA＋30 g/L 蔗糖＋6 g/L 琼脂,pH 5.2)中以诱导分化不定芽,最后将小芽接种于 MS 培养基中生根,大约 20 日后,幼苗长大,每棵幼苗均有 3~4 条根,然后进行炼苗和移栽。此愈伤诱导方法由于直接从黑果枸杞的无菌苗获得愈伤组织,极大地缩短了组织培养的时间,减少了培育成本,同时有效提高了培育效率。选取黑果枸杞种子,先用 70%(体积百分含量)的乙醇浸泡 3~7 min,再用 0.1%(质量百分含量)的氯化汞溶液消毒 10~20 min,再经无菌水冲洗 2~3 次后备用。将消毒后的种子置于 MS 培养基中,待种子萌发 8~12 日后可获得无菌苗。经过以上愈伤组织诱导、不定芽获得、根诱导后，首先选择生长状态较好的黑果枸杞幼苗，打开培养瓶的瓶盖，在常温常光下适应2～3日。随后在花盆中放入1：2的比例混匀的细沙和营养土基质，并且加入适量的农家肥，混匀，整平。将花盆浸泡于水中，使其自下而上湿透，然后挑选炼苗之后生长仍然良好的幼苗，选2棵幼苗种于一个盆中，并用保鲜膜覆盖于幼苗上面起到保湿作用。等待3日后，将保鲜膜打开一个角，再过3日打开一半，再过3日全部去除保鲜膜。待幼苗成活并发育良好，再分盆，每盆一株，做好水肥管理。采用上述方法，黑果枸杞幼苗成活率达85%以上。

王立科等（2020）获得的技术，直接由黑果枸杞的无菌种苗获得愈伤组织，具体部位为黑果枸杞根和茎的过渡部位与培养基上表面的接触面，特别容易产生愈伤组织，而且生长迅速，愈伤组织状态由绿色变为黄绿色，由坚硬变为松软，并且在一块愈伤块上会萌发多个小芽，随后生长为幼苗，段时间内获取多个分化植株，因此黑果枸杞愈伤组织的分化效率较高，与传统通过种苗的叶片、茎段、根段等组织伤口诱导愈伤相比，大大缩短组培的时间，极大地降低了黑果枸杞的培育成本，同时还有效提高了培育效率，再生苗的移栽成活率高达85%。

通过向每升MS培养基中添加0.5～1.0 mg NAA和1.5～2.5 mg 6-BA，更易于获得分化的愈伤组织，且愈伤生成率高达到90%。在诱导生根时不添加任何激素亦可保证生根率高达97%，且根的生长速度较快，每株小苗至少长出3条根，且根系粗壮、根毛繁密。本研究快速获得黑果枸杞再生苗的培有方法所培育的黑果枸杞，具有遗传稳定性好、成本低廉、育苗周期短、繁殖系数高、操作简便的特点。

（四）黑果枸杞种子外植体组培技术

1. 黑果枸杞的组织培养与快繁研究·在甘肃河西走廊民勤县黑果枸杞生长的集中地段，杨宁等（2016）优选20株果实饱满，发育健壮，无病虫害的黑果枸杞挑其中种子进行组织培养，按以下方法：

（1）种子萌发：挑选大小与饱满度一致的种子，低温春化24 h，在70%的乙醇中浸泡30 s，1.5%次氯酸钠溶液中浸泡3 min，用无菌水中洗三次，灭菌滤纸沾干后置于1/2MS＋5 g/L蔗糖琼脂培养基上萌发，温度25 ℃，光周期14 h/10 b（昼/夜），光照强度3 000 lx，统计萌发率。

（2）愈伤组织诱导：种子萌发后，将植株转移至含MS＋10 g/L蔗糖琼脂培养基中，待第一对真叶长至2～3 cm时，将其剪切成1 cm长的小段，分别转接至含不同浓度的6-苄氨基腺嘌呤（6-BA）与2,4-dichlorophenoxy aceticacid（2,4-D）的MS蔗糖（10 g/L）琼脂脱分化培养基中，诱导愈伤组织，温度25 ℃，光周期14 h/10 h（昼/夜），光照强度3 000 lx，统计出愈率。

（3）不定芽的分化：在最优脱分化培养基上培养10～15日，叶片脱分化成为愈伤组织。将长势优良的愈伤组织转入含不同浓度6-BA的MS蔗糖琼脂培养基中，温度25 ℃，光周期14 h/10 h（昼/夜），光照强度3 000 lx，培养35～45日，愈伤组织逐渐分化为丛生不定芽。将不定芽切成约0.5 cm的单茎芽，继续在不定芽增殖培养基上增殖生长，统计芽增殖倍数。

（4）植株的诱导生根：将长势良好的不定芽剪切成15～2 cm，转移至含不同浓度吲哚丁酸（IBA）的MS蔗糖琼脂生根培养基中培养，温度25 ℃，光周期14 h/10 h（昼/夜），光照强度2 000 lx，诱导芽生根。培养15～25日，不定芽长高，开始生长出明显根系，统计生根率。培养约35日，根长5～6 cm时将植株转移至外界土壤环境中生长。

（5）炼苗：将根系生长旺盛的黑果枸杞植株移至日光下炼苗2日后打开锥形瓶封口膜，继续日光下炼苗2日。之后将试管苗取出，洗净根系上的琼脂培养基，移栽至腐殖土、沙土（2：1）的混合土壤中，初期保持湿度90%以上，逐渐降低湿度与室内湿度持平，在实验室沙床中培养一个月后移栽至大田中，统计成活率。

（6）快速繁殖技术参数：经过以上不同激素浓度比培养基诱导、不同浓度的6-BA对不定芽分化和不同浓度IBA对植株的生根诱导，经筛选得出诱导愈伤组织最适培养基为：MS＋0.5 mg/L＋6-BA＋0.1 mg/L 2,4-D＋10 g/L蔗糖，出愈率达88%，愈伤组织生长状态良好；不定芽分化增殖的最适培养基为：MS＋0.2 mg/L 6-BA＋10 g/L蔗糖，不定芽增殖倍数达5.05倍；诱导生根最适培养基为：MS＋0.1 mg/L IBA＋5 g/L蔗糖，生根率为

95%。逐级炼苗后的试管苗大田移栽成活率达 90%。

（7）快速繁殖技术推广：在组织培养中，植物激素是影响组培快繁的重要因素，激素的成分、配比和浓度会对试验结果产生很大的影响，各因素之间最适宜搭配效果是组织培养研究者所关注的问题（包振华，郭军战，2010）。杨宁（2016）结果表明，筛选获得黑果枸杞愈伤组织最适诱导培养基为 MS＋0.5 mg/L＋6-BA＋0.1 mg/L 2,4-D＋10 g/L 蔗糖琼脂培养基，在该配比与浓度下诱导出的愈伤组织饱满，生长状态良好。将长势良好的黑果枸杞愈伤组织转移至不定芽分化培养基，在 MS＋0.2 mg/L 6-BA＋10 g/L 蔗糖琼脂培养基上，不定芽分化速度快，长势良好，有利于扩大培养。黑果枸杞最适宜的生根培养基为 MS＋0.1 mg/L IBA＋5 g/L 蔗糖琼脂培养基，在生根培养基中将蔗糖减半可以使植株适应外源能量供给减少的条件，从而促进试管苗在培养后期利用光能合成其生长所需物质，为植株移栽做准备。由于黑果枸杞植株在生根过程中迅速拔高，致使在移栽中茎过于细弱而折断，实际操作中建议沙床搭建起固定移栽苗作用的小支架。移栽至大田中的黑果枸杞植株生长状态良好，并在大棚中可顺利越冬。杨宁（2016）研究了黑果枸杞在实验室条件下的组织培养和快速繁育，在短时间内能得到大量黑果枸杞试管苗移栽植株、从实验室走向大棚的过程，为广泛栽培与后期育种等工作的开展提供了实验依据。

2. 种子外植体组培培养技术优选·冀菲等（2016）选用黑果枸杞优良单株种子为外植体，采用 75% 乙醇和 0.1% 氯化汞分别消毒 30 s 和 10 min，无菌水冲洗后进行初级培养、愈伤组织诱导、增殖培养、培养基与移栽基质优选，并对不同浓度细胞分裂含量的培养基进行筛选（表 9-2-8），最后得到了组织培养苗，移栽成活率达 93%。

汪清锐（2019）以甘肃黑果枸杞杂交优良品种种子为材料。先用自来水冲洗 20 min，用饱和肥皂水将种子浸泡 10 min 后冲洗干净。放置于超净工作台上用 75% 的乙醇消毒 20 s，用无菌水冲洗干净，再用 0.1% 氯化汞消毒 5 min，再用无菌水冲洗 3 次，进行组织培养技术优化（表 9-2-8）。

（1）无菌苗培育：以黑果枸杞成熟种子为外植体，进行初代培养。将种子接种在 MS＋6-BA 2.0 mg/L＋IBA 0.1 mg/L 培养基上，形成的无菌苗玻璃化现象严重，有效发芽率为 40%。在 MS＋6-BA 1.0 mg/L＋GA₃0.5 mg/L 培养基上形成的无菌苗长势好，发芽率为 80%。在 MS＋6-BA 0.5 mg/L＋2,4-D 0.1 mg/L 培养基上多数没形成无菌苗，发芽率为 5%。因此，诱导无菌苗的最佳培养基为 MS＋6-BA 1.0 mg/L＋GA₃ 0.5 mg/L，30 日后陆续发芽，获得无菌苗。

（2）愈伤组织形成：将无菌苗移栽到 MS＋6-BA 1.5 mg/L＋IBA 0.1 mg/L，MS＋6-BA 1.0 mg/L＋NAA 0.1 mg/L 和 MS＋6-BA 0.5 mg/L＋IBA 0.1 mg/L 培养基上，芽苗基部很快形成愈伤组织。在细胞分裂素（6-BA）较高的培养基中形成的愈伤组织较多，在 MS 培养基中加入 6-BA 1.0 mg/L 时愈伤组织诱导效果较好，可产生大量的绿色愈伤组织，少部分无效的黄白色愈伤组织。随着 6-BA 浓度增高到 1.5 mg/L，愈伤组织诱导率和分化率均增高，但愈伤组织玻璃化现象严重，有效不定芽数减少。6-BA 浓度为 0.5 mg/L 时产生的愈伤组织较少、较小。

种子萌发产生的无菌苗易被诱导，短时间内开始生成愈伤组织，在切口处膨大成浅绿色瘤，呈松散粒状。随着培养时间的延长，愈伤组织大量增殖，同时颜色转变为深绿色，并开始分化出绿色不定芽点，但 5 周以后愈伤组织上部出现黑点，开始老化。综合结果，培养基 MS＋6-BA 1.0 mg/L＋NAA 0.1 mg/L 愈伤组织的诱导率达 80%，愈伤组织生长快，增殖倍数为 10 倍，愈伤组织呈绿色、致密团状，有很多凸起，少部分玻璃化，为本试验诱导黑果枸杞愈伤组织生长的最适宜激素配比。

（3）增殖与继代培养：将愈伤组织转接到 6-BA 含量不同的 MS 增殖培养基上，培养 40 日后愈伤组织陆续长出不定芽。随着培养基中 6-BA 浓度的增加，不定芽发生率也增加。培养基中 6-BA 浓度高于 0.6 mg/L 时，增殖率开始下降，且产生的不定芽多出现玻璃化现象。当培养基中 6-BA 质量浓度为 0.4 mg/L 时，增殖效果最好，产生正常的不定芽，增殖倍数为 25 倍。继代培养周期约为 30 日，形成芽苗。在继代培养过程中，当 6-BA 含量逐渐降低到 0.2 mg/L 时，继代培养效果较好。

（4）壮苗与不定根诱导：当芽苗长至 5～8 cm

时,将细弱的芽苗剪切成带1或2个腋芽的茎段,接种到 MS 培养基中进行壮苗培养。3周后再选择较粗壮的芽苗接种到生根培养基上进行不定根诱导,7日后开始生根,突出根生长点,2周后陆续发生不定根。芽苗在 1/2MS + IBA 0.3 mg/L + NAA 0.2 mg/L 培养基上生根率最高,达90%,与其他培养基相比差异显著。表现为生根速率快,根系生长迅速,且根长势均匀、数量多,植株最高约 5 cm,健壮,叶子肥厚,深绿色。其次是 1/2MS + IBA 0.5 mg/L + NAA 0.2 mg/L 培养基,生根率达65%。1/2MS + IBA 1.0 mg/L + NAA 0.2 mg/L 培养基生根缓慢,侧根少或几乎无侧根,个别不生根,植株矮小,生长缓慢,且产生很多玻璃化苗,出现了部分黑果枸杞苗白化现象。

(5)技术要点:黑果枸杞种子诱导产生愈伤组织直至长成完整植株的过程几乎没有褐化现象,污染极容易被控制,玻璃化是试验中需要克服的问题。最适宜的诱导培养基为 MS + 6 - BA 1.0 mg/L + NAA 0.1 mg/L,在此培养基中,随着 6 - BA 浓度升高,愈伤组织诱导率升高;浓度大于 1.5 mg/L 时,玻璃化现象加重。玻璃化的发生也与培养瓶内湿度密切相关,瓶内湿度较大,在培养瓶上盖凝结成小水滴,可能提高了玻璃化的发生率。适量减少细胞分裂素,降低培养基湿度,可以减少愈伤组织玻璃化。在培养基中添加 NAA 明显提高了不定芽的分化率,且增殖苗颜色深绿,长势旺盛。

刘嘉伟等(2020)以青海格尔木黑果枸杞组培试管苗为研究对象,利用人工采集的青海省格尔木野生黑果枸杞种子,在实验室消毒灭菌接种,在无激素的 MS 培养基中培养无菌苗,待无菌苗生长到一定高度时,进行试管苗再生体系的建立(表9-2-8)。研究结果表明,黑果枸杞的组织培养快速繁殖初期在 MS + 6 - BA 1.0 mg/L + IAA 0.5 mg/L + 0.65%琼脂+3%蔗糖为最佳诱导芽分化的培养基;在此培养基中生长 30 日左右,由愈伤组织上直接分化生长密积丛生芽,将每一个小的丛生芽剥离转入最适继代培养进行生根培养,生根培养基为 MS + IBA 0.3 mg/L,每一个芽就在此培养基中先由其芽的基部生长成根的芽点,然后根芽点伸长生长,随着根的生长,茎靠根吸收培养基的营养进行高生长。待株高生长至瓶口高的一株完整的植株时,继续将

每一株分剪成2或3个茎段继续扩大繁殖,每瓶接种4~6株,当实验室瓶内植株积累一定数量时就可以移栽温室。经过温室移栽与管理,进行大田移栽。

在进行大田移栽工作前,提前将地翻好。移栽前,先将花盆苗搬出温室,目的让花盆苗适应外界温度3~5日,移苗以挖穴移栽,穴的大小以花盆苗根的长度决定,移栽方式以造林为原则,三埋二踩一提苗,重复2~3次,并将苗根部土壤压紧。移栽后,需及时浇水,待水分渗透至土壤中,将铁锹整体插入地面,带出土壤,若土壤湿润,则达到了应有的灌水量,若土壤干燥,则需继续补水。补水后应及时给移栽苗培土,即将土壤堆砌到移栽苗的根部周围,同时用小锄锄去田中杂草,培土过程使苗基部形成一个土堆,并也需要压实根部土壤。此方法能有效防止移栽苗移栽后的倒伏现象,也能促进移栽苗的根系发育,早日适应大田环境。移栽苗刚移入大田时,因气候条件而定,如果天气阳光充足,温度过高应搭建大型遮阳网覆盖移栽苗,当移栽苗逐渐适应大田环境后再撤去。待大田苗生长成活后根据当地的天气情况等土壤严重干旱时应补水。研究成果为西北地区开展治沙产业,发展生态植物产品,改善西北地区生态环境,为提供优质黑果枸杞大田实生苗发挥良好作用。

陈海军等(2018)以来自青海格尔木野生黑果枸杞种子为外植体材料,经过种子发芽、无菌苗切段、初代培养、愈伤诱导得到壮苗。通过壮苗培养而长成的组培苗,将其嫩茎剪成3~5 cm 长小段,经过与愈伤组织处理过程中的蘸洗、清洗、再蘸洗与泡洗等实验步骤处理后,将其接种到含有不同激素的生根培养基(生根培养基所需量为平常培养基的1/2),调节 pH 至5.6。每瓶接种1~2个植株,直至生根发育成完整黑果枸杞植株。不同培养基对黑果枸杞愈伤组织出愈率、丛生芽分化率、再生植株生长率筛选结果(表9-2-8)。该组培体系中要注意激素浓度及其配制的时效性,以保证接种试验顺利与效率。选择的母液,调节其 pH 在5.5~6.2之间,控制时间 2.5 h 左右,清洗中防止洗衣粉残渣导致培养基呈碱性化。过程控制属无菌操作,注意消毒时间对种子影响,以防杀死种胚不出苗,也要防止消毒不彻底造成污染。该再生体系结论与技术要点:①黑果枸杞浆果中种子经由8%的次氯酸钠浸种 7 min,无菌水泡洗2次,再用浓度为75%的乙醇浸种 2 min,无菌

水泡洗 2～3 次后浸种后,接种在 6 - BA 0.0 mg/L+2,4 - D 0.0 mg/L+MS 培养基中出苗率为 85%。②无菌苗茎和叶剪短至 3～5 cm 后,经过杀菌消毒处理后接种到 6 - BA 0.3 mg/L+IAA 5.0 mg/L+MS 最适宜的愈伤组织培养基上,其出愈率为 86.7%。③愈伤组织丛生芽诱导的最适宜培养基为 6 - BA 0.3 mg/L+NAA 0.05 mg/L+MS,其不定芽分化率为 80%;不定芽剪段后继续在 C3 上进行壮苗扩繁培养,其成活率为 92%。④壮苗扩繁后组培苗最适宜生根培养基为 NAA 0.2 mg/L+IBA 0.2 mg/L+1/2MS 培养基上,植株生根率为 41.6%。

高粉红(2020)以内蒙古阿拉善黑果枸杞种子为外植体,首先将种子用流水冲洗 12～24 h,然后在 4℃冰箱中低温春化 24 h,再用酒精浸种 20 s,无菌水冲洗 3～4 次,5% NaClO 浸种 8 min,无菌水冲洗 3～4 次后,接种到无激素的 WPM 培养基中(WPM+5.5 g/L 琼脂+30 g/L 蔗糖),种子发芽率高达 90%,无菌苗生长旺盛,几乎无污染;另将种子接种到 MS 基本培养基上(MS+5.5 g/L 琼脂+30 g/L 蔗糖),大部分种子没有形成无菌苗,出苗率仅为 10%,且形成大量的愈伤组织。其次,将生长健壮的黑果枸杞无菌苗,剪成 2～3 cm 的带芽茎段,扦插在 WPM+IBA 0.5 mg/L+5.5 g/L 琼脂+30 g/L 蔗糖的培养基上(微扦插繁殖),培养 10 日后,扦插的茎段开始生根,试管中的植株生根率为 100%。30 日后长成 5～7 cm 的半木质化植株,植株长势旺盛,生长健壮。由此可见,适合黑果枸杞微扦插繁殖的培养基为 WPM+IBA 0.5 mg/L+5.5 g/L 琼脂+30 g/L 蔗糖。从而可以扩大繁殖,以此方法建立黑果枸杞再生体系(表 9 - 2 - 8)。研究证明以

表 9 - 2 - 8　黑果枸杞种子组织培养技术表

研究者 组织培养	消毒处理	种子萌发与 愈伤组织诱导	不定芽诱导与增殖	生根诱导	炼苗移栽
杨宁 (2016)	75% 乙醇 30 s 消毒;1.5% 次氯酸钠 3 min	1/2MS+5 g/L 蔗糖琼脂培养基;萌发率 93.5%;MS+0.1 mg/L 2,4 - D+0.5 mg/L 6 - BA,愈率 88%	MS+0.2 mg/L 6 - BA + 10 g/L 蔗糖。增殖系数 5.05	MS+0.1 mg/L IBA+5% 蔗糖,生根率 95%	炼苗基质腐殖土、沙土(2:1),大田移栽成活率 90%
冀菲 (2016)	75% 乙醇 30 s 消毒;0.1% 氯化汞消毒 10 min;无菌水冲洗 3 次	初级培养与愈伤组织 MS+2.0 mg/L 6 - BA+0.1 mg/L IBA,蔗糖 30 g/L,琼脂 5 g/L,pH 5.8	MS+0.4 mg/L 6 - BA+0.1 mg/L IBA	1/2MS+1.5 mg/L IBA 生根率 98%	组培苗在泥炭土、蛭石、珍珠岩(2:1:1)混合基质中移栽成活率 93%
汪精锐 (2019)	饱和肥皂水浸泡 10 min;75% 乙醇消毒 20 s;0.1% 氯化汞消毒 5 min;灭菌水冲 3 次	MS+1.0 mg/L 6 - BA+0.5 mg/L GA₃ 进行初级培养;MS+1.0 mg/L 6 - BA+0.1 mg/L NAA;愈率 80%	MS+0.4 mg/L 6 - BA+0.1 mg/L NAA,增殖 25 倍	1/2MS+IBA 0.3 mg/L+NAA 0.2 mg/L,生根率 90%	无
刘嘉伟 (2020)	消毒	无激素 MS 上培养,MS+6 - BA 1.0 mg/L+IAA 0.5 mg/L+0.65% 琼脂+3% 蔗糖		MS+IBA 0.3 mg/L	在壤土+蛭石+营养土(3:1:1)炼苗移栽
陈海军 (2018)	8% 次氯酸钠浸种 7 min;75% 乙醇消毒 2 min;灭菌水冲 2～3 次	6 - BA 0.0 mg/L+2,4 - D 0.0 mg/L+MS;出苗率 85%;6 - BA 0.3 mg/L+IAA 5.0 mg/L+MS,出愈率 86.7%	6 - BA 0.3 mg/L+NAA 0.05 mg/L+MS,不定芽分化率 80%,壮苗扩繁成活率 92%	NAA 0.2 mg/L+IBA 0.2 mg/L+1/2MS,生根率 41.6%	无
高粉红 (2020)	75% 乙醇浸 20 s,5% NaCl 浸 8 min 无菌水冲 3～4 次	WPM+5.5 g/L 琼脂+30 g/L 蔗糖,无激素添加,种子萌发率 90%		WPM+IBA 0.5 mg/L+5.5 g/L 琼脂+30 g/L 蔗糖,扦插繁殖生根率 100%	无

种子为外植体,适宜诱导无菌苗培养基是 WPM 基本培养基。适宜无菌苗微扦插繁殖培养基是 WPM＋IBA 0.5 mg/L＋5.5 g/L 琼脂＋30 g/L 蔗糖。以种子培养出的无菌苗经过微扦插繁殖的方法繁殖系数高、试管苗变异少、稳定性高、省时省力,更有利于工厂化育苗。与当年枝条为外植体组培育苗相比,当年生外植体组培需要愈伤组织培养、不定芽的诱导及生根培养三个阶段,时间长,过程耗时费力。而种子组培只需要初代培养获取无菌苗直接进行微扦插繁殖,省时省力利于工厂繁殖。

汪文晶(2020)以青海格尔木野生黑果枸杞种子为外植体,选取较饱满的种子,用砂纸轻磨 20 s,用75％乙醇消毒 10 min,用无菌水冲 3 次,用 8％次氯酸钠消毒,再用无菌水冲,经过 MS 和 WPM 组织发芽、继代培养、生根移栽、最后结论认为种子发芽最适基础培养基为 MS 优于 WPM、发芽率为 94％,种子生根率 77％。MS 是种子发芽最宜培养,激素IBA 是诱导生根的主导因素,生根培养最宜培养MS＋IBA 0.5 mg/L＋NAA 0 mg/L,无菌苗最适宜繁殖培养基为 MS＋IBA 0.5 mg/L,练苗移栽最适宜基质为蛭石：营养土：土壤(1：1：3)。该研究由种子跳过愈伤组织的形成,直接获得再生体系是对传统工厂化育苗的路径创新与改变。与一年生茎段外植体育苗相比节约物料与时间,种子无菌苗外植体可继代次数多、稳定性好、变异率低,更宜于工厂化育苗推广。

(五) 黑果枸杞叶片为外植体的组织技术

1. 成熟叶片为外植体的组培技术·以黑果枸杞成熟叶片为外植体,诱导愈伤组织及不定芽的分化,获得再生植株,建立了组织培养快繁新体系(孙晓红,2016)。研究经历以下步骤：①外植体消毒,剪取黑果枸杞成熟健康叶片,用 1％吐温(或洗衣粉)水浸泡 15 min,自来水冲洗 20 min。在超净工作台上,用 75％的乙醇浸泡消毒 30 s,无菌水冲洗 1 次,再用 0.1％氯化汞($HgCl_2$)溶液浸泡消毒 6～8 min,其间不断晃动,使外植体各面均接触到消毒液,无菌水清洗 5 次,获得无菌外植体材料。②初代愈伤组织诱导,将消毒好的叶片,切成 1 cm 左右片段(一片叶约分为 3 段),叶面朝上,分别接种于含不同浓度 6-BA 和 NAA 的愈伤组织培养基上诱导。③增殖培养(不定芽分化培养)取长势旺盛的愈伤组织,分割成生长状况和大小(约 1 cm^3)基本一致的愈伤组织团块,分别接种于含不同浓度和 NAA 的增殖培养基上,进行增殖培养。④生根培养,剪取株高 3 cm以上,带有 10 片左右叶片的枸杞增殖苗,分别接种于含不同浓度 IBA 的生根培养基中生根培养,生根培养 30 日左右,选择根系发育良好,株高 8～10 cm,根系长度约 3 cm 及以上的枸杞无菌苗,把根部黏附的培养基轻轻捏碎,在水中清洗干净,在此过程中避免伤及根部或造成根部断裂、脱落,将根系完整的幼苗移栽入灭菌的营养土中。

以上实验证明,诱导叶片脱分化形成愈伤组织的适宜培养基为 MS＋6-BA 1.0 mg/L＋NAA0.2 mg/L,诱导率 100％;诱导愈伤组织分化和生长的适宜培养基为 MS＋ZT 1.4 mg/L＋NAA0.02 mg/L,平均丛生芽数为 23.7 株;诱导生根的适宜培养基为 MS＋IBA 0.6 mg/L＋NAA 0.4 mg/L,生根率 100％;将生长良好的组培苗移栽并覆盖保湿膜一周,成活率达 92.5％。试验成功建立了黑果枸杞快速繁殖体系。

黑果枸杞叶片愈伤组织诱导最适宜培养基是MS＋6-BA 1.0 mg/L＋NAA 0.2 mg/L,在此培养基中,叶片易被诱导,短时间内(7 日左右)开始生成愈伤组织,在切口处膨大成浅绿色瘤,呈松散粒状,随着培养时间的延长,愈伤组织大量增值,同时颜色转变为深绿色,并开始分化出现绿色不定芽点。叶片的愈伤组织较茎尖基部有更强的分化能力(王芳等 2004),且随着细胞分裂素 6-BA 浓度升高愈伤组织诱导率升高(浩仁塔本等 2005),分化率升高。洪震等(2015)在研究秀丽野海棠叶片不定芽再生时也得出同样的结论。继续升高 6-BA 浓度,玻璃化现象加重,这与紫叶狼尾草(*Pennisetum setaceum* 'Rubrum')的研究结果一致(魏进莉等,2015)。玻璃化的发生也与培养皿内湿度密切相关,皿内湿度大,在培养皿上盖凝结成小水滴,也可能提高玻璃化的发生率(曹有龙等 2008)。适量减少细胞分裂素,降低培养基湿度,可以减少愈伤组织玻璃化(杜国利等 2006)。

在黑果枸杞不定芽分化培养中,培养基 MS＋ZT 1.4 mg/L＋NAA 0.02 mg/L 分化效果最好,幼苗长势均匀,最高可达 4.5 cm,且植株粗壮,利于生根,该培养基为本试验枸杞分化最佳配方。单纯的ZT,不利于芽的分化,芽生长缓慢,叶片浅绿色,易出现玻璃化现象。但随着 ZT 浓度增加,小芽生长情况变好,颜色变深,茎粗壮,有效芽增多,高浓度ZT 处理的小芽高度高于低浓度的,具有显著性差异。朱春艳等(2006)研究云锦杜鹃(*Rhododendron fortunei*)对 ZT 的反应也出现类似现象。培养基中添加 NAA 明显提高了不定芽的分化率,且叶片颜色深绿,长势旺盛;适当降低琼脂浓度至 6.5 g/L,可以提高丛生芽的分化,降低玻璃化程度(曹有龙等,2008)。后续的试验可以继续提高 ZT 和 NAA 的浓度,研究两者更合适的配比,在提高分化率的基础上,有效提高分化速度,为黑果枸杞的遗传转化提供参考。

黑果枸杞分化芽在 MS + IBA 0.6 mg/L + NAA 0.4 mg/L 培养基上,生根率 100%,生根速率快,根长势均匀,侧根多,为本试验枸杞生根培养最佳激素配比,这与郑国琴(2012)对宁夏枸杞叶片的研究和马彦军等(2015)对黑果枸杞茎段的研究稍有不同。IBA 和 NAA 被广泛应用于组培苗的生根培养,尤其添加 NAA 能有效诱导生根(刘芳等 2016),组培苗根数越多,根对养分的吸收面积越大,生根苗的长势越好,可提高移栽成活概率。

在移苗过程中,未经炼苗直接移栽,在室内无直射阳光处,生长良好,挪到阳光下,叶片大部分萎蔫,成活率只有 45%;第二种移苗方式需要炼苗,在炼苗过程中,培养基容易受到外界环境污染,培养基中水分蒸发,根部培养基干燥,难以清洗干净,易引起移栽苗烂根死亡,影响苗子的成活率;第三种移苗方式,无需炼苗,直接移栽,用地膜覆盖保湿,随着时间的延长,逐步打开地膜,7 日后完全解膜,正常光照生长,成活率可达 92.5%。

2. 三个种源叶外植体组织技术·以青海乌兰县、甘肃民勤县、西藏日喀则 3 个不同种源产黑果枸杞叶为研究对象,裴小鹏等(2018)对其组织培养技术,进行了研究,经过愈伤组织-再生芽诱导-生根培养,得出以下结论,在诱导叶片形成愈伤组织培养方面,青海、甘肃、西藏 3 种黑果枸杞的适宜培养基均为 MS+6-BA 0.5 mg/L+NAA 0.1 mg/L,15 日时愈伤率分别为 93%、96%、90%,30 日时愈伤率均为 100%;在诱导再生芽形成方面,甘肃黑果枸杞

的适宜培养基为 MS+6-BA 0.5 mg/L+NAA 0.1 mg/L,再生芽率为 100%,单块愈伤组织平均再生芽数为 3.20 个,芽平均高度为 1.97 cm。青海和西藏黑果枸杞的适宜培养基为 MS+6-BA 0.3 mg/L+NAA 0.1 mg/L,再生芽率均为 100%,单块愈伤组织平均再生芽数分别为 5.64 个、4.34 个,再生芽平均高度分别为 1.78 cm 和 1.92 cm;在再生芽继代培养方面,青海、甘肃、西藏 3 种黑果枸杞的适宜培养基均为 MS, 60 日时成苗率均为 100%,幼苗平均高度分别为 13.21 cm、12.57 cm、12.46 cm;在生根培养方面,通过对青海、甘肃、西藏 3 种黑果枸杞的开始生根天数、成苗率、生根率、平均不定根数、平均苗高综合分析得出:1/2MS+IBA 0.2~0.3 mg/L 为适宜生根培养基。

裴小鹏(2018)研究中在诱导叶形成愈伤组织方面,当培养基中加入 6-BA 浓度大于 1.0 mg/L 时,导致有大量的愈伤组织形成,并且愈伤组织疏松不紧密,建议 6-BA 浓度宜在 0.2~1.0 mg/L 之间;在培养基中加入 2,4-D 后,愈伤组织的形成大量减少,这说明裴小鹏(2018)研究中加入 2,4-D 对愈伤组织的形成有抑制作用,这与李玉静等(2005)在水稻中的研究结果相反。2,4-D 在高浓度时有抑制作用,在低浓度时又有促进作用,可能是由于黑果枸杞对 2,4-D 比较敏感,建议将 2,4-D 浓度降低后再进行研究以探索适宜浓度范围;在芽诱导方面,当激素过大时,芽会大量出现玻璃化现象,这可能是由于激素浓度增大会使芽再分化能力加强,吸收营养过快,导致发生玻璃化现象。当愈伤组织过紧密或者过疏松时,芽的形成会迅速减少,所以在芽诱导试验中应该用紧密程度适宜的愈伤组织;在芽生长和生根方面,当激素浓度增大后,有些芽表现出不生长或死亡的现象,说明激素对芽的生长和生根有一定的影响。

(六) 黑果枸杞组织培养特点

黑果枸杞一年生茎段,经外植体消毒、增殖培养、愈伤组织诱导、增殖、组织分化、生根等过程,培育出了黑果枸杞实苗(图 9-2-20)。

黑果枸杞组织培养起始于 2005 年以后,至今发表论文 100 余篇。近 5 年来研究文献报道占到 85% 左右;对组织培养外植体的选择有当年或一年

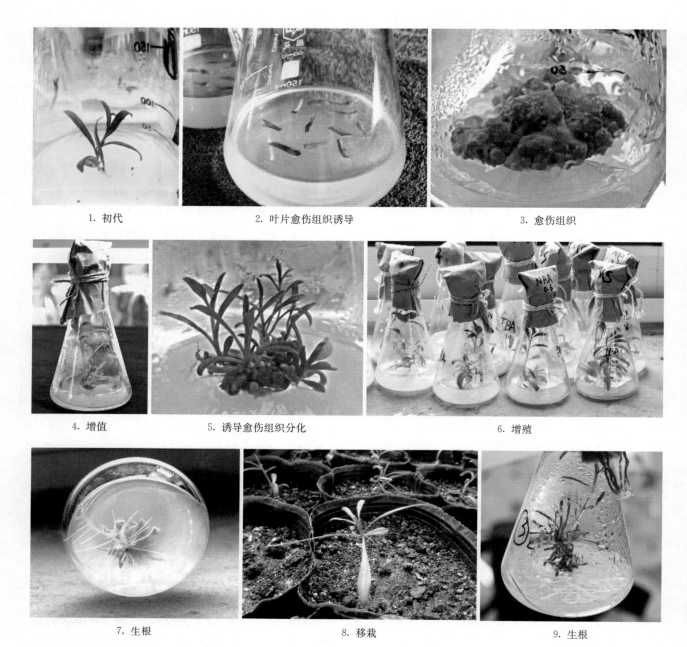

1. 初代　　　　　　　2. 叶片愈伤组织诱导　　　　　　　3. 愈伤组织

4. 增值　　　　　　　5. 诱导愈伤组织分化　　　　　　　6. 增殖

7. 生根　　　　　　　　8. 移栽　　　　　　　　9. 生根

图 9 - 2 - 20　黑果枸杞组织培养过程
（图片来源：甘肃农业大学马彦军）

生茎枝、带腋或带叶茎枝、嫩枝、两年生茎枝、大果枝、胚芽、子叶、成熟叶、嫩枝叶片,还有种子等;对愈伤组织诱导培养、芽诱导培养、芽生长增殖与生根培养研究深入细致,解决了黑果枸杞育苗的瓶茎困难,改变了传统育苗的缺乏;多数研究认为以当年生休眠期茎枝段外植体组织培养效果好(汪文晶,2020)也有认为叶片是最适宜进行组培的外植体(王方琳,2017);与传统的有性繁殖相比,组织培养技术避免

了植物在生长中的性状分离,保持了母本的一切遗传特征,且投资少,不受时间、季节、空间限制,而且成活率高,给黑果枸杞商业化带来很大帮助;茎段与种子组织实验表明,种子培育从无菌苗直接产生愈伤组织,快速获取植株(王立科,2020),种子组培只需将初代培养获得的无菌苗进行微扦插繁殖获得大量无菌苗,少经历其他外植体的组织培养、不定芽诱导及生根三个步骤,缩短时间,节约人力财力,而且

繁殖系数高,试管苗变异少,稳定性高。以种子为外植体的组织培养快繁体系更适宜于工厂化育苗,这种繁殖方式是木本植物首创(高粉红,2020);对黑果枸杞组织培养的研究都局限于单一种源培养条件探索,多源多基因研究很少,每个实验室对所采集的不同种质苗采用培养基配方时,仅有部分或几乎都不能正常生长,有重现性较差的局限性(戴逢斌,2019),给扩大繁殖带来不便,而且绝大部分都存在玻璃化问题较难根本解决的困惑。

五、黑果枸杞根蘖育苗

黑果枸杞根系发达,生根能力强,通过截断主根可在主根周边萌发许多新苗,在春季即可挖取母株周围的根蘖苗,归圃培育。挖苗时带 1 小段母根,利于成活,归圃后管理同扦插苗(白春雷,2016)。选 2 年生以上黑果枸杞为母株,6 月下旬至 7 月中旬,在距母株 50 cm 的地方断根,促进根部萌发不定芽,将不定芽形成的小植株培育成根蘖苗。在春季挖取母株周围的根蘖苗,归圃培育,当苗木长至 50 cm 以上

时,打顶,控制枝条营养生长,促进生殖生长。由于根蘖苗是母树营养体形成的,所以它能保持母树的优良性状,成活率较高(李梅英,2019)。

六、黑果枸杞压条繁殖育苗

压条繁殖育苗是将枝条加以适当切割或环状剥皮后压入土中,适当浇水,等其生根并能独立生长时,剪离母体形成新的植株。压条繁殖分为休眠期和生长期繁殖。

1. **休眠期繁殖**・在早春发芽前,利用 1 年生的成熟枝条进行。刻伤后埋入深 10 cm、宽 5 cm 的沟压条沟中,用湿土壤填埋压条沟后踏实,并保持压条部位湿润,1 个月左右可生根,早春枝叶未萌发,枝条积累的养分充足,此时压条,容易生根成活。

2. **生长期繁殖**・一般 7 月中下旬进行,用当年生 50 cm 以上的枝条,在距顶部 2/3 处刻伤,将枝条从切割处向上培土栽植,待生根成活后,与母株切断分离,另行栽植,形成新株(李梅英,2019)。

第三节　黑果枸杞种植技术

黑果枸杞的野生珍贵资源及药食利用价值开发20 年来,野生资源曾一度遭到破坏性掠夺。特别是人们对"黑色食品"的青睐逐渐升温,加之美国等欧洲西方国家对花青素功效认识的宣传,黑果枸杞资源开发、人工种植迅速发展,从西北已引种到全国多地,形成了从海拔 3 000 多米、2 000 多米、1 000 多米、200 米的立体层次多元化种植格局,野生与种植区域从北纬 40°东经 90°引种移至北纬 35°东经115°。为创新技术、适应环境、因地制宜、发展黑果枸杞种植产业,需了解各地繁育种植技术以便学习借鉴,达到优质高产发展。

一、各产区黑果枸杞种植技术

(一)青海柴达木(高海拔)种植技术

1. **黑果枸杞丰产种植栽培**

(1)气候与土壤:适合在高海拔、气候干旱、年

降雨量 50 mm 左右、年均气温 4.6～4.8 ℃、昼夜温差大、生态环境洁净、无污染的柴达木盆地种植。这种自然环境栽培的品质较高,也可以在海东农业区进行大棚人工种植。黑果枸杞对土壤要求不高,耐盐碱,人工栽植以肥沃、地势较高、排水畅通的弱碱性砂壤土为佳。

(2)育苗:青海地区选每年 8～9 月黑果枸杞成熟的深紫色、颗粒饱满的果实进行种子播种。青海地区扦插也可在春季发芽前和秋季进行。选取优良单株上一年生枝条,以长枝或粗枝、芽子饱满的枝条为宜,剪成长 20 cm 的插条,然后把插条置于清水或一定浓度的 ABT 生根粉或萘乙酸液中浸泡 2～3日。扦插前将插条斜插入整好的畦子中压紧、踩实即可,注意定期浇水,保持土壤湿润,一般成活率在85％左右。另外,黑果枸杞根系发达,生根能力强,通过截断主根也可在主根周边生发出许多新苗种,增加苗床的覆盖率。

（3）栽植密度：根据以往经验，推荐黑果枸杞的合理栽植密度为 6 600 株/hm²。可按行距 1.5 m、株距 1 m 合理栽植，这样既不影响黑果枸杞的生长和果实采摘，又不浪费土地资源。

（4）田间管理：在黑果枸杞苗生长期间，要及时锄草、松土，根据土地墒情适度浇水，每年 3 月施足底肥，6 月和 8 月适时进行追肥。早期以氮肥为主，后期多施磷肥和钾肥。黑果枸杞苗定植后应立即灌水，根据土壤墒情，1～7 日内再灌水 1 次。待完全成活后灌第 3 次水，结合第 3 次灌水进行第 1 次追肥。全年灌水次数以 6～8 次为宜，灌水次数的多少主要根据土壤的排水情况而定，在不影响植株正常生长的情况下，能少灌就尽量少灌，以利于黑果枸杞的根系向深生长，为以后根深叶茂打好基础。黑果枸杞喜肥也耐肥，尤其对腐熟的有机肥有很强的耐肥力，在施用有机肥的前提下，还需追施无机化肥。因此，为实现黑果枸杞早果丰产，应充分发挥肥料在黑果枸杞苗幼龄期间的扩冠和增产作用。在栽植前施用有机肥 30 m³/hm² 左右。苗木成活后，结合除草追肥 3 次。第 1 次追肥以磷肥为主，氮肥为辅，深施为宜，以促进根系向深处快速生长，促进树冠早发、多发各类枝。第 2 次追肥以氮磷钾三元复合肥为主，时间在果枝开花时期，有利于结果，以及修剪后快发多发次生枝。第 3 次追肥在见到成熟果实开始进行，将氮、磷肥混合施用，且多施氮肥，保证果实成熟所需营养。在采果结束后要追肥 1 次，以有机肥为主，化肥为辅，施肥量要求比栽植前施用量扩大 1 倍。

（5）土壤管理：枸杞园土壤管理须做到改善通气条件与除草相结合、疏松土壤与保墒增温相结合、深翻与改善土壤结构相结合。一是为提高土温，疏松土壤，保墒减少水分蒸发，除掉杂草，3 月下旬浅翻，翻晒深度约 10 cm，其中树盘下 8～10 cm，行间 10～15 cm。二是 6 月上旬以除草为主要目的进行一次中翻，以利于改善土壤通气条件，促进养分吸收，达到春枝生长强壮、老枝开花多、不落花的目的。三是每次浇水后 2～3 日进行行间松土除草 1 次。四是 8 月下旬进行深翻，深度 20 cm 左右，树冠下注意避免伤害根系。此次深翻是因经过采果过程的踩踏，土壤僵硬，根系生长受到严重制约，通气条件受到影响，深翻可以疏松土壤，改善土壤物理结构，增强土壤通气性，促进根系再生，为树冠输送更多的营养物质。

（6）枝条的整形修剪：黑果枸杞一般 3 年挂果，5 年进入盛果期。修剪整形必须在定植前 3 年完成。定植当年在高度 30～40 cm 时剪截多余枝条，留 4 或 5 个发育良好的主枝，以此为基础枝条，然后每生长 30～40 cm 左右留 1 层，每层留 3～5 个主枝条，最终将整个树形修剪成一个 3 或 4 层的伞状形态，每株黑果枸杞可有几十个结果的主干枝条，以便保持一定的结果产量。修枝对提高产量、培养大果球枸杞有重要作用。

（7）病虫害防治：黑果枸杞原产于自然条件严酷的青海柴达木盆地戈壁盐碱地带，抗病虫害能力很强，主要病虫害有蚜虫、瘿螨、锈螨、白粉病、黑霉果病、根腐病等。防治优先采取农业防治、物理防治、生物防治，不使用国家禁止的剧毒、高毒、高残留或致癌、致畸、致突变农药为原则，采用高效、低毒、低残留化学农药。一是农业防治：①加强中耕除草，深翻晒土，及时清理，将枯枝烂叶、病虫枝、杂草集中烧毁。②及时排灌，防止积水。③合理施肥、修剪，促进植株健康生长。二是物理防治：采用物理植保技术，灯光、色彩诱杀害虫，如用黑光灯、银灰膜等。三是生物防治：①保护天敌，创造有利于害虫天敌繁衍生长的环境条件。②农药防治。种植时春季和雨季要喷洒多菌灵或代森锰锌等抗菌类农药进行预防，发现病虫害时在发病初期喷洒波尔多液或 50% 多菌灵 1 000 倍液防治，根腐病发病时，初期可用 50% 多菌灵 1 000～1 500 倍液灌根防治，在开花结果前以退菌特、多菌灵和波尔多液为主，开花结果后以代森锰锌为主或多种药剂交替使用，每周喷药 1 次，也可在雨后立即进行喷药，如果发生蚜虫、土虱等虫害，可用 40% 乐果乳油 1 000～1 500 倍液或 50% 马拉硫磷乳油 1 000～2 000 倍液或 50% 磷胺乳油 1 000～1 500 倍液喷洒，每 10 日喷洒 1 次，连续喷洒 3～4 次（刘德喜，2015）。

（8）采收与加工：黑果枸杞的采收要在芒种和秋分之间。及时采摘成熟果实，要晾干不宜曝晒，以免过分干燥，防止果实破碎，并注意不要用手揉捏，以免影响外观及品质。如遇伏天多雨时可用低温火烘干。

2. 青海柴达木篱架栽培技术·篱架栽培是青

海农林科学院根据青海柴达木盆地自然条件,提高黑果枸杞产量与质量,应对高寒风沙气候创新栽培枸杞的技术专利。以枸杞栽植行为为基准线,按不同间距栽植中间立柱,并按不同的高度和层次搭设支撑层,依附篱架设施的支撑作用,抬高结果主枝骨架高度,提高枸杞植株抵御风沙能力的设施,由篱架立柱、篱架层、绑缚材料组成。黑果枸杞较红果枸杞篱架立柱与篱架层较低(图9-3-1)。

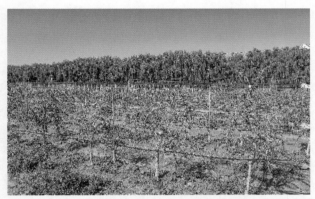

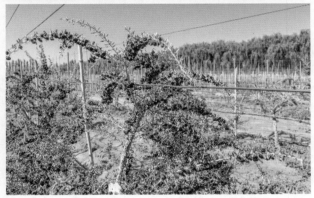

图9-3-1 篱架栽培

篱架黑果枸杞栽培,解决了青海等高原地区干旱风沙频发、高寒气候对其质量和产量的影响,使黑果枸杞果枝不再向主风向倾斜,少有树枝一边倒斜果枝匍匐的瓶颈问题。较利于喷洒农药、修剪树形、提高了采摘效率。

3. 青海枸杞经济林栽培技术规程与研究·DB63/T 1701-2018《黑果枸杞经济林栽培技术规程》详细对黑果枸杞种苗、整地与施肥、栽植、托育管理、整形修剪做了严格规定,适用于柴达木盆地海拔3 000 m以下地区(见附录)。关于柴达木黑果枸杞培育造林技术,王海秀(2010)研究认为根据野生黑果枸杞群落分布的情况来看,造林地选在地势平坦、

排水良好、有灌溉条件、交通便利、土层深厚的砂壤土的地方作为造林地。当苗木根径大于0.6 cm时即可出圃造林。由于白天高温干热,可选阴天或早晚定植的方法,以免灼伤幼苗。栽植时连袋移植,注意尽量不把袋体土坨弄碎,并保持黑果枸杞苗主根完整。采取穴状整地,株行距30 cm×50 cm,定植后立即浇水。

关于在格尔木不同土壤中选择黑果枸杞造林研究,王兰玉(2011)采用三种苗木(容器苗、移植苗和裸根苗)在格尔木地区三种不同的土壤类型(农耕地、撂荒地和稀疏林地)中进行了栽植试验,结果表明苗高、地径和冠幅的增长量依土壤类型从大到小的排序为:农耕地>撂荒地>稀疏林地;依苗木类型从大到小的排序为:容器苗>移植苗>裸根苗;在格尔木地区土壤条件较差的撂荒地和稀疏林地。在格尔木地区栽植黑果枸杞时,采用容器苗和移植苗可使造林成活率提高19.4~36.6个百分点,且苗木生长良好,苗高、地径和冠幅增长量明显优于裸根苗;在格尔木地区三种造林地即农耕地、撂荒地和稀疏林地中栽植黑果枸杞成活率最高的是农耕地,成活率达82.7%,其次是稀疏林地,成活率为61.2%,撂荒地成活率最低为37.2%;农耕地紧缺的条件下,为了充分利用现有的土地,在撂荒地和稀疏林地可采用黑果枸杞容器苗和移植苗造林,可达到经济效益和生态效益双盈的效果。

关于黑果枸杞不同移苗方式对种植生长情况的影响比较,耿生莲(2008)在青海格尔木市园艺场苗圃,对大棚移植苗、露天移植苗、原床苗生长指标(苗高、地径、分枝、主根径、侧根比率)进行对比,结论表明黑果枸杞播种育苗时将一个多月幼苗进行移植培育,可获得优良壮苗。其中大棚移植苗当年高和地径达60 cm和0.47 cm,苗木出圃率达89.4%,生长最好;其次是露天移植苗当年高和地径为48.8 cm和0.23 cm。苗木出圃率达69%;原床苗当年高和地径为35.2 cm和0.11 cm,苗木出圃率达47.8%,生长最差。三种苗木经栽植效果对比显示,露天移植苗栽植成活率最高,为86.1%,当年高生长高于大棚移植苗和原床苗。

(二)新疆种植技术

1. 黑果枸杞人工栽培关键技术·新疆黑果枸

杞多种植于塔里木灌区,属于典型的内陆性温带沙漠气候,海拔 1 200 多米,水源缺乏,气候干燥,温差较大,年降水量 20～70 mm,阳光照射强烈,蒸发量达到 1 500～3 000 mm。盐碱化土壤严重。

(1) 育苗:选择土壤肥沃、通气性好、向阳、灌水便利的地块作苗床。每亩施充分腐熟有机肥 1 500～2 500 kg 后整地做畦,畦宽 1.2～1.4 m,长 15～20 m。待气温回升稳定后开始播种。南疆在 3 月中、下旬播种,北疆在 4 月中、下旬播种,可撒播或条播(参上节种子育苗)。

(2) 移栽:移栽时间南疆为 3 月中下旬,北疆在 4 月中下旬。株行距 1 m×2 m,每亩栽 333 株;或株行距 0.7 m×2.2 m,每亩栽 430 株。栽植时先铺滴灌带覆膜,再在膜上开洞栽植黑果枸杞苗。有机肥可在覆膜前按照株行距施入栽种区域或在耕层混施,每亩施用 1 000～2 000 kg。栽植时要看苗挖坑,如幼苗大且根长超过 20 cm,要挖直径 30 cm、深 50 cm 坑,然后填土 4～5 cm,把树苗放入坑中扶正,填埋稍湿润细土,用脚踩实,埋树苗深度稍超过原土印。栽植要求苗木排列整齐、美观。栽植后立即浇足定根水。

(3) 灌水:移栽后要保证浇好前 2 次水,黑果枸杞怕涝不怕旱,以后每次浇水不宜过多过大,浇水过多易造成根部通气不畅,影响黑果枸杞生长。当年整个生育期灌水 5～6 次。一般 4 月下旬第 1 次灌水,6～7 月第 2 次灌水,8～9 月第 3、第 4 次灌水(雨水多,则不灌),10 月控制灌水。11 月上半月冬施基肥后,灌好冬水。

(4) 施肥:育苗期,整地所施厩肥足够幼苗生长所需,无需再施肥。苗木移栽后,幼龄树施肥用沟施法,在苗木的两行间,挖 1 条小沟施肥,成年树多在树冠外缘挖环状沟施肥。5 月上旬蕾期和长春梢时,追 1 次肥。滴灌条件下每水可带肥,第 1 年每亩带肥 30 千克左右,6 月中旬前以氮肥为主,7～8 月以磷钾肥为主,成年树可加倍。在花果期,要适当喷施叶面肥,可选择用 1%～2% 氮磷钾水溶肥,或用 0.3% 磷酸二氢钾、黄腐酸等。入冬前施肥,以油渣、动物粪便及氮磷复合肥等为主,在冬灌前施入。

(5) 除草:黑果枸杞移栽后,要中耕除草,避免杂草长势过旺,影响幼树生长,之后要适时除草,以保证树木健壮生长。有滴灌条件的种植户铺地膜及滴灌带,然后在地膜上打孔移栽,既保水、保肥,又防草。

(6) 树形修剪:第 1 年视树形的大小及强壮程度留枝或修剪,小树苗可留 2～3 个枝,株高留 30～40 cm,大树苗可留 4～5 个枝,株高留 40～50 cm,整形修剪对黑果枸杞产量以及花青素含量起到关键作用。第 2 年在上年的枝上留 3～5 个枝,留枝长度 40 cm 左右,第 3 年同上,抓好前 3 年的整形,挂果之后以修剪为主。修剪树形一般主要采用开心型,每个树丛留 5～6 个不同方向的主枝,再分别在主枝上选留侧枝和结果枝。这种树形结果早,栽植密度可适当加大。

(7) 病虫害防治:黑果枸杞虫害主要有蚜虫、枸杞木虱、枸杞负泥虫、枸杞绢蛾等。可用 40% 乐果乳油 1 000～1 500 倍液或 50% 马拉硫磷乳油 1 000～2 000 倍液或 50% 磷胺乳油 1 000～1 500 倍液喷雾防治,每 10 天喷 1 次,连喷 3～4 次。

病害主要有枸杞白粉病、煤烟病等,初期可用 50% 多菌灵 1 000～1 500 倍液灌根防治;开花结果前以退菌特、多菌灵和波尔多液为主,开花结果后以代森锌为主或多种药剂交替使用,综合防治。

(8) 果实采收:待果实呈紫黑色时为成熟期,由于黑果枸杞植株矮小,枝干密布棘刺,采果时需配置特殊防护装备。鲜果含水量大,果皮薄,因此较难保存完整,一般加工成干果储运、销售。

2. 新疆黑果枸杞种植技术研究·许彩英 (2016)研究了新疆焉耆高效节能种植黑果枸杞新技术,采用黑果枸杞种子钵盘育苗后,经大田移栽、修剪、病虫害防治,获得了 100～150 kg/亩丰产。新技术包括:①大田移栽技术。黑果枸杞钵盘育苗高度 10 cm 左右,就可以进行大田移栽。我县大田移栽时间为 4 月中旬至 5 月初。移栽前需要进行根系修剪,剪平挖断或损伤的根系,促进伤口愈合,剪根系时切忌不能剪短长根,只针对破损伤口进行修剪。大田移栽一穴一亩,株距 20～30 cm,移栽后立即浇定根水,全生育期 2～3 次水,滴灌田 3～4 水。追肥亩施尿素 10 kg,滴灌田每灌一次水随水亩施尿素 3～4 kg,5 月中下旬中耕除草。②修剪技术。修剪技术是种植过程中最重要的环节。对黑果枸杞的修剪主要在三段时期进行,首先是幼龄期修剪。幼龄时期,选择一根苗高在 20 cm 以上最大枝干作为主干,剪掉其他枝条和萌芽。第二阶段是成龄期的修剪。在苗高高达 40 cm 以上时,对主干进行摘心。之后是休眠期的修剪。主要是剪掉植株上的所有无用长枝以及残枝和病虫害枝。因为黑果枸杞是第二年才会结果,三年后大量结果,所以,对其种植和培育定植一定要在前三年完成。定植即是通过不断的修剪将整个树形修剪成伞状形态,每层确保有 3～5 个主枝条,定植后株距在 1 m 左右。每棵黑果枸杞树必须留有几十枝可结果的骨干枝条,且均匀分布在树冠内。③病虫害防治。黑果枸杞抗病害能力很强,但是仍然存在着黑果病等病虫害,多发生于雨季,在平时可以进行药物预防,用代森锰锌喷雾或者退菌特防治。一旦发生虫害时,也可选用低毒、高效的药剂进行治疗和预防,可选用螨克、敌敌畏、波尔多液等药剂。④采收。黑果枸杞第一茬果实 6 月下旬成熟,为了让果实营养达到最佳,一般 7 月上旬开始采收,选择籽粒饱满的果实采收,第一批果实产量高。第二次采收在 9 月下旬～10 月上旬,要全部采收,我县黑果枸杞鲜果产量每亩 100～150 kg。采收之后进行晾晒或者阴干,晾晒过程中不可堆积过厚,无论如何不可以用手揉,确保黑果枸杞的果实质量。4～5 kg 鲜果晒干后为 1 kg 干果,即干果产量每亩 20～30 kg。黑果枸杞干果市场价 100～600 元/斤不等,黑果枸杞成株可整枝出售,2014 年以前价格达 1.8 元/株,2015 年价格下降为 0.5 元/株。对农民来说,黑果枸杞的经济效益前景十分广阔。

曹琦(2017)研究塔里木灌区(新疆南部)黑果枸杞人工栽培技术,包括:①苗木定移。由于黑果枸杞苗木树体较小,应采取密植方式定植。通过对黑果枸杞苗木栽植穴回填黄沙和不填黄沙、覆膜和不覆膜进行交叉处理栽植对比,发现栽植穴回填黄沙可以提高根蘗苗繁殖力,同时地膜覆盖对根蘗苗繁殖力提高的程度不明显,所以采用栽植穴回填黄沙不覆膜的方式进行苗木定植,可以在不降低苗木生长势的情况下减少地膜的使用和环境污染。②树体整形。黑果枸杞幼苗枝条以基生为主,没有明显的主干,随着植株枝条的增多和生长,必须提高植株垂直方向的空间利用率,以提高生物产量。苗木树形采用前期篱架,中期篱架与主干型并存,以扶持中心主干生长,后期以主干型为主,培养上层侧生结果枝组生长。新梢摘心过早,促进新枝的发生,不利于果

实成熟和后续树体整形。新梢摘心时间应在二茬果采收后,摘心要及时疏除二茬枝,减少营养物质的浪费。③果实采收。黑果枸杞在芒种前采收,果实硬度较大,容易采收,但果实成熟程度不高,有效成分花青素含量较低;在秋分后采收,果实内的花青素开始向植株体内和根系运输,果实有效成分含量不断降低;在芒种和秋分间,果实表面全黑、失水、皮皱,果实内花青素含量最高,果实采收硬度适中,容易采收。总之通过试验、分析、比较,对黑果枸杞在人工栽培条件下,可在春秋两季栽植,种植行覆草,冬季栽植不留枝,春季栽植选留 3～5 个健壮植;苗木栽植穴应回填黄沙、不覆膜,以提高根蘗苗繁殖力,减少地膜的使用和环境污染;树体整形分为前期篱架,中期篱架与主干型并存,后期以主干型为主,整形修剪时,新梢摘心时间应在二茬果采收后,要及时疏除摘心后的二茬枝;要在表面全黑、失水、皮皱的情况下采收果实,这时果实容易采收且花青素含量较高。

(三)甘肃河西走廊黑果枸杞种植

1. **黑果枸杞栽培技术**·河西走廊酒泉、玉门等黑果枸杞产区海拔 1100 m、1500 m,属大陆性半沙漠干旱气候。降水量少,蒸发强烈、日照长、风沙多、温差大。较适宜黑果枸杞种植。

(1) 土地平整:黑果枸杞虽属适应性强、耐旱、耐寒的植物,喜盐碱荒地、盐化沙地、河滩等各种盐渍化环境土壤,但要使黑果枸杞早成园、早丰产,须根据其生长发育所需的具体环境条件,认真做好土地调查和选择工作。土壤条件对黑果枸杞根系的生长和养分吸收有直接关系。土层在 100 cm 以上的沙壤、轻壤和中壤土最适合于栽培;地下水位在 1.2 m 以下为宜;黑果枸杞生长结实良好,盐碱含量要有一定限度,可溶性盐不能大于 0.3%,土壤酸碱度以 pH 7～8.5 为宜。

(2) 育苗:种子育苗和扦插繁殖(同上一节内容)。

(3) 出苗与移植:种子出苗后要及时松土除草,杂草不易生长过大,以免除草时带出幼苗,1 年内结合灌水进行 4～6 次松土除草;幼苗 10 cm 以下时尽可能不灌水,根据土壤湿度情况适时灌水,一般 1 年内 4～6 次,每次灌水不宜过深,不得超过苗木自身高度;间苗 6 月中旬当苗高 3～5 cm 时,间疏弱苗和过密苗,间苗宜早不宜迟,防止伤及邻近苗木。

7月中旬左右进行定苗,留苗株距10～15 cm,留优去劣,去弱留强;追肥,于6月中下旬结合灌水追施速效氮肥1～2次,7月中下旬再追肥1次磷酸二铵,8月以后不再施肥;病虫防治,虫害有蚜虫、瘿螨、锈螨、木虱、枸杞负泥虫、枸杞白粉病、根腐病等,幼虫及成虫期:可用3～5°Be石硫合剂;3%高渗苯氧威3 500倍液;或5%吡虫啉乳油2 000～3 000倍液喷洒;蚜虫大量繁殖时用50%抗蚜威可湿性粉剂2 000倍液或与40%乐果乳油1 000倍液混合喷洒;多菌灵0.1%药等药剂防治。

据测定35～40日生的黑果枸杞平均苗高20～40 cm。当苗木根茎粗大于0.6 cm时即可出圃造林,定植时选阴天或早晚定植的方法,以免灼伤幼苗。定相时连袋移植,注意尽量不把袋体土坨弄碎,保持黑果枸杞苗主根完整。株行距30 cm×50 cm,定植后立即浇水,成活率可保持在95%。大田育苗于次年春季4月上中旬进行栽植。

(4)整形修枝:要实现黑果枸杞优质高产,就必须整形修剪。修剪分春剪、夏剪、冬剪,1～4年龄的初果期枸杞夏季修剪是关键。冬季修剪在枸杞落叶后至春芽萌动前进行,一般2～3月修剪为宜,主要是剪除根部萌蘖和主枝上40 cm以下的枝条,疏除树膛内影响树冠延伸、堵光和树势平衡的大中型强壮枝及徒长枝,以及不结果或结果少的老弱病残枝等,使树冠枝条上下通顺。黑果枸杞2年挂果,5年进入盛果期,其整形必须在定植的前三年完成。定植当年在高度40～60 cm左右短截全部枝条,留4～5个方向不同、发育良好的主枝,此为第一层,然后每30～40 cm左右留一层,每层留2～5个主枝条,随层数增加主枝少量递减,最终将整个树形修剪成一个3或4层的伞状形态,在此基础上每年对其进行适当的修剪整形,不断调整好生长和结果的关系,创造良好的通风透光条件,保持稳定健壮的树势,以期达到持续、优质、高产的目的。

(5)采收制干:收采时间:初期为6月中旬至6月下旬,7～9日采摘一次;盛期为7月上旬至8月中旬,五六天采摘一次;末期为9月中旬至10月下旬,8～10天采摘一次。黑果枸杞为无限花序,开花坐果不一致,成熟时间也不一致,所以在实际生产中,一般当果实成熟度达到八九成时(果色黑紫、果肉软、果蒂松)即可采摘。采收方法:注意要带果柄采摘。采收必须坚持"三轻、两净、三不采"的原则:轻采、轻拿、轻放,防止鲜果被挤压破损;树上采净,树下掉落的捡净;早晨有露水不采,喷农药间隔期不到间隔(5～7日)不采,阴天或刚下过雨不采。制干,农户栽植的小面积黑果枸杞,以自然制干法为主,及时将采摘的成熟果实,摊在果栈上,厚度不超过3 cm,一般以1.5 cm为宜,放阴凉处晾至皮皱,然后曝晒至果皮起硬,果肉柔软时去果柄,再晾晒干,不宜曝晒,以免过分干燥,晒干时切忌翻动,以免影响质量。遇多雨时宜用烘干法,先用45～50℃烘至七八成干后,再用55～60℃烘至全干。

2. 白银野生黑果枸杞引种研究·李小娥(2018)选择青海、兰州、山东野生黑果枸杞引种种源地,在甘肃白银区王岘镇雒家滩农业高新技术产业园进行试验,经过整地、施肥、引种、观察并测定生长量与成活率,物候期变化。实验证明:①从青海和甘肃兰州引进的野生黑果枸杞生长健壮,成活率相对较高。②从青海引进的野生黑果枸杞苗平均苗高、平均地径、平均成活率均优于从山东和兰州引进的黑果枸杞。③栽植密度为1 m×2 m的黑果枸杞生长健壮。④野生黑果枸杞引种栽植后物候期正常,在盐碱程度不同的土壤中均能正常生长结果。从青海引进的野生黑果枸杞单株鲜果产量、亩产鲜果量、亩产干果量均优于从山东和兰州引进的黑果枸杞。

(四)内蒙古黑果枸杞栽培管理技术

内蒙古西部是黑果枸杞主要分布区,多种植于额济纳旗,海拔在1 200～1 400 m中海拔区。属典型的温带大陆性干旱气候,年均温度9.4℃,年均日照时数3 080 h,降水量180 mm,较适合黑果枸杞生长。

1. 种子采集与处理·选择额济纳地区黑果枸杞的成熟果实采果期为8～9月,当果实变为深紫色,颗粒饱满后即可采摘。果实采摘后要及时晾干,并存放在阴凉的地方。秋后由于生长期不够,果实不饱满的不宜作为种子。采集的种子最好当年就播种,一般当年种子的发芽率高达80%～95%。首先是把选好的留种干果倒入盛满清水的水缸中,浸泡24 h;然后通过打浆机进行打浆,对果浆进行清洗除杂,并过滤出种子。然后用0.3%～0.5%高锰酸钾对种子进行浸泡,一般需要 2～4 h,捞出时再用清水清洗 1 次。按种沙 1∶3 的比例混拌,并将其堆放在温室内,还要把麻袋或草帘蘸湿水,盖到种子上,维持温室的温度在 20%,湿度在 80% 左右,每天翻种子 4～5 次,同对覆盖物上进行洒水。

2. 育苗 · 育苗有种子育苗、扦插、根蘖 3 种方式。育苗可在春、秋季进行,应选择地势平坦、排水良好、有灌溉条件、交通便利、土层深厚的砂壤土地块作为育苗地。清除杂物草根,施入有机农家肥(以发酵后的羊粪最佳)$3×10^4$ kg/hm²,并施氮磷钾复合肥 300 kg/hm²,施肥后及时深翻后耙平地面。苗床适宜低床,床宽 1.2 m、长 12 m,两床之间留出 40 cm 宽的工作便道,以便操作管理。播种前苗床灌透水,灌水后 2～3 天后可进行播种。播种前将种子用高锰酸钾水溶液进行浸泡消毒,后将种子 15 kg/hm² 均匀播撒在苗床上,然后用 1 cm 左右的细砂覆盖在上面。每两三天在砂面喷洒清水,直至出苗。另外也可采用条播、穴播的形式。也可用容器在温室育苗,等苗长高到 20 cm 左右再移出温室,在大田种植。

另外,黑果枸杞根系发达,生根能力强,通过截断主根也可在主根周边生发出许多新苗种,增加苗床的覆盖率。

3. 田间管理

(1)浇水:黑果枸杞种子发芽率相对较高,为保证出苗率和幼苗生长,一定要保持土壤湿润,特别是在出苗期,种子发芽和出土都需要一定水分条件,且幼苗根系分布浅,必须少量多次灌水。为确保苗木正常生长,全年滴水 8 次。滴第 1 水时要缓滴,滴透。

(2)松土除草:种子出苗、去除地膜后,要及时松土除草,结合灌水,1 年人工松土除草 4～7 次,不可喷施除草剂。

(3)遮阳:幼苗嫩弱怕阳光直接曝晒,高温时可覆盖遮阳网或覆盖苇帘等;遮阳网距离苗木 50 cm 以上,根据天气情况及时除去。

(4)间苗:当苗高 3～5 cm 时,间疏弱苗和过密苗,间苗宜早不宜迟,防止伤及邻近苗木。再过一个月左右进行定苗,留苗株距 10～15 cm,留优去劣,去弱留强。

(5)追肥:根据苗木生长情况,结合灌水于 6 月中下旬追施速效氮肥 1～2 次,也可在 7 月中下旬再追肥 1 次。

(6)整形修枝。黑果枸杞一般 3 年挂果,5 年进入盛果期。修剪整形必须在定植前 3 年完成。定植当年在高度 30～40 cm 时剪截多余枝条,留 4～5 个发育良好的主枝,以此为基础枝条,然后每生长 30～40 cm 左右留 1 层,每层留 3～5 个主枝条,最终将整个树形修剪成一个 3～4 层的伞状形态,每株黑果枸杞可有几十个结果的主干枝条,以便保持一定的结果产量。修枝对提高产量、培养大果球枸杞有重要作用。

4. 病虫害防治 · 黑果枸杞抗病虫害能力很强,病虫害发生相对较少。主要病虫害有蚜虫、枸杞负泥虫、枸杞白粉病、煤烟病、根腐病等。育苗前可结合整地喷施敌克松预防;白粉病、煤烟病发生时可在发病初期,每隔 10～15 日喷 1% 石灰 3 倍式波尔多液或 50% 多菌灵 1 000 倍液防治;根腐病发病时,初期可用 50% 多菌灵 1 000～1 500 倍液灌根;如果发生蚜虫、土虱等虫害,可用 3% 啶虫脒制剂 1 500～2 000 倍液或多菌灵 1 000～1 500 倍液喷雾防治。

5. 果实采收和晾晒 · 黑果枸杞的采收要在芒种和秋分之间。待果实完全成熟即完全变为深褐色,果实发软,种子完全成熟,开始人工采收,第 1 批果实采收完毕,15～20 天后采摘第 2 批果实,全期可采收 3～4 批。果实晾晒可选择阳光直射条件下晒干,也可烘干、冻干、阴干。通过观察,阴干的黑果枸杞颜色深,果型好,售价较烘干和晒干高(白春亮,2016)。

(五)平原地区黑果枸杞引种技术

1. 黑果枸杞平原培育技术 · 黑果枸杞多生长在青海柴达木盆地、新疆、甘肃河西走廊、内蒙古西部这些高中海拔地区,独特的高原气候条件孕育了成分含量高,活性作用强的保健佳品。但引种平原后,位置、气候都发生了变化。平原低海拔地区黑果枸杞种植必须做到以下要求:

(1)科学育苗:平原地区种植黑果枸杞,需要从育苗阶段抓起,确保各个环节都能够按照平原地区种植黑果枸杞的要求进行。在采集种子和插条的过程中,必须要人工采集,采集完毕之后需要在晴朗的天气环境下人工将果实压碎,并且要进行揉搓,经过洗涤之后将其种子放在通风处晒晾。如果是采用扦插育苗的方式,则需要选择至少 1.5 年以上生长时间的健壮枝条,并且要将其截成 15 cm 左右的插条,每 60 根捆起贮藏。

同时,需要科学建设育苗床,在建设之前要对其周围进行全面清理,并将其中的杂草清除干净,保证苗床的平整度。苗床的环境需要和平原地区的气候环境以及黑果枸杞的生长环境相一致。在选择育苗基质时,配比时根据地区实际情况确定,通常用当地沙土 10% 和农业土地土壤 80%,加上 10% 完全腐蚀的农家肥,将这些碾碎后混合在一起。为了防止土壤中存在有害微生物,在利用这些基质进行播种和扦插之前,需要使用 3% 的硫酸亚铁粉末制作成毒土,且 1 m³ 的基质中需要加入 10 kg 的毒土,混合后放置 7 日,能够达到良好的效果。

在育苗的过程中,需要保证播种及扦插的时间和当地春天播种的时间一致。需要注意的是,当基质装袋播种之前,一定要再次对苗床进行平整,并对其底部进行喷水处理,确保苗床的湿润度。在播种及扦插 2 日后,还需要进行洒水工作,为幼苗的生长提供充足的水分。待出苗之后,则需要进行除草,确保每个容器中都有健康的幼苗。对于出苗后死亡的幼苗,则需要及时处理并做好补苗工作。

(2) 做好幼苗的定植工作:在这个过程中,需要科学选择定植地区。这就要求根据黑果枸杞的生长特性和对环境的要求科学选择地区。通常选择地势较为平坦的地区,且具有良好的排水效果、有效土壤层深厚的地区最佳。同时,需要保证有充足的光照和水源,能够为黑果枸杞的生长提供良好的环境。黑果枸杞的幼苗地径大于 1 cm 后,即可移栽。移栽最好选择雨天后或者是阴天进行,要连袋一起进行移栽,且这个过程中不能够将容器中的土弄坏,确保根系的完整性。定植时通常采用的是穴状定植的方式,每株距离和行距一般保持在 50 cm×100 cm 的距离最佳。在定植完成后则需要进行灌溉,提高幼苗的成活率。

(3) 采用科学技术防止病虫害的侵蚀:病虫害是威胁黑果枸杞生长的主要问题。黑果枸杞的生长环境变化后,其需要有一段适应时间,这就要求技术人员进行研究,综合培育,找到解决问题的关键技术要点。针对低海拔平原病虫害种类有针对消除。

2. 陕西黑果枸杞栽培造林技术 · 神木市广泛推广用于治理沙区,治理效果显著,667 m² 栽 150

株 3 年即可郁闭成林。

(1) 沙质苗圃地育苗技术

1) 砂壤土改良:选择地势平坦、灌溉方便、土质较厚的砂壤土。对于不达条件的地块,需进行土地平整和土壤改良,土壤改良主要采用深翻、施有机肥、使用腐质酸肥料或土壤改良剂;对土层较薄的地段还要使用客土,土壤改良以农家肥、油渣为主,农家肥包括堆肥、沤肥、厩肥、沼气肥、绿肥、作物秸秆肥、泥肥、饼肥等,使用时一定要经过腐熟,未经腐熟的禁止施用,每亩农家肥使用量不低于 500 kg。

2) 嫩枝扦插育苗:在早春树液流动前,选 1 年生黑果枸杞优良品种的徒长枝粗壮、芽子饱满的枝条,剪成 15～20 cm 的插条,插条下端削成斜茬。按行距 30 cm×15 cm 把插条斜插于苗床中,保持土壤湿润。其成活率可达 80% 以上,用生根粉处理效果会更好。或者是在优良母株上选出粗 0.3 cm 以上已木质化的枝条,剪成 20 cm 左右的小棍,扎成小捆,下部竖在盆中,在盆中倒入 ABT 生根粉溶液(浓度为 5～10 mg/kg)浸泡 30 min。扦插前先在苗床上按 40 cm 的行距开沟,沟深 15 cm,然后按 6～10 株距把插条斜放在沟里,覆土压实。插条上留 2 个节露出地面,当新株长到 3～5 cm 时,只留 1 个壮芽。另外黑果枸杞根系发达,根蘖能力强,通过截断主根也可在主根周边萌发许多新苗株,增加覆盖率。

3) 田间管理

灌水:根据土壤情况适时灌水,地表稍干后进行松土除草,1 年共需 4～6 次。

间苗:间苗分 2 次进行,一是当苗高 5～6 cm 的 6 月间,留苗株距 5～6 cm。二是 7 月上中旬再进行定苗,留苗株距 10～15 cm,原则留优去劣,去弱留强。

追肥:结合灌溉于 6 月中旬追施速效氮肥 1 次。4 月中旬～5 月上旬,667 m² 追尿素 20 kg,6 月上旬至 6 月下旬追磷酸二铵 20～40 kg。若秋季花多,667 m² 再追复合肥 20 kg。也可用喷雾的方式进行根部追肥。

抹芽:幼苗高 30 cm 左右以后,应及时抹去从基部发出的侧枝,对距地表 40～60 cm 高处的侧枝适当疏枝,苗木高 60 cm 以上处摘顶,以加速其主干和主侧枝的粗壮生长。

水分管理：枸杞既喜水，又怕水。采果前20～25日灌水1次，采果期15～20日灌水1次。夏果采摘结束后随即灌水，准备秋耕。9月上旬灌"白露"水促进秋梢生长。11月上、中旬冬壅基肥后，灌好冬水，头水和冬水需水量大，其他可以减量。

（2）造林技术要点

1）造林苗木选择：选用2年生实生苗，苗高30 cm，地茎0.3 cm上，根系发达饱满，无病虫害健康幼苗，合格的幼苗是造林成功的关键。

2）起苗和运输：开春进行，此时苗木停止生长处于休眠期，及时起苗，起苗深度要达30 cm左右，过程中注意缓起慢放，细心操作，尽量避免机械损伤，保护好幼苗茎和根系，最后按规格分级待运。苗木扎捆要松紧适宜，码放时要根朝外，防苗木"感冒"，运输过程中注意苗木的保湿，有条件最好盖篷布防晒防风干，运输时间超24 h要及时洒水保湿，洒水在傍晚进行。苗木运输与栽植地时，及时假植，假植后多灌水防风干。

3）风沙草滩区造林：采用穴状整地，穴间距2 m。穴间铲除杂草、光沙蒿、沙柳，沙地用作障蔽材料，以固定流沙，穴的规格为40 cm×40 cm×50 cm，栽植时，需将表层干沙铲去，再打坑栽植，随打坑随栽植，踏踩实、及时灌水，成活率达80%以上。流动沙地搭设3.0 m×2.0 m网格障蔽，半流动沙地搭设平铺式障蔽，行距2 m即可。

4）栽植造林与管护：春季栽植在4月初，秋季栽植在10月后，将苗截杆至40 cm（地径以上），植树时将苗木直接放入栽植坑，苗木扶正，根部全部置坑内，然后填土，填土一半时，及时提苗使得苗根和土壤充分接触，灌水，最后填土夯实。造林后要对黑果枸杞进行幼林抚育，配合天保森林抚育工程，进行树体修剪，清理枯枝落叶，整理树坑等。一般黑果枸杞造林地立地条件较差，如果条件允许，可以在雨季撒施尿素，成活率更高。

3. 辽宁地区栽培技术·郑卓然等（2016）以种子育苗，介绍了一种平原种植黑果枸杞技术。

（1）起垄：黑果枸杞在辽西北地区如果是平地适合垄作法栽培。可使用人力或者打垄机进行起垄，垄台宽80 cm，垄高20 cm，垄沟宽40 cm，保证黑果枸杞栽植后有合理的行距。40 cm的垄沟可以提高土壤透气性，方便灌水、施肥，还可以为除草、修剪、采收等操作提供空间。

（2）栽植

1）栽植时间：播种2年后栽植，黑果枸杞的栽植时间一般以春栽为主，即土壤解冻至萌芽前。

2）栽植密度：株行距1 m×1.2 m，既不浪费土地又便于剪枝采收等操作。

3）苗木修剪：起苗后对苗木进行1次修剪，将根部以上的萌条和苗冠部位的徒长枝全部剪去，剪平挖苗时挖伤的主根，以方便运输及提高移栽成活率。

4）栽植方法：定植前按株距1 m在垄台中线上定点挖穴，规格30 cm×30 cm×40 cm（长×宽×深）。穴内施有机肥2～3 kg，加入氮磷复合肥100 g，将心土填入，混合均匀后盖表土5 cm，然后将黑果枸杞苗放入坑内中央扶正填一层地表土，用脚踏实，提一下苗，使侧根伸展后，再填土踏实后覆土略高于根颈处，栽苗后在苗颈处浇足水，以保证根和土充分接触。辽西北地区春季干旱，为提高移植成活率，在春季黑果枸杞萌芽前同样要适量灌水，保持土壤湿润。

（3）管理

1）松土：垄作法种植黑果枸杞过程中修剪、施肥、采摘等管理措施都是在垄沟中完成的，松土主要进行防治病虫害、除草和保墒为目的的翻土。

2）追肥：追肥通常随灌水进行，第1次追肥要求以磷肥为主，氮肥为辅，时间在春旱时黑果枸杞萌发后。第2次追肥以氮磷钾复合肥为主，时间在果枝开花。这次施肥有利于促进果枝伸长，花多，果多，也促进强壮枝发得更多。第3次追肥，使用氮磷钾复合肥，相应氮肥略高。这次施肥时间以见到成熟果实开始，目的是保证果实成熟所需的营养。每次单株追肥量约100 g。

3）整形、修剪：定植当年在高度30～40 cm短截全部枝条，留4～5个发育良好的主枝，此为第1层，然后每30～40 cm留1层，每层留3～5个主枝条，最终将整个树形修剪成3～4层的伞状形态，在此基础上每年对其进行适当的修剪整形。经过修剪整形，每株黑果枸杞可有几十枝结果的骨干枝条，可相对保持产量。修枝对提高产量培养大果球黑果枸杞很重要。

采收加工黑果杞的果实成熟是在8月中下旬，边成熟边采收，直至晚秋下霜前结束。采收要轻采、轻放，果筐1次盛果不超过10 kg。

黑果枸杞不可暴晒，暴晒会破坏花青素，将采回的鲜果倒在制干用的果栈上，摆放在阳光直射不到的地方风干，果实未干前不要翻动，脱水至含水率13.0%以下，如遇阴雨天气可以低温烘干方式脱水。

二、黑果枸杞有机种植技术

（一）采种及贮藏

成熟采果期为8～9月份，当果实变为深紫色，颗粒饱满后即可采摘。浆果采摘后要及时晾干，在凉爽的地方存放。9月以后的果实由于生长期不够，种子没有长足，不宜作为采种果实。采种时要将浆果放入清水中，浸泡后用打浆机打破浆果，清洗去粘连在种子上的果肉，除去杂质滤出种子，晾干选优后放在透气的纺织袋中贮藏。有机黑果枸杞的种子颗粒较小，千粒重在0.9g左右，每千克有种子约110万粒。种子最好当年就播种，当年的种子发芽率在80%～95%之间，两年以上的种子发芽率显著降低，种植时要注意。

（二）育苗

育苗有种子育苗、扦插和根蘖3种方式。

种子育苗可在春秋两季进行，苗圃地应选在地势平坦、排水良好、有灌溉条件、交通便利、土层深厚的砂壤土的地方作为育苗地。清除圃地杂物草根，按每亩2 000 kg的量施入腐熟农家肥，羊粪最佳，并施氮磷钾复合肥20～30 kg，施肥后及时深翻后耙平地面。苗床选择低床，床宽1.2 m，床高15 cm，两床之间留出40 cm宽的工作道，以便走动管理。播种前苗床灌透水，灌水后2～3天可播种。播种前用高锰酸钾水对种子进行消毒，之后将种子按每亩0.8～1.5 kg的用量均匀地撒播于床上，上用1～1.5 cm的细砂覆盖。每两天左右在砂面喷洒清水，直至出苗。另外也可采用条播、穴播的形式。也可用容器在温室育苗，等苗高20 cm左右再移出温室，在大田种植。

扦插也可在春季发芽前和秋季进行。选取优良单株上1年生徒长枝或粗壮、芽子饱满的枝条，剪成18～20 cm长插条，将插条斜插入整好的畦中压紧、踏实即可，注意要经常浇水，保持土壤湿润，一般成活率在85%左右。

另外，有机黑果枸杞根系发达，根萌能力强，通过截断主根可在主根周边萌发许多新苗株，经分蘖后培植新苗。

（三）培植密度

经过研究，推荐有机黑果枸杞的每亩合理培植密度为440～700株。可按行距1.5（或1.2）m，株距1（或0.8）m合理培植，既不影响有机黑果枸杞的生长和果实的采摘，又不浪费土地资源（图9-3-2）。

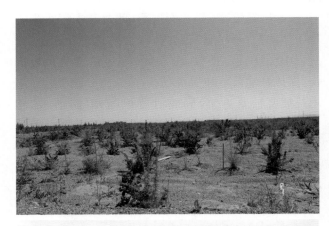

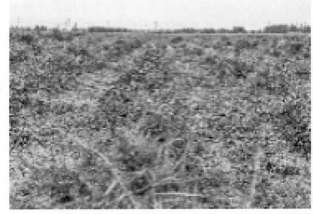

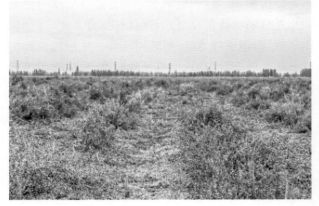

图9-3-2　黑果枸杞有机种植

（四）田间管理

全年要结合锄草，及时松土，根据土地情况适度浇水，每年在3月份施足基肥，6月和8月底进行科学追肥。早期以氮肥为主，后期多施磷肥和钾肥。

1. 中耕除草·种子出苗后要进行松土除草，1年内4～6次，结合灌水进行松土除草。

2. 灌水·根据土壤湿度情况适时灌水，一般1年内4～6次。

3. 间苗·6月间当苗高3～5 cm时，简疏弱苗和过密苗。7月中旬左右进行定苗，留苗株距10～15 cm，留优去劣，去弱留强。

4. 追肥·结合灌水于6月中下旬追施速效氮肥1～2次，7月中下旬再追肥1次。

（五）整形、修枝

有机黑果枸杞3年挂果，5年进入盛果期，其整形必须在定植的前3年完成。定植当年在高度30～40 cm左右短截全部枝条，留4～5个发育良好的主枝，此为第一层，然后每30～40 cm左右留一层，每层留3～5个主枝条，最终将整个树形修剪成一个三至四层的伞状形态，在此基础上每年对其进行适当的修剪整形。经过这样的修剪整形，每棵有机黑果枸杞可有几十株结果的骨干枝条，可相对保持产量。修枝对提高产量，培养大果球枸杞子很重要。

（六）病虫防治

虫害有蚜虫、枸杞负泥虫、枸杞白粉病、煤烟病等，可用40%氧化乐果0.1%药液和多菌灵0.1%药液等药剂喷雾防治。

（七）采收加工

有机黑果枸杞子的采收要在芒种至秋分之间。及时采摘成熟果实，阴干或晾晒，不宜曝晒，以免过分干燥，并注意不要用手揉，以免影响质量。夏季伏天多雨时可用暖火烤干。

三、黑果枸杞种植管理

（一）种植基地区域选择

黑果枸杞果实属于浆果，果实成熟时皮薄、易破流汁，在雨多的地方特别易烂果，发生黑果病。同时，植株叶片易发生炭疽病，茎易发生茎腐病，根易生根腐病，易发生的虫害为瘿螨、白粉虱等，给种植带来很大的经济损失和沉重的管理负担。因此，在种植区域选择上应选用300 mm以下降雨量的干旱少雨区域，并为提高产量，需要有灌溉条件作保障。这样既避免由于多雨带来的烂果、病虫害危害麻烦，又可满足高产需要的地下灌溉水分，同时也最大限度地发挥黑果枸杞的抗旱耐盐碱的生态价值。

（二）种苗选择

通过对主产区域的种源栽培发现，各地都有比较适应的株系，但也有长期不结果的株系。因此，建议各地主产区农林业主管部门、种植实体和个人要在目前广泛应用野生苗和种子苗生产的基础上不断选择纯化优系，淘汰不结果植株，并且采用根蘖苗、扦插苗、组培苗、嫁接苗进行栽培，提高栽培质量和效益，提高在未来市场中应对黑果枸杞干果降价市场风险的竞争力。通过近几年的栽培实践和在各地的考察了解，发现目前栽培多为种植的种子苗和采挖的野生苗，不结果的、产量低的、果子小的植株占很大的比例，种植实体和个人应当将不结果植株确认后当年剔除。苗变异性最大，伴有红、黄、白、紫果出现首先应予剔除，再将不结果株剔除，在此基础上逐步选择优系，优化种植，提高质量。野生苗的种植和选择同种子苗一样。从外地调的苗要选择正规育苗公司，同时也要从外观看无病虫害，如田间叶片病虫害少，长势强的苗木选取，最好选择看一下示范效果。尤其注意的是不要调取存在大量瘿螨虫害的苗，会给种植带来毁灭性的后果。

（三）果型选择

在栽培种发现结果植株从果形上分为"蟠桃形"和"心形"，市场上比较认可"蟠桃形"，应予以选择保留；从叶型上分有丛形细长叶片和厚扁稀疏叶片，应保留厚扁稀疏叶片植株较好，利于果实充分接受光照，增加花青素含量；从枝干上分软质细密型和硬质粗硬型，应选择保留硬质粗硬枝，利于形成能够直立不倒伏的果树状栽培效果，不用人为支撑扶枝，亦可形成不倒伏、不烂果的栽培效果。硬枝"蟠桃"型优系就有以下特点：①枝条和茎干粗硬，不需要支撑物能够独立生长，便于修剪成果树状。②基生部位不易发芽抽条不易形成丛生状。③结果后枝条不会垂到地面不会造成烂果。④果实为大众喜欢的"蟠桃形"。⑤结果疏密适宜商品性好。⑥叶片钝厚稀疏利于果实形成含量较高的花青素。⑦结果没有大小年之分利于稳产。这样的优系适合种植户提高经济效益,符合种植选择要求。当然未来需要果皮较厚、果柄较长、棘刺较少的品种更符合种植要求。在此基础上进行分株、扦插、组培、嫁接繁殖应用保留其优系性状是比较妥善的方法。

(四)育苗注意事项

在实践中,分株速度慢,但方法简单;组培需要一定的固定投资,成本也高,但速度快,为降低成本建议生产出的组培苗再做一定比例的扦插,特别是嫩枝打插。笔者所做的组培苗目前观察没有一例变异为其他颜色的果实,但值得一提的是在育苗期所结的果实形状均为"心型",这是由于苗期的原因还是组培的脱毒的效果还需要进一步做观察。扦插苗是难度比较小、成本比较低的好办法,尤其是硬枝扦插一旦生根成活,第2年就能挂果生产,是普通种植户不错的选择。嫁接苗是近年来兴起的做法,它的优势是杜绝根蘖、倒伏和由于灌水过多造成水涝出现暂时性"假死苗"现象,同时由于砧木树势旺会使果实大,结果多带来的丰产。

(五)施肥多用有机肥和钾肥

在栽培过程中,建议种植户在冬灌前或春季解冻后施1次腐熟过的有机肥,利于提高果实的品质和提高树体的抗病能力,这是因为有机肥营养丰富,兼有许多益生菌,利于树体营养均衡生长。在6月开花期建议多施钾肥,利于保花护果,提高果实品质,可选用黄金钾、磷酸二氢钾、硝酸钾等。在春季发芽前建议使用少量的氮肥,但不可过量,否则主干和基部萌生芽和枝过多消耗过量的养分,造成丛生枝过多,影响栽培效果。

(六)病虫害防治以防为主,选用低残留农药

近年来,农林业区由于过量使用化肥和农药使土地生态平衡严重破坏。因此建议种植户在土壤保健上下功夫,多施有机肥和菌肥以增减有机质、恢复土壤微生物群生态平衡,提高抗病能力。在种植黑果枸杞后以预防为主,是在阴雨天和秋季,建议防病多用微生物制剂如喷施 AM 菌剂或枯草芽孢杆菌,防治虫害用符合国家要求的低残留杀虫剂。

(七)采摘选用剪枝方法

随着黑果枸杞种植面积的扩大,采用原来的剪粒法显然已经不适应栽培的发展(当然在野生草原上还是比较合适,为了以保护好生态为主)。建议种植户待果实成熟至 70%～80% 后直接剪取结果枝,并将上部青果剪除。这样做可提高采摘效率、降低采摘成本。此外,因为大部分结果枝都为当年结果枝,剪枝不影响次年结果,相反起到修剪的效果。

(八)晾晒选用温室晾晒法

晾晒是近年来的一个重要研究的问题,通过实践,认为露天暴晒并不科学,一是紫外线太强影响果实品质使果实发苦。二是灰尘多,果面不干净。三是遇上雨天影响晾晒。采用简易温室或透明钢结构凉棚进行晾晒,可过滤过多的紫外线、防雨、防灰尘,相比加热晾晒成本低。因此,近年来规模种植户都采用多层晾晒床在温室内晾晒,等 70% 水分散失后就可以除去枝条和树叶,再进行多层架晾晒。值得注意的是在带枝晾晒阶段应注意晾晒床不易过厚,同时注意不要翻动,等到果实水分散失到 70% 以后再去抖落较好,否则果实易破裂流汁,失去营养价值,果实卖相也差,抖落后及时筛去枝叶和杂质,利于果实水分进一步散失成为商品干果。

(九)黑果枸杞干果应采用分级销售

在市场上栽培的黑果枸杞干果多采用分级销售、分地域销售,被消费者广泛接受。在生产上,当果实晾干后,建议分 3 个等级分别用 3 种型号的筛子进行分级,分别为三级果 0.3～0.5 cm、二级果 0.5～0.8 cm、一级果 0.8 cm 以上。0.3 cm 以下多为青果应该淘汰。三级果一般是消费者自用,比较实惠;二级果可做普通礼装用;一级果一般做高档礼装用。在市场上级差在 50 元/斤左右(胡相伟,2018)。

四、黑果枸杞病毒害研究

(一)"三病、四虫"防治

黑果枸杞病虫害中发生频率高、造成危害大的有黑果病、白粉病、根腐病,常见有负泥虫、蚜虫、瘿螨、红瘿蚊,对黑果枸杞生长与质量影响较大(张龙儒,2016)。

1. 建立科学的预测预报 · 田间病虫害的预测预报对病虫害的防治至关重要，要根据预报决定防治对策。在生产中，常采用直接取样调查方法，通过对采集数据进行有效分析，预先了解掌握枸杞病虫害发生的可能性，发生的轻重程度，从而提出并实施病虫害防治的最佳方案，做到"治小、治了"。

2. 病虫害防治

（1）农业防治：适时修剪，剪除病虫枝条。蚜虫、瘿螨等在枝条的缝隙、腋芽等处越冬，每年休眠期修剪后及时清理销毁修剪下来的枝条、田间枯枝落叶、病果和杂草，对减少越冬代病虫菌卵有较好的作用。土壤深翻、晾晒。木虱、红瘿蚊、负泥虫等在树冠下面 3～5 cm 的土层内越冬，通过秋冬季土壤深翻晾晒杀除虫卵，有效减少虫口基数。

（2）物理防治：利用灯光诱杀、色板诱杀或糖醋诱杀。利用负泥虫成虫的趋光性，夜晚悬挂高压汞灯，进行成虫诱杀。覆盖地膜。每年 4 月上旬，在清除田间杂草的基础上覆盖地膜，一可阻止幼虫羽化出土，二可升高土壤温度，杀死越冬代的红瘿蚊。草本植物的使用。4 月上中旬在田间可铺撒层苦豆粉或骆驼蓬粉，既可以提高土壤肥力，又可以减少虫口基数。

（3）生物防治

1）植物源农药防治：植物源农药杀虫的有效成分为天然物质，自然界中很容易降解，不污染环境，被称为绿色农药。因为其活性成分复杂，能够作用于害虫、螨类、病菌的多个器官，因而不容易产生抗药性，而且残留量微乎其微，植物源农药浸提制取的方法简单无需专门的设备，只要操作方法得当，很容易制取植物源药剂液体用于病虫害防治。常用的植物源农药有苦参碱、除虫菊、藜芦碱、鱼藤酮等。苦参碱杀虫机制是阻断虫体神经节，抑制神经传导，凝固虫体蛋白，抑制呼吸，导致虫体死亡。可以采用 1% 苦参碱可溶性液剂 500～800 倍喷雾防治。在生产中，人们也选择了一些植物源药剂，利用生姜、大蒜、尖椒、苦豆子等这些具有刺激性的植物的本性，经过加工合成能有效杀死蚜虫、木虱、瘿螨和病菌等病菌。主要有草木灰制剂、辣椒制剂、蓖麻制剂、臭椿叶制剂、葱蒜制剂等。

2）矿物源农药防治：矿物源农药具有灭菌、杀虫和保护植物的作用，主要体现在保护作用方面，对植物安全，无残留，不污染环境，病虫不产生抗药性。常用的矿物源农药有石硫合剂、硫悬浮剂、波尔多液等。在 3 月底及 10 月中下旬选用 3～5 度的石硫合剂进行全园喷雾防治，可有效防治准备出蛰或入蛰的各类瘿螨和锈螨，减少螨类虫口密度，杀灭侵染菌类，预防由于病菌引发的黑果病的发生。生长期用 50% 硫悬浮剂 200～300 倍树体喷雾，可有效防治螨类的发生，同时对预防白粉病、黑果病有明显效果。波尔多液是一种具有保护性、广谱性的杀菌剂，用 100 倍树体喷雾，能有效防治黑果病。

（4）化学防治：每当黑果枸杞发生蚜虫、枸负泥虫、枸杞瘿螨、枸杞红瘿蚊等虫害时，可用 40% 乐果乳油 1 000～1 500 倍液或 50% 马拉硫磷乳油 1 000～2 000 倍液或 50% 磷胺乳油 1 000～1 500 倍液喷雾，每 10 天 1 次，连续 3～4 次。发生白粉病、黑果病时，喷洒汗硫农药，可在发病初期适当地喷波尔多液或 50% 多菌灵 1 000 倍液防治，也可用 40% 氧化乐果 0.1% 药液和多菌灵 0.1% 药液等药剂喷雾防治。在开花结果前喷洒退菌特、多菌灵和波尔多液为主，开花结果后喷洒代森锌或多种药剂交替使用。根腐病病原菌为镰刀菌，发生根腐病时，初期可用 50% 的多菌灵 1 000～1 500 倍液或 1%～3% 硫酸亚铁灌根防治，也可在病株根茎部覆盖草木灰，严重时及时拔去死株。

（二）有机黑果枸杞虫害田间防治

1. 有机黑果枸杞常见虫害 · 枸杞蚜虫、枸杞负泥虫、枸杞瘿螨、枸杞木虱。

2. 常见生物农药 · 0.5% 藜芦碱、0.3% 苦参碱、50% 硫黄悬浮剂、0.5% 印楝素、1.6% 狼毒素、1.5% 除虫菊素、5% 桉油。

3. 常用剂量与效果 · 在黑果枸杞有机生产中，对枸杞木虱防效最好的为 0.5% 藜芦碱 700 倍液，在 72 h 后达到 90% 的杀虫率，也可选择 650 倍液的桉油精轮流使用。对枸杞负泥虫防效最好为 0.5% 藜芦碱 700 倍液，可在 48 h 后达到 90% 的防虫效果，0.3% 苦参碱 500 倍液可作为替代药剂轮流使用。枸杞蚜虫防治首推 5% 桉油精 588 倍液，0.5% 藜芦碱 700 倍液可交替使用，以降低害虫的抗药性。枸杞瘿螨可用 0.5% 藜芦碱作为主要防治药剂，24 h 后防效可达 95%。

4. 不同药剂防治不同害虫效果评价

（1）枸杞木虱：成虫具翅善跃，其移动能力使喷施的触杀型药剂对其防治效果达不到理想状态，只能在还未羽化的若虫及卵时期进行防治。木虱若虫移动能力虽差，但常将扁平状的身体紧紧贴在叶片表面吸食叶汁，且体表覆蜡质分泌物；卵具卵柄，不贴叶表面。触杀型药剂苦参碱因木虱若虫及卵的形态结构无法通过接触进入虫体麻痹神经中枢，使虫体蛋白质凝固导致害虫死亡，达不到理想防效。胃毒型药剂藜芦碱经过木虱若虫吸食进入虫体，造成局部刺激，引起反射性虫体兴奋，先抑制虫体感觉神经末梢，后抑制中枢神经而致害虫死亡，达到很好的防治效果。内吸型桉油精先通过渗透、吸收作用进入植物，随水分循环到达受害部位，再经过木虱若虫吸食进入虫体，从而达到杀死的目的，所以对木虱也有较好的防治效果。

（2）枸杞负泥虫：具有咀嚼式口器，其幼虫具前胸背板，虽胸部具足，但移动性较差，腹部吸盘将身体紧贴叶面，并把自己的排泄物背负于体背用来保持身体黏湿状态。成虫前胸背板蓝黑色，具明显金属光泽，惊动或碰触会掉落在地以躲避危害。因此，藜芦碱的胃毒作用因负泥虫幼虫的取食习性直接进入虫体达到较好的防治效果，而苦参碱为触杀型药剂无法进入虫体，达不到防治效果。

（3）枸杞蚜虫：具有内吸作用的桉油精可通过刺吸式口器的枸杞蚜虫吸食树汁进入虫体，从而达到杀死害虫效果。而以胃毒、触杀作用的藜芦碱和狼毒素，可能因蚜虫口器的原因不能进入蚜虫，防效远没有桉油精防治效果好；硫黄悬浮剂为矿物农药，活性组分为高纯硫黄，在适当的温度、湿度条件下释放出有效气体，对病虫害的呼吸系统产生抑制作用，使其不能进行正常的新陈代谢而窒息死亡，但受环境影响导致药效不稳定且起效慢，对蚜虫所起效果极低。因此，桉油精对蚜虫的防治效果比其他药剂更好。

试验中所使用的生物药剂在 24 h 内效果不明显，但随时间效果逐渐增强，并持续保持防效。生物药剂起效慢但时效长，可长时间持续性杀死害虫还对植物不产生危害。而化学药剂虽短时间内可以起效但持续时间短，频繁施用不仅对植物会产生危害，而且产品会含有毒有害物质对人身体健康造成危害。

5. 综合防控技术 · 因枸杞瘿螨在虫瘿中繁殖发育，直到成熟虫瘿破裂才出来迁徙扩散，此时喷试药剂无法进入虫瘿叶包内部，导致对其防治效果很差。防治效果最佳时机应在瘿螨成虫产卵前进行防治，但时机无法准确把握，给防治带来了不便。据观察枸杞木虱较多的植株上虫瘿也较多，枸杞木虱较少的植株上瘿螨较少，研究发现瘿螨大多藏于木虱腹腔中越冬，随木虱活动而扩散，将瘿螨主要扩散及过冬的宿主木虱进行有效防治，可以达到对瘿螨的有效控制，一举两得。有机农产品生产中，病虫害的防治除了使用无公害生物药剂外还要坚持综合防控技术，如营林措施中清理田地，中耕除草减少寄主，冬季灌水、叶面施肥、灯光诱杀、驱性诱杀、保护和利用天敌等，以便控制虫口密度，达到轻微或不危害黑果枸杞的目的，进一步保证黑果枸杞有机产品安全（卢瑜，2019）。

五、黑果枸杞种植施肥水研究

（一）种植肥水管理

1. 幼龄树管理 · 2～4 年生黑果枸杞苗视为幼龄树。黑果枸杞播种实生苗，1 年生苗生长最高可达 0.6 cm，最小可达 0.3 m，平均为 0.45 cm。苗地径生长平均可达 0.6 cm。幼龄树管理主要目的是保持枝叶营养生长，营造树形，管理内容主要是肥水管理、整形。

（1）灌水：黑果枸杞幼树期既喜水，又怕水。既要勤灌、浅灌，保持园土湿润，又要防止大水漫灌造成积水。全年灌水 8～10 次。一般 4 月下旬灌头水，7～10 日后灌 2 次水，以后每隔 15 日灌 1 次。

（2）施肥：4 月中旬施入尿素每株 100～150 g，6 月上旬施入氮、磷复合肥 150～200 g，7 月中旬施入氮、磷复合肥 150～200 g。方法为于树冠外缘开沟 10～15 cm 深，沟长 30 cm，将定量的化肥施入沟内，与土拌匀后封沟灌水。秋施基肥于 9 月下旬至 10 月上旬进行，基肥以油渣、羊粪或大粪为主，同时兼施牛马猪粪、炕土及氮磷复合肥等，在冬灌前施入。可在树冠外缘的行、株间，两边各挖一条深 20～30 cm 的长方形或月牙形小沟施肥，每株施入饼肥 2～5 kg，羊粪 5～15 kg，磷酸二铵 150 g，混合与土拌匀后封坑,准备灌冬水。叶面喷肥于5月、6月、7月、8月中旬各喷洒1次生长素(叶面宝、喷施宝、丰产素等),每亩需30～50kg水溶液。

2. 成年树管理·黑果枸杞一般第3年开始挂果;5年进入盛果期,为促进黑果枸杞多开花挂果,成年树管理主要是肥水、修剪。黑果枸杞的开花期、结果期较长,从6月初的花芽形成期开始,一直到10月底的最后果实成熟期末,历时150日,枝条花序陆续开花、陆续结果,先后不一。成年树多在树冠外援40cm深的环状沟施肥。在5月上旬现蕾开花和春梢(七寸枝)旺盛期进行第一次追肥。6月下旬或7月上旬,七寸枝进入盛花期,进行第2次追肥。在花果期,要用1%～2%的氮磷钾三元复合肥,或用0.3%的每株磷酸二氢钾、喷施宝及希土。为了达到丰产目的,经过实验证明,黑果枸杞尿素施用量为200～280g/株,过磷酸钙施用量为120g/株。进入采果期后,遇高温、干热天气,要及时灌水降温。夏果采完后随即灌水,准备秋耕。9月上旬灌"白露"水促进秋梢生长。10月要控制灌水。11月上、中旬冬壅基肥后,灌好冬水。

(二)黑果枸杞施肥研究

耿生莲(2009)选黑果枸杞在青海格尔木土壤种植施肥量对植株影响,分析N肥和P肥不同施肥量对黑果枸杞树高、地径、冠幅、单株鲜果产量、百果重、果径及果实含糖量等指标变化测定。综合考虑黑果枸杞生长特性、丰产功能和果实品质特性3个指标,在青海格尔木种植树高80cm黑果枸杞,即N肥施用量可用0.07～0.13kg/株、P肥控制在0.05kg/株时,对黑果枸杞的生长增效作用最显著。从丰产角度讲,增产效果最优的组合是N3P2和N4P2,即尿素施用量在0.214～0.278kg/株、过磷酸钙施用量为0.12kg/株时能达到丰产目的。

李承科(2018)以2年生黑果枸杞苗为试验材料,设计氮、磷、钾3因素4水平施肥试验("3414"试验),探索不同施肥方案对黑果枸杞生长的影响及氮磷钾合理施肥配比,为黑果枸杞生产过程中的配方施肥提供参考依据。试验根据黑果枸杞栽培群体各性状的变异系数,确定施肥效果中各性状所占比重;根据确定的比重,计算施肥后某一施肥方案对植株整体生长的影响效果;进而确定施肥的最佳方案。

试验筛选出大田黑果枸杞开花前营养施肥的最佳配比为尿素18g/株、过磷酸钙56g/株、硫酸钾33g/株,3种肥料中尿素对黑果枸杞植株营养生长效果明显,过磷酸钙、硫酸钾施肥后短期效果不明显。研究为施肥效果评价提供了一种思路,并初步筛选出山东滨州博兴地区一种黑果枸杞生长期施肥的肥料配比和用量。

(三)水肥对黑果枸杞茎叶生长及化学计量学影响

李发奎等(2020)以甘肃民勤县3年生黑果枸杞为材料,研究其茎叶生长及其生态化学计量特征对灌水施肥响应,得出2个结论:

1. 黑果枸杞茎叶生长对灌水施肥的响应·研究表明当水分与养分等环境因子发生改变时,植物的形态特征、生物量积累均有不同程度的响应。灌水和施肥对植物的株高、地径及地上部干物质量有一定的促进作用,灌水和施肥显著促进了黑果枸杞茎长、基径和叶面积及叶干重的生长。这可能是由于茎和叶片这些组织器官长期暴露在环境中,外界环境的变化极其敏感,植物会通过改变自身的形态结构以适应环境而继续生存下去。但是,灌水处理茎长的平均相对生长速率高于对照,基径的相对生长速率低于对照;施肥处理茎长、基径的平均相对生长速率低于对照。这可能是由于灌水促进茎的顶端优势;施肥抑制茎的顶端优势,更多的资源用于侧枝的生长。灌水和施肥处理下叶面积的平均相对生长速率高于对照,说明灌水和施肥会促进叶面积的增加。灌水处理后叶干重的平均相对生长速率基本不变,施肥处理后叶干重相对生长速率低于对照,这可能是由于施肥处理叶片的生物日积累量会降低,生物量分配到果实中,与施氮对燕麦生物量积累及其分配的研究结果相似。

2. 黑果枸杞茎叶化学计量学特征对灌水施肥的响应·对于植物而言,环境变化对功能性物质影响较大,对结构性物质影响较小。灌水使黑果枸杞C含量略有降低,而N、P含量显著增加,与不同森林类型主要优势植物叶片C含量随着降水量或人工灌溉量的增加而减小,N、P含量增加的结论相似。这可能由于灌水增加叶片面积和厚度,从而蒸腾作用增加,导致叶片C含量降低。而植物N、P

吸收和 C 固定的途径不同,灌水增加了土壤 N 的矿化速率,从而提高对 N 的吸收,所以,茎、叶 N 含量增加。P 含量增加可能是由于灌水使黑果枸杞茎、叶生长量的增加,植物调整养分需求,输运了更多的 P 物质以支持核糖体合成蛋白质。施肥处理下黑果枸杞茎、叶的 C 含量则相对稳定,N、P 含量变化明显,施肥处理显著增加了黑果枸杞茎、叶中的 N、P 含量,可能是由于施肥提高了土壤中的养分含量,植物调整养分需求,从而导致自身 N、P 含量增加。所以,灌水和施肥处理下茎和叶的 C∶N、C∶P 均低于对照,N∶P 阈值作为指示植物生长受 N 或 P 元素限制,在植物生长过程中,N∶P<14 表现为 N 限制,N∶P>16 为 P 限制,14<N∶P<16,为 N、P 共同限制。本研究中各处理茎 N∶P<14,表现为 N 限制,叶片 N∶P>16 为 P 限制。灌水和施肥处理下茎叶 N∶P 低于对照,这可能是由于灌水和施肥处理下茎和叶生长受 N 限制作用增强。

六、黑果枸杞整形修剪

黑果枸杞枝条密生、重叠,光照通风不良,产量不稳定,不便于果实采收、疏花疏果和病虫害防治,通过整形修剪,使主枝干侧枝结构合理,结果枝分布均匀,以达稳产交产目的。

(一)整形修剪

按 DB63/T 1701 - 2018 执行。分幼龄期整形修剪、成龄期整形修剪(休眠期修剪、清基、剪顶、清膛、修圃、截底、生长修剪)。

(二)野生天然整形修剪

耿生莲(2011)研究不同修剪方式对野生黑果枸杞天然林生长影响,采取 Ⅰ(每丛丛生枝保留 1 枝)、Ⅱ(保留 3 枝)、Ⅲ(保留 5 枝)、对照 CK(不修剪)等4 种修剪方式。结果表明 Ⅰ、Ⅱ、Ⅲ 修剪比 CK 组树冠圆满,膛内膛外光照充足,结果枝分布均匀。整形修剪使黑果枸杞短结果枝比例增大,结果枝分布均匀;修剪对黑果枸杞的树高、地径没有明显的影响,对冠幅影响较大;修剪时保留丛生数 5 枝(修剪方式Ⅲ),短结果枝比例最大,单株鲜果产量明显提高,百果重增加,达到 23.8 g,且鲜果品质好。此整形修剪方式可在天然黑果枸杞人工林改造中推广应用。

(三)低海拔种植区修剪技术

修剪是在整形的基础上,为继续保持优良树形和更新结果枝而采取的剪截措施。黑果枸杞的成枝能力较强,尤其在 4 年生的初果龄阶段,这个阶段结实量还不大,营养生长较强,发枝力很强。修剪原则以轻剪缓放为主,以达到树冠的充实、调整目的。

每年在 5~6 月、8~11 月分 2 次进行,主要是将枯枝、徒长枝、过密枝、病虫枝及主干长出的直立性枝、无用横枝、针刺枝等剪去,保留生长健壮枝。通过修剪,减少养分消耗,有利通风透光,减少病虫害,控制树体高度,有利果枝发育和果枝生长,达到丰产的目的(巢强,2013)。

第四节　黑果枸杞繁育种植领域专利

黑果枸杞食药两用疗效被广大民众认可,又因其有很强的抗旱功能和根蘗能力,使其在防风固沙、治理盐碱,水土流失防治等方向发挥着巨大作用。在自然条件下萌发率与存活率较低,繁殖速度慢,难以满足医食应用和改良环境种植的需求,现阶段科研工作者不断探索其优良品种选育,科学方法育苗与种植等研究工作,获得了许多专利,对黑果枸杞优良栽培奠定了科学基础。

一、育苗领域

(一)种子育苗

本领域专利包括了选种、种子处理、育苗选地、水肥管理,在于驯化出发芽率高和成活率高的优良苗木。

公开号 CN103125333A,公开一种野生黑果枸杞栽培方法,属于农业种植领域。其特征在于:对种子进行温汤浸种,和基质栽培,并且通过所配制的营养液进行滴灌,适应野生黑果枸杞生长所需必备营养成分。有益效果在于:通过滴灌、控水控肥,提高了野生黑果枸杞种子的抗氧化功能;提高种子在干旱和盐胁迫等逆境生长环境条件下发芽率,提升种子的临界萌发条件;种子萌发后出苗迅速,显著提高幼苗的茎长、根长和鲜重。

公开号 CN105340544B,公开一种野生黑枸杞的引种驯化育苗方法。以野生黑果枸杞种子生态、生理习性的驯化入手,通过对不同地区野生黑果枸杞种子的采摘、催芽、育苗、间苗、移苗及田间管理等手段,得到的野生黑果枸杞的植株出苗率高(75.50%),苗木成活率高(88.75%),移栽成活率高(91.50%),从而解决了掠夺性的挖掘荒漠区野生黑果枸杞成株资源致使生态环境恶化加剧及其移栽成活率低的难题。

公开号 CN105638148A,公开一种黑果枸杞种植方法,主要解决温室大棚种子育苗技术。具体方法为:①黑果枸杞选种。首先选择品质好的当地野生品种,对选好的种子进行消毒制种;经浓硫酸 1~3 min 处理腐蚀种皮,缩短发芽时间,提高发芽率。②温室大棚穴盘育苗。每年的 12 月份在温室大棚内育苗。③黑果枸杞移栽定植在来年开春的 3~4 月份进行移栽定植,种苗携带穴盘原土。④生长期灌溉采用根部滴灌。⑤及时进行田间除草、防虫、防病。⑥施肥以磷肥、钾肥为主,磷肥用量比常规用量增加 20%~30%;钾肥用量比常规用量增加 30%~40%。⑦黑果枸杞成熟后可以两次或多次采摘果实。本发明采用温室大棚育苗移栽,可以提前结果期 1~2 年,施肥以磷肥、钾肥为主可以提高黑果枸杞的抗寒性和果实的附着性,实现规模化种植黑果枸杞的生产能力。

公开号 CN106718745A,公开一种黑果枸杞育苗方法。主要包括以下步骤:①选取晾干的野生黑果枸杞种子,放入温水中烫种。②一般浸种,浸种时间 8~10 h。③将蛭石、泥炭、珍珠岩和有机肥混合均匀,配成基质。④将配好的基质装入所述育苗盘中,并将基质浇透后打孔。⑤每孔播种 2~3 粒浸泡后的种子,覆盖、压实。⑥育苗盘移至温室中。⑦每隔 0.5~1 天向基质中浇水并浸透,直至种子出芽。⑧每隔 2~3 天向育苗盘中浇一次水,直至长出幼苗

即可。本发明有效避免了黑果枸杞作物面临灭绝的危险。

公开号 CN108739004A,公开一种富含多种微量元素的黑果枸杞种子育苗方法。主要包括以下步骤:①育苗。②移栽。③病虫害防治。通过使用新型的育苗基质,富含多种对黑果枸杞生长的有益物质,有效促进黑果枸杞种子快速发芽;且配合使用富含多种微量元素的基肥和营养肥,可有效提高其药用功效,补充人体所需的多种微量元素。所述育苗基质按体积比配比为蚯蚓粪∶草炭∶蛭石∶珍珠岩=3~7∶2~4∶1~3∶0.5~1.5;所述基肥由腐熟鸡粪、酸性残渣、尿素、过磷酸钙、赖氨酸、蛋氨酸、微量元素肥组成。

公开号 CN105325148A,公开一种野生黑果枸杞人工驯化种植方法。主要包括选种、种子处理、催芽、选择育苗地、育苗和移栽、栽后水肥管理,提高了野生黑果枸杞人工驯化的发芽率,成功将野生黑果枸杞人工驯化并且种植,有效地保护了我国野生黑果枸杞的种子资源。同时进一步减少了野生黑果枸杞的农药、生长调节剂等的污染,获得了无污染、绿色健康的野生黑果枸杞,也进一步提高了野生黑果枸杞的营养保健功效。

(二) 扦插育苗

本领域包括插条处理、催根、扦插、管理等。

公开号 CN107980377A,公开了一种黑果枸杞的硬枝扦插方法。包括:插条选择、加热、催根、扦插、管理;方法简单,使黑果枸杞插条扦插后 20~25 天开始生根,生根成活率达到 93%,明显提高了黑果枸杞的扦插育苗效率,满足消费者对黑果枸杞的大量需求;选择 2~3 年生的黑果枸杞硬枝进行扦插,插条中积累较多的营养成分,导管和筛管的细胞活力强,加快愈伤组织的形成和分化,缩短插条的成活时间;插条的下端扦插于热麦饭石粉中进行保温,热麦饭石粉为麦饭石粉中加入醋酸溶液炒制而成,pH 较低,抑制病菌增殖,富含均衡的矿质元素,增强插条伤口形成层的细胞活力,使愈伤组织在扦插后 10 天左右开始形成,缩短成活时间。

公开号 CN109588269A,公开了一种黑果枸杞的种植基质。组成包括:荞麦 3~14 份、煤灰土 22~35 份、过磷酸钙 17~25 份、苔藓 9~15 份、高

岭土 27～39 份。本发明的显著优点为：该基质能够获得高成活率的黑果枸杞育苗，且安全环保、无污染。

（三）组织培养育苗

黑果枸杞组织培养育苗是通过外植体诱导愈伤组织，经分化生芽而得完整芽苗或直接经过芽途径诱导生芽，经过继代生根而得完整植株的过程。组织培养依旧存在植体的局限性，培养成本较高，探索这一领域繁殖专利较多。

1. 外植体的选择·黑果枸杞的组织培养常用的外植体有花药、叶片、茎段、茎尖、种等。培养途径最常用的是采用愈伤组织途径，后经分化，生根得到完整芽苗。在选择外植体后，通常要先对其进行无菌消毒步骤。

公开号 CN104273034A，公开了一种黑果枸杞的愈伤组织诱导及分化方法。采用茎段作为外植体，将其洗净后，采用 75％的乙醇消毒 2～5 s，后采用 0.1％升汞处理 10 min，将消毒后的茎段放入 MS＋1 mg/L 6－BA＋1 mg/L NAA 的愈伤组织培养基中进行愈伤组织培养，后将愈伤组织放入 MS＋0.2 mg/L 6－BA 的分化培养基分化产生丛生芽，经过生根，移栽得到完整芽苗。

公开号 CN108496801A，公开了一种黑果枸杞的快繁方法。采用叶片作为外植体，经过消毒后，将其放入 MS＋0.1 mg/L 6－BA＋0.1 mg/L NAA＋0.5 mg/L KT 的培养基中得到绿色愈伤组织，后经过分化生根得到完整芽苗，不定芽的出苗率可达 94.1％。

2. 诱导、增殖、分化步骤培养基的优化·诱导、增殖、分化培养受到如外植体种类，激素种类和浓度等方法影响。一般情况在诱导、增殖、分化步骤因选择的外植体不同，培养途径不同，所选择的激素种类也不相同。在培养过程中，培养基通常添加细胞分裂素和生长素促进外植体的生长，有时也需要添加有机附加物、抗褐化物质等辅助培养。

公开号 CN109479724A，公开了一种以花药作为外植体经过诱导愈伤组织的组培方法。采用黑果枸杞的花蕾，经过消毒后，选择 MS＋2.5 mg/L 2,4－D＋4.0 mg/L KT 进行愈伤组织的诱导，将得到的愈伤组织放入 MS＋2.5 mg/L 2,4－D＋2.0 mg/L KT＋2.0 mg/L ZT 和 MS＋2.5 mg/L 2,4－D＋4.0 mg/L KT 进行继代培养，得到多酚含量和花色苷含量较高的黑果枸杞品种，愈伤组织诱导率达到 80％。

公开号 CN105850733A，公开了一种黑果枸杞的再生苗培养方法。直接采用叶片获得不定芽或采用茎段获得丛生芽，将两种外植体分别放置于 MS＋6－BA 1 mg/L＋IBA 6 mg/L 和 MS＋6－BA 1.5 mg/L＋IBA 0.5 mg/L 中，培养基分别添加 30 g/L 蔗糖和 8 g/L 琼脂作为碳源和培养基凝固剂，减少了黑果枸杞的培育成本，提高了培养效率和成活率。

3. 生根步骤培养基的优化·在黑果枸杞的组织培养过程中，通常采用浸根或基础培养基＋生长素组合的培养基培养来促进生根，并且结合生根的机制，通常采用降低基础培养基中大量元素含量的方法，进一步促进根系的生长。

公开号 CN108012930A，公开了黑果枸杞的不定芽瓶外生根方法。经过诱导得到不定芽后，将其直接炼苗，向不定芽培养基中灌加生根粉溶液，采用 IBA 浸泡后，移栽至基质中培养，该种方法大大提高了不定芽瓶外生根效率，达到 99％以上。

公开号 CN108496801A，公开了黑果枸杞不定芽的诱导方法。生根方法为将获得植株转接至生根培养基为 1/2MS＋0.1 mg/L IBA 的培养基中进行生根培养。

4. 培养条件优化·在组织培养过程中，环境变化也十分关键，通常通过改变温度湿度、光照强度、光照时间等因素来配合培养过程的顺利进行。并且在得到生根苗后，通常需要炼苗、移栽步骤以得到适合生长的成熟植株。

公开号 CN107926711A，公开了一种黑果枸杞离体快速繁殖方法。在黑果枸杞培养过程中，控制培养室光周期 12 h，光照强度 5 500～6 500 lx，培养温度 24～26 ℃，相对湿度 25％～35％，待外植体长出根系后，再调整弱光光照或继续强光光照又可产生新的芽体，芽体继续生长为植株。出芽率和成活率高达 100％。

公开号 CN107223563A，公开了一种培育无刺黑果枸杞的方法。将生根完整的黑果枸杞植株进行移栽驯化，移栽基质采用菜园土、腐殖土、沙子、草炭中的一种或两种以上混合物,经过灭菌后进行移栽操作,在移栽过程中定期浇水使基质含水量保持在100%田间持水量,成功培育出大量的无刺黑果枸杞(马彧博,2020)。

二、种植领域

(一) 种植田间管理

公开号 CN107371984A,公开了一种黑果枸杞移栽技术。包括整地、移栽和栽后管理。整地包括设置枸杞种植垄和间种种植垄,每两个枸杞种植垄之间设置 3~5 个间种种植垄;移栽包括在枸杞种植垄种植枸杞和在间种种植垄种植间种作物;该移栽方法具有较高的移栽成活率,且具有较高的黑果枸杞产量和较高的经济效益。

公开号 CN105230422A,公开 3 种黑果枸杞沙漠栽培方法。本发明充分利用高压水枪冲击沙地代替了人工铁锹开沟种植的繁重劳动,并且冲入浅沟的水保证了新苗的需水,同时灌溉采用了滴灌的方式,节约了水资源,且将黑果枸杞种子在沙漠上按合适间距播种后,采用农作物秸秆碎料对沙漠进行覆盖,一段时间后不仅能腐化产生腐殖质,并且还能够形成比较致密的覆盖层,一方面给农作物提供营养,另一方面再加上从覆盖层中长出的农作物根茎的固定作用,能够有效地对沙土进行覆盖,从而有较好的固沙作用。

公开号 CN105325147A,公开了容器与田间栽培相结合的黑果枸杞培栽方法。为了解决现有黑果枸杞的种植方法存在极大的局限性,难以形成产业化种植技术的问题,提供了一种黑果枸杞的栽培种植方法。先进行容器栽培,然后田间移栽裸根苗,采用容器栽培与田间栽培相结合,完成对黑果枸杞的栽培管理,容器苗便于管理。比如根据苗木的生长状况,可随时调节苗木间的距离;便于整形修剪等;便于运输,节省田间栽培的起苗包装的时间和费用;在一年四季均可移栽,且不影响苗木的品质和生长保持原来的树形,提高绿化景观效果。田间栽培管理可以做到长期可持续的规划管理,节约成本、节省资源,使得黑果枸杞的种植栽培包括后期的管理都能够做到产业化种植,同时也便于农户及时反馈黑果枸杞苗木的生长状况。

公开号 CN107926449A,公开了一种盐碱地起高垄种植黑果枸杞技术。该研究专利是用于我国西部荒漠盐碱地有效利用,国土环境绿色综合治理中,利用荒漠盐碱地以技术手段对黑果枸杞进行人工种植,将待植地块在冬灌前平整后进行旋耕松土,按 2.8~3 m 的行距进行起垄,起垄的高低要按照所选待植地块的地势高低和 pH 的大小来决定,一般情况下起垄的高度可选定在 0.4 m 左右,起垄的底宽为 1 m,起垄的顶宽为 0.5 m,形成梯形起垄体的形状,到第 2 年的 3 月底至 4 月初在梯形起垄体上,进行黑果枸杞的苗木栽植,发挥黑果枸杞耐寒、耐旱耐盐碱的特性,将荒漠盐碱地变成绿洲,收获具有天然营养成分保健和滋补功能良好的黑果枸杞产品。

公开号 CN108990667A,公开了通过改良沙地砾石沙地辅助种植黑果枸杞的方法。先在沙地、砾石沙地上按行距 2.5~3 m,坑距 1.5~2 m 的密度开挖直径约 1 m,深度 1 m 的坑穴;坑穴内均匀栽植 3 棵黑果枸杞苗木,然后用黄土或黏土、农家肥,羊粪、高分子保水材料以及坑穴挖出的砾石土混配的沙土覆盖,浇水。本发明以沙地和砾石沙地改良入手,促进其持水保水保肥功能,达到节水、节肥,提高水肥的有效利用率,从而辅助黑果枸杞高效种植。本发明方法在甘肃酒泉、敦煌等地实施后,水肥保持效果显著,水肥有效利用率提高 30%~50%,黑果枸杞的年产量提高了 20%~50%,年生物总量提高了 30%~60%。

公开号 CN205249892U,公开了一种黑枸杞种植黑枸杞直立塑形装置,属于黑果枸杞种植辅助设备技术领域。装置包括束缚管,束缚管上设有闭合装置,束缚管的上下两端分别装有加固圈,加固圈上设有固定杆。闭合装置为分口拉链。闭合装置为磁性吸边。本实用新型的有益效果在于:加固圈可以将束缚管的两端加固,防止束缚管在植物外力下形变。固定杆可以将整个装置钉在地下,让整个装置更为牢固。分口拉链和磁性吸边可以方便整个束缚管拆装。以解决黑果枸杞生长初期极容易发散或生长,黑果枸杞间相互缠绕,相互阻碍,导致了修剪难度大,无法及时找到长势较好的枝干,也不利于后期采摘。

(二) 不同海拔区域种植管理

公开号 CN105165357A,公开了一种高海拔盐碱地黑果枸杞的栽培技术。可使树生长旺盛,果实品质好,亩产高。具体包括步骤如下。

1. 选地建园

（1）园地要求：选择海拔高度为 2 400～2 700 m 的地区建立种植园,园地要求排水良好,土质疏松,pH 为 7.5～8.5,盐碱度为 0.2%～0.7%,以盐渍化的荒漠灌淤土为准。

（2）施基肥：栽植当年 7～8 月时,土地深耕 32～35 cm,亩施腐熟农家肥 220～2 000 kg、过磷酸钙 50～70 kg、秸秆发酵料 1 500～2 100 kg 作基肥。

（3）保墒：在施肥到栽植前 15～20 天的时间内,每隔 12～15 天浇水 1 次,浇水量为 3 cm 深,每次浇水后用秸秆或稻草覆盖以保墒。

（4）整地：栽植前 15～20 天,浅翻土地 15～18 cm,整平、耙细后作垄,垄宽 2.1～2.4 m,高 8～10 cm,垄面铺 2～3 cm 厚的毒沙土,然后用黑膜覆盖垄面。

2. 种树培育

（1）种苗选择：选择高为 65～72 cm、基径为 0.8～1.2 cm 的枸杞嫩枝扦插苗或枸杞硬枝扦插苗。

（2）种苗处理：将选择的种苗根部浸在 10×10^6 α-萘乙酸 2～3 h,取出后浸入自来水中 20～30 min,然后再浸入 2%～4% 的赤霉素液中 1～2 h。

（3）栽植：在垄上按株距为 1.2～1.5 m 成齿状挖栽植穴,栽植穴深度 85～100 cm 出苗,直径 60～70 cm 的圆柱形坑;向坑内填营养土 15～20 cm,使坑内营养土成锥体形,锥体顶部挖 3～4 cm 的小穴;将种苗根部放入小穴内,细根向锥体面摆放整齐;浇水至坑内水渗透缓慢时填土至坑满,然后压实。

3. 树形修剪 · 在栽植后第二年夏天生长盛期开始,选择直径为 1.5～2 cm、长度为 1.5～2 m 的竹竿或树木枝干,插在枸杞树干边进行并杆;秋季进行修剪,使树形成自然纺锤形。

4. 水肥管理 · 每年开春后,在枸杞树根部 20～80 cm 的土壤内,采用环沟状追肥方法,每棵树追施尿素 0.1～0.3 kg、氮磷钾复合肥 0.05～0.1 kg、过磷酸钙 0.02～0.05 kg;在枸杞树生长盛期,用多菌灵、赤霉素、树木营养生长促进剂兑人畜粪水灌根,用量为 3～5 L/棵树,同时用叶面肥 800 倍液喷施;4～6 月份降雨浇水,视土壤墒情及时浇水,7～9 月

降水增多,应注意排水防涝。

5. 培土填园 · 冬季土壤封冻前,在枸杞树根部培 20～30 cm 的粪土,然后用废旧地膜或秸秆将树干包裹起来,树根周围 2 m 范围内土壤用秸秆或稻草覆盖保温。

公开号 CN106718571A,公开了一种黑果枸杞野生驯化种植方法。有助于解决当地引种黑果枸杞的问题。具体包括：育苗、播种、扦插、田间管理、整形和修枝、采收加工。本发明所述的黑果枸杞栽培方法是根据晋西北地区的小气候结合野生黑果枸杞的生长习性经过长期栽培实验后综合得出的适合当地黑果枸杞生长的栽培技术。黑果枸杞成活率高,适合种植户学习和掌握,经过 3 年以后,黑果枸杞可以大量挂果,经济效益良好。每亩可以采收黑果枸杞干果约 200 kg,按照当前市场价,收益可以达 2 万～3 万元。

公开号 CN107047213A,公开了一种提高皖北地区规模化栽培黑果枸杞营养价值的种植方法。每年 4 月初,对黑果枸杞植株进行修剪,每个主枝上保留一个新生副枝,修剪完成后,根施一次有机粪肥;在黑果枸杞果实膨大期,果面及叶面喷施营养液,所述营养液由猪皮酶解物经稀释后得到;本发明种植方法针对皖北地区土质、环境以及种植户种植黑果枸杞习惯特性进行设计,保证人工种植黑果枸杞获得高产的同时,显著提高了人工种植黑果枸杞的营养价值。

（三）嫁接与改良种植

公开号 CN106912368A,公开了一种黑果枸杞辣椒的远缘复式培育方法。步骤为：首先进行红枸杞和辣椒的嫁接→用红枸杞花粉进行杂交从而获得红枸杞辣椒种子→再种植红枸杞辣椒到开花时用野生黑果枸杞花粉进行授粉→最终获得黑果枸杞辣椒的杂种,简称为一次嫁接二次杂交。该发明成功地把野生黑果枸杞的营养成分,特别是天然花青素（OPC）转移到了辣椒中,大大提高了辣椒的商品价值,这种黑果枸杞辣椒的果实在成熟过程中,由绿转黑,最终呈现紫红色,成熟后,肉厚籽少,色泽奇异,口感极佳,产量也得到大幅提高,从而为辣椒家族带来一个全新的品系。

公开号 CN105265190A,公开了一种野生黑果

枸杞的嫁接滴灌方法,涉及果树栽培与灌溉技术领域。本发明选择1~2年生沙棘实生苗为砧木,野生黑果枸杞一年生枝条为接穗,嫁接得到的黑果枸杞果产量高、品质优,植株耐盐碱、抗旱性、抗寒性提高;采用双层膜及多种滴灌方式,提高灌溉水和肥料利用率,防止土壤板结。

公开号 CN104221723A,公开了一种在农作物领域的超远缘复式育种技术。不同于常规育种与转基因育种技术,该发明的特点是成功解决了把木本野生黑果枸杞嫁接到草本番茄上的这一技术难题,并且在其开花期再用红枸杞杂交,使两种远缘植物的优点重新组合成有强大杂种优势的新品种。至今国内外尚无成功的先例。野生黑果枸杞是世界上含生物色素和天然花青素最多的植物,具有清除自由基的特异功效,对提高人体免疫力和防治多种疾病有显著效果。但是由于野生黑果枸杞的植株矮小,匍匐生长,不便管理,果实小而产量低使其经济价值得不到发挥。本发明则在当年便可得到直立生长,植株高,果实大,产量高的枸杞新品种资源。完全克服了野生黑果枸杞的上述缺点,其经济价值巨大。

公开号 CN105875411A,公开了一种无刺黑果枸杞树种苗栽培方法。步骤为:无刺黑果枸杞树种苗栽培方法,包括以下步骤:采集黑果枸杞树母本,并在母本上采集种条,将种条进行切片分析,分析出有刺基因,采用基因摘除法将有刺基因摘除,对摘除有刺基因的植物细胞在组织液中培养,培养好后进行室内育苗和室外育苗,最后培育出无刺黑果枸杞树的种苗。根据试验比较,有刺黑果枸杞每人每天采收量在4~6 kg,而本发明提供的无刺黑果枸杞每人每天采收量可达24~48 kg,提高劳动工效6~8倍,对促进产业发展具有重要意义。

(四)肥水与病虫害管理

公开号 CN104557165A,公开了一种用于黑果枸杞有机栽培的专用肥料及制备方法。组成为:黄连100~120份,硫黄粉10~12份,硫酸铜3~4份,福美锌2~3份,甲基托布津1~2份,百菌清1~2份,克菌丹2~3份,特富灵2~3份。步骤为:黄连加入10倍的水,80℃浸泡24 h,过滤得到提取液,再将硫黄粉、硫酸铜、福美锌、甲基托布津、百菌清、克菌丹、特富灵加入提取液中,混合均匀,在24 h内用

完,现配现用。本发明所述的杀菌剂对人工引种驯化的黑果枸杞生长有良好的杀菌效果,可以使黑果枸杞的果实在挂果后避免病菌感染,影响果实发育和色素生成,产量高,果实饱满,质量高。

(五)大小年防控

随着黑果枸杞种植面积增加,在其生产中存在一年产量高,一年产量低的大小年现象,这种情况较为明显,且无人做过专门研究,为了弥补已有技术上缺陷,发明了防止大小年的黑果枸杞种植方法,果后追肥、果枝修剪、花期增肥、果期喷肥;方法简单,便于操作,能够有效防止黑果枸杞大小年的初年,稳产期内,每年每株可产鲜果2.1~2.7 kg,干果0.4~0.7 kg,产量均衡,避免大小年造成的经济损失,使种植户的经济收入提高19.2%;果实采摘后对黑果枸杞进行追肥,并深翻土壤,促进黑果枸杞植株内营养成分的积累,使黑果枸杞安全过冬,促进来年黑果枸杞花芽的分化和生长,促进开花结果。具体方法:

1. 果后追肥·黑果枸杞果实完全采摘后均匀撒施有机肥,撒施量为700~800 kg/亩,撒施后,将土壤深翻20~25 cm,促进黑果枸杞植株内营养成分的积累,使黑果枸杞安全过冬,促进来年黑果枸杞花芽的分化和生长,促进开花结果。

2. 果枝修剪·冬季11~12月份,剪除6年以上的老枝条,将1年生幼嫩枝条剪为原来长度的1/3,节约养分,促进分枝,春季发芽后,将2~5年的枝条顶端剪除3~5 cm,避免春季开花结实时营养成分不能充分供应至顶端而导致的顶端无花无果,节约营养成分,充分利用枝条,增加黑果枸杞的产量。

3. 花期增肥·开花后,向黑果枸杞追施保花肥,追施量为2~3 kg/株,追施后每株浇水8~10 kg,保花肥营养均衡,富含有机和无机营养元素,加快吸收,促进开花,增加枝条开花量,降低落花率。

4. 果期喷肥·初果期,向黑果枸杞全株喷洒坐果剂,连续喷洒3次,每次间隔5天,及时供给果实生长所需的营养成分,降低落果率,使黑果枸杞产量稳定,避免大小年的出现。

按以上方法能够有效防止黑果枸杞大小年的初年,稳产期内,每年每株可产鲜果2.1~2.7 kg,干果0.4~0.7 kg,产量均衡,避免大小年造成的经济损失,使种植户的经济收入提高19.2%;果实采摘后

对黑果枸杞进行追肥,并深翻土壤,促进黑果枸杞植株内营养成分的积累,使黑果枸杞安全过冬,促进来年黑果枸杞花芽的分化和生长,促进开花结果;冬季先修剪老枝条和幼嫩枝条,节约养分,促进分枝,春季再剪除 2~5 年的枝条顶端,避免春季开花结实时营养成分不能充分供应至顶端而导致的顶端无花无果,节约营养成分,充分利用枝条,增加黑果枸杞的产量;开花后追施保花肥,保花肥营养均衡,富含有机和无机营养元素,加快吸收,促进开花,增加枝条开花量,使落花率降至 8.7%;初果期全株喷洒坐果剂,坐果剂含有多种成分,壳聚糖和甘油在黑果枸杞表面形成保护膜,在保持黑果枸杞幼果含水量的同时,能够抗菌抑菌,减少病虫发生,提高黑果枸杞的坐果率,阴地蕨提取物和黑果枸杞提取物能够丰富坐果剂中的生物活性成分,抗菌抑菌,增加有机营养成分,促进吸收,加快黑果枸杞幼果的生长,尿囊素和阿糖腺苷能够促进黑果枸杞对营养成分的吸收和转化,使果实与植株连接稳固,及时供给果实生长所需的营养成分,使落果率降至 9.3%,使黑果枸杞产量稳定,避免大小年的出现。

第十章

黑果枸杞深加工技术

随着人们对黑果枸杞的食药功能的认识提高，黑果枸杞产量与资源量逐年增加，黑果枸杞化学成分与药理研究不断深入，种植技术不断进步，黑果枸杞深加工进入快速发展阶段，但目前黑果枸杞99%仍以干果销售进入流通领域，深加工数量少，仅限于黑果枸杞果汁、饮料、酒、片剂等衍生产品，技术含量低，产业未形成有效链条化，较类似浆果蓝莓等产品附加值低（闫亚美，2015）。积极开发黑果枸杞医药保健食用产品，提高深加工技术水平，挖掘药理研究等功能，将特色资源优势转化为经济优势，创新研发具有自主知识产权的药食产品将是黑果枸杞产业发展的必然途径。本章详细阐述黑果枸杞深加工技术，包括鲜果干果加工，有饮料类、酒类、粉类及复合产品加工，并介绍了已取得的专利与成果。

第一节　黑果枸杞鲜果

一、黑果枸杞鲜果采摘

（一）黑果枸杞鲜果形态

黑果枸杞果实属浆果，紫黑色，球状，种植所得果实呈扁圆形、蟠桃形或圆球形。有时顶端稍凹陷，直径4～9 mm；有时呈蟠桃形，横径10～38 mm，纵径7.04 mm，果型指数0.68；圆球形果实平均纵径9.6 mm，横径9.85 mm，果型指数0.97（图10-1-1）。种子肾形，褐色，长1.5 mm，宽2 mm，味甜，微酸。

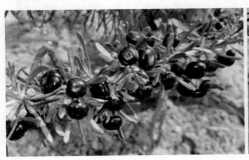
扁球形

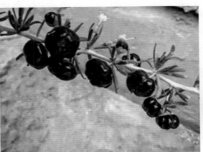
蟠桃形

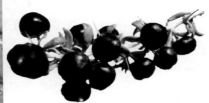
圆球形

图 10-1-1　黑果枸杞果实果形

（二）黑果枸杞果实成熟标志

黑果枸杞果实生长发育经历 4 个时期（图 10-1-2）：①果实形成期。又称坐果期，花瓣枯萎变干，子房微鼓起来或有变大迹象。②青果期。又称果实膨大期。果实色泽由绿色经褐色开始明显变大时。③果实变色期。果实色泽由绿色变褐色开始变深时，视为果实进入变色期。④成熟期。果实紫黑发亮，顶端稍向下凹陷，手捏感觉变软时果实进入成熟期。

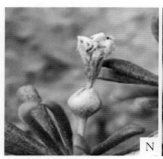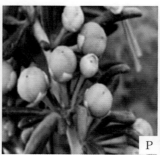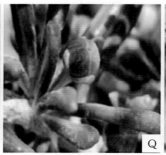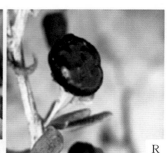

图 10-1-2　黑果枸杞果实生长发育动态
（N：果实形成期；P：青果期；Q：果实变色期；R：成熟期）

（三）鲜果采收

1. 采收时间·一般黑果枸杞在芒种前采收，果实硬度较大，容易采收，但是果实成熟度不高，有效成分花青素含量较低；在秋分后采收，果实内的花青素开始向植株内和根系运输，果实有效成分含量不断降低；在芒种和秋分间，果实表面全黑、失水、皮皱，果实内花青素含量最高，果实采收硬度适中，容易采收。但实际生产中各地果实成熟期时间段不一致，加上黑果枸杞是无限花序，开花、坐果时间与成熟时间不太一致，个别成熟者早期 6 月下旬采摘一次，新疆、甘肃果实成熟盛期 7 月上旬、8 月中旬采摘 5～9 日，青海 9 月下旬、10 月初果实最迟成熟，总体时间差约 1 个月。

野生状态下黑果枸杞成熟期一般在 7～9 月，果实变为深紫色或紫黑色，颗粒饱满即可进行采摘，多数不采摘者会留在枝上风干，被动物吃掉。

2. 采收方法·判断黑果枸杞成熟后，选择成熟度有八九成即可采摘，此时果色紫黑，果肉轻，果蒂松。在各地调研，多数地区采用剪果枝的办法采收，以不影响来年产量为目的，更不能破坏果树修剪形态，确保后续产量进行剪摘果枝。在各地也有摘果办法，采收方法中：注意要带果柄采摘。采收必须坚持"三轻、两净、三不采"的原则：轻采、轻拿、轻放，防止鲜果被挤压破损；树上采净，树下掉落的捡净；早晨有露水不采，喷农药间隔期间（间隔 5～7 日）不采，阴天或刚下过雨不采（图 10-1-3）。

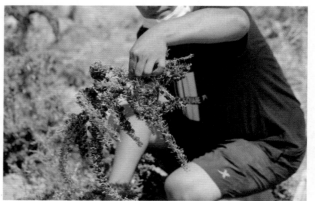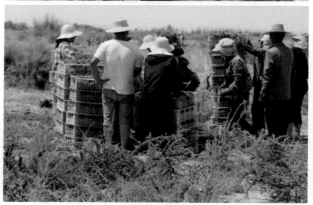

图 10-1-3　黑果枸杞采收

3. 初晒果枝·将剪果枝放在果栈上，果栈单个或多个重叠存放在地头或村道旁，置通风处，不宜暴晒。约五成或七成干时，摇动果枝，筛去果枝和叶子，取初果实待加工制干处理（图 10-1-4）。

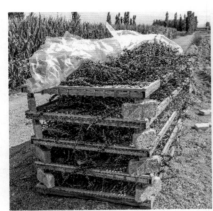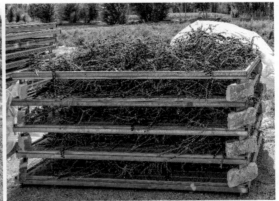

图 10 - 1 - 4　黑果枸杞初晒

4. 最佳采摘期·据调研黑果枸杞最佳采摘期在各地区由于受海拔、温度、辐射、降水量不同,各地采摘适宜时间段不一致,青海与其他地区相差近 1 个月,同一地区因受气象条件影响,最佳采摘期也有变化。

为了选择青海黑果枸杞成熟最佳采摘期,探究黑果枸杞成熟时营养物质与功能性状规律,选择成分含量与功能最大保持的时段进行采摘,北京同仁堂健康药业青海公司对黑果枸杞的最佳采摘期开展了实验研究,选择了采摘期为 2020 - 09 - 16(2 号样品)、2020 - 09 - 23(3 号样品)、2020 - 09 - 30(4 号样品)、2020 - 10 - 08(5 号样品)的 4 组产地为诺木洪的黑果枸杞,分别记为枸杞采摘期第 1、2、3、4 周样品。经过理化实验和抗氧化检测选择最佳采摘期。

(1) 黑果枸杞不同采摘期理化指标:实验结果见表 10 - 1 - 1。

表 10 - 1 - 1　黑果枸杞不同采摘期各项理化指标检测结果

指标	采摘日期（周）				ANOVA p 值
	1	2	3	4	
总糖*	516.378±25.819b	585.433±29.272a	508.195±25.41c	359.506±17.975d	<0.05
还原糖*	476.062±22.851a	471.272±22.621a	393.236±18.875b	279.474±13.415c	<0.05
总酸*	6.144±0.295ab	5.415±0.260b	6.560±0.315ab	7.601±0.365a	<0.05
氨基酸态氮*	5.421±0.260a	5.626±0.270b	5.558±0.267b	5.376±0.258a	<0.05
花青素*	2.569±0.123d	10.598±0.509a	3.854±0.185b	3.211±0.154c	<0.05
原花青素*	2.290±0.110b	2.505±0.120ab	2.862±0.137a	2.338±0.112b	<0.05
总酚*	18.180±0.873d	20.584±0.988a	19.424±0.932b	19.130±0.918c	<0.05
总黄酮*	22.010±1.056a	17.791±0.854a	23.416±1.124a	3.703±0.178b	<0.05
多糖*	31.958±1.534c	36.886±1.771b	29.849±1.433d	42.697±2.049a	<0.05
色密度	33.920±1.52a	32.560±1.390a	17.200±0.880b	33.070±1.490a	<0.05
聚合物色泽度（%）	4.200±0.350b	3.070±0.280d	3.940±0.380c	5.950±0.470a	<0.05
总糖*	516.378±25.819b	585.433±29.272a	508.195±25.41c	359.506±17.975d	<0.05

注:* 单位为 mg/g。同列不同字母表示显著差异。

为了更加直观地表示黑果枸杞不同采摘期内各主要营养成分的变化,在实验结果基础上,对数据进行差异性分析,结果见图 10 - 1 - 5。

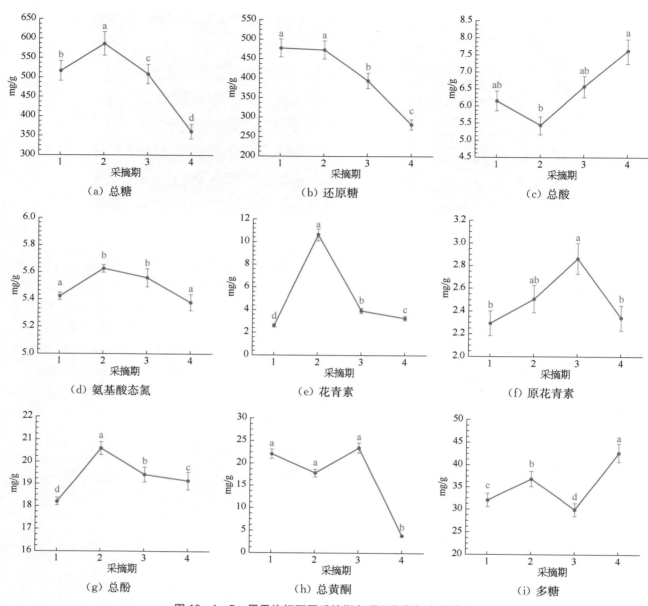

图 10 - 1 - 5　黑果枸杞不同采摘期各项理化指标变化情况
(a. 总糖；b. 还原糖；c. 总酸；d. 氨基酸态氮；e. 花青素；f. 原花青素；g. 总酚；h. 总黄酮；i. 多糖)

总糖含量变化范围为(359.510±17.980)～(585.430±29.270)mg/g,变化趋势为先上升后下降,在第 2 周其含量达最高值,说明此时黑果枸杞样品中总糖含量最多,糖分积累在此时达最大值。还原糖含量范围为(279.470±13.420)～(476.060±22.850)mg/g,还原糖变化规律主要呈下降趋势,其中第 1～2 周无显著性差异,总糖与还原糖变化规律在第 2～4 周基本一致,而第 1、2 周总糖含量大量上升而还原糖含量基本不变,可能是由于黑果枸杞中总糖被消耗,生成较多非还原糖如多糖等,这与多糖含量在第 2 周上升保持一致。总酸的变化范围为

(5.420±0.250)～(7.600±0.350)mg/g,总体呈先下降(第 1、2 周),后上升(第 2～4 周)的趋势,在第 4 周总酸含量达到最高。氨基酸态氮在总体上呈现缓慢增加的趋势,基本上都维持在 5.5 mg/g 左右,这可能是由于采摘期内黑果枸杞自身消耗糖分,氨基酸态氮得以不断积累和保存。各组样品中花青素含量的变化范围为(2.570±0.130)～(10.600±0.530)mg/g,呈先上升(第 1、2 周)后下降(第 2～4 周)的趋势,其花青素含量在第 2 周急剧上升,较第 1 周上升约 4 倍,因此在 9 月 25 日附近进行采摘,有助于获得含大量花青素的优质果实。原花青素含

量变化范围为（2.290 ± 0.100）～（2.860 ± 0.130）mg/g，也呈先上升后下降的趋势，但其在第 3 周时达含量最大值，可能是由于花青素含量在第 2 周时达到较高值，而原花青素作为花青素的前体物质，由于花青素含量过高，从而抑制了原花青素转化为花青素，导致了原花青素在黑果枸杞中继续积累，使得原花青素含量在第 3 周时依旧有所上升。黑果枸杞总酚含量以没食子酸（GAE）当量 mg/g 表示，测得各组样品的总酚含量变化范围为（18.180 ± 0.850）～（20.580 ± 0.970）mg/g，其变化规律呈先上升后下降的趋势，其含量在第 2 周时达最高值，较最低值增长 13.2%。黄酮含量以芦丁当量 mg/g 表示，实验测定黑果枸杞总黄酮变化范围为（3.700 ±

0.170）～（22.010 ± 1.110）mg/g，经多次重复实验后发现第 4 周数据无误，黄酮含量在第 3、4 周急剧下降，第 4 周较第 3 周下降约 83.2%。多糖含量变化范围为（29.849 0 ± 1.433）～（42.697 ± 2.049）mg/g，其变化规律呈现先缓慢上升，而后缓慢下降，有迅速增长的趋势。测试 9 个成分，其中 7 种成分在第 2 周保持最高。

（2）黑果枸杞不同采摘期花青素和酚酸含量：为了详细探究黑果枸杞在成熟过程中营养物质和功能性成分的变化规律，笔者选择 4 组不同采摘时间，进行花青素、酚酸物质含量的高效液相色谱分析，结果见表 10 - 1 - 2。采用高效液相色谱（HPLC）对黑果枸杞中矮牵牛素的含量进行了测定，结果见图 10 - 1 - 6。

表 10 - 1 - 2　黑果枸杞不同采摘期各功能性成分检测结果

化合物	功能成分 (mg/g)	采摘日期（周）				ANOVA p 值
		1	2	3	4	
花青素	矮牵牛素	1.940±0.100c	4.000±0.200a	2.320±0.120b	1.760±0.090d	<0.05
酚酸	绿原酸	2.010±0.100b	2.570±0.130a	1.990±0.080b	1.720±0.090c	<0.05
	咖啡酸	0.240±0.010ab	0.270±0.010a	0.240±0.010ab	0.160±0.010b	<0.05
	对香豆酸	1.380±0.070b	1.610±0.080a	1.590±0.080a	1.010±0.050c	<0.05
	阿魏酸	2.380±0.120b	3.410±0.170a	2.790±0.140b	1.540±0.080c	<0.05

注：同列不同字母表示显著差异。

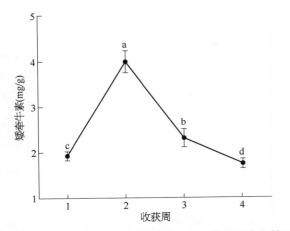

图 10 - 1 - 6　黑果枸杞不同采摘期矮牵牛素含量变化情况

由图 10 - 1 - 6 可知，矮牵牛素的含量变化范围为（1.760 ± 0.090）～（4.000 ± 0.200）mg/g，其变化规律呈先上升（第 1、2 周）后下降（第 2～4 周）的趋势，矮牵牛素的含量在第 2 周时达到最高值，第 2 周

含量较第 1 周上升约 1 倍，与理化方法测得的花青素含量变化规律基本一致。

采用高效液相色谱（HPLC）对黑果枸杞中含量较多的 4 种酚酸（绿原酸、咖啡酸、对香豆酸、阿魏酸）含量进行了测定，结果见图 10 - 1 - 7。

由图 10 - 1 - 7 可知，黑果枸杞中的 4 种酚酸含量：绿原酸的含量范围为（1.720 ± 0.090）～（2.570 ± 0.130）mg/g，其含量变化规律呈先升后降趋势，绿原酸含量在第 2 周时达最高值，第 4 周时含量达最低值。其余 3 种有机酸含量变化规律与绿原酸相同，都呈先升后降的趋势。在第 2 周时，3 种有机酸均达到含量最大值，分别为咖啡酸 0.270 ± 0.010 mg/g，对香豆酸 1.610 ± 0.080 mg/g，阿魏酸 3.410 ± 0.170 mg/g。咖啡酸、香豆酸第 2 周含量分别较第 4 周高约 68.8%、59.4%，阿魏酸第 2 周含量较第 4 周含量高约 121.4%。此外，酚酸总含量变化范围为 4.42～7.86 mg/g，总酚酸含量变化呈

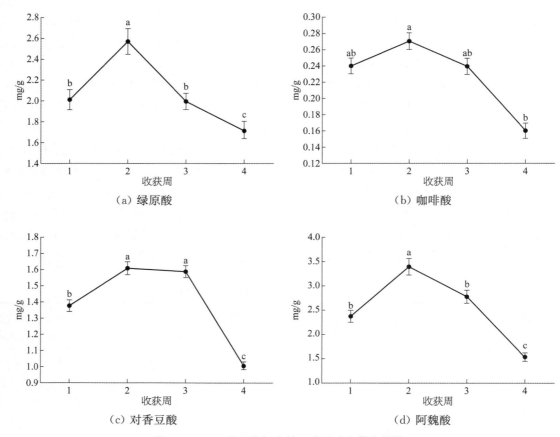

图 10-1-7　黑果枸杞中的 4 种酚酸含量变化情况

先上升后下降的趋势，且在第 2 周时达到最大值，与前文的总酚变化规律保持一致。

（3）不同采摘期黑果枸杞抗氧化活性：为了探究黑果枸杞在成熟过程中抗氧化活性变化规律，实验选择了以上 4 个采摘期第 1、2、3、4 周样品。经过抗氧化实验所得到的结果见表 10-1-3。

表 10-1-3　黑果枸杞不同采摘期各项抗氧化指标检测结果

指标 （mg TE/g）	采摘日期（周）				ANOVA p 值
	1	2	3	4	
DPPHa	166.818±8.007a	210.515±10.105b	197.270±9.469b	167.235±8.027a	<0.05
ABTSb	167.437±8.037a	196.220±9.419b	189.894±9.115b	169.245±8.124a	<0.05
FRAPc	219.056±10.515a	281.524±13.513c	256.912±12.332b	225.417±10.820a	<0.05

注：a 为 DPPH 自由基清除能力；b 为 ABTS 自由基清除能力；c 为铁离子还原能力（FRAP）。数据来源：库进良。

为了更加直观地表示黑果枸杞不同采摘期内抗氧化活性成分的变化，在实验结果基础上，对数据进行差异性分析，结果见图 10-1-8。

对黑果枸杞不同采摘期进行抗氧化活性的检验研究发现，3 种抗氧化活性表征结果显示出不同的变化趋势。

从 DPPH 自由基清除能力来看，黑果枸杞第 1 周抗氧化能力最低，为 $166.818±8.007$ mg TE/g，第 2 周时抗氧化活性达到最高，为 $210.515±10.105$ mg TE/g。综合来看，抗氧化活性第 2 周与第 3 周相比较而言并无显著差异（$p>0.05$），但与第 1 周和第 4 周所测得的抗氧化活性存在显著差异

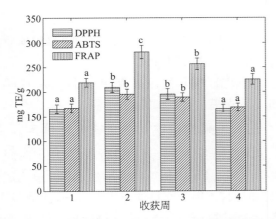

图 10-1-8 黑果枸杞不同采摘期抗氧化活性变化情况

($p<0.05$)。实验结果表明，第 2 周与第 3 周采摘的黑果枸杞抗氧化活性明显优于第 1 周和第 4 周采摘的黑果枸杞。

从 ABTS 自由基清除能力来看，果枸杞第 1 周抗氧化能力最低，为 167.437 ± 8.037 mg TE/g，第 2 周时抗氧化活性达到最高，为 196.220 ± 9.419 mg TE/g。综合来看，抗氧化活性第 2 周与第 3 周相比较而言并无显著差异（$p>0.05$），但与第 1 周和第 4 周所测得的抗氧化活性存在显著差异（$p<0.05$）与上述 DPPH 自由基清除能力结果类似。实验结果表明，第 2 周与第 3 周采摘的黑果枸杞抗氧化活性明显优于第 1 周和第 4 周采摘的黑果枸杞。

从铁离子还原能力（FRAP）来看，果枸杞第 1 周抗氧化能力最低，为 219.056 ± 10.515 mg TE/g，第 2 周时抗氧化活性达到最高，为 281.524 ± 13.513 mg TE/g。综合来看，抗氧化活性第 2 周显著高于其他 3 个采摘期。

综上黑果枸杞生物活性成分与抗氧化活性检测结果，在青海诺木洪黑果枸杞最佳采摘期为第 2 周，即每年的 9 月 23 日左右。

（四）鲜果品质

1. **鲜果与干果区别** · 鲜果黑果枸杞味甜微酸多汁，营养价值和生物活性成分较高，富含"第七营养物质"花青素，富含多糖。多酚、黄酮等功能性成分，又富含蛋白质、脂肪、糖类、游离氨基酸、有机酸、矿物质、微量元素、生物碱、维生素 C、B_1、B_2 等各种营养成分。而且含有丰富的黑果色素——天然原花青素（红枸杞不含），其原花青素低聚物（OPC）含量超过蓝莓（黑果枸杞含 OPC 3 690 mg/100 g；蓝莓含 OPC $330\sim3\,380$ mg/100 g）。

鲜果黑果枸杞检出 8 种单体花色苷，而干果中仅含 4 种，两者均以甲基花翠素葡萄糖苷以及酰化衍生物含量最高，鲜果中单体花色苷总量比干果高 6 119.33 μg/100 g；但鲜果中非花色苷单体酚总量低 0.54 μg/100 g，所以干果有利于酚类积累，但从花色苷含量论鲜果优于干果（王琴，2019）。

2. **不同产区鲜果区别** · 由于不同产区海拔、水分、土壤、湿度等环境条件不同，黑果枸杞在各地植株高低、果实形态、物候期不同。甘肃金塔县黑果枸杞果肉少，黏腻，味微甜；新疆类同；青海格尔木黑果枸杞亮黑色，肉多，黏性较大，味甜，品质较好。

从 4 个不同产地黑果枸杞果实的形态比较可得：从果实大小来看，产自甘肃永靖县的和产自青海的大小一样，产自甘肃金塔县的和产自新疆的大小一样；但从果实色泽来看，产自青海的较有光泽，产自甘肃永靖县和甘肃金塔县的次之，而产自新疆的色泽比较暗淡；而从其果实、果肉、种子的重量来看，产自青海的无论是果实、果肉还是种子，其重量都是最大的，甘肃金塔县与甘肃永靖县接近，而新疆是最低的。从果肉的黏性来看，青海格尔木＞甘肃金塔县＞甘肃永靖县＞新疆，说明青海的黑果枸杞的含糖量最大，新疆的最小。研究发现黑果枸杞分夏果和秋果，因此秋果会出现果肉重量反比种子重量轻的情况，原因是秋果发育期长，种子成熟度高，果肉过之成熟后果实干瘪。综合上述分析，从果实形态及性状来看，青海的黑果枸杞最好，甘肃金塔县的次之，甘肃永靖县的和新疆的再次之（林丽等，2018b）。

3. **不同种源鲜果比较** · 青海、新疆、甘肃、宁夏不同种源在河西走廊民勤县种植的黑果枸杞有不一致的品质，始果期、盛果期有一定差异。黑果枸杞的单株鲜果产量、百粒鲜果质量和干果中原花青素含量在种源间差异极显著。甘肃民勤种源的单株鲜果产量（532.7 g）和百粒鲜果质量（125.8 g）最高，青海格尔木种源的单株鲜果产量（516.4 g）和百粒鲜果质量（122.5 g）次之，新疆博乐种源的单株鲜果产量（321.6 g）和百粒鲜果质量（78.5 g）最低。青海格尔木、甘肃民勤和宁夏银川 3 个种源的单株鲜果产量差异不显著，但这 3 个种源的单株鲜果产量极显著高于新疆福海、新疆博乐和新疆精河 3 个种源；青海格尔木和甘肃民勤种源的百粒鲜果质量差异不显著,但这2个种源的百粒鲜果质量极显著高于其他4个种源(刘克彪,2019)。

优质高产是黑果枸杞栽培的基本要求,但不同种源黑果枸杞果实中原花青素含量存在显著差异。黑果枸杞的单株鲜果产量、百粒鲜果质量和干果中原花青素含量在种源间差异极显著,其中,青海格尔木和甘肃民勤种源上述3个果实性状指标较高,而新疆博乐种源上述3个果实性状指标最低。6个种源黑果枸杞果实中原花青素含量由高到低依次为青海格尔木种源、甘肃民勤种源、宁夏银川种源、新疆精河种源、新疆福海种源、新疆博乐种源。已有研究表明,光对植物原花青素的形成有诱导作用,光照的强度和时间均可影响原花青素含量;并且,海拔越高,太阳辐射越强,越有利于原花青素的合成。青海格尔木和甘肃民勤种源地的海拔均较高,年太阳总辐射也明显高于其他4个种源地,这很可能是其果实中原花青素含量较高的主要原因。相关性分析结果也表明:黑果枸杞果实中原花青素含量与海拔和年太阳总辐射呈显著正相关。总而言之,海拔和年太阳总辐射差异可能是造成各种源黑果枸杞果实中原花青素含量差异的主要原因。

据调研,市场上对高海拔地区的青海比较认同,其鲜果紫黑色,发亮,味甜,民间喜爱生食或榨汁作饮品。

二、黑果枸杞鲜果功能性饮料研究

以产自柴达木黑果枸杞鲜果(新鲜饱满,成熟度一致,种类一致的果实)为原料,马秀花等(2020)研究了一种黑果枸杞功能性饮料的制作工艺。

(一)黑果枸杞饮料工艺流程

黑果枸杞→清洗→浸泡→过滤(滤渣→浸提过滤)→滤液→合并滤液→调配(加入柠檬酸、木糖醇、食用盐)→均质→高温灭菌→罐装→成品。

(二)操作要点

(1)原料选择:应挑选无腐烂、有光泽无虫害的黑果枸杞。

(2)浸泡:按1%称取量称取黑果枸杞,浸泡于常温的无菌水中。

(3)过滤:将浸泡好的黑果枸杞水用200目滤布进行过滤。

(4)均质:将以不同比例混合的原料用均质机进行均质,压力为25 MPa。

(5)灭菌:采用高压灭菌,灭菌条件为121℃,20 min,灭菌后进行冷却罐装。

(三)黑果枸杞饮料的工艺条件确定

黑果枸杞进行预处理后进行浸泡,浸泡时间为1 h、2 h、3 h、4 h、5 h、6 h、7 h,通过吸光值确定最佳浸泡时间,再用200目滤布进行过滤,滤液备用。将备用滤液进行0、2、4、6、8倍稀释,通过吸光值及感官评价分数评价,当稀释倍数为0、2、4、6、8倍时,柠檬酸添加量为0.08%、0.1%、0.12%、0.14%、0.16%、0.18%时,食用盐添加量为0.1%、0.2%、0.3%、0.4%、0.5%、0.6%时,木糖醇添加量为2%、4%、6%、8%、10%时对饮料品质色泽及稳定性的影响。实验所得数据见图10-1-9~图10-1-17。

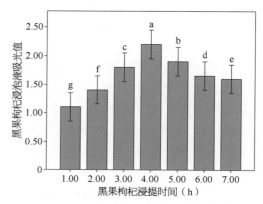

图10-1-9 浸泡时间对浸泡液吸光值的影响
(不同小写字母表示组间平均值有显著差异,$p < 0.05$)

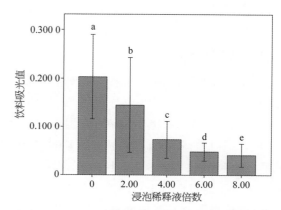

图10-1-10 浸泡液稀释倍数对饮料吸光值的影响
(不同小写字母表示组间平均值有显著差异,$p < 0.05$)

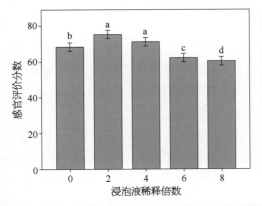

图 10-1-11　浸泡液稀释倍数对感官评价分数的影响
（不同小写字母表示组间平均值有显著差异，$p<0.05$）

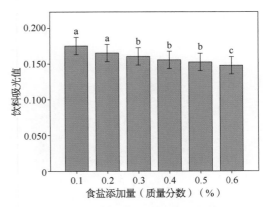

图 10-1-14　食盐添加量对饮料吸光值的影响
（不同小写字母表示组间平均值有显著差异，$p<0.05$）

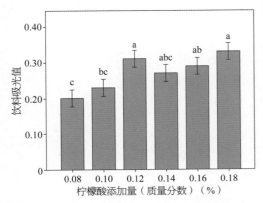

图 10-1-12　柠檬酸添加量对饮料吸光值的影响
（不同小写字母表示组间平均值有显著差异，$p<0.05$）

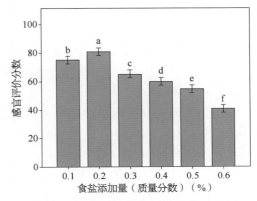

图 10-1-15　食盐添加量对感官评价分数的影响
（不同小写字母表示组间平均值有显著差异，$p<0.05$）

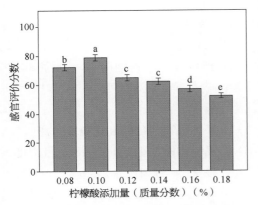

图 10-1-13　柠檬酸添加量对感官评价分数的影响
（不同小写字母表示组间平均值有显著差异，$p<0.05$）

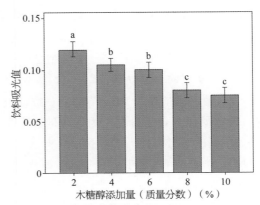

图 10-1-16　木糖醇添加量对饮料吸光值的影响
（不同小写字母表示组间平均值有显著差异，$p<0.05$）

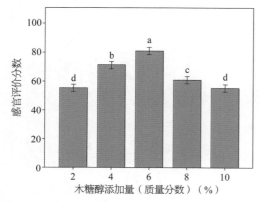

图 10 - 1 - 17　木糖醇添加量对感官评价分数的影响
（不同小写字母表示组间平均值有显著差异，$p < 0.05$）

单因素分析结果是浸泡时间 4 h 最适合（图 10 - 9）；稀释倍数对饮料品质的影响程度为 2 倍＞4 倍＞0 倍（图 10 - 1 - 10 和图 10 - 1 - 11）；柠檬酸添加量对饮料品质的影响程度为 0.1%＞0.08%＞0.12%（图 10 - 1 - 12、图 10 - 1 - 13）；食用盐添加量对饮料品质的影响为 0.2%＞0.1%＞0.3%（图 10 - 1 - 14、图 10 - 1 - 15）；木糖醇添加量对饮料品质的影响为 6%＞4%＞8%（图 10 - 1 - 16、图 10 - 1 - 17）。在以上首位数值上，花青素浸泡颜色变淡，提取完全。饮料颜色紫色鲜艳；加柠檬后口感色泽好；加盐后无苦涩味，稳定性好；加木糖醇调甜度、色泽和口感。通过以上单因素正交实验，选出最佳工艺为稀释倍数为 2 倍，柠檬酸添加量为 0.1%，食用盐添加量为 0.1%，木糖醇添加量为 6%。最佳工艺与单因素试验结果最优组合（稀释倍数为 2 倍，柠檬酸添加量为 0.1%，食用盐添加量为 0.2%，木糖醇添加量为 6%）和正交试验感官评分最优组合（稀释倍数为 2 倍，柠檬酸添加量为 0.12%，食用盐添加量为 0.1%，木糖醇添加量为 6%）结果不一致，经过验证试验，确定最优组合含量配比为稀释倍数为 2 倍，柠檬酸添加量为 0.1%，食用盐添加量为 0.1%，木糖醇添加量为 6%。通过稳定性试验，得到黑果枸杞饮料保质期可达到 12 个月。饮料呈紫色，澄清液体，酸甜可口，具有黑果枸杞该有的香味。

三、鲜果食材

（一）水果产品

近年来，宁夏、内蒙古、青海、甘肃当地以鲜果洗净，网购食果，作为一种水果产品销售供应，虽经济量不大但已形成一种服务模式。

（二）果汁

黑果枸杞鲜果可榨汁、发酵做酵素与酒产品，也有企业做果汁与饮料供应，专利后述。

（三）鲜颗粒冲剂

将新鲜采摘的黑果枸杞鲜果清洗后护色打浆，将打浆后的果汁与果肉同时进入胶体磨、纳米级超高压均质机进行湿法粉碎，得到的匀浆复配后将进行喷雾干燥，最后将黑果枸杞喷雾粉与黏合剂混合制粒，干燥后包装即可；本发明具有降血脂、增强免疫功能、缓解疲劳、延缓衰老等功能及药理作用，特别是在抗氧化、延缓衰老增强机体免疫力方面效果显著，能最大程度保留功能成分活性，方便饮用、适合各类人群。

（四）黑果枸杞鲜果食材原料生产

1. **工艺** · 黑果枸杞鲜果食材原料生产工艺见图 10 - 1 - 18。

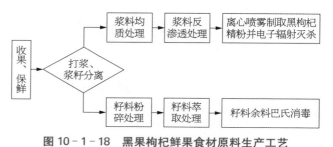

图 10 - 1 - 18　黑果枸杞鲜果食材原料生产工艺

2. **生产步骤**

（1）黑果枸杞鲜果采收后摘掉果柄，立即放入带有空气隔离装置的不锈钢瓶中，然后再转移至不锈钢容器罐内保鲜，保鲜温度 4～6 ℃，压力 0.5～0.9 个大气压。

（2）鲜果打浆，及浆、籽高速离心分离。

（3）将浆料均质加工至 600～800 目细度，将籽料粉碎至 120～180 目细度。

（4）将均质后的浆料通过反渗透的方法进行分级过滤，通过反渗透膜的浆料作为第 1 种原料，无法通过反渗透膜的浆料作为第 2 种原料。

（5）在粉碎后的籽料粉料中加入相当于粉料重量 5～8 倍的 50% 的乙醇蒸馏水溶液，转入低温减压萃取连续装置，获取第 1 次萃取液，然后进行第 2

次萃取,回收乙醇并送入再循环萃取使用,得到第3种原料。

（6）将第2种原料送入高速离心喷雾设备制成黑果枸杞精粉原料,并调整含水量≤8％后,快速真空包装并利用3～5 K的辐射电子束进行消毒灭菌,是为第4种原料。

（7）将萃取后的籽料余料,经65～70 ℃的巴氏消毒干燥2.5～3 h,即刻真空包装,得到第5种原料。

黑果枸杞鲜果经加工,可将黑果枸杞全果深度开发,系统利用,精制出多种原料资源,这些优、贵、稀原料资源以高价值、多用途、易储运的特点,可应用于药品、功能食品、食品及护肤用品,给健康产业提供广阔的选用空间。

（五）鲜果食品

（1）将新鲜的黑果枸杞-10～-20 ℃冷冻,结冰成坚硬状态。

（2）取明胶5～10 kg、卡拉胶10～20 kg、刺槐豆胶5～10 kg、水100 kg、柠檬酸5～8 kg、巨峰葡萄汁10～20 kg、白糖30～40 kg。

（3）用50 kg的水、白砂糖、柠檬酸、巨峰葡萄汁混合形成水溶液。

（4）再用50 kg的水加入明胶、卡拉胶、刺槐豆胶、通入蒸汽温度150～165 ℃、15～20 min使混合物互相溶解形成水溶性胶体,再将水胶体溶液和水溶液在100 ℃条件下混合均匀,冷却到35 ℃,将冷冻状下的黑果枸杞鲜果,在混合胶液中浸泡1～2 s,使鲜果表面迅速冷凝形成一个胶体状胶囊,将黑果枸杞封闭于胶囊中。

待恢复常温后,胶体中含有的糖和酸会逐渐渗透到黑果枸杞果实中,而黑果枸杞鲜果中的原始物质被封闭在胶囊中,保证了原汁原味的黑果枸杞营养价值,而且口感酸甜适口,也方便人们服用。提高了黑果枸杞鲜果的食用方便性。

第二节　黑果枸杞干果

黑果枸杞鲜果和榨汁生产应用比例很小,99％的鲜果要制干,以干果形式在市场上流通使用和贮藏。因此,黑果枸杞果实干燥是其产业链中十分重要的环节,是保证产品质量的重要技术手段。

一、黑果枸杞果实干燥

（一）自然晒晒

1. **方法**·农户种植的小面积黑果枸杞,多以个体户形式生产,以自然制干法为主,及时将采摘的成熟果实,摊在果栈上,厚度不超过3 cm,一般以1.5 cm为宜,放阴凉处晾至皮皱,然后晒至果皮起硬,果肉柔软时去果柄,再晒晒干;不宜曝晒,以免过分干燥,晒干时切忌翻动,以免影响质量(图10-2-1)。遇多雨时宜用烘干法,先用45～50 ℃烘至七八成干后,再用55～60 ℃烘至全干。

2. **添加控制**·黑果枸杞自然晒晒暴露在空气中易受到微生物、酶和氧化三重影响,会失去原有色香味,所以生产中有使用食用碱、亚硝酸钠等化学添

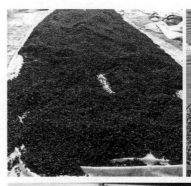
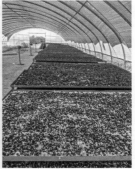
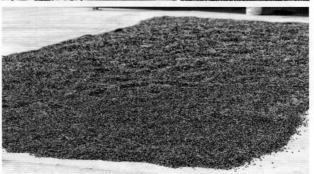

图10-2-1　黑果枸杞果实自然晒晒

加剂来加速水分蒸发与发色的情况,有的甚至用硫黄熏制影响质量。

3. 优劣势·此法最经济,但干燥时间长,有效成分损失大,脱水效果差,且易返潮、结块和霉变,干果品质不佳,易被灰尘、蝇、鸟粪、鼠等污染。

(二)热风干燥

1. 方法·使用热风干燥机械设备进行的干燥方法。热风烘干设备一般由鼓风炉、鼓风机、热风输送管道和烘干隧道组成。由于黑果枸杞产量小,一般是使用较小设备(图10-2-2)。

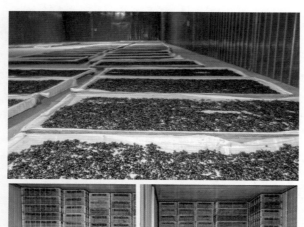
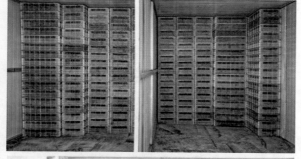
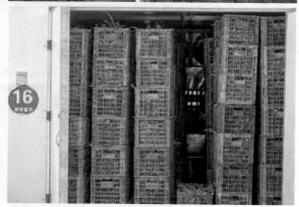

图10-2-2 黑果枸杞果实热风干燥

步骤:①用0.5% NaOH水溶液冲洗黑果枸杞鲜果,以提高干燥速率。②干燥初始温度,先用45℃、风速0.35 m/s的热风干燥6 h。③正常干燥,

用60℃、风速0.35 m/s的热风干燥6 h。④最后干燥,最后用温度60℃、风速0.15～0.25 m/s的热风干燥20 h。

2. 优劣势·该方法成本低,电消耗小,处理加工量大,易于操作,风速快,可实现自动化生产,但有效成分损失较大,品质较差。

(三)冷冻干燥

1. 方法·黑果枸杞鲜果含水质量分数达到85.03%,利用升华冷冻干燥,使黑果枸杞鲜果果实在冰点以下冷冻,水分即变为固态冰,在较高真空度下,黑果枸杞鲜果中的冰升华为蒸汽而除去从而达到干燥的目的。整个生产线在低温低压条件下进行,营养成分损失较少,能较好地保持黑果枸杞原有的色、香、味。只是生产设备昂贵,干果保存要求的条件较高,产业中少有推广应用。

2. 优劣势·冷冻干燥过程中,温度、真空度的控制直接影响干燥产品的最终感官品质和组织形态。冻干完整保留了鲜果骨架和形态。该方法所得的产品质地疏松、色泽美观、便于制剂。但是干燥技术能源消耗大、干燥过程长、成本高。

(四)红外辐射烘干

1. 方法·光线介于可见光和微波之间,波长在0.72～1 000 μm范围的红外线可穿透被加热的物质,并在物体内产生热效应,使其脱水达到干燥的目的。

步骤:①对黑果枸杞含水率测定,确定黑果枸杞平均含水率。根据黑果枸杞实测的含水率,设定烘干时间2～20 h和炉膛温度30～100℃。②将黑果枸杞平铺在承载工具上进入全波红外辐射烘干炉,关闭炉门,启动自动控制系统进行烘干,待黑果枸杞含水率达到11%以内时完成烘干。③烘干完成后自动控制系统关闭,完成黑果枸杞烘干。④推出承载工具,进行自然冷却。⑤检验、分装。⑥冷藏0～5℃保存。

与现有技术相比,采用红外辐射烘干技术,烘干时间由传统工艺的33～53 h大幅缩短,节约了烘干时间,整体烘干效率提高了2倍以上,极大地减少了由于阴雨天造成黑果枸杞大量霉变的损失,在提高黑果枸杞烘干效率的同时大幅度降低了能耗,实现了节能减排,同时,有效地降低了黑果枸杞的生产成

本,使当地农民增收、农业企业的经济效益大幅度提高。

2. **优劣势** · 此方法辐射均匀,干燥速度变快,效率高,可自动化生产高质量的黑果枸杞干果,但成本相对也高。

(五) 微波干燥

1. **方法** · 微波干燥是一项新型干燥技术,微波能直接透入黑果枸杞果实内部而产生热能,实现加热干燥的目的。

步骤:鲜果→挑选除杂→清洗→晾干表面水→组合系统干燥→冷却→300 MHz→300 GHz 条件下微波干燥。

2. **优劣势** · 该方法加热速度快,干燥效率高,操作方便,生产环境好,产品质量高,但投资和成本较高,对监管手段和供电条件要求相当严格。

(六) 太阳能干燥

1. **方法** · 太阳能干燥装置较为广泛地应用于农副产品的干制中,利用太阳能技术干制黑果枸杞可大大改善烘干成本,同时克服自然晾干中出现的种种问题。太阳能干燥装置的类型有温室型、集热器型、聚光型;与自然干燥法相比,干燥速率可提高20%～30%,维生素损失可减少60%左右。

2. **优劣势** · 该方法干燥的干果品质好,节能环保,较自然晾晒节约80%的时间,利于保护花青素,微生物污染少,但仍受天气的影响,而且初期设备投入较大。

(七) 低温气流膨化法

1. **方法** · 气流膨化实际上是个干燥过程。此干燥过程是物料中的水分变成蒸气状态,蒸气再扩散到周围的环境中,低温气流膨化技术应用尚处于边缘状态。

步骤:黑果枸杞鲜果→清洗→干燥→均湿→电加热式气流膨化→冷却→成品。

2. **优劣势** · 黑果枸杞经低温气流膨化后具有酥脆的口感、鲜艳的色泽、良好的口味等优良特质。用膨化黑果枸杞泡的茶均具有良好的色泽、风味和营养。由于膨化时细胞膨胀破裂,因而有利于可溶性物质的溶出。但该方法尚未实现工业化应用,且其设备投资较大。

二、不同干燥方法比较

虽然已有上述黑果枸杞干燥形式,但应用较多的是自然晒干、低温热风干燥和冷冻干燥。张霞等(2017)研究了不同干燥方法对黑果枸杞中活性成分含量的影响。干燥方法对黑果枸杞的性状、口感、活性成分含量及抗氧化活性均产生一定程度影响。冷冻干燥后黑果枸杞外观性状及口感均佳,水分含量低,总多酚、原花青素、花色苷含量低于自然晾干者,自然晾干者外观形状及口感较差,水分含量高,但其3种活性成分含量最高。因此应综合考虑性状、口感、抗氧化活性及生产成本选择黑果枸杞的干燥方法。

(一) 对性状及口感的影响

不同干燥方法黑果枸杞性状及口感的影响见表10-2-1。冷冻干燥后的黑果枸杞性状和口感均较好,相比较而言,自然晾干的黑果枸杞性状及口感最差。从干燥后黑果枸杞的颜色判断,不同干燥方法对黑果枸杞的色素成分产生了一定影响。

表 10-2-1 不同干燥方法对黑果枸杞性状及口感的影响

表征	低温烘干	自然晾干	冷冻干燥
口感	较酥脆	硬脆	酥脆,入口即化
性状	深紫色、圆形、皱缩、中空、质较轻、较易研磨	紫黑色、圆形、皱缩、质硬、需用力敲碎后研磨、不易研细	紫色、扁圆形、果型膨大、中空、质轻、易研磨

(二) 对水分含量的影响

不同方法干燥后黑果枸杞中水分含量见图10-2-3。3种干燥方法干燥后黑果枸杞中水分含量存在极显著差异($p<0.01$),其中低温烘干者水分含量最高,冷冻干燥者水分含量最低。因此,冷冻干燥更有利于长期保存。

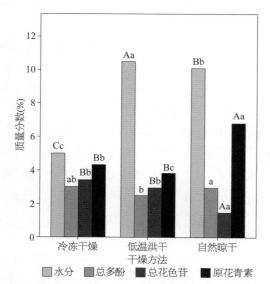

图10-2-3 不同干燥方法对黑果枸杞中水分、总多酚、总花色苷及原花青素含量的影响

（Duncan多重比较；大写字母代表 $p < 0.01$，小写字母代表 $p < 0.05$；$n = 3$）

（三）不同干燥方法对黑果枸杞中总多酚含量的影响

3种干燥方法中自然晾干和冷冻干燥对黑果枸杞中总多酚含量的影响无显著差异，但自然晾干黑果枸杞中总多酚含量与低温烘干者存在显著差异（$p < 0.05$），以自然晾干黑果枸杞中总多酚含量最高，冷冻干燥次之。

（四）不同干燥方法对黑果枸杞中总花色苷含量的影响

3种干燥方法干燥后黑果枸杞中总花色苷含量以自然干燥法最高，与冷冻干燥和低温烘干后的含量存在极显著差异（$p < 0.01$）。低温烘干和冷冻干燥法对黑果枸杞中总花色苷含量的影响无显著差异。

（五）不同干燥方法对黑果枸杞中原花青素含量的影响

3种干燥方法中自然晾干黑果枸杞中原花青素含量最高，与冷冻干燥及低温干燥中含量存在极显著差异（$p < 0.01$）。冷冻干燥后黑果枸杞中原花青素含量次之，与低温干燥中含量存在显著差异（$p < 0.05$）。

不同干燥方法对黑果枸杞的性状、口感及含水

量均产生影响，以冷冻干燥者性状及口感较优，且其含水量较低，利于长期保存，这与冷冻干燥的特点有关。冷冻干燥时水分直接从固态升华为气态除去，干燥时水分不会被包裹，故可除去95%以上的水分，且干燥后干燥物体积及性状基本不变。而自然晾干水分以缓慢的速度蒸发，失水后表面皱缩，质地变硬，影响外观性状及口感。不同干燥方法黑果枸杞中总多酚、总花色苷和原花青素含量均以自然晾干者最高，低温烘干者最低，冷冻干燥黑果枸杞在这3种活性成分含量方面没有表现出优越性，其原因可能为：①黑果枸杞果实表皮覆盖有蜡质层，干燥时会阻碍内部水分的蒸发。为提高干燥效率，冷冻干燥和低温烘干在干燥前先喷淋碱液进行脱蜡，再水淋洗除碱液，此过程会损失部分活性物质。而自然晾干黑果枸杞不进行脱蜡处理，将鲜果直接晾干，减少了活性物质损失，故活性成分含量较高。冷冻干燥黑果枸杞中3种活性物质含量均高于低温烘干者，表明干燥温度对黑果枸杞中活性成分含量会产生一定影响。②黑果枸杞在干燥过程中总多酚、总花色苷及原花青素等会发生聚合反应，冷冻干燥和低温干燥干燥时间较短，而自然晾干所需时间较长，从而促进化合物含量增加。

三、干果品质评价

（一）等级

（1）在市场上栽培的黑果枸杞干果多采用分级销售、分地域销售，被消费者广泛接受。在生产中，当果实晾干后，分3个等级分别用3种型号的筛子进行分级，分别为三级果0.3～0.5 cm、二级果0.5～0.8 cm、一级果0.8 cm以上。0.3 cm以下多为青果，应该淘汰。三级果一般是消费者自己使用，比较实惠，二级果可做普通礼装用，一级果一般做高档礼装用。在市场上级差在50元每斤左右。

（2）在市场上黑果枸杞干果销售，也有按统货、大、中、小分等级，一般野生品多为统货，种植分为大、中、小。有研究表明，这种分等有一定的科学依据，原花青素含量与其等级、体积呈正相关性（岳媛，2019）。

（3）在市场上黑果枸杞的干果销售也有按产地分等级的情况。通过甘肃、陕西、安徽亳州中药材市

场走访调研,店铺商户根据来源分等标价,药商多通过观察干燥果实的大小、色泽光泽度、果肉果柄等特征和在水中浸泡后的出色程度来判断产地优劣,分青海、甘肃、新疆等不同产地货。百粒质量从大至小为:青海货＞新疆货＞甘肃货、内蒙古货。色泽从深至淡为:青海货＞甘肃货、内蒙古货＞新疆货。果肉黏性从大至小为:青海货＞甘肃货、内蒙古货＞新疆货。多糖含量从大至小为:青海货＞甘肃

货、内蒙古货＞新疆货(详见第六章)。普遍认为青海产黑果枸杞色泽紫黑、发亮,肉质多,质量好。青海产黑果枸杞价格相对较高,新疆次之,内蒙古、甘肃量少价低,成色不及青海。市场上有以内蒙古、甘肃、宁夏黑果枸杞染色充青海黑果枸杞的现象。

(4)在市场上采用水试和过筛方法确定黑果枸杞等级,一般果实颜色深黑色,泡水下色快,拉丝现象明显,是花青素含量高的标志(图10-2-4)。

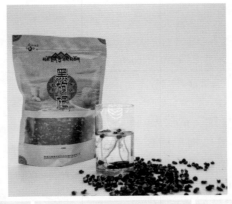

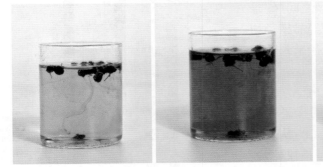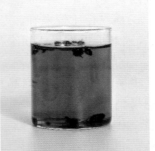

图 10-2-4 黑果枸杞水试筛选

(二) 品质比较

一般黑果枸杞品质评价指标有:横径、纵径、色泽、百粒质量、水分、浸出物,以及花色苷、多酚、多糖成分含量。杨小玉等(2019)收集青海、甘肃、新疆、内蒙古主产区 13 份黑果枸杞干果进行品质比较与

市场走势分析(表10-2-2)。黑果枸杞百粒质量、横纵径大小反映了果实大小:一级果百粒质量最大,均超过 9 g;二级果百粒质量处于中等重量水平;三级果百粒质量最小,约 3.76 g。果型指数反映果实性状。

表 10-2-2 黑果枸杞外观品质分析(n=5)

编号	产地	等级	纵径 (mm)	横径 (mm)	百粒质量 (g)	果型指数
1	青海格尔木 1	未分级	5.37±0.47bcde	7.38±1.00dc	5.45±0.26c	1.38±0.15abc
2	青海格尔木 2	一级	6.89±1.58a	8.46±1.06ab	10.09±0.08a	1.27±0.31bc
3	青海格尔木 3	二级	4.78±0.43cdefg	5.89±0.36e	5.23±0.17c	1.24±0.13c
4	青海格尔木 4	未分级	5.14±0.63bcdef	7.50±0.83dc	7.90±0.44b	1.48±0.24abc

（续表）

编号	产地	等级	纵径（mm）	横径（mm）	百粒质量（g）	果型指数
5	青海格尔木5	未分级	5.78±0.79b	8.87±1.09a	10.25±0.54a	1.57±0.39a
6	新疆伊犁	未分级	4.55±0.52efg	6.44±0.36e	5.34±0.03c	1.43±0.21abc
7	新疆阿克苏1	一级	5.61±0.75bcd	8.04±0.94abc	9.78±0.00a	1.47±0.32abc
8	新疆阿克苏2	二级	4.36±0.63fg	6.66±0.50de	5.77±0.34c	1.55±0.26ab
9	新疆沙雅	未分级	4.67±0.44defg	6.01±0.77e	4.49±0.88d	1.29±0.19abc
10	新疆若羌	未分级	5.63±0.85bc	7.65±0.63bc	7.93±0.25b	1.38±0.16abc
11	甘肃玉门	未分级	4.70±0.32cdefg	5.76±0.40e	3.76±0.41e	1.23±0.08c
12	甘肃瓜州	未分级	4.12±0.35g	6.27±0.48e	4.47±0.07d	1.52±0.06abc
13	内蒙古额济纳旗	未分级	4.79±0.97cdefg	5.82±0.49e	4.60±0.18d	1.25±0.24c

注：不同小写字母表示 SNK 多重比较结果差异显著；$p<0.05$。

总体来看，青海地区黑果枸杞百粒质量较大，新疆次之，甘肃和内蒙古地区较小。黑果枸杞横径差异比纵径差异显著，青海格尔木 5 所产果实横径最大，且不同批次之间差异较显著，因此可根据黑果枸杞横径大小来判断果实质量。不同等级之间（编号 2 和 3，编号 7 和 8）横纵径比较来看，一等品横径均显著大于二等品，因此可根据果实横纵径来判断黑果枸杞等级。

果型指数反映果实的形状，属商品指标。所有批次的黑果枸杞果型指数均大于 1，说明黑果枸杞的性状为扁圆形。由表 10 - 2 - 2 可以看出，从黑果枸杞果型指数来看，青海格尔木 5 的果型指数最大，表明该批次黑果枸杞最饱满，不同等级间黑果枸杞果型指数差异不显著。

产地是影响药材品质的重要因素，由安国市场调查发现，来自青海产区的黑果枸杞价格较高，外观品质较好，但缺少试验数据的支撑，因此杨小玉等（2019）将不同产地黑果枸杞进行比较分析，结果见图 10 - 2 - 5。

由图 10 - 2 - 5 可知，青海黑果枸杞百粒质量、横径、纵径均大于其他产地，但与新疆所产黑果枸杞没有显著性差异；甘肃玉门市、瓜州市所产黑果枸杞与内蒙古额济纳旗产黑果枸杞的百粒质量、横径、纵径无显著性差异，其中横径显著小于青海与新疆两省所产黑果枸杞，因此可将果实横径大小作为评判产地的特性之一。

岳媛等（2019）比较不同产地、不同生产方式和

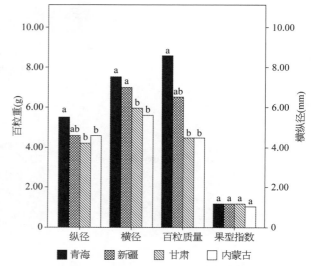

图 10 - 2 - 5　不同产地黑果枸杞外观性状对比
（不同字母 a、b 表示 SNK 检测差异著性；$p<0.05$）

不同商品规格黑果枸杞中原花青素的含量大小，探究黑果枸杞大小与原花青素含量的相关性，为黑果枸杞质量标准制定和规格等级划分提供依据。选择青海、新疆、甘肃、内蒙古 19 份（统货、大、中、小、野生、种植）黑果枸杞干果进行实验测试分析，证实了黑果枸杞等级与原花青素含量存在正相关性，等级对其有效成分有一定影响，与传统认为"等级高、质量好"，有效成分含量也较高等经验相符。实验结果表明黑果枸杞中原花青素含量大小顺序分别为：野生黑果枸杞：格尔木金鱼湖野生＞格尔木农场野生＞新疆野生＞内蒙古野生小粒＞内蒙古野生大粒＞诺木洪野生＞甘肃野生；种植黑果枸杞：诺木

洪中粒＞诺木洪小粒＞诺木洪大粒＞格尔木大粒＞格尔木中粒＞格尔木小粒＞甘肃中粒＞甘肃小粒＞甘肃大粒＞新疆大粒＞新疆小粒＞新疆中粒。

通过 SPSS19.0 统计分析黑果枸杞不同规格等级、体积、五十颗粒数、产地与原花青素含量的相关性,原花青素含量与产地有相关性,不同规格等级(统货、大粒、中粒、小粒)、体积、和原花青素含量比较,呈现出体积越大,原花青素含量越多的规律。其中栽培品原花青素含量高于野生品。目前黑果枸杞的定价主要以原花青素含量和商品规格等级为标准。定价机制基于黑果枸杞品质,而黑果枸杞品质的界定基于其所含有效成分的量。黑果枸杞除了含有丰富的原花青素以外,还含有丰富的多糖、18 种人体必需氨基酸和多种矿物质,但目前人们的关注点主要在其色素成分,认为色素成分就是决定黑果枸杞价值的化学成分,为了更科学地界定黑果枸杞的品质,建议以原花青素结合其他多种有效成分的量来综合对比和区分黑果枸杞的品质。

林丽等(2018b)研究认为黑果枸杞干果的外观性状与其商品规格、有效成分含量有必然联系,应以传统的鉴别与现代化鉴别方法相结合对黑果枸杞质量进行评价。实验收集不同产地黑果枸杞进行总灰分、水分、酸不溶灰分及浸出物测定,见表 10-2-3。

表 10-2-3 黑果枸杞水分、总灰分、水分、酸不溶性灰分及浸出物测定(%)

编号	总灰分(%)	水分(%)	酸不溶灰分(%)	浸出物(%)
甘肃永靖县	13.16	10.99	6.48	29.83
甘肃金塔县	7.42	7.81	0.60	25.85
新疆柴达木	7.68	8.67	0.61	48.38
青海格尔木	7.53	11.04	1.16	28.94

由表 10-2-3 可以看出水分含量为青海格尔木＞甘肃永靖县＞新疆柴达木＞甘肃金塔县,总灰分含量为甘肃永靖县＞新疆柴达木＞青海格尔木＞甘肃金塔县,酸不溶性灰分为甘肃永靖县＞青海格尔木＞新疆柴达木＞甘肃金塔县,而浸出物为青海格尔木＞甘肃永靖县＞新疆柴达木＞甘肃金塔县,其中,甘肃永靖县的总灰分及酸不溶性灰分都比其他 3 个产地的高,这可能与本地土壤条件有关。实

验结论证明,青海产黑果枸杞果实粒大、有果肉、色泽较鲜亮。甘肃产黑果枸杞干果较大,但肉少、色泽黑色。新疆粒大、肉少、较空、易碎、色泽暗紫。青海格尔木黑果枸杞水分、浸出物较高,质量优;甘肃永靖县黑果枸杞总灰分、酸不溶灰分偏高,质量较次。杨小玉等(2019)也通过测定不同产区黑果枸杞中花色苷、多酚、多糖类成分来判断其质量,进行品质评价。结果显示新疆若羌所产黑果枸杞各指标综合排名最高,新疆阿克苏一级果次之,而青海野生黑果枸杞排第 12 名,这与传统认为的青海黑果枸杞品质最佳稍有不符。说明目前对黑果枸杞品质评价方法上还需完善。药材的品质还应将其药理作用及临床研究作为参考,仅从外观及化学指标进行考量,存在缺陷。由此可见,多指标评价在对黑果枸杞各指标进行综合分析时,应考虑各指标筛选的全面性,确定各指标的权重分配,得到科学的分析结果。可增加黑果枸杞的化学成分测定指标及相关的药理作用指标,才可更全面地对黑果枸杞品质进行综合评价(陈新晶,2018)。

通过对来自 5 个产区 48 批黑果枸杞进行系统的生药学研究及全息彩色影像数据采集,各个产地之间的黑果枸杞存在一些商品学差异。例如甘肃和内蒙古的几批样品中存在质量差的问题,其中常混有未成熟的果实以及带有棘刺的小枝,未成熟的果实极小,棕褐色,水试颜色呈淡褐色;并且花萼较少,多脱落或破损,宿存花萼多偏黄褐色。新疆产地的样品果实大,表面较光滑或者皱缩程度较低,但果实薄,果实多中空质轻;花萼及果柄颜色较淡,绿白色,紫色斑块和斑点少见。宁夏和青海产地的黑果枸杞大小均匀,质地柔软,果皮较厚,口感微甜。因此,宁夏和青海出产的黑果枸杞整体质量最优。但青海产地样品的花萼及果柄表面紫色斑块和斑点更密集,显示花青素的含量可能更高。

对黑果枸杞的评价除以上外观和成分指标外,王雅琼等(2017)提出了质量安全性指标,如农药残留、微生物污染和重金属含量。对青海和新疆特有活性物质、重金属、农残、微生物进行了测定,结果显示,花青素含量从大到小顺序是青海格尔木金鱼湖＞诺木洪＞新疆;总黄酮青海格尔木金鱼湖＞诺木洪＞新疆。农药残留方面,以上 3 个产地虽黑果枸杞均未检出多菌灵、吡虫啉和阿维菌素,达到绿色

食品标准要求。微生物中沙门杆菌和金黄色葡萄球菌均未被检出，达到了绿色食品标准。在重金属含量检测中，新疆产地砷含量高；3个产地黑果枸杞中铅含量均达到了药用植物标准，未达到绿色食品标准；砷、汞、镉达到了药用植物标准和绿色食品标准；3个产地黑果枸杞的铬含量均超标，针对铬超标在未来种植生产和加工环节应予以高度重视和修缮。

四、黑果枸杞干果质量控制

（一）黑果枸杞质量标准类型

1. **药材标准**·黑果枸杞是我国重要的民族药，在藏族、维吾尔族中具有悠久的药用历史，收载于《四部医典》《晶珠本草》著名典籍。据《维吾尔药志》记载，果枸杞果实及根皮在民间多用其作滋补强壮、明目降压。对于尿道结石、癣疥、齿龈出血等疾病，治疗效果显著。

黑果枸杞在藏族、维吾尔族民间就有药用记载，现国家已批准为新资源食品，作为一种药食同源物质，具有进一步发掘的价值。甘肃、内蒙古、新疆、宁夏种植面积逐年增加，以其为原料的各类产品畅销国内外，为推动黑果枸杞药用资源开发，保证原料药材质量，青海、甘肃、湖北3地将其纳入地方药材标准。

对其以药材身份进行质量控制，青海列入藏药材标准中。从基原、性状、鉴别、检查（水分、灰分）方面规定相关指标，功效记载同维药藏药著作中记载相一致。甘肃省列入中药材标准中，增加了含量测定，规定含花青素（$C_{30}H_{26}O_{13}$）不得少于0.80%。湖北省列入中药材质量标准中，控制项目类同，只是对水分控制不得过12%，水溶性浸出物不得少于48.0%，所列功效与红枸杞类同。目前在全国市场，尤其是中药材专业市场，三个标准都对黑果枸杞质量控制有一定作用，缺陷在于药材等级不分，质量优劣鉴别上尚需改进。三省区黑果枸杞中藏药材标准见附录。

2. **地方食品标准**·到2021年前半年，黑果枸杞没有国家标准，主产区青海和宁夏发布了枸杞地方标准。青海发布了DBS63/0011-2010《黑果枸杞》、DBS63/0011-2021《黑果枸杞花青素含量测定》，自2021年6月21日正式实施。宁夏发布了

DBS64/006-2021《食品安全地方标准-黑果枸杞》、DB64/T1578-2018《黑果枸杞中花青素含量的测定 高效液相色谱法》，新疆发布了DB65/T 4039-2017《黑果枸杞原花青素含量的测定 液相色谱法》，以上标准在各地实施。

地方标准出台顺应于黑果枸杞产业的历史背景，黑果枸杞在青海、新疆、宁夏除野生外，近几年已有一定量的人工种植，市场销售量不断增加，相关部门也制定了黑果枸杞的种植标准，但目前尚无统一的产品标准，产品标准均是由各企业自行制定，由于标准水平参差不齐，产品定位不够清晰。国家卫生健康委2018年公布的新食品原料终止审查目录（5大类共44种）中对黑果枸杞的批示"可作为普通食品管理，食品安全指标按照相关标准执行"。按照食品安全法第二十九条"对地方特色食品没有食品安全国家标准的，省、自治区、直辖市人民政府卫生行政部门可制定并公布食品安全地方标准"的规定，作为黑果枸杞道地产地的青海省和枸杞道地产地的宁夏回族自治区率先牵头制定了黑果枸杞地方标准。黑果枸杞地方标准编制有利于青海、宁夏西北地区经济发展，以规范黑果枸杞合法生产与经营，与相关的食品安全标准相互协调，符合国家法律法规和强制性标准制定原则，其依据与内容包括：

（1）标准是按照GB/T1.1-2020《标准化工作导则 第1部分 标准化文件的结构和起草规则》的规定起草。

（2）依照国家卫生健康委公布的新食品原料终止审查公告中对黑果枸杞的批示"黑果枸杞可作为普通食品管理，食品安全指标按照相关标准执行"。确定黑果枸杞农药残留限量依据GB 2763-2019《食品安全国家标准 食品中农药最大残留限量》中枸杞（干）执行。污染物限量依据GB2762-2017《食品安全国家标准 食品中污染物限量》中水果干制品执行。致病菌限量依据GB 29921-2013《食品安全国家标准 食品中致病菌限量》中即食果蔬制品执行。食品添加剂按GB 2760-2014《食品安全国家标准 食品添加剂使用标准》中水果干制品执行。

（3）确定了标准中感官指标、水分、灰分、总糖、原花青素及粒度、百粒重等指标的限量规定。

各地方黑果枸杞生产企业严格按照标准组织生产，也鼓励企业采用严于地方标准的控制要求。严

格生产过程食品安全管理,降低食品中污染物、农药的含量,推动黑果枸杞产业健康发展。DBS64/006 - 2021、DBS63/0011 - 2010、DB64/T1578 - 2018 和 DB65/T4037 - 2017 见附录。

3. 企业标准·西北各地区黑果枸杞干果企业标准约有 60 个,在没有国标省标的前提下,根据《中华人民共和国食品安全法》第三章第二十五条规定:"企业生产的产品没有食品安全国家标准或者地方标准的,应当制订企业标准,作为组织生产的依据。国家鼓励食品生产企业制订严于食品安全国家标准或者地方标准的企业标准,制定本公司食品安全企业标准。"自行制定企业标准,从生产实践中分析,企业标准对保证黑果枸杞质量及稳定起到了积极促进作用。对青海、宁夏、新疆、甘肃 30 多个黑果枸杞干果标准调研分析,企业标准都是根据《中华人民共和国食品安全法》和《中华人民共和国标准化法》的规定制定,标准中安全性指标参照 GB/T1.1 - 2009 的要求,参照 GB 4789.3 - 2016《食品安全国家标准 食品微生物学检验 大肠菌群计数》、GB 4789.4 - 2016《食品安全国家标准 食品微生物学检验 沙门氏菌检验》、GB 4789.10《食品安全国家标准 食品微生物学检验 金黄色葡萄球菌检验》、GB 4789.2 - 2016《食品安全国家标准 食品微生物学检验 菌落总数测定》、GB 5009.12 - 2017《食品安全国家标准 食品中铅的测定》、GB 5009.11 - 2014《食品安全国家标准 食品中总砷及无机砷的测定》、GB 5009.17 - 2021《食品安全国家标准 食品中总汞及有机汞的测定》、GB 5009.15 - 2014《食品安全国家标准 食品中镉的测定》、国家技术监督局令第 75 号《定量包装商品计量监督规定》等 23 项规定进行编写。对标准中技术要求、生产工艺、技术标准、试验方法、检验规则、生产加工要求、标志、包装、规格、运输、贮存与保质期等进行了详细而严格规定。可是企业标准的缺陷是数量多,各项检测指标有分歧,相互之间差别大,省与省各产区间有差别,同一省份各产区之间也有差别,虽然部分标准参数更严于国家相关标准规定,但总体控制参数不齐。例如,水分规定有≤9%、≤12%、≤13%、≤14%;灰分有≤6%、≤6.5%、≤7%、≤9.0%,原花青素(8 g/100 g)≥0.4%、≥0.6%、≥1.2%、≥1.5%、≥2%、≥2.5%、≥3%等等。从控制项目上也不统一,绝大部分有原

花青素的含量测定,个别企业未制定这一主要成分的含量要求。有标准规定蛋白质、脂肪、多糖项目指标,但部分企业标准中没有这些指标规定。企业标准中一部分花青素含量参数设置太低,造成市场上质量良莠不齐,不利于黑果枸杞产业发展。黑果枸杞产业较其他药材产业来讲是发展较快、产能较大的产业,制定较为严格的药材标准、地方食品安全标准应尽快列入议事日程上来,这将对黑果枸杞更好地发展起到积极推动作用。

(二) 食用黑果枸杞标准研究

1. 青海黑果枸杞干果标准研究制定·全国黑果枸杞主要分布于青海、新疆、甘肃、宁夏、内蒙古等西部地区,青海诺木洪是黑果枸杞分布中心,青海产黑果枸杞质量、数量都处于绝对优势,是黑果枸杞产业的"晴雨表"。2017 年青海省卫健委组织本地 12 家企业向国家卫健委上报了申请黑果枸杞为食用保健品的材料;2017 年国家卫健委公布"黑果枸杞可作为普通食品管理"的决定。随后,作为黑果枸杞主要产区就开始了黑果枸杞标准的研究工作。

青海地方标准制定参照 GB/T1.1 - 2020《标准化工作导则 第 1 部分 标准化文件的结构和起草规则》要求,参照现行食品安全国家标准文本格式和产品标准文本表达方式,结合 GB 5009.3 - 2016《食品安全国家标准 食品中水分的测定》、GB5009.4 - 2016《食品安全国家标准 食品中灰分的测定》作为黑果枸杞理化指标中水分和灰分的要求,结合 GB 2762 - 2017《食品安全国家标准 食品中污染物限量》、GB 2763 - 2019《食品安全国家标准 食品中农药最大残留限量》、GB 5009.11 - 2014《食品安全国家标准 食品中总砷及无机砷的测定》、GB 5009.17 - 2014《食品安全国家标准食品中总汞及有机汞的测定》、GB 5009.12 - 2017《食品安全国家标准 食品中铅的测定》、GB 5009.15 - 2014《食品安全国家标准 食品中镉的测定》作为黑果枸杞食品安全指标中污染物、农药残留及微生物限量控制要求,并综合评估青海省黑果枸杞样本关键指标性营养成分和本地污染水平筛查结果。在标准编制过程中,征求青海大学、中国科学院西北高原生物研究所、青海省农林科学院等有关专家的意见,在通过对收集的黑果枸杞样品中指标成分检测结果的资料统

计、分析和研究的基础上,本着既能反映青海省黑果枸杞的内在质量,又能促进黑果枸杞品质提高的原则,制定了《食品安全地方标准　黑果枸杞》地方标准。

标准共分为 7 个部分,对标准的质量要求,试验方法、检验规程、标志包装、运输、贮存等做了明确规定。由于市场上根据黑果枸杞大小不同,价格不同,根据价格及大小的不同分成了 3 个等级,即特优级、优级、合格品,分别进行检测。

(1) 感官要求:食品质量优劣的最直接表现是在它的感官性状上,感官指标是最直接的鉴别指标,也是最直接的质量检测方法,是质量检验的第一步。本标准确定的感官指标为:色泽、形状、杂质、气味与滋味、不完善粒和无使用价值颗粒,这些指标能够反映该产品的感官特征。感官指标的检测方法主要按照 SN/T 0878 - 2000《进出口枸杞检验规程》和国家有关现行标准执行。杂质含量在 0.2% ~ 0.6% 之间,为保证特优级品质将其杂质含量降低,定为 ≤0.30%,而其他品级定为 ≤0.55%。主要感官指标见表 10 - 2 - 4。

表 10 - 2 - 4　感官要求指标

项目	等级及要求		
	合格品	优级	特优级
不完善粒质量分数(%)	≤1.5		
色泽	颜色紫黑色,有光泽		
滋味、气味	黑果枸杞特有的风味,无异味		
形状	球形或扁球形,略皱缩		
杂质(%)	≤0.55	≤0.55	≤0.30

(2) 理化指标

1) 颗粒度:由于市场上根据黑果枸杞大小不同,价格不同,黑果枸杞被分成了 3 个等级。即特优级、优级、合格品。但黑果枸杞并不像其他同类样品具有个体大重量重的特点,黑果枸杞个体大的干果不一定重量重,因此不能用百粒重来区分黑果枸杞大小。项目组仅根据黑果枸杞的个体大小建立了过筛测筛上物的方法测定黑果枸杞的颗粒度的方法,并作为附录放入本标准中。实验方法如下:取洁净

5 mm、6 mm 和 7 mm 圆孔筛,配有筛底和筛盖。先自下而上为孔径由小到大顺序将筛网即筛底套好。称取 100 g(精确到 0.01 g)试样(m),倒入最上层筛网中,盖上筛盖,置于光滑平面上,用双手以约 100 r/min 的速度,顺时针及逆时针各转动 1 min,控制转动范围在选筛直径的基础上扩大 8 ~ 10 cm。将筛网静置片刻,收集留存在各筛网中的试样,称量(m1),精确至 0.01 g。

计算公式:$X = \dfrac{m1 + \cdots mn}{m} \times 100$

式中:X 为样品颗粒度,单位为%;$m_1 \cdots m_n$ 为存留在各层筛网上的试样的质量,单位为克(g);m 为试样的质量,单位为克(g)。

由表 10 - 2 - 5、表 10 - 2 - 6 可知,合格品为小果(样品编号 X)在 5 mm 筛网中的筛上物均占 90% 以上,6 mm、7 mm 筛网的筛上物均未达到 90%;优级品为中果(样品编号 Z)在 5 mm 筛网的筛上物均占 90% 以上,6 mm 筛网的筛上物占 80% 以上,7 mm 筛网的筛上物均未达到 90%;特优级品为大

表 10 - 2 - 5　理化指标

项目	等级及要求		
	合格品	优级	特优级
颗粒度(%)	留存在 5 mm 的筛上残留物 ≥80.0%	留存在 6 mm 的筛上残留物 ≥80.0%	留存在 7 mm 的筛上残留物 ≥80.0%

表 10 - 2 - 6　黑果枸杞颗粒度检测结果

样品编号	筛上物 (%)		
	5mm 筛网	6mm 筛网	7mm 筛网
X_1	91.66	47.24	7.12
X_2	97.66	56.37	2.08
X_3	97.21	87.53	20.33
Z_1	93.28	89.30	66.92
Z_2	92.93	83.35	56.02
Z_3	98.27	96.95	82.92
D_1	99.32	95.73	87.40
D_2	99.60	93.37	80.32
D_3	99.80	99.49	91.94

果(样品编号 D)在 5 mm 筛网中的筛上物均占 90% 以上,6 mm 筛网的筛上物占 90% 以上,7 mm 筛网的筛上物均达到 80% 以上。因此,该方法能够区分黑果枸杞大小,本标准将该检测方法以附录形式规定;本着"大多数符合"的基本原则,颗粒度指标根据检测结果做出规定。

2)水分:水分是关系到黑果枸杞保存期的一项重要指标,水分含量高则微生物容易繁殖、易霉变,影响黑果枸杞的品质;且水分过多,增加重量,影响产品的净含量,侵害消费者的利益,通过对收集的 9 份黑果枸杞中的水分进行了检测,并查看了近 3 年黑果枸杞中水分的检测分析结果共 42 份。由表 10-2-7 中的水分检测结果分析可知,水分含量 15.0%~16.5% 的样品共有 3 个,占 5.9%。其中,37 份样品的检测结果在 10.0%~14.9% 之间,占样品总数的 72.5%;11 份样品的检测结果在 7.0%~9.9% 之间,占样品总数的 21.6%。不同大小黑果枸杞水分含量没有相关性,故将黑果枸杞中水分指标均定为≤15.0%。

表 10-2-7 黑果枸杞水分检测分析结果

	水分(%)		
	15.0~16.5	10.0~14.9	7.0~9.9
样品数量(个)	3	37	11
所占百分比(%)	5.8	72.5	21.6

3)灰分:灰分是在高温灼烧时,食品发生一系列物理和化学变化,最后有机成分挥发逸散,而无机成分(主要是无机盐和氧化物)则残留下来,这些残留物称为灰分。它是标示食品中无机成分总量的一项指标。通过对收集的 9 份黑果枸杞中的灰分进行了检测,检测结果见检测报告,并查看了近 3 年黑果枸杞中灰分的检测结果共 20 份。由表 10-2-8 中的灰分检测结果分析可知,其含量均小于 8.0%。

表 10-2-8 黑果枸杞灰分检测分析结果

	灰分(%)		
	7.0~8.0	6.0~6.9	6.0 以下
样品数量(个)	2	10	17
所占百分比(%)	6.9	34.5	58.6

其中,2 份样品的检测结果在 7.0%~8.0% 之间,占样品总数的 6.9%;10 份样品的检测结果在 6.0%~6.9% 之间,占样品总数的 25%。总计,所有样品灰分都在 8% 以下,故将黑果枸杞中灰分指标定为≤8.0%。

4)花青素:黑果枸杞中的花青素是其功能保健作用的主要活性物质,是体现黑果枸杞品质的主要特征指标,因此,在本标准准中采用花青素作为黑果枸杞的主要理化指标和特征性指标。花青素(anthocyanidin),又称花色素,是自然界一类广泛存在于植物中的水溶性天然色素,属类黄酮化合物,植物中常见的 6 种花青紫类型为天竺葵色素、矢车菊素、飞燕草素、芍药色素、矮牵牛素及锦葵色素。项目组依据《NY/T 2640-2014 植物源性食品中花青素的测定 高效液相色谱法》对 6 批次的黑果枸杞中 6 种花青素进行含量测定,实验结果表明,矮牵牛色素、飞燕草素和锦葵色素占这 6 种花青素的 85% 以上,而天竺葵色素、矢车菊素、芍药色素之和仅占这 6 种花青素的 0.05%~15%,说明黑果枸杞中的花青素主要以矮牵牛色素、飞燕草色素和锦葵色素为主,这与已有文献(王春雨等,2020;陈浩等,2020)的报道一致。因此以这 3 种花青素的总和作为黑果枸杞中花青素的测定指标更为准确,更能评价黑果枸杞的品质。因此,采用 DBS63/0011-2021《食品安全地方标准 黑果枸杞中花青素含量的测定》对收集的 9 份黑果枸杞中的花青素进行了检测,并按该方法对采集自海西州的 10 批次黑果枸杞中矮牵牛色素、锦葵色素和飞燕草色素 3 种花青素的含量进行了测定。由表 10-2-9 中的花青素检测结果分析可知,这 3 种花青素之和均在 0.6% 以上,大小不同的黑果枸杞中花青素含量并没有差别,个体大小与花青素含量没有相关性。考虑到黑果枸杞中花青素在存放过程中易氧化,故将黑果枸杞中花青素指标均定为>0.5%(以矮牵牛色素、飞燕草色

表 10-2-9 黑果枸杞花青素检测分析结果

项目	花青素含量(%)		
	0.6~0.7	0.8~1.0	1.0 以上
样品数量(个)	1	5	13
所占百分比(%)	5.26	26.32	68.42

素和锦葵色素含量之和计）。

（3）卫生指标：参照 GB 2762 - 2017《食品安全国家标准　食品中污染物限量》中规定的食品污染指标要求，本标准在限量指标设置和限量确定时亦重点关注对人体健康有较大风险的铅、砷、镉、汞共计 4 种重金属，采用 GB 5009.12 - 2017《食品安全国家标准　食品中铅的测定》、GB 5009.11 - 2014《食品安全国家标准　食品中总砷及无机砷的测定》、G5009.17 - 2014《食品安全国家标准　食品中总汞及有机汞的测定》、GB5009.15 - 2014《食品安全国家标准　食品中镉的测定》对收集的黑果枸杞样品开展 4 种重金属含量的检测分析。结果表明，黑果枸杞中铅含量和镉含量在 0.50～0.70 mg/kg 范围内，小于 GB 2762 - 2017 中水果制品规定的铅限量 1.0 mg/kg；镉含量在 0.028～0.081 mg/kg 范围内，平均值 0.056 mg/kg，与 GB 2762 - 2017 中规定的新鲜水果镉限量值 0.05 mg/kg 相近，而本标准中的黑果枸杞均为水果干果，这表明黑果枸杞中镉含量明显低于国标限值要求，GB 2762 - 2017 未对水果干果或水果制品进行镉限量的制定；黑果枸杞中总汞含量在 0.00071～0.0037 mg/kg 范围内，低于 GB 2762 - 2017 中新鲜蔬菜中汞限量 0.01 mg/kg，这表明黑果枸杞中汞含量明显低于国标限值要求，GB 2762 - 2017 未对水果干果进行汞限量的制定；成黑果枸杞中总砷含量在 0.011～0.028 mg/kg 范围内，低于 GB2762 - 2017 中新鲜蔬菜中砷限量 0.5 mg/kg，这表明黑果枸杞中砷含量明显低于国标限值要求，GB 2762 - 2017 未对水果干果或水果制品进行砷限量的制定。本标准最终确定黑果枸杞符合 GB 2762 中水果干制品中规定，作为黑果枸杞食品安全指标中污染物限量控制要求。

采用 GB/T 5009.146 - 2008《植物性食品中有机氯和拟除虫菊酯类农药多种残留量的测定》、GB/T 5009.20 - 2003《食品中有机磷农药残留量的测定》、GB/T 20769 - 2008《水果和蔬菜中 450 种农药及相关化学品残留量的测定　液相色谱-串联质谱法》等方法，对收集的 9 份黑果枸杞样品中农药残留进行的测定，检测结果均未检出。查阅了近 3 年中科院西北高原生物研究所分析测试中心以及青海省食品检验检测院有关黑果枸杞农药残留的检测报告，均未有农药残留检出情况，结合本省黑果枸杞样

本检测农药残留水平，本标准最终确定农药残留的限量符合 GB 2763 中干制水果的指标要求，以此作为黑果枸杞食品安全指标中农药残留限量控制要求。

GB 29921 - 2013《食品安全国家标准　食品中致病菌限量》对即食果蔬制品中沙门菌、金黄色葡萄球菌及大肠埃希菌 O157：H7 这 3 种致病菌的限量为：沙门菌为 0，金黄色葡萄球菌为 100 cfu/g，大肠埃希菌 O157：H7 为 0。采用 GB 4789.4 - 2016《食品安全国家标准　食品微生物学检验　沙门氏菌检验》和 GB 4789.10 - 2016《食品安全国家标准　食品微生物学检验　金黄色葡萄球菌检验》对收集的 9 批黑果枸杞中致病菌的含量进行检测，结果表明，沙门菌及大肠埃希菌 O157：H7 均未检出，金黄色葡萄球菌含量均小于 100 cfu/g，合格占比 100%。查阅了近 3 年青海省食品检验检测院以及青海谱测检测有限公司有关黑果枸杞致病菌的检测报告，均未有致病菌检出情况，因此，本标准最终确定微生物的限量符合 GB 29921 - 2021《食品安全国家标准　预包装食品中致病菌限量》中即食果蔬制品的指标要求，作为黑果枸杞食品安全指标中微生物限量控制要求。

（4）包装：黑果枸杞产品可分为定量包装或散装，本标准没有对定量包装产品的包装容量做统一规定，但要求包装产品其净含量允差应按《定量包装商品计量监督管理办法》（国家质量监督检验检疫总局令〔2005 年〕第 75 号）的规定执行；对散装称重销售的产品应按《零售商品称重计量监督管理办法》（国家质量监督检验检疫总局、国家工商行政管理总局令〔2004 年〕第 66 号）的规定执行，并对包装材料作了要求。

《食品安全地方标准　黑果枸杞》地方标准的发布和实施，将更好地实现保护地方特色品牌，带动青海省黑果枸杞产业发展，对于提升青海省黑果枸杞的质量品牌，提高青海黑果枸杞品牌在国内外的市场效应和知名度具有重要意义。

2. 青海黑果枸杞花青素含量测定标准研制·2020 年由青海卫生健康委员会组织省内几家科研单位研究制定了青海省食品安全地方标准《黑果枸杞中花青素含量测定》。至 2021 年初，国内花青素、前花青素，原花青素等相关现行有效的相关测定标准有 4 项，分别是 NY/T 2640 - 2014《植物源性食

品中花青素的测定 高效液相色谱法》、GB/T22244－2008《保健食品中前花青素的测定》、DB64/T1578－2018《黑果枸杞中花青素含量的测定 高效液相色谱法》、DB65/T 4039－2017《黑果枸杞原花青素含量的测定 液相谱法》。其中国家标准有1项,行业标准有1项,地方标准有2项。

NY/T 2640－2014《植物源性食品中花青素的测定 高效液相色谱法》标准是通过高效液相色谱仪测定植物源性食品中的飞燕草素、矢车菊色素、矮牵牛素、天竺葵色素、苟药素和锦葵素这6种花青素之和。GB/T 22244－2008《保健食品中前花青素的测定》适用于以葡萄籽、葡萄皮、沙棘、玫瑰果、蓝浆果、法国松树皮提取物等为主要原料制造的保健食品中前花青素的测定。DB64/T 1578－2018《黑果枸杞中花青素含量的测定 高效液相色谱法》为宁夏回族自治区制定的地方标准。DB65/T 4039－2017《黑果枸杞原花青素含量的测定 液相谱法》为新疆维吾尔自治区制定的地方标准。

通过查阅文献、检测验证,数据显示黑果枸杞的花青素主要是矮牵牛素、锦葵素、飞燕草素,且3种花青素含量之和占黑果枸杞的花青素85％以上,现有花青素检测的相关标准不能真实反映黑果枸杞中特征花色苷含量,因此特制订 DBS63/0011－2021《食品安全地方标准 黑果枸杞中花青素含量的测定》标准。

通过制订 DBS63/0011－2021《食品安全地方标准 黑果枸杞中花青素含量的测定》标准,可为青海省确定黑果枸杞花青素指标、统一检测方法,促进黑果枸杞产业发展,服务监管和企业生产销售提供依据。

标准范围制定遵循青海省黑果枸杞的花青素特性原则,通过检测数据显示青海黑果枸杞的花青素主要是矮牵牛素、锦葵素、飞燕草素,且3种花青素含量之和占黑果枸杞的花青素85％以上。因此确定黑果枸杞中花青素为矮牵牛素、锦葵素和飞燕草素的高效液相色谱测定方法为含量测定使用方法。

经过花青素标准溶液的配制与标准曲线绘制,花青素最佳提取条件确定,称样量考察,稳定性试验,重现性试验,方法检出限和定量限测定试验,不同试验间方法再现性,验证样品,制定了 DBS63/0011－2021《食品安全地方标准 黑果枸杞中花青素含量的测定》,该检测方法专属性、稳定性、重现性、回收率、定量限和检出限,精密度方面达到制定标准的要求,简便快捷,在青海省内广泛使用。

目前黑果枸杞各生产企业分别制定了各自企业标准,各标准中特征指标花青素主要采用液相色谱法检测前花青素、原花青素、花青素和 pH 示差法测定呈色物质(主要有花青素,同时还含有在某一特定条件下的显色物质),检测黑果枸杞中花青素目标物不统一,造成标准中项目及指标值不统一,不同企业标准中同一项目指标值也不尽一致的情况,同时各企业标准制定时除花青素指标不一样,还存在其他指标不统一、不一致等问题,不利于黑果枸杞产业发展。

DBS63/0011－2021 标准制定将为统一和规范黑果枸杞产品标准实施提供依据,解决黑果枸杞生产企业标准参差不齐,企业重复制定企业标准导致财力、物力浪费,影响生产销售难题和困惑,并为市场监管部门开展黑果枸杞产品监管提供依据,促进地方经济、保护地方特色品牌和提质增效发挥积极作用。

五、黑果枸杞干果类产品

(1)青海黑果枸杞干果产品:收集了大柴旦、德令哈、诺木洪、格尔木野生和种植的黑果枸杞干果(图 10－2－6)。

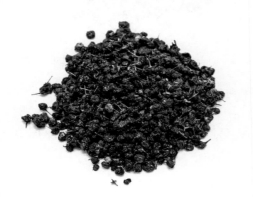
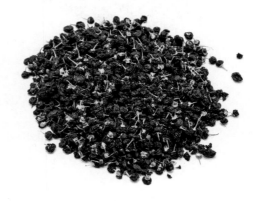

青海大柴旦(野生)　　　　　　　　青海大柴旦

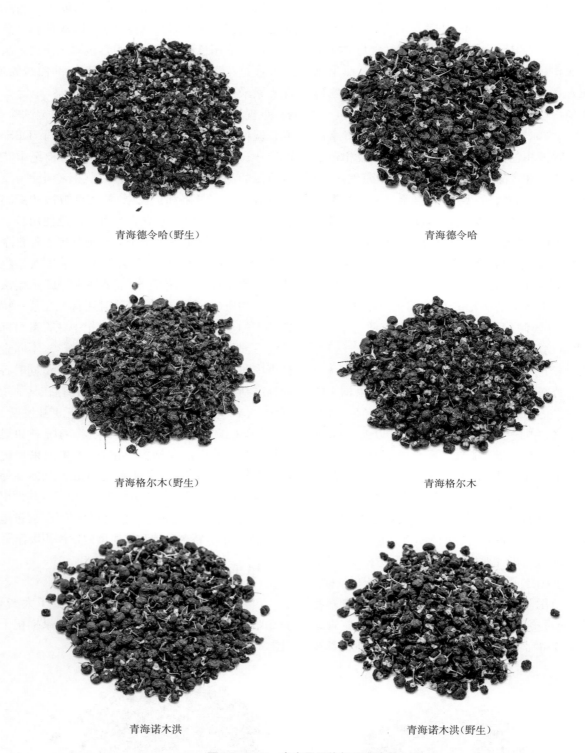

青海德令哈（野生）　　　　　　　　　　青海德令哈

青海格尔木（野生）　　　　　　　　　　青海格尔木

青海诺木洪　　　　　　　　　　青海诺木洪（野生）

图 10 - 2 - 6　青海黑果枸杞干果产品

　　（2）新疆黑果枸杞干果产品：收集了库尔勒、 尉犁县、阿克苏种植的黑果枸杞干果（图 10 - 2 - 7）。

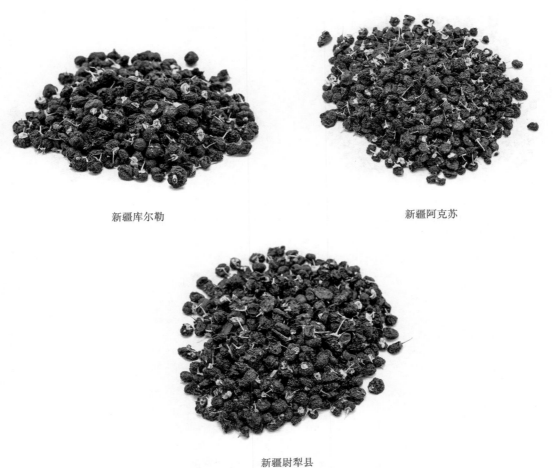

新疆库尔勒 新疆阿克苏

新疆尉犁县

图 10-2-7 新疆黑果枸杞干果产品

（3）甘肃黑果枸杞干果产品：收集了高台、民 勤、玉门、瓜州等地的黑果枸杞干果（图 10-2-8）。

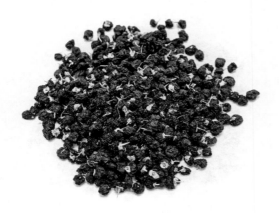

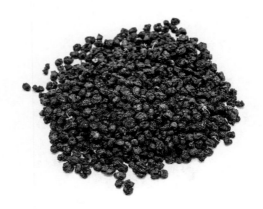

甘肃高台 甘肃焦宝兴黑枸杞

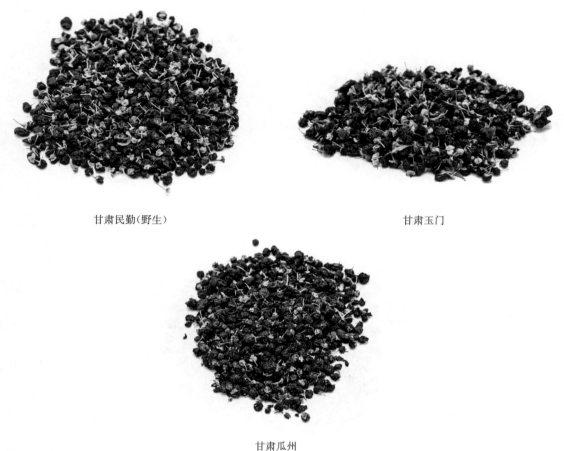

甘肃民勤（野生）   甘肃玉门

甘肃瓜州

图 10 - 2 - 8 甘肃黑果枸杞干果产品

（4）宁夏黑果枸杞干果产品：收集了中宁、贺兰山、红寺的黑果枸杞干果（图 10 - 2 - 9）。

（5）内蒙古黑果枸杞干果产品：收集了阿拉善右旗、额济纳旗的黑果枸杞干果（图 10 - 2 - 10）。

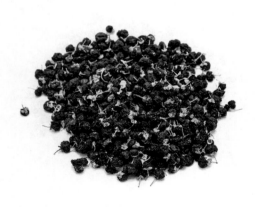

宁夏贺兰山

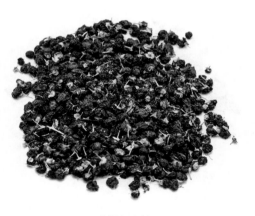

宁夏红寺堡

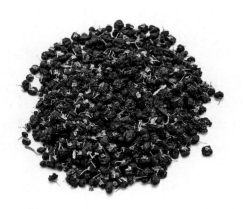

宁夏中宁

图 10-2-9 宁夏黑果枸杞干果产品

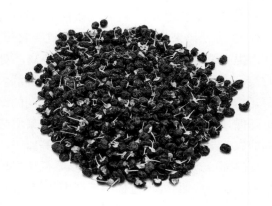

内蒙古阿拉普左旗

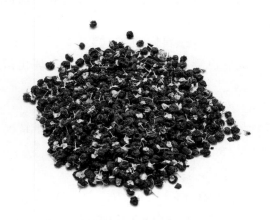

内蒙古额济纳旗（野生）

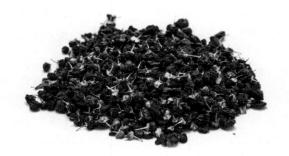

内蒙古额济纳旗

图 10-2-10 内蒙古黑果枸杞干果产品

（一）药用黑果枸杞干果

黑果枸杞干果是市场上主要黑果枸杞产品流通的形式，占 98%～99%，黑果枸杞干果入藏族、蒙古族和维吾尔族医药应用，更多的干果用于食品、保健品、美容产品综合开发当中。黑果枸杞干果生产步骤如下（图 10-2-11）。

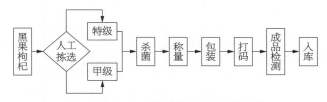

图 10-2-11 黑果枸杞干果生产步骤

（1）拣选：根据青海省地方标准 DBS63/0010—2021《食品安全地方标准 黑果枸杞》中的"感官指标"进行挑选。

（2）分级：用孔径 3 mm 的筛网除去杂质和不完善粒，用孔径 5 mm 的筛网进行分级，在筛网面上的为特级，通过筛网的黑果枸杞为一级。

（3）杀菌：杀菌设备中杀菌。

（4）称量：用电子天平称量。

（5）包装：装入包装袋或包装盒。

（6）检测：质检部根据企业标准进行过程检测。

（7）热塑：质检部检测合格后收缩膜热塑。

（8）打码：根据生产批号、生产日期的要求进行打码。

（9）外包装：用塑料袋、纸盒包装。

（10）成品检测：①感官指标规定。②理化指标规定。③微生物指标规定。

（11）入库。

在产品检测中，执行地方标准，无地方标准情况下，执行企业标准。

（二）食用黑果枸杞干果

生产工艺步骤如下。

（1）配制浓度为 70%（v/v）以上，温度为 $-18\sim25$ ℃的乙醇溶液作为清洗液。

（2）将黑果枸杞放入清洗液中超声清洗，清洗时间为 $0.5\sim30$ min，超声频率为 $20\sim200$ kHz，超声功率为 $200\sim5\,000$ W。

（3）将清洗完毕的黑果枸杞干燥至表面无水分。

清洗方法高效、简便，能够去除黑果枸杞表面的泥沙、尘土及杂质，显著降低黑果枸杞果实菌落总数，起良好的灭菌作用，还能大大降低黑果枸杞在清洗过程中花色苷的损失。该方亦适应鲜果清洗，经此方法清洗的黑果枸杞菌落总数 $\leqslant1.5\times10^2$ CFU/g，花色苷的损失率保持在 12% 以下，干果色鲜明，对人体安全可靠，绿色环保。

（三）无农残黑果枸杞干果

处理黑果枸杞干果表面有机磷农药残留的方法步骤如下。

（1）先将 5 kg 青海德令哈产的黑果枸杞干果堆积在等离子体处理设备的物料承载板上。堆积厚度为 15 cm，等离子体处理设备为目前市场销售的真空等离子体处理机，一般包括真空腔及真空系统、等离子体发生器和控制系统。例如 Plasma treatment system 公司生产的 RTR1000L - W500 型真空等离子体处理机。

（2）开启真空，压力为 10 kPa。

（3）立即开启等离子体发生器，进行等离子体处理，处理条件为功率 80 W，两极针距离为 40 mm、处理时间 20 s。

（4）关闭设备，取出黑果枸杞干果，包装。

经过检测，处理前，黑果枸杞干果乐果残留量为 0.02 ppm，处理后，黑果枸杞干果乐果未检出（检出限为 0.01 ppm）。

通过以上物理方法，在真空条件下，通过等离子体处理，降低黑果枸杞干果表面的有机磷农药残面，从而提高黑果枸杞干果质量，在进行等离子处理的时候，进行抽真空，在真空状态下果实表面的农药残留，随着真空度的提高，农残与果实内部间的结合力也降低，同时真空条件下，还使已经渗入果实表皮内部的农残与表面间的通道打开：便于等离子体深入表皮内部，与残留农药作用，进一步降低黑果枸杞干果表面农药残留，处理过程中不产生任何残渣、废水和废气，无二次污染。解决了干果农药残留问题，食用更安全，而且生产成本低，节约投资。

（四）黑果枸杞冻干果

免洗黑果枸杞冻干果品的加工方法，包括如下步骤。

（1）选果、清洗：挑选优质的成熟黑果枸杞，用清水清洗黑果枸杞后，用浓度为 75% 的乙醇溶液喷洗杀菌，喷洗后置于阴凉通风处晾干。

（2）预冷冻：将晾干的黑果枸杞进行速冻，在 15 min 内将温度降至 -50 ℃，冷冻 4.5 h。

（3）微波干燥：将冷冻后的黑果枸杞置于微波真空干燥机中，启动真空泵，经 30 min 后，真空度达到 450 Pa，启动微波源，设定微波功率为 8 W/g，干燥时间为 6 h，微波干燥时物料温度控制在不超过 -10 ℃的范围内，最终含水量达到 4% 以下。

（4）包装：将微波干燥后的黑果枸杞真空包装，即得。

按此方法制得黑果枸杞冻干果品在外观上更接近鲜品，口感酥脆，更大程度地保留了原有的营养成分,提高了产品的品质。而且此方法干燥时间更短,能耗降低,提高了能量的利用率,从而降低成本。

（五）熟制黑果枸杞干果

取冻干黑果枸杞,加入黑果枸杞总质量30％的蒸馏水,均匀放置在托盘中,托盘用塑料膜封口,置于60℃的恒温湿箱中熟化处理48 h即得熟制黑果枸杞。

该方法是基于美拉德反应制备熟制黑果枸杞,胡云峰(2019)经研究确定了熟制黑果枸杞的最佳熟化温度和时间:60℃熟化48 h。此条件下制备出的熟制黑果枸杞果肉较柔软、厚实,味道酸甜,有独特的药香味,口感协调,颜色呈均一的黑色。最佳工艺下熟制黑果枸杞内枸杞多糖下降了3.95倍,但多酚类物质与黄酮含量显著升高,其中多酚类物质在熟化48 h后,升高为熟化前的2.22倍;黄酮含量上升至8.10 mg RE/g,为反应初始黄酮含量的4.31倍。枸杞多糖具有免疫调节、抗肿瘤、抗辐射等作用,但是过量食用会引起上火现象,尤其对于体内有炎症或易腹泻的人群不宜过多食用,实验制备的熟制黑果枸杞,虽枸杞多糖含量有所降低,但是多酚类物质与黄酮含量显著升高,提高了黑果枸杞的抗氧化活性,一定程度上提高了黑果枸杞的附加值。

第三节 黑果枸杞果汁

野生黑果枸杞味甘、性平,含有丰富的蛋白质、矿物质、微量元素、生物碱、VC、VB1、VB2、钙、镁、铜、锌、锰、铁、铅、镍、镉、钴、铬、钾、钠等多种营养成分。黑果枸杞鲜果经研究测试含油率达到5.54％,总糖含量为6.9％,总酸含量为0.73％,黑果枸杞含原花青素3 690 mg/100 g,原花青素是最有效的天然自由基清除剂,其功效是VC的20倍、VE的50倍。黑果枸杞鲜果VC含量为3.02 mg/100 g,VB1含量为0.07 mg/100 g,VB2含量为0.02 mg/100 g,总花色苷的含量达386.9 mg/100 g。黑果枸杞具有区别于红果枸杞独特的功效成分——花色苷类色素。

花青素类(anthocyanin)物质是自然界分布最广泛的水溶性植物色素之一,广泛存在于植物的花和果实中,属酚类化合物中的类黄酮;其具有抗氧化、抑菌、抗病毒及预防心脑血管疾病等生理功能和药理活性。

红果枸杞区别于黑果枸杞独特的功效成分之一类胡萝卜素,是有抗氧化活性、增强人体免疫力、保护人体视觉、具有抗肿瘤作用。后者花青素分子中存在高度分子共轭体系,具有较高活性,有较强的不稳定性。前者类胡萝卜素含有许多双键,遇光遇热极不稳定。怎样确保两者成分成为活性功能物质基础,最大程度地保留鲜果阶段的成分含量,许多研究者报道了生产果汁的办法来实现这一目标。枸杞属植物浆果采摘后易腐烂变质,发生褐变,对其进行榨汁保藏、干果冷藏可避免质量发生问题,而且保持了营养成分。现阶段红枸杞汁生产较为普遍,以汁为原料生产饮料、发酵果酒、喷雾制粉工艺较为成熟,黑果枸杞果汁生产处于起步阶段,有少量已进入生产,但前景广阔。

一、黑果枸杞果汁生产工艺

黑果枸杞果汁生产流程包括了鲜果或干果的挑选,清除异物和变质果、未成熟果,清除杂质、农药残留、微生物,然后榨汁、分离、添加、过滤、均质、灭菌等处理(图10-3-1)。

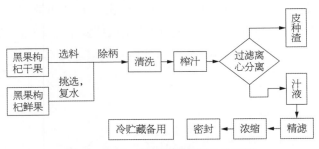

图10-3-1 黑果枸杞果汁生产工艺

经以上生产工艺的浓缩果汁,减小了体积,便于稳定贮藏运输,避免了花青素分解,又保持了色香味。这一过程还起到了杀菌作用,方便了以黑果枸杞汁为原料生产各种形式的食用、保健与美容化妆用产品的需求,更利于黑果枸杞汁进一步开发和利用,实现产业化发展。

二、果汁生产技术研究

(一)应用膜浓缩技术方法

传统经常采用多级真空蒸发浓缩果汁。而新鲜果汁风味降低、色泽的退化和产生蒸煮味等不良效应是导致其无法应用于热敏性果蔬的主要原因。膜浓缩的过程不发生相变,从而可以保持果汁的芳香味,可以在常温条件下连续操作,因而特别适用于果汁中热敏性物质的处理。膜分离过程中因热效应而产生的色素分解和褐变反应较少,因而得到的果汁颜色纯正、澄清。

黑果枸杞中含有大量的花青素类物质,性质极不稳定,采用膜浓缩技术制备果汁可大大减少成分损失。李悦(2019)报道了黑果枸杞果汁生产中膜浓缩技术研究,以黑果枸杞干果为原料制备含花青素浓缩汁,分析了生产过程中各因素优化与影响。结果显示最佳干果复水比为1:6(g:mL);复水后,经酶解的黑果枸杞汁中可溶性固形物含量明显增加:果胶酶含量优选为0.06%,纤维素酶含量优选为0.01%,酶解最佳温度:30℃,酶解最优时间:90 min;超滤膜材料选用孔径为20 mm陶瓷膜,温度30~40℃,压力0.1 MPa条件时达到超滤最佳效果。反渗透温度40℃,压力4.0 MPa时达到最佳效果。超滤与反渗透浓缩连用黑果枸杞浓缩果汁除菌率可以达到5个对数值。

1. **复水比** · 设置6种不同比例的干果与水在常温下复水80 min,随着复水比例(g:mL)增加,比容不断上升,当复水比1:6时,比容开始下降(图10-3-2),根据复水率变化确定最佳复水比1:6。

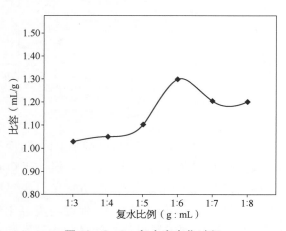

图 10-3-2　复水率变化过程

2. **最适酶量** · 设置5种不同添加量的果胶酶和纤维素酶,测定不同酶添加不同量情况下可溶性固形物含量(%)和花青素含量(mg/L)。结果果胶酶和纤维素酶对黑果枸杞果汁中可溶性固形物含量和花青素含量都有影响,见表10-3-1、表10-3-2。结果在果胶酶0.06%和纤维素酶0.01%时,可溶性固形物含量和花青素含量达到最大值。

表 10-3-1　果胶酶添加量影响效果

果胶酶含量 (%)	指　　标	
	可溶性固形物含量(%)	花青素含量(mg/L)
0.02	4.3±0.1	1301±25.7*
0.04	4.1±0.05	1221±23.5*
0.06	4.7±0.1	1514±6.7*
0.08	4.4±0.1	1373±20.6*
0.1	4.5±0.005	1361±9.9*

注: * 所标数据差异显著,$p < 0.05$。

表 10-3-2　纤维素酶添加量的影响效果

纤维素酶含量 (%)	指　　标	
	可溶性固形物含量(%)	花青素含量(mg/L)
0.005	5.0±0.1	1526±26.3*
0.01	5.2±0.2	1541±14.2*
0.015	5.1±0.1	1493±19.0*
0.02	4.8±0.05	1454±24.9*
0.025	4.9±0.005	1411±20.8*

注: * 所标数据差异显著,$p < 0.05$。

3. **最佳酶解时间与温度** · 设置60 min、90 min、120 min、150 min、180 min和20℃、30℃、40℃、50℃、60℃各5种情况下酶解因素,结果酶解时间90 min和酶解温度30℃时,黑果枸杞果汁花青素含量和可溶性固形物含量达到最大,90 min和30℃是酶解最佳的时间和温度值(表10-3-3)。

4. **最佳超滤膜材料** · 不同膜材料对料液流通量、过滤滤液中花青素及可溶性固形物含量的影响见图10-3-3、图10-3-4及表10-3-4。

表 10-3-3　酶解时间的影响

时间 (min)	指标	
	可溶性固形物 含量（%）	花青素含量 （mg/L）
60	4.8±0.005	1629±18.0*
90	5.1±0.1	1737±28.4*
120	4.9±0.1	1530±2.4*
150	5.1±0.1	1482±9.7*
180	4.9±0.005	1597±31.4*

注：* 所标数据差异显著，$p < 0.05$。

表 10-3-4　不同材质的超滤膜对超滤效果的比较

指标	材质	
	陶瓷膜 （20nm）	PVDF （20nm）
可溶性固形物含 量（%）	8±0.15	7.5±0.1
花青素含量（mg/L）	1545±20.1	1533±28.5

由图 10-3-3、图 10-3-4 和表 10-3-4 可以看出，两种孔径相同材质不同的膜材料在超滤过程中对滤液中可溶性固形物含量和花青素透过量基本没有影响，但陶瓷膜料液流通量明显高于 PVDF 膜材料，由此选用陶瓷膜材料作为超滤膜。

5. 最佳过膜温度·不同温度对超滤后滤液中花青素含量影响见图 10-3-3，由图 10-3-4、图 10-3-5 可以看出，随着温度逐渐升高，料液流通量、滤液中花青素含量也随即增大；根据可溶性固形物含量、料液流通量可以得出，压力为 0.1MPa 运用陶瓷膜材质的超滤膜试验中，确定过膜温度为 40℃。

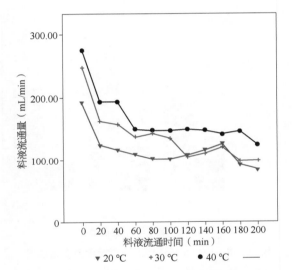

图 10-3-3　PVDF 不同温度料液流通量变化过程

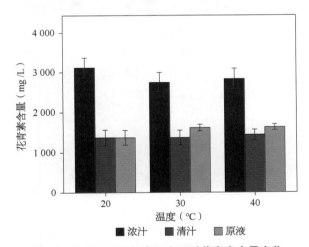

图 10-3-5　不同超滤温度下对花青素含量变化

6. 不同温度对反渗透的影响·不同温度对反渗透中膜通量、花青素含量、可溶性固形物含量见图 10-3-6～图 10-3-8，在 20～30℃时流通量和花青素含量达到最大与最佳保留率，可溶性固形物含量在 30～40℃，60 min 达到最大值，应根据具体要求在 30～40℃选择反渗透最佳温度。

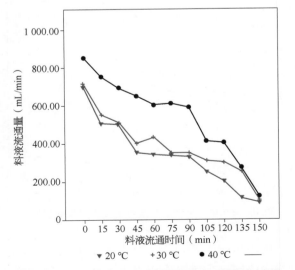

图 10-3-4　陶瓷膜不同温度料液流通量变化过程

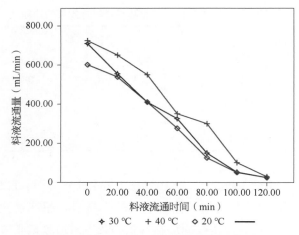

图 10-3-6　反渗透料液流通量变化过程

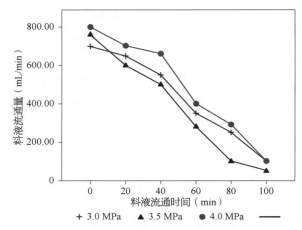

图 10-3-9　反渗透料液流通量变化情况

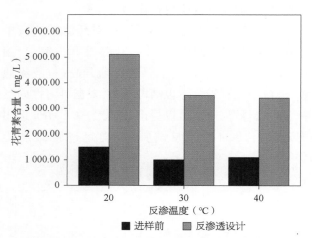

图 10-3-7　反渗透料液花青素含量变化情况

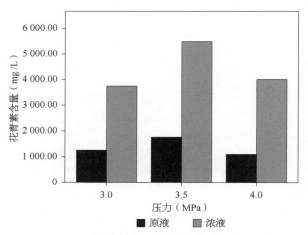

图 10-3-10　反渗透料液花青素含量变化情况

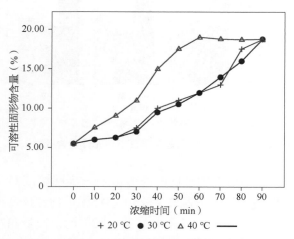

图 10-3-8　反渗透料液可溶性固形物变化情况

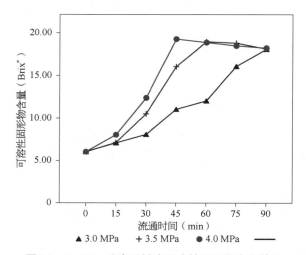

图 10-3-11　反渗透料液可溶性固形物变化情况

7. 不同压力对反渗透的影响· 40 ℃时不同压力在反渗透中对膜通量、果汁中花青素含量和可溶性固形物含量影响见图 10-3-9～图 10-3-11。

由图 10-3-9～图 10-3-11 可以看出,在温度为 40 ℃时,当反渗透压力为 4.0 MPa 时,浓缩倍数最大,可达到 3.62 倍,也就是浓缩液中花青素的含量为原液的3.62倍。4.0MPa为反渗透最佳压力。

黑果枸杞中花青素极其不稳定,存在见光易分解,遇高温易降解等问题,因而在研究黑果枸杞生产工艺过程中使花青素含量得到最大保留是目前着重研究内容。该实验采用膜浓缩技术制备黑果枸杞花青素提取浓缩液浓缩果汁,避免了传统浓缩过程中高温处理过程,有效保存了提取液中的花青素在浓缩过程中的损失。并且在浓缩过程中,超滤过程可除去大量微生物,反渗透过程则使高浓度花青素汁以有效避免微生物的滋生,可达到一定程度上的抑菌作用,是一种面向花青素等热敏性物质的高效冷杀菌技术。膜浓缩技术已应用于果汁澄清及过滤等方面,能大规模生产从而降低生产成本。可是目前膜浓缩技术也存在许多亟待解决的问题,例如:①由于浓差极化现象而导致随着膜过滤时间的推移,膜通量会大幅度降低,分离效率降低,从而导致浓缩程度大大受限。②适用范围有限,耐高温腐蚀功能不强。③膜污染严重,且清洗困难。④成本高,要广泛地应用于果汁的工业化生产还有一定困难(王丽玲,2005)。

(二) 黑果枸杞果汁护色抗氧化

黑果枸杞鲜果中含有丰富的脂肪酸、酚类物质、花色苷,在其制备果汁的过程中,受空气的氧化作用,果汁会发生氧化褐变,造成营养成分损失,黄青松等(2019)为了能够最大限度保留果汁中花青素活性,使其不变色稳定,研究了黑果枸杞果汁抗氧化生产工艺相关技术,用15%的NaCl溶液对新鲜黑果枸杞表面杀菌,纯净水喷淋、螺旋去梗机去梗。用双道打浆机分离皮籽,过胶体磨细碎,调配加入3‰的VC抗氧化护色,2‰的柠檬酸调整pH至4.2。30MPa高压均值,蝶式离心机离心,分离果肉,即为黑果枸杞汁。

杀菌采用65℃杀菌40 min,热灌装,在果汁生产中pH、可溶性固形物是延长保质期和稳定性的关键,稳定性是影响花青素的主要因素,因此,用添加VC对果汁进行稳定性测试,设置不同温度和pH条件下观察色值变化来研究工艺,实验证明为了最大程度保持黑果枸杞汁中花青素的活性,在黑果枸杞原液中加入3‰的VC抗氧化护色,2‰的柠檬酸调整pH至4.2提高酸度,在保持活性情况下对黑

果枸杞汁进行杀菌,延长黑果枸杞汁的保质期。黑果枸杞汁在62～65℃即可杀灭细菌,保证了黑果枸杞汁中营养元素,保证了黑果枸杞汁的色值稳定性即花青素稳定、不氧化褐变,保持黑果枸杞汁的营养活性。

1. 抗氧化剂对黑果枸杞汁稳定性的影响·同一批次黑果枸杞鲜果生产原液过程中的抗氧化性,在生产过程中都会出现褐变过程,加工企业在实践中探索总结出一套不易褐变的方法,即加入VC抗氧化剂。该试验结果(表10-3-5,图10-3-12)表明:随着加入VC抗氧化剂量的增加,花青素保存率逐渐增加,添加0.30%以上时,保存率稳定在85.7%,花青素色泽稳定。

表 10-3-5 添加 VC 对黑果枸杞原浆稳定性测试

VC 量（%）	吸光值	保存率（%）
0.5	30	85.7
0.4	30	85.7
0.3	30	85.7
0.2	40	77.8
0.1	50	63.6

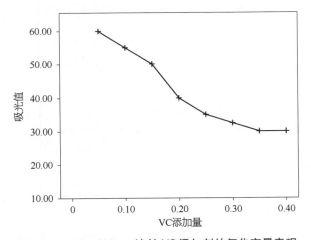

图 10-3-12　620 nm 波长 VC 添加剂的氧化变量表现

2. 温度对黑果枸杞汁的色值影响·由黑果枸杞原浆在温度环境中吸光值的影响结果(表10-3-6,图10-3-13)可以看出:在55℃以下,黑果枸杞汁吸光值不变,证明特别稳定;超过55℃则吸光值变化很大,证明黑果枸杞汁对温度特别敏感,活性失去,抗氧化作用逐渐减弱。

表 10-3-6 温度对黑果枸杞汁色值的影响

温度（℃）	吸光值	保存率（%）
30	30	86.7
35	30	86.7
40	30	86.7
50	30	86.7
55	30	86.7
60	35	74.2
65	40	65.0
70	43	60.4

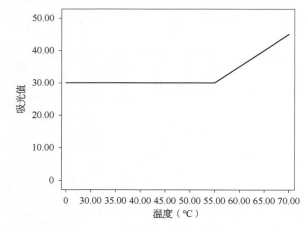

图 10-3-13 温度对黑果枸杞原浆色值的影响

3. pH 对黑果枸杞汁中色值稳定性的影响·从表 10-3-7、表 10-3-8 可以看出，pH 在 4.1 以下时黑果枸杞原浆比较稳定。

表 10-3-7 不同 pH 对黑果枸杞汁中色值稳定性的影响

时间	pH	色值	吸光值
第1天	4.3	35	74.3
	4.2	33.0	78.8
	4.1	30.0	86.7
	4.0	30.0	86.7
	3.9	30.0	86.7
第2天	4.3	35.0	74.3
	4.2	33.0	78.8
	4.1	30.0	86.7
	4.0	30.0	86.7
	3.9	30.0	86.7

（续表）

时间	pH	色值	吸光值
第3天	4.3	36.0	72.2
	4.2	34.0	76.4
	4.1	30.0	86.7
	4.0	30.0	86.7
	3.9	30.0	86.7
第4天	4.3	36.5	71.2
	4.2	34.0	76.4
	4.1	30.0	86.7
	4.0	30.0	86.7
	3.9	30.0	86.7
第5天	4.3	37.0	70.2
	4.2	35.0	74.2
	4.1	30.0	86.7
	4.0	30.0	86.7
	3.9	30.0	86.7

表 10-3-8 不同 pH 的黑果枸杞原浆稳定性测试

pH	吸光值	保存率（%）
4.3	35	74.3
4.2	33	78.8
4.1	30	86.7
4	30	86.7
3.9	30	86.7

综上所述，由于黑果枸杞汁富含花青素，对温度特别敏感，在 55 ℃以上温度，随时间变化，黑果枸杞汁逐渐变色，黑果枸杞原浆色值增大。而且，黑果枸杞汁必须考虑保质期的问题，延长保质期必须要杀菌，黑果枸杞汁在 62～65 ℃能够杀灭活性，黑果枸杞原浆在温度 55 ℃以上也会失去活性。通过以上温度、pH、吸光值试验结果，考虑到保质期问题，可以总结出保持黑果枸杞汁稳定性（不褐变、不褪色）的适宜条件见表 10-3-9。

黑果枸杞汁保质期是生产黑果枸杞汁的关键点，多次试验证明黑果枸杞汁在不同温度和 pH 下都很敏感。考虑到黑果枸杞汁的保质期，总结出温

表 10-3-9　保持黑果枸杞汁稳定性(不褐变、不褪色)的适宜条件

温度（℃）	50	55	60	62	65	68	70	72
细菌存活率（%）	1 000	100	100	0	0	0	0	0
pH	4.1	4.1	4.1	4.1	4.1	4.1	4.1	4.1
吸光值	30	30	30	30	31	33	33.5	40

度保持在 62~65 ℃,杀菌 30~40 min,可以灭活细菌,65 ℃以上吸光值变化大,pH 调整在≤4.1,黑果枸杞汁最稳定,保质期符合果蔬汁饮料要求。以上试验数据分析表明,在一定温度环境中杀菌,添加柠檬酸,也能够护色和起到杀菌作用。黑果枸杞汁中添加 3‰VC,主要在加工过程中减少氧化褐变;添加 2‰柠檬酸,用以限定 pH 至 4.1 的参数。在 62~65 ℃,30~40 min 杀菌的黑果枸杞汁,能够延长保质期和产品稳定性,使黑果枸杞汁不会褪色。由于欧盟标准对酸的添加限量要求(柠檬酸在食品中的最大添加量为 3‰),黄青松(2019)选择安全状况下控制柠檬酸的添加量和 VC 添加量,限定 pH在 4.1,进行巴氏杀菌,能够延长保质期,吸光值、色值变化不明显、不褪色,而且营养活性失去很少,抗氧化的花青素不会变色、极稳定,是黑果枸杞果汁生产优选工艺。

(三) 果汁生产中护色剂研究

黑果枸杞汁生产中花青素的稳定性至关重要,由于受其本身结构、浓度、光强度和质量、热、氧、降解物等影响,防止生产中色泽改变是需要解决的关键技术。研究证实花青素在较低温度、酸性条件下比较稳定,有机酸使花青素酰基化从而使其更稳定,因此可通过选用不同种类的护色剂对其色泽进行保护以期达到护色效果。花青素在酸性体系下较稳定,但易氧化,所以从改变溶液 pH 和添加抗氧化剂的角度白佳兴(2018)选择了茶多酚、单宁酸、VC、柠檬酸对黑果枸杞汁进行护色,以色值、花青素得率、色泽为指标,选择每个护色剂的最佳添加量与复配添加量。

1. 茶多酚最佳添加量 · 茶多酚添加量对黑果枸杞浸提汁中花青素含量的影响见图 10-3-14。

由图 10-3-14 可知,随着茶多酚添加量的增加花青素含量呈现先升高后降低的趋势,在茶多酚添加量为 0.03% 时花青素含量最高,说明茶多酚有助于花青素的稳定性并且与茶多酚的浓度有关,浓

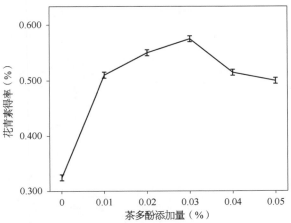

图 10-3-14　茶多酚添加量对黑果枸杞浸提汁中花青素含量的影响

度越高花青素越稳定,但茶多酚本身容易被氧化而产生具有较强氧化功能的物质和新的自由基,当加入量过多时,茶多酚的作用反而和通常所期望的抗氧化特性相矛盾,达不到预期的效果。所以茶多酚最佳添加量为 0.03%。这种情况下黑果枸杞果汁红色调饱和度最大,色泽感官最好。

2. 单宁酸最佳添加量 · 单宁酸作为一种辅色剂与花青素形成了复合物提高了花青素的稳定性,其辅色作用与辅色剂浓度有关。不同单宁酸的添加量对花青素含量的影响如图 10-3-15 所示,随着

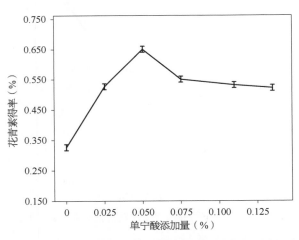

图 10-3-15　不同单宁酸的添加量对花青素含量的影响

单宁酸添加量的增加花青素含量先升高后降低再趋于平稳,在0.05%时达到最高。所以单宁酸最佳添加量为0.05%。

3. **VC最佳添加量** · 不同VC的添加量对花青素含量的影响见图10-3-16。

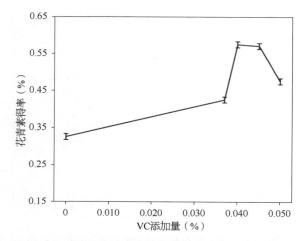

图10-3-16 **不同VC最佳添加量对花青素含量的影响**

由图10-3-16可得随着VC添加量的增加花青素含量先升高后降低,在0.045%时达到最高,说明少量添加VC会提高花青素的稳定性,但浓度增大时VC自身被氧化生成中间产物H_2O_2,使花青素氧化不利于其稳定性。所以最佳添加量为0.045%。该添加量下黑果枸杞汁红色调饱和度最大,颜色评分最高。

4. **柠檬酸最佳添加量** · 不同柠檬酸的添加量对花青素含量的影响见图10-3-17。

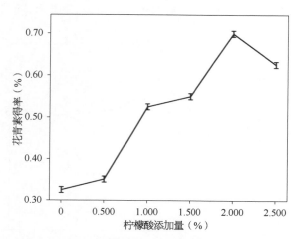

图10-3-17 **不同柠檬酸添加量对花青素含量的影响**

由图10-3-17可得,随着柠檬酸添加量的增加花青素含量先升高后降低,在2%时达到最高,说明柠檬酸的添加改变了溶液pH,花青素在酸性条件下以红色阳离子形式存在,此时花青素更稳定,但柠檬酸添加量太大抑制花青素的溶解。所以最佳添加量为2%。该添加量下黑果枸杞汁红色调饱和度最大,色泽评分最高。

5. **复配护色剂最佳添加量** · 选择单宁酸0.05%、茶多酚0.03%、柠檬酸2%三个复配和柠檬酸2%、单宁酸0.05%两个复配进行护色效应实验,结果三个复配但花青素得率达0.83%,两个复配但花青素得率0.66%,复配护色剂最佳添加比例组合是2%柠檬酸、0.05%单宁酸和0.03%苯多酚。

在溶液介质中,花青素随pH的变化而发生结构上的转换,这几种结构分别为:Ionized quinonoidal anhydrobase(蓝色)、Neutral quinonoidal anhydrobase(紫色或浅紫色)、Flavylium cation(红色)、Carbinol pseudobase(无色)及Chalcone pseudobase(无色),结构之间存在着一定的平衡。在复配实验中,不仅给花青素提供了酸性环境使其更稳定,而且添加抗氧化剂减少O_2、H_2O_2。直接亲核进攻花青素的C2位,避免花青素开环生成查尔酮引起花色苷的降解。

以上研究证明对黑果枸杞汁护色效果最好的是柠檬酸、最差的是VC,与文献报道相符。护色剂复配效果比单一护色剂护色效果好,最佳护色剂复配方案为2%柠檬酸、0.05%单宁酸、0.03%茶多酚。

(四)高压处理对果汁生产影响

近年来,利用超高压技术加工果汁的研究也越来越多,如Juarez-Enriquez等(2014)利用色泽、总多酚含量、抗氧化能力、抗坏血酸含量、pH、可滴定酸度、总可溶性固形物、多酚氧化酶(PPO)活性、果胶甲基酯酶(PME)活性及感官检测等评价了超高压处理金苹果汁。结果表明处理后的苹果汁理化性质、营养价值、感官属性均无显著变化($p > 0.05$)。Yu等(2014)比较了超高压均质技术和传统的巴氏杀菌技术对桑葚汁中各成分的影响。结果表明经过超高压处理的果汁中,花青素、酚酸(没食子酸,原儿茶酸,咖啡酸和对香豆酸)和槲皮素糖苷配基含量以及氧化自由基吸收能力降低更多。Aaby 等(2018)研究了高压和热处理对草莓汁货架期和品质的影响,结果显示高压处理对于果汁中花色苷、维生素 C 含量和色泽和感官指标没有明显的影响,表明超高压加工方式在果蔬汁加工方面的优势。虽然超高压技术已经在果汁加工中广泛应用,但没有关于超高压处理黑果枸杞汁的贮藏及品质变化的研究。

针对黑果枸杞果汁生产中成分易固起被破坏,花青素易被降解等问题,蒲莹等(2020)采用超高压处理(300 MPa/10 min、400 MPa/10 min、500 MPa/10 min)和巴氏杀菌(75 ℃,15 min)处理,分析处理前后及贮藏期(4 ℃和 37 ℃,40 日)的微生物、活性成分、关键内源酶及抗氧化活性等品质的变化。结果表明,200 MPa 以上高压处理和巴氏杀菌均能有效杀灭酵母菌和霉菌,300 MPa 以上高压处理能使菌落总数降低到 1 个对数以下;300 MPa 高压处理能使过氧化物酶(Peroxidase,POD)活性减少 17.81 U/mL,但不能使多酚氧化酶(Polyphenol oxidase,PPO)酶活性显著降低;400 MPa 以上及巴氏杀菌均能使 POD 酶和 PPO 酶活性降低至 0.5 U/mL;超高压处理分别为 300 MPa、400 MPa、500 MPa 条件下,总酚含量分别为 87.10 mg/100 g、87.11 mg/100 g、86.92 mg/100 g,总多糖含量分别为 61.54 mg/mL、61.04 mg/mL、60.97 mg/mL、花青素含量分别为 2.62 mg/mL、2.56 mg/mL、2.58 mg/mL;超高压处理的黑果枸杞汁对 DPPH 自由基清除率分别为 86.82%、87.40%、86.60%,均高于巴氏杀菌处理的 82.17%;超高压处理组对亚铁离子的还原能力分别为 15.74 μg/100 mL DW、16.15 μg/100 mL DW、15.95 μg/100 mL DW,处理后直至贮藏结束,高压处理各活性物质均高于巴氏处理。超高压处理在有效灭活微生物、钝化酶的同时,极大程度保护活性物质不被破坏并保证了黑果枸杞汁的抗氧化能力,使得黑果枸杞汁得到了良好的贮藏品质。

实验对储藏期微生物影响、活性成分含量影响如下。

1. 超高压处理对果汁贮藏期微生物影响·由表 10-3-10 可知,超高压处理压力不小于 300 MPa

时菌落总数的对数值均能降低到 1.01 g cfu/mL 以下,且在贮藏 40 日期间菌落总数没有增加,这与朱香澔等(2018)发现的在 200~550 MPa 能全部杀灭全部微生物的结果不同,可能是菌群或样品差异对微生物的抗压保护作用不同所造成的。同时巴氏杀菌也符合国家食品卫生不大于 100 cfu/mL 标准的要求,并在贮藏期间没有发生微生物增加的现象。空白对照在 4 ℃条件下贮藏,微生物数量在贮藏期间没有明显变化,在 37 ℃贮藏条件下,菌落总数在贮藏前 30 日没有出现较大变化,在 30 日后呈现减少趋势,这可能是由于适宜温度下微生物进行繁殖,果汁样品内的营养物质被消耗,微生物呈现出从正常生长期到衰亡期的正常变化规律。200 MPa 以下的处理压力均不能有效杀灭微生物,这和徐夏旸等(2012)研究的超高压对白胡萝卜汁的灭菌的结果一致,后续其他指标测定将不再考虑 200 MPa 以下的条件。此外,超高压和巴氏处理的黑果枸杞汁在贮藏期间均未检出酵母菌、霉菌。

2. 超高压处理对黑果枸杞汁贮藏期间活性物质含量的影响

(1)超高压处理对黑果枸杞汁贮藏期间总酚含量的影响:由表 10-3-11 可知,未处理的黑果枸杞汁中的总酚含量为(87.17±0.03)mg/100 g,不同压力的超高压处理对黑果枸杞汁中的总酚含量没有影响,分别为(87.10±0.13)mg/100 g、(87.11±0.03)mg/100 g、(86.92±0.01)mg/100 g,和空白对照之间没有显著性差异(p>0.05)。在不同的贮藏条件下,随着贮藏时间的增加,总酚含量在逐渐减少。直至贮藏结束,在 4 ℃和 37 ℃贮藏条件下,采用 500 MPa 处理超高压处理的黑果枸杞汁总酚含量组减少最多,分别减少了 22.87 mg/100 g 和 24.41 mg/100 g,4 ℃条件下贮藏的黑果枸杞汁总酚含量在均大于 37 ℃条件下贮藏的果汁。与空白对照相比,巴氏杀菌处理组总酚含量减少了 14.59 mg/100 g,并且在 4 ℃和 37 ℃贮藏期间分别减少了 27.54 mg/100 g 和 31.13 mg/100 g,减少量大于超高压处理组。许文文等(2013)研究超高压对草莓果肉饮料贮藏品质的变化发现在贮藏期间草莓果肉饮料中的总酚一直在减少,到贮藏结束下降了 34.14%。总酚含量减少可能是残存的少量多酚氧化酶作用,同时在贮藏过程中儿茶素等酚类物质发生氧化也会导致

表10-3-10　处理前后黑果枸杞汁贮藏期间菌落总数的变化

	贮藏时间(日)	4℃						37℃					
		空白对照	巴氏杀菌	UHP 200MPa	UHP 300MPa	UHP 400MPa	UHP 500MPa	空白对照	巴氏杀菌	UHP 200MPa	UHP 300MPa	UHP 400MPa	UHP 500MPa
菌落总数 (1 g CFU/mL)	0	5.39±0.24a	1.11±0.05c	2.93±0.75b	≤1.0d	≤1.0d	≤1.0d	5.39±0.24a	1.11±0.05c	2.93±0.75b	≤1.0d	≤1.0d	≤1.0d
	10	5.19±0.03a	1.14±0.66c	2.86±0.06b	≤1.0d	≤1.0d	≤1.0d	5.65±0.13a	1.36±0.37c	2.5±0.35b	≤1.0d	≤1.0d	≤1.0d
	20	5.35±0.07a	1.24±0.13c	2.55±0.36b	≤1.0d	≤1.0d	≤1.0d	5.73±0.43a	1.13±0.03c	2.57±0.33b	≤1.0d	≤1.0d	≤1.0d
	30	5.18±0.04a	1.13±0.09c	3.52±0.38b	≤1.0d	≤1.0d	≤1.0d	4.29±0.12a	1.16±0.11c	3.31±0.15b	≤1.0d	≤1.0d	≤1.0d
	40	5.28±0.13a	1.21±0.10c	2.51±0.31b	≤1.0	≤1.0	≤1.0	3.95±0.45b	1.22±0.10c	4.54±0.13a	≤1.0d	≤1.0d	≤1.0d
酵母霉菌	0	3.43±0.13	<1.0	<1.0	<1.0	<1.0	<1.0	3.43±0.13	<1.0	<1.0	<1.0	<1.0	<1.0
	1~40	—	<1.0	<1.0	<1.0	<1.0	<1.0	—	<1.0	<1.0	<1.0	<1.0	<1.0

注：同一行中同一贮藏温度不同字母表示存在任显著性差异，下同。$p < 0.05$。

表10-3-11　处理前后黑果枸杞汁贮藏期间总酚含量的变化(mg/100 g)

贮藏时间(日)	4℃					37℃				
	空白对照	巴氏杀菌	UHP 300MPa	UHP 400MPa	UHP 500MPa	空白对照	巴氏杀菌	UHP 300MPa	UHP 400MPa	UHP 500MPa
0	87.17±0.03a	72.58±0.11b	87.10±0.13a	87.11±0.03a	86.92±0.01a	87.17±0.03a	72.58±0.11b	87.10±0.13a	87.11±0.03a	86.92±0.01a
10	86.46±0.73a	68.15±0.08c	85.39±0.95b	85.35±0.21a	85.24±0.61a	86.25±0.01a	69.63±0.22c	86.07±0.50a	85.57±0.23a	83.08±0.39b
20	82.86±0.27a	66.59±0.59d	82.00±0.66a	81.59±0.22a	79.19±0.04b	79.37±0.48b	68.64±0.12d	79.21±0.31b	78.43±0.60a	76.09±0.15c
30	68.15±0.37a	55.37±0.23c	67.37±0.12a	67.37±0.18a	64.07±0.42b	69.18±0.44a	56.02±044c	68.16±0.44a	68.19±0.19a	64.76±0.71b
40	67.56±0.57a	45.04±0.04c	66.10±0.13a	66.26±0.10a	64.05±0.42b	66.94±0.41a	41.45±0.17c	65.95±0.39a	65.90±0.21a	62.51±0.21b

酚类物质减少,酚类物质减少还和果汁种类、溶解氧、酶等多种因素有关。

(2) 超高压处理对黑果枸杞汁贮藏期总多糖含量的影响:由表 10-3-12 可知,未处理的黑果枸杞汁中的总多糖含量为(61.86±0.71)mg/mL,超高压处理的不同压力对黑果枸杞汁中的总多糖含量没有影响,分别为(61.54±0.19)mg/mL、(61.04±0.17)mg/mL、(60.97±0.25)mg/mL,和空白对照之间没有差异($p>0.05$)。在不同的贮藏条件下,随着贮藏时间的增加,总多糖含量在逐渐减少。直至贮藏结束,在 4 ℃ 和 37 ℃ 贮藏条件下超高压处理总酚含量 400 MPa 处理组减少最多,分别减少了 3.16 mg/mL 和 8.47 mg/mL,所有处理组总多糖含量在 4 ℃ 贮藏条件下均大于 37 ℃ 条件下贮藏。巴氏杀菌处理明显减少了总多糖含量,与空白对照相比,减少了 4.62 mg/mL,并且在 4 ℃ 和 37 ℃ 贮藏期间分别减少了 7.07 mg/mL 和 10.29 mg/mL,减少量大于超高压处理组。与超高压处理比较,巴氏杀菌明显减少总多糖含量($p<0.05$),这可能是由于高温使黑果枸杞汁中的还原糖发生美拉德反应造成的,总多糖变化趋势与总酚变化趋势相似,在 20 日左右下降速度增大。高歌(2018)研究的超高压对红柚汁品质影响发现经超高压处理后的红柚汁蔗糖和果糖含量显著下降,葡萄糖含量未发生显著性变化,与本研究结果一致。总多糖含量的降低可能与蔗糖转化酶等多种酶的作用有关。

(3) 超高压处理对黑果枸杞汁贮藏期花青素含量的影响:由表 10-3-13 可知,未处理的黑果枸杞汁中的花青素含量为(2.68±0.08)mg/mL,超高压处理的不同压力对黑果枸杞汁中的花青素含量没有影响,分别为(2.62±0.05)mg/mL、(2.56±0.01)mg/mL、(2.58±0.09)mg/mL,和空白对照之间没有显著性差异($p>0.05$)。在不同的贮藏温度下,随着贮藏时间的增加,处理的和未经处理的黑果枸杞汁中的花青素含量在贮藏期间都在缓慢减少,超高压处理组除了(500 MPa/10 min)外,其余组花青素减少量和空白对照相比差异不明显,从贮藏 30 日开始,在 37 ℃ 条件下贮藏的 500 MPa 超高压处理组的花青素含量与空白对照相比出现了显著性差异($p<0.05$),贮藏结束时,花青素含量减少高于其他超高压处理组,约为 1.21 mg/mL。巴氏杀菌降低了花青素含量,与未做任何处理的空白对照比,巴氏杀菌导致花青素含量减少了 0.72 mg/ml,在 4 ℃ 和 37 ℃ 贮藏条件下,直至贮藏结束,分别减少了 0.75 mg/mL 和 0.94 mg/mL,减少量大于超高压组。37 ℃ 贮藏条件下花青素的损失比 4 ℃ 贮藏损失高,这与花青素结构极不稳定,容易在加热条件下发生降解有关。

3. 超高压处理技术评价·超高压处理条件对黑果枸杞汁中的酵母、霉菌及菌落总数的杀灭效果不同 200 MPa 压力条件下可完全杀灭酵母和霉菌,300 MPa、400 MPa 和 500 MPa 能使黑果枸杞汁符合国家卫生标准,并且在贮藏期间不会有微生物生长现象发生。超高压对微生物的灭活效果随微生物种类不同而不同,在相对较低的压力条件下就可以杀灭寄生虫等生理结构相对复杂生物,压力大于 200 MPa 就可以完全杀灭酵母菌、霉菌,由于细菌种属繁多,不同种属菌种耐压能力不同,总体而言,革兰阳性菌比革兰阴性菌更耐高压,主要是因为革兰阳性菌肽聚糖层的磷壁酸更厚(邓红等,2019)。

花青素含量在超高压 500 MPa/10 min 处理条件下有所下降,发现样品在处理过程中,压力每升高 100 MPa,超高压设备内部温度会增加 5 ℃ 左右,超高压处理对花青素含量的影响与处理过程中温度的升高有一定关系。此外,37 ℃ 条件下贮藏的黑果枸杞汁中花青素含量显著降低,这和它的贮藏温度有极大的关系,Jarkko 等(2013)研究发现在研究不同果汁花青素在不同温度下贮藏稳定性时发现,随着温度的增加花青素降解半衰期迅速缩减,4 ℃ 和 21 ℃ 的贮藏条件下花青素的半衰期分别是 32.5 周和 6.73 周。由此推测 37 ℃ 的贮藏温度导致花青素半衰期更短。Tiwari 等(2010)研究发现花青素的减少除了本身性质外,还与多酚氧化酶、过氧化物酶、β-葡萄糖苷酶等酶的活性有关,酶活性越低,花青素损失越少,贮藏期花青素含量的减少可能和高压处理后未完全钝化这几种酶有关。

总之,超高压处理压力增大,微生物存活量急剧下降,300 MPa 以上压力处理 10 min 均能使黑果枸杞汁达到国家卫生标准,且在贮藏过程中没有发生微生物增殖现象;高压处理 400 MPa 能有效钝化 PPO 酶和 POD 酶,减缓了黑果枸杞汁褐变和氧化速

表 10-3-12 处理前后黑果枸杞汁贮藏期间总多糖含量的变化 (mg/mL)

贮藏时间 (d)	4℃					37℃				
	空白对照	巴氏杀菌	UHP 300MPa	UHP 400MPa	UHP 500MPa	空白对照	巴氏杀菌	UHP 300MPa	UHP 400MPa	UHP 500MPa
0	61.86±0.71a	57.24±0.22b	61.54±0.19a	61.04±0.17a	60.97±0.25a	61.86±0.71a	57.24±0.22b	61.54±0.19a	61.04±0.17a	60.97±0.25a
10	59.79±0.07a	55.24±0.11b	59.73±0.01a	59.86±0.04a	59.74±0.03a	59.75±0.04a	55.76±0.14b	59.78±0.08a	59.74±0.02a	59.70±0.03a
20	59.66±0.04a	54.08±0.15b	59.44±0.23a	59.28±0.23a	59.06±0.28a	59.51±0.03a	54.56±0.36b	59.03±0.17a	59.01±0.31a	58.74±0.39a
30	58.75±0.05a	50.26±0.17b	58.52±0.16a	58.44±0.20a	58.39±0.36a	56.75±0.12a	49.65±0.20b	57.04±0.12a	56.80±0.21a	56.50±0.26a
40	58.35±0.37a	50.17±0.33b	58.37±0.33a	57.88±0.85a	57.65±0.64a	53.46±0.53a	46.95±0.08b	53.75±0.30a	52.74±0.09a	52.45±0.56a

表 10-3-13 处理前后黑果枸杞汁贮藏期间花青素含量的变化 (mg/mL)

贮藏时间 (d)	4℃					37℃				
	空白对照	巴氏杀菌	UHP 300MPa	UHP 400MPa	UHP 500MPa	空白对照	巴氏杀菌	UHP 300MPa	UHP 400MPa	UHP 500MPa
0	2.68±0.08a	1.96±0.06b	2.62±0.05a	2.56±0.01a	2.58±0.09a	2.68±0.08a	1.96±0.06b	2.62±0.05a	2.56±0.01a	2.58±0.09a
10	2.37±0.04a	1.86±0.03b	2.30±0.06a	2.27±0.13a	2.28±0.04a	2.43±0.04a	1.69±0.04b	2.34±0.01a	2.35±0.01a	2.32±0.03a
20	2.39±0.02a	1.61±0.02b	2.28±0.07a	2.26±0.06a	2.26±0.01a	2.02±0.07a	1.54±0.09b	1.84±0.01a	1.86±0.05a	1.89±0.03a
30	1.96±0.01a	1.28±0.02c	1.93±0.02a	1.96±0.01a	1.94±0.11a	1.74±0.08a	1.18±0.03c	1.48±0.11a	1.54±0.03a	1.48±0.05b
40	1.84±0.04a	1.21±0.01c	1.85±0.01a	1.77±0.06a	1.71±0.01a	1.43±0.01a	1.02±0.04c	1.41±0.03a	1.46±0.02a	1.37±0.01b

率;与巴氏杀菌比较,超高压处理在极大程度上保证了活性物质的保留率和抗氧化能力。综合杀菌、钝酶效果和能耗关系,生产中对黑果枸杞汁处理压力控制在 400 MPa,时间控制 10 min 为宜。综上,超高压对于黑果枸杞汁的处理在有效灭菌钝酶的同时,在活性物质和抗氧化能力保持方面更是优于常规热杀菌。低温贮藏与超高压技术结合将更有利于黑果枸杞汁进一步加工利用和实现产业化发展。

三、黑果枸杞汁生产

(一) 黑果枸杞鲜果汁

(1) 将黑果枸杞鲜果,用 10%～15% 的 NaCl 水溶液鼓泡清洗,通过喷淋水去除枸杞鲜果表面杂物。

(2) 将清洗的黑果枸杞鲜果风干,去掉表皮水分,冷冻保鲜,然后加工黑果枸杞汁时输送到破碎机去除果梗,泵送至打浆机分离皮籽,得到鲜果枸杞汁。

(3) 分离出的料液加入 0.3% V_C 进行抗氧化护色,提高原液氧化性,防止褐变发生。

(4) 在高压均质 25～30 MPa 压力的条件下,黑果枸杞细胞壁破碎,通过精密过滤器过滤,得到清澈而且易被吸收的黑果枸杞汁。

(5) 添加 0.3% 的苹果酸保持 pH≤4.1,提高稳定性和活性,经过高速离心机得到黑果枸杞汁并进行透光率测试。

(6) 通过灌装机进行包装。

(7) 将灌装后的黑果枸杞汁通过 62～65 ℃ 的温度,杀菌 30～40 min。

以上方法得到风味独特、口感醇厚的黑果枸杞鲜汁,枸杞多糖含量＞1.8 mg/L,该产品抗氧化、增强免疫力、保护皮肤弹性,是老少皆宜的口服液。

(二) 黑果枸杞蓝莓果肉果汁

(1) 选剔:剔除黑果枸杞干果及蓝莓果中的果梗、叶子等杂物,备用。

(2) 淋洗:黑果枸杞干果,蓝莓冻果经选别后,清水淋洗 2～3 次,每次用水量为原料重量的 25%～40%,水流缓慢。

(3) 泡发:将淋洗过后的黑果枸杞干果在 25～35 ℃ 下漫泡 30～60 min 备用。

(4) 解冻:将淋洗后的蓝莓冻果在避光条件下,室温解冻 30～60 min。

(5) 超高压灭酶处理:将解冻好的蓝莓果,放入真空包装袋中真空包装,在 400～600 MPa 超高压环境下处理 10～15 min。

(6) 打浆:将超高压处理后的蓝莓果移至打浆机中进行破碎,打浆时间为 2～3 min。

(7) 果胶酶解:打浆后向果浆中加入 0.025%～0.035% 果胶酶,在 35 ℃ 条件下酶解 60 min,酶活为 18 000～24 000 U/mL。

(8) 过滤:经孔径为 1 mm 的筛过滤,滤出蓝莓籽,得到蓝莓浆液。

(9) 离心:将蓝莓浆液在 4 500 r/min 条件下离心 15 min,得到蓝莓果汁原液。

(10) 调配:向装有饮用水的调配罐中依次加入 10%～15% 蓝莓果汁原液、10%～15% 果葡糖浆、0.05%～0.15% 柠檬酸、0.05%～0.15% 苹果酸、0.02%～0.04% 甜菊糖,搅拌混匀后添加 3%～5% 解冻淋洗后的蓝莓果和 1%～3% 泡发后的黑果枸杞。

(11) 灌装封口:将调配好的蓝莓黑果枸杞果肉果汁装入 PET 塑料瓶中,添加量与瓶口平齐,密封。

(12) 杀菌:将封装好的蓝莓黑果枸杞果肉果汁放入 400～600 MPa 超高压环境下杀菌 10～15 min,温度为 15～30 ℃。

(13) 成品:擦净瓶体,贴标签,喷码,确认无误后,装箱,入库。

用以上方法制备的蓝莓黑果枸杞果肉果汁色泽纯正具有蓝莓、黑果枸杞特有的香气,酸甜适当、口感细腻;同时制备方法避免了热处理对原料物质的不利影响,保存了原料本身的营养成分,使蓝莓和黑果枸杞的营养价值得到充分体现。

(三) 黑果枸杞果汁原浆产品

黑果枸杞果汁原浆产品见图 10-3-18。

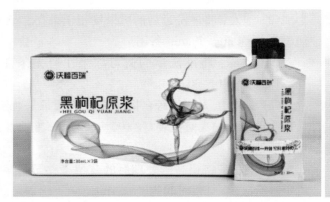
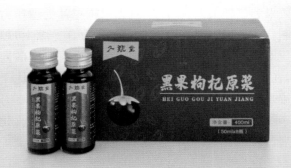

图 10-3-18 黑果枸杞果汁原浆产品

第四节 黑果枸杞粉

黑果枸杞粉是利用黑果枸杞净制粉碎或水浸提和黑果枸杞鲜果制汁后,经不同方式加热制成。黑果枸杞粉保留了鲜果和干果的营养成分和活性成分,为消费者市场提供了新款产品,主要保持了花青素稳定性,食用便利,有效拓展了黑果枸杞在医药、食疗、保健领域的应用范围,同时,作为物化特性的粉,最大限度保留营养与活性成分,为黑果枸杞新的产品开发提供了参考价值。

一、黑果枸杞粉制备工艺

黑果枸杞粉制备工艺流程见图 10-4-1。

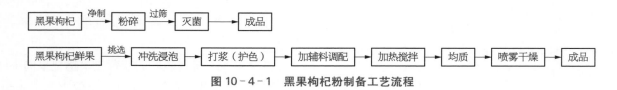

图 10-4-1 黑果枸杞粉制备工艺流程

生产过程选取无虫害、发霉变质紫黑色的成熟鲜果,加入适宜量护色剂,防止褐变。

二、黑果枸杞粉工艺研究

(一)黑果枸杞速溶粉工艺与成分研究

杨冬彦等(2018)以黑果枸杞干果为原料,采用超声辅助水提对比 4 种干燥对工艺的效果,采用响应面法优化喷雾干燥工艺,为消费者研制出了富含花青素和多糖的速溶粉产品。

1. 超声辅助提取优化

(1)单因素试验结果分析:不同因素对花色苷提取率的影响见图 10-4-2。

图 10-4-2a 为固定超声功率 400 W、料液比 1:20(g:mL)、提取温度 40 ℃,研究不同提取时间对花色苷得率的影响。可以看出,随着提取时间的延长,花色苷得率逐渐增加,由于花色苷不稳定,易受光照、氧气等因素的影响而发生降解,到达一定提取时间后提取速率小于降解速率而产生花色苷得率下降的结果。

图 10-4-2b 为固定超声功率 400 W、料液比 1:20(g:mL)、提取时间 50 min,研究提取温度对花色苷得率的影响。随着提取温度的升高,花色苷得率呈下降趋势。花色苷在溶液介质中会随 pH 的变化发生结构上的转换,并且结构之间存在着一定

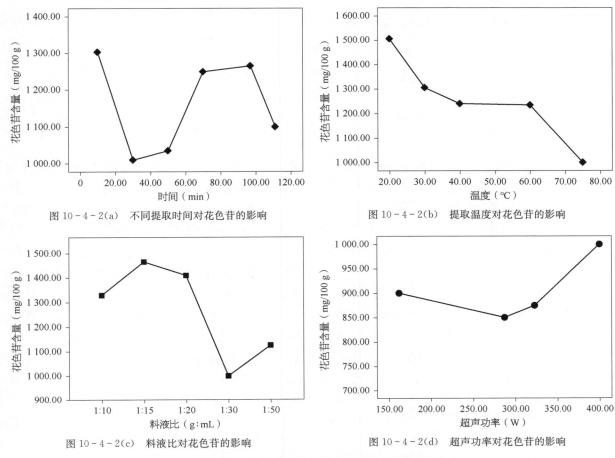

图 10-4-2(a)　不同提取时间对花色苷的影响

图 10-4-2(b)　提取温度对花色苷的影响

图 10-4-2(c)　料液比对花色苷的影响

图 10-4-2(d)　超声功率对花色苷的影响

图 10-4-2　不同因素对花色苷提取率的影响

的平衡,温度升高会加速水解反应和开环反应使花色苷从有色形式向着无色的查尔酮和甲醇假碱形式转化。因此当温度升高时,花色苷得率下降。

图 10-4-2c 为固定超声功率 400 W、提取温度 20 ℃、提取时间 50 min,研究料液比对花色苷得率的影响。足够的溶剂能够和原料充分接触使得花色苷溶出率增大,但是溶剂过多时花色苷可能发生水解反应,所以出现花色苷得率随着溶剂的增加先上升后下降的现象。

图 10-4-2d 为固定料液比 1∶10(g∶mL)、提取温度 20 ℃、提取时间 50 min,研究超声功率对花色苷得率的影响。Tiwari 等(2010)研究了超声波处理对红葡萄汁颜色和花色苷提取效果的影响,结果表明超声辅助提取对不同类型的花色苷影响不同,影响较大的是矢车菊素和飞燕草素。在本试验中随着超声功率的增大,花色苷得率先下降后上升,在功率 240 W 附近产生极低值,这可能由于此频率

范围的超声波对黑果枸杞花色苷的结构产生破坏作用,或者此频率范围超声波对黑果枸杞中主要花色苷提取效果影响较小。

(2)正交实验结果　极差分析结果表明,各因素对花色苷得率的影响大小顺序为提取温度＞提取时间＞料液比。比较每个因素对应的 K 值大小,得出花色苷提取工艺最优组合为料液比 1∶20(g∶mL),提取温度 20 ℃,提取时间 50 min 时获得最高得率,经 3 次平行试验,此时黑果枸杞平均花色苷得率为 1 473.2 mg/100 g,高于其他组合。

2. 干燥方式比较·取 400 mL 黑果枸杞提取液,分别用热风干燥、超声干燥、冷冻干燥、喷雾干燥 4 种干燥方式对其干燥,不同干燥方式对产品物理性状及花色苷含量的影响,如表 10-4-1 所示。

以冷冻干燥所得产品质量为标准,任何一种干燥方式的最终质量跟冷冻干燥质量的比值为该干燥方式的产率。提取液浓缩处理后,经热风干燥、超声

表 10-4-1 干燥方式比较

干燥方式	时间	粉碎难易	酥脆程度	颜色	产率 (%)	花色苷含量 (mg/100g)
热风干燥	3 日	易	酥脆	褐	99.5	0
超声干燥	2 日	较易	较酥脆	紫黑	98.9	1 077.3
冷冻干燥	2 日	易	酥脆	黑	100	1 115.3
喷雾干燥	20 min	无需粉碎	软	紫	87	1 205.8

干燥、冷冻干燥仍耗时较久，而喷雾干燥用时短，所得样品无需粉碎，粉质松软，色泽美观；由于喷雾干燥前提取液未浓缩处理，因此喷雾干燥产品花色苷含量高于冷冻干燥及其他干燥方式，但产率相对较小。综合考虑时间与成本，优选喷雾干燥为黑果枸杞水提物的干燥方式。

3. 喷雾干燥工艺优化·喷雾干燥中进风温度、进样速度都会影响产品得率和产品水分量。实验中有时喷雾干燥、喷头滴液，所得产品水分偏高，这是由于进样速度过快，导致样品受热不充分，水分来不及被热风蒸发带走，使得产品水分含量较高，这也直接导致产品较黏而粘在干燥塔内壁影响产率。如果适当提高进风温度则可以降低产品的水分含量。样品由于密度过大（密度为 1.05 g/mL）时，干燥时出现雾化不均匀的现象。杨冬彦等（2018）采用离心式喷雾干燥法，由于黑果枸杞多糖本身具有一定的黏度，另外如果进样样品密度大，雾化器无法充分将样品散成很微小的液滴导致雾化不均匀现象的发生，雾化不均匀不仅会影响产品颗粒的均匀性，还会造成部分料液无法干燥成粉。通过调节喷雾干燥环节的料液进样速度、进风温度，在保证干燥速率的同时还可以降低产品含水量，避免干燥不充分而导致得粉率下降。通过控制料液的密度来减少雾化不均匀现象的发生，从而保证产品颗粒的均匀性和较高的得粉量。

经正交优化，在超声功率 400 W 条件下，黑果枸杞花色苷的最佳水提工艺为料液比 1：20（g：mL）、提取时间 50 min、提取温度 40℃。喷雾干燥最佳工艺为进风温度 190℃，进样速度 20 mL/min，料液密度 1.01 g/mL，在此条件下预测速溶粉得率为 97.98%，实测值为 97.32%，与预测值大小相近，响应面法优化工艺条件具有可行性。通过优化喷雾干燥工艺参数可降低产品含水量，减少雾化不均匀现

象的发生，从而提高了产品的品质与得率。经表征，制得的速溶粉是空腔结构，粒径分布较为均一，粒径范围为 4～60 μm，平均粒径 17 μm，并达到了溶解时间标准。由于花色苷的不稳定性，极易受外界环境的影响而发生降解，所以在黑果枸杞速溶粉制备过程中不可避免地出现花色苷含量降低的现象。研究采用超声水提、无辅料添加更为安全、环保、健康的方式，将黑果枸杞以一种新的形式呈现出来，可扩大其在食品、保健品及医药等领域的应用。

4. 黑果枸杞速溶粉营养分析·杨冬彦等（2019）以中国科学院过程工程研究所制备的黑果枸杞速溶粉为材料对其进行了成分分析，并测完了体外抗氧化活性（表 10-4-2）。由表 10-4-2 可以看出，黑果枸杞速溶粉中含量最高的氨基酸为天冬氨酸（1.345%），天冬氨酸参与尿素循环，促进氨和二氧化碳生成尿素，降低血液中氨和二氧化碳的含量，具有增强肝功能的作用（王镜岩，2002），因此广泛用作氨解毒剂、肝功能促进剂、疲劳恢复剂等医药用品和各种清凉饮料的添加剂。原花青素又名缩合鞣质，是一种多酚类化合物，由于其含有大量的羟基而具强大的抗氧化作用，被广泛应用于食品、药品和化妆品等领域。葡萄籽作为原花青素的重要来源（张华等，2011），其原花青素含量为 2.48%（金华等，2014），而黑果枸杞速溶粉中原花青素含量为 2.88%。另外测得的黑果枸杞速溶粉黄酮、多糖、花色苷含量分别为 6.02%、6.88% 和 1.40%。醇沉样品后粗多糖得率为 13.99%，然后按照苯酚-硫酸法测得粗多糖纯度为 49.19%。在汪建红等（2009b）的研究中发现黑果枸杞果实多糖能显著降低糖尿病小鼠的血糖含量，增强糖尿病小鼠血清和肝脏超氧化歧化酶活性，降低其血清和肝脏丙二醛含量，并能促进葡萄糖转变为肝糖原，由此得出黑果枸杞果实多糖有较好的防治糖尿病的作用。李淑珍等（2012）

发现黑果枸杞总黄酮能使血浆中 TC、TG 和 LDL-C 的含量显著降低($p<0.05$)，HDL-C 的含量显著升高($p<0.05$)，黑果枸杞总黄酮具有降血脂活性，推测其可作为预防高脂血症的新药原料。

表 10-4-2　黑果枸杞速溶粉的成分

氨基酸	缩写	绝对含量（%）
天冬氨酸	ASP	1.345
苏氨酸	THR	0.13
丝氨酸	SER	0.239
谷氨酸	GLU	0.61
甘氨酸	GLY	0.124
丙氨酸	ALA	0.747
半胱氨酸	CYS	0.032
缬氨酸	VAL	0.168
甲硫氨酸	MET	0.039
异亮氨酸	ILE	0.080
亮氨酸	LEU	0.100
酪氨酸	TYR	0.162
苯丙氨酸	PHE	0.083
组氨酸	HIS	0.014
赖氨酸	LYS	0.111
精氨酸	ARG	0.268
脯氨酸	PRO	0.366
黄酮		6.02
多糖		6.88
花色苷		1.4
原花青素		2.88

（二）黑果枸杞粉体不同粒径理化特性

刘文卓等（2020）使用高速粉碎机制得不同粒径的黑果枸杞粉体，分析不同粒径和不同粉碎时间的黑果枸杞粉体物化特性及花色苷多糖成分的变化。

1. 不同粒径黑果枸杞粉色泽分析·黑果枸杞加工成粉后，其色度显著改变，整体色度随着过筛目数增大呈下降趋势。原因是随着粒径减小，黑果枸杞粉细胞结构被破坏，花色苷类显色物质因粉碎强度增加而损失。所以在黑果枸杞粉生产过程中，为

尽量保持主要成分含量，粉碎时间不宜过长，以避免黑果枸杞粉体中花色苷类物质的损失。

2. **不同粒径黑果枸杞粉物理性质分析**

（1）流动性：通过测定休止角和滑角对粉体流动性进行比较分析，休止角和滑角越小，流动性越好。黑果枸杞粉体的休止角与滑角变化趋势见图 10-4-3A，其流动性随着粒径的减小而增加，MP 粉体的流动性介于 60 AP 与 60～120 粉体之间，MP 粉体中的部分大颗粒能改善其流动性。随着粉碎时间的增加，200 UP 粉体的滑角和休止角变化程度不大。粉碎程度增加，粉体间具有吸附和凝聚特性，从而引起表面聚合力和吸附性能增大，流动性减小（图 10-4-3B）。

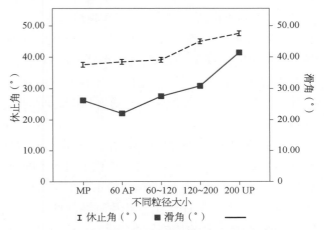

图 10-4-3A　不同粒径对黑果枸杞粉流动性的影响

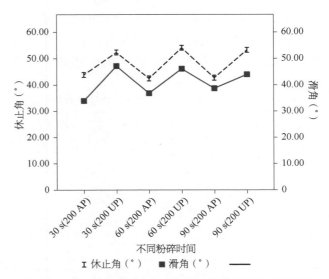

图 10-4-3B　不同粉碎时间对黑果枸杞粉流动性的影响

（2）复水比、持水性、松密度：不同粒径的黑果枸杞粉体复水比于表10-28、表10-29所示，复水比随着粒径的减小而减小（$p < 0.05$），MP粉体的复水比值介于60～120和120～200粉体之间。随着粉碎时间的变化，复水比呈整体增加的趋势。复水比的结果受到多种因素的影响，如孔隙度、无定形结晶状态、干燥度以及纯水的pH等。

持水性反映样品与水的结合能力，单位质量的样品前后质量增加大则持水性强，不同粒径由于表观性质的变化，其持水性也会发生改变。由表10-28可知，随着粒径的减小，持水性降低，差异性显著（$p < 0.05$），MP粉体持水性介于60～120和120～200粉体之间。随着粉体粒径的减小，细小的粉体对水分束缚能力变小，导致持水性下降；另外颗粒粒径越小，细胞破碎程度越大，可溶性物质更易溶出，也会导致持水性下降。随着粉碎时间的变化，持水性呈整体升高的现象，但当粒径减小到一定程度时，颗粒表面容易粘在一起，一定程度上阻止了水分向粉体内部迁移，从而粉体持水性随着粉碎时间的增加而升高。

粉末的松密度主要取决于颗粒的大小、形状、彼此间的黏附趋势、孔隙率等，黑果枸杞不同粉体的松密度如表10-4-3、表10-4-4所示。不同粉碎粒径下，随着粉碎程度的增加，松密度逐渐降低，120～200粉体与200 UP粉体差异不显著（$p > 0.05$）。随着粉碎时间变化，黑果枸杞粉松密度变化趋势不明显。粉体粒径减小，总间隙增大，导致松密度减小。

因此，黑果枸杞经过粉碎处理后，当粉体粒径减小时，比表面积增大，颗粒间的摩擦力、吸附及凝聚

表10-4-3　不同粒径对黑果枸杞粉物理性质的影响

不同粒径大小	复水比	持水性（%）	松密度（g/mL）
MP	1.49±0.09b	46.01±3.56c	0.65±0.00c
60 AP	1.91±0.03a	90.80±0.33a	0.70±0.02a
60—120	1.60±0.15b	59.50±1.48b	0.68±0.02b
120—200	1.34±0.03cd	33.51±3.09d	0.55±0.00d
200 UP	1.27±0.03d	26.81±2.79e	0.55±0.01d

表10-4-4　粉碎时间对黑果枸杞粉物理性质的影响

不同粉碎时间（s）		复水比	持水性（%）	松密度（g/mL）
30	200 AP	1.40±0.04bcd	39.99±3.69c	0.63±0.00a
	200 UP	1.29±0.01d	29.13±1.36d	0.56±0.00c
60	200 AP	1.45±0.01bc	44.92±1.24b	0.58±0.00b
	200 UP	1.36±0.07bcd	25.88±1.14d	0.58±0.01bc
90	200 AP	1.61±0.03a	61.05±3.25a	0.59±0.01b
	200 UP	1.34±0.04cd	40.28±3.27c	0.58±0.01b

特性增加，使其粉体流动性、复水比、持水性和松密度逐渐降低，导致粉体物理特性上的差异，然而复水比和持水性会随粉碎时间的延长而升高。

3. 不同粒径黑果枸杞粉基本营养成分分析·将不同粒径与不同粉碎时间的黑果枸杞粉体进行基本营养成分研究，以水分含量、蛋白质、粗脂肪、灰分和膳食纤维为指标，变化趋势如表10-4-5、表10-4-6所示。黑果枸杞粉中蛋白质含量和灰分含量随粒径减小而增加，各粉体之间差异性显著（$p < 0.05$）。MP粉体的蛋白质含量最低，灰分含量介于60 AP与60～120粉体之间。随着黑果枸杞粉粒径的减小，细胞结构被破坏，细胞破碎率升高，细胞内容物蛋白质释放量增多。随着粒径的减小，粗脂肪含量在120～200处达到最大值为8.56%，当粒径继续减小，粗脂肪含量也随之降低。纤维素强度大、不易被打碎、粒粗，因此膳食纤维的含量随粒径的减小逐渐降低。随着粉碎时间的增加，水分含量、蛋白质含量与灰分逐渐降低，膳食纤维与粗脂肪含量逐渐升高，差异显著（$p < 0.05$）。

黑果枸杞干果进行粉碎处理，使以聚集状态存在的营养物质相互分开，变成游离状态，可以最大限度地保留粉体的营养成分。不同粒径的粉体营养组成成分不同，高强度的粉碎会破坏细胞与组织，影响粉体内在营养成分，比如200 UP粉体的膳食纤维含量反而最低，粉体的膳食纤维含量从60 AP至200 AP逐渐下降，但均高于200 UP粉体。因此，根据对黑果枸杞粉不同的营养需求，需要选择不同粉体粒径和粉碎时间。

表 10-4-5　不同粒径对黑果枸杞粉中基本营养成分的影响

不同粒径大小	含水量 (%)	蛋白质 (mg/mL)	粗脂肪 (%)	灰分 (%)	膳食纤维 (%)
MP	6.73±0.29ab	0.82±0.17d	3.60±0.01c	0.72±0.00e	10.92±0.01c
60 AP	5.72±0.19cd	0.98±0.24d	3.45±0.0c	0.31±0.00d	12.99±0.01a
60～120	5.27±0.77d	1.97±0.36c	4.02±0.01b	0.82±0.01c	12.59±0.01b
120～200	5.14±0.37d	2.11±0.65bc	8.56±0.03a	1.33±0.01b	10.08±0.01d
200 UP	5.08±0.06d	2.71±0.62ab	3.61±0.01c	1.76±0.01a	5.59±0.01e

表 10-4-6　粉碎时间对黑果枸杞粉中基本营养成分的影响

不同粉碎时间 (s)		含水量 (%)	蛋白质 (mg/mL)	粗脂肪 (%)	灰分 (%)	膳食纤维 (%)
30	200 AP	7.16±0.43a	1.84±0.19cd	3.71±0.01cde	1.43±0.01b	10.33±0.01c
	200 UP	6.58±0.09ab	2.96±0.38a	4.11±0.01ab	2.14±0.01a	5.41±0.01d
60	200 AP	5.54±0.53cd	2.14±0.15bc	4.00±0.02bc	0.70±0.00e	12.05±0.02b
	200 UP	5.44±0.39cd	2.91±0.23a	3.69±0.01de	1.21±0.01c	4.59±0.01f
90	200 AP	6.04±0.26bc	1.26±0.36e	4.35±0.00a	0.55±0.00f	13.79±0.03a
	200 UP	4.91±0.76d	1.73±0.30cd	3.77±0.01cde	0.96±0.01d	5.22±0.01e

4. 不同粒径黑果枸杞粉功能性成分分析·黑果枸杞中含有丰富的多糖类和酚类物质以及花色苷,具有很好的抗氧化、延缓衰老的作用,国内学者研制黑果枸杞速溶粉测得的多糖与花色苷含量为 6.88% 和 1.44%,具有较强的还原能力和良好的体外抗氧化活性。经过粉碎后得到的不同粒径的黑果枸杞粉体的多糖范围在 10.62%～15.25%,因提取方法的不同,多糖含量有所差异,多糖含量的多少受其粒径大小的影响。不同黑果枸杞粉体的功能性成分含量如图 10-4-4 所示。随粉体粒径减小,细胞破碎程度加大,可溶性物质更易溶出,多糖含量逐渐增加,MP 粉体多糖含量位于 60～120 目和 120～200 目数之间。随着粉碎时间的增加,200 AP 粉体多糖含量逐渐降低,200 UP 粉体在 60 s 时多糖含量最高为 152.47 mg/mL。总酚是一类具有抗氧化和清除自由基功能的活性物质,在治疗心脑血管疾病、

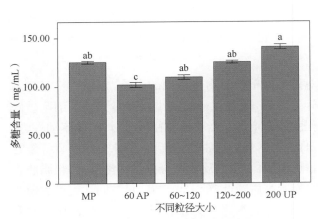

图 10-4-4(a)　不同粒径对黑果枸杞粉中
多糖含量的影响

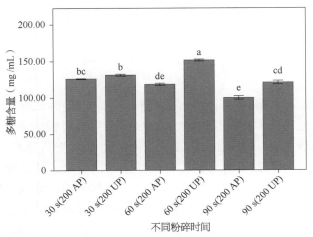

图 10-4-4(b)　不同粉碎时间对黑果枸杞粉中
多糖含量的影响

预防癌症以及延缓衰老等方面具有显著功效。如图 10-4-5 所示，随着黑果枸杞粉体粒径的减小，其总酚含量变化不显著（$p > 0.05$）。出现图 10-4-5a 趋势可能是因为黑果枸杞中的果皮纤维组织总酚含量较高，在粉碎的过程中，纤维组织硬度大，不易

被打碎，因此呈现出总酚含量随粒度的减小变化不显著的趋势；另一方面，黑果枸杞粉中多糖含量较高，形成黏性团状物，干燥和粉碎过程组织中的多糖类物质大量溶出，使得总酚含量下降。随着粉碎时间的增加，总酚含量变化不显著（$p > 0.05$）（图 10-4-5b）。

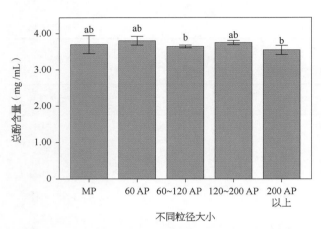

图 10-4-5(a)　不同粒径对黑果枸杞粉中总酚含量的影响

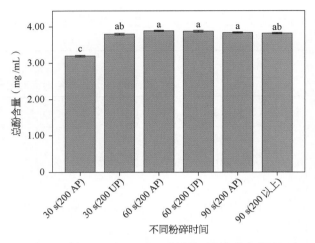

图 10-4-5(b)　不同粉碎时间对黑果枸杞粉中总酚含量的影响

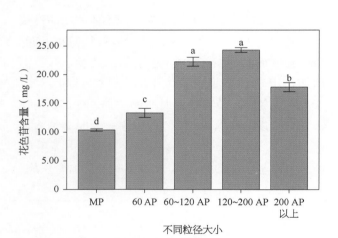

图 10-4-6(a)　不同粒径对黑果枸杞粉中花色苷含量的影响

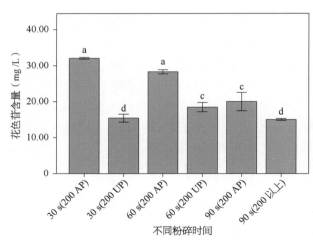

图 10-4-6(b)　不同粉碎时间对黑果枸杞粉中花色苷含量的影响

从图 10-4-6 可见，随着粒径的减小，黑果枸杞粉体的花色苷含量在 120～200 目数时粉体达到最大值，之后花色苷含量下降。随着时间的延长，200 AP 粉体的花色苷含量整体逐渐下降。在粉碎过程中，因氧气、pH、温度和水分等因素对黑果枸杞粉体中花色苷含量的影响，粉碎时间对粉碎结果具有显著性差异结果（$p < 0.05$）。在试验过程中，MP 粉体出现少许结块，影响其所提取的花色苷含量。

刘文卓等（2020）研究了不同粒径以及粉碎时间

对黑果枸杞粉的物化特性的影响，黑果枸杞经过粉碎处理后，随着粒径的减小，粉体均匀度、细胞破碎程度逐渐增加。当粉体粒径减小时，粉体流动性、复水比、持水性和松密度逐渐降低；水分与膳食纤维含量逐渐降低，蛋白质和灰分含量逐渐升高；粗脂肪含量先升高后降低，于 120～200 目数间达到最大值为 8.56%。复水比和持水性随粉碎时间的延长而升高，蛋白质与灰分含量逐渐降低，膳食纤维与粗脂肪含量逐渐升高，差异性显著（$p < 0.05$）。

粉体中多糖含量随粒径减小而逐渐增加，花色苷含量先增加后减小，于 120～200 筛目间达到最大值为 24.30 mg/L；粉碎时间在 60 s 时，200 目筛下物多糖含量最高为 152.47 mg/mL，200 目筛上物花色苷含量逐渐下降；不同粒径和粉碎时间对粉体中总酚含量变化影响不显著（$p>0.05$）。

总而言之，不同粉碎状态粉体特性不同，选取最适粉体粒径以及粉碎时间，为黑果枸杞深加工产品的开发提供数据依据，为其在深加工及保健产品方面的研究提供参考。

三、黑果枸杞粉生产

（一）柴达木黑果枸杞粉

1. 生产工艺·黑果枸杞果粉生产工艺流程图见图 10-4-7。

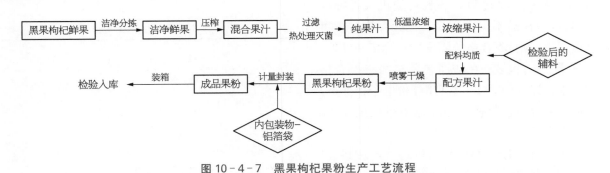

图 10-4-7 黑果枸杞果粉生产工艺流程

2. 生产关键技术要点

（1）原料的准备：黑果枸杞果实浆汁丰富，果实纤维含量低，果皮薄，采摘时容易烂果，直接加工干果难度较大。所以一般需要经榨汁处理。在对生产高活性黑果枸杞果粉物料的准备及喷雾干燥生产工艺进行了试验研究和实际生产。原料果实采收及前处理过程中需要注意下列事项。

1）果实采集：在采集野生黑果枸杞果实时，要求采收人员及采收农户必须取得地方政府的采摘许可。野生或种植黑果枸杞在原料采购之前对原料的采收区域和收购户进行评价，以确定合格的原料采购区域和采购对象，并签订采收合同。采摘期间，根据黑果枸杞的特性提供合适的榨汁设备（以免用其他材质的设备榨汁造成潜在危害），选派技术人员到现场进行采摘技术、卫生要求等方面的指导。

2）果汁验收：黑果枸杞果汁指企业制订的黑果枸杞果汁验收操作规程进行验收，由质检员或原料检验员查验采收合同并进行外观（色泽、形态、气味、滋味等）验收，检验员负责维生素 C、固形物的检测。验收合格的果汁入库暂存；对不合格的果汁进行退货处理。

3）果汁灭菌：将入库的原料果汁在 PR6L2 型超高温瞬时灭菌机中灭菌，灭菌温度 115～135 ℃，通过控制流速，保证灭菌时间约 3 s，以杀灭病原体，达到果汁的灭菌效果。灭菌的果汁由管道传送至沉降容器中。

4）果汁沉降：原料果汁放于不锈钢储存罐中沉降，将黑果枸杞果汁中的杂质（果肉、果泥、果渣）沉降到底部，上层为果汁；将温度控制在 -3～8 ℃（冷藏库），防治黑果枸杞果汁高温发酵和变质。

5）果汁过滤：操作工将沉降后的上层果汁，用 200 目滤布过滤（除去果汁中不溶性物质为果泥）后，经管道传送至配料罐或贮罐（保鲜库温度为 -3～8 ℃）。

（2）果粉喷雾干燥工艺

1）配料与过滤：过滤后的果汁经管道传入到配料罐中，按比例加入辅料，搅拌，配料罐温度 60～80 ℃，经 2～4 h 搅拌直到辅料完全溶解后采用 200 目滤布进行过滤。配好的料液经管道传送至洁净喷雾干燥车间的储料罐中。

2）料液喷雾干燥：采用高速离心式喷雾干燥技术，在洁净喷雾干燥车间按高速离心式喷雾干燥机操作规程将已配好的料液经管道送入高速离心喷雾干燥机进行喷雾干燥。工艺参数：干燥机热风进口温度为 170～180 ℃；干燥机热风出口温度为 80～90 ℃；干燥机真空度为 50～100 Pa。

（3）产品检验与保存

1）半成品检验与暂存：随机抽取黑果枸杞果粉样品进行水分、比容等指标检测，每份样品数量不少于 10 g。检验合格的入半成品库暂存，并办理入库手续；检验不合格的隔离按不合格品处理。

2）过筛：将干燥合格的黑果枸杞果粉放置到 60 目振动筛中进行过筛，准备包装，将筛渣及落入地面粉尘用专用容器收集后废弃处理。

3）成品检验：将过筛后的料粉随机按批抽样进行检测，每份样品不少于 10 g。检验合格后方可进行下道工序，检验不合格的隔离按不合格品处理。

4）称量与内包装：在洁净包装车间将检合格的果枸杞果粉以 5±0.1 kg/袋（用计价电子秤称量）装入三镀铝复合膜包装袋（内包装袋在使用前经 4 h 以上臭氧消毒）。

5）封口：在洁净车间用封口机封口，达到封口整齐、结实、不漏料、封边宽度不小于 1 cm。

6）入库贮存：将检验合格的产品入库。库内温度控制在 0～30 ℃，包装件应平整有规则地堆垛置于干燥（相对湿度≤60%）、通风处，不得与有毒有害物混贮，出厂时对外观（包装破损）进行检查。黑果枸杞干粉成品见图 10-4-8。

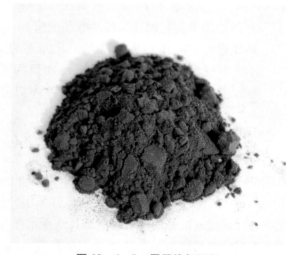

图 10-4-8　黑果枸杞干粉

3. 质量标准

（1）感官要求：感官要求应符合表 10-4-7 要求。

（2）微生物指标：微生物指标应符合表 10-4-8 要求。

表 10-4-7　感官要求

项目	要　　求
色泽	淡紫红色，色泽一致，均匀
形态	疏松均匀的固体细粉末，允许有少量的结块及焦粉
气味与滋味	黑果枸杞果粉特有的天然香气和滋味，无其他异味
杂质	外观无其他杂质

表 10-4-8　微生物指标

项　目	指标
细菌总数（cfu/g）	≤1 000
大肠菌群（MPN/100 g）	≤40
霉菌（cfu/g）	≤30
酵母菌（cfu/g）	≤30
致病菌（沙门菌、志贺菌、金黄色葡萄球菌）	不得检出

（3）理化指标：理化指标应符合表 10-4-9 要求。

表 10-4-9　理化指标

项　目	指标
溶解度（1 份果粉＋20 份热水，搅拌 1 min）	全部溶解
VC（mg/100 g）	≥150
多糖（mg/100 g）	≥8.0
水	≥6.0
灰分	≥6.0
铅（以 Pb 计，mg/kg）	≤2.5
砷（以 As 计，mg/kg）	≤0.5
汞（以 Hg 计，mg/kg）	≤0.1

（二）青海黑果枸杞速溶粉

1. 生产工艺·黑果枸杞益生元营养粉由黑果枸杞干果、水苏糖、低聚果糖按照 1～3∶1～3∶0.5～1 的重量比例构成。黑果枸杞干果经筛选、清洗、破碎、浸泡等工序获得黑果枸杞汁，按比例与其他原料混合，再经过打浆、分离、过滤、喷雾干燥，即得黑果枸杞益生元速溶粉（图 10-4-9）。

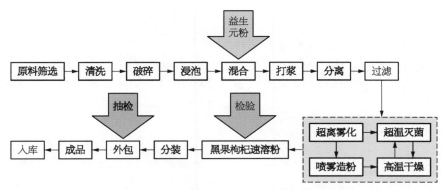

图 10 - 4 - 9　黑果枸杞速溶粉生产工艺流程

2. 制备关键技术

(1) 筛选与清洗：选用无变色无病虫、充分成熟的黑果枸杞干果，并别除杂质杂物；将特选后的黑果枸杞干果置入清洗机中通入 0.2~0.3 ng/kg 的臭氧液，清洗 2~3 min，然后进行提升和喷淋清洗，并用出干果表面的水。

(2) 破碎与浸泡：将清洗后的黑果枸杞干果投入粉碎机进行破碎，破碎时间为 3~6 min，得到黑果枸杞粉；将黑果枸杞粉投入混合打浆机中，按重量比加入 1:8 纯净水，进行混合，混合时间为 5~6 min 并浸泡 90~100 min，得到黑果枸杞还原汁。

(3) 混合与打浆：将所得的还原汁中加入益生元粉，在混合打浆机中进行搅拌混合，搅拌时间为

5~6 min，再静止 30 min 后进行打浆，打浆时间为 6~8 min，得到原料混合液。

(4) 分高与过滤：将得到的原料混合液投入离心分离机分滤出果皮、残籽、果渣和汁液，将所得的汁液用管式聚砜膜进行过滤澄清、单程澄清条件；物料温度为 30~40 ℃ 操作压力为 0.4~0.5 MPa、主流液速度为 2~3 m/s，得到过滤液。

(5) 喷雾干燥：将所得过滤液吸入储罐液中进行喷雾干燥，并完成高速离心雾化、干燥、灭菌和造粉；喷嘴出口瞬间温度 175~180 ℃，干燥罐温度 90~95 ℃，即得黑果枸杞益生元速溶粉。黑果枸杞速溶粉成品及产品见图 10 - 4 - 10。

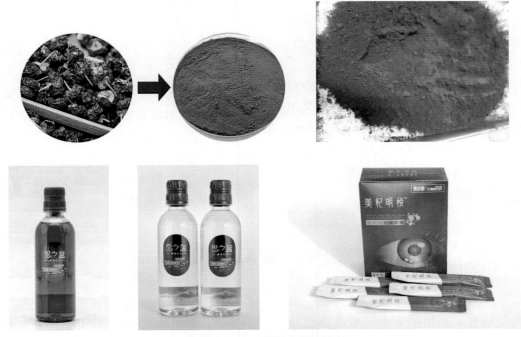

图 10 - 4 - 10　黑果枸杞速溶粉

（三）黑果枸杞冻干粉

在青海黑果枸杞深加工产业中，有企业利用冷冻真空干燥制备工艺生产黑果枸杞冻干粉，有效地保存了产品中花青素含量。黑果枸杞冻干粉产品见图10-4-11。

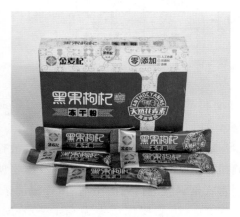

图10-4-11　黑果枸杞冻干粉

（四）黑果枸杞粉面膜

1. 生产工艺·黑果枸杞银杏面膜由黑果枸杞果粉1份、银杏粉末0.5份、熟石膏粉0.5份、滑石粉3份、玉米淀粉6份制成（按重量计）。

2. 制备关键技术

（1）黑果枸杞果粉的制备：枸杞干果破碎，筛分为果肉、果皮和种子。破碎筛分后的黑果枸杞果肉和果皮中低温发酵。破碎筛分后的种子与之前中低温发酵制取的黑果枸杞精华、微量元素一同烘干，超微粉碎至2 000～3 000目备用；

（2）银杏粉末的制备：取干燥后的银杏叶粗粉碎，投入多功能提取罐，乙醇多次回流提取后采用离子交换树脂提纯，浓缩干燥，干粉过100目筛备用；

（3）混合：将黑果枸杞果粉、熟石膏粉、滑石粉按照1∶0.5∶3.6混合，所得混合物再与0.5份银杏粉末混合，搅拌均匀；

（4）灭菌、封装：将上述混合物紫外线灭菌处理后入袋封装，制得黑果枸杞银杏面膜。

3. 活性检测·使用黑果枸杞银杏面膜后皮肤角质层含水量和皮肤弹性变化见表10-4-10、表10-4-11。

表10-4-10　皮肤角质层含水量

短期使用时间（h）	皮肤角质层含水量（a.u）	长期使用时间（周）	皮肤角质层含水量（a.u）
0	52.31±2.18	1	60.16±3.01
1	57.09±1.22	2	63.31±2.72
2	55.12±2.03	4	68.37±2.17
4	53.82±2.52	8	75.11±2.92
8	53.23±2.01	12	76.33±2.15

由表10-4-10数据可知，本发明所述面膜产品可短时间内使皮肤角质层含水量增加，保湿时效长，长期使用可使皮肤角质层含水量达到更佳状态。

表10-4-11　皮肤弹性

使用时间（周）	皮肤弹性（R2值）	皱纹分值
0	0.661 7±0.030 2	6.18±0.51
2	0.757 1±0.028 3	5.03±0.81
4	0.801 2±0.017 8	4.92±0.41
8	0.822 3±0.021 2	4.27±0.17
12	0.831 9±0.033 1	4.11±0.22

如表10-4-11所示，本发明所述面膜产品可使皮肤弹性增加，减少皱纹，具有美肤效果。

该生产方法专利申请公布号CN109966206A，该黑果枸杞粉面膜产品对肌肤有很好的保湿除皱滋润作用，可使皮肤弹性增加，减少皱纹，保湿时效长，是一种上佳的养颜美容用品。

第五节　黑果枸杞油

黑果枸杞研究及利用多集中于水溶性组分方面，包括了原花青素、多糖、多酚，产品多为干果、饮料及以其为原料的片剂、颗粒剂、酒等。近几年有关黑果枸杞脂类化合物的研究成果陆续问世，科学研究表明,黑果枸杞油脂中含 80%～90% 的不饱和脂肪酸,含有丰富的植物甾醇、VE、VA,是一种新型的植物油,具有较好的免疫调节、促进大脑和视网膜感觉细胞成熟、预防脑血栓和高血压等功效。由于含有大量的不饱和脂肪酸与活性成分,黑果枸杞油又是很好的美容产品,具有较多用途的商业卖点,开发功能性产品的前景广阔。

一、黑果枸杞油生产

(一)压榨法

黑果枸杞油压榨法流程见图 10-5-1。

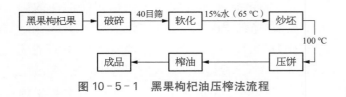

图 10-5-1　黑果枸杞油压榨法流程

(二)浸提法

黑果枸杞油浸提法图见图 10-5-2。

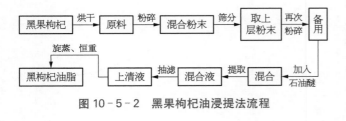

图 10-5-2　黑果枸杞油浸提法流程

二、黑果枸杞油生产技术研究

(一)超声波辅助提取油脂工艺优化

以黑果枸杞干果为原料,顾盼盼等(2019)采用超声波与石油醚结合的方法提取黑果枸杞油,通过单因素试验和响应面 Box-Benhnken 实验优化,探索出了黑果枸杞油脂提取的最佳工艺条件。

1. 超声波提取黑果枸杞油的单因素试验

(1)液料比(v：m)对黑果枸杞提油率的影响:黑果枸杞粉固定数量,超声波频率为 40 kHz,固定超声波功率 180 W,处理温度设置为 35 ℃,超声时间 30 min,改变石油醚与黑果枸杞的液料比(v：m)为 5：1、6：1、7：1、8：1、9：1 分别进行试验,重复 3 次。计算黑果枸杞油脂提取率,以研究不同

料液比对超声波提取黑果枸杞油脂的影响。实验结果见图 10-5-3。

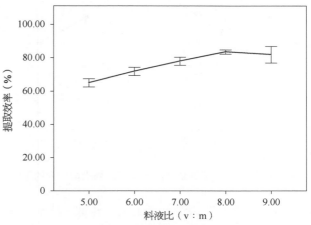

图 10-5-3　料液比对果枸杞油脂提取效率的影响

由图 10-5-3 可知,料液比对超声提取率的影响较大,随着液料比的增加,溶剂用量越大,黑果枸杞油脂提取率越高。当溶剂用量增大到 8 时,由于大部分的黑果枸杞油已被提取出来,继续增加溶剂的量,出油率基本保持不变。这是由于溶剂的用量越大,黑果枸杞油脂在体系中的固液两相中的浓度差越大,浓度差越大,黑果枸杞油脂越容易溶出,当溶剂用量增大到一定程度后,黑果枸杞粉末中的油脂含量逐渐减小,再增加溶剂用量,提取效率增加很小,料液比 8 和 9 之间的提取效率无显著差异,而且在蒸馏提取过程中溶剂损耗和能耗增大,因此,当其他条件一定时,液料比为 8 时,提取效果最佳,最佳提取效率为 85%。

(2)超声波处理温度对黑果枸杞提油率的影响:黑果枸杞粉固定数量,超声波频率为 40 kHz,固定液料比(v：m)为 8：1,超声功率为 180 W,超声处理时间为 30 min,设置不同的超声波处理温度为 20 ℃、30 ℃、40 ℃、50 ℃、60 ℃ 分别进行试验,重复 3 次。测计算黑果枸杞提取率,以研究不同超声处理温度对超声波提取黑果枸杞油脂的影响。实验结果见图 10-5-4。

由图 10-5-4 可知不同超声温度对黑果枸杞油脂提取效率具有一定影响。随着超声温度的增加,提取效率在开始时呈现不断上升的趋势。这是因为随着温度升高油脂的黏度会降低,这使得油脂扩散速率加快,有利于油脂从黑果枸杞粉中溶出。

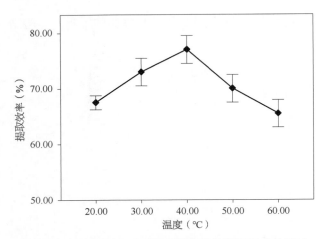

图 10-5-4　超声温度对黑果枸杞油脂提取效率的影响

但是,当超声温度达到 40℃以后,出油率开始骤减,这可能是因为溶剂沸点低,当加热温度太高时伴随着超声波的作用,溶剂的挥发加快,使液料比降低,油脂浸出过程难以稳定,不利于黑果枸杞油脂的提取。因此,当其他条件一定时,超声温度为 40℃时,提取效果最佳,最佳提取效率为 77%。

(3) 超声波功率对黑果枸杞提油率的影响:黑果枸杞粉固定量,超声波频率为 40 kHz,固定液料比为 8:1(v:m),超声处理时间为 30 min,处理温度设置为 40℃,设置不同的超声功率为 120 W、150 W、180 W、210 W、240 W 分别进行试验,重复 3 次。计算黑果枸杞提取率,以研究不同超声功率对超声波提取黑果枸杞油脂过程的影响。实验结果见图 10-5-5。

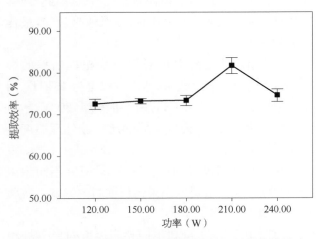

图 10-5-5　超声功率对黑果枸杞油脂提取效率的影响

由图 10-5-5 可知,当进行超声波处理时,随着超声功率的增大,出油率逐渐上升;当超声功率为 210 W 时,出油率较大;随着超声功率的继续增大,

油脂得率降低。这是由于超声功率的增大,使得溶剂空化效应加剧,超声波对细胞壁的破坏能力增强,使细胞内油脂的浸出率加快,且在超声过程中产生的热效应增大了分子热运动速率,加快了油脂的溶出速度。但当超声波功率超过 210 W 时,随着超声功率的继续上升,黑果枸杞油提取率突降,这是由于超声功率的继续增大,空化趋于饱和,产生大量无用气泡,阻碍超声波在液体内部传播,从而使超声波散射衰减,降低了空化强度,从而使黑果枸杞油脂提取效果下降。且破坏了大部分油脂,并加速了油脂的氧化。因此,当其他条件一定时,超声功率选取 210 W 时,提取效率最佳,最佳提取效率为 83%。

(4) 超声波处理时间对黑果枸杞提油率的影响:黑果枸杞粉固定量,超声波频率为 40 kHz,固定液料比为 8:1(v:m),超声功率为 180 W,处理温度设置为 40℃,设置超声波处理时间为 20 min、30 min、40 min、50 min、60 min 分别进行试验,计算黑果枸杞提取率,以研究不同超声处理时间对超声波提取黑果枸杞油脂的影响。实验结果见图 10-5-6。

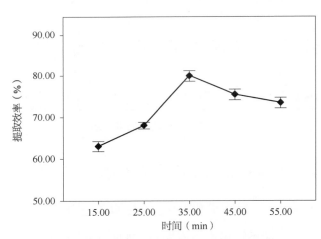

图 10-5-6　超声时间对黑果枸杞油脂提取效率的影响

由图 10-5-6 可知,不同的超声波处理时间的对黑果枸杞油脂提取效率的影响明显,超声时间越长,超声波对物料作用得越充分,黑果枸杞油脂提取效率越高。但当达到一定时间后,溶剂中黑果枸杞油脂的浓度逐渐增加,最终体系渗透压趋于平衡,当超声时间达到 35 min 后,提取效率逐渐下降。这是因为超声时间过长使得部分油脂分子裂解,且超声波过程中产生的局部过热造成了某些挥发性成分的损失,从而导致油脂提取效率减小。因此,当其他条

件一定时,选取超声时间为 35 min 时,提取效果最佳,最佳提取率为 76.7%。单因素最佳条件是超声时间 35 min,超声功率 210 W,超声温度 40 ℃,液料比 8∶1(v∶m)

2. **响应面实验** · 以提取时间、超声温度、功率、料液比四个因素在 3 个级别水平进行实验并方差分析,最终确定了最佳工艺条件(表 10-5-1)。

表 10-5-1 响应面软件预测最佳反应条件

提取时间 (min)	超声温度 (℃)	功率 (W)	料液比 (V∶m)	提取率 (%)
35.26	39.88	210.27	8.02	87.54

3. **工艺评价** · 该工艺应用超声波技术,超声波是一种具有波动与能量双重属性的机械波,其振动可产生并传递强大能量,声波提取分离强化作用主要来源于空化效应,空化效应能引起湍动效应、聚能效应、微扰效应及界面效应。在超声波作用下,空化效应产生的空化泡在瞬间迅速涨大并破裂,破裂时把吸收的声场能量在极短时间和极小空间内释放出来,瞬时产生几千个大气压压力,同时伴随有强大冲击波和微声流,从而破坏细胞壁结构,使其在瞬间破裂从而使植物细胞内油脂能得以充分释放,以提高出油率。

以黑果枸杞干为原料,按此优化工艺生产的油成分丰富,含有棕榈酸、棕榈油酸、硬脂酸、油酸、亚油酸、亚麻酸等 11 种脂肪酸。

采用超声波辅助石油醚萃取黑果枸杞油脂的方法具有操作简便、提取效率高、提取温度低、能耗低、油脂氧化低等的优点。在没有超声辅助提取,直接采取溶剂浸提时,黑果枸杞粉的出油效率较低,在 9~12 h 之间才能达到 78%~82%。该工艺研究成果为黑果枸杞开发和利用和今后的工业化大生产提供了基础理论。

(二)黑果枸杞籽油氧化稳定性研究

为分析黑果枸杞籽油储藏过程中的稳定性,王亮等(2019)人对黑果枸杞油在水、空气、温度、光照、金属离子、抗氧化剂的影响进行了测试,得出了较好的储藏保存条件。

1. **水对黑果枸杞籽油氧化稳定性的影响** · 实验结果见图 10-5-7。

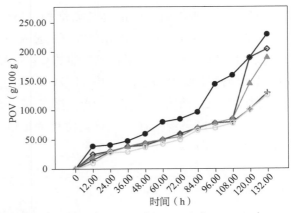

● 对照组　◇ 0.05%水　+ 0.1%水　▲ 0.2%水　○ 0.5%水　——

图 10-5-7 水对黑果枸杞籽油氧化稳定性的影响

由图 10-5-7 可见,与对照组相比,在黑果枸杞籽油中添加少量水(0.05%、0.1%、0.2% 和 0.5%)均降低了黑果枸杞籽油的 POV。在储藏初期,添加少量水的黑果枸杞籽油的 POV 均呈梯度上升趋势,108 h 后 POV 出现了激增。这可能是通过前期氧化的积累水分对金属离子的抑制效果不再明显造成的。不同水分含量的黑果枸杞籽油 POV 的大小为 0.05%>0.2%>0.5%>0.1%。在实验储藏期内,添加水的黑果枸杞籽油的 POV 均低于对照组。黑果枸杞籽油中适宜的水分含量有助于其氧化稳定性的保持。其原因水能够水化金属离子,降低其催化活性。

2. **空气对黑果枸杞籽油氧化稳定性的影响** · 实验结果见图 10-5-8。

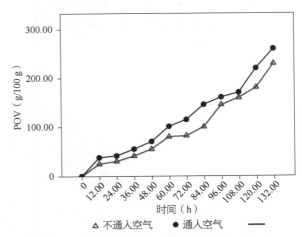

△ 不通入空气　● 通入空气　——

图 10-5-8 空气对黑果枸杞籽油氧化稳定性的影响

由图 10-5-8 可见,通入空气促进了黑果枸杞籽油 POV 的增加。在实验过程中,黑果枸杞籽油的 POV 一直随着储藏时间的延长而增加,且通入空气的黑果枸杞籽油的 POV 始终高于未通入空气的,这是由于氧气参与了黑果枸杞籽油的氧化过程,使得黑果枸杞籽油的氧化速度加快,POV 升高。因此,在黑果枸杞籽油储藏时,宜采用密封保存。

3. 温度对黑果枸杞籽油氧化稳定性的影响·实验结果见图 10-5-9。

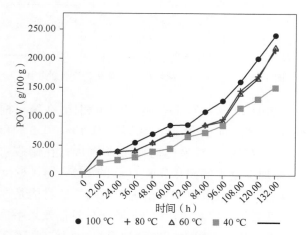

图 10-5-9　温度对黑果枸杞籽油氧化稳定性的影响

由图 10-5-9 可见,100 ℃时黑果枸杞籽油的 POV 增长最快,最终的 POV 也最高,不同温度的黑果枸杞籽油的 POV 表现为 100 ℃>80 ℃>60 ℃>40 ℃。因此,较低的温度有利于黑果枸杞籽油的保存。说明油脂氧化反应进行需要一定能量,因为在氧化过程中有旧的化学键断裂和新的化学键生成,而较高的温度可以满足断裂化学键的能量需求。

4. 光照对黑果枸杞籽油氧化稳定性的影响·实验结果见图 10-5-10。

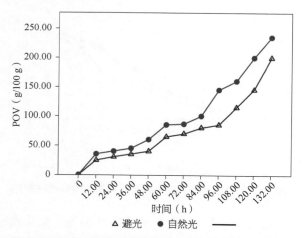

图 10-5-10　光照对黑果枸杞籽油氧化稳定性的影响

由图 10-5-10 可见,避光储藏的黑果枸杞籽油的 POV 呈梯度上升趋势,96 h 后 POV 增加梯度明显增大,但在整个实验周期中避光储藏的黑果枸杞籽油的 POV 均低于自然光照下的黑果枸杞籽油。因此,黑果枸杞籽油应避光保存。光照不仅能诱导游离基的产生,而且还能促进光氧化的发生。因为光照诱导产生游离自由基可吸收周围环境中的氧气,从而促使脂肪酸自氧化。光照不仅会促使油脂氧化分解,而且光氧化产生的游离自由基会直接诱发与参与自动氧化的自由基链反应。

5. 金属离子对黑果枸杞籽油氧化稳定性的影响·实验结果见图 10-5-11。

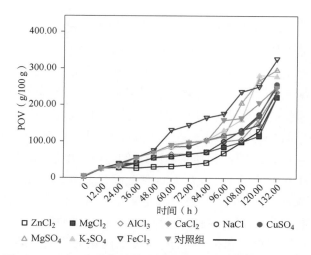

图 10-5-11　金属离子对黑果枸杞籽油氧化稳定性的影响

由图 10-5-11 可见,加入 $FeCl_3$ 的黑果枸杞籽油的 POV 增高最快,最终的 POV 也最高,加入 $ZnCl_2$ 的黑果枸杞籽油的 POV 增长最慢,最终的 POV 也最低。在(100±1)℃储藏 132 h,添加 0.1% 铁、铜、锰和钾金属盐的黑果枸杞籽油的 POV 均高于对照组,添加 0.1% 钠和镁金属盐的黑果枸杞籽油的 POV 基本与对照组持平,而添加 0.1% 钙、铝和锌金属盐的黑果枸杞籽油的 POV 稍低于对照组。这表明位于主族的金属元素对黑果枸杞籽油的氧化物促进作用不明显,副族的过渡态金属离子——铁、铜、锰对黑果枸杞籽油的氧化有促进作用,但是位于过渡态的锌在对黑果枸杞籽油氧化的促进上不遵循此规律。黑果枸杞籽油在储藏过程中应避免接触过渡态金属,在后期的功能性食品开发时不宜与补铁剂进行复配。

6. 抗氧化剂对黑果枸杞籽油氧化稳定性的影响·实验结果见图10-5-12。

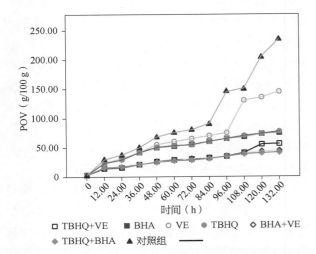

图 10-5-12　抗氧化剂对黑果枸杞籽油氧化稳定性的影响

由图10-5-12可见,添加不同种类抗氧化剂对黑果枸杞籽油氧化稳定性均有一定维持作用,且维持黑果枸杞籽油的氧化稳定性的能力远高于添加少量的水。添加单一抗氧化剂时,TBHQ对黑果枸杞籽油的氧化稳定性保持的能力最强,其次为BHA,VE维持黑果枸杞籽油氧化稳定性的能力最弱,且是唯一一个在96h后出现POV激增的组别。对于复合抗氧化剂,维持黑果枸杞籽油氧化稳定性的能力顺序依次为TBHQ+BHA＞TBHQ+VE＞BHA+VE。总体的抗氧化能力强弱依次为TBHQ+BHA＞TBHQ+VE＞TBHQ＞BHA＞BHA+VE＞VE。因此,合成抗氧化剂的抗氧化效果优于天然的抗氧化剂,合成抗氧化剂TBHQ的抗氧化效果又高于BHA。因此,在黑果枸杞籽油的储藏中BHA不如TBHQ适用。添加抗氧化剂是抑制油脂氧化最好的方式,根据抗氧化剂作用机制可以分为自由基吸收剂、金属离子螯合剂、氧清除剂、单线态氧淬灭剂、氢过氧化物分解剂、紫外线吸收剂以及酶抗氧化剂等。

以黑果枸杞籽油为原料,在添加不同量(0.05％、0.1％、0.2％、0.5％)的水、不同种类的金属离子(FeCl₃、MnSO₄、K₂SO₄、CuSO₄、NaCl、MgCl₂、AlCl₃、CaCl₂、ZnCl₂)与抗氧化剂(TBHQ、BHA、VE),以及不同的光照、温度和通气情况下,研究黑果枸杞籽油的氧化稳定性。结果表明不同添加量(0.05％、0.1％、0.2％、0.5％)的水均能降低

黑果枸杞籽油的POV,延长黑果枸杞籽油的货架期。不同金属离子对黑果枸杞籽油POV的影响不同,添加0.1％AlCl₃、CaCl₂、ZnCl₂的黑果枸杞籽油的POV均低于对照组,添加0.1％CuSO₄、FeCl₃、MnSO₄、K₂SO₄的黑果枸杞籽油的POV均高于对照组,其中以FeCl₃对黑果枸杞籽油POV增高的影响最为明显。添加不同抗氧化剂的黑果枸杞籽油的POV均低于对照组,其中添加TBHQ＋BHA对黑果枸杞籽油POV降低的效果最为明显。避光、密封以及较低温度有利于黑果枸杞籽油的保存。

三、黑果枸杞油成分

王琴等(2017)以压榨法生产获得黑果枸杞油,并参照GB/T 17376-2008、GB/T 17377-2008、GB/T 25223-2010、GB/T 5009.82-2003对其成分进行了含量测定,其结果如下。

(一)脂肪酸组成

黑果枸杞油中脂肪酸组成与相对含量见表10-5-2,黑果枸杞中共检出13种脂肪酸,比提取法多提取2种。饱和脂肪酸6种,占总脂肪酸的9.2％;不饱和脂肪酸7种,占总脂肪酸的90.0％,其中以油酸、亚油酸和亚麻酸为主,所以黑果枸杞是一种富含油酸和亚麻酸丰富的植物油资源,是一种富含多

表 10-5-2　黑果枸杞油的脂肪酸组成及相对含量

脂肪酸名称	相对含量（％）
豆蔻酸	0.1
棕榈酸	5.4
棕榈一烯酸	0.2
硬脂酸	2.6
油酸	17.9
亚油酸	67.6
γ-亚麻酸	3.2
α-亚麻酸	0.8
花生酸	0.6
花生一烯酸	0.2
花生二烯酸	0.1
山嵛酸	0.3
木焦油酸	0.2

不饱和脂肪酸的植物油,n-6系亚油酸和n-3系α-亚麻酸为必需脂肪酸,对人体有重要的生理意义。

(二)植物甾醇组成

测试结果表明,黑果枸杞油中植物甾醇总量为489.2 mg/100 g,菜油甾醇、豆甾醇、β-谷甾醇含量分别占总甾醇的29.5%、16.4%、54.1%,以β-谷甾醇含量最高。植物甾醇是植物中一种具有多种生理功能的活性成分,素有"生命的钥匙"之称。植物甾醇具有降低胆固醇、调节免疫力、抗炎、抗肿瘤等功能。植物甾醇与胆固醇的化学结构仅侧链不同。由于受结构影响,植物甾醇的吸收率与侧链上碳原子数目成反比,3种甾醇的吸收率大小顺序为菜油甾醇>β-谷甾醇>豆甾醇。黑果枸杞油中菜油甾醇和β-谷甾醇含量占83.6%,利于人体有效吸收利用。黑果枸杞油中植物甾醇总量均高于其他植物油,具备较大的开发潜力。

(三)维生素A与维生素E含量

测试结果表明,黑果枸杞油中维生素A含量为0.3 mg/100 g,维生素E含量为46.3 mg/100 g。维生素A,也称视黄醇,为脂溶性的化合物,能够维持正常视觉及上皮组织正常功能,并抑制肿瘤生长。维生素E是一种强抗氧化剂,可有效防止自由基或氧化剂对细胞膜中多不饱和脂肪酸、细胞骨架和核酸的损伤,具有促进血管扩张、调节血脂、延缓细胞衰老、抗肿瘤等作用,用于治疗心肌梗死、高血压、老年性痴呆症、不孕症等疾病。黑果枸杞油维生素E含量为46.3 mg/100 g,接近大宗食用植物油,如大豆油、玉米油、葵花籽油、菜籽油、芝麻油。所以,黑果枸杞油中维生素E含量丰富,值得关注。

总之,黑果枸杞油中不饱和脂肪酸含量高达90.0%,并富含植物甾醇和维生素E,植物甾醇和维生素E含量分别为489.2 mg/100 g和46.3 mg/100 g。作为一种新型植物油,黑果枸杞油兼具保健及药用功能。结合黑果枸杞含有大量花青素的优势,在食品、医药、美容化妆品等领域具有开发潜力,可进行黑果枸杞油胶囊、黑果枸杞油丸等不同类型功能性产品的研发与应用。

第六节 黑果枸杞酒

黑果枸杞酒是以黑果枸杞干果、鲜果。冻干果为原料,经破碎、解冻、复水等发酵或浸泡而得到的低酒精度的果酒。按来源分为浸泡酒和酵母发酵果酒。黑果枸杞酒保留了黑果枸杞原有的花青素、多糖、氨基酸和矿物质等,具有调节人体新陈代谢、抗氧化、延缓衰老作用,还具有促进血液循环、控制体内胆固醇水平作用。经发酵后黑果枸杞营养成分更加丰富,含有多种有机酸、芳香酯、维生素,经常饮用延寿益康,特别是发酵物质醇厚,色香味俱浓,黑果枸杞酒符合当今酒类消费倡导的以低酒精度、红酒代替白酒、果酒代替粮食酒等的潮流。

一、黑果枸杞酒生产工艺与分类

(一)黑果枸杞干果酒

1. **工艺流程** · 黑果枸杞干果酒工艺流程见图10-6-1。

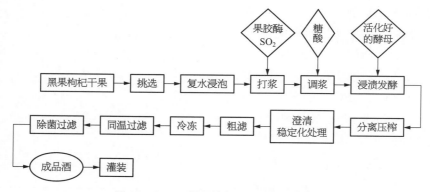

图10-6-1 黑果枸杞干果酒工艺流程

2. 操作要点

（1）黑果枸杞干果：选用青海、甘肃、内蒙古、新疆、宁夏野生或人工种植黑果枸杞，要求黑果枸杞呈黑色或紫黑色类圆形或球形小颗粒，颗粒大小基本一致，具有黑果枸杞应有的滋味和气味，无异味。

（2）复水浸泡：将黑果枸杞干果投入夹层锅或提取罐中，加入一定质量的纯净水，进行升温、搅拌。

（3）打浆：使用果浆泵将复水黑果枸杞浸提液泵入打浆机，将黑果枸杞破碎成小的颗粒，边破碎边往果浆泵的收集槽添加果胶酶，破碎完成后加入 50 mg/L 的二氧化硫。

（4）调浆：在已被碎的黑果枸杞醪液中加入所需的柠檬酸、白砂糖进行调配，循环均匀。

（5）浸渍发酵：泵入罐容 65% 的黑果枸杞醪液，加入活性干酵母触发酒精发酵，发酵期间每天循环发酵液 5 次，每次 50 min。若温度超过要求温度，则用冷媒降温或淋水降温，每天对发酵醪液的理化指标进行跟踪检测，作为生产记录。当还原糖降到 4 g/L 以下时，即酒精发酵结束，测定总糖、总酸、酒精度、挥发酸以及二氧化硫等指标。

（6）分离压榨：发酵完成后先从发酵罐底阀分离自流酒，后将黑果枸杞皮渣置入气囊压榨机进行压榨。将自流酒和压榨酒混合满罐密闭存放，调整酒液使游离二氧化硫浓度≥30 mg/L。

（7）澄清稳定处理：每千升酒液加入 3～5 个新鲜的鸡蛋清，要求将分离出的鲜蛋清加入 2% 的食用氯化钠混合均匀，循环酒液时缓慢加入，混合均匀，静置 10～15 日。

（8）粗滤：对澄清稳定处理的黑果枸杞果酒用硅藻土进行过滤，主要除去悬浮大颗粒物质。

（9）冷冻：将过滤后的酒液在 −3～4 ℃冷冻罐中冷处理 10～15 日，促使在低温条件下不稳定的成分析出。

（10）同温过滤：冷处理后，将冷冻酒体在同温条件下选用 0.65～0.85 μm 纸板过滤，以除去冷冻过程中析出的不稳定成分。

（11）除菌过滤：灌装前使用 0.22 μm 微孔膜过滤，过滤除去酵母、细菌等微生物。

（12）灌装：采用无菌冷灌装技术灌装，有效保护果香不散失和色素的不被破坏。

（二）黑果枸杞鲜果酒

黑果枸杞鲜果比干果制出的酒富含花青素及对人体有益的 17 种氨基酸、多种维生素等，是延缓衰老、改善睡眠、预防心血管疾病的佳品，常饮用有利于保健与精力旺盛。

1. **工艺流程**·黑果枸杞鲜果酒工艺流程见图 10-6-2。

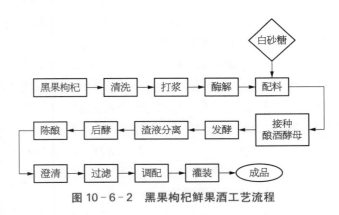

图 10-6-2 黑果枸杞鲜果酒工艺流程

2. 操作要点

（1）清洗、打浆：黑果枸杞易破碎，清洗应特别注意，防止果粒破碎流浆造成损失。适当清洗后进行打浆，将含有果肉、果皮、果汁的混合物作为发酵料液。

（2）酶解：利用果胶酶对破碎后的料液进行酶解，酶解条件如下：温度 28～30 ℃，果胶酶添加量为料液量的 0.1%（酶活 50 000 μg/g），酶解时间 4～6 h。低温长时间酶解有利于防止原料褐变。

（3）配料：加入发酵料液量 18%～20% 的白砂糖，并将发酵料液 pH 调整至 4.5～5.0。白砂糖要分 2～3 次加入，配料时先加入白砂糖总量的 40%，剩余的 60% 白砂糖在发酵过程中视残糖情况分 1～2 次加入。

（4）接种酿酒酵母、发酵：按每吨发酵料液接种果酒活性干酵母 1～1.2 kg，在 23～25 ℃温度下，保温发酵 10～12 日。

（5）渣液分离、后酵：将发酵液进行渣液分离，清液移入后酵罐内进行后酵，后酵温度为 15～18 ℃，时间为 30～35 日，通过后酵进一步降低残糖，丰富产品风味。

（6）陈酿：后酵结束后，将澄清酒液用虹吸方式移入陈酿容器中，在 8～10 ℃下贮存，其间需用虹吸方法换容器若干次，以除去酒中沉淀，总的陈酿时间需 6 个月以上。

（7）澄清、过滤：先将单宁用少量酒液溶解，再按每 1000 L 酒液加单宁 50～60 g 的比例，将单宁加入酒液中，搅拌均匀。同时，将明胶置于冷水中浸泡 12 h，将浸泡水弃去，重新加水，以除去异味，再用微火加热，并不断搅拌，促使其溶解，然后按 1000 L 酒液加明胶 70～90 g 的比例先将明胶加入到少量酒液中，完全溶解后，再将含明胶的酒液加入大批酒液中，搅拌均匀，静置 15～20 日，待完全沉淀后，用虹吸方式取上层酒液并进行过滤，即得原酒。

（8）调配：根据成品酒的质量要求及原酒的酒精度、含糖量、总酸等指标，将不同的原酒按计算好的比例进行混合，即为调配。经调配后，要求成品酒的酒精含量 12.0%～14.0% vol、含糖量 4.0～10.0 g/L、总酸（以柠檬酸计）3.0～5.0 g/L。新调配的酒有明显的不协调、不柔和的生味，并容易产生沉淀，需再贮存 30～35 日后才能灌装。

（9）灌装：调配好的成品酒，经适当贮存后经灌装、密封即为瓶装成品酒。

3. 质量标准

（1）感官指标：酒液呈蓝紫色，有光泽；外观清亮透明，无明显沉淀物；具有纯正、优雅、怡悦、和谐的果香和酒香。

（2）理化指标：酒精度 12.0%～14.0% vol，含糖量 4.0～10.0 g/L，总酸（以柠檬酸计）3.0～5.0 g/L，干浸出物≥15.0 g/L，挥发酸（以乙酸计）≤1.0 g/L。

（3）安全指标：应符合 GB 2758－2012《食品安全国家标准发酵酒及其配制酒》、GB 2762－2012《食品安全国家标准 食品中污染物限量》及有关规定。

（三）黑果枸杞冰酒

黑果枸杞耐高温（至 38.5 ℃）与寒冷（至－25 ℃），其耐寒抗性特点非常适宜做冰酒，当气温在－7 ℃下采摘制酒，成为黑果枸杞冰酒。黑果枸杞冰酒稀缺昂贵，尊重典雅，品质非凡。与普通黑果枸杞相比，冷冻黑果枸杞水分冰冻剔除，汁得到浓缩，制成酒后糖含量高，果实采摘期推后，避免了污染，格外自然纯净。

1. 工艺流程·黑果枸杞冰酒工艺流程见图 10－6－3。

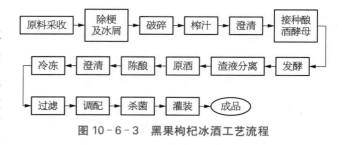

图 10－6－3　黑果枸杞冰酒工艺流程

2. 技术要点

（1）原料要求：黑果枸杞冰酒生产过程中必须严格控制原料质量。原料必须是经过数十天的日晒及风干、完全自然冷冻的黑果枸杞。除了对恰当时机要降临霜冻的祈盼外，还必须天天观察可能用来酿造的那些黑果枸杞在枝蔓上是否完好无损。这不仅需要拥有良好的耐心和丰富的经验，更要有艰辛的劳作和顽强的意志。当等待变为现实，串串挂霜的小冰珠在－7 ℃～12 ℃的条件下形成时，对这些小冰珠一粒粒筛选的收获工作就开始了，黑果枸杞必须在低温下且凌晨至清晨期间开始采摘，随后的榨汁也必须在同样的温度条件（－7 ℃～12 ℃）下完成。采摘后的冰冻黑果枸杞必须在低温中数小时内完成压汁过程。真正的黑果枸杞冰酒绝不允许采用人工冷冻的黑果枸杞及在酿造过程中添加任何糖分。另外，并不是每个年份都有能用于生产冰酒的黑果枸杞原料，黑果枸杞冰酒的稀缺和昂贵正源于此。

（2）榨汁：选择无虫蛀、无霉变、无病害的冰冻黑果枸杞果实立即进行压榨，压榨过程中温度始终要保持在－7 ℃以下，确保整个榨汁过程中黑果枸杞内得水分始终以冰晶状态存在，这样有利于果枸杞中的水分以冰晶的形式被部分去除，达到浓缩汁液的目的。由于汁液较黏稠，因此，榨汁时的压力要大于常规的榨汁压力。

（3）接种酿酒酵母：发酵时每吨黑果枸杞原汁接种果酒活性干酵母 1.8～2.0 kg。

（4）发酵：黑果枸杞原汁的含糖量和风味是正常采收的黑果枸杞所榨汁的 2 倍左右，所以，冰酒的发酵周期相对较长，其具体发酵条件为 10～12 ℃温度下，发酵 60～70 日，有的甚至需要 90 日。采用厌氧低温长时间发酵工艺主要是为了减少糖的损失并保证冰酒的酒精度及品质。当酒精度数达到 9%～12% vol 时，采用降低温度的方式终止发酵。由于整个发酵过程中没有外加糖源,黑果枸杞冰酒中的酒精完全来自黑果枸杞原汁中糖分的发酵,甜度也来自黑果枸杞汁中发酵后剩余的糖分。

黑果枸杞冰酒发酵过程中包含着不同于一般果酒的控制环节:首先要控制好挥发酸,高糖、长时间发酵易引起挥发酸超标。二是要选择在低温条件下活性好的酵母菌菌种。三是控制好发酵温度,不宜过高,也不宜过低。

(5) 陈酿、澄清、冷冻、过滤:将渣液分离后的原酒移入陈酿容器中,在8~10℃下进行陈酿,总的陈酿时间需3~6个月。陈酿结束后,通过冷冻、过滤的方式除去酒中的沉淀。

(6) 调配:根据成品冰酒的质量要求及原酒的酒精度、含糖量、挥发酸等指标,将不同的原酒按计算好的比例进行混合,即为调配。经调配后,要求成品冰酒的酒精含量10.0%~12.0% vol、含糖量≥125.0 g/L、挥发酸(以乙酸计)≤2.1 g/L。

3. 质量标准

(1) 感官指标:呈紫色至蓝紫色,澄清透明,有光泽,无明显悬浮物及沉淀,具有纯正、优雅、怡悦、和谐的果香与酒香,酸甜适口、柔和协调。

(2) 理化指标:酒精度10.0%~12.0% vol,含糖量≥125.0 g/L,挥发酸(以乙酸计)≤2.1 g/L,干浸出物≥30.0 g/L,蔗糖≤10 g/L,总酸(以柠檬酸计)≥6.5 g/L。

(3) 安全指标:应符合GB 2758 - 2012《食品安全国家标准发酵酒及其配制酒》、GB 2762 - 2012《食品安全国家标准 食品中污染物限量》及有关规定。

(四) 黑果枸杞乳清酒

1. 工艺流程·黑果枸杞乳清酒工艺流程见图10 - 6 - 4。

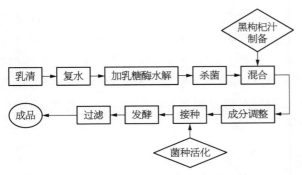

图10 - 6 - 4 黑果枸杞乳清酒的工艺流程

2. 技术要点

(1) 原料选择:选择无霉变、无病虫害的黑果枸杞干。

(2) 黑果枸杞汁制备:将黑果枸杞进行研磨,按照1:5(g:mL)加入水,搅拌均匀,静置30 min,取上清。

(3) 乳清液制备:乳清粉按照1:10(g:mL)加水溶解,制得10%的乳清溶液,加入0.7%的乳糖酶,搅拌均匀后35℃酶解3 h。

(4) 杀菌:65℃水浴30 min。

(5) 成分调整:按200 g/L加入蔗糖。

(6) 菌株活化:啤酒活性干酵母按料水比为1:10(g:mL)配制,加入2%蔗糖,置于35℃水浴锅中活化30 min至大量起泡即酵母活化完成。

(7) 接种:在超净工作台中完成,以防止污染。

(8) 发酵:发酵瓶用带有单向阀的瓶盖密封,置于28℃恒温培养箱中。

(9) 过滤:用砂芯漏斗过滤不溶性固形物。

3. 感官评价:根据国家标准GB/T 16861 - 1997《感官分析 通用多元分析方法鉴定和选择用于建立感官剖面的描述词》,选择描述词,根据GB/T 10220 - 2012《感官分析方法学 总论》建立感官评分标准,根据表10 - 6 - 1标准主要围绕色泽、香气、口感和组织状态对黑果枸杞乳清酒进行感官评定。

表10 - 6 - 1 黑果枸杞乳清酒感官评分标准

指标	标准	分数
色泽 (20分)	淡紫色,澄清度不够且无光泽	<10
	紫色、清澈透亮但无光泽	10~14
	色泽紫色,清澈透亮且光泽协调	15~20
香气 (40分)	无明显果香,无异味	<22
	果香较浓郁、香气不协调	22~34
	香气醇厚果香浓郁、香味协调	35~40
口感 (30分)	口感缺少柔和性、不协调	<18
	口感柔和但不醇厚	18~24
	口感纯正、柔和协调、回味延绵	25~30
组织状态 (10分)	浑浊,有大量沉淀	<5
	酒体混浊且有少量沉淀	5~7
	略显不匀且有少量沉淀	8~10
	状态均匀,清冽,无沉淀物	9~18

黑果枸杞乳清酒营养价值较高,因为乳清生产干酪和干酪素以后,含有乳中近一半营养成分,其中干物质 6%～8%、粗脂肪 0.3%～0.4%、粗蛋白 1%、总糖 3%～5%作为副产物,用来与黑果枸杞制酒,其成品主要风味物质为酯类、酸类和醇类,是酒中珍品。

(五)黑果枸杞复合酒

邓清祥(2018)研究了一种黑果枸杞苦荞酒,以宁夏黑果枸杞和苦荞为原料,采用固化酵母的发酵方式酿造黑果枸杞苦荞复合酒,并采取响应面法确定其最佳工艺。研究表明:黑果枸杞与苦荞汁的最优比例是 1∶1.5;固化酵母发酵方式优于游离发酵方式;低温发酵得到的果酒不仅保存了原材料的味道而且最大程度减少营养成分流失。

1. 工艺流程·固化酵母酿酒工艺流程见图 10-6-5。

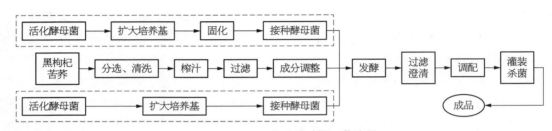

图 10-6-5 固化酵母酿酒工艺流程

2. 技术要点·采用成熟且饱满的黑果枸杞、苦荞,去除不良个体,清洗干净。之后,选取不同比例的黑果枸杞、苦荞加水榨汁、同时加入 0.08%的抗坏血酸达到保护成色的目的,之后根果酒的色泽和风味口感对所酿的果酒进行评价,确定最优比例。确定最优黑果枸杞、苦荞的比例之后进行成分调整,其理论基础是 1%的酒精度数需要 17 g/L 蔗糖发酵生成,在根据所需的酒精度之后添加相应的蔗糖,使得 pH 达到 4.0,后为达到杀菌、提高发酵稳定性的效果添加一定的亚硫酸钾,这样酿造出的酒具有口感纯正浓香。

3. 质量指标·果酒质量一方面是人工感官评价,另一方面是指标体现(表 10-6-2)。在 pH 为 4.0,SO_2 添加量为 30 mL 时,得到黑果枸杞苦荞最佳酿造工艺,其中黑果枸杞与苦荞的比例是 1.5∶1,发酵温度、固化酵母添加量、初始糖度的分别是 20℃、0.03%、24%。该条件的果酒度数是 12.78% vol,感官评分是 93.36。此时果酒各类指标最优。

表 10-6-2 黑果枸杞苦荞酒质量指标

理化指标					微生物指标		
酒精度 (% vol)	总酸度	总糖 (%)	可溶性固形物 (%)	pH	菌落总数 (cfu/mL)	大肠杆菌 (MPN/mL)	致病微生物
11.7	0.37	3	7	4.0	20	1	0

黑果枸杞和苦荞是具有很高的医用价值,通过上述研究,并根据相应面板进行优化得到最优指标。黑果枸杞和苦荞的配合比为 1.5∶1 且 pH 低于 4.0 为最优酿酒条件,酿出的酒质量最优。

(六)浸泡黑果枸杞酒

庞志国(2013)研究了一种黑果枸杞浸泡酒的制备方法,通过高压(80～100 MPa)均质作用使黑果枸杞的细胞壁破碎,进而使细胞壁中的营养物质和细胞内的营养物质释放并溶解在酒中,最终制得黑果枸杞果酒。采用均质过程代替传统的发酵、陈酿的溶解过程,缩短了黑果枸杞果酒的生产时间,提高了黑果枸杞营养利用率,不加入添加剂,食用安全可靠。

1. 生产工艺·黑果枸杞浸泡酒生产工艺见图 10-6-6。

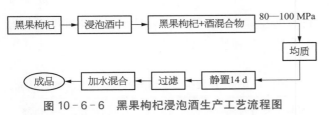

图 10-6-6 黑果枸杞浸泡酒生产工艺流程图

2. 技术要点

（1）将黑果枸杞浸泡在酒中，得到混合的黑果枸杞和酒。

（2）将混合的黑果枸杞和酒在 80～100 MPa 的压力下均质，得到粗品。

（3）将所述粗品静置 10～14 日，过滤，得到滤液。

（4）向所述滤液中加水混合，得到黑果枸杞果酒。

3. 高压均质优点 当受到高压、强力冲击作用时，黑果枸杞的细胞壁产生空穴小泡，这些空穴小泡破裂时产生很强的冲击波，这些冲击波导致黑果枸杞的细胞壁、其他细胞组织破碎，从而将其中所含的营养物质释放出来，同时在高压均质作用下，分散溶解在酒精中。此外，由于整个溶解过程为物理作用过程，因而不会对破坏黑果枸杞中营养物质的活性，

并且刚开始时黑果枸杞细胞内外溶质浓度差很大，溶质从外层组织细胞释放比从完整的内层释放容易得多，当均质压力在 80～100 MPa 时，黑果枸杞细胞被破碎，营养物质（溶质）变成彤外层阻止释放，释放得更多。

二、黑果枸杞酒工艺技术优化

（一）干果原料发酵酒研究

以黑果枸杞干果为原料，董建芳（2019）对其果酒酿造工艺进行研究，对活性干酵母、复水比、浸提温度、发酵温度、白砂糖添加量进行单因素优化选择，通过正交实验，以酒体综合感官品评为指标，对影响黑果枸杞发酵酒酿造条件进行考察，优选出最佳发酵工艺。

1. 单因素条件优化

（1）最佳酿酒活性干酵母的筛选：将黑果枸杞添加 12 倍质量的纯净水在 40 ℃ 条件下复水浸泡 1 h 后打浆，添加果胶酶和二氧化硫，补加 150 g/L 的白砂糖，分别接入 4 种已活化好的酵母，酵母添加量为 0.3 g/L，在温度为 25～30 ℃ 条件下进行发酵至自然终止。实验结果见表 10-6-3。

表 10-6-3 不同酵母对黑果枸杞果酒发酵的影响

菌种	酒精度（% vol）	发酵时间（日）	挥发酸（g/L）	残糖（以葡萄糖计，g/L）	感官评分（分）
BOX 酵母	11.9	15	0.23	3.5	73
EC118 酵母	11.6	18	0.75	5.5	81
RC212 酵母	11.7	22	0.88	4.5	77
CSM 酵母	11.8	21	0.86	4.0	72

由表 10-6-3 可看出，使用 BDX 酵母，发酵时间较短，产生挥发酸含量较低，自然终止发酵时，糖度转化完全。将 4 种酵母发酵的酒样进行感官评定，用 BDX 酵母发酵的黑果枸杞果酒呈深紫色，有浓郁的黑色浆果的香气、酒香、果香馥郁舒适、柔和协调，感官品评结论优于其他 3 种酵母发酵的黑果枸杞果酒，感官评定分数较高。

使用不同酵母发酵黑果枸杞果酒时，发酵过程中总糖的变化见图 10-6-7，在 24 h 的发酵过程中 RC212 酵母和 CSM 酵母起酵较慢，在第 3 天有发

酵迹象，发酵周期较长，需要 21 h 以上的时间。EC1118 酵母在起酵后发酵过于旺盛，糖度下降比较快，整个发酵过程变化剧烈，后期发酵较慢。使用 BDX 酵母进行发酵，第 2 天起酵，发酵第 15 天时糖度发酵全，酒精发酵自然终止，整个发酵过程比较平稳。

由以上试验分析可知，BDX 酵母在黑果枸杞果酒的发酵过程中起酵较快，发酵平稳，发酵时间适中，酒的风味最好。所以在黑果枸杞果酒的发酵中首选使用 BDX 酵母。

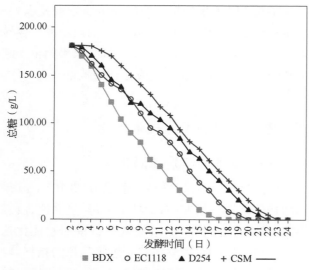

图 10-6-7 不同酵母发酵过程中的总糖变化

图例：■ BDX　○ EC1118　▲ D254　+ CSM　——

（2）黑果枸杞最佳复水比例试验：将黑果枸杞分别添加 10 倍、15 倍和 20 倍质量的纯净水，在 40 ℃条件下复水浸泡 1 h 后打浆，补加白砂糖 150 g/L，加入 0.3 g/L 的 BDX 酵母在温度为 25～30 ℃条件下进行酒精发酵。在发酵结束后对 3 份酒样进行感官品评鉴定，品评结果见表 10-6-4。

表 10-6-4　不同复水比例黑果枸杞果酒感官品评结果

黑果枸杞：水 (m：m)	感官评分 (分)	评语
1：20	75	紫红色、果香较弱、口感较单薄、水煮味明显
1：15	86	紫红色、香气较浓、口感略单薄
1：10	82	深紫红色、黑色浆果香气浓郁、酒香、果香协调、口感醇厚

从表 10-6-4 可看出，黑果枸杞干果复水浸提时，复水比例太小或者太大，黑果枸杞果酒的感官评定分数都较低。复水比例太小不能将黑果枸杞的各类呈香呈味物质充分提取，随着复水比例加大，会将黑果枸杞干果中的糖、花青素以及其他营养成分稀释，最终发酵而成的黑果枸杞果酒表现为香气弱，口感单薄。

（3）不同浸提温度对黑果枸杞果酒发酵的影响：将黑果枸杞分别添加 15 倍质量的纯净水，在 30 ℃、40 ℃、50 ℃、60 ℃、70 ℃、80 ℃条件下复水浸泡 1 h 后打浆，分别补加白砂糖 150 g/L，加入

0.3 g/L 的 BDX 酵母在温度为 25～30 ℃条件下进行酒精发酵。在发酵结束后对 6 份酒样进行理化检测及感官品评鉴定，结果见表 10-6-5。

表 10-6-5　不同浸提温度对黑果枸杞果酒发酵的影响

实验组	发酵时间（日）	浸提温度（℃）	色度	酒精度（% vol）	感官评分（分）
1	15	30	8.4	11.6	88
2	15	40	8.9	11.7	87
3	15	50	9.1	11.8	92
4	15	60	9.0	11.7	88
5	15	70	8.6	11.7	83
6	14	80	8.3	11.7	76

从表 10-6-5 可看出，黑果枸杞复水浸提温度没有对发酵的时间和酒精度产生影响。黑果枸杞中的花色苷是极易溶于水的，花色苷对温度非常敏感，随着温度升高，花色苷逐渐溶出，含量升高，发酵后的黑果枸杞果酒色度也逐渐增大。到达最高点后，可能是由于花色苷的稳定性较差，受到空气、温度等原因的影响，含量有所下降，发酵后的黑果枸杞果酒色度也逐渐降低。随着浸提温度升高，黑果枸杞果酒的果香减弱，口感有水煮味，感官品评得分降低。

（4）白砂糖添加量对黑果枸杞果酒发酵的影响：将黑果枸杞分别添加 15 倍质量的纯净水，在 50 ℃条件下复水浸泡 1 h 后打浆，分别补加白砂糖 120 g/L、150 g/L、180 g/L、210 g/L、240 g/L。加入 0.3 g/L 的 BDX 酵母在温度为 25～30 ℃条件下进行酒精发酵。在发酵结束后对 6 份酒样进行理化检测及感官品评鉴定，结果见表 10-6-6。

表 10-6-6　不同白砂糖添加量对黑果枸杞果酒发酵的影响

实验组	白砂糖添加量（g/L）	酒精度（% vol）	发酵时间（日）	残糖（以葡萄糖计）（g/L）	感官评分（分）
1	120	7.9	12	3.5	72.0
2	150	10.1	14	3.5	77.8
3	180	11.9	15	4.0	90.0
4	210	12.9	17	4.0	88.0
5	240	14.0	21	14.0	85.0

补加白砂糖主要是为了提高黑果枸杞果酒的酒精度和调整口感,糖在酵母菌的作用下转换为酒精并生成其他的副产物。

从表10-6-6可看出,随着白砂糖添加量增大,黑果枸杞果酒发酵的时间以及酒精度也随之增大。当白砂糖添加量达到240g/L时,结合黑果枸杞汁自身的糖度,黑果枸杞汁糖度较高,此时酵母发酵出现延滞,因此发酵时间延长并且发酵不完全留有较高残糖。白砂糖添加量为180g/L时,酵母的代谢物充分形成,酒香突出,酒体醇厚协调,感官评定得分较高。

(5)发酵温度:将黑果枸杞分别添加15倍质量的纯净水,在50℃条件下复水浸泡1h后打浆,补加

白砂糖180g/L,加入0.3g/L的BDX酵母,待发酵原液起酵后将酒精发酵温度控制在16±2℃、20±2℃、24±2℃、28±2℃范围条件下进行发酵,结果见表10-6-7。

果酒的发酵是一个复杂的过程,发酵过程中温度会对发酵产生很大影响,从而引起发酵体系产生一定波动,进而影响发酵液中的酒精含量以及活性物质的溶出率和稳定性等。低温时酵母对乙醇的敏感性较弱。在一定温度范围内,酵母发酵速度随温度升高而加快。温度高时发酵周期缩短,酵母活力高,发酵彻底,最终生成酒精浓度高。发酵温度低时有利于酯类物质的形成,能赋予其水果香。另外,低温发酵减少了酵母胶体物质的产生,有利于酒的澄清。

表10-6-7 不同发酵温度对黑果枸杞果酒发酵的影响

实验组	温度(℃)	酒精度(% vol)	发酵时间(日)	残糖(以葡萄糖计)(g/L)	挥发酸(g/L)	感官评分
1	16±2	11.0	28	8	1.1	71
2	20±2	11.9	22	4	0.72	82
3	24±2	11.8	15	3.5	0.33	88
4	28±2	11.8	13	4	0.45	80

由表10-6-7可看出,当发酵温度较低时,发酵时间长且发酵不完全,发酵过程中产挥发酸较高,酒体果香减弱,口感酸,感官评定分数较低。发酵温度较高时,发酵时间短,也表现为酒体果香减弱,口感有水煮味,当发酵温度为24±2℃时,发酵速度平缓,可以使各种杂菌对枸杞酒可能带来的干扰和影响降至最低,而且可以最大程度地保留枸杞的果香,黑果枸杞果酒感官评分较高。

2. 优化发酵工艺 通过对正交试验结果进行极差分析,可知各因素对黑果枸杞果酒发酵影响的大小顺序为:C>A>D>B,即黑果枸杞果酒发酵时白砂糖添加量对发酵影响最大,复水比例和发酵温度对发酵的影响其次,复水浸提的温度影响最小。按最优水平的最佳发酵条件组合为黑果枸杞:水为1:15的比例复水浸提黑果枸杞,浸提温度为50℃,补加白砂糖200g/L,将温度控制在22±2℃条件下恒温发酵进行试验验证,在此条件下,发酵得到的黑果枸杞果酒呈深紫色、有浓郁的黑色浆果香气、酒香、果香馥郁舒适、柔和协调,感官品评结论较

优。试验酒体检测结果见表10-6-8。

表10-6-8 黑果枸杞果酒验证实验结果

项 目	指标
发酵时间(日)	16
酒精度(% vol)	12.2
滴定酸(g/L)	3.8
残糖(g/L)	3.5
感官评定分数(分)	91

(二)黑果枸杞乳清酒工艺优化研究

以黑果枸杞汁和乳清酒为原料,经发酵制备成酒,孙子羽等(2019)研究了该酒发酵工艺,并分析了该酒风味物质组成。

1. 黑果枸杞乳清酒发酵工艺优化单因素试验 固定初始原料体积比(黑果枸杞汁:乳清汁)1:4,接种量1%,发酵温度28℃,发酵时间120h。分别改变原料体积比(1:2、1:3、1:4、1:5、1:6)、

接种量(0.6％、0.8％、1.0％、1.2％、1.4％)、发酵时间(96 h、108 h、120 h、132 h、144 h),对黑果枸杞乳清酒粗品进行感官评定以确定原料体积比、接种量和发酵时间的最佳水平。结果见图10-6-8~图10-6-10。

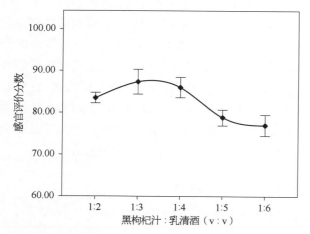

图10-6-8　黑果枸杞汁与乳清汁比例对感官评分的影响

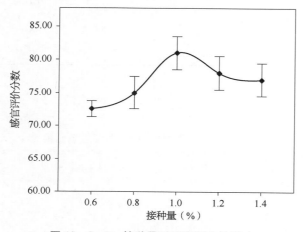

图10-6-9　接种量对感官评分的影响

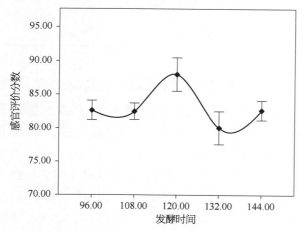

图10-6-10　发酵时间对感官评分的影响

(1)原料体积比:由图10-6-8可知,黑果枸杞乳清酒感官评分随黑果枸杞汁与乳清汁体积比的减少呈现先升高后下降趋势。在黑果枸杞汁与乳清汁的体积比为1:3时,感官评分达到最大值89.1,此时酒体色泽鲜明,口感纯正,故黑果枸杞汁与乳清汁最佳体积比确定为1:3。

(2)接种量的确定:由图10-6-9可知,在原料比例固定情况下,黑果枸杞乳清酒感官评分随接种量的增加整体呈现先升高后下降的趋势。在接种量为1.0％时感官评分达到最大值84.1,此时黑果枸杞乳清酒香味协调,口感平衡,故最佳接种量确定为1.0％。

(3)发酵时间的确定:由图10-6-10可知,在其他条件不变情况下,发酵时间对黑果枸杞乳清酒感官评分的影响类似于接种量对其的影响。在发酵120 h时感官评分达到最大值89.9,此时黑果枸杞乳清酒光泽协调,酒体醇厚。随发酵时间延长,发酵液糖度下降和酒精度升高使黑果枸杞乳清酒口感缺少柔和性,故最佳发酵时间确定为120 h。

2. 黑果枸杞乳清酒发酵条件优正交试验·在单因素试验的基础上,以黑果枸杞汁与乳清液的比例、酵母接种量和发酵时间为评价因素,以感官评分为评价指标,进行正交试验,结果影响黑果枸杞乳清酒感官评价的因素主次顺序为黑果枸杞汁与乳清液体积比>发酵时间>接种量,最优工艺组合为黑果枸杞汁:乳清液为1:3、接种量1.1％、发酵时间115 h,在此条件下所得黑果枸杞乳清酒的感官评分为90.2分。

3. 黑果枸杞乳清酒的挥发性风味物质分析·采用HS-SPME结合GC-MS萃取分离鉴定黑果枸杞乳清酒中的挥发性成分,黑果枸杞乳清酒的挥发性风味物质组成。在检测到的挥发性风味物质中,酯类化合物所占的比例最大,占全部挥发性风味物质的72.42％,共有41种,其中癸酸乙酯含量最高,占总挥发性物质的28.57％,其次是辛酸乙酯,占20.87％。癸酸乙酯具有椰子香味,辛酸乙酯具有梨子香味。酯类物质是酒体中最活跃的成分,整体提供了宜人的果香气,可使黑果枸杞乳清酒变得清甜醇香。

4. 黑果枸杞乳清酒工艺成分·黑果枸杞乳清酒工艺为黑果枸杞汁与乳清液体积比1:3得到

的黑果枸杞乳清酒呈透亮紫色、口感纯正、风味良好。

利用顶空固相微萃取-气相色谱-质谱联用技术分析黑果枸杞乳清酒挥发性风味成分,共鉴定出68种挥发性风味物质,其中包括酯类41种(含量72.42%),醇类10种(含量24.76%),酸类4种(含量0.39%),醛类1种(含量0.14%),酚类2种(含量0.53%),酮类1种(含量0.04%),烃类及其衍生物9种(含量1.70%)。黑果枸杞乳清酒中主要风味物质为酯类、醇类和酸类。主要风味化合物为癸酸乙酯(28.57%)和辛酸乙酯(20.87%)等。

(三)黑果枸杞-葡萄复合发酵酒研制

李文新等(2017)以黑果枸杞汁和葡萄汁为原料研制出了一种复合酒。采用响应面优化了该复合果酒的发酵参数。

1. 制备工艺 · 复合果酒制备工艺流程见图10-6-11。

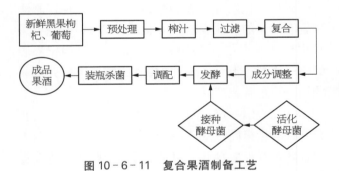

图10-6-11 复合果酒制备工艺

2. 操作要点

(1)原料选择:选用新鲜成熟黑果枸杞和葡萄,去除次果和坏果,并用清水洗净。

(2)黑果枸杞汁与葡萄汁的制备:取黑果枸杞加水,榨汁,其中黑果枸杞与水的比例为1:3,且加入0.08%抗坏血酸以护色,所得混合汁待用;葡萄经破碎后榨汁,后用八层纱布过滤得葡萄汁。

(3)成分调整:将黑果枸杞汁与葡萄汁按不同比例混合,固形物含量在5%左右,根据理论值17 g/L蔗糖发酵能产生1% vol的酒精度,按预计酒精度加入蔗糖调整果汁的糖度,pH调整至4.0,加入30 mg/L偏重亚硫酸钾以杀菌并提高稳定性,使酒醇正香浓。

(4)酵母活化:将酿酒酵母加入到5%的葡萄糖溶液中,混合均匀,置于35℃的恒温水浴活化30 min,待观察其产气泡丰富时,即可作为菌种使用。

(5)发酵:对调整后的复合果汁进行巴氏杀菌,待冷却后在无菌条件下,接种活化后的酵母菌,然后在恒温培养箱中发酵,每隔12 h测定残糖量,当残糖量、酒精度持续3日保持不变时,发酵结束。

(6)过滤澄清:用八层纱布过滤去除酵母及发酵残渣,使酒体透亮有光泽。

(7)调配:对澄清处理过的黑果枸杞-葡萄复合果酒的糖度以及酸度进行适当的调配,得到酒味协调,风味更加突出的浓香型果酒。

3. 感官评价 · 食品感官评价是指通过人的感官对食品的色泽、气味等指标进行评价,判别产品质量优劣,确定质量等级的方法。选10名食品专业人员分别对黑果枸杞-葡萄复合果酒产品的色泽、香气、口感、状态进行感官评分,满分100分,具体感官评分标准见表10-6-9。

表10-6-9 复合果酒感官评分标准

项目	评分标准	得分
香气(40分)	无明显果香,无异味	<21
	果香较浓郁、香气不协调	22～34
	香气醇厚果香浓郁、香味协调	35～40
色泽(20分)	淡紫色,澄清度不够且无光泽	<13
	紫色、清澈透亮但无光泽	10～14
	色泽紫色,清澈透亮且光泽协调	15～20
状态(10分)	饮料混浊且有少量沉淀	<5
	略显不匀且有少量沉淀	6～7
	状态均匀,清冽,无沉淀物	8～10
口感(30分)	口感缺少柔和性、不协调	<17
	口感柔和但不醇厚	18～24
	口感纯正、柔和协调、回味延绵	25～30

4. 黑果枸杞汁与葡萄汁混合比例的选择 · 考察果汁混合比例对复合果酒感官品质和酒精度的影响,结果见表10-6-10。

表 10 - 6 - 10　黑果枸杞汁与葡萄汁混合比例对复合
果酒感官评分和酒精度的影响

黑果枸杞汁： 葡萄汁（v：v）	酒精度 （% vol）	感官评分
5：5	13.1	78
6：4	12.9	82
7：3	12.7	90
8：2	12.1	86
9：1	11.9	81

由表 10 - 6 - 10 可知,随着黑果枸杞汁体积的减少,复合果酒的酒精度逐渐上升,但上升度较小;由感官评分结果可知,黑果枸杞汁与葡萄汁的复合比例对复合果酒的风味有显著的影响,当黑果枸杞汁与葡萄汁的复合比例为 7：3(v：v)时,感官评分最高为 90 分。因此,选择黑果枸杞汁与葡萄汁的混合比例为 7：3(v：v)。

5. 单因素试验结果

(1)发酵温度对复合果酒发酵的影响:随着发酵温度的升高,酒精度逐渐升高,残糖逐渐下降,感官评分呈先上升后下降的趋势,当发酵温度为 20 ℃时,感官评分达到最大值,为 90 分,此时酒体饱满、色泽鲜亮,果香浓郁,而此后感官评分随发酵温度的升高逐渐下降,这可能是因为发酵温度过高会导致果酒香气流失过多,然而温度过低则会导致发酵不完全,剩余残糖过高。因此,选择发酵温度为 20 ℃。

(2)酵母添加量对复合果酒发酵的影响:随着酵母添加量的增加残糖消耗较快,酒精度和感官评分均快速增加,当酵母添加量为 0.03% 时,残糖最低,此时酒精度和感官评分均达到最大值,分别为 12.5% vol 和 91 分;继续增大酵母添加量,残糖上升,酒精度和感官评分开始下降,这可能是因为酵母接种量过大使发酵液中的糖更多地消耗于酵母本身生长,而用于酒精生成的糖相应减少,并且因为营养物质的大量消耗和代谢产物的产生,使酵母菌发酵环境质量下降导致过早衰老并产生自溶,使果酒的酒精度降低。因此,选择酵母菌添加量为 0.03%。

(3)初始糖度对复合果酒发酵的影响:随着初始糖度的增加,残糖逐渐增加,酒精度和感官评价均呈现先上升后下降的趋势,当初始糖度为 24% 时,酒精度和感官评分均达到最大值,分别为 12.7% vol 和 91 分;当初始糖度＞24% 时,酒精度和感官评价明显下降。可能是由于含糖量过高导致发酵液渗透压增大,抑制了酵母的生长和代谢,使发酵液发酵缓慢、发酵不完全和剩余糖较多。因此,为了保证最后所得果酒色泽鲜亮,果香浓郁,酒精度适宜,选择初始糖度为 24%。

在单因素试验的基础上,采用响应面分析法优化黑果枸杞-葡萄复合果酒发酵工艺条件,获得最佳优化工艺条件参数为黑果枸杞汁与葡萄汁配比 7：3(v：v),发酵温度 20 ℃,酵母添加量 0.03%,初始糖度 24%,在此条件下,得到的复合果酒酒精度为 12.7% vol,感官评分为 90 分,且果酒酒香浓厚,酒体澄清透明,颜色呈酒红色,是一种具有丰富营养的保健型果酒,市场前景广阔。试验对于拓宽黑果枸杞的深加工渠道具有深远意义。

三、酒渣再利用

黑果枸杞发酵制酒后得到一定量的酒渣,酒渣中含有大量的活性成分。马玉婷等(2011)研究了黑果枸杞酒渣中花色苷提取工艺,即:黑果枸杞果酒酒渣→水浸→调节 pH→加酶→酶解反应→灭酶→浓缩→花色苷粗产品。

研究表明一定量的果胶酶可使黑果枸杞酒渣花色苷提取量提高,纤维素酶较果胶酶提取量低,两者混合花色苷提取量低于相同用量的果胶酶花色苷提取量,高于纤维素酶花色苷提取量,两种酶可能有协同作用。采用酶解法从黑果枸杞酒渣中提取花色苷的最佳条件为:以 pH 为 1.0 的蒸馏水为浸提剂,按料水比 1：40(g：mL),加果胶酶量 0.8%,在 50 ℃下酶解提取 60 min。从黑果枸杞酒渣中提取花色苷的粗产率可达 17.86%,色价为 7.903。

有研究发现,大多数酒厂是枸杞发酵后的酒渣作为动物的饲料,有的甚至作为废品扔掉,没有充分利用。基于此,马玉婷(2012)研究了从黑果枸杞酒渣中提取粗多糖的制备技术,取已提取过花色苷的黑果枸杞酒渣,以蒸馏水为浸提剂,料液比 1：20,于 90 ℃提取 60 min,提取 3 次,合并提取液,减压浓缩,双氧水氧化法脱色,Sevag 法除蛋白质,乙醇沉淀离心,乙醇洗 3 次、丙酮洗 3 次,干燥得粗多糖,备用。

马玉婷(2012)应用响应面分析法优化了黑果枸杞酒渣多糖的精制工艺,AB-8树脂具有较好的吸附能力,最佳吸附条件为上样液pH 9、质量浓度1 g/L、流速1 mL/min、树脂径高比1:15,在此条件下,吸附率为92.87%;最佳解吸附条件为洗脱液NaCl溶液pH 9、浓度0.25 mol/L、流速1 mL/min、用量5 BV,多糖含量为67.13%。

这两项技术研究,从酒渣中提取了多糖、花青素,广泛应用于食品、化妆品、医药保健等领域,提高了酒渣利用价值,延伸了酒业产业链,变废为宝,节约成本,绿色发展,应积极推广工厂化应用。

四、黑果枸杞酒现状与发展

(一)黑果枸杞果酒工艺研发现状

庞志国(2014)通过在高压(80~100 MPa)下均质,破坏黑果枸杞的细胞壁,释放细胞壁养分和细胞养分并将其溶解在酒中,最终制得黑果枸杞果酒。董建方(2019)以黑果枸杞干果为原料,通过正交实验优化获得黑果枸杞果酒的最佳发酵工艺:料液比例为1:15复水浸提,浸提温度为5℃,补加白砂糖200 g/L,将温度控制在22±2℃条件下恒温发酵。同时,研究了明胶、膨润土、蛋清三种澄清剂对酒体稳定性的影响,最终确定使用0.3 g/L蛋清粉对黑果枸杞果酒进行澄清稳定化处理。新疆师范大学李进等(2012)生产黑果枸杞果酒是采用现代生物发酵技术获得黑果枸杞果酒。陶燕铎等(2017)短酿造期的发酵黑果枸杞酒的制备方法,即黑果枸杞洗净,添加乳链菌肽和果胶酶,两次压榨所得汁液和皮渣混合发酵。常洪娟等(2017)使用延时采收完熟的冷冻黑果枸杞制备黑果枸杞冰酒。

随着时代的发展及人们对天然、营养产品需求的日益增长,果酒的类型不断丰富,除以单一黑果枸杞制备果酒外,还可将黑果枸杞与葡萄、蓝莓等其他浆果或是中草药成分进行混合酿造,改善黑果枸杞果酒的口感、香气成分及营养成分。

李文新等(2017)利用新疆黑果枸杞和田红葡萄为酿造原料,研究了黑果枸杞复合果酒的酿造工艺。以黑果枸杞汁和葡萄汁为原料,通过响应面法分析优化了黑果枸杞葡萄复合酒的发酵工艺条件。宁夏

农林科学院枸杞科学研究所闫亚美等(2017),发明了一种利用新鲜的黑果枸杞与酿酒葡萄共同发酵,从而提高花色苷的保存稳定性的黑果枸杞果酒制备方法。其酿造工艺为:将新鲜黑果枸杞与酿酒葡萄分别除梗破碎,按比例混合,加入果胶酶进行冷浸渍。1周后进行酒精发酵,将活化后的酵母菌接种到黑果枸杞与酿酒葡萄混合汁中,20~22℃发酵1周左右。酒精发酵结束后进行皮渣分离,进入苹果酸-乳酸二次发酵。二次发酵1~2个月,降低酒体酸度,使酒体变得饱满、柔和,提高酒体风味和稳定性。二次发酵结束后澄清倒罐,即可获得新酒。蒲青等(2019)发明了一种酿酒过程,涉及制浆,酶促降解,混合,发酵和后处理步骤。该方法的特点是在混合过程中将茶、蓝莓和蔗糖添加到酶解后的黑果枸杞果肉中。罗铁柱(2018)在黑果枸杞干果中添加传统中草药和营养成分,并调整其种类和含量,以改善黑果枸杞酒的营养价值。徐世清(2018)提出黑果枸杞猕猴桃复合果酒及制备方法。孙子羽等(2019)采用单因素及正交试验对以乳清粉和黑果枸杞为原料的黑果枸杞乳清酒发酵工艺进行优化,最佳发酵工艺为黑果枸杞汁:乳清液为1:1、酵母接种量1.1%、发酵温度28℃、发酵时间115 h,此条件下所得黑果枸杞乳清酒的感官评分最高。王燕荣等(2020)以酿酒葡萄梅鹿辄、黑果枸杞为原料,酿造黑果枸杞干红葡萄酒,确定最佳发酵工艺为:黑果枸杞添加量4%、酵母添加量0.15 g/kg、发酵时间18日,得到的黑果枸杞干红葡萄酒的还原糖含量为3.89 g/L,酒精度为12.4% vol,总花色苷含量为416.56 mg/L。史晓华等(2017)以仙人掌果、黑果枸杞为原料制作复合果酒,通过单因素与正交实验,确定了复合果酒的最佳工艺:黑果枸杞处理温度为30℃,糖度为22%,安琪葡萄酒果酒酵母RW、LAF-FORTF33酵母、酿酒酵母SC1230添加比例为1:1:2的条件下,测得复合果酒中的黄酮含量为4.49 mg/g,花青素含量为10.53 mg/g,酒精度为12.0% vol,感官评分94分,且酒体鲜艳透亮,果香浓郁,风味独特。邓清祥等(2018)以宁夏黑果枸杞和苦荞为原料,采用固化酵母的发酵方式酿造黑果枸杞苦荞复合酒,并采取响应面法确定其最佳工艺。

（二）黑果枸杞果酒成分分析

果酒中含有丰富的有机酸、酚类、脂肪酸、芳香酯、维生素、氨基酸、矿质微量元素等多种营养成分。尤其是发酵果酒，富含柠檬酸、酒石酸、苹果酸、乳酸、琥珀酸等，对果酒品质有积极影响，但需避免乙酸、富马酸的产生。此外，对于有色果蔬酿造的果酒来说，以花色苷为主的酚类成分占总酚含量的一半以上，其次是黄酮类化合物。李文新等（2017）研究了黑果枸杞汁与葡萄汁、黑果枸杞汁皮渣与葡萄汁皮渣、黑果枸杞汁皮渣与葡萄、黑果枸杞汁与葡萄汁皮渣四种不同的复合方式在轻度发酵前后对黑果枸杞功能性成分的影响。结果显示，黑果枸杞汁皮渣与葡萄汁复合经轻度发酵后能较好地保持黑果枸杞原有的功能性成分，发酵后花青素、多糖和黄酮的含量分别为 11.2 g/L、10.43 g/100 g 和 1.52%，表明经轻度发酵后花青素含量增加明显，多糖和黄酮的含量保持较好。郭金喜等（2021）建立了电感耦合等离子体串联质分析方法，测定了新疆黑果枸杞红酒的 22 种微量元素含量，并进行主成分分析，确定了 Ni、Al、Sn、Sr、Se 为新疆黑果枸杞红酒的特征元素。

香气成分是酒精制品中不可忽视的重要组成，尤其对于果酒，香气成分复杂，香气组成直接影响酒体品质，一般以挥发性有机酸、高级醇类、酯类及醛类为主。目前，可采用萃取法、蒸馏萃取法、超临界 CO_2 萃取法、吸附法、顶空固相微萃取法等对果酒中的香气成分进行萃取，再结合气相色谱-质谱联用来测定分析果酒中的香气组成。目前，针对黑果枸杞果酒中的挥发性成分及香气成分分析报道较少。孙子羽等（2019）利用顶空固相微萃取-气质联用色谱仪分析了黑果枸杞乳清酒的挥发性风味成分。在检测到的挥发性风味物质中，以酯类物质为主，占全部挥发性风味物质的 72.42%，主要成分是癸酸乙酯和辛酸乙酯，其次是醇类物质，占检出总量的 24.76%，主要成分是异戊醇和 2-甲基丁醇，其他成分如酸类、醛类、烃类和酚类物质等检出含量很少。

（三）总结与展望

黑果枸杞作为新兴的植物资源，富含花色苷等

酚类物质，受到越来越多研究学者的关注。然而，花色苷具有不稳定性，这限制了黑果枸杞的加工利用。通过生物发酵技术，可有效增强黑果枸杞花色苷的稳定性，但其丰富的花色苷等酚类物质功效成分在发酵过程中的变化规律、功效评价等研究目前尚无深入的报道，也无规范化的制备工艺和标准。综上所述，深化对黑果枸杞果酒研究与开发，将显著提高黑果枸杞加工利用率，同时促进黑果枸杞产业的高质量发展（张曦燕等，2020）。

五、黑果枸杞酒产品

黑果枸杞酒产品见图 10 - 6 - 12。

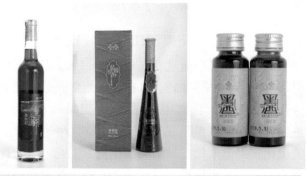

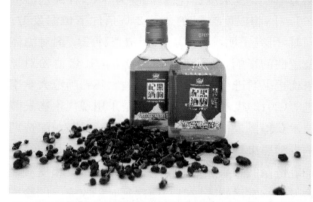

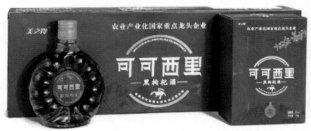

图 10 - 6 - 12　黑果枸杞酒产品

第七节　黑果枸杞叶茶

黑果枸杞果实开发研究报道较多，引起了人们对其叶的成分功效的关注，许志成（2017）报道黑果枸杞叶中活性物质较多。主要包括六大营养素和相关次生代谢产物。近年来，学者研究发现黑果枸杞叶含有比较丰富的活性物质。如今随着对黑果枸杞类植物各类营养成分的探索，人们对黑果枸杞叶活性物质的相关研究也取得了一定的进展，黑果枸杞叶被证实含有较多的多糖、黄酮类化合物，此外据报道黑果枸杞叶的甲醇提取物具有较强的抗氧化、降血脂等功效。近年来在黑果枸杞叶片功能性成分研究受到了学者的一定重视，初步的研究探索也为其开发方向提供了宝贵的理论依据。随着居民生活水平的提高，高血压、动脉硬化等慢性心血管疾病在人群中成为了高发疾病，黑果枸杞叶作为一种具备一定保健功效的食品具有良好的市场前景。而黑果枸杞叶片中功能性物质的提取作为重要的加工环节也成为黑果枸杞产品开发的热点。

黑果枸杞叶多糖的研究现状，在植物的活性物质中，多糖作为含量比重最大的成分一直是学者们研究和开发的重要环节。作为机体生命活动的重要参与者，多糖具有多种保健功效。这也决定了多糖类保健产品在市场中的广泛应用。近年来研究证明，黑果枸杞叶中的多糖成分具有较强的抗氧化性质，并能有效清除人体内自由基，具有良好的抗氧化损伤能力。其中有关黑果枸杞果实多糖的提取方法的研究比较全面，然而有关叶片多糖提取的报道较为有限。目前，叶片多糖的提取方法主要有水浴法、微波辅助提取法、超声-微波协同萃取法3种提取方法。吴翠云等（2009）运用以上3种提取法对黑果枸杞叶片进行多糖提取实验并比较了3种方法的提取效率，实验表明，超声-微波协同萃取法的提取率最高，达到了9%以上。

黑果枸杞叶黄酮的研究现状，黄酮类物质是一类植物通过光合作用而产生的重要代谢产物，具备众多保健功效。有实验表明，从黑果枸杞叶中提取的总黄酮具有一定程度的抗氧化能力，在足够浓度的条件下能够有效抑制脂质过氧化物的生成。目前黑果枸杞果实所含黄酮类化合物的提取方法十分全面，而黑果枸杞叶中黄酮类化合物的提取方法则相对局限，其主要问题在于提取效率不够理想。韩爱芝等（2013）利用响应面法优化超声辅助法提取黑果枸杞叶的总黄酮，该方法中黑果枸杞叶的总黄酮提取率约为 1.5%，与理论值误差相差较小，说明该提取方法较为可靠。段亚云（2019）采用超声波一种微波协同提取并分离黑果枸杞叶中槲皮素，槲皮素在 5 种自由基清除 $ABTS^+$ 自由基能力最强，在 $300\sim400\ mmol/L$ 时清除率达 98.0%。

其他功能性物质的研究现状，除以上几种黑果枸杞叶功能性物质得到初步探索和研究外，黑果枸杞叶还含有一定量的常量和微量元素，如钠、镁、钾、铜、锌和锰等。此外，黑果枸杞叶还被证实含有较为丰富的维生素和蛋白质。由此可见，作为该植物的组成部分，黑果枸杞叶具有不可替代的经济价值。然而，以上所述叶片中所含功能性成分具体含量与功效研究尚未见报道。

一、黑果枸杞叶茶生产

黑果枸杞叶含多种有益人体健康的成分，成为居民日常生活中预防高血压。动脉硬化等慢性疾病的物质之一，黑果枸杞叶茶被开发利用有了好的前景。

1. **基本工艺**·原叶采集→挑拣、清洗→萎凋→杀青→揉捻、烘炒→晾摊→复烘→成品。

2. **制作要点**

（1）采集原料：夏季叶色泽嫩绿、质地肥厚、无病斑、无虫害时采摘。嫩叶茶可达到清香甘醇品质。

（2）杀青：杀青是制作枸杞叶茶的重要工序，可以破坏鲜叶中酶的活性，避免芽叶中多酚类物质氧化而使叶变色，从而保持茶的绿色，固定原料的新鲜度，同时蒸发部分水分，使叶质柔嫩，便于揉捻，还可以使青草气挥发，减少茶的苦涩味，增加醇厚滋味。通过杀青,可破坏原料表皮细胞,加快水分渗出,有利于干燥。一般有热锅(100~110℃)炒青5~7 min,热水(90~100℃)烫青60 s,40℃微波快速杀青20 s。

枸杞叶茶制作时发生的生化反应主要有酶促褐变、非酶褐变和叶绿素的变化。酶促褐变是多酚氧化酶和过氧化物酶在氧的参与下将酚类物质氧化成酮,酮再聚合成有色物的过程。非酶褐变是果蔬干制过程中糖类的还原性羰基与蛋白质分子中的氨基进行一定程度的美拉德反应造成的;叶绿素变化是由于叶绿素很不稳定,对光和热都很敏感,加工过程中发生了多种反应造成的,其中常见的是脱镁反应即性条件下,中心镁离子被氢原子取代,生成暗绿色至褐色的脱镁叶绿素。烫青处理可以使原生质发生凝固和质壁分离,增加膜透性,促使细胞内水分蒸发,也可以改善制品的复水性,最主要的是加热处理能改变黑果枸杞叶内酶的活性,排除黑果枸杞叶组织内的氧气,防止或降低酶促褐变的发生和维生素的氧化。另外,加热处理还可以杀死微生物及虫卵,去除黑果枸杞叶中的苦涩异味。

(3)萎凋:将符合采摘要求的原料用水洗净,除去叶表灰尘及微生物,沥干水分。在通风处均匀摊开,自然萎凋5 h,中间可上下翻动1次,至叶片已萎软、失水率为10%即可。

(4)烘炒揉捻:将叶每2 kg为1锅进行烘炒杀青,使水分继续散发,制止酶促反应。有效成分在非酶作用下,有利于形成叶茶鲜爽清香。炒锅的斜度为35°,控温在120℃连续翻炒45 min,至叶片柔软,握之成团,手松不散,闻之清味消失,略显清香即可。将烘炒原料放于揉板上,每锅分3次用力均匀揉捻,一般应揉捻3~5 min,待果胶分解物形成紧结的条索状后,用筛将叶条与细末分开,叶条放入70℃左右的锅中快速翻炒,烘焙至手捻叶条细碎成粉、含水率低于6%,即可出锅摊开冷却。

(5)包装成品:冷却后黑果枸杞叶茶装入塑袋密封,成品。

二、黑果枸杞叶茶研究

(一)黑果枸杞叶茶中茶多酚的测定

茶多酚是茶叶中多酚类物质的总称,茶中茶多酚含量也影响着茶的品质和质量,因为多是一种稠环芳烃。茶多酚分子中带有多个活性羟基,可终止人体中自由基链式反应,清除超氧离子,同时茶多酚还有抑菌、杀菌作用,能有效降低大肠对胆固醇的吸收,防治动脉粥样硬化,增强机体免疫能力,抗肿瘤、抗辐射、防衰老。茶多酚在食品、油脂、保健、医药、日化、精细化工等领域都有广泛的应用。金建华等(2014)考察了青海黑果枸杞中茶多酚的含量,为进一步开发黑果枸杞叶茶提供参考依据,实验分析如下。

1. 沉淀剂用量对茶多酚提取率的影响·在浸提条件完全相同的情况下,将滤液分别加入不同量的 $AlCl_3$ 沉淀剂,考察沉淀剂用量对茶多酚提取率的影响,结果如图10-7-1所示。从图10-7-1看到,在浸提条件完全相同的情况下,随着沉淀剂用量的增加,提取率逐渐上升,在加入沉淀剂1.8 g后,提取率增加不明显。因为茶叶用量为5 g,所以,选择沉淀剂:茶叶=0.9:2.5(m:m)为适宜。

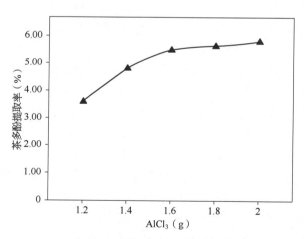

图10-7-1 沉淀剂用量对茶多酚提取率的影响

2. 提取溶剂用量对茶多酚提取率的影响·在相同的情况下,向4份质量为5 g的茶叶中分别加入100 mL、120 mL、140 mL、160 mL的热水进行浸提,结果见表10-7-1。由表10-7-1可知,随着溶剂用量的增加,茶多酚的提取率也逐渐增加。当水的用量为160 mL,即茶叶:水=1:32(g:mL)时,茶多酚的提率最大。溶剂用量继续增加,茶多酚提取率反而减小。因此该试验浸提溶剂水与茶叶的用量比为1:32(g:mL)。

表10-7-1　溶剂用量与茶多酚提取率

茶叶量 (g)	水体积 (mL)	茶多酚量 (g)	茶多酚提取率（%）
5	180	0.300 0	6.02
5	160	0.322 9	6.44
5	140	0.315 4	6.30
5	120	0.202 0	4.23

3. 浸提温度对茶多酚提取率的影响·相同的情况下,浸提剂水用量为茶叶:水=1:32(g:mL),将茶叶分别在70℃、75℃、80℃、85℃条件下恒温水浴加热浸提,确定温度对茶多酚提取率的影响,结果如图10-7-2所示。图10-7-2表明,随着温度的升高,茶多酚的提取率呈上升的趋势,当温度达到80℃时,提取率最高。继续提高浸提温度,茶多酚提取率反而减小。故选取80℃作为茶多酚提取的最佳温度。

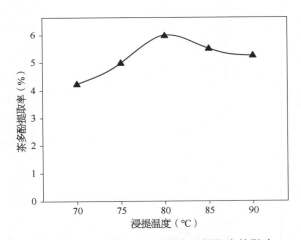

图10-7-2　浸提温度对茶多酚提取率的影响

4. 浸提时间对茶多酚提取率的影响:在相同的情况下,考察茶叶浸提时间分别是 30 min、40 min、50 min、60 min 时对茶多酚提取率的影响,结果如图10-7-3所示。由图10-7-3可知,浸提时间控制在 50 min 较为适宜,此时茶多酚提取率最高。

金建华(2014)以青海黑果枸杞茶为原料,探讨了沉淀剂 $AlCl_3$ 用量、溶剂水用量、浸提温度、浸提时间 4 个因素对茶叶中茶多酚提取的影响。结果得出,以 $AlCl_3$ 为沉淀剂,沉淀剂:茶叶的比为 0.9:2.5(m:m),茶叶:水为 1:32(g:mL),浸提温度

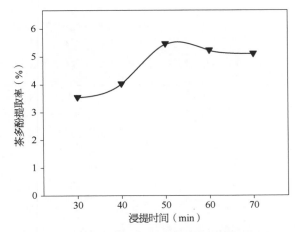

图10-7-3　浸提时间对茶多酚提取率的影响

为水浴 80℃,浸提时间 50 min 时,茶多酚的提取率为最高。

（二）不同枸杞叶茶中黄酮、多酚及氨基酸组成分析

闫亚美等(2020)分析不同厂家、不同品种的枸杞叶、芽茶的黄酮、总多酚及氨基酸含量和氨基酸组成,结果见表10-7-2、表10-7-3、图10-7-4、图10-7-5。

表10-7-2　枸杞叶及叶茶样品信息表

编号	来源	样品名称
1	河北品种宁夏育新公司栽植并采用绿茶工艺加工	枸杞芽茶
2	宁夏育新公司采用绿茶工艺加工	枸杞叶茶
3	河北品种宁夏育新公司栽植并采用绿茶工艺加工	枸杞叶茶
4	河北品种河北栽植并采用绿茶工艺	枸杞叶茶
5	采集于宁夏园林场国家枸杞工程技术研究中心基地,冷冻干燥制备	枸杞嫩枝扦插苗(宁杞1号)
6	黑果枸杞芽茶(国家枸杞工程技术研究中心制作)	黑果枸杞芽茶
7	采集于宁夏园林场国家枸杞工程技术研究中心基地,冷冻干燥制备	枸杞嫩枝扦插苗(宁杞7号)
8	采集于宁夏园林场国家枸杞工程技术研究中心基地,冷冻干燥制备	成龄黑果枸杞树叶
9	宁夏农林科学院园艺研究所	枸杞芽茶

表10-7-3　不同枸杞叶及叶茶中黄酮、总多酚及氨基酸含量（n=3）

成分含量（%）		样本号								
		1	2	3	4	5	6	7	8	9
黄酮		1.18	2.13	4.91	6.88	7.59	8.23	4.79	3.15	6.49
总多酚		10.37	12.61	8.47	12.52	13.5	14.73	9.66	8.16	3.57
氨基酸	天冬氨酸	2.37	2.04	1.6	2.57	3.43	2.76	2.17	2.03	2.36
	苏氨酸	1.41	2.35	1.74	1.17	1.86	1.58	1.01	1.12	1.45
	丝氨酸	1.13	1.83	1.91	0.87	1.33	1.15	0.78	0.92	1.14
	谷氨酸	2.51	4.68	3.92	2.55	2.94	2.85	1.94	2.07	2.59
	脯氨酸	1.29	2.74	0.42	1.30	1.57	1.53	0.89	1.14	1.39
	甘氨酸	1.16	1.60	1.09	1.00	1.28	1.29	0.99	1.13	1.38
	丙氨酸	1.32	2.26	1.29	0.99	1.35	1.40	1.01	1.20	1.56
	半胱氨酸	0.12	0.282	0.069	0.1	0.142	0.112	0.057	0.093	0.128
	缬氨酸	1.30	1.8	1.59	1.17	1.62	1.53	1.08	1.25	1.55
	蛋氨酸	0.10	0.23	0.11	0.07	0.12	0.09	0.07	0.14	0.13
	异亮氨酸	1.05	1.49	1.22	0.89	1.27	1.21	0.86	1.02	1.26
	亮氨酸	2.17	3.26	2.73	1.84	2.51	2.53	1.82	2.15	2.75
	酪氨酸	1.02	1.66	1.16	0.92	1.21	1.20	0.82	1.09	1.39
	苯丙氨酸	1.39	2.08	1.65	1.40	1.87	1.57	1.10	1.33	1.69
	赖氨酸	1.86	2.25	2.06	1.62	2.34	2.25	1.66	1.86	2.28
	组氨酸	0.59	0.90	0.63	0.59	0.77	0.71	0.50	0.56	0.71
	精氨酸	1.30	1.92	2.02	1.01	1.46	1.56	1.07	1.30	1.68
	总量	22.07	33.38	25.21	20.05	27.08	25.33	17.82	20.40	25.41
	必需氨基酸	9.28	13.46	11.1	8.16	11.59	10.76	7.6	8.87	11.11
	非必需氨基酸	12.81	19.912	14.109	11.900	15.482	14.562	10.227	11.533	14.328
	必需氨基酸/总氨基酸	42.01	40.33	44.03	40.68	42.81	42.49	42.63	43.47	43.67
	非必需氨基酸/总氨基酸	57.99	59.67	55.97	59.32	57.19	57.51	57.37	56.53	56.33
	必需氨基酸/非必需氨基酸	72.44	67.6	78.67	68.57	74.86	73.89	74.31	76.91	77.54

表10-7-2中3个枸杞芽茶样中,黄酮含量分别为1.18%、8.23%和6.49%,各样品之间黄酮含量存在显著差异。其中,黑果枸杞芽茶显著高于其他两个公司产的枸杞芽茶。3个不同叶茶黄酮含量分别为2.13%、4.91%和6.88%,三者存在显著差异,但含量介于2%～7%之间,幅度小于芽茶中黄酮含量的幅度(1%～8%)。3个枸杞叶,包括嫩枝扦插苗的黄酮含量分别为7.59%、4.79%和3.15%。其中,黑果枸杞叶中的黄酮含量显著低于宁杞1号和7号的嫩枝扦插苗和黑果枸杞芽茶。

表10-7-2中3个枸杞芽茶中,多酚含量分别为10.37%、14.73%和3.57%,各样品之间多酚含量存在显著差异。其中,黑果枸杞芽茶显著高于其他3个公司产的枸杞芽茶(1～4号、9号样本)。3个不同叶茶多酚含量分别为12.61%、8.47%和12.52%,三者存在显著差异,但含量介于8.47%～12.61%之间,幅度小于芽茶中多酚含量的幅度(3%～14%)。3个枸杞叶,包括嫩枝扦插苗的多酚含量分别为13.5%、9.66%和8.16%。其中,黑果枸杞叶中的黄酮含量显著低于宁杞1号和7号的嫩

枝扦插苗和黑果枸杞芽茶。

9个样品中，各样品黄酮和多酚除个别样品外，黄酮含量和多酚含量样本间均存在显著差异。该结果揭示，生产工艺、品种、栽培条件等可能均影响枸杞叶茶的黄酮和多酚的含量；且除黑果枸杞芽茶外，宁杞1号和宁杞7号的嫩枝扦插苗也可作为良好的富含酚类物质的枸杞叶茶加工原料。除9号样品多酚含量小于黄酮含量外，其他样品的多酚含量均高于黄酮含量。该结果表明，多数枸杞叶茶除黄酮外，还富含有其他类物质的酚类化合物，其组成和结构及其样品之间的差异性有待于进一步研究探讨。

不同枸杞叶及其芽茶中均检测到17种氨基酸，其中，包括7种必需氨基酸，苏氨酸、缬氨酸、蛋氨酸、异亮氨酸、亮氨酸、苯丙氨酸和赖氨酸，以及10种非必需氨基酸，天冬氨酸、丝氨酸、谷氨酸、脯氨酸、甘氨酸、丙氨酸、半胱氨酸、酪氨酸、组氨酸、精氨酸（表10-7-3）。9种样品中均没有检测到色氨酸。其中，含量最高的必需氨基酸为亮氨酸，含量最高的非必需氨基酸为天冬氨酸和谷氨酸。除茶氨酸外，谷氨酸和天冬氨酸是重要的鲜味氨基酸，枸杞芽/叶富含谷氨酸和天冬氨酸赋予了其作为茶叶的良好原料的滋味源。

闫亚美（2020）选取9个不同生产厂家、品种枸杞叶及其叶/芽茶样本，采用分光光度法分析黄酮和多酚的含量，采用氨基酸分析仪分析氨基酸含量及组成情况。结果表明，黑果枸杞芽茶总多酚和总黄酮含量分别为14.73%和8.23%，显著高于其他各样本，并含有相对较高的氨基酸含量（25.33%）。除个别样本外，样本间黄酮和多酚含量均存在显著差异，且多酚含量均高于黄酮含量。因此，不同生产厂家、品种、栽培条件下的枸杞叶及其叶/芽茶的黄酮、多酚、氨基酸含量与组成差异较大。黑果枸杞芽茶多酚类物质含量最高，可以作为优质资源加以开发利用，此外，宁杞1号和宁杞7号的嫩枝扦插苗也可作为良好的富含酚类物质的资源。

第八节　黑果枸杞花青素原料及产品制备

据现代研究表明，黑果枸杞是目前世界上发现含花青素最高的植物，其原花青素的含量是天然蓝莓的18倍以上。以黑果枸杞为原料，以原花青素成分提取为目标原料，生产的功能饮料、片剂、颗粒剂、胶囊剂较多，对西北地区黑果枸杞资源利用起到了积极促进作用。

一、黑果枸杞花青素制备

黑果枸杞富含花青素，并含有多糖、黄酮、多酚活性物质和蛋白质、氨基酸营养物质。近几年中对黑果枸杞在花青素提取分离方面方法非常多，以现代化检测技术应用于黑果枸杞在花青素及成分提取成果方面进展较快，近几年用于提取黑果枸杞中花青素生产，抗氧化、延缓衰老、美容养颜产品也在发展，适宜于生产中提取制备花青素原料方法也不断创新。研究花青素提取及产品工艺是开发抗氧化应用产品的基础。

（一）水/醇提法

姚德坤（2015）研究利用大孔树脂技术纯化黑枸杞花青素的方法，以无机酸作为提取溶液，提取完全，提高了生产效率，方法简单。大孔树脂再生方便迅速，适合大生产，且成本大大降低，水洗脱除去大部分杂质，容易操作；同时提高有效成分含量。具体工艺流程为：将黑果枸杞破碎，过80目筛，分别与浓度为0.7%的无机酸水溶液进行混合，料液比为1:9，调节pH在2.0，进行保温提取，保温提取的温度在60℃，提取2h，过滤所得过滤液进行减压蒸馏，压力控制在0.1~0.2MPa，温度控制在60℃；过滤液经大孔树脂吸附至饱和，大孔树脂型号为NKA-Ⅱ型树脂，树脂柱的高径比为8~15:1，吸附为静态吸附或动态吸附；在常温常压下，以1BV/h流速，先用蒸馏水洗脱，洗脱体积为5BV，洗掉黑果枸杞水溶液中的水溶性杂质，用80%浓度的乙醇，洗脱体积为8BV下进行洗脱，用薄层色谱法跟踪检测,收集黑果枸杞水溶液各阶段洗脱液;洗脱液在压力-0.07~0.08 MPa,60℃条件下,经减压回收乙醇,得到黑果枸杞浓缩液,其比重在1.08~1.12;浓缩液在80℃进行真空干燥,得黑果枸杞花青素成品。水分控制在5%以下,含量在25%以上。

(二)超声波醇提取法

以黑果枸杞粉末为原料,利用超声波乙醇法进行对花青素的提取,在8 000 r/min下离心10 min,取出上清液,并将滤渣重复提取,离心,合并上清液,采用大孔树脂进行吸附,后经蒸发浓缩并冷冻干燥为粉末,可得到黑果枸杞花青素粗提物。该工艺最佳条件为:超声波提取功率120 W,提取时间25 min,提取温度40℃,固液比为1∶10(g∶mL)。花青素提取液经大孔树脂纯化后进行浓缩并冷冻干燥得到花青素粉末。

(三)常规水提法

取纯化水,加热至40℃,加入黑果枸杞,在此过程中不断搅拌,保持温度40 min。提取液用纱网过滤掉黑果枸杞残渣,然后利用卧式离心机离心进行粗过滤,再将过滤液通入每分万转的管式离心机进行离心,取清液备用。将提取后的渣按料液比1∶3(g∶mL)加入纯化水中进行第2次提取,步骤同上。将提取后的渣按料液比1∶2(g∶mL)加入纯化水中进行第3次提取,步骤同上。将3次离心后的黑果枸杞提取液充分混合,浓缩至黏稠浸膏状,倒入烘干盘中置于微波真空干燥箱进行干燥。

(四)膜浓缩制备花青素工艺

以黑果枸杞干果为原料制备黑果枸杞花青素浓缩汁,其技术路线为黑果枸杞干果→复水→榨汁过滤→酶解澄清单因素实验→精滤→超滤→反渗透→测定花色苷的含量。分析了影响黑果枸杞提取汁质量的因素。采用超滤、反渗透膜浓缩技术,根据浓缩前后黑果枸杞花青素及可溶性固形物含量的变化规律,确定最佳工艺条件。结果显示:最佳干果复水比为1∶6(g∶mL);复水后,经酶解的黑果枸杞汁中可溶性固形物含量明显增加;果胶酶含量优选为0.06%,纤维素酶含量优选为0.01%,酶解最佳温度为30℃,酶解最优时间为90 min;超滤膜材料选用孔径为20 nm陶瓷膜,温度30~40℃,压力0.1 MPa条件时达到超滤最佳效果。反渗透

温度40℃,压力4.0 MPa时达到最佳效果。超滤与反渗透浓缩连用黑果枸杞浓缩果汁除菌率可以达到5个对数值。该技术制备黑果枸杞浓缩汁,黑果枸杞花青素在青海和其他西北地区是一种创新,为进一步生产大量应用奠定了基础。

超滤-反渗透膜浓缩技术制备黑果枸杞花青素提取物,膜浓缩前对黑果枸杞干果原料进行预处理,适宜的复水比有助于提高黑果枸杞干果的复水率,复水后榨汁过滤,通过添加酶制剂可以有效提高提取液的花青素含量,并有利于提高膜过滤通量。选用适宜的膜材料,采用适宜的膜过滤及反渗透工艺,可对黑果枸杞提取液进行浓缩,有助于黑果枸杞花青素浓缩的制备,并能有效降低黑果枸杞浓缩汁的微生物含量,是一种面向花青素等热敏物质的高效冷杀菌技术。由于膜分离过程中料液温度较低,有利于花青素的保留,是一种较为先进的分离制备工艺,推动了膜技术在黑果枸杞花青素制备中的应用。

二、花青素产品工艺研究

(一)微胶囊

1. 花色苷微胶囊工艺优化·韩飞等(2017)研究建立了微胶囊造粒仪法制备黑果枸杞花色苷微胶囊。

(1)花色苷提取与微胶囊制备

1)黑果枸杞花色苷的提取:黑果枸杞花色苷的提取方法参照文献(吐尔逊,2007),方法略有改动。黑果枸杞经流式粉碎机粉碎过840 μm筛。黑果枸杞粉末经过石油醚脱脂后,用75%酸化乙醇(含质量分数0.1%盐酸)回流提取,50℃,1 h,回流提取2次(物料比1∶20),抽滤,合并滤液,40℃减压浓缩,然后用D101大孔树脂纯化,用pH为3.0的缓冲溶液洗脱(2倍柱体积),除去蛋白质、糖等杂质,30%酸化乙醇洗脱,洗脱液40℃减压浓缩,冷冻干燥机中冻干成紫黑色黑果枸杞花色苷。

2)黑果枸杞花色苷微胶囊的制备:用高速匀浆机将海藻酸钠快速分散溶解,75℃搅拌加入明胶,待明胶全部溶解以后,冷却至室温,加入β-环糊精,搅拌均匀,待壁材全部溶解后,加入黑果枸杞花色苷充分搅拌混匀后注入注射器中,进行微胶囊造

粒。获得的微胶囊过滤，滤液避光保存，微胶囊蒸馏水冲洗 2 次，转至冷冻干燥机中冻干，得到的微胶囊为球形颗粒。

（2）工艺优化：在喷嘴尺寸、搅拌速度、固化时间、注射速度、芯材加入量恒定条件下，分别考察海藻酸钠、明胶、β-环糊精、氯化钙添加量对黑果枸杞花色苷微胶囊化的影响，以包埋率为衡量指标进行单因素试验。结果见图 10-8-1～图 10-8-4。

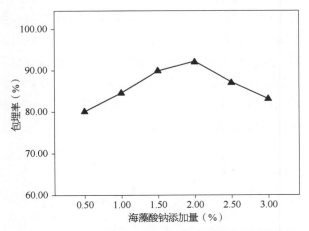

图 10-8-1　海藻酸钠添加量对黑果枸杞花色苷微胶囊包埋率的影响

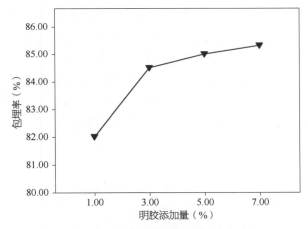

图 10-8-2　明胶添加量对黑果枸杞花色苷微胶囊包埋率的影响

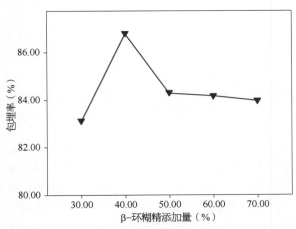

图 10-8-3　β-环糊精添加量对黑果枸杞花色苷微胶囊包埋率的影响

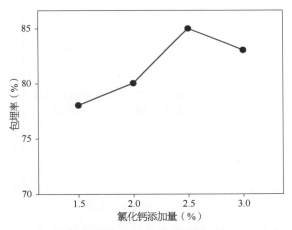

图 10-8-4　氯化钙添加量对黑果枸杞花色苷微胶囊包埋率的影响

1）单因素试验：由图 10-8-1 可以看出，随着海藻酸钠添加量的增加，包埋率在逐渐增大，当添加量超过 2.5％时，包埋率反而下降，原因是海藻酸钠添加量增大，造成整个体系的黏度变大，壁材和芯材的相遇受阻，导致包埋率下降。从图 10-8-1 中可以看出，海藻酸钠添加量应该控制在 2.0％左右。从图 10-8-2 可以看出，随着明胶添加量的增加，包埋率随之增加，当明胶添加量超过 5％时，包埋率趋于平缓。原因是明胶将海藻酸钙表面的孔封上，水进入不了微胶囊的内部，花色苷可以稳定地包埋在微胶囊里。由此得出，明胶的添加量应该控制在 7％左右。从图 10-8-3 可以看出，随着 β-环糊精的添加量增加，包埋率先增后降，当 β-环糊精添加量在 40％的时候，包埋率最大，超过 40％包埋率一路下降，原因与海藻酸钠一样，添加量过大造成壁材与芯材相遇受阻，造成包埋率下降。由图 10-8-4 可以看出，随着氯化钙添加量的增加，包埋率先增后降，在氯化钙添加量在 2.5％的时候达到最大。这是因为当海藻酸钠、明胶、β-环糊精的添加量一定时，随着氯化钙添加量的增加，形成微胶囊的概率变大,当氯化钙添加量过大,会造成壁材间接触变大,芯材与壁材接触的概率变小,造成包埋率下降。

有以上单因素考察得知,海藻酸钠 2.0%,明胶 7%,β-环糊精 40%,氯化钙 2.5%为本工艺中最佳添加量。

2)正交试验:根据正交试验所得模型,固定喷嘴大小、注入速度、搅拌速率,以海藻酸钠添加量 2.0%,β-环糊精添加量 40.0%,明胶添加量 7.0%,氯化钙添加量 2.5%,以包埋率为衡量指标进行验证试验。结果黑果枸杞花色苷微胶囊包埋率平均值达(90.21±0.63)%(相对标准偏差 0.37%,$n=6$),与预测值较为接近,重复性较好,从而验证了正交试验结果,说明正交试验结果可靠。

(3)微胶囊稳定:根据以上得到的工艺,制备出的花色苷微胶囊,外观为粉红色颗粒,形状较均匀的球形,无特殊气味。从图 10-8-5 可以看出,随着时间的延长,花色苷的保存率在微胶囊化前和微胶囊化后有着较大的差别。虽然保存率都在下降,但是微胶囊化后下降幅度较缓,说明微胶囊壁材将花色苷包裹,减少了温度、光照外界条件对花色苷的影响,提高了花色苷的稳定性,从而延长了花色苷的保存时间,拓宽了花色苷的应用范围。

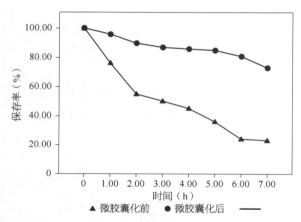

图 10-8-5(a)　60℃温度下,时间的延长对花色苷微胶囊化前后稳定性的影响

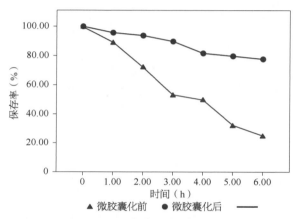

图 10-8-5(b)　自然光照下,随时间的延长对花色苷微胶囊化前后稳定性的影响

以上研究微胶囊造粒法制备黑果枸杞花色苷微胶囊的最佳条件为海藻酸钠添加量 2.0%,β-环糊精添加量 40.0%,明胶添加量 7.0%,氯化钙添加量 2.5%。此条件下制备的微胶囊包埋率较张元德(2010)采用复凝聚法制备的黑果枸杞花色苷微胶囊高,而且此方法制备的微胶囊颗粒大小较均匀,粒径范围可控。黑果枸杞花色苷微胶囊的制备,有效地缓解来自自然条件下温度以及光照因素对花色苷的影响,延长了黑果枸杞花色苷的保存时间,拓宽了黑果枸杞花色苷的利用领域,为其进一步开发提供了依据。

2. 黑果枸杞微胶囊工艺研究进展·韩爱芝等(2016)利用喷雾干燥法制备了黑果枸杞花色苷微胶囊方法,考察了微胶囊化后花色苷的稳定性,通过单因素试验,考察壁材中阿拉伯树胶质量分数、β-环糊精质量分数、芯壁比、进料流速、进风口温度、总固形物含量对黑果枸杞花色苷包埋效率的影响,采用 Box-Behnken 试验设计和响应面分析优化黑果枸杞花色苷微胶囊的包埋工艺。结果表明,黑果枸杞花色苷微胶囊的最佳制备工艺为:进料转速 2 000 r/min、乳化时间 10 min、出风口温度 80℃、阿拉伯树胶质量分数 1%、β-环糊精质量分数 50%、进料流速 330 mL/h 的恒定条件下,选择芯壁比 1∶2.5(g∶g)、进风口温度 160℃、总固形物含量 22%。黑果枸杞微胶囊包埋效率平均值可达 91.01%。黑果枸杞花色苷微胶囊为类似圆球状的、平均粒径(9.16±1.02)μm 的玫红色粉末,受光照、空气及温度的影响,明显比微胶囊化前稳定。

陈虎等(2017)以黑果枸杞花青素微胶囊在水相体系中花青素的保留率为指标,采用控制变量法研究了环境因素温度、循环冻融、自然光照、紫外光照对花青素稳定性的影响,进一步研究了花青素的氧化降解规律;采用体外模拟胃肠液的方法对花青素微胶囊的稳定性和靶向释放特性进行了研究。结果表明：花青素微胶囊的热降解符合一级降解动力学模型；微胶囊化花青素在低温和低 pH 条件下较稳定，光照能够降低花青素的稳定性。在体外模拟胃肠液稳定性实验中，花青素微胶囊在胃液中比肠液中稳定，与未包埋花青素溶液相比，花青素微胶囊溶液在模拟胃液中其花青素的保留率提高了 14.8%，在模拟肠液中提高了 17.3%；在体外模拟胃肠液靶向释放实验中，在胃液中，90 min 后，花青素微胶囊溶液和花青素未包埋溶液中花青素的释放率分别为 7.5%、20.7%；在肠液中花青素缓慢释放，240 min 后，两者花青素的释放率分别为 21.9%、27.2%；并且花青素微胶囊后能够显著提高其在水相体系中的稳定性，起到在胃肠液中缓释的效果。

微胶囊包埋壁材对黑果枸杞花青素加工、贮藏及人体活性有一定影响，陈虎等（2017）认为壁材的选择对于黑果枸杞花青素微胶囊的保护效果具有重要的作用，特别是对人体胃酸和胆盐的耐受性。在微胶囊技术的研究中，有很多类型的材料可作为微胶囊壁材，这些材料主要包括有机合成高分子材料、半合成高分子材料和天然高分子材料。用来包埋黑果枸杞花青素的壁材多为天然高分子材料，且具备便宜易得、安全卫生、有良好的成膜性、稳定性和肠溶性等特点。目前常用的天然高分子壁材主要有 3 类：①碳水化合物及其衍生物，主要包括海藻酸盐、抗性淀粉、壳聚糖、环糊精、纤维素、淀粉糖浆、菊糖、葡聚糖等。②蛋白质类，主要包括乳清蛋白、酪蛋白、大豆分离蛋白、明胶等。③植物胶类，主要包括卡拉胶、阿拉伯胶、黄原胶、琼脂等。黑果枸杞微胶囊技术关键在于花青素稳定性，选择好壁材十分重要。

微胶囊技术是一种用天然或合成高分子将固体、液体等物质包埋形成微小粒子的技术。它使被包埋物质与外界环境隔离，有效保护了其原有活性，增加其贮存稳定性。因食品来源带电荷的多糖和蛋白质具有良好的生物降解性和无毒性，成为制备食品纳米输送载体的良好高分子材料。其中，多糖类最常用的是壳聚糖[聚葡萄糖胺(1-4)-2-氨基-P-D-葡萄糖(chitosan, CS)]和海藻酸钠。CS 是甲壳素的脱乙酰衍生物，具有良好的亲水性、生物相容性和生物可降解性，对人体安全、无毒副作用。CS 带有氨基，是唯一一种带正电荷的多糖。因此，CS 在水溶液中能够通过静电相互作用与带负电的聚合物、大分子及一些多聚阴离子组装形成纳米胶囊，在包封生物活性分子的过程中发挥独特的作用。

酪蛋白磷酸肽（casein phosphopeptides, CPP）是以牛乳酪蛋白为原料，用胰酶或胰蛋白酶水解的具有生物活性的多肽。CS 与 CPP 复合凝胶体系包埋多酚类物质，能够有效地降低茶叶儿茶素等功效成分在胃肠道降解，增强其在小肠的吸收，从而提高其生物利用率。此外，CPP 与 CS 复合能够有效降低 CS 纳米颗粒的细胞毒性。Shoichet 认为多肽修饰改性高分子聚合物能够有效地消除高分子本身的细胞排异性，从而增强材料的生物相容性。

花色苷通过纳米微胶囊技术包埋，与游离花色苷溶液相比不会破坏其固有特性，且表现出更强的抗氧化损伤、神经保护、皮肤成纤维细胞暴露于长波长紫外线辐射下的潜在光保护能力等生物活性，可能的机制在于纳米包埋能够提高其生物稳定性。用于花色苷纳米包埋的材料有金属和生物可降解大分子材料（CS、聚乙二醇、卵磷脂、牛血清白蛋白等）。冉林武等（2019）研究在上述研究的理论和技术基础上，通过 CS 与 CPP 复合凝胶体系制备 CS-CPP 黑果枸杞花色苷纳米颗粒，并优化其制备工艺，旨在通过微胶囊技术提高黑果枸杞花色苷的稳定性。同时，研究了 CS-CPP 黑果枸杞花色苷纳米颗粒对体外氧化低密度脂蛋白（oxidized low-density lipoprotein, ox-LDL）诱导的人脐静脉内皮 EAhy926 细胞氧化损伤的保护作用。

为了提高黑果枸杞花色苷的稳定性和活性，冉林武（2019）利用壳聚糖（chitosan, CS）与酪蛋白磷酸肽（casein phosphopeptide, CPP）复合凝胶体系制备 CS-CPP 黑果枸杞花色苷纳米颗粒。所得最佳制备条件为：pH 4、室温条件下搅拌，2 mg/mL 黑果枸杞花色苷溶液等体积添加到质量分数 0.5% CPP 溶液中，然后添加等体积 0.20~0.30 mg/mL CS 溶液至上述花色苷-CPP 溶液中，由离子凝胶机制自发形成 CS-CPP 黑果枸杞花色苷纳米颗粒。所得 CS-CPP 黑果枸杞花色苷纳米颗粒粒径为 215.3 nm，表面电势为 36 mV，包封率为 65.0%~72.2%；体外释放实验结果表明，在 pH 7.0 时该 CS-CPP 黑果枸杞花色苷纳米颗粒的释放率为 24.3%~64.2%。体外细胞实验结果表明，黑果枸杞花色苷质量浓度为 100~200 μg/L 的 CS-CPP

黑果枸杞花色苷纳米颗粒能够显著提高氧化低密度脂蛋白诱导的氧化损伤人脐静脉融合 EAhy926 细胞的存活率（$p<0.05$）。因此，CS - CPP 复合凝胶体系能够包封黑果枸杞花色苷，其制备的 CS - CPP 黑果枸杞花色苷纳米颗粒具有较好的体外抗氧化能力。

（二）胶囊

1. 花青素提取 · 黑果枸杞花青素软胶囊制备花青素提取流程见图 10 - 8 - 6。

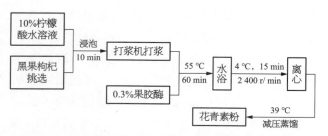

图 10 - 8 - 6 黑果枸杞花青素软胶囊制备花青素提取

2. 软胶囊内容物制备 · 取黑果枸杞花青素粉，过 100 目筛，备用。将 3% 的蜂蜡加入葵花籽油中，边搅拌边加热，至 80 ℃ 蜂蜡全部溶化，将其冷却静置至 60 ℃。加入一定量的花青素粉（葵花籽油和花青素质量比 8.89）和 0.015% TBHQ（食品级），缓慢搅拌至均匀，自然冷却至室温，放冷备用。

3. 黑果枸杞花青素软胶囊工艺条件响应分析 · 通过 Design-Expert ver 8.0 软件探究各因素的最佳条件组合，使沉降体积比取最大值，得到了响应值的最佳组合条件即黑果枸杞花青素软胶囊制备工艺最佳参数：A - 花青素粉和葵花籽油质量比为 1：8.89，B - 蜂蜡用量 3.19%，C - TBHQ 用量 0.015%。预测在此条件下沉降体积比为 1。采用上述最优工艺条件进行软胶囊制备工艺的试验，以进一步检验该试验方法的可靠性。重复试验 3 次，测得实际软胶囊内容物的沉降体积比为 0.999，验证试验结果与理论预测值误差在 1% 以内。因此，采用响应面分析方法优化得到的最优工艺条件具有实际意义与实用价值（邓瑜，2020）。

4. 囊壳的选择

（1）囊壳基础物质、增塑剂及崩解剂的选择与结果分析：囊壳基础物质采用软胶囊常用的明胶-纯化水配方，两者用量为明胶与水质量比 1：1。选择常用的甘油作为本品的增塑剂，甘油与明胶的用量质量比选择在常用的 0.4：1。在囊壳中加入明胶量 5% 的聚乙二醇 400 作为辅助崩解剂。

（2）囊壳色素及遮蔽剂的筛选与结果分析：由于色素用量应使囊壳色泽深于胶囊内溶液，并且与内溶液及明胶之间无配伍问题，故综合以上因素并参照添加剂标准，选择红氧化铁为色素，遮蔽剂二氧化钛（TiO$_2$）作为囊壳混悬介质，对两者用量进行单因素分析。取 2 g 明胶、0.8 g 甘油、2 g 纯化水，混合，向其中分别加入 0.02 g、0.03 g、0.04 g 和 0.05 g 红氧化铁，0.25% 观察不同红氧化铁色素的浓度对内容物的遮蔽效果，结果如表 10 - 52 和表 10 - 53 所示。

当红氧化铁添加量为甘油的 5% 时，遮蔽效果和感官效果最好，且观察不出内容物分层。因此，选择红氧化铁的添加量 5%（表 10 - 8 - 1）。TiO$_2$ 用量在 0.5% 和 1.0% 时遮蔽效果明显。在 1.0% 时遮蔽效果很好，但用量太大，可能会对囊壳崩解有影响。综合考虑，选择 TiO$_2$ 添加量 0.5%（表 10 - 8 - 2）。综上所述，当红氧化铁含量为 5%，TiO$_2$ 含量为 0.5% 时，软胶囊的遮蔽效果和感官效果最佳。

表 10 - 8 - 1 色素用量的筛选

红氧化铁（g）	遮蔽效果	感官	内容物分层
0.4	很好	好	无
0.3	好	较好	有
0.2	较好	较好	有

表 10 - 8 - 2 TiO$_2$ 用量的筛选

TiO$_2$（%）	遮蔽效果	感官	内容物分层
1.0	很好	好	无
0.5	好	好	有
0.25	差	差	有

5. 软胶囊的制备 · 黑果枸杞花青素软胶囊经过工艺优化，确定的最佳成型工艺条件为：花青素粉和葵花籽油质量比 1：8.89，蜂蜡用量 3%，特丁基对苯二酚（TBHQ）用量 0.015%，红氧化铁用量 5%，二氧化钛（TiO$_2$）用量 0.5%。经稳定性考察，软胶囊中花青素含量较稳定，成型效果较好。将配

好的胶囊内容物倒入制丸机中制丸定型,置干燥室干燥、刨光、包装。其中车间环境温度控制在 25 ℃左右,相对湿度在 50%～60% 之间,干燥车间湿度控制在 40% 以内,以保证软胶囊更好地定型。所得花青素软胶囊,按《中国药典》胶囊剂项要求对软胶囊的崩解时限进行检查,崩解时限为 13 min,符合药典规定 60 min 内完全崩解的要求。

黑果枸杞胶囊对青少年轻度近视有一定的控制效果,许伟等(2015)观察黑果枸杞胶囊对青少年轻中度近视进展控制的临床疗效。采用随机、对照、双盲的研究方法。收集 2012 年 1 月至 2013 年 1 月于伊犁州中医医院就诊的 18 岁以下(6～18 岁)经确诊的近视青少年 256 例(501 眼),随机分为治疗组和对照组。治疗组予以口服黑果枸杞胶囊每日 1 粒(含花青素 300 mg),对照组则每日口服安慰剂(淀粉 300 mg)。6 个月后观察视力、屈光度及眼部症状的变化,进行统计学分析。结果与对照组比较,治疗组视力、屈光度改善明显,可有效控制青少年轻中度近视的进展,有效率达 81.69%;减少屈光度数有效率达 72.87%。黑果枸杞胶囊能有效控制青少年轻中度近视的发展,并改善其远视力,减少青少年轻中度近视的屈光度数。

(三)片剂

1. 黑果枸杞片剂工艺研究 · 叶英等(2016)通过单因素试验及对比工艺研究,确定了黑果枸杞片剂最佳工业化生产工艺。结果表明,选择微波醇提法、乙醇体积分数 70%、首次提取料液比 1∶7(g∶ml)、提取温度 40 ℃、提取时间为 40 min 时,黑果枸杞有效成分提取效果最佳;选取水溶性淀粉和聚乙二醇为辅料、提取液喷雾干燥、95% 的乙醇湿法制粒,压片压力为 4 000 N,环境湿度小于 50% 时,可得较为理想的黑果枸杞片,黑果枸杞片剂制造工业流程见图 10-92。

实验比较了微波醇提法、常规醇提、水提对原花青素的影响,比较了喷雾干燥、鼓风干燥、冷冻干燥与微波干燥对原花青素得率影响,确定了工业化生产最适方法。通过原花青素提取物、添加辅料、湿法制粒等获得压片成品。

(1)微波醇提法单因素试验

1)乙醇体积分数对微波提取原花青素的影响:

由表 10-8-3 可知,在 70% 的乙醇溶液中,原花青素提取率最高。

表 10-8-3 乙醇体积分数对微波提取原花青素的影响

	乙醇体积分数(%)				
	90	80	70	60	50
原花青素提取率(%)	5.8	6.8	8.2	7.8	7.4

2)料液比对微波提取原花青素的影响:以 70% 的乙醇为提取溶剂,不同料液比对原花青素提取的影响见表 10-8-4。由表 10-8-4 可知,原花青素提取效果随料液比增大而增大,但当料液比达到一定程度时,再增大料液比提取率反而降低。说明适宜的料液比可使有效成分基本溶出,再加大料液比会增加其他杂质的溶出。

表 10-8-4 料液比对微波提取原花青素的影响

	料液比(g∶mL)				
	1∶10	1∶9	1∶7	1∶5	1∶3
原花青素提取率(%)	6.2	7.0	8.2	6.8	6.0

3)温度对微波提取原花青素的影响:以 70% 的乙醇为提取溶剂,选取料液比 1∶7(g∶ml),不同提取温度对原花青素提取效果的影响见表 10-8-5。由表 10-8-5 可知,提取物中原花青素含量开始随温度的增加而迅速增加,当温度为 40～50 ℃间时,可得到较高的提取率,当温度大于 50 ℃时,提取物中原花青素会分解,含量下降。因此为了减少有效成分的损失并降低生产成本,宜选取 40 ℃提取温度为宜。

表 10-8-5 温度对微波提取原花青素的影响

	温度(℃)				
	60	50	40	30	20
原花青素提取率(%)	3.8	8.0	8.3	7.6	3.6

4)提取时间对微波提取原花青素的影响:以 70% 的乙醇为提取溶剂,选取料液比 1∶7(g∶mL),提取温度 40 ℃时,不同提取时间对原花青素提取效果的影响见表 10-8-6。由表 10-8-6 可知,提取

时间在 40 min 内时提取物中原花青素的含量随时间的延长明显增加,40 min 后原花青素的相对含量随着其他物质的溶出而降低,因此提取时间控制在40 min 左右为最佳。

微波醇提法单因素试验结果表明,当乙醇体积分数为 70%、首次提取料液比 1:7(g:mL),提取温度 40℃,提取时间为 40 min 时,黑果枸杞提取物中原花青素得率最高。

表 10-8-6 时间对微波提取原花青素的影响

	时间 (min)				
	60	50	40	30	20
原花青素提取率(%)	6.2	7.2	8.2	7.8	6.0

(2) 黑果枸杞提取工艺对比研究:以 70%的乙醇为提取溶剂,首次提取料液比 1:7(g:mL),提取温度 40℃,提取时间 40 min,微波提取黑果枸杞工艺记录见表 10-8-7。

表 10-8-7 微波醇提法提取黑果枸杞工艺记录

提取次数	浓缩时间(min)	提取液量(mL)	提取物干重(g)	浸膏量(g)
第 1 次	180	2 800	98.6	110.0
第 2 次	120	1 480	48.2	64.5
第 3 次	50	400	6.1	8.4

微波醇提法提取黑果枸杞所得提取物干重152.9 g,提取总得率为 30.6%。以 70%的乙醇为提取溶剂,首次提取料液比 1:7(g:mL),提取温度40℃,提取时间 40 min 时,常规醇加热提取黑果枸杞工艺记录见表 10-8-8。

表 10-8-8 常规醇加热提取黑果枸杞工艺记录表

提取次数	浓缩时间(min)	提取液量(ml)	提取物干重(g)	浸膏量(g)
第 1 次	160	2 450	90.1	102.0
第 2 次	100	1 160	43.6	60.5
第 3 次	25	210	3.8	6.2

常规醇加热提取黑果枸杞所得提取物干重

137.5 g,提取总得率为 27.5%。以纯水为提取溶剂,首次提取料液比 1:7(g:mL),提取温度 40℃,提取时间 40 min 时,常规水提取黑果枸杞工艺记录见表 10-8-9。

表 10-8-9 常规水提法提取黑果枸杞工艺记录表

提取次数	浓缩时间(min)	提取液量(mL)	提取物干重(g)	浸膏量(g)
第 1 次	200	2 940	72.3	84.5
第 2 次	140	1 580	36.5	51.7
第 3 次	60	560	1.7	4.2

常规水提法提取黑果枸杞所得提取物干重110.5 g,提取总得率为 22.1%。

综上所述,微波醇提法提取效率最高;醇提法与水提法相比,后期处理提取液更占优势,由于乙醇沸点比水低,所以提取液浓缩时间要节省很多。

(3) 黑果枸杞提取液烘干工艺研究:工艺研究考察了微波干燥、鼓风干燥、喷雾干燥及冷冻干燥对工业化生产黑果枸杞提取液干燥效果的研究,工艺记录见表 10-8-10。从表 10-8-10 可看出,微波干燥的速率最快,但由于微波辐射可能受热不均,易导致产品局部糊化;鼓风干燥速度较慢,连续烘 18 h也未将同等量的物料完全烘干;喷雾干燥耗时最短,127 min 即可将物料充分烘干;冷冻干燥虽然可得到品质较好的干燥产品,但是提取液必须提前浓缩,且整体干燥时间较长,耗费的生产成本较大。因此,作为工业化生产来说,喷雾干燥是较为合适的干燥方法,耗时短、产品质量可控且生产消耗成本较低。

表 10-8-10 不同干燥方法对黑果枸杞提取物得率的影响

提取方法	干燥时间(min)	干燥物重量(kg)	提取液(L)	烘干效果
微波干燥	60	2.0	25	局部糊化
鼓风干燥	1 080	2.6	25	未完全烘干
喷雾干燥	127	2.0	25	正常
冷冻干燥	1 080	2.1	25	正常

(4) 黑果枸杞制剂工艺研究:黑果枸杞片剂辅料筛选及压片工艺试验结果见表 10-8-11。从表

10-8-11中压片后外观形态来看,溶解性较好的水溶性淀粉、甘露醇、聚乙二醇辅料与原料在烘干前充分混合后压片过程中没有花斑产生,片剂外观形态光滑,但甘露醇压片流动性较差,对工业化生产黑果枸杞片效果不佳,故水溶性淀粉和聚乙二醇是理想的生产黑果枸杞片的辅料添加剂。

表 10-8-11　黑果枸杞片剂辅料筛选研究

辅料名称	成片率	加入量(g/100g)	溶解性	压片效果
水溶性淀粉	98	20	全溶	色泽均匀,表面光滑
糊精	95	20	有沉淀	有白色斑点,表面光滑
微晶纤维素	99	20	有沉淀	有白色斑点,表面光滑
硬脂酸镁	95	1	有沉淀	有白色斑点,表面黏冲
甘露醇	99	20	全溶	色泽均匀,表面光滑,压片流速较差
聚乙二醇	99	20	全溶	色泽均匀,表面光滑
淀粉	99	20	有沉淀	有白色斑点,表面光滑
麦芽糊精	99	20	有沉淀	有白色斑点,表面光滑
羧甲基纤维素钠	99	20	有沉淀	有白色斑点,表面光滑

微波醇提法单因素试验考察了提取溶剂浓度、料液比、提取温度及时间对黑果枸杞中原花青素提取效果的影响。当乙醇体积分数为70%、首次提取料液比1:7(g:mL),提取温度40℃,提取时间为40 min时,黑果枸杞提取物中原花青素得率最高。原花青素是黑果枸杞中的主要功效成分,且原花青素高温下易分解,稳定性较差,因此原花青素的提取工艺应作为黑果枸杞提取物制备工艺的主要参考。

黑果枸杞提取工艺对比研究考察了微波醇提法、常规醇提取法、常规水提法对黑果枸杞提取物总得率的影响,结果表明,微波醇提法提取效率最高,与水提法相比,醇提法更具优势,不但提取物总得率提高且后期提取液处理所需时间更短。

黑果枸杞提取液烘干工艺研究考察了微波干燥、鼓风干燥、喷雾干燥及冷冻干燥对工业化生产黑果枸杞提取液干燥效果的研究,结果表明,喷雾干燥是最为理想的干燥方法,耗时短且节约成本。

黑果枸杞制剂工艺研究考察了水溶性淀粉,糊精、微晶纤维素、硬脂酸镁、甘露醇、聚乙二醇、淀粉、麦芽糊精、羧甲基纤维素钠等辅料对压片效果的影响,结果表明,水溶性淀粉和聚乙二醇是理想的生产黑果枸杞片的辅料添加剂。

综上所述,工业化生产黑果枸杞片剂最佳参考工艺为:选取乙醇体积分数70%、首次提取料液比1:7(g:mL)、提取温度40℃、提取时间40 min的微波醇提法,所得提取液回收完乙醇后加入水溶性淀粉和聚乙二醇辅料混匀,然后再进行喷雾干燥,喷雾得到的干燥粉利用95%的乙醇进行湿法制粒,最后将黑果枸杞颗粒压制成片剂,压力调整为4 000 N,压片时环境湿度小于50%。试验初步确立了黑果枸杞片剂生产工艺,得到的结果具有实际应用价值,为进一步研究黑果枸杞其他制剂生产工艺提供了依据(图10-8-7)。

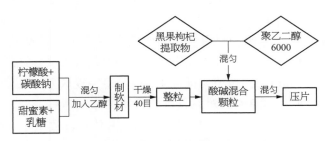

图 10-8-7　黑果枸杞片剂制造工业流程

2. 黑果枸杞片剂包衣研究·戴政平(2018)研究了保持黑果枸杞片花青素生物活性稳定性的包衣及其制备方法。所述包衣包括以下重量份数的原料:羟丙基甲基纤维素30~80份,聚乙二醇10~40份,二氧化钛10~35份。该包衣具有安全性高,在高温、高湿等条件下稳定性能好的特点,进而保护了花青素的稳定性,并且配料成本低。该包衣制备方法与黑枸杞一步造粒压片、高效包衣联合应用,工艺简单,耗能低,并提高了产品质量。

具体制备包括以下步骤：

（1）按配方所述重量份数分别称取各原料，备用。

（2）将羟丙基甲基纤维素投入高速剪切机中，转速 300~800 r/min，缓缓加入聚乙二醇，运转 5~15 min。

（3）将步骤（2）的混合粉中加入二氧化钛，控制转速 300~800 r/min，运转 10~20 min，得到 3 种成分的混合物。

（4）步骤（3）的混合物用气流粉碎机粉碎，粒径控制在 5~20 μm 范围内，得到薄膜包衣粉。

（5）取步骤（4）得到的薄膜包衣粉 10 份，加入正在搅拌的 90 份的纯化水中，搅拌至包衣剂完全分散，配置成 10% 浓度的水溶液，过 50~200 目筛。

（6）黑果枸杞片素片的制备：将黑果枸杞粉、木糖醇、硬脂酸镁通过一步造粒机制备成干颗粒并压片。

（7）将预包衣的黑果枸杞片芯置于包衣锅内，调节转速 4~8 r/min，预热片芯至 50~55 ℃ 时，用步骤 5 得到的水溶液开始喷雾，喷雾压力为 0.2~0.5 MPa，控制热风使温度锅内温度维持在 48~52 ℃，干燥使其成膜，使黑果枸杞含片进行包衣，至片芯增重 3.5%~4% 即可。

3. 黑果枸杞咀嚼片·于培良等（2020）以黑果枸杞为原料，研究了超声提取法提取花青素浸膏，经对料液比、高速剪切机转速、超声、冷浸提取方法、提取时间等单因素对原花青素得率的影响考察，结果表明，在料液比 1∶8（g∶mL）、乙醇体积分数 45%、剪切时间 15 min，剪切速率 19 000 r/min 时，提取一次，原花青素得率最高。以原花青素提取物制备咀嚼片，工艺优化如下。

（1）黑果枸杞原花青素提取物量的确定：黑果枸杞原花青素提取物在配方中所占比例越大，营养价值越高，但还需同时考虑咀嚼片的口味及成型效果，对 20%~50% 范围内调整其添加量进行压片试验，结果见表 10-8-12。表 10-8-12 表明，黑果枸杞原花青素提取物添加量 40% 时，制出的咀嚼片品质最好，入口顺滑，无苦涩味，软材易制粒，咀嚼片表面光滑，无黑色斑点。提取物添加量增加，由于黑果枸杞原花青素提取物的吸湿性较强，软材黏度较

大，咀嚼片表面容易出现黑色斑点，而且会增加咀嚼片的苦涩味。

表 10-8-12　黑果枸杞原花青素提取物添加量对咀嚼片的影响

提取物添加量（%）	口味调整	片剂外观
30	无黑果枸杞味道，入口顺滑	软材黏度适宜，易制粒，片剂完整，但表面不光洁，无黑色斑
40	稍有黑果枸杞味道，入口顺滑	软材黏度适宜，易制粒，片剂完整，表面光滑，无黑色斑
50	黑果枸杞原味较明显，入口稍有涩味	软材较黏，不易制粒，片剂完整，表面光滑，有少许黑色斑
60	入口涩苦味明显	软材过黏，不易制粒，片剂不完整，黏冲严重，表面有明显黑色斑

（2）填充剂的选择：咀嚼片中最常用的填充剂为淀粉、微晶纤维素和糊精，考察填充剂对咀嚼片的影响，结果见表 10-8-13。表 10-8-13 表明，仅使用微晶纤维素或淀粉时，制得的软材黏度较差，制出的咀嚼片硬度差。单独使用淀粉具有糊口感。单独使用糊精时，咀嚼片硬度太大。将微晶纤维素和糊精混合使用时，制得的软材黏度适中，无黏冲现象，咀嚼片硬度适中，无糊口感。

表 10-8-13　填充剂的选择对咀嚼片的影响

填充剂	结果
微晶纤维素	软材黏度差，可压性差，咀嚼片硬度差，无糊口
糊精	软材黏度较大，有黏冲现象，咀嚼片硬度大，无糊口
淀粉	软材黏度差，可压性差，咀嚼片硬度差，有糊口
微晶纤维素＋糊精	软材黏度适中，无黏冲现象，咀嚼片硬度适中，无糊口

（3）填充剂比例的确定：考察微晶纤维素和糊精比例对咀嚼片品质的影响，结果见表 10-8-14。表 10-8-14 表明，微晶纤维素和糊精质量比 1.5∶2 时，制得的软材黏度适中，咀嚼片硬度适宜。

表 10 - 8 - 14 微晶纤维素和糊精的比例对
咀嚼片品质的影响

微晶纤维素：糊精（质量比）	结 果
1.0：1	软材稍有黏度、稍有黏冲现象、咀嚼片硬度适中
1.5：2	软材黏度适中、无黏冲现象、咀嚼片硬度适中
1.0：2	软材黏度较大、有黏冲现象、咀嚼片硬度大
2.0：1	软材黏度差、可压性差、咀嚼片硬度差

（4）甜味剂比例的确定：考察木糖醇与甘露醇的比例对咀嚼片口感的影响，结果见表 10 - 8 - 15。表 10 - 8 - 15 表明，木糖醇与甘露醇质量比 1：2 时口感稍有涩味，质量比 3：1 和 2：1 时口感较甜，1：1 时口感较好，无明显涩味，咀嚼时有凉爽感，适合黑果枸杞原花青素咀嚼片的制备。

表 10 - 8 - 15 木糖醇与甘露醇的比例对
咀嚼片口感的影响

木糖醇：甘露醇（质量比）	结 果
1：2	稍有涩味，咀嚼时稍有凉爽感
1：1	口感较好，无明显涩味，咀嚼时有凉爽感
2：1	较甜，无凉爽感
3：1	甜味突出，口感一般

（5）苹果酸添加量的确定：苹果酸可以调节咀嚼片的口味，掩盖黑果枸杞原花青素提取物的苦涩味。考察苹果酸添加量对咀嚼片口感的影响，结果见表 10 - 8 - 16。表 10 - 8 - 16 表明，苹果酸添加量 5％时，咀嚼片酸甜较协调，符合消费者的口味。

表 10 - 8 - 16 苹果酸添加量对咀嚼片口感的影响

苹果酸添加量（％）	结果
2.5	无明显酸味
5.0	酸甜较协调
7.5	微酸
10.0	酸味较浓

（6）咀嚼片配方的优化：对咀嚼片的工艺配方，进行 $L_9(3^4)$ 正交试验优化，方差分析结果得出黑果枸杞原花青素咀嚼片最佳工艺配方为 $A_2B_1C_3D_1$，即黑果枸杞原花青提取物 40％、微晶纤维素 15％、木糖醇 10％、苹果酸 2.5％。最佳工艺条件下制成的咀嚼片呈紫褐色，表面光滑，色泽均匀一致，入口柔顺，酸甜协调，质量差异限度、硬度等均符合中国药典规定。

（7）品质评价

1）感官指标：表面光滑，形状完整，色泽均匀一致，酸甜可口，入口柔顺，硬度和脆度适中。

2）理化指标：原花青含量 1.34％、黑果枸杞提取物 40％、微晶纤维素 15％、糊精 20％、木糖醇 10％、甘露醇 10％、苹果酸 2.5％。

3）微生物指标：成品中细菌总数≤200 CFU/g，大肠杆菌未检出，致病菌未检出。

总而言之，经单因素试验和正交试验得出利用高速剪切法提取黑果枸杞中的原花青素最佳工艺为：剪切速率 19 000 r/min，料液比 1：8（g：mL）、剪切时间 15 min，乙醇体积分数 45％。黑果枸杞原花青素咀嚼片最佳配方为：黑果枸杞原花青提取物 40％、微晶纤维素 15％、糊精 20％、木糖醇 10％、甘露醇 10％、苹果酸 2.5％。产品口感细腻，酸甜可口，风味宜人，具有广阔开发价值和市场应用前景。

4. 花青素提取物泡腾片

（1）黑果枸杞提取物的制备：将黑果枸杞于 40 ℃ 鼓风干燥箱中烘干 12 h，粉碎，过 60 目筛；使用全自动溶剂萃取仪进行萃取：萃取温度为 50 ℃，萃取压力 8 MPa，萃取时间 5 min，循环 2 次，乙醇浓度 70％，涡旋浓缩模块对萃取完成后的样品溶液进行定量浓缩得到黑果枸杞提取萃取浓缩液；将浓缩液在 -80 ℃ 冰箱中预冻 24 h，真空冷冻干燥 48 h 得到黑果枸杞提取物，将提取物研磨成粉末，粉末细腻，紫黑色，该提取物花青素含量为 39.19 mg/g。

（2）黑果枸杞提取物泡腾片的制备工艺筛选：酸碱分别制粒压片：由于花青素在酸性条件下比较稳定，因此将黑果枸杞提取物与乳糖、甜蜜素、柠檬酸混匀，加入 95％ 乙醇溶液，将乳糖、甜蜜素、碳酸氢钠混匀，加入 95％ 乙醇溶液，分别用 40 目筛制粒，干燥并整粒，按照一定比例将酸粒与碱粒混合均匀，最后加入聚乙二醇 6000，混匀，压片。

酸碱混合制粒压片：为了避免在制粒过程中对花青素造成影响，将乳糖、甜蜜素、柠檬酸、碳酸氢钠混匀，加入无水乙醇，用 40 目筛制粒，干燥并整粒，最后加入黑果枸杞提取物和聚乙二醇 6000，混匀，压片。

粉末直接压片：将乳糖、甜蜜素、柠檬酸、碳酸氢钠、黑果枸杞提取物和聚乙二醇 6000 混匀，压片。

（3）物料筛选单因素实验

1）酸源和碱源的筛选：分别以柠檬酸、酒石酸、富马酸为酸源，无水碳酸氢钠、碳酸钠为碱源，以乳糖为填充剂，对酸源和碱源分别进行比较。结果柠檬酸口感好且溶于水无可见不溶物，但吸湿性强，要加入润滑剂。选择碳酸氢钠，产生 CO_2 多且 pH 低。

2）酸碱比例的确定：花青素在酸性条件下较稳定，在确定了酸源和碱源之后，设计单因素实验，以平均发泡量和溶液 pH 作为指标，选出最合适的酸碱比例范围。结果酸碱比在 1.25∶1 至 1.5∶1 之间，口感与色泽都好，复合发泡量要求。

3）泡腾剂用量的确定：在确定了酸碱比例之后，以发泡量、反应后溶液的 pH 和崩解时间为指标进行泡腾剂用量的筛选。结果 55% 泡腾剂量最适宜，发泡量崩解后溶液 pH 比较良好，颜色为亮紫色。

4）填充剂的筛选：以吸湿性、溶液澄明度、可压性、硬度作为指标，对蔗糖粉、乳糖、可溶性淀粉这三种填充剂进行考察。结果乳糖作为填充剂的同时也可作为干黏合剂，采用片剂的综合质量好。

5）润滑剂的筛选：以黏冲程度，澄清度，起泡程度，崩解时间为指标，对滑石粉、硬脂酸镁、聚乙二醇 6000、十二烷基硫酸钠进行考察。结果聚乙二醇 6000 作为润滑剂，润滑性及抗黏性均比较好，且泡腾片溶于水后，澄清透明，没有不溶物。

6）黑果枸杞提取物添加量的确定：黑果枸杞提取物是泡腾片的主要原料成分，它的添加量决定了该泡腾片的独特风味。设置添加量分别为 10%、15%、20%、25%、30%。以色泽、香气（各五分）为评价标准对溶液进行感官评价，并以此来确定泡腾片中黑果枸杞提取物的添加量，实验结果证明，提取物质添加量 25% 时颜色，香气均优。

7）甜味剂添加量的确定：甜味剂采用甜蜜素，其添加量直接影响泡腾片的口感，以口感为评价指标，对五个不同甜蜜素添加量的泡腾片冲制的饮品进行感官评价。结果甜味添加量为 3% 时口感较好。

（4）响应面优化

1）响应面优化试验：采用感官评价法，通过响应面优化试验考察 A（酸碱总量）、B（酸碱比）、C（甜蜜素含量）优化配方。对黑果枸杞提取物泡腾片冲制的饮品进行感官评价，以色泽、香气和口感为评价指标，分为 5 个等级，评分标准见表 10-8-17。

表 10-8-17　感官评价表

指标	评价标准	分值
	紫色鲜亮，液体澄清，无沉淀	4～5
	紫色较鲜亮，液体有少量沉淀	3～4
色泽（30%）	紫色较亮，液体浑浊，有沉淀	2～3
	紫色较暗，液体浑浊，有沉淀	1～2
	偏红或偏蓝，液体浑浊，有沉淀	0～1
	黑果枸杞香气浓郁，持久	4～5
	有黑果枸杞香气，较持久	3～4
香气（30%）	有黑果枸杞香气，不持久	2～3
	黑果枸杞香气淡，无回味	1～2
	无黑果枸杞香气	0～1
	口感酸甜适中，可口	4～5
	口感偏甜	3～4
口感（40%）	口感过甜	2～3
	口感酸	1～2
	口感酸涩	0～1

感官评分随着酸碱总量、酸碱比、甜蜜素含量的增大先增大后减小，酸碱总量与酸碱比的交互作用极其显著，酸碱比与甜蜜素含量的交互作用显著。

通过回归方程求解，在试验范围内最佳配方为：酸碱总量 56%，酸碱比 1.37∶1，甜蜜素含量 3.21%，此配方下感官评分理论上可达 4.76。考虑到实际，将其校正为酸碱总量 56%（柠檬酸 32%，碳酸氢钠 24%）、黑果枸杞提取物 25%、乳糖 15%、甜蜜素 3%、聚乙二醇 6000 1%。

2）重复验证试验及质量评价：3 组重复验证性试验测定结果如表 10-8-18 所示。该配方下颜色为亮紫色，结果与预测值基本相符，证明了该模型的

有效性。从表 10-8-18 可以看出硬度、崩解时间、发泡量、pH、感官评分、花青素含量相差不大,片重

差异在 5% 以下,脆碎度在 1% 以下,均符合药典规定,其中花青素平均含量为 8.06 mg/g。

表 10-8-18 最优制剂配方各项指标测定结果

批号	硬度	崩解时间 (s, n=3)	脆碎度 (%, n=6)	pH	平均发泡量 (mL, n=3)	片重差异 (%, n=20)	花青素含量 (mg/g, n=3)	评分
1	50.6±2.9	65±7	0.86±0.05	5.27±0.29	10	1.00±0.70	7.98±0.47	4.7
2	52.3±3.58	70±5	0.67±0.11	5.26±0.25	10	0.44±0.23	8.11±0.54	4.7
3	48.9±2.2	75±7	0.92±0.13	5.27±0.28	10	0.55±0.28	8.09±0.40	4.6

(5)结论:本实验以泡腾片质量标准为依据,筛选、优化制备工艺,最终采用酸碱混合制粒压片法,该方法与酸碱分开制粒压片法相比,片剂花斑小且崩解时间短,不参与制粒能够最大程度保证其有效成分的生物活性,并且解决了粉末直接压片法易黏冲的问题。建立黑果枸杞泡腾片感官评价体系,通过响应面优化确定黑果枸杞提取物泡腾片最优配方:柠檬酸 32%、黑果枸杞提取物 25%、碳酸氢钠 24%、乳糖 15%、甜蜜素 3%、聚乙二醇 6000 1%,最优配方泡腾片质量符合药典规定。

5. 黑果枸杞片生产

(1)黑果枸杞片生产工艺:黑果枸杞片由黑果枸杞干果 100%、硬脂酸镁 1%~5%(质量百分比)组成。黑果枸杞干果经筛选、清洗、烘干、粉碎等工序获得黑果枸杞粉;按上述比例将照果枸杞粉和硬脂酸镁混合均匀;压片即得到黑果枸杞片。工艺流程见图 10-8-8。

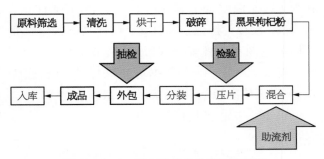

图 10-8-8 黑果枸杞片生产工艺流程

(2)黑果枸杞片的制备关键技术

1)筛选:选用无变色无病虫、充分成熟的黑果枸杞干果,并剧除杂质杂物。

2)清洗:将筛选后的黑果枸杞干果置入清洗机中通入 0.2~0.3 mg/kg 的臭氧液,清洗 2~3 min

然后进行提升和喷淋清洗,并甩出干果表面的水。

3)烘干:将清洗后的黑果枸杞干果经烘干后,水分低于 3%。

4)粉碎:将烘干后黑果枸杞干果投入粉碎机中进行超微粉碎,超数粉碎时间为 5~8 min,得到黑果枸杞粉。

5)混合:将上述黑果枸杞粉与 1%~5% 的硬脂酸镁粉,在投入混合机中进行搅拌混合均匀,投拌时间为 5~6 min。

6)压片:将上述混合均匀的原料,再用压片机压片,制成压片糖果。

6. 黑果枸杞片产品·黑果枸杞片产品见图 10-8-9。

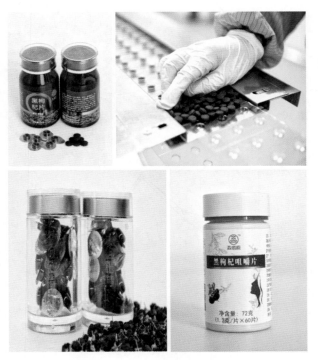

图 10-8-9 黑果枸杞片产品

（四）饮料

1. 黑果枸杞饮料生产工艺研究

（1）花青素工艺优化：白佳兴（2018）研究了野生黑果枸杞提取花青素的最佳料液比、最适宜浸提温度、最佳时间（图10-8-10～图10-8-12）。根据单因素试验结果，设计工艺优化实验。

由图10-8-10可得知，随着料液比的减小，可溶性固形物先升高，到1：35后趋于稳定，说明可溶性固形物先随料液比的减小慢慢溶出，完全溶出后保持稳定。随着料液比的减小，花青素得率先增大后减小，在1：35时最高，说明花青素先随料液比的减小慢慢溶出，当花青素浓度降低到一定程度后，花青素分子间的保护作用减弱，不稳定，分解加速。将所有样品溶液都稀释到相同浓度，进行色泽感官评价，由表10-70可知，料液比为1：35时感官评分最高。综合3个指标，选取1：35为最优料液比。

由图10-8-11可知，随着温度的增加，可溶性固形物先升高，到50℃后趋于平稳，说明可溶性固形物先随温度的增加慢慢溶出，完全溶出后保持稳定。随着温度的增加，花青素得率先增大后减小，在40℃时最高，说明温度越高花青素溶出越多，到40℃时最多，温度再继续升高，花青素受热不稳定，加速其氧化分解，含量降低。

由图10-8-12可知，随着时间的增加，可溶性固形物先升高，到4h后趋于平稳，说明可溶性固形物先随时间的增加慢慢溶出，完全溶出后保持稳定。随着时间的增加，花青素得率先增大后减小，在4h时最高，说明长时间的浸提不利于花青素的稳定。

以花青素得率为指标，根据单因素实际结果，设计浸提响应面优化实验，并根据实际可控条件修整浸提条件为料液比为1：38、温度38℃、时间4h，并进行验证试验，得花青素得率0.89%，因此选择料液比为1：38、温度38℃、时间4h为最优浸提条件。

（2）浸提汁护色技术优化：白佳兴（2018）研究不同护色剂对花青素浸汁影响，结果见表10-8-19。据表10-8-19的数据可知，护色效果柠檬酸最好，后面依次为单宁酸、茶多酚，最差的是VC。

1）单一护色剂护色效果小结

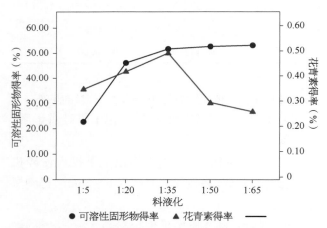

图10-8-10　不同料液比下花青素得率及可溶性固形物得率

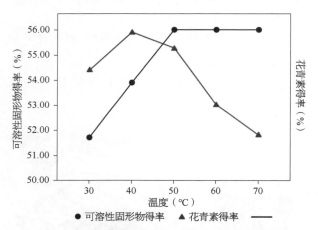

图10-8-11　不同温度下花青素得率及可溶性固形物得率

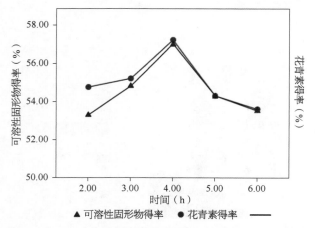

图10-8-12　不同时间下花青素得率及可溶性固形物得率

表10-8-19　单一护色剂最佳添加量各指标

护色剂	最佳添加量（%）	花青素含量（μg/mL）	感官评分（分）	色值a*
柠檬酸	2	230.32	10	3.57
VC	0.045	177.32	7	1.93
单宁酸	0.05	202.49	9	1.92
茶多酚	0.03	181.27	8	2.02

2）复配护色剂的护色效果实验

根据单一护色剂护色效果实验结果,选择单宁酸、茶多酚和柠檬酸进行复配护色效果实验,实验结果见表10-8-20。由表10-8-20可得,护色复配方案最佳方案为1#组合为柠檬酸2%、单宁酸0.05%、茶多酚0.03%。这是因为复配后,不仅给花青素提供了酸性环境使其更稳定,而且添加抗氧化剂减少O_2、H_2O_2直接亲核进攻花青素的C2位,避免花青素开环生成查尔酮引起花色苷的降解,从而获得较好的护色效果。

（3）黑果枸杞饮料配方研究

1）黑果枸杞浸提汁添加量预选:以感官品质为考核指标,选择20%、25%、30%、35%、40%五种浸提汁添加量进行实验,结果见表10-8-21。由表10-8-21可以看出,浸提汁添加量为30%时饮料呈深紫红色而且黑果枸杞滋气味浓郁,低于该值黑果枸杞色泽与滋气味均不显著。结合考虑饮料成本选择黑果枸杞浸提汁的添加量为30%。

表10-8-20　复配护色效果实验结果

试验号	方案	花青素含量（μg/mL）
1#	柠檬酸2%、单宁酸0.05%、茶多酚0.03%	260.10
2#	柠檬酸2%、单宁酸0.05%	243.45

表10-8-21　不同浸提汁添加量的评价结果

项目	浸提汁添加量（%）				
	20	25	30	35	40
气味	黑果枸杞独特气味淡	黑果枸杞独特气味淡	黑果枸杞独特气味浓郁	黑果枸杞独特气味浓郁	黑果枸杞独特气味浓郁
色泽	淡紫红色	紫红色	深紫红色	深紫红色	深紫红色

2）甜味剂添加量的预选:以饮料总量为基准,添加不同量的白砂糖,并且添加0.025%的三氯蔗糖,并且对其进行感官评价,白砂糖添加量的预选结果见表10-8-22。根据表10-8-22的感官评价结果可知,白砂糖添加量为8%时酸甜适中,故选白砂糖添加量为8%。

3）CMC-Na添加量的预选:以饮料总量为基准,添加不同量的CMC-Na,并对其进行感官评价,CMC-Na添加量的预选结果见表10-8-23。

表10-8-22　白砂糖添加量的评价结果

白砂糖添加量（%）	10	9	8	7	6
口感	偏甜	偏甜	酸甜适中	偏酸	偏酸

表10-8-23　不同CMC-Na添加量的评价结果

CMC-Na添加量（%）	0.5	0.4	0.3	0.2	0.1
评价	组织浓稠,透亮,口感过于浓厚	组织浓稠,透亮,口感过于浓厚	组织均匀,透亮,口感过于浓厚	组织均匀,透亮,口感浓厚	组织均匀,透亮,口感单薄

4）饮料配方优化:根据添加量预选实验,选取黑果枸杞浸提汁、白砂糖、CMC-Na进行$L_9(3^4)$正交试验。实验结果表明,最优组合为黑果枸杞浸提汁30%,白砂糖7%,CMC-Na 0.1%。

（4）黑果枸杞饮料指标分析:对黑果枸杞饮料的主要指标进行测定,结果见表10-8-24。

表10-8-24　黑果枸杞饮料指标分析

指标	pH	花青素含量（μg/mL）	可溶性固形物含量（%）
数值	2.85	66	7.5

通过上述研究获得黑果枸杞饮料主要加工工艺参数为:浸提汁制备的最佳工艺为料液比1:38,温

度 38 ℃,时间 4 h;浸提时添加护色剂最佳方案为 2% 柠檬酸、0.05% 单宁酸、0.03% 茶多酚;饮料的最佳配方为黑果枸杞浸提汁 30%,白砂糖 7%,CMC - Na 0.1%;热杀菌条件为超高温瞬时杀菌,135 ℃,3 s。

2. 黑果枸杞(花青素)饮料生产流程·产工艺流程见图 10 - 8 - 13。

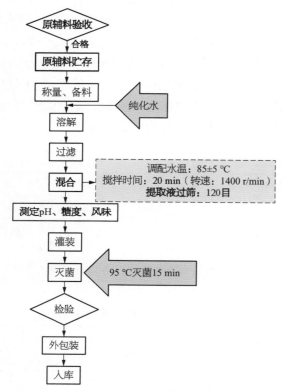

图 10 - 8 - 13　黑果枸杞(花青素)饮料生产工艺流程

3. 黑果枸杞饮料产品·黑果枸杞饮料产品见图 10 - 8 - 14。

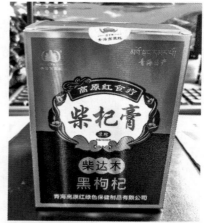

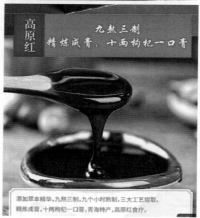

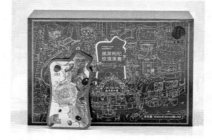

图 10 - 8 - 14　黑果枸杞饮料产品

第九节　黑果枸杞酶素

酶素是以乳酸菌、酵母菌等多菌种复合发酵果蔬、菌菇及中草药等,形成富含矿物质、维生素、多种酶、有机酸和少量乙醇等产物的液态或固态食品。酶素旧称为"酶",但不只是酶,它还包含产酶微生物和相互调节因子及其相互作用的产物,强调的是微生态整体。酶素中主要微生物为酵母菌、醋酸菌和乳酸菌,其发酵过程是复杂的间歇性过程。充分利用黑果枸杞的食药价值制备酶素对人类健康具有重要意义。

一、黑果枸杞酶素微生物群落动态变化

高庆超等(2019)以黑果枸杞酶素为研究对象,采用 Illumi-na Mi Seq 高通量测序技术对不同发酵阶段的酶素中的主要微生物群落构成及动态变化进行研究,为揭示黑果枸杞酶素发酵中微生物群落结构变化和相

互作用关系提供依据,以期能够实现发酵过程中微生物菌群的调控,为黑果枸杞酵素的开发提供理论参考。

(一)黑果枸杞酵素制作

称取黑果枸杞300 g、枸杞200 g、蕨麻125 g、玛卡75 g、红糖125 g、沙棘粉25 g、无菌水2 L,玛卡和蕨麻清洗后水煮60 min至变软,黑果枸杞和枸杞清洗后按质量比1∶3加无菌水进行复水,将全部原料打浆,转至灭菌坛中搅匀,密封并做相应标记,置于28 ℃培养箱下避光发酵,待测。

(二)黑果枸杞酵素理化及活性成分变化

黑果枸杞在发酵前后相关理化及活性成分变化见表10-9-1。由表10-9-1可知,黑果枸杞在发酵前后相关理化及活性成分发生了变化,可滴定酸增加290.81%,总酚含量增加到80.42%,SOD酶活力上升5.9%,总糖含量降低了62.91%,花青素保留率为42.49%。

表10-9-1 酵素发酵前后活性成分对比

发酵时间(日)	总糖(mg/mL)	花青素(%)	总酚(mg/mL)	可滴定酸(g/kg)	SOD酶(U/mL)	沙门杆菌	大肠杆菌(CFU/g)
0	357.95±9.52	7.39±0.12	1.89±0.01	6.42±0.51	608.55±32.79	—	—
60	132.76±1.99	3.14±0.09	3.41±0.03	25.09±0.39	644.45±24.63	未检出/25 g	<10

(三)微生物群落结构对酵素中微生物群落多样性与结构组成分析

有研究表明,在酵素中主要微生物为酵母菌、醋酸菌和乳酸菌,但有些酵素由于原料不同,可能不会有醋酸菌的大量生长繁殖(蒋曾良,2012;张梦梅,2017)。通过高通量测序分析黑果枸杞酵素自然发酵过程中微生物的动态变化,样品中未检测到醋酸菌,而是酵母菌、乳酸菌和霉菌在发酵期间起主要作用,这也与Okada(2009)研究结果一致。

黑果枸杞酵素制备在未发酵前主要为泛菌属(Pantoea)、假单胞菌属(Pseudomonas)、欧文氏菌属(Erwinia),但在发酵后,这3种菌属含量急剧减少,可能与发酵过程中产酸、碳源和氮源消耗较快、pH变化等有关(Liao,2016)。在发酵中后期,乳酸杆菌属(Lactobacillus)起主要作用,成为优势菌属,且肠球菌属(Enterococcus)也占有一定比例,可能与其耐酸性强和发酵碳水化合物广泛等有关,也有可能是由于乳酸杆菌属(Lactobacillus)具有的胞外多糖和分泌的细菌素保护了自身生长繁殖,抑制或破坏了杂菌生长(齐天翊,2018)。

黑果枸杞自然发酵,真菌动态变化在酵素发酵过程中更为复杂,在发酵30～50日真菌群落多样性和丰富度相对较高。发酵前期和中期真菌多样性和丰富度相对较高,随着发酵时间延长,代谢产物增多,微生物之间竞争愈发激烈,一些在酵素体系中适应能力相对较弱的真菌被淘汰(吴企禾,2017),适应能力强的真菌在后期发挥主要作用,在发酵60日后,主要优势真菌属为酵母属(Saccharomyces),且经分析主要为啤酒酵母(Saccharomyces cerevisiae)。

由于酵素近年来的火热程度,目前,国内外对于酵素中代谢产物的变化分析相对较多,而关于采用高通量测序技术对酵素发酵过程中微生物的动态变化进行的研究报道相对较少。基于Illumina MiSeq高通量测序技术对不同发酵阶段的黑果枸杞酵素微生物的群落组成及多样性进行分析,将为今后黑果枸杞酵素产品开发中菌种的调控提供方向,以期能更多开发出高附加值的黑果枸杞功能性食品。

二、黑果枸杞酵素产品

黑果枸杞酵素产品见图10-9-1。

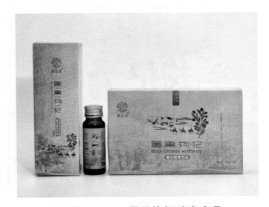

图10-9-1 黑果枸杞酵素产品

第十节 黑果枸杞产品

除上述介绍产品以外，市场上以黑果枸杞为原料食品类产品较多，有各种饮料、糖果、蜂蜜、酸奶、八宝粥等（图10-10-1）。

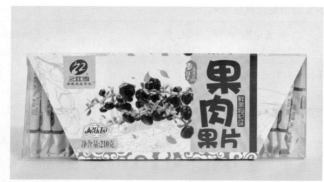
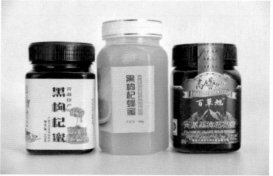
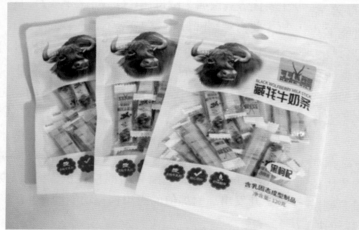
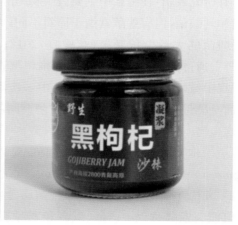
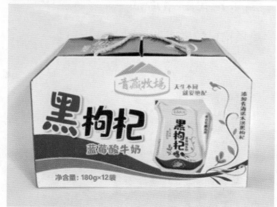
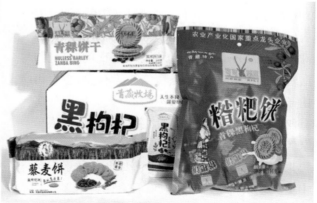

图10-10-1 市场上以黑果枸杞为原料食品类产品

第十一节　黑果枸杞专利

我国经济进入更多依靠创新驱动发展的新阶段，知识产权创造、运用、保护、管理和服务在推动国家创新能力发展中的作用日益凸显。深入实施知识产权强国战略，"互联网"＋经济＋技术全球化趋势不断加强，专利服务是知识产权的重要组成部分，专利信息中蕴含着丰富的技术、法律、经济信息，开展专利创新与服务对增强发展竞争力价值重大。

黑果枸杞产业近十年来，据不完全统计申请获得了 500 多个专利，包括了育苗、种植、深加工类（表10－11－1）。黑果枸杞深加工包含了果实加工、花青素制备、多糖黄酮提取工艺生产、片剂、粉剂、酒、饮料、茶剂等类型的产品生产工艺。在以黑果枸杞为原料的食品专利中包含了糕、谷物食用品、酱油、食醋、糖果、面包、饼干、香料、酸奶、果丹皮等。黑果枸杞用于妇女美容产品专利有防皲裂口红、面膜、唇膏、爽肤水等。

表 10－11－1　黑果枸杞相关专利

专利类别	发明人	专利公开号	专利名称
果实加工类	林章利,等	CN105767962A	黑枸杞鲜品系统加工方法
	黄青松,等	CN109892500A	一种黑枸杞榨汁的方法
	马博群,等	CN106259853A	一种黑枸杞烘干的制备方法
	郭治羌	CN105533521A	黑枸杞果实加工方法
	陈宝华	CN105146234A	处理黑枸杞干果表面有机磷农药残留的方法
	陈琪,等	CN106260885A	一种黑枸杞采摘加工工艺
	温春秀,等	CN106690167A	一种免洗黑枸杞冻干果品的加工方法
花青素制备类	叶兴乾,等	CN109942651A	从黑枸杞干果中提取分离花色苷的方法
	齐晓民	CN103483304A	从黑枸杞中提取花青素的工艺方法
	黄盼华	CN103230473A	黑枸杞有效提取物、提取方法以及提取物应用
	王代军,等	CN108440480A	黑枸杞中原花青素的提取方法及得到的提取物
	罗红萍,等	CN107586286A	一种从黑枸杞中提取花青素的方法
	房世平,等	CN108570031A	一种黑枸杞花青素的提取方法
	莫晨玲,等	CN110498785A	一种黑枸杞花青素及其制备方法
	王建国,等	CN110372763A	一种黑枸杞花色苷稳定化提取及加工方法
	刘锦,等	CN109055186A	一种黑枸杞中花青素的微生物发酵提取工艺
	杨桂军,等	CN107312354A	一种天然染料敏化剂黑枸杞色素的提取及其酰化的方法
	戴政平	CN108925976A	一种保持黑枸杞片花青素生物活性稳定性的包衣及制备方法
	姚德坤,等	CN105384716A	富集纯化黑枸杞花青素的方法
黑果枸杞片剂类	苟春虎	CN106333369A	黑枸杞丰乳美容片
	苟春虎	CN104544052A	黑枸杞护视明目含片
	苟春虎	CN104757535A	黑枸杞减肥片（茶）

（续表）

专利类别	发明人	专利公开号	专利名称
	苟春虎	CN106174580A	黑枸杞降血糖防并发症片
	苟春虎	CN106668811A	黑枸杞抗癌救生片
	苟春虎	CN104041828A	黑枸杞美白祛斑片
	苟春虎	CN107308328A	黑枸杞乌发防脱片
	苟春虎	CN104126744A	黑枸杞延春美容片
	苟春虎	CN107373668A	黑枸杞蛀牙含片
	苟春虎	CN104206955A	降血脂黑枸杞片
	王艺霖	CN103892269A	黑枸杞防晒美白片
	高林	CN107279655A	黑枸杞泡腾片及其制备方法
	韩静,等	CN104783292A	黑枸杞泡腾片及其制备方法
	杜连平,等	CN103932081A	红黑枸杞双层片及其制备方法
	牛思思,等	CN108030100A	一种富硒黑枸杞泡腾片及其制备方法
	牛思思,等	CN108157733A	一种黑枸杞抗氧化泡腾片及其制备方法
	贾东升,等	CN106667937A	一种黑枸杞多糖咀嚼片
	刘锦	CN109673983A	一种黑枸杞花青素咀嚼片及其制备工艺
	殷群	CN106332969A	一种黑枸杞花青素骆驼乳双色片及其制备方法
	潘泰安	CN106616602A	一种黑枸杞益生菌片的制备方法
	舒新斌	CN106070972A	黑枸杞压片糖果
	邓新升,等	CN107397217A	一种黑果枸杞片及其制备方法
	罗庆春,等	CN103262998A	野生黑枸杞片剂及制作方法
	刘建军,等	CN107183290A	一种黑枸杞压片糖果及其制备方法
	刘建军,等	CN107751871A	一种富硒黑枸杞含片及其制备方法
	张志远	CN106858589A	一种黑枸杞压片及其制备方法
	李建颖,等	CN104273633A	一种黑枸杞泡腾片及其制备方法
	祖国伟	CN109619584A	一种黑枸杞泡腾片及其制备方法
	祖国伟	CN109497251A	一种黑枸杞压片糖果及其制备方法
	丁慧玲,等	CN105816572A	一种黑枸杞原花青素咀嚼片及其制备方法
	朱国彪,等	CN109527177A	一种祛斑美容牡丹黑枸杞压片糖果
	铁顺良,等	CN104382176A	一种柴达木黑枸杞露
	杨慧娟	CN109497373A	黑枸杞黑番茄复合饮料的制备方法
	杨慧娟	CN109497372A	黑枸杞山楂银耳复合饮料的制备方法
饮料类	陈志峰,等	CN106983145A	黑枸杞口服液及其制备方法
	吴忠利	CN109463592A	黑枸杞蓝莓复合饮料的制备方法
	郭治羌	CN105533327A	黑枸杞饮料加工方法
	吕洁琼,等	CN109430616A	一种黑枸杞保健饮料的配方及其制备方法

（续表）

专利类别	发明人	专利公开号	专利名称
	胡云峰,等	CN105394482A	一种黑枸杞功能性饮品的制备方法
	黄雄	CN107019127A	一种黑枸杞花青素果纤饮品
	刘会平,等	CN109601780A	一种黑枸杞抗疲劳饮料及其制备方法
	张红玉,等	CN105919106A	一种黑枸杞原花青素口服液及其制备方法
	王红兵,等	CN105876544A	一种红枸杞与黑枸杞复合饮料及其制作方法
	孟宪军,等	CN105918714A	一种蓝莓黑枸杞果肉果汁及其制作方法
	宋亚玲	CN108925791A	一种美容养颜黑枸杞饮品及其生产方法
	赵桂芹	CN104705743A	一种女用暖宫减肥黑枸杞复合饮料及其制备方法
	才让旦知	CN105982110A	一种野生黑枸杞饮料及其制作方法
	李善姬	CN107788299A	黑参黑蒜黑枸杞饮料及其制备方法
	吴辰	CN105166910A	黑枸杞口服液及其制备方法
	吴辰	CN105380273A	一种黑枸杞杜仲口服液及其制备方法
	罗红萍,等	CN107581428A	一种含黑枸杞提取物的饮料及其制备方法
	谢秩勇	CN106616105A	一种黑枸杞保健饮品及其制备方法
	单春会,等	CN107012042A	一种黑枸杞复合饮料及其制备方法
	赵桂芹	CN104705744A	一种黑枸杞黑枣葡萄复合饮料的制备方法
	宋永朋,等	CN104432078A	一种黑枸杞口服液及其制备方法
	张富栗,等	CN107361269A	一种黑枸杞肉苁蓉复合饮料及其制作方法
	王树林	CN106173711A	一种黑枸杞液态产品的生产方法
	谢生权	CN110169517A	一种黑枸杞饮料
	李建颖,等	CN103960727A	一种黑枸杞饮料及其制备方法
	刘凌隆	CN107518219A	一种黑枸杞植物饮品及其制备方法
	宋亚玲	CN108936124A	一种红黑枸杞保健型饮料及其加工方法
	陈丽花,等	CN107373238A	一种具有抗氧化活性的黑枸杞饮料的制备方法
	陶燕铎,等	CN107699420A	一种黑果枸杞发酵果酒的制备方法
	庞志国	CN103060161A	一种黑果枸杞果酒的制备方法
	李进,等	CN101880615A	黑果枸杞果酒制备方法
	丁岩	CN108220031A	高品质陈酿型黑枸杞葡萄酒及其制备方法
	管成雷	CN107142179A	黑枸杞红酒的酿造方法
果酒类	谷艳飞	CN105670889A	黑枸杞酒
	罗铁柱	CN108315161A	一种黑枸杞酒及其制备方法
	罗铁柱	CN108441383A	一种黑枸杞果酒及其制备方法
	许家宁	CN106867781A	一种黑枸杞酒配方及制作工艺
	段明同	CN107929559A	一种黑枸杞中药保健复方酒
	包丽丽,等	CN106497721A	一种仙人掌果黑枸杞复合果酒及其制备方法

（续表）

专利类别	发明人	专利公开号	专利名称
	徐世清	CN108048270A	黑枸杞猕猴桃葡萄复合果酒及制备方法
	不公告发明人	CN105596548A	基于黑枸杞的保健药酒及其制造方法
	朱斌	CN107400598A	一种富硒黑枸杞青稞保健酒及其生产工艺
	吴剑锋，等	CN109504583A	一种黑枸杞、葡萄皮复合果酒及其制备方法
	吴剑锋，等	CN109554267A	一种黑枸杞、石榴复合果酒及其制备方法
	金天佑，等	CN105950343A	一种黑枸杞原花青素米酒及其制备方法
	金天佑，等	CN105950343B	一种黑枸杞原花青素米酒及其制备方法
	杨延宏	CN108660022A	一种薏仁黑枸杞米酒及其制备方法
茶剂类	石一丁	CN106135572A	多草本黑枸杞冷泡茶及其生产工艺
	苟春虎	CN104757535A	黑枸杞减肥片（茶）
	苟春虎	CN103977157A	黑枸杞明目的护眼茶
	黄伟	CN104642670A	黑枸杞芦荟延缓衰老养生茶颗粒及其制备方法
	罗庆春，等	CN103211061A	野生黑枸杞袋用茶及泡制方法
	张永超	CN107912570A	野生黑枸杞袋用茶及泡制方法
	张丽香	CN106343114A	一种黑枸杞袋泡茶包及其制备方法
	张波，等	CN207270204U	一种黑枸杞泡茶袋
	李春华，等	CN208928058U	一种黑枸杞奶茶生产原料用高效混合装置
	郭帅领	CN106135571A	一种黑枸杞玫瑰花代用茶配方及其生产工艺
	穆凤扬	CN104543251A	一种黑枸杞罗汉茶及其制备方法
	韩鹏，等	CN107259003A	一种黑枸杞辣木参保健茶及其应用
	郭志强，等	CN111357846A	一种黑枸杞菊蜜茶及其制备方法
	郭帅领	CN105918574A	一种黄精黑枸杞代用茶及其生产工艺
	邵丙宏	CN108740215A	一种美容红枣黑枸杞枣核茶的制备方法
	杨淑珍	CN105341253A	一种蜜炼黑枸杞四物汤茶
酵素类	包银萍，等	CN108542825A	黑枸杞发酵液及制备工艺及在化妆品中的应用
	吴辰	CN104523522A	黑枸杞发酵制品面膜
	谭苗苗，等	CN106721757A	一种根霉菌、红曲米野生黑枸杞复合酵素饮品的制备方法
	钟晓明，等	CN109288750A	一种黑枸杞发酵液及其制备方法和在化妆品中的应用
	李雨桐，等	CN107897374A	一种黑枸杞风味发酵乳及其制备方法
	李想，等	CN108887681A	一种黑枸杞酵素及其制备方法
	苟春虎	CN107411061A	黑枸杞排毒养颜酵素
粉剂与颗粒剂类	符爱清	CN105901582A	黑枸杞、称猴桃冻干粉及制备方法
	袁新越，等	CN108902405A	黑枸杞沙棘冻干速溶粉的制作工艺
	黄伟	CN104642670A	黑枸杞芦荟延缓衰老养生茶颗粒及其制备方法
	朱国彪，等	CN109527319A	具有抗氧化清除自由基的黑枸杞冲饮固体饮料

（续表）

专利类别	发明人	专利公开号	专利名称
其他食品与化妆品类	黄海涛,等	CN110547451A	一种黑枸杞白刺青稞代餐粉及其制备方法
	李业清	CN105995865A	一种含黑枸杞渣的养生核桃粉及其制备方法
	不公告发明人	CN108606318A	一种黑枸杞粉及其制备方法
	吴辰	CN104489643A	一种黑枸杞粉及其制备方法
	王洪珠	CN106922832A	一种黑枸杞明目豆浆粉
	杨剑婷,等	CN107927777A	一种黑枸杞速溶粉的加工方法
	闫亚美,等	CN106721837A	一种利用黑枸杞鲜果制备黑枸杞鲜颗粒冲剂的方法
	徐达,等	CN106190564A	一种以啤酒为提取溶剂制备烟用黑枸杞香料的方法
	赵桂芹	CN104605019A	一种新型黑枸杞黑芝麻保健酸奶冻及其制备方法
	董良清	CN103749601A	一种黑枸杞玉米蛋糕粉及其制备方法
	祖国伟	CN109497251A	一种黑枸杞压片糖果及其制备方法
	谈建静	CN110278978A	一种黑枸杞曲奇饼干
	张志年,等	CN103689529A	一种发酵黑枸杞酱油及其制作方法
	张志年,等	CN103667003A	一种发酵黑枸杞食醋及其制备方法
	曹森,等	CN108935585A	一种抗氧化黑枸杞面包及其制备方法
	李茂洲,等	CN109966206A	一种黑枸杞银杏面膜及其制备方法
设备与包装类	刘英,等	CN209676889U	黑枸杞采收装置
	张健,等	CN107606919A	一种黑枸杞加工用自动控温控湿干燥设备
	张健,等	CN107606919B	一种黑枸杞加工用自动控温控湿干燥设备
	任寿鹏,等	CN208512645U	一种黑枸杞冷冻破碎机
	李春华,等	CN210718548U	一种黑枸杞咖啡生产原料用高效干燥杀菌装置
	蒋卫兵	CN207885625U	黑枸杞的烘干装置
	于海旺	CN207592208U	一种黑枸杞除杂筛选装置
	贺黎行子	CN204952348U	用于黑枸杞中提取原花青素的超声萃取装置
	倪超,等	CN210253148U	一种基于倒钩凹槽履带的黑枸杞分选机
	卢雪梅	CN210695897U	一种新型黑枸杞烘干设备
	郭耀泽	CN209862242U	一种制作混合果汁饮品用的黑枸杞打浆机
	王从相,等	CN110305231A	一种黑枸杞多糖的提取制备方法及其提取设备
	刘彦昌,等	CN206699324U	黑枸杞酵素饮品的制备装置

除了表10-11-1展示的专利外,黑果枸杞还有谷物类、年糕、酱油、醋、饼干、糖果、面包、果丹皮、酸奶、面膜等专利有30多个。黑果枸杞加工过程中采摘、烘干、各种制剂设备、晾干冻干、花青素提取有40多个专利。黑果枸杞外包装专利有150多个,涉及袋、罐、瓶、盒、箱的设计等。

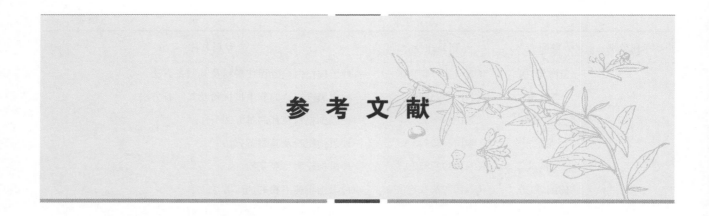

参 考 文 献

A

[1] Achiwa Y, Hi Ba Sami H, Katsuzaki H, et al. Inhibitory effects of persimmon (Diospyros kaki) extract and related polyphenol compounds on growth of human lymphoid leukemia cells [J]. Journal of the Agricultural Chemical Society of Japan, 1997,61(7): 1099 - 1101.

[2] Adachi N, Migita M, Ohta T, et al. Depressed natural killer cell activity due to decreased natural killer cell population in a vitamin E-deficient patient with Shwachman syndrome: reversible natural killer cell abnormality by α-tocopherol supplementation [J]. European Journal of Pediatrics, 1997,156(6): 444 - 448.

[3] Akagi T, Tsujimoto T, Ikegami A, et al. Effects of seasonal temperature changes on DkMyb4 expression involved in proanthocyanidin regulation in two genotypes of persimmon (*Diospyros kaki* Thunb.) fruit [J]. Planta, 2011,233(5): 883 - 894.

[4] Alam ZI, Halliwell B, Jenner P. No Evidence for Increased Oxidative Damage to Lipids, Proteins, or DNA in Huntington's Disease [J]. Journal of Neurochemistry, 2010,75(2): 840 - 846.

[5] Alstrom S, Burns RG. Cyanide production by rhizobacteria as a possible mechanism of plant growth inhibition [J]. Biology & Fertility of Soils, 1989,7(3): 232 - 238.

[6] Altintas A, Kosar M, Kirimer N, et al. Composition of the essential oils of *Lycium barbarum* and *L. ruthenicum* fruits [J]. Chemistry of Natural Compounds, 2006,42(1): 24 - 25.

[7] Amo-Marco JB, Lledo MD. *In vitro* Propagation of Salix tarraconensis Pau ex Font Quer, an Endemic and Threatened Plant [J]. Vitro Cellular & Developmental Biology Plant, 1996,32(1): 42 - 46.

[8] Anshu M, Elmets CA, Katiyar SK. Dietary feeding of proanthocyanidins from grape seeds prevents photocarcinogenesis in SKH-1 hairless mice: relationship to decreased fat and lipid peroxidation [J]. Carcinogenesis, 2003(8): 1379 - 1388.

[9] Apostolidis E, Kwon YI, Shetty K. Potential of cranberry-based herbal synergies for diabetes and hypertension management [J]. Asia Pacific Journal of Clinical Nutrition, 2006,15(3): 433 - 441.

[10] Appelhagen I, Lu GH, Huep G, et al. TRANSPARENT TESTA1 interacts with R2R3-MYB factors and affects early and late steps of flavonoid biosynthesis in the endothelium of Arabidopsis thaliana seeds [J]. Plant Journal for Cell & Molecular Biology, 2011,67(3): 406 - 419.

[11] Appelhagen I, Nordholt N, Seidel T, et al. TRANSPARENT TESTA13 is a tonoplast P3A-ATPase required for vacuolar deposition of proanthocyanidins in Arabidopsis thaliana seeds [J]. Plant Journal, 2015,82(5): 840 - 849.

[12] Atsushi M, Atsushi I, Chihiro T, et al. Accumulation of hydroxycinnamic acid amides induced by pathogen infection and identification of agmatine coumaroyltransferase in Arabidopsis thaliana [J]. Planta, 2009,230: 517 - 527.

[13] Avramovic N, Dragutinovic V, Krstic D, et al. The effects of omega 3 fatty acid supplementation on brain tissue oxidative status in aged Wistar rats [J]. Hippokratia, 2012,16(3): 241 - 245.

[14] 阿力同·其米克,金晓芳,叶忠铭,等. 新疆产药用植物黑果枸杞有性生殖产出差异的繁殖生态学研究[J]. 植物科学学报,2014,32(6): 570 - 576.

[15] 阿力同·其米克,王青锋,杨春锋,等. 新疆产药用植物黑果枸杞遗传多样性的 ISSR 分析[J]. 植物科学学报,2013,

31(5)：517-524.

[16] 阿娃汉,陈瑛,陶大勇. 黑果枸杞色素对果蝇性活力及寿命影响的研究[J]. 塔里木大学学报,2007,19(3)：2.

[17] 艾则孜江·艾尔肯,田志浩,冯孟鑫,等. 黑果枸杞质量标准研究[J]. 西北药学杂志. 2015,30(3)：236-241.

[18] 艾则孜江·艾尔肯. 黑果枸杞的真伪鉴别及质量研究[D]. 北京：北京中医药大学,2014.

[19] 安国荣,张启云,张国龙,等. 快速溶剂萃取仪(ASE)萃取-气相色谱测定黑枸杞中有机氯[J]. 化学工程师,2017,31(7)：25-28.

[20] 安沙舟,刘晓媛. 枸杞[M]. 北京：中国中医药出版社,2001.

[21] 安巍,王亚军,尹跃,等. 枸杞种质资源的 SRAP 分析[J]. 浙江农业学报,2013,25(6)：4.

B

[22] Badshah H, Kim TH, Kim MO. Protective effects of Anthocyanins against Amyloid beta-induced neurotoxicity in vivo and in vitro [J]. Neurochemistry International, 2014,80：51-59.

[23] Bae YS, Foo LY, Karchesy JJ. GPC of Natural Procyanidin Oligomers and Polymers [J]. Holzforschung, 1994,48(1)：4-6.

[24] Bagchi D, Bagchi M, Stohs SJ, et al. Free radicals and grape seed proanthocyanidin extract：importance in human health and disease prevention [J]. Toxicology,2000,148(2)：187-197.

[25] Bagchi D, Garg A, Krohn RL, et al. Oxygen free radical scavenging abilities of vitamins C and E, and a grape seed proanthocyanidin extract in vitro [J]. Res Commun Mol Pathol Pharmacol, 1997,95(2)：179-189.

[26] Bagchi M, Balmoori J, Bagchi D, et al. Smokeless tobacco, oxidative stress, apoptosis, and antioxidants in human oral keratinocytes [J]. Free Radical Biology & Medicine, 1999,26(7-8)：992.

[27] Bagchi M, Kuszynski CA, Balmoori J, et al. Protective effects of antioxidants against smokeless tobacco-induced oxidative stress and modulation of Bcl-2 and p53 genes in human oral kerathnocytes [J]. Free Radical Research Communications, 2001,35(2)：181-194.

[28] Bak MJ, Jun M, Jeong WS. Procyanidins from Wild Grape (Vitis amurensis) Seeds Regulate ARE-Mediated Enzyme Expression via Nrf2 Coupled with p38 and PI3K/Akt Pathway in HepG$_2$ Cells [J]. International Journal of Molecular Sciences, 2012,13(1)：801-818.

[29] Bakker AW, Schippers B. Microbial cyanide production in the rhizosphere in relation to potato yield reduction and Pseudomonas SPP-mediated plant growth-stimulation [J]. Soil Biology & Biochemistry, 1987,19(4)：451-457.

[30] Bakowska-Barczak A. Acylated anthocyanins as stable, natural food colorants-a review [J]. Polish Journal of Food & Nutrition Sciences, 2005,11(3)：201-247.

[31] Bansal AK, Bansal M, Soni G, et al. Protective role of Vitamin E pre-treatment on N-nitrosodiethylamine induced oxidative stress in rat liver [J]. Chemicobiological Interactions, 2005,156(2-3)：101-111.

[32] Banudevi S, Krishnamoorthy G, Venkataraman P, et al. Role of α-tocopherol on antioxidant status in liver, lung and kidney of PCB exposed male albino rats [J]. Food and Chemical Toxicology, 2006,44(12)：2040-2046.

[33] Barbalho CA, Nunes-De-Souza RL, Canto-De-Souza A. Similar anxiolytic-like effects following intra-amygdala infusions of benzodiazepine receptor agonist and antagonist：evidence for the release of an endogenous benzodiazepine inverse agonist in mice exposed to elevated plus-maze test [J]. Brain Research, 2009,1267(none)：65-76.

[34] Bartus RT. On neurodegenerative diseases, models, and treatment strategies：lessons learned and lessons forgotten a generation following the cholinergic hypothesis [J]. Experimental Neurology, 2000,163(2)：495-529.

[35] Bas DJM, Fernandez-Larrea JB, Blay M, et al. Grape seed procyanidins improve atherosclerotic risk index and induce liver CYP7A1 and SHP expression in healthy rats [J]. Faseb Journal, 2005,19(3)：479-481.

[36] Baudry A, Heim MA, Dubreucq B, et al. TT2, TT8, and TTG1 synergistically specify the expression of BANYULS and proanthocyanidin biosynthesis in Arabidopsis thaliana [J]. The Plant Journal, 2010,39(3)：366-380.

[37] Baumann L, Duque DK, Schirripa MJ. Split-face vitamin C consumer preference study [J]. Journal of Drugs in Dermatology, 2014,13(10)：1208-1213.

[38] Beier JI, Arteel GE. Alcoholic liver disease and the potential role of plasminogen activator inhibitor-1 and fibrin metabolism [J]. Experimental Biology & Medicine, 2012,237(1)：1.

[39] Bendi A,潘丽梅. 类胡萝卜素在免疫功能中的作用[J]. 国外医学(卫生学分册),1990,17(2)：106-110.

[40] Besten GD, Eunen KV, Groen AK, et al. The role of short-chain fatty acids in the interplay between diet, gut microbiota, and host energy metabolism [J]. Journal of Lipid Research, 2013,54(9)：2325-2340.

[41] Boersma PM, Haarsma LD, Schotanus MP, et al. TNF-R1 and FADD mediate UVB-Induced activation of K$^+$ channels in corneal epithelial cells [J]. Experimental Eye Research, 2017, 154: 1-9.

[42] Bomser JA, Singletary KW, Wallig MA, et al. Inhibition of TPA-induced tumor promotion in CD-1 mouse epidermis by a polyphenolic fraction from grape seeds [J]. Cancer Letters, 1999, 135(2): 151-157.

[43] Bonaccorso S, Puzella A, Marino V, et al. Immunotherapy with interferon-alpha in patients affected by chronic hepatitis C induces an intercorrelated stimulation of the cytokine network and an increase in depressive and anxiety symptoms [J]. Psychiatric Research, 2001, 105(1-2): 45-55.

[44] Braidot E, Zancani M, Petrussa E, et al. Transport and accumulation of flavonoids in grapevine (*Vitis vinifera* L.) [J]. Plant Signaling & Behavior, 2008, 3(9): 626-632.

[45] Broderick PA. Alprazolam, diazepam, yohimbine, clonidine: In vivo CA1, hippocampal norepinephrine and serotonin release profiles under chloral hydrate anesthesia [J]. Progress in Neuro-Psychopharmacology and Biological Psychiatry, 1997, 21(7): 1117-1140.

[46] Bulgakov VP, Avramenko TV. New opportunities for the regulation of secondary metabolism in plants: focus on microRNAs [J]. Biotechnology Letters, 2015, 37(9): 1719-1727.

[47] Byun EB, Sung NY, Byun EH, et al. The procyanidin trimer C1 inhibits LPS-induced MAPK and NF-κB signaling through TLR4 in macrophages [J]. International Immunopharmacology, 2013, 15(2): 450-456.

[48] 白春雷,王灵茂,王志国,等.黑果枸杞育苗技术综述[J].种子科技,2016,34(12):51-54.

[49] 白春亮,彦斌.黑枸杞栽培管理技术[J].现代农业,2016(10):9-10.

[50] 白红进,汪河滨,褚志强,等.不同方法提取黑果枸杞多糖的研究[J].食品工业科技,2007(3):145-146.

[51] 白佳兴.野生黑果枸杞饮料工艺及特性研究[D].天津:天津科技大学,2018.

[52] 白明,牛丽娟,魏荣妮,等.河西走廊气温时空分布特征[J].甘肃科学学报,2019,31(4):46-48.

[53] 白生堆.榆阳区黑果枸杞人工栽培管理技术[J].陕西林业科技,2019,47(5):112-114,117.

[54] 包雪梅,胡娜,宗渊,等.转录组学挖掘黑果枸杞中花青素生物合成代谢关键 bHLH 调控基因[J/OL].分子植物育种[2022-08-03]. http://kns.cnki.net/kcms/detail/46.1068.S.20210702.1559.007.html.

[55] 包振华,郭军战,周玮,等.枸杞组织培养再生体系优化[J].西北林学院学报,2010,25(5):73-76.

[56] 贝盏临,张欣,雷茜,等.枸杞属两个种的 RAPD 遗传多态性分析[J].广东农业科学,2011,38(4):120-122.

C

[57] Cao SQ, Liu L, Lu Q, et al. Integrated effects of ascorbic acid, flavonoids and sugars on thermal degradation of anthocyanins in blood orange juice [J]. European Food Research & Technology, 2009, 228(6): 975-983.

[58] CastaÑEda-Ovando A, Pacheco-HernÁNdez MDL, PÁEz-HernÁNdez ME, et al. Chemical studies of anthocyanins: A review [J]. Food Chemistry, 2009, 113(4): 859-871.

[59] Castell-Auví A, Cedó L, Pallarès V, et al. Grape seed procyanidins improve β-cell functionality under lipotoxic conditions due to their lipid-lowering effect [J]. Journal of Nutritional Biochemistry, 2013, 24(6): 948-953.

[60] Castell-Auví A, Cedó L, Pallarès V, et al. Procyanidins modify insulinemia by affecting insulin production and degradation [J]. Journal of Nutritional Biochemistry, 2012, 23(12): 1565-1572.

[61] Catarina R, David V, Marcus R, et al. Dietary Levels of Pure Flavonoids Improve Spatial Memory Performance and Increase Hippocampal Brain-Derived Neurotrophic Factor [J]. PLoS one, 2013, 8(5): e63535.

[62] Chan WH, Yu JS. Inhibition of UV irradiation-induced oxidative and apoptotic biochemical changes in human epidermal carcinoma A431 cells by genistein [J]. Journal of Cellular Biochemistry, 2000, 78(1): 73-84.

[63] Chen C, Zhang K, Khurshid M, et al. MYB Transcription Repressors Regulate Plant Secondary Metabolism [J]. Critical Reviews in Plant Sciences, 2019, 38(3): 159-170.

[64] Chen HK. Effects of NaCl Stress on Seed Germination of *Lycium ruthenicum* Murr. [J]. Agricultural Science & Technology, 2010, 11(4): 37-38.

[65] Chen JY, Wen PF, Kong WF, et al. Changes and subcellular localizations of the enzymes involved in phenylpropanoid metabolism during grape berry development [J]. Journal of Plant Physiology, 2006, 163(2): 115-127.

[66] Chen L, Hu B, Qin Y, et al. Advance of the negative regulation of anthocyanin biosynthesis by MYB transcription factors [J]. Plant Physiology and Biochemistry, 2019, 136: 178-187.

[67] Chen L, Sun P, Wang T, et al. Diverse Mechanisms of Antidiabetic Effects of the Different Procyanidin Oligomer Types

of Two Different Cinnamon Species on db/db Mice [J]. Journal of Agricultural and Food Chemistry, 2012,60(36)：9144 - 9150.

[68] Chen Q, Yu H, Tang H, et al. Identification and expression analysis of genes involved in anthocyanin and proanthocyanidin biosynthesis in the fruit of blackberry [J]. Scientia Horticulturae, 2012,141：61 - 68.

[69] Chen S, Zhou H, Zhang G, et al. Anthocyanins from *Lycium ruthenicum* Murr. ameliorated D-galactose-induced memory impairment, oxidative stress, and neuroinflammation in adult rats [J]. Journal of Agricultural & Food Chemistry, 2019,67(11)：3140 - 3149.

[70] Chen Y, Miao Y, Huang L, et al. Antioxidant activities of saponins extracted from Radix Trichosanthis：an in vivo and in vitro evaluation [J]. BMC Complementary and Alternative Medicine, 2014,14(1)：86.

[71] Chenl G, Perchelleti EM, Xiao MG, et al. Ability of m-chloroperoxybenzoic acid to induce the ornithine decarboxylase marker of skin tumor promotion and inhibition of this response by gallotannins, oligomeric proanthocyanidins, and their monomeric units in mouse epidermis in vivo [J]. Anticancer Research, 1995,15(4)：1183 - 1189.

[72] Choi HN, Chung MJ, Park JK, et al. Neuroprotective effects of N-acetylglucosamine against hydrogen peroxide-induced apoptosis in human neuronal SK-N-SH cells by inhibiting the activation of caspase-3, PARP, and p38 [J]. Food Science & Biotechnology, 2013,22(3)：853 - 858.

[73] Choi SK, Zhang XH, Seo JS. Suppression of oxidative stress by grape seed supplementation in rats [J]. Nutrition Research and Practice, 2012,6(1)：3 - 8.

[74] Corder R, Mullen W, Khan NQ, et al. Oenology：red wine procyanidins and vascular health [J]. Nature, 2006,444 (7119)：566.

[75] Cryns V, Yuan J. Proteases to die for [J]. Genes & Development, 1998,12(11)：1551.

[76] 蔡吉清,李秀玲. 微波辅助法提取紫甘薯中的原花青素及含量的测定[J]. 浙江化工,2011(2)：29 - 30.

[77] 曹虎,张鹏,董存元,等. 黑果枸杞种子育苗及造林管理技术[J]. 林业科技通讯,2020(8)：96 - 98.

[78] 曹君迈,马海军,谭亚萍. 离体黑果枸杞再生途径的研究[J]. 干旱地区农业研究,2018,36(5)：54 - 58.

[79] 曹琦. 塔里木灌区黑果枸杞人工栽培技术探究[J]. 现代园艺,2017(8)：23 - 25.

[80] 曹茸茸,杨晓磊,罗慧英. 中药抗运动疲劳机制研究进展[J]. 中兽医医药杂志,2017,36(3)：25 - 28.

[81] 曹茸茸,杨晓磊,孙敏,等. 藏药黑果枸杞对运动疲劳小鼠的缓解作用[J]. 中国临床药理学杂志. 2017,33(4)：351 - 354.

[82] 曹茸茸. 黑果枸杞抗运动疲劳作用研究[D]. 兰州：甘肃中医药大学,2015.

[83] 曹有龙,罗青,张曦燕,等. 不同培养条件对枸杞组培苗玻璃化的影响[J]. 农业科学与技术(英文版),2008(2)：30 - 32.

[84] 柴成武,贺访印,魏林源,等. 干旱沙区盐碱退耕地生态恢复模式研究[J]. 水土保持研究,2011,18(6)：208 - 211,215.

[85] 常洪娟,王佐民,赵云财. 黑果枸杞发酵酒[J]. 酿酒,2017,44(2)：116 - 117.

[86] 常彦莉,谭雅茹. 不同处理条件对黑果枸杞插穗成活率的影响[J]. 农业科技与信息,2014(20)：48 - 50.

[87] 巢强. 雪域圣果——黑果枸杞盐碱地种植技术[J]. 林业实用技术,2013(11)：62 - 64.

[88] 陈斌. 柴达木盆地资源植物黑果枸杞育苗技术[J]. 北方园艺,2008(4)：138 - 139.

[89] 陈晨,文怀秀,罗智敏,等. 白刺色素和黑果枸杞色素中花色苷与总多酚的测定[J]. 光谱实验室,2010,27(5)：1796 - 1798.

[90] 陈晨,文怀秀,赵晓辉,等. 固相萃取快速测定黑果枸杞果汁中酚酸类化合物[J]. 中国中药杂志,2011a,36(7)：896 - 898.

[91] 陈晨,赵晓辉,文怀秀,等. 黑果枸杞的抗氧化成分分析及抗氧化能力测定[J]. 中国医院药学杂志,2011b,31(15)：1305 - 1306.

[92] 陈光,张真妮. 淀粉发酵生产微生物多糖的研究现状[J]. 吉林农业大学学报,2001,23(1)：42 - 46.

[93] 陈海军,刘嘉伟,李佳,等. 黑果枸杞(*Lycium ruthenicum*)组织培养与再生体系的建立[J]. 内蒙古农业大学学报(自然科学版),2018,39(4)：14 - 23.

[94] 陈海魁,曹君迈,任贤,等. 黑果枸杞染色体核型分析[J]. 北方园艺,2008a(7)：207 - 209.

[95] 陈海魁,蒲凌奎,曹君迈,等. 黑果枸杞的研究现状及其开发利用[J]. 黑龙江农业科学,2008b(5)：155 - 157.

[96] 陈海魁,蒲凌奎,倪志婧,等. 黑果枸杞硬实种子处理方法研究[J]. 安徽农业科学,2009,37(6)：2540 - 2541.

[97] 陈海魁,赵文红. 不同浓度 NaCl 胁迫对黑果枸杞种子萌发的影响[J]. 农业科学与技术(英文版),2010,11(4)：37 - 38.

[98] 陈浩,杨帅杰,焦婵媛. 黑果枸杞中花青素类物质的研究进展[J]. 现代食品,2020(5)：57 - 59.

[99] 陈红军,侯旭杰,白红进,等. 黑果枸杞中的几种营养成分的分析[J]. 中国野生植物资源,2002a,21(2)：55 - 57.

[100] 陈红军,马玲,孔星云. 黑果枸杞中十三种元素含量的测定[J]. 中国野生植物资源,2002b,21(4)：59 - 60.

[101] 陈虎,王树林. 微胶囊包埋壁材对黑果枸杞花青素稳定性的影响[J]. 农产品质量与安全,2017(4)：40-43,48.

[102] 陈建,柴勇. 黑果枸杞离体快繁研究[J]. 林业调查规划,2018,43(6)：161-165.

[103] 陈健,孙爱东,高雪娟,等. 响应面分析法优化超声波提取槟榔原花青素工艺[J]. 食品科学,2011,32(4)：82-86.

[104] 陈进福,祁银燕,陈武生. 黑果枸杞嫩枝扦插育苗技术规程[J]. 青海农林科技,2016(1)：84-87.

[105] 陈丽娜,李健,秦三杰. 河西走廊西部近40年高、低温气候特征分析[J]. 安徽农学通报,2019,25(10)：135-137.

[106] 陈荣华,谷燕. 原花青素的研究概况[J]. 轻工科技,2013,29(7)：7-8.

[107] 陈绥清,王强,龚孙莲,等. 中药枸杞中的氨基酸分析[J]. 中国药科大学学报,1991(1)：53-55.

[108] 陈晓琴. 黑果枸杞果实多糖的制备与抗疲劳、降血糖生物功效的研究[D]. 乌鲁木齐：新疆师范大学,2007.

[109] 陈晓昱,马文宇. 沙棘水提物对UVC辐射HaCaT细胞损伤的保护作用及其机制[J]. 山东医药,2017,57(13)：42-44.

[110] 陈新晶. 黑果枸杞的质量标准研究[D]. 北京：北京中医药大学,2018.

[111] 陈雪妍. 柴达木盆地黑果枸杞F3′5′H基因启动子克隆与活性分析[D]. 西宁：青海大学,2017.

[112] 陈轶. 黑果枸杞和白刺的抗焦虑作用及机制探讨[D]. 北京：北京中医药大学,2017.

[113] 陈玉珍. 牛磺酸的生理功能及其应用[J]. 解放军预防医学杂志,1994,12(4)：329-332.

[114] 成旋,程薇波,颜灏,等. 原花青素预防大鼠亚硒酸钠性白内障的机制研究[J]. 中国中药杂志,2008,33(3)：300-302.

[115] 程起骏. 布哈河畔的乙弗无敌国[J]. 柴达木开发研究,2009(1)：30-32.

[116] 崔纪芳,曹建民,周海涛,等. 黑果枸杞对大鼠运动性心肌损伤的保护作用[J]. 中国体育科技,2016,52(5)：46-51.

[117] 崔瑞峰,杜娟,马瑞霞. 红掌叶片愈伤组织诱导的研究[J]. 江苏农业科学,2013,41(9)：24-26.

[118] 崔馨,白继,贺翔鸽,等. 兔LASEK与PRK术后角膜Ⅰ,Ⅲ,Ⅴ,Ⅵ型胶原的WesternBlot研究[J]. 眼科学报,2005,21(4)：141-148.

[119] 崔逸,蒋彩云,张翔,等. 黑枸杞中抗氧化物质的提取及花青素含量分析[J]. 食品研究与开发,2017,38(16)：28-32.

[120] 崔永红. 青海通史[M]. 西宁：青海人民出版社. 2017.

[121] 崔治家,吕培霖,李善家,等. 清水河枸杞——甘肃省茄科植物一新分布种[J]. 中国现代中药,2013,15(7)：590.

D

[122] Dangles O, Saito N, Brouillard R. Anthocyanin intramolecular copigment effect [J]. Phytochemistry, 1993,34(1)：119-124.

[123] Dauer A, Hensel A, Lhoste E, et al. Genotoxic and antigenotoxic effects of catechin and tannins from the bark of *Hamamelis virginiana* L. in metabolically competent, human hepatoma cells (HepG$_2$) using single cell gel electrophoresis [J]. Phytochemistry, 2003,63(2)：199-207.

[124] David KR, Sturman JA, Guall GE, et al. Taurine and other free amino acids in milk of man and other mammals [J]. Early Human Development, 1978,2(1)：1-13.

[125] Debeaujon I, Peeters A, KM Léon-Kloosterziel, et al. The transparent testa12 gene of arabidopsis encodes a multidrug secondary transporter-like protein required for flavonoid sequestration in vacuoles of the seed [J]. The Plant Cell, 2001, 13(4)：853-872.

[126] Deck LM, Baca ML, Salas SL, et al. 3-Alkyl-6-chloro-2-pyrones：selective inhibitors of pancreatic cholesterol esterase [J]. Journal of Medicinal Chemistry, 1999,42(20)：4250-4256.

[127] Deininger P. Gus protocols：Using the gus gene as a reporter of gene expression [J]. Analytical Biochemistry, 1992, 207(2)：356-358.

[128] Dogan A, Celik I. Hepatoprotective and antioxidant activities of grapeseeds against ethanol-induced oxidative stress in rats [J]. The British Journal of Nutrition, 2011,107(1)：45-51.

[129] Dong L, Tao L, Zhang S, et al. A novel headspace integrated E-nose and its application in discrimination of Chinese medical herbs [J]. Sensors & Actuators B Chemical, 2015,221(DEC.)：556-563.

[130] Dreiseitel A, Korte G, Schreier P, et al. Berry anthocyanins and their aglycons inhibit monoamine oxidases A and B [J]. Pharmacological Research, 2009,59(5)：306-311.

[131] Duan Y, Fan C, Yao X, et al. Protective Effect of *Lycium ruthenicum* Murr. Against Radiation Injury in Mice [J]. International Journal of Environmental Research and Public Health, 2015,12(7)：8332-8347.

[132] 大丹增. 中国藏药材大全[M]. 北京：中国藏学出版社. 2016.

[133] 戴逢斌,刘丽萍,李艾佳,等. 多基因型黑果枸杞高效快繁体系的建立[J]. 生物技术通报,2019,35(4)：201-207.

[134] 戴逢斌. 黑果枸杞K$^+$/Na$^+$平衡关键基因的克隆及功能鉴定[D]. 北京：北京林业大学,2019.

［135］ 戴国礼,秦垦,曹有龙,等.黑果枸杞的花部结构及繁育系统特征［J］.广西植物,2013,33(1)：126－132.

［136］ 戴国礼,秦垦,曹有龙,等.野生黑果枸杞资源形态类型划分初步研究［J］.宁夏农林科技,2017,58(12)：21－24.

［137］ 戴政平.一种保持黑枸杞片花青素生物活性稳定的包衣及制备方法：201710372324.1［P］.2017－05－24.

［138］ 邓红,马婧,李涵,等.超高压杀菌处理冷破碎猕猴桃果浆贮藏期的品质变化［J］.食品与发酵工业,2019,45(8)：123－129.

［139］ 邓宏伟,陈青山,刘春民,等.口服递法明片对控制儿童高度近视回顾性研究［J］.中国实用眼科杂志,2013,31(8)：1006－1008.

［140］ 邓清祥,靳寿平,李诚.固化酵母发酵黑枸杞苦荞酒生产工艺研究［J］.山东农业大学学报(自然科学版),2018,49(4)：76－80.

［141］ 帝玛尔·丹增彭措.晶珠本草［M］.上海：上海科学技术出版社,2012.

［142］ 丁玉静,刘俊秀,李金红,等.黑果枸杞生理活性成分及作用研究进展［J］.中国临床药理学杂志,2017,33(13)：1280－1283.

［143］ 董碧莲,蔡延渠,吕莉,等.中药多糖增强免疫、抗疲劳作用的研究进展［J］.中成药,2019,41(5)：1119－1124.

［144］ 董得红.柴达木黑枸杞［J］.中国土族,2014(2)：25－26.

［145］ 董建方.黑枸杞果酒的酿造工艺研究［J］.酿酒科技,2019(10)：73－78.

［146］ 董秀丽,陈向明.反相高效液相色谱法测定枸杞中有机酸的含量［J］.安徽农业科学,2010,38(19)：9959－9960.

［147］ 董雨荷,胡文忠,连俊辉,等.黑果枸杞活性成分及其药理作用的研究进展［J］.广东化工,2020,47(23)：56－57.

［148］ 杜丁.黑果枸杞多糖的分离纯化及抗氧化活性研究［D］.西安：陕西科技大学,2017.

［149］ 杜国利,宋长征,张更林.枸杞的组织培养及植株再生的条件优化［J］.生物技术通讯,2006,17(3)：384－386.

［150］ 杜敏智.大果黑果枸杞组培快繁技术体系的研究［D］.延边：延边大学,2015.

［151］ 杜晓芬,谢笔钧.原花青素防癌抗癌作用研究进展［J］.天然产物研究与开发,2005,17(6)：822－825.

［152］ 段雅彬,姚星辰,陈湘宏,等.黑果枸杞对辐射损伤小鼠造血系统的保护作用［J］.中药材,2015a,38(6)：1242－1246.

［153］ 段雅彬,姚星辰,王财,等.黑果枸杞对X射线辐射小鼠的保护作用研究［J］.天然产物研究与开发,2015b,27：148－152.

［154］ 段雅彬,姚星辰,朱俊博,等.藏药黑果枸杞中总花色苷与原花青素B2的含量测定［J］.时珍国医国药,2015c,26(7)：99－101.

［155］ 段亚云,李建颖,程瑶,等.黑果枸杞叶槲皮素的制备及其体外抗氧化活性研究［J］.食品研究与开发,2019,40(5)：67－72.

［156］ 段珍珍,王占林,贺康宁,等.不同土壤水分含量对枸杞光合特性的影响［J］.湖北农业科学,2015,54(17)：4208－4211.

E

［157］ Eenennaam VAL. Engineering Vitamin E Content：From Arabidopsis Mutant to Soy Oil［J］. Plant Cell,2003,15(12)：3007－3019.

［158］ El-Alfy AT,Ahmed A,Fatani AJ. Protective effect of red grape seeds proanthocyanidins against induction of diabetes by alloxan in rats［J］. Pharmacological Research,2005,52(3)：264－270.

F

［159］ Fernandez-Larrea J,Montagut G,MC Bladé,et al. GSPE has the same effects as insulin on the mRNA levels of the main genes of glucose disposal in the liver of STZ-diabetic animals［C］//Diab Vasc Dis Res. 2007.

［160］ Ferraris VD. Evolution of poly(ADP-ribose) polymerase-1 (PARP-1) inhibitors. From concept to clinic［J］. Journal of Medicinal Chemistry,2010,53(12)：4561.

［161］ File SE,Pellow S. No cross-tolerance between the stimulatory and depressant actions of benzodiazepines in mice［J］. Behavioural Brain Research,1985,17(1)：1－7.

［162］ Fisher GJ,Kang S,Varani J,et al. Mechanisms of Photoaging and Chronological Skin Aging［J］. Archives of Dermatology,2002,138(11)：1462－1470.

［163］ Francine G,Sylvain G,Stamatiki R,et al. Chemopreventive properties of apple procyanidins on human colon cancer-derived metastatic SW620 cells and in a rat model of colon carcinogenesis［J］. Carcinogenesis,2005,26(7)：1291－1295.

[164] Franconi F，Bennardini F，Mattana A，et al. Plasma and platelet taurine are reduced in subjects with insulin-dependent diabetes mellitus：effects of taurine supplementation [J]. American Journal of Clinical Nutrition，1995(5)：1115 - 1119.

[165] Fu C，Yang X，Lai S，et al. Structure，antioxidant and α-amylase inhibitory activities of longan pericarp proanthocyanidins [J]. Journal of Functional Foods，2015,14：23 - 32.

[166] Fuhrmann J，Davey CB，Wollum AG，et al. Desiccation Tolerance of Clover Rhizobia in Sterile Soils [J]. SOIL SCI SOC AMER J，1986,50(3)：639.

[167] Fujiki H，Suganuma M，Okabe S，et al. Cancer inhibition by green tea [J]. Mutation Research/Fundamental and Molecular Mechanisms of Mutagenesis，1998,402(1 - 2)：307 - 310.

[168] 樊光辉,王占林,谢守忠. 柴达木盆地白果枸杞果实活性成分测定与分析[J].青海科技,2017a,24(1)：60 - 64.

[169] 樊光辉,张得芳,王占林,等. 柴达木盆地黑果枸杞人工栽培条件下有效成分测定与分析[J].青海科技,2017b,24(1)：58 - 62.

[170] 樊云芳,安巍,曹有龙,等. 枸杞属(*Lycium* Linn.)13 份供试材料花粉形态研究[J].自然科学进展,2008,18(4)：470 - 474.

[171] 范树高. 沙米种子休眠机理及休眠破除方法的研究[D].兰州：兰州大学,2017.

[172] 冯建森,刘志虎. 酒泉市野生黑果枸杞资源及利用[J].林业实用技术,2013(2)：63 - 65.

[173] 冯雷,李雪,徐万里,等. 不同盐渍化土壤栽培的黑果枸杞品质评价[J].中国农业科技导报,2020,22(10)：167 - 174.

[174] 冯美,张宁,等. 枸杞果实生长发育过程中有机酸变化研究[J].农业科学研究,2005,26(4)：19 - 20.

[175] 冯薇,何恩鹏,陈晓琴. 黑果枸杞果实多糖对小白鼠运动能力影响及量效研究[J].干旱区研究,2009,26(4)：586 - 590.

[176] 冯远,郑自龙. 进展性脑梗死的病因、危险因素及临床特点分析[J].中国实用神经疾病杂志,2009,12(4)：39 - 40.

[177] 付建平,熊伟,吴磊,等. 蛋白酪氨酸磷酸酶抑制剂的研究进展[J].生物化工,2017,3(6)：82 - 85.

[178] 傅金阶,谈志强,谢学忠,等. 高血压性脑出血量与 D - 二聚体含量关系的研究(73 例报告)[J].高血压杂志,2006,14(3)：224 - 225.

[179] 傅颖,梅松,刘冬英,等. 原花青素经肠道微生态途径对脂质代谢的调节[J].中国生物制品学杂志,2013,26(2)：225 - 229.

[180] 富杭育,贺玉琢,周爱香,等. 根据桂枝汤的效应半衰期和表观消除半衰期制订给药方案的探讨[J].中药药理与临床,1993,9(5)：1 - 3.

G

[181] Gali HU，Perchellet EM，Gao XM，et al. Comparison of the Inhibitory Effects of Monomeric，Dimeric，and Trimeric Procyanidins on the Biochemical Markers of Skin Tumor Promotion in Mouse Epidermis in vivo [J]. Planta Medica，1994,60(3)：235 - 239.

[182] Galvano F，Fauci L L，Lazzarino G，et al. Cyanidins：metabolism and biological properties [J]. Journal of Nutritional Biochemistry，2004,15(1)：2 - 11.

[183] Gamze Y，Dilek P，Hatice B. Protective role of catechin and quercetin in sodium benzoate-induced lipid peroxidation and the antioxidant system in human erythrocytes in vitro [J]. The Scientific World Journal，2014(1)：874824.

[184] Gandhi GR，Ignacimuthu S，Paulraj MG. Solanum torvum Swartz. fruit containing phenolic compounds shows antidiabetic and antioxidant effects in streptozotocin induced diabetic rats [J]. Food & Chemical Toxicology：An International Journal Published for the British Industrial Biological Research Association，2011,49(11)：2725 - 2733.

[185] Gao P，Li X，Cui DJ，et al. A new dominant Arabidopsis transparent testa mutant，sk21-D，and modulation of seed flavonoid biosynthesis by KAN4 [J]. Plant Biotechnology Journal，2010,8(9)：979 - 993.

[186] Gesell A，Yoshida K，Tran LT，et al. Characterization of an apple TT2-type R2R3 MYB transcription factor functionally similar to the poplar proanthocyanidin regulator PtMYB134 [J]. Planta，2014,240(3)：497 - 511.

[187] Ghosh S，Clair R，Rudel LL. Mobilization of cytoplasmic CE droplets by overexpression of human macrophage cholesteryl ester hydrolase [J]. Journal of Lipid Research，2003,44(10)：1833 - 1840.

[188] Giusti MM，Wrolstad RE. Acylated anthocyanins from edible sources and their applications in food systems [J]. Biochemical Engineering Journal，2003,14(3)：217 - 225.

[189] Gla C，Xka B，Lla B，et al. Glucagon-like peptide 1 potentiates glucotoxicity-diminished insulin secretion via stimulation of cAMP-PKA signaling in INS-1E cells and mouse islets [J]. The International Journal of Biochemistry & Cell

Biology，2013，45(2)：483－490.

[190] Gong Y，Wu J，Li ST. Immuno-enhancement effects of *Lycium ruthenicum* Murr. polysaccharide on cyclophosphamide-induced immunosuppression in mice [J]. Int J Clin Exp Med，2015，8(11)：20631－20637.

[191] Gonzalez A，Brown M，Hatlestad G，et al. TTG2 controls the developmental regulation of seed coat tannins in Arabidopsis by regulating vacuolar transport steps in the proanthocyanidin pathway [J]. Developmental Biology，2016，61(37)：54－63.

[192] Gonzalez-Abuin N，Pinent M，Gasanova-Marti A，et al. Procyanidins and Their Healthy Protective Effects Against Type 2 Diabetes [J]. Current Medicinal Chemistry，2015，22(1)：39－50.

[193] Gonzalo-Diago A，Dizy M，Purificación FZ. Taste and mouthfeel properties of red wines proanthocyanidins and their relation to the chemical composition [J]. Journal of Agricultural & Food Chemistry，2013，61(37)：8861－8870.

[194] Greaves DR，Gordon S. Recent insights into the biology of macrophage scavenger receptors [J]. The Journal of Lipid Research，2005，46(1)：11－20.

[195] Gu L，Kelm MA，Hammerstone JF，et al. Concentrations of Proanthocyanidins in Common Foods and Estimations of Normal Consumption [J]. Journal of Nutrition，2004，134(3)：613.

[196] Gu L，Kelm MA，Hammerstone JF，et al. Screening of foods containing proanthocyanidins and their structural characterization using LC-MS/MS and thiolytic degradation [J]. Journal of Agricultural & Food Chemistry，2003，51(25)：7513－7521.

[197] 甘青梅，左振常，昌也平，等. 藏药"旁玛"的考证及生药学研究[J].中国民族民间医药，1995(1)：31－33.

[198] 甘青梅. 浅述藏药的研究[J].中草药. 2001，32(4)：85－87.

[199] 甘肃省药品监督管理局. 甘肃省中药材标准[M].兰州：兰州大学出版社，2020.

[200] 甘小娜，王辉俊，李廷钊，等. 黑果枸杞化学成分的 UPLC-TripleTOF/MS 分析及其总花色苷类含量测定[J].食品科学，2021，42(18)：185－190.

[201] 高粉红，何丽君，陈海军，等. 野生黑果枸杞染色体加倍及其多倍体核型分析[J].分子植物育种，2020，18(22)：7522－7529.

[202] 高粉红. 黑果枸杞 ISSR 分析、良种繁殖与新种质创制[D].呼和浩特：内蒙古农业大学. 2020.

[203] 高峰，张琨，宋昕恬，等. 葡萄籽提取物抗氧化作用人体实验研究[J].中国卫生工程学，2010，9(2)：99－100.

[204] 高歌. 超高压技术在红柚汁加工与柚皮果胶提取中应用研究[D].北京：中国农业大学，2018.

[205] 高庆超，常应九，马蓉，等. 黑果枸杞酵素自然发酵过程中微生物群落的动态变化[J].食品与发酵工业，2019，45(13)：126－133.

[206] 高威，李田春，谢玲，等. 落地生根植物组织培养及试管苗的移栽研究[J].辽宁科技学院学报，2019，21(5)：23－25.

[207] 高羽，董志. 原花青素的药理学研究现状[J].中国中药杂志，2009，34(6)：651－655.

[208] 高昭，彭清，高燕，等. 原花青素对小鼠视网膜光化学损伤的保护作用[J].中国医疗前沿，2009，4(23)：5－6.

[209] 耿丹丹，谭亮，肖远灿，等. 离子色谱法测定黑果枸杞中的甜菜碱[J].食品科学，2015，36(20)：145－147.

[210] 耿珊珊，蔡东联. 原花青素对血脂及氧化低密度脂蛋白的影响[J].国外医学：卫生学分册，2005，32(2)：76－79.

[211] 耿生莲. 不同土壤水分下黑果枸杞生理特点分析[J].西北林学院学报，2012，27(1)：6－10.

[212] 耿生莲. 黑果枸杞施肥试验[J].陕西林业科技，2009(2)：48－50.

[213] 耿生莲. 黑果枸杞天然林整形修剪研究[J].西北林学院学报，2011，26(1)：95－97.

[214] 耿生莲. 黑果枸杞温室扦插育苗试验[J].山西林业科技，2014，43(4)：25－27.

[215] 龚佳. 四种灌木对盐碱胁迫的生理响应及其对土壤主要肥力指标的影响[D].银川：宁夏大学，2017.

[216] 龚丽芬，黄慰生，郑志福，等. 牛磺酸的生物活性、提取与测定[J].化学工程与装备，2003(1)：26－28.

[217] 龚频，张梦璇，李晓凡，等. 原花青素对糖尿病大鼠肾的保护作用[J].现代食品科技，2018，34(9)：1－5.

[218] 苟春虎. 黑枸杞排毒养颜酵素：201710346795.5 [P]. 2017－05－17.

[219] 古丽巴哈尔·卡吾力，高晓黎，常占瑛，等. 黑果枸杞总黄酮提取工艺优化及抗氧化活性简[J].江苏农业科学，2017，45(22)：213－217.

[220] 古丽达娜，贾琦珍，陶大勇，等. 黑果枸杞色素对小鼠常压耐缺氧及游泳耐力的影响[J].时珍国医国药，2009，20(11)：2682－2683.

[221] 谷盼盼，王芳梅，张鑫，等. 超声波辅助提取黑果枸杞中油脂的工艺研究[J].中国食品添加剂，2019，30(3)：93－99.

[222] 顾美英，古丽尼沙·沙依木，张志东，等. 黑果枸杞不同组织内生细菌群落多样性[J].微生物学报，2021，61(1)：152－166.

[223] 顾美英，唐光木，冯雷，等. 南疆野生黑果枸杞果实抗氧化成分与土壤理化性质，微生物特征的相关性[J].新疆农业科

学,2017,54(10)：1930-1940.

[224] 顾宁.浅析宁夏石嘴山市气候资源特点与开发利用[J].科技创新与应用,2015(27)：172.

[225] 关会林,董琦,孙立新,等.芦荟提取物对电刺激离体蟾蜍腓肠肌疲劳的影响[J].牡丹江医学院学报,2008,29(4)：6-7.

[226] 桂翔,张斌武,杨宏伟,等.不同生长调节剂对黑果枸杞嫩枝扦插育苗的影响[J].内蒙古林业科技,2018,44(3)：51-54.

[227] 郭本兆.青海经济植物志[M].西宁：青海人民出版社,1987.

[228] 郭春秀,刘开琳,马俊梅,等.石羊河下游不同立地类型黑果枸杞种群分布格局[J].干旱区研究,2020,37(1)：178-184.

[229] 郭春秀.民勤荒漠草地黑果枸杞群落特征、土壤特性及微生物多样性研究[D].兰州：甘肃农业大学,2018.

[230] 郭金喜,马燕,范田丽,等.微波消解-电感耦合等离子体串联质谱法测定新疆黑枸杞红酒中微量元素的主成分分析[J].食品与发酵工业,2021,47(8)：243-249.

[231] 郭雅靖,颜梦婷,林圣楠,等.几种原花青素的降血糖作用及与常见食品原料的结合研究[J].食品科学,2017,38(19)：156-163.

[232] 郭音.有氧运动与黑果枸杞多糖改善小鼠阻塞性黄疸致肝损伤的研究[D].长沙：湖南师范大学,2016.

[233] 郭有燕,刘宏军,孔东升,等.干旱胁迫对黑果枸杞幼苗光合特性的影响[J].西北植物学报,2016,36(1)：124-130.

[234] 郭有燕,聂海松,余宏远,等.不同生境黑果枸杞实生苗生长及土壤养分空间差异的研究[J].干旱地区农业研究,2019,37(2)：95-101.

[235] 郭有燕,余宏远,孔东升,等.黑果枸杞种子萌发对PEG模拟干旱胁迫的响应[J].水土保持通报,2017,37(5)：98-102.

[236] 国家药典委员会.中华人民共和国药典：四部[M].2020年版.北京：中国医药科技出版社,2020.

[237] 国家药典委员会.中华人民共和国药典：一部[M].2010年版.北京：中国医药科技出版社,2010.

[238] 国家质量监督检验检疫总局,国家标准化管理委员会.中华人民共和国国家标准 枸杞：GB/T 18672-2014[S].北京：中国标准出版社,2014.

[239] 国家质量监督检验检疫总局,国家标准化管理委员会.中华人民共和国国家标准 食品安全国家标准食品中蛋白质的测定：GB 5009.5-2016[S].北京：中国标准出版社,2016.

[240] 国家质量监督检验检疫总局,国家标准化管理委员会.中华人民共和国国家标准 食品安全国家标准食品中脂肪的测定：GB 5009.6-2016[S].北京：中国标准出版社,2016.

[241] 国家中医药管理局《中华本草》编委会.中华本草：藏药卷[M].上海：上海科学技术出版社,2002.

[242] 国家中医药管理局《中华本草》编委会.中华本草：维吾尔药卷[M].上海：上海科学技术出版社.2005.

H

[243] Haddi Z, Mabrouk S, Bougrini M, et al. E-Nose and e-Tongue combination for improved recognition of fruit juice samples [J]. Food Chemistry, 2014,150(may 1)：246-253.

[244] Hassani D, Fu X, Shen Q, et al. Parallel Transcriptional Regulation of Artemisinin and Flavonoid Biosynthesis [J]. Trends in Plant Science, 2020,25(5)：466-476.

[245] He F, Pan QH, Shi Y, et al. Biosynthesis and Genetic Regulation of Proanthocyanidins in Plants [J]. Molecules, 2008,13(10)：2674-2703.

[246] Hellström J, Mattila P, Karjalainen R. Stability of anthocyanins in berry juices stored at different temperatures [J]. Journal of Food Composition & Analysis, 2013,31(1)：12-19.

[247] Hrazdina G, Franzese AJ. Oxidation products of acylated anthocyanins under acidic and neutral conditions [J]. Phytochemistry, 1974,13(1)：231-234.

[248] Huang PL, Chi CW, Liu TY. Areca nut procyanidins ameliorate streptozocin-induced hyperglycemia by regulating gluconeogenesis [J]. Food & Chemical Toxicology, 2013,55(Complete)：137-143.

[249] Huang Y, Wu Q, Wang S, et al. FtMYB8 from Tartary buckwheat inhibits both anthocyanin/Proanthocyanidin accumulation and marginal Trichome initiation [J]. BMC Plant Biol, 2019(19)：263.

[250] Hull GA, Devic M. The beta-glucuronidase (gus) reporter gene system. Gene fusions; spectrophotometric, fluorometric, and histochemical detection [J]. Methods Mol Biol, 1995,49：125-141.

[251] 韩爱芝,白红进,耿会玲,等.响应面法优化超声辅助提取黑果枸杞叶片总黄酮的工艺研究[J].西北林学院学报,2013,28(1)：120-124.

[252] 韩爱芝,蒋卉,贾清华,等.响应面试验优化黑果枸杞花色苷微胶囊制备工艺及其稳定性分析[J].食品科学,2016,37(10):91-96.

[253] 韩德承.识别真假黑枸杞[N].中国中医药报,2014-06-13(5).

[254] 韩多红,李善家,王恩军,等.外源钙对盐胁迫下黑果枸杞种子萌发和幼苗生理特性的影响[J].中国中药杂志,2014,39(1):34-39.

[255] 韩飞,王苗苗,严欢.黑果枸杞花色苷微胶囊化研究[J].安徽农业科学,2017,45(34):82-85.

[256] 韩红.尉犁县黑果枸杞资源分布及发展现状[J].新疆林业,2016(2):23-24.

[257] 韩丽娟,叶英,索有瑞.黑果枸杞资源分布及其经济价值[J].中国野生植物资源,2014,33(6):55-57.

[258] 韩晓滨,刘冬生.牛磺酸与大脑发育关系的初步探讨——牛磺酸与行为[J].卫生研究,1988(3):22-26.

[259] 杭园园,李悦,王朝警,等.黑果枸杞花青素类型、含量及结构分析研究[J].食品研究与开发,2018,39(13):143-148.

[260] 郝广婧,祁银燕,张得芳,等.基于转录组的黑果枸杞SSR分布特征分析及引物设计[J].分子植物育种,2019,17(13):4342-4350.

[261] 郝彦玲,朱本忠,朱鸿亮,等.根癌农杆菌介导的向日葵遗传转化体系的建立[J].农业生物技术学报,2005,13(6):713-717.

[262] 郝媛媛,颉耀文,张文培,等.荒漠黑果枸杞研究进展[J].草业科学,2016,33(9):1835-1845.

[263] 浩仁塔本,赵颖,郭永盛,等.黑果枸杞的组织培养[J].植物生理学通讯,2005(5):82.

[264] 何芳兰,赵明,王继和,等.几种荒漠植物种子萌发对干旱胁迫的响应及其抗旱性评价研究[J].干旱区地理,2011,34(1):100-106.

[265] 何如喜.超声波辅助提取野生黑果枸杞花青素工艺研究[J].青海师范大学学报(自然科学版),2015,31(1):49-55.

[266] 何文革,那松曹克图,魏朝晖,等.嫁接对黑果枸杞当年萌枝生长及其生物性状的影响[J].北方园艺,2015a(14):165-168.

[267] 何文革,那松曹克图,吾其尔,等.新疆焉耆盆地黑果枸杞灌丛与根系组成及分布特征[J].草业科学,2015b,32(7):1192-1198.

[268] 何文革,那松曹克图,吾其尔,等.新疆焉耆盆地黑果枸杞自然分布特点及其生物特性[J].中国野生植物资源,2015c(4):59-63.

[269] 何文革.黑果枸杞地下垂直茎接穗属性特质及与枸杞嫁接成活效果研究[J].现代农业科技,2015(13):79-80.

[270] 贺玲.原花青素对大鼠视网膜缺血再灌注损伤后视神经的保护作用[J].新乡医学院学报,2012,29(1):26-28.

[271] 贺忠兵.骨骼肌收缩过程中钙离子的作用[J].当代体育科技,2016,6(3):11-12.

[272] 洪震,朱乐杰,傅晓强,等.秀丽野海棠叶片不定芽高频再生体系的建立[J].植物生理学报,2015,51(2):241-245.

[273] 胡秉芬,张宝琳,蔡国军,等.十七份中美枸杞材料的SSR遗传多样性[J].北方园艺,2016,352(1):90-94.

[274] 胡佳兴,楼一层,李森,等.葡萄籽中原花青素的超临界CO_2萃取工艺优选[J].中国医院药学杂志,2008,28(12):968-970.

[275] 胡江春,王书锦.大豆连作障碍研究Ⅰ.大豆连作土壤紫青霉菌的毒素作用研究[J].应用生态学报,1996,7(4):396-400.

[276] 胡娜,索有瑞,韩丽娟,等.柱前衍生HPLC-MS法测定黑果枸杞果实中脂肪酸[J].分析试验室,2014,33(6):698-701.

[277] 胡珊.红叶腺柳组织培养及建立再生体系研究[D].北京:北京林业大学,2016.

[278] 胡相伟,马彦军,李毅,等.黑果枸杞组织培养技术[J].兰州:甘肃农业科技,2015(5):73-74.

[279] 胡相伟,马彦军.黑果枸杞栽培管理7点注意事项[J].林业科技通讯,2018(4):51-52.

[280] 胡云峰,王晓彬,陈君然,等.基于美拉德反应制备的熟制黑枸杞加工工艺及活性成分变化规律[J].食品与发酵工业,2019,45(7):155-160.

[281] 虎娟,张虹,蒋清安,等.黑果枸杞花青素生物合成关键基因的生物信息学分析与克隆[J].西北林学院学报,2017,32(6):1-11.

[282] 黄冰洋,郭靖,魏海,等.红景天多糖研究进展[J].吉林医药学院学报,2011,32(2):108-111.

[283] 黄磊,詹勇,许梓荣.海藻多糖的结构与生物学功能研究进展[J].浙江农业学报,2005,17(1):49-53.

[284] 黄青松,王鑫.黑果枸杞汁抗氧化工艺技术研究[J].宁夏农林科技,2019,60(8):60-62.

[285] 黄兴发,尹跃,赵建华,等.黑果枸杞基因组SSR标记开发及遗传多样性分析[J].西北农林科技大学学报(自然科学版),2021,49(1):1-15.

[286] 黄颖.土壤重金属镉污染现状、危害及治理研究综述[J].中国科技纵横,2016(13):7-8.

[287] 黄云霞,张民,张倩,等.α-葡萄糖苷酶抑制剂筛选及其抑制类型研究[J].中国食品添加剂,2014(3):96-99.

[288] 黄芸,袁洪,黄志军,等.环境重金属暴露对人群健康危害研究进展[J].中国公共卫生,2016,32(8):1113-1116.

I

[289] Ibañez E, Cifuentes A. New analytical techniques in food science. [J]. CRC Critical Reviews in Food Technology, 2001,41(6):413-450.

[290] Ichino T, Fuji K, Ueda H, et al. GFS9/TT9 contributes to intracellular membrane trafficking and flavonoid accumulation in Arabidopsis thaliana [J]. Plant Journal, 2015,80(3):410-423.

[291] Ikegami A, Eguchi S, Kitajima A, et al. Identification of genes involved in proanthocyanidin biosynthesis of persimmon (*Diospyros kaki*) fruit [J]. Plant Science, 2007,172(5):1037-1047.

[292] Islam T, Yu X, Badwal TS, et al. Comparative studies on phenolic profiles, antioxidant capacities and carotenoid contents of red goji berry (*Lycium barbarum*) and black goji berry (*Lycium ruthenicum*) [J]. Chemistry Central Journal, 2017,11(1):1-8.

[293] Ito H, Kobayashi E, Takamatsu Y, et al. Polyphenols from Eriobotrya japonica and their cytotoxicity against human oral tumor cell lines [J]. Chemical & Pharmaceutical Bulletin, 2000,48(5):687-693.

[294] Ivan ALM, Campanini MZ, Martinez RM, et al. Pyrrolidine dithiocarbamate inhibits UVB-induced skin inflammation and oxidative stress in hairless mice and exhibits antioxidant activity in vitro [J]. Journal of Photochemistry & Photobiology B: Biology, 2014,138:124-133.

J

[295] Jae C, Jongsun P. Contribution of Natural Inhibitors to the Understanding of the PI3K/PDK1/PKB Pathway in the Insulin-mediated Intracellular Signaling Cascade [J]. International Journal of Molecular Sciences, 2008,9(11):2217-2230.

[296] Jean-Marc B, Charles R, Benot S, et al. The tannosome is an organelle forming condensed tannins in the chlorophyllous organs of Tracheophyta [J]. Annals of Botany, 2013(6):1003-1014.

[297] Jia X, Shen J, Liu H, et al. Small tandem target mimic-mediated blockage of microRNA858 induces anthocyanin accumulation in tomato [J]. Planta, 2015,242(1):283-293.

[298] Jia Z, Song Z, Zhao Y, et al. Grape seed proanthocyanidin extract protects human lens epithelial cells from oxidative stress via reducing NF-κB and MAPK protein expression [J]. Molecular Vision, 2011,17:210.

[299] Jian Z, Dixon RA. The "ins" and "outs" of flavonoid transport [J]. Trends in Plant Science, 2010,15(2):72-80.

[300] Jiang XL, Liu YJ, Wu YH, et al. Analysis of accumulation patterns and preliminary study on the condensation mechanism of proanthocyanidins in tea plants [*Camellia sinensis*][J]. Science Reports, 2015,8742:1-15.

[301] Joshi SS, Kuszynski CA, Bagchi D. The Cellular and Molecular Basis of Health Benefits of Grape Seed Proanthocyanidin Extract [J]. Current Pharmaceutical Biotechnology, 2001,2(2):187-200.

[302] Joshi SS, Kuszynski CA, Bagchi M, et al. Chemopreventive effects of grape seed proanthocyanidin extract on Chang liver cells [J]. Toxicology, 2000,155(1-3):83-90.

[303] Juarez-Enriquez E, Salmeron-Ochoa I, Gutierrez-Mendez N, et al. Shelf life studies on apple juice pasteurised by ultrahigh hydrostatic pressure [J]. LWT-Food Science and Technology, 2014,62(1):915-919.

[304] Jun JH, Liu C, Xiao X, et al. The Transcriptional Repressor MYB2 Regulates Both Spatial and Temporal Patterns of Proanthocyandin and Anthocyanin Pigmentation in Medicago truncatula [J]. Plant Cell, 2015:2860-2879.

[305] Jun JH, Xiao XR, Rao XL, et al. Proanthocyanidin subunit composition determined by functionally diverged dioxygenases [J]. Nature Plants, 2018,4:1034-1043.

[306] 姬孝忠.黑果枸杞育苗技术[J].中国野生植物资源,2015,34(2):75-77.

[307] 季华,潘存德,周俊,等.荒漠灌木内生固氮菌对环境因子的适应性研究[J].中国沙漠,2011,31(4):942-947.

[308] 冀菲,唐晓杰,程广有.黑果枸杞组培繁殖培养基选择[J].北华大学学报(社会科学版),2016,17(4):537-539.

[309] 加杨娥,任立余,燕华玲.黑枸杞水提物对中波紫外线辐射后人角质形成细胞增殖与凋亡及凋亡相关蛋白表达水平的影响研究[J].中国全科医学,2017,20(27):3400-3404.

[310] 贾敏如,李星炜.中国民族药志要[M].北京:中国医药科技出版社,2005.

[311] 贾文聪,伊明·尕哈甫,古丽格娜·吐尔地,等.黑果枸杞多糖提取及脱蛋白、脱色最佳工艺的研究[J].新疆医科大学

学报. 2018,41(7)：900 - 906.

[312] 江海. 花青素的结构抗氧化性及在保健食品中的应用[J]. 农产品加工,2016(5)：63 - 65.

[313] 江纪武. 世界药用植物速查辞典[M]. 北京：中国医药科技出版社,2015.

[314] 姜娜娜,赵光敬. 番茄果实特异性启动子的克隆与遗传转化研究[J]. 生物技术通报,2012(1)：74 - 78.

[315] 姜霞,任红旭,马占青,等. 黑果枸杞耐盐机理的相关研究[J]. 北方园艺,2012(10)：19 - 23.

[316] 姜岩,刘丹. 原花青素预防大鼠冠状动脉粥样硬化研究[J]. 中国医学工程,2011,19(4)：104 - 106.

[317] 姜振俊,张红梅,于志斌,等. 中国中药材出口面对的国际市场标准[J]. 中国现代中药,2018,20(2)：217 - 223.

[318] 蒋其忠. 茶籽壳原花青素的分离纯化、稳定性及抗氧化活性研究[D]. 合肥：安徽农业大学,2010.

[319] 蒋增良. 天然微生物酵素发酵机理,代谢过程及生物活性研究[D]. 杭州：浙江理工大学,2012.

[320] 矫晓丽,迟晓峰,董琦,等. 柴达木野生黑果枸杞营养成分分析[J]. 氨基酸和生物资源,2011,33(3)：60 - 62.

[321] 金华,刘志刚,曾晓丹,等. 超声提取葡萄籽原花青素工艺的优化及其抗氧化活性研究[J]. 中国调味品,2014(4)：102 - 107.

[322] 金建华,马金林. 青海黑枸杞茶叶中茶多酚含量的测定[J]. 安徽农业科学,2014,42(36)：13036 - 13037.

[323] 金玲,娄涛涛,陈天强,等. 黑果枸杞色素研究进展[J]. 亚太传统医药,2016,12(5)：80 - 83.

[324] 金忠民,沙伟,臧威,等. 干旱胁迫对白三叶幼苗保护酶的影响[J]. 东北林业大学学报,2010(7)：52 - 53.

K

[325] Kader F, Irmouli M, Zitouni N, et al. Degradation of cyanidin 3-glucoside by caffeic acid o-quinone. Determination of the stoichiometry and characterization of the degradation products [J]. Journal of Agricultural & Food Chemistry, 1999,47(11)：4625.

[326] Kanikarla-Marie P, Jain SK. 1,25(OH)(2)D-3 inhibits oxidative stress and monocyte adhesion by mediating the upregulation of GCLC and GSH in endothelial cells treated with acetoacetate (ketosis) [J]. Journal of Steroid Biochemistry & Molecular Biology, 2016,159：94 - 101.

[327] Karen MS, Thomas JR, Andrew TS, et al. Mechanisms by which cocoa flavanols improve metabolic syndrome and related disorders [J]. Journal of Nutritional Biochemistry, 2016,35：1 - 21.

[328] Kazaz MA, Desseaux V, Marchis-Mouren G, et al. The mechanism of porcine pancreatic α-amylase. Inhibition of maltopentaose hydrolysis by acarbose, maltose and maltotriose [J]. European Journal of Biochemistry, 1998,252(1)：100 - 107.

[329] Kehrer JP. Free radicals as mediators of tissue injury and disease [J]. Informa Pharma Science. 1993,23(1)：21 - 48.

[330] Kelm MA, Johnson JC, Robbins RJ, et al. High-Performance Liquid Chromatography Separation and Purification of Cacao (*Theobroma cacao* L.) Procyanidins According to Degree of Polymerization Using a Diol Stationary Phase [J]. Journal of Agricultural & Food Chemistry, 2006,54(5)：1571 - 1576.

[331] Kennedy JA, Jones GP. Analysis of Proanthocyanidin Cleavage Products Following Acid-Catalysis in the Presence of Excess Phloroglucinol [J]. Journal of Agricultural & Food Chemistry, 2001,49(4)：1740 - 1746.

[332] Kim HP, Lee EJ, Kim YC, et al. Zeaxanthin Dipalmitate from *Lycium chinense* Fruit Reduces Experimentally Induced Hepatic Fibrosis in Rats [J]. Biological & Pharmaceutical Bulletin, 2002,25(3)：390 - 392.

[333] Kjersti A, Ingunn HG, Maria BH, et al. Effect of high pressure and thermal processing on shelf life and quality of strawberry puree and juice [J]. Food Chemistry, 2018,260(Sep. 15)：115 - 123.

[334] Kong JM, Chia LS, Goh NK, et al. Analysis and biological activities of anthocyanins [J]. Phytochemistry, 2003, 64(5)：923 - 933.

[335] Kramer JH, Chovan JP, Schaffer SW. Effect of taurine on calcium paradox and ischemic heart failure [J]. American Journal of Physiology, 1981,240(2)：H238 - H246.

[336] Krentz AJ. New oral agents for type 2 diabetes [J]. Clinical Medicine, 2007,7(2)：117 - 118.

[337] Krueger CG, Reed JD, Feliciano RP, et al. Quantifying and characterizing proanthocyanidins in cranberries in relation to urinary tract health [J]. Analytical and Bioanalytical Chemistry, 2013,405：4385 - 4395.

[338] Ku YS, Ng MS, Cheng SS, et al. Understanding the composition, biosynthesis, accumulation and transport of flavonoids in crops for the promotion of crops as healthy sources of flavonoids for human consumption [J]. Nutrients, 2020,12(6)：1717.

[339] Kumar V, Anwar F, Ahmed D, et al. Paederia foetida Linn. leaf extract: an antihyperlipidemic, antihyperglycaemic

and antioxidant activity [J]. Bmc Complementary & Alternative Medicine, 2014,14(1): 76.

[340] Kurimoto Y, Shibayama Y, Inoue S, et al. Black Soybean Seed Coat Extract Ameliorates Hyperglycemia and Insulin Sensitivity via the Activation of AMP-Activated Protein Kinase in Diabetic Mice [J]. J Agric Food Chem, 2013,61(23): 5558 - 5564.

[341] Kytö V, Lapatto R, Lakkisto P, et al. Glutathione depletion and cardiomyocyte apoptosis in viral myocarditis [J]. European Journal of Clinical Investigation, 2015,34(3): 167 - 175.

[342] 可静,李进,李永洁. 干旱胁迫下黑果枸杞幼苗对外源水杨酸的生理响应[J]. 植物生理学报,2016(4): 497 - 504.

L

[343] Lai HY, Lim YY, Kim KH. Isolation and Characterisation of a Proanthocyanidin With Antioxidative, Antibacterial and Anti-Cancer Properties from Fern Blechnum orientale [J]. Pharmacognosy Magazine, 2017,13(49): 31 - 37.

[344] Lee HC, Jenner AM, Low CS, et al. Effect of tea phenolics and their aromatic fecal bacterial metabolites on intestinal microbiota [J]. Res in Microbiol, 2006,157(9): 876 - 884.

[345] Lee HC, Wei YH. Mitochondrial alterations, cellular response to oxidative stress and defective degradation of proteins in aging [J]. Biogerontology, 2001,2(4): 231 - 244.

[346] Lee HH, Kim KJ, Lee OH, et al. Effect of pycnogenol on glucose transport in mature 3T3-L1 Adipocytes [J]. Phytotherapy Research, 2010,24(8): 1242 - 1249.

[347] Lee KW, Kang NJ, Oak MH, et al. Cocoa procyanidins inhibit expression and activation of MMP-2 in vascular smooth muscle cells by direct inhibition of MEK and MT1-MMP activities [J]. Cardiovascular Research, 2008(1): 34 - 41.

[348] Lee WM. Medical Progress: Drug-Induced Hepatotoxicity [J]. New England Journal of Medicine, 2003,349: 474 - 485.

[349] Lee YA, Cho EJ, Tanaka T, et al. Inhibitory Activities of Proanthocyanidins from Persimmon against Oxidative Stress and Digestive Enzymes Related to Diabetes [J]. Journal of Nutritional Science & Vitaminology, 2007,53(3): 287 - 292.

[350] Lehmann A. Taurine — an amino acid with many functions [J]. Lakartidningen, 1995,92(10): 979 - 984.

[351] Lei Z, Jiang XL, Qian YM, et al. Metabolic Characterization of the Anthocyanidin Reductase Pathway Involved in the Biosynthesis of Flavan-3-ols in Elite Shuchazao Tea (Camellia sinensis) Cultivar in the Field [J]. Molecules, 2017, 22(12): 2241.

[352] Lepiniec L, Debeaujon I, Routaboul JM, et al. Genetics and Biochemistry of Seed Flavonoids [J]. Annual Review of Plant Biology, 2006,57(1): 405 - 430.

[353] Lester RM, Julia MD, Ian JSF. Bioactive 4-substituted-6-methyl-2-pyrones with promising cytotoxicity against A2780 and K562 cell lines [J]. Bioorganic & Medicinal Chemistry Letters, 2002,12(24): 3509 - 3513.

[354] Li D, Hu X, Li C. Overexpression of the LoMYB29 gene of Larix olgensis contributes to the regulation of proanthocyanidin biosynthesis in Arabidopsis thaliana [J]. Journal of Forestry Research, 2019,30(5): 255 - 266.

[355] Li J, Wang YX. Effect of different methods of hypoxic exercise training on free radical oxidation and antioxidant enzyme activity in the rat brain [J]. Biomedical Reports, 2013,1(6): 925 - 929.

[356] Li J, Zhao H, Yuan H, et al. Study on the Pigment of Lycium ruthenicum Murr. [J]. Food Science, 2006,27(10): 146 - 151.

[357] Li K, Li Q, Li J, et al. Antitumor activity of the procyanidins from Pinus koraiensis bark on mice bearing U14 cervical cancer [J]. Yakugaku Zasshi-journal of the Pharmaceutical Society of Japan, 2007,127(7): 1145 - 1151.

[358] Li T, Wan SB, Pan QH, et al. A novel plastid localization of chalcone synthase in developing grape berry [J]. Plant Science, 2008,175(3): 431 - 436.

[359] Li X, Gao P, Cui D, et al. The Arabidopsis tt19 - 4 mutant differentially accumulates proanthocyanidin and anthocyanin through a 3′ amino acid substitution in glutathione S-transferase [J]. Plant Cell & Environment, 2011,34(3): 374 - 388.

[360] Li YN, Guo Y, Xi MM, et al. Saponins from Aralia taibaiensis Attenuate D-Galactose-Induced Aging in Rats by Activating FOXO3a and Nrf2 Pathways [J]. Oxidative Medicine & Cellular Longevity, 2014: 1 - 13.

[361] Liao XY, Guo LQ, Ye ZW, et al. Use of Autochthonous Lactic Acid Bacteria Starters to Ferment Mango Juices for Promoting Its Probiotic Roles [J]. Preparative Biochemistry, 2016,46(4): 399 - 405.

[362] Lim EL, Hollingsworth KG, Aribisala BS, et al. Reversal of type 2 diabetes: normalisation of beta cell function in association with decreased pancreas and liver triacylglycerol [J]. Diabetologia, 2011,54(10): 2506 - 2514.

[363] Lin JR, Qin HH, Wu WY, et al. Vitamin C Protects Against UV Irradiation-Induced Apoptosis Through Reactivating Silenced Tumor Suppressor Genes p21 and p16 in a Tet-Dependent DNA Demethylation Manner in Human Skin Cancer Cells [J]. Cancer Biotherapy & Radiopharmaceuticals, 2014,29(6): 257 - 264.

[364] Lin P, Suhler EB, Rosenbaum JT. The Future of Uveitis Treatment [J]. Ophthalmology, 2013,121(1): 365 - 376.

[365] Ling ZQ, Zhang XH, Xie BJ, et al. Review on the pharmacological research of procyanidins [J]. Chinese Pharmacological Bulletin, 2002,18(1): 9 - 12.

[366] Listed N. Nutrition classics. Science, Volume 188,1975: Retinal degeneration associated with taurine deficiency in the cat. By K. C. Hayes, Richard E. Carey, Susan Y. Schmidt [J]. Nutrition Reviews, 1985,43(3): 84 - 86.

[367] Liu C, Wang X, Shulaev V, et al. A role for leucoanthocyanidin reductase in the extension of proanthocyanidins [J]. Nature Plants, 2016,2: 16182.

[368] Liu F, Tang Y, Du R, et al. Root foraging for zinc and cadmium requirement in the Zn/Cd hyperaccumulator plant Sedum alfredii [J]. Plant & Soil, 2010,327(s1 - 2): 365 - 375.

[369] Liu L, Sun Y, Laura T, et al. Determination of polyphenolic content and antioxidant activity of kudingcha made from Ilex kudingcha C. J. Tseng [J]. Journal of Tea Science, 2008,112(1): 35 - 41.

[370] Liu T, Song L, Wang H, et al. A High-Throughput Assay for Quantification of Starch Hydrolase Inhibition Based on Turbidity Measurement [J]. Journal of Agricultural & Food Chemistry, 2011,59(18): 9756 - 9762.

[371] Liu Y, Gong G, Sun Y, et al. Isolation, structural characterization, and immunological activity of a polysaccharide LRLP4-A from the leaves of *Lycium ruthenicum* [J]. Journal of Carbohydrate Chemistry, 2016,35(1): 1 - 17.

[372] Liu Y, Song Y, Zeng S, et al. Isolation and characterization of a salt stress-responsive betaine aldehyde dehydrogenase in *Lycium ruthenicum* Murr. [J]. Physiologia Plantarum, 2017, 163(1): 73 - 87.

[373] Liu Z, Dang J, Wang Q, et al. Optimization of polysaccharides from *Lycium ruthenicum* fruit using RSM and its antioxidant activity [J]. International Journal of Biological Macromolecules, 2013,61(Complete): 127 - 134.

[374] Liu ZG, Shu QY, Wang L, et al. Genetic diversity of the endangered and medically important *Lycium ruthenicum* Murr. revealed by sequence-related amplified polymorphism (SRAP) markers [J]. Biochemical Systematics and Ecology, 2012,45(1): 86 - 97.

[375] Lorenzo L, Ludovica P, Cristina N, et al. Antioxidant and antiplatelet activity by polyphenol-rich nutrients: focus on extra virgin olive oil and cocoa [J]. British Journal of Clinical Pharmacology, 2017,83: 96 - 102.

[376] Luca SV, Bujor A, Miron A, et al. Preparative separation and bioactivity of oligomeric proanthocyanidins [J]. Phytochemistry Reviews, 2020,19(5): 1193 - 1093 - 1194.

[377] Luo Q, Cai Y, Yan J, et al. Hypoglycemic and hypolipidemic effects and antioxidant activity of fruit extracts from *Lycium barbarum* [J]. Life Sciences, 2004,76(2): 137 - 149.

[378] Luo Y, Zhang X, Luo Z, et al. Identification and characterization of microRNAs from Chinese pollination constant non-astringent persimmon using high-throughput sequencing [J]. Bmc Plant Biology, 2015,15(1): 11.

[379] Lv X, Wang C, Cheng Y, et al. Isolation and structural characterization of a polysaccharide LRP4-A from *Lycium ruthenicum* Murr. [J]. Carbohydrate research, 2013,365C(none): 20 - 25.

[380] 雷蕾,谭鹏,文永盛,等. 沙棘与2种易混淆品的鉴别[J]. 中成药,2021,43(7): 1955 - 1959.

[381] 雷玉红,梁志勇,王发科,等. 柴达木黑果枸杞生长发育的气象适宜性及灾害影响分析[J]. 青海农林科技,2018,11(2): 21 - 25.

[382] 冷欢. 黑果枸杞泛素 E3 连接酶 LrMCIP8 - like 基因克隆及功能研究[D]. 兰州: 兰州大学,2014.

[383] 李艾佳,戴逢斌,饶书培,等. 黑果枸杞 LrDREB1 基因克隆及其在非生物胁迫下的表达分析[J]. 分子植物育种,2020,18(7): 2174 - 2181.

[384] 李安超,贺康宁,郭倩倩,等. 青海高寒半干旱区沙木蓼水势研究[J]. 湖南农业科学,2011(15): 146 - 149.

[385] 李八方,王长云,毛文君,等. 功能食品与保健食品[M]. 青岛: 青岛海洋大学出版社,1997.

[386] 李班. 黑果枸杞果品穴盘育苗技术分析[J]. 现代园艺,2019(21): 117 - 118.

[387] 李畅,傅建敏,王森,等. 阳丰甜柿组织培养外植体的选择与灭菌[J]. 经济林研究,2016,34(1): 158 - 163.

[388] 李承科,翟红莲,张春燕,等. 黑果枸杞生长期施肥效果研究[J]. 农学学报,2018,8(10): 52 - 56.

[389] 李承科,翟红莲,张峰,等. 9个种源野生黑果枸杞实生苗变异系数研究[J]. 山东林业科技,2017,47(3): 54 - 58.

[390] 李丹,谈思源,陶欣,等. 药食植物黑果枸杞内生真菌的分离及其挥发性成分分析[J]. 生物资源,2017,39(1): 62 - 69.

[391] 李冬杰.植物生长调节剂对黑果枸杞愈伤组织诱导、增殖及分化的影响[J].河北林业科技,2016(4):1-5.

[392] 李冬生,胡征,王芹,等.枸杞挥发油的 GC/MS 分析[J].食品研究与开发,2004(4):133-135.

[393] 李发奎,李金霞,孙小妹,等.黑果枸杞茎叶生长及其生态化学计量特征对灌水施肥的响应[J].干旱区研究,2020,37(2):452-461.

[394] 李凤霞,王学琴,郭永忠,等.宁夏引黄灌区不同盐化程度土壤酶活性及微生物多样性研究[J].水土保持研究,2013,20(1):61-65.

[395] 李佳,何丽君.黑果枸杞(*Lycium ruthenicum*)种子萌发特性与抗旱性[J].分子植物育种,2019,17(18):6142-6151.

[396] 李佳.黑果枸杞种质的抗旱性和 ISSR 分析及繁殖[D].呼和浩特:内蒙古农业大学,2019.

[397] 李健,张文利,方彩霞,等.黑果枸杞种子穴盘育苗技术[J].农业科技与信息,2018(21):2.

[398] 李杰.抑郁症患者心理弹性、社会支持与生活质量相关性研究[J].精神医学杂志,2016,29(4):259-262.

[399] 李捷,崔永涛,柏延文.两种枸杞对干旱胁迫的生理响应及抗旱性评价[J].甘肃农业大学学报,2019,54(5):10.

[400] 李进,瞿伟菁,刘丛,等.黑果枸杞色素对高脂血症小鼠血脂及脂质过氧化的影响[J].食品科学,2007a,28(9):514-518.

[401] 李进,瞿伟菁,张素军,等.黑果枸杞色素的抗氧化活性研究[J].中国中药杂志,2006,31(14):1179-1183.

[402] 李进,瞿伟菁.大孔树脂吸附分离黑果枸杞色素的研究[J].食品科学,2005,26(6):47-51.

[403] 李进,原惠,曾献春,等.黑果枸杞色素的毒理学研究[J].食品科学,2007b,28(7):470-474.

[404] 李进,曾献春,庄伟伟,等.黑果枸杞果酒制备方法:201010197750.4 [P].2010-06-11.

[405] 李莉.ICP-MS 测定野生黑果枸杞中的 15 种微量元素含量[J].光谱实验室,2013,30(5):2260-2263.

[406] 李琳.黑果枸杞研究进展[J].农民致富之友,2018(14):97.

[407] 李梅英,马祥.武威荒漠区黑果枸杞无性繁殖技术[J].防护林科技,2019(4):94-95.

[408] 李娜.运动联合黑果枸杞黄酮干预对抑郁症 TOLL 样受体通路信号因子表达的影响[D].长沙:湖南师范大学,2018.

[409] 李妮亚,高俊凤,王沛洪.小麦幼芽水分胁迫诱导蛋白的特征[J].植物生理学报,1998,24(1):65-71.

[410] 李鹏,贺艳丽,陈建英.硫酸化透明质酸的研究概况[J].中国生化药物杂志,2011,32(6):496-498.

[411] 李钦俊,谭亮,杲秀珍,等.柴达木野生黑果枸杞营养成分分析与比较[J].食品工业科技,2019,40(18):273-281.

[412] 李士博,王婕,赵建邦,等.当归药材中有害重金属残留特征的研究[J].中华中医药杂志,2012,27(7):1785-1787.

[413] 李姝.原花青素对高血脂大鼠血脂影响的实验研究[J].吉林医学,2013,34(1):5-6.

[414] 李淑珍,李进.黑果枸杞总黄酮降血脂作用[J].时珍国医国药,2012,23(5):1072-1074.

[415] 李四清.莫索湾地区气候条件是否适合种植黑果枸杞[J].河南农业,2016(2):39.

[416] 李婷,马养民,马聪聪,等.黑果枸杞内生真菌 R43 的次生代谢产物的研究[J].中国新药杂志,2014,23(19):2298-2303.

[417] 李炜.枸杞组培快速繁殖技术研究[J].甘肃科技,2011,27(21):172-174.

[418] 李文静,李惠,黄欣,等.人表皮光老化相关蛋白的蛋白质组分析与鉴定[J].重庆医科大学学报,2010,35(3):385-388.

[419] 李文新.黑枸杞复合果酒及轻度发酵果汁饮料加工工艺的研究[D].石河子:石河子大学,2017.

[420] 李文英.科技考古在小河文化研究中的应用[N].中国文物报,2013-11-08(7).

[421] 李小娥.野生黑果枸杞引种试验[J].农业开发与装备,2018,203(11):109-110.

[422] 李小艳,王梅,段鹏慧,等.黑果枸杞的组织培养快速繁殖技术[J].贵州农业科学,2017,45(6):12-14.

[423] 李新虎.土壤地球化学环境对宁夏枸杞品质的制约影响研究[D].北京:中国地质大学,2007.

[424] 李学军,米锐,都兴范,等.柞蚕丝肽的制备及对小鼠抗疲劳作用的研究[J].蚕业科学,2017,43(6):998-1003.

[425] 李雪梅,沈兴海,段震文,等.红曲霉代谢产物的研究进展[J].中草药,2011,42(5):1018-1025.

[426] 李岩,何学敏,杨晓东,等.不同生境黑果枸杞根际与非根际土壤微生物群落多样性[J].生态学报,2018,38(17):5983-5995.

[427] 李艳,孙萍,鲁建疆,等.新疆黑果枸杞多糖的提取及含量测定[J].数理医药学杂志,2001,14(2):164-165.

[428] 李一婧,马伟超,王廷璞,等.宁夏枸杞中蛋白质的提取与鉴定[J].种子,2011,30(9):59-61.

[429] 李永洁,李进,徐萍,等.黑果枸杞幼苗对干旱胁迫的生理响应[J].干旱区研究,2014(4):756-762.

[430] 李永善.李井滩地区种植黑果枸杞的气候适宜性分析[J].现代农业,2020,530(8):34-35.

[431] 李玉静,陈彦龙,王玲玲,等.2,4-D 和 6-BA 对水稻愈伤组织培养力的影响[J].河北师范大学学报(自然科学版),2005,29(4):395-398.

[432] 李沅仓.中国枸杞[J].2015(5):73(6):37.

[433] 李远航,贺康宁,张潭,等.盐胁迫对黑果枸杞光合生理指标的影响[J].中国水土保持科学,2019,17(1):82-88.

［434］李悦,拜淑娟,高庆超,等.膜浓缩技术制备黑果枸杞花青素的工艺研究[J].食品研究与开发,2019,40(7):130－136.

［435］李智佩.中国北方荒漠化形成发展的地质环境研究[D].西安:西北大学,2006.

［436］梁姗,蒋子川,冯均,等.胭脂萝卜天竺葵素抑制人胃癌细胞迁移与侵袭[J].食品工业科技,2017,38(22):1－4.

［437］梁文红.茶多酚抗菌作用的研究概况[J].国外医学:口腔医学分册,2004,31(S1):26－28.

［438］廖丽娜.葡萄籽原花青素防治动脉粥样硬化的机制研究[D].合肥:安徽中医药大学,2013.

［439］廖思红.枸杞组织培养工厂化育苗技术研究进展[J].安徽农业科学,2014,42(23):7700－7701.

［440］林才让太,张丽云.黑果枸杞育苗技术研究[J].中国园艺文摘,2009,25(6):144.

［441］林丽,晋玲,高素芳,等.不同产地黑果枸杞微量元素含量的相关性研究[J].湖北中医药大学学报,2017a,19(4):35－39.

［442］林丽,晋玲,高素芳,等.微波消解-电感耦合等离子体质谱仪测定藏药黑果枸杞中5种元素含量[J].药物分析杂志,2018a,38(12):2135－2140.

［443］林丽,晋玲,郭玉环.不同产区黑果枸杞的鉴定[J].时珍国医国药,2018b,29(11):2670－2673.

［444］林丽,晋玲,李晓瑾,等.黑河流域中下游黑果枸杞资源调查及保护利用[J].中国中药杂志,2017b,42(22):177－183.

［445］林丽,晋玲,王振恒,等.气候变化背景下藏药黑果枸杞的潜在适生区分布预测[J].中国中药杂志,2017c(14):2659－2669.

［446］林丽,李进,李永洁,等.黑果枸杞花色苷对氧化低密度脂蛋白损伤血管内皮细胞的保护作用[J].中国药学杂志,2013a,48(8):606－611.

［447］林丽,李进,吕海英,等.黑果枸杞花色苷对小鼠动脉粥样硬化的影响[J].中国中药杂志,2012,37(10):1460－1466.

［448］林丽,张裴斯,晋玲,等.黑果枸杞的研究进展[J].中国药房,2013b,24(47):4493－4497.

［449］林云,陈润,赵康涛,等.黑果枸杞的遗传毒性研究[J].海峡预防医学杂志,2021,27(1):58－60.

［450］刘春民,王抗美,邹玲.花青素对近视青少年视疲劳症状及视力的影响[J].中国实用眼科杂志,2005,23(6):607－609.

［451］刘德喜.西北地区黑果枸杞栽培管理技术[J].现代农业科技,2015(14):76－77.

［452］刘芳,唐映红,袁有美,等.多肉植物劳尔的组织培养[J].植物学报,2016,51(2):251－256.

［453］刘冠禹.青光眼视神经损伤发病机制的研究进展[J].医学综述2010,8(16):1223－1226.

［454］刘桂英,祁银燕,朱春云,等.柴达木盆地野生黑果枸杞的表型多样性[J].经济林研究,2016,34(4):57－62.

［455］刘宏,程金莲,赵枝刚,等.柴达木地区不同果色枸杞果实营养成分比较分析[J].食品工业科技,2021,42(4):202－207.

［456］刘嘉伟,何丽君,陈海军,等.野生黑果枸杞试管苗繁育与移栽技术[J].农业工程,2020,10(1):95－97.

［457］刘俭,张波,秦垦,等.不同枸杞种间品质比较与分析[J].江西农业学报,2015,27(1):53－56.

［458］刘娟,马建伟.糖尿病合并抑郁、焦虑症的中西医研究现状[J].解放军医药杂志,2015,27(9):47－52.

［459］刘克彪,郭春秀,张元恺,等.不同种源黑果枸杞物候期和生长差异及其与地理-气候因子的相关性分析[J].植物资源与环境学报,2019,28(4):41－48.

［460］刘克彪,李爱德,李发明.四种生长调节剂对黑果枸杞嫩枝扦插成苗的影响[J].经济林研究,2014a,32(3):99－103.

［461］刘克彪,李爱德.黑果枸杞种子发芽试验[J].甘肃科技,2013,29(22):168－170.

［462］刘克彪,张元恺,李发明.黑果枸杞种子萌发对水分和钠盐胁迫的响应[J].经济林研究,2014b,32(4):45－51.

［463］刘丽萍,戴逢斌,张冲,等.黑果枸杞外整流钾离子通道SKOR基因的克隆及表达分析[J].浙江农林大学学报,2018,35(1):104－111.

［464］刘丽萍,张东智,张冲,等.黑果枸杞抗逆性及栽培育种研究进展[J].生物技术通报,2016,32(10):118－127.

［465］刘娜.黑果枸杞物候及叶功能性状对增温增湿的响应[D].兰州:甘肃农业大学,2020.

［466］刘秋辰,冯建荣,樊新民,等.低温胁迫对六个类型黑果枸杞枝条抗寒性的影响[J].石河子大学学报,2017,35(4):444－450.

［467］刘秋辰.六个类型黑果枸杞种子耐盐性以及枝条抗寒性的比较[D].石河子:石河子大学,2017.

［468］刘荣丽,杨海文,司剑华.五种生长调节剂对黑果枸杞种子萌发及幼苗生长的影响[J].甘肃农业,2011(54):93－94.

［469］刘荣丽.保健食品中原花青素的分析及缓解视疲劳功效研究[D].福州:福建中医药大学,2014.

［470］刘荣丽.不同的生长调节剂对黑果枸杞硬枝扦插育苗的影响[J].安徽农业科学,2011,39(19):11447－11448.

［471］刘睿,潘思轶,刘亮,等.高粱原花青素对α-淀粉酶活力抑制动力学的研究[J].食品科学,2005,26(9):189－192.

［472］刘尚武.青海植物志[M].西宁:青海人民出版社,1997:176.

［473］刘王锁,石建宁,郭永恒,等.宁夏野生枸杞资源现状[J].浙江农业科学,2013(1):17－21.

［474］刘王锁,张波,何红君,等.野生新种小叶黄果枸杞引种试验初报[J].绿色科技,2015(7):89－91.

［475］刘文杰.铁皮石斛的红外光谱定性定量研究[D].北京:北京中医药大学,2014.

[476] 刘文静,徐俊杰.浅谈林木植物组织培养技术中存在的问题及对策[J].安徽农学通报,2020,26(5):24-25.

[477] 刘文英.居延海地区野生黑果枸杞资源保护与生态防治[J].现代农业科技,2015(16):99-100.

[478] 刘文盈.激素对黑果枸杞嫩枝扦插的影响[J].北方园艺,2016(21):162-165.

[479] 刘文卓,雷菁清,崔明明,等.不同粒径黑果枸杞粉体的理化性质分析[J].现代食品科技,2020,36(10):108-117.

[480] 刘翔.新疆不同产地黑果枸杞原花青素与花青素含量的比较研究[D].石河子:石河子大学,2017.

[481] 刘晓莉,苏美华,沈飞,等.马拉松运动对人体外周血细胞 DNA 损伤和氧化应激的影响[J].北京体育大学学报,2009,7(32):60-62.

[482] 刘秀丽,王春林,易斌,等.甘肃民勤黑果枸杞干果提取液抑菌性及抗氧化性分析[J].安徽农业科学,2020,48(15):180-182.

[483] 刘洋,殷璐,龚桂萍,等.黑果枸杞叶多糖 LRLP3 的结构,抗氧化活性及免疫活性[J].高等学校化学学报,2016,37(2):261-268.

[484] 刘洋.黑果枸杞叶多糖的分离纯化、分析鉴定及生物活性研究[D].西安:西北大学,2016.

[485] 刘叶玲.原花青素的药理学研究进展[J].现代医药卫生,2006,22(15):2321-2322.

[486] 刘莹,张花治,白丽君,等.原花青素对视网膜缺血再灌注损伤大鼠视网膜结构及核转录因子-κb 表达的影响[J].中国中医药信息杂志,2013;22(5):32-34.

[487] 刘勇民.维吾尔药志[M].乌鲁木齐:新疆科技卫生出版社,1999.

[488] 刘增根,康海林,岳会兰,等.黑果枸杞资源调查及其原花青素含量差异分析[J].时珍国医国药,2018,29(7):1713-1716.

[489] 刘增根,陶燕铎,邵赟,等.柴达木枸杞和黑果枸杞中甜菜碱的测定[J].光谱实验室,2012,29(2):694-697.

[490] 柳福智,师希雄.黑果枸杞色素最佳提取工艺研究[J].中国中医药信息杂志,2012,19(9):68-70.

[491] 娄涛涛,金玲,陀扬凌,等.Box-Behnken 响应面法优化水浴恒温浸提法提取黑果枸杞色素工艺研究[J].亚太传统医药,2016a,12(3):31-36.

[492] 娄涛涛,金玲,陀扬凌,等.黑果枸杞多糖提取工艺及其含量测定中显色条件优化研究[J].亚太传统医药,2017a,13(5):16-20.

[493] 娄涛涛,金玲,陀扬凌,等.基于黑果枸杞药材指标性成分的含量测定研究[J].亚太传统医药,2017b,13(7):4.

[494] 娄涛涛,陀扬凌,金玲,等.黑果枸杞及其伪品白刺果的 HPLC 指纹图谱研究[J].中国药房,2016b,27(9):98-102.

[495] 娄涛涛.青海省黑果枸杞的质量标准及其色素的提取纯化和抗氧化活性研究[D].成都:成都中医药大学,2017.

[496] 楼舒婷.黑果枸杞的活性成分和挥发性组分研究[D].杭州:浙江大学,2015.

[497] 卢海庆,李俊,刘成军,等.鲨血中超氧化物歧化酶对 D-半乳糖致衰老小鼠抗氧化作用的研究[J].中国药理学通报,2012,28(12):1733-1736.

[498] 卢文晋,王占林,樊光辉.黑果枸杞在人工栽培条件下的形态变异[J].经济林研究,2014,32(1):171-174.

[499] 卢瑜,孔东升.几种生物农药对有机黑果枸杞虫害田间防治研究[J].草原与草坪,2019,39(3):92-96.

[500] 陆人.青海鲜卑述略[J].青海社会科学,1994(6):7.

[501] 陆爽,张霞,谭勇,等.栽培红花生长期土壤微生物与土壤理化因子动态[J].草业科学,2011,28(12):2084-2091.

[502] 路安民,王美林.关于中药现代化中的物种鉴定问题——基于枸杞分类和生产问题的讨论[J].西北植物学报,2004,23(7):1077-1083.

[503] 吕海英,林丽,潘云,等.黑果枸杞叶总黄酮抗氧化和降血脂成分测定[J].新疆师范大学学报(自然科学版),2012,31(2):43-48.

[504] 吕培军,薛蕾,伍晓明,等.HPLC 法分析油菜种子油中维生素 E 的组成与含量[J].植物遗传资源学报,2011,12(4):634-639.

[505] 吕培霖,晋玲,林丽,等.酒泉地区黑果枸杞资源调查[J].解放军药学学报,2016,32(6):78-90.

[506] 吕荣,姜文凯.神经-肌肉疲劳的生理学研究进展[J].体育与科学,2001,22(3):34-36.

[507] 吕晓鹏.黑果枸杞多糖的分离纯化与结构表征研究[D].西安:西北大学,2012.

[508] 吕燕红.枸杞叶总黄酮对 UVB 照射致无毛小鼠皮肤光损伤的防护作用研究[D].兰州:兰州大学,2016.

[509] 罗布桑.蒙药志(蒙文版)[M].呼和浩特:内蒙古科学技术出版社.2016.

[510] 罗达尚.晶珠本草.正本诠释[M].成都:四川科学技术出版社,2018.

[511] 罗华,林丽,晋玲,等.UV 法测定黑河流域不同产地黑果枸杞中花青素的含量[J].现代中药研究与实践.2015,29(3):24-27.

[512] 罗佳佳,田涛周程.盐胁迫下黑果枸杞未萌发种子活力探究[J].种子,2016,1(33):38-43.

[513] 罗静.黑果枸杞花色苷对小鼠尼古丁戒断后焦虑和渴求的影响及机制探讨[D].北京:北京中医药大学,2020.

[514] 罗倩,黄宝灵,唐治喜,等.新疆盐渍土3种植被类型土壤微生物碳源利用[J].应用与环境生物学报,2013,19(1):96 – 104.

[515] 罗青,张曦燕,李晓莺,等.不同培养条件对枸杞组培苗玻璃化的影响[J].安徽农业科学,2008(22):9400 – 9401.

[516] 罗琼,阎俊,李瑾玮,等.枸杞多糖粗品与纯品抗疲劳作用的比较[J].营养学报,1999(3):310 – 317.

[517] 罗铁柱.一种黑枸杞果酒及其制备方法:201810571607.3[P].2018 – 06 – 05.

[518] 罗文娟,冶娟,马文宇,等.黑果枸杞原花青素对小鼠衰老皮肤抗氧化作用及凋亡相关蛋白的影响[J].山东医药,2018,58(10):4.

[519] 罗文娟.黑果枸杞原花青素对小鼠衰老皮肤抗氧化作用及凋亡相关蛋白的影响[D].西宁:青海大学,2018.

[520] 骆丹.3种中药对中波紫外线辐射 HaCaT 细胞的干预及其机制[J].中国药理学通报,2007,23(6):750 – 755.

M

[521] Ma D, Constabel CP. MYB Repressors as Regulators of Phenylpropanoid Metabolism in Plants [J]. Trends in Plant Science, 2019,24(3):275 – 289.

[522] Magielse J, Verlaet A, Breynaert A, et al. Investigation of the in vivo antioxidative activity of Cynara scolymus (artichoke) leaf extract in the streptozotocin-induced diabetic rat [J]. Molecular Nutrition & Food Research, 2014, 58(1):211 – 215.

[523] Marles MAS, Ray H, Gruber MY. New perspectives on proanthocyanidin biochemistry and molecular regulation [J]. Phytochemistry, 2003,64(2):367 – 383.

[524] Martin-Fuentes P, Civeira F, Recalde D, et al. Individual variation of scavenger receptor expression in human macrophages with oxidized low-density lipoprotein is associated with a differential inflammatory response [J]. Journal of Immunology, 2007,179(5):3242 – 3248.

[525] Matsui T, Tanaka T, Tamura S, et al. alpha-Glucosidase inhibitory profile of catechins and theaflavins [J]. Journal of Agricultural & Food Chemistry, 2007,55(1):99 – 105.

[526] Matsumoto H, Nakamura Y, Tachibanaki S, et al. Stimulatory effect of cyanidin 3-glycosides on the regeneration of rhodopsin [J]. Journal of Agricultural & Food Chemistry, 2003,51(12):3560 – 3563.

[527] Mcdade JR, Michele DE. Membrane damage-induced vesicle-vesicle fusion of dysferlin-containing vesicles in muscle cells requires microtubules and kinesin [J]. Human Molecular Genetics, 2014(7):1677 – 1686.

[528] Mekina ODS, Maísa S, Marcelo ES, et al. Diet supplementation with acai (Euterpe oleracea Mart.) pulp improves biomarkers of oxidative stress and the serum lipid profile in ratsustáquio Silva [J]. Nutrition, 2010,26(7 – 8):804 – 810.

[529] Mittal SPK, Khole S, Jagadish N, et al. Andrographolide protects liver cells from H_2O_2 induced cell death by upregulation of Nrf-2/HO-1 mediated via adenosine A_{2a} receptor signalling [J]. Biochimica et Biophysica Acta. General Subjects, 2016,1860(11Pt. A):2377 – 2390.

[530] Mittasch J, Christoph B, Frolova N, et al. Identification of UGT84A13 as a candidate enzyme for the first committed step of gallotannin biosynthesis in pedunculate oak (Quercus robur) [J]. Phytochemistry, 2014,99:44 – 51.

[531] Montagut G, Bladé C, Blay M, et al. Effects of a grapeseed procyanidin extract (GSPE) on insulin resistance [J]. Journal of Nutritional Biochemistry, 2010,21(10):961 – 967.

[532] Montagut G, Onnockx S, Vaqué M, et al. Oligomers of grape-seed procyanidin extract activate the insulin receptor and key targets of the insulin signaling pathway differently from insulin [J]. Journal of Nutritional Biochemistry, 2010, 21(6):476 – 481.

[533] Montserrat P, Cinta B, Salvadó MJ, et al. Metabolic Fate of Glucose on 3T3-L1 Adipocytes Treated with Grape Seed-Derived Procyanidin Extract (GSPE). Comparison with the Effects of Insulin [J]. Journal of Agricultural and Food Chemistry, 2005,53(15):5932 – 5935.

[534] Muthenna P, Raghu G, Akileshwari C, et al. Inhibition of protein glycation by procyanidin-B2 enriched fraction of cinnamon: Delay of diabetic cataract in rats: Antiglycating Potential of Procyanidine-B2 [J]. International Union of Biochemistry and Molecular Biology Life, 2013,65(11):1 – 9.

[535] 马得森,王联星,史国民,等.黑果枸杞 LrTTG1 基因的克隆及表达分析[J].西北植物学报,2018,38(12):2194 – 2200.

[536] 马德滋,刘惠兰.宁夏植物志:第2卷[M].银川:宁夏人民出版社,1986.

[537] 马和平,李毅,马彦军,等. 枸杞组培优化体系的研究[J]. 甘肃农业大学学报,2006,41(1):220-232.

[538] 马继雄. 道地药材黑果枸杞的应用研究进展及青海的发展前景[J]. 青海师范大学学报(自然科学版),2012,28(3):53-56.

[539] 马俊梅,郭春秀,肖斌,等. 民勤黑果枸杞形态学特征与土壤因子的关系[J]. 干旱区研究,2020,37(2):444-451.

[540] 马梦茹. 盐胁迫对黑果枸杞光合生理特性及生长的影响[D]. 西宁:青海大学,2018.

[541] 马双成,魏锋. 保健食品功效成分检测技术与方法[M]. 北京:人民卫生出版社,2009.

[542] 马晓杰,陈轶,刘洁,等. 黑果枸杞对大鼠抗焦虑作用的研究及对海马内单胺类神经递质的影响[J]. 中医药信息,2018,35(2):1-5.

[543] 马兴东,郭晔红,杜弢,等. 干旱区栽培黑果枸杞光合特性和产量对施氮的响应[J]. 西北农业学报,2020a,29(11):1686-1694.

[544] 马兴东,郭晔红,李梅英,等. 施氮对干旱区黑果枸杞光合-CO_2响应及药效成分的影响[J]. 西北植物学报 b,2020,40(7):1209-1218.

[545] 马兴东. 不同施氮量对黑果枸杞光合特性、品质与产量的影响[D]. 兰州:甘肃农业大学,2020.

[546] 马秀花,曹丽萍,肖明,等. 黑果枸杞功能性饮料制作工艺及稳定性研究[J]. 食品研究与开发,2020,41(7):94-99.

[547] 马亚兵,高海青,伊永亮,等. 葡萄籽原花青素降低动脉粥样硬化兔血清 C 反应蛋白水平[J]. 中国动脉硬化杂志,2004,12(5):549-552.

[548] 马彦军,程艳青,张荣梅. 黑果枸杞组织培养快繁技术研究[J]. 林业实用技术,2015(6):26-28.

[549] 马彦军,段慧荣,魏佳,等. NaCl 胁迫下黑果枸杞转录组测序分析[J]. 生物技术通报,2020,36(2):100-109.

[550] 马彦军,马瑞,马玉祥,等. 黑果枸杞光合作用日变化规律研究[J]. 山地农业生物学报,2016a,35(3):66-71.

[551] 马彦军,王亚涛,杨万鹏,等. 10 个种源黑果枸杞光合作用特性研究[J]. 干旱区资源与环境,2018a,32(6):155-159.

[552] 马彦军,许晶晶,韩谨如,等. 3 个种群黑果枸杞叶片解剖结构的耐盐性分析[J]. 干旱区资源与环境,2018b,32(4):100-104.

[553] 马彦军,张荣梅,苏永德. 黑果枸杞基础理论研究进展[J]. 中国水土保持,2017(2):46-50.

[554] 马彦军,张莹花,张荣梅,等. 不同种源黑果枸杞抗盐性比较[J]. 西北林学院学报,2016b,31(6):83-88.

[555] 马玉婷,李进,陈敏,等. 酶解法提取黑果枸杞酒渣花色苷的工艺研究[J]. 食品科技,2011,36(7):182-186.

[556] 马玉婷,李进,张志怡,等. 响应面法优化黑果枸杞酒渣多糖精制工艺[J]. 食品科学,2012,33(6):37-43.

[557] 马彧博,李杏. 荒漠栽培作物黑果枸杞的组织培养方法专利分析[J]. 广东化工,2020,47(10):72-73.

[558] 马毓泉. 内蒙古植物志[M]. 呼和浩特:内蒙古人民出版社,1989.

[559] 马月丹,张嶽,王继慧,等. 绞股蓝总皂苷干预光老化人皮肤角质形成细胞炎症分泌因子的研究[J]. 辽宁中医杂志,2014,41(6):1273-1275.

[560] 马占蕾. 黑果枸杞产业现状及快速繁殖技术研究[J]. 甘肃农业,2019(8):53-56.

[561] 马占青. 水杨酸在黑果枸杞抗盐性中的作用[D]. 兰州:兰州大学,2013.

[562] 马占雄,马福林. 石墨炉原子吸收法测定黑果枸杞中铅、镉的研究[J]. 天津化工,2019,33(3):10-14.

[563] 买买提江·赛提尼牙孜,曼吾拉·卡德尔. 新疆地区近 30 年气候变化特征分析及预测[J]. 南方农机,2020,51(17):96-97.

[564] 毛金枫,聂江力,吴姿锐,等. 不同土壤环境下黑果枸杞茎、叶形态结构比较[J]. 植物研究,2017,37(4):6.

[565] 孟庆艳,马国财,白红进. 黑果枸杞中鞣质含量测定方法的优化[J]. 塔里木大学学报,2011,23(1):9-14.

[566] 孟小伟,牛赟,海龙,等. 不同植被对盐碱地土壤微生物数量及的酶活性影响[J]. 草原与草坪,2020a,40(3):99-104.

[567] 孟小伟,牛赟,马彦军. 黑果枸杞果实发育过程中转录组测序分析[J]. 中南林业科技大学学报,2020b,40(9):147-155.

[568] 米永伟,陈垣,郭凤霞,等. 盐胁迫下黑果枸杞幼苗对外源甜菜碱的生理响应[J]. 草业科学,2012,29(9):1417-1421.

[569] 苗楠. 黑果枸杞花色苷对对乙酰氨基酚研究诱导的小鼠急性肝损伤保护作用[D]. 西安:陕西师范大学,2018.

[570] 苗永俊. 黑枸杞种子育苗技术[J]. 宁夏农林科技,2016,57(2):27-28.

[571] 苗增建. 黑果枸杞高效种子育苗技术[J]. 北方园艺,2013(3):167-168.

[572] 闵玮,林秉奖,骆丹. 黄芩苷对中波紫外线所致人表皮细胞凋亡,细胞周期变化及其相关机制的研究[C]//中国中西医结合学会. 2010 全国中西医结合皮肤性病学术会议论文汇编. 上海,2010.

N

[573] Naila A,Flint SH,Sulaiman AZ,et al. Classical and novel approaches to the analysis of honey and detection of

adulterants [J]. Food Control, 2018,90：152 – 165.

[574] Navarro JF, Luna G, García F, et al. Effects of L-741,741, a selective dopamine receptor antagonist, on anxiety tested in the elevated plus-maze in mice [J]. Methods and Findings in Experimental and Clinical Pharmacology, 2003,25(1)：45 – 47.

[575] Nesi N. The TRANSPARENT TESTA16 Locus Encodes the ARABIDOPSIS BSISTER MADS Domain Protein and Is Required for Proper Development and Pigmentation of the Seed Coat [J]. The Plant Cell, 2002,14(10)：2463 – 2479.

[576] Nguyen CT, Tran GB, Nguyen NH. The MYB-bHLH-WDR interferers (MBWi) epigenetically suppress the MBW's targets [J]. Biology of the Cell, 2019,111(11)：1 – 14.

[577] Ni W, Gao T, Wang H, et al. Anti-fatigue activity of polysaccharides from the fruits of four Tibetan plateau indigenous medicinal plants [J]. Journal of Ethnopharmacology, 2013,150(2)：529 – 535.

[578] Nicola AR, Beverley JG. MYB-bHLH-WD40 protein complex and the evolution of cellular diversity [J]. Trends in Plant Science, 2005,10(2)：63 – 70.

[579] Noemi GA, Neus MM, Blay M, et al. Grape seed-derived procyanidins decrease dipeptidyl-peptidase 4 activity and expression [J]. J Agric Food Chem, 2012,60(36)：9055 – 9061.

[580] 《内蒙古植物志》编辑委员会. 内蒙古植物志：第 2 卷[M]. 呼和浩特：内蒙古人民出版社,1980.

[581] 倪强,马彦军,杨万鹏,等. NaCl 处理对黑果枸杞叶解剖结构的影响[J]. 草业科学,2019,36(7)：1803 – 1810.

[582] 宁崇. 基于菊苣菊粉调节 JNK 和 p38 MAPK 信号通路对 Ⅱ 型糖尿病血糖作用机制的研究[D]. 沈阳：沈阳农业大学,2017.

[583] 牛春雨,王万铁. 病理生理学[M]. 北京：人民军医出版社,2014.

[584] 牛世全,杨婷婷,李君锋,等. 盐碱土微生物功能群季节动态与土壤理化因子的关系[J]. 干旱区研究,2011,28(2)：328 – 334.

O

[585] Ogawa K, Kuse Y, Tsuruma K, et al. Protective effects of bilberry and lingonberry extracts against blue light-emitting diode light-induced retinal photoreceptor cell damage in vitro [J]. BMC Complementary & Alternative Medicine, 2014, 14：120 – 131.

[586] Ohgami K, Ilieva I, Shiratori K, et al. Anti-inflammatory Effects of Aronia Extract on Rat Endotoxin-Induced Uveitis [J]. Investigative Ophthalmology & Visual Science, 2005,46(1)：275.

[587] Ohnuma T, Matsumoto T, Itoi A, et al. Enhanced sensitivity of A549 cells to the cytotoxic action of anticancer drugs via suppression of Nrf2 by procyanidins from Cinnamomi Cortex extract [J]. Biochemical & Biophysical Research Communications, 2011,413(4)：623 – 629.

[588] Okada H, Kawazoe N, Yamamori A, et al. Structural Analysis and Synthesis of Oligosaccharides Isolated from Fermented Beverage of Plant Extract [J]. Journal of Applied Glycoscience, 2008,55(2)：143 – 148.

[589] Oliver CN, Ahn BW, Moerman EJ, et al. Age-related changes in oxidized proteins [J]. Journal of Biological Chemistry, 1987,262(12)：5488 – 5491.

[590] Om PG, Suhas GK, Sager B, et al. Contemporary Understanding of miRNA-Based Regulation of Secondary Metabolites Biosynthesis in Plants [J]. Frontiers in Plant Science, 2017,8：374.

[591] Ostrovsky A, Ribak J, Pereg A, et al. Effects of job-related stress and burnout on asthenopia among high-tech workers [J]. Ergonomics, 2012,55(8)：854 – 862.

[592] Ouimet M, Franklin V, Mak E, et al. Autophagy Regulates Cholesterol Efflux from Macrophage Foam Cells via Lysosomal Acid Lipase-ScienceDirect [J]. Cell Metabolism, 2011,13(6)：655 – 667.

[593] Ozkan M. Degradation of anthocyanins in sour cherry and pomegranate juices by hydrogen peroxide in the presence of added ascorbic acid [J]. Food Chemistry, 2002,78(4)：499 – 504.

P

[594] Pang Y, Cheng X, Huhman DV, et al. Medicago glucosyltransferase UGT72L1：potential roles in proanthocyanidin biosynthesis [J]. Planta, 2013,238(1)：139 – 154.

[595] Pang YZ, Peel GJ, Sharma S, et al. A transcript profiling approach reveals an epicatechin-specific glucosyltransferase

expressed in the seed coat of Medicago truncatula [J]. Proceedings of the National Academy of Sciences of the United States of America，2008,105(37)：14210 - 14215.

[596] Parkar SG, Stevenson DE, Skinner MA. The potential influence of fruit polyphenols on colonic microflora and human gut health [J]. International Journal of Food Microbiology, 2008,124(3)：295 - 298.

[597] Parkar SG, Trower TM, Stevenson DE. Fecal microbial metabolism of polyphenols and its effects on human gut microbiota [J]. Anaerobe, 2013,23：12 - 19.

[598] Pauline R, Amélie R, Laurence GD. From Flavanols Biosynthesis to Wine Tannins：What Place for Grape Seeds? [J]. Journal of Agricultural & Food Chemistry, 2019,67(5)：1325 - 1343.

[599] Peng L，Tu K. Prediction of TVB-N content in eggs based on electronic nose [J]. Food Control，2012,23(1)：177 - 183.

[600] Peng Q, Liu HJ, Shi SH, et al. *Lycium ruthenicum* polysaccharide attenuates inflammation through inhibiting TLR4/NF-κB signaling pathway [J]. International Journal of Biological Macromolecules, 2014,67：330 - 335.

[601] Peng Q, Lv X, Xu Q, et al. Isolation and structural characterization of the polysaccharide LRGP1 from *Lycium ruthenicum* [J]. Carbohydrate Polymers, 2012,90(1)：95 - 101.

[602] Peng Q, Song J, Lv X, et al. Structural Characterization of an Arabinogalactan-Protein from the Fruits of *Lycium ruthenicum* [J]. Journal of Agricultural & Food Chemistry, 2012,60(37)：9424.

[603] Peng Q, Xu Q, Yin H, et al. Characterization of an immunologically active pectin from the fruits of *Lycium ruthenicum* [J]. International Journal of Biological Macromolecules，2014,64：69 - 75.

[604] Peng QZ, Zhu Y, Liu Z, et al. An integrated approach to demonstrating the ANR pathway of proanthocyanidin biosynthesis in plants [J]. Planta Berlin, 2012,236：901 - 918.

[605] Peng Y, Ma C, Li Y, et al. Quantification of Zeaxanthin Dipalmitate and Total Carotenoids in Lycium Fruits (Fructus Lycii) [J]. Plant Foods for Human Nutrition, 2005,60(4)：161 - 164.

[606] Peri A, Serio M. Neuroprotective effects of the Alzheimer's disease-related gene seladin-1 [J]. Journal of Molecular Endocrinology, 2008,41(5)：251.

[607] Peter CC. Molecular Controls of Proanthocyanidin Synthesis and Structure：Prospects for Genetic Engineering in Crop Plants [J]. Journal of Agricultural and Food Chemistry, 2018,66：9882 - 9888.

[608] Pion P, Kittleson M, Rogers Q, et al. Myocardial failure in cats associated with low plasma taurine：a reversible cardiomyopathy [J]. Science, 1987,237(4816)：764 - 768.

[609] Podrez EA, Febbraio M, Sheibani N, et al. Macrophage scavenger receptor CD36 is the major receptor for LDL modified by monocyte-generated reactive nitrogen species [J]. Journal of Clinical Investigation, 2000,105(8)：1095 - 1108.

[610] Pourcel L, Routaboul JM, Kerhoas L, et al. TRANSPARENT TESTA10 Encodes a Laccase-Like Enzyme Involved in Oxidative Polymerization of Flavonoids in Arabidopsis Seed Coat [J]. The Plant Cell, 2005,17(11)：2966 - 2980.

[611] Prasad J, Para KS, Lunney EA, et al. Novel Series of Achiral, Low Molecular Weight, and Potent HIV1 Protease Inhibitors [J]. Journal of the American Chemical Society, 1994,116(15)：6989 - 6990.

[612] Proestos C, Komaitis M, et al. Application of microwave-assisted extraction to the fast extraction of plant phenolic compounds [J]. Food Science and Technology, 2008,41(4)：652 - 659.

[613] Prut L, Belzung C. The open field as a paradigm to measure the effects of drugs on anxiety-like behaviors：a review [J]. European Journal of Pharmacology, 2003,463(1 - 3)：3 - 33.

[614] 庞志国. 一种黑果枸杞果酒的制备方法：201310014802.3 [P]. 2013 - 01 - 15.

[615] 裴小鹏,金芳,李文娟,等. 三种黑果枸杞组织培养技术初探[J]. 甘肃农业大学学报,2018,53(2)：64 - 68.

[616] 彭广芳,张素芹,周曙明,等. 历代本草茄科中草药的考证[M]. 济南：山东省中医药研究所,1980.

[617] 彭强,白雪芳,杜昱光. 黑果枸杞多糖的研究进展[J]. 农产品加工(学刊),2010(12)：77 - 79.

[618] 蒲青,李亚辉,梁颖,等. 一种黑枸杞养生果酒的酿造方法：201811190092.9 [P]. 2018 - 10 - 12.

[619] 蒲莹,高庆超,孙培利,等. 超高压处理对黑果枸杞汁贮藏及品质特性的影响[J]. 食品工业科技,2020,41(18)：280 - 286.

Q

[620] Qian YM, Zhao XQ, Zhao L, et al. Analysis of stereochemistry and biosynthesis of epicatechin in tea plants by chiral

phase high performance liquid chromatography [J]. Journal of Chromatography B Analytical Technologies in the Biomedical & Life Sciences, 2015,1006: 1 - 7.

[621] Qiu S, Wang J, Gao L. Qualification and quantisation of processed strawberry juice based on electronic nose and tongue [J]. LWT-Food Science and Technology, 2015,60(1): 115 - 123.

[622] Quesada H, Del BJM, Pajuelo D, et al. Grape seed proanthocyanidins correct dyslipidemia associated with a high-fat diet in rats and repress genes controlling lipogenesis and VLDL assembling in liver [J]. International Journal of Obesity, 2009,33(9): 1007 - 1012.

[623] 齐天翙. 自制酵素中细菌群落动态分析和优势菌株的重金属吸附积累特性研究[D]. 呼和浩特：内蒙古大学,2018.

[624] 齐延巧. 两种枸杞耐盐及抗寒性研究[D]. 乌鲁木齐：新疆农业大学,2017.

[625] 祁银燕,陈雪妍,陈武生,等. 黑果枸杞及其白色果实F3'5'H基因启动子克隆及活性分析[J]. 河北农业大学学报, 2017,40(6): 51 - 58.

[626] 祁银燕,邓磊,郝广婧,等. 黑果枸杞的黑色与白色浆果内含物含量比较分析[J]. 西北植物学报,2018b,38(11): 2053 - 2059.

[627] 祁银燕,郝广婧,陈进福. 青海省野生黑果枸杞种质资源调查[J]. 青海农林科技,2018a(3): 38 - 42.

[628] 奇玲,罗达尚. 中国少数民族传统医药大系[M]. 呼和浩特：内蒙古科学技术出版社. 2000.

[629] 乔梅梅. 日光温室黑果枸杞生物学特性研究[D]. 石河子：石河子大学,2017.

[630] 乔永旭. 黑果枸杞高频再生体系的建立[J]. 中药材,2015,38(10): 2031 - 2034.

[631] 秦波,成洪波,黄丽娜,等. 牵拉性视神经损伤后视神经中MDA、SOD水平的改变[J]. 眼科新进展,2007,4(27): 283 - 284.

[632] 秦永剑,张加研,戴成杰,等. 微波辅助提取毛杨梅树皮中的低聚原花青素[J]. 北京农业,2011(6): 5 - 7.

[633] 青海省生物研究所,同仁县隆务诊疗所. 青藏高原药物图鉴[M]. 西宁：青海人民出版社,1972.

[634] 青海省药品监督管理局,青海省药品检验检测院. 青海省藏药材标准[M]. 兰州：甘肃民族出版社,2019.

[635] 青海省药品检验所. 中国藏药：第三卷[M]. 上海：上海科学技术出版社. 1996.

[636] 青海省药品检验所. 中国藏药：第一卷[M]. 上海：上海科学技术出版社. 1990.

R

[637] Radosavljevi T, Mladenovi D, Da nijela Vucevi. The role of oxidative stress in alcoholic liver injury [J]. Medicinski pregled, 2009,62(11 - 12): 547 - 553.

[638] Rajendran P, Nandakumar N, Rengarajan T, et al. Antioxidants and human diseases [J]. Clinica Chimica Acta International Journal of Clinical Chemistry & Applied Molecular Biology, 2014,436: 332 - 347.

[639] Reddy PH, Beal MF. Amyloid beta, mitochondrial dysfunction and synaptic damage: implications for cognitive decline in aging and Alzheimer's disease [J]. Trends in Molecular Medicine, 2008,14(2): 45 - 53.

[640] Regina CBDS, Marcus B. Acute and Chronic Effects of Gepirone and Fluoxetine in Rats Tested in the Elevated Plus-maze: An Ethological Analysis [J]. Pharmacology Biochemistry and Behavior, 2000,65(2): 209 - 216.

[641] Richter S, Geldner N, Schrader J, et al. Functional diversification of closely related ARF-GEFs in protein secretion and recycling [J]. Nature, 2007,448(7152): 488 - 492.

[642] Robards K, Prenzler PD, Tucker G, et al. Phenolic compounds and their role in oxidative processes in fruits [J]. Food Chemistry, 1999,66(4): 401 - 436.

[643] Robert AM, Robert L, Renard G. Effect of procyanidolic oligomers on corneal collagen fibrillogenesis [J]. Journal Franais Dophtalmologie, 2005,28(10): 1017.

[644] Robert AM, Savoldelli M, Legeais JM, et al. Effect of procyanidolic oligomers on corneal collagen of rabbits treated by excimer laser photoablation [J]. Biomedicine & Pharmacotherapy, 2006,60(3): 113 - 120.

[645] Ropiak HM, Ramsay A, Mueller-Harveyrene I. Condensed tannins in extracts from European medicinal plants and herbal products [J]. Journal of Pharmaceutical and Biomedical Analysis, 2015,121: 225 - 231.

[646] Rosa M, Gutierres JM, Mazzant CM. Neuroprotective effect of anthocyanins on acetylcholinesterase activity and attenuation of scopolamine-induced amnesia in rats [J]. International Journal of Developmental Neuroscience: the Official Journal of the International Society for Developmental Neuroscience, 2014.

[647] Rossi M, Edefonti V, Parpinel M, et al. Proanthocyanidins and other flavonoids in relation to pancreatic cancer: a case-control study in Italy [J]. Annals of Oncology Official Journal of the European Society for Medical Oncology, 2013,109

（7）：1914 - 1920.

［648］Rouleau M，Patel A，Hendzel M J，et al. PARP inhibition：PARP1 and beyond［J］. Nature Reviews Cancer，2010，10（4）：293 - 301.

［649］Roy S，Khanna S，Alessio H M，et al. Anti-angiogenic property of edible berries.［J］. Free Radic Res，2002，36（9）：1023 - 1032.

［650］冉林武，米佳，禄璐，等. 黑果枸杞花色苷纳米颗粒的制备及其对氧化低密度脂蛋白诱导的人脐静脉融合细胞氧化损伤的保护作用［J］. 食品科学，2019，40（17）：162 - 168.

［651］饶立新，李牧蔚. 华法林治疗房颤合并脑栓塞者疗效及 D - 二聚体的变化研究［J］. 中国实用神经疾病杂志，2010，13（20）：5 - 7.

［652］热娜古丽·吐鲁洪，闫芬芬，崔刚闯，等. 植物组织培养中褐变和玻璃化及污染的治理研究［J］. 黑龙江农业科学，2019（11）：154 - 157.

［653］仁立余. 柴达木黑果枸杞多糖 UVB 诱导 HaCaT 细胞的光损伤的保护作用［D］. 西宁：青海大学，2017.

［654］任目瑾，周建峰. 植物组织培养的常见污染及其防控技术［J］. 陕西林业科技，2016（6）：103 - 105.

［655］任小娜，迪丽努尔，陈志梅，等. 黑果枸杞中原花青素稳定性和抗氧化性研究［J］. 湖北农业科学，2016，55（14）：3697 - 3700.

［656］任重，汪贵斌，杨晓明，等. 基于 SSR 分子标记的枸杞遗传多样性研究［J］. 经济林研究，2020，38（3）：95 - 103.

［657］荣爽. 莲房原花青素对老年大鼠学习记忆减退障碍的影响及其机制研究［D］. 武汉：华中科技大学，2009.

S

［658］Sadilova E，Carle R，Stintzing F C. Thermal degradation of anthocyanins and its impact on color and in vitro antioxidant capacity［J］. Molecular Nutrition & Food Research，2010，51（12）：1461 - 1471.

［659］Sadilova E，Stintzing FC，Carle R. Thermal Degradation of Acylated and Nonacylated Anthocyanins［J］. Journal of Food Science，2010，71（8）：C504 - C512.

［660］Saleh A，Srinivasula SM，Acharya S，et al. Cytochrome c and dATP-mediated Oligomerization of Apaf-1 Is a Prerequisite for Procaspase-9 Activation［J］. Journal of Biological Chemistry，1999，274（25）：17941 - 17945.

［661］Sang J，Li B，Huang Y，et al. Deep eutectic solvent-based extraction coupled with green two-dimensional HPLC-DAD-ESI-MS/MS for the determination of anthocyanins from *Lycium ruthenicum* Murr. fruit［J］. Analytical Methods，2018（10）：1039.

［662］Sano T，Oda E，Yamashita T，et al. Anti-thrombotic effect of proanthocyanidin，a purified ingredient of grape seed［J］. Thrombosis Research，2005，115（1 - 2）：115 - 121.

［663］Shen F，Wu QF，Liu P，et al. Detection of Aspergillus spp. contamination levels in peanuts by near infrared spectroscopy and electronic nose［J］. Food Control，2018，93：1 - 8.

［664］Shen Y，Sun T，Pan Q，et al. RrMYB5- and RrMYB10- regulated flavonoid biosynthesis plays a pivotal role in feedback loop responding to wounding and oxidation in Rosa rugosa［J］. Plant Biotechnology Journal，2019，17（11）：2078 - 2095.

［665］Silva JMRD，Rigaud J，Cheynier V，et al. Procyanidin dimers and trimers from grape seeds［J］. Phytochemistry，1991，30（4）：1259 - 1264.

［666］Singletary KW，Meline B. Effect of grape seed proanthocyanidins on colon aberrant crypts and breast tumors in a rat dual-organ tumor model［J］. Nutrition & Cancer，2001，39（2）：252 - 258.

［667］Siqueira IR，Fochesatto C，Andrade AD，et al. Total antioxidant capacity is impaired in different structures from aged rat brain［J］. International Journal of Developmental Neuroscience，2005，23（8）：663 - 671.

［668］Sita GL，Swamy B. Regeneration of plantlets from leaf disc cultures of rosewood：control of leaf abscission and shoot tip necrosis［J］. Plant Science，1993，88（1）：107 - 112.

［669］Sitte N，Merker K，Zglinicki TV，et al. Protein oxidation and degradation during proliferative senescence of human MRC-5 fibroblasts［J］. Free Radical Biology & Medicine，2000，28（5）：701 - 708.

［670］Song CG，Yang X，Min LQ，et al. The effect of procyanidin on expression of STAT1 in type 2 diabetes mellitus SD rats with focal cerebral ischemia［J］. Neuro Endocrinol Lett，2014，35（1）：68 - 72.

［671］Sonia R，Ildefonso RR，María AM，et al. Dietary flavanols exert different effects on antioxidant defenses and apoptosis/proliferation in Caco-2 and SW480 colon cancer cells［J］. Toxicology in Vitro，2011，25（8）：1771 - 1781.

[672] Stintzing FC, Carle R. Functional properties of anthocyanins and betalains in plants, food, and in human nutrition [J]. Trends in Food Science & Technology, 2004,15(1): 19 – 38.

[673] Sturman J, Gaull G. Taurine in the brain and liver of the developing human and rhesus monkey [J]. Journal of Neurochemistry, 1976,25(6): 831 – 835.

[674] Sturman JA, Chesney RW. Taurine in pediatric nutrition [J]. Pediatric Clinics of North America, 1995,42(4): 879 – 897.

[675] Sun P, Wang T, Chen L, et al. Trimer procyanidin oligomers contribute to the protective effects of cinnamon extracts on pancreatic β-cells in vitro [J]. Acta Pharmacologica Sinica, 2016,37: 1083 – 1090.

[676] Sun P, Zhang ZL, Zhu QF, et al. Identification of miRNAs and target genes regulating catechin biosynthesis in tea (Camellia sinensis) [J]. Journal of Integrative Agriculture, 2018,17(5): 11.

[677] Sun Y, Hong L, Huang JR. Arabidopsis TT19 Functions as a Carrier to Transport Anthocyanin from the Cytosol to Tonoplasts [J]. Molecular Plant, 2011,5(2): 387 – 400.

[678] Sundaram R, Naresh R, Shanthi P, et al. Modulatory effect of green tea extract on hepatic key enzymes of glucose metabolism in streptozotocin and high fat diet induced diabetic rats [J]. Phytomedicine: International Journal of Phytotherapy and Phytopharmacology, 2013,20(7): 577 – 584.

[679] Suzanne MB, Wiliam TM, Ryan PM, et al. High-molecular-weight cocoa procyanidins possess enhanced insulin-enhancing and insulin mimetic activities in human primary skeletal muscle cells compared to smaller procyanidins [J]. The Journal of Nutritional Biochemistry, 2017,39: 48 – 58.

[680] Szajdek A, Borowska EJ. Bioactive Compounds and Health-Promoting Properties of Berry Fruits: A Review [J]. Plant Foods for Human Nutrition, 2008,63(4): 147 – 156.

[681] 桑俊. 唐古特白刺和黑果枸杞花色苷绿色提取分离、分析及鉴定研究[D]. 西安：陕西师范大学,2017.

[682] 邵雷. 汞污染对食品质量的危害及对人体的伤害[J]. 现代食品,2016(2): 36 – 37.

[683] 沈宏林,向能军,高茜,等. 枸杞子脂肪酸成分的 GC/MS 分析[J]. 质谱学报,2009,30(2): 99 – 104.

[684] 沈慧,米永伟,王龙强. 外源硅对盐胁迫下黑果枸杞幼苗生理特性的影响[J]. 草地学报,2012(3): 171 – 176.

[685] 沈建伟,王环,胡凤祖. 高压液相色谱法测定青海不同品种枸杞中 V_B 含量[C]//甘肃省化学会. 西北地区第七届色谱学术报告会甘肃省第十二届色谱年会论文集,兰州,2012.

[686] 沈悦. 水稻钾转运蛋白 OsHAK21 和通道蛋白 OsKx 响应盐胁迫的功能研究[D]. 南京：南京农业大学,2015.

[687] 师豪,黄世龙,张孟珂,等. 原花青素联合维生素 E 对动脉粥样硬化大鼠血脂及抗氧化的影响[J]. 中国老年学杂志,2019,39(4): 889 – 893.

[688] 史浩伯,李路,陆海燕,等. 胡杨等 4 种植物在新疆地区的适生区预测[J]. 林业资源管理,2020(1): 38 – 61.

[689] 史晓华,于磊娟,邱磊. 仙人掌果黑果枸杞复合果酒的发酵工艺研究[J]. 中国酿造,2017(36): 175 – 179.

[690] 双全,张海霞,卢宇,等. 野生黑果枸杞化学成分及抗氧化活性研究[J]. 食品工业科技,2017,38(4): 94 – 100.

[691] 斯哈娃特. 罗布人族源及其方言中的蒙古语族语言词汇[D]. 乌鲁木齐：新疆师范大学硕士论文,2011.

[692] 宋亮. 基于电子鼻和电子舌的黑果枸杞风味检测[D]. 天津：天津商业大学,2018.

[693] 宋雪琳,李雅梅,肖俊松,等. 葡萄籽原花青素对营养肥胖模型大鼠肠道菌群的影响[J]. 食品科学技术学报,2015,33(5): 39 – 46.

[694] 苏丹丹. 黑枸杞功能性物质研究现状[J]. 食品安全导刊,2019(12): 170 – 171.

[695] 孙洪兆,赵术珍. Ca^{2+} 对离体骨骼肌收缩性的影响[J]. 山东教育学院学报,2010,25(1): 57 – 58.

[696] 孙军. 野生黑果枸杞硬枝扦插育苗影响因素试验[J]. 中国果菜,2018,38(6): 18 – 20.

[697] 孙奎. 柴达木盆地黑果枸杞色素最佳提取工艺研究[J]. 湖北农业科,2011,50(11): 2318 – 2320.

[698] 孙晓红,位书磊,宋强,等. 黑果枸杞的叶片分化与快速繁殖[J]. 植物生理学报,2016,52(5): 653 – 658.

[699] 孙禹,原慧萍,周欣荣. 原花青素眼用剂型的临床应用及对干眼症的影响[J]. 哈尔滨医科大学学报,2009,43(3): 268 – 270.

[700] 孙芸. 葡萄籽原花青素聚合度与功效关系的研究[D]. 无锡：江南大学,2004.

[701] 孙振球,徐勇勇. 医学统计学[M]. 北京：人民卫生出版社,2014.

[702] 孙子羽,满都拉,陈佳,等. 黑枸杞乳清酒发酵工艺优化及挥发性风味物质分析[J]. 中国酿造,2019,38(11): 54 – 58.

[703] 索朗次仁. 日喀则地区林技中心黑果枸杞引种试验研究[J]. 2014(18): 151.

T

[704] Tian Y, Ma J, Wang W, et al. Resveratrol supplement inhibited the NF-κB inflammation pathway through activating

AMPKα-SIRT1 pathway in mice with fatty liver [J]. Molecular & Cellular Biochemistry, 2016, 422(1 - 2)：75.

[705] Tian ZH, Aierken A, Pang HH, et al. Constituent analysis and quality control of anthocyanin constituents of dried *Lycium ruthenicum* Murray fruits by HPLC-MS and HPLC-DAD [J]. Journal of Liquid Chromatography & Related Technologies, 2016, 39(9)：1 - 9.

[706] Tilman G, Reshma S, Nicolle S, et al. Age-Related Changes in Protein Oxidation and Proteolysis in Mammalian Cells [J]. Journals of Gerontology, 2001(11)：B459 - B467.

[707] Tiwari BK, Patras A, Brunton N, et al. Effect of ultrasound processing on anthocyanins and color of red grape juice [J]. Ultrasonics Sonochemistry, 2010, 17(3)：598 - 604.

[708] Tokalioglu S. Determination of trace elements in commonly consumed medicinal herbs by ICP-MS and multivariate analysis [J]. Food Chemistry, 2012, 134(4)：2504 - 2508.

[709] Tomisato M, Mitsuru C, Kosuke K, et al. Apple procyanidins induce tumor cell apoptosis through mitochondrial pathway activation of caspase-3 [J]. Carcinogenesis, 2008(3)：585.

[710] Tsikas D. Assessment of lipid peroxidation by measuring malondialdehyde (MDA) and relatives in biological samples：Analytical and biological challenges [J]. Analytical Biochemistry, 2016, 524：13 - 30.

[711] 谈建中, 承建平, 孙丙耀, 等. 外源甜菜碱对桑树抗盐生理的影响及其作用机理的研究[J]. 蚕业科学, 2005, 31(4)：404 - 408.

[712] 覃仕扬. 枸杞子的安全性研究[D]. 北京：北京协和医学院, 2011.

[713] 谭亮, 董琦, 曹静亚, 等. 黑果枸杞中花色苷的提取与结构鉴定[J]. 天然产物研究与开发, 2014, 26(11)：1797 - 1802.

[714] 谭亮, 赵静, 马家麟, 等. 青海玉树沙棘不同部位营养成分分析与营养价值评价[J]. 天然产物研究与开发, 2018, 30(5)：807 - 816.

[715] 谭扬扬, 克山·吾拉木, 仁沙·牙库甫, 等. 不同产地黑果枸杞营养成分分析比较及生药鉴定[J]. 食品安全质量检测学报, 2019, 10(23)：7939 - 7946.

[716] 唐菊秀. 黑果枸杞的特性及育苗技术[J]. 农业科技与信息, 2014(19)：9 - 11.

[717] 唐琼. 不同种源黑果枸杞种子萌发特性及苗期试验研究[D]. 呼和浩特：内蒙古农业大学, 2016.

[718] 唐世建, 刘杰, 洪亚辉, 等. 黄花菜组织培养在工厂化繁殖中的应用[J]. 湖南农业大学学报(自然科学版), 2003, 29(6)：492 - 495.

[719] 唐万里. 全国CBA联赛篮球运动员疲劳与营养补充的探讨[J]. 体育科技, 2008(2)：65 - 68.

[720] 陶大勇, 陈佳娟, 陈瑛, 等. 黑果枸杞色素对小鼠抗衰老作用的研究[J]. 中兽医医药杂志, 2008, 27(1)：11 - 13.

[721] 陶燕铎, 裴金金, 王卫东, 等. 一种黑果枸杞发酵果酒的制备方法：201710936159. 8 [P]. 2017 - 10 - 10.

[722] 腾磊, 王俊建. 加工番茄穴盘育苗技术[J]. 农业科技通讯, 2010(7)：213 - 217.

[723] 田磊, 蒋宝平, 樊晓峰. 黑果枸杞抗衰老作用研究[J]. 实用药物与临床, 2015, 18(10)：1147 - 1150.

[724] 田昕. 枸杞多糖的药理作用及其抗疲劳作用综述[J]. 甘肃科技, 2009, 25(24)：140 - 142.

[725] 吐尔逊, 王选东, 李婷. 黑果枸杞色素的提取工艺研究[J]. 安徽农业科学, 2007, 35(4)：1111 - 1112.

U

[726] Ulatowski L, Dreussi C, Noy N, et al. Expression of the α-tocopherol transfer protein gene is regulated by oxidative stress and common single-nucleotide polymorphisms [J]. Free Radical Biology and Medicine, 2012, 53(12)：2318 - 2326.

V

[727] Valavanidis A, Vlahogianni T, Dassenakis M, et al. Molecular biomarkers of oxidative stress in aquatic organisms in relation to toxic environmental pollutants [J]. Ecotocicol Environ Saf, 2006, 64(2)：178 - 189.

[728] Valdez LB, Arnaiz SL, Bustamante J, et al. Free radical chemistry in biological systems [J]. Biological Research, 2000, 33(2)：65.

[729] Vyas P, Kalidindi S, Chibrikova L, et al. Chemical Analysis and Effect of Blueberry and Lingonberry Fruits and Leaves against Glutamate-Mediated Excitotoxicity [J]. Journal of Agricultural & Food Chemistry, 2013, 61(32)：7769 - 7776.

W

[730] Wakchaure D, Jain D, Singhai AK, et al. Hepatoprotective activity of Symplocos racemosa bark on carbon tetrachloride-induced hepatic damage in rats [J]. Journal of Ayurveda and Integrative Medicine, 2011,2(3): 137 - 143.

[731] Wang C, Jiang B, Long J, et al. Protective Effect of *Lycium ruthenicum* Murr. on Acute Alcoholic Liver Injury Mice and Its Antioxidant Activity [J]. Traditional Chinese Drug Research and Clinical Pharmacology, 2015,26(2): 192 - 195.

[732] Wang H, Li J, Tao W, et al. *Lycium ruthenicum* studies: Molecular biology, Phytochemistry and pharmacology [J]. Food Chemistry, 2018,240(feb. 1): 759 - 766.

[733] Wang H, Liu T, Song L, et al. Profiles and α-Amylase Inhibition Activity of Proanthocyanidins in Unripe Manilkara zapota (Chiku) [J]. J Agric Food Chem, 2012,60(12): 3098 - 3104.

[734] Wang H, Wang W, Zhang P, et al. Gene transcript accumulation, tissue and subcellular localization of anthocyanidin synthase (ANS) in developing grape berries [J]. Plant Science, 2010,179(1 - 2): 103 - 113.

[735] Wang HT, Choi B, Tang MS. Melanocytes are deficient in repair of oxidative DNA damage and UV-induced photoproducts [J]. Proceedings of the National Academy of Sciences, 2010,107(27): 12180 - 12185.

[736] Wang P, Ma G, Zhang L, et al. A Sucrose-Induced MYB (SIMYB) Transcription Factor Promoting Proanthocyanidin Accumulation in the Tea Plant (Camellia sinensis) [J]. Journal of Agricultural & Food Chemistry, 2019,67(5): 1418 - 1428.

[737] Wang P, Zhang L, Jiang X, et al. Evolutionary and functional characterization of leucoanthocyanidin reductases from Camellia sinensis [J]. Planta, 2018,247(1): 139 - 154.

[738] Wang T, Sun P, Chen L, et al. Cinnamtannin D-1 Protects Pancreatic β-Cells from Palmitic Acid-Induced Apoptosis by Attenuating Oxidative Stress [J]. Journal of Agricultural & Food Chemistry, 2014,62(22): 5038 - 5045.

[739] Watanabe T, Broadley MR, Jansen S, et al. Evolutionary control of leaf element composition in plants [J]. New Phytologist, 2010,174(3): 516 - 523.

[740] Wedzony K, Mackowiak M, Fijal K, et al. Evidence that conditioned stress enhances outflow of dopamine in rat prefrontal cortex: A search for the influence of diazepam and 5-HT1A agonists [J]. Synapse, 1996,24(3): 240 - 247.

[741] Wei X, Ju Y, Ma T, et al. New perspectives on the biosynthesis, transportation, astringency perception and detection methods of grape proanthocyanidins [J]. Critical Reviews in Food Science and Nutrition, 2020(3): 1 - 27.

[742] Wickner W. Membrane Fusion: Five Lipids, Four SNAREs, Three Chaperones, Two Nucleotides, and a Rab, All Dancing in a Ring on Yeast Vacuoles [J]. Annual Review of Cell and Developmental Biology, 2010,26(1): 115 - 136.

[743] Wu C, Dai LJ, Nie Q. Study on Inhibition of Nitrosation by Procyanidins [J]. Natural Product Research and Development, 2005,17(2): 92 - 95.

[744] Wu J, Shi S, Wang H, et al. Mechanisms underlying the effect of polysaccharides in the treatment of type 2 diabetes: A review [J]. Carbohydrate Polymers, 2016,144: 474 - 494.

[745] Wu T, Lv HY, Wang FZ, et al. Characterization of Polyphenols from *Lycium ruthenicum* Fruit by UPLC-Q-TOF/MSE and Their Antioxidant Activity in Caco-2 Cells [J]. Journal of Agricultural and Food Chemistry, 2016,64(11): 2280 - 2288.

[746] Wu T, Yan J, Liu R, et al. Optimization of microwave-assisted extraction of phenolics from potato and its downstream waste using orthogonal array design [J]. Food Chemistry, 2012,133(4): 1292 - 1298.

[747] 万庆安. 黑果枸杞嫩枝扦插育苗技术试验初探[J]. 现代农村科技,2018(7): 68 - 70.

[748] 汪河滨,白红进,王金磊. 超声-微波协同萃取法提取黑果枸杞多糖的研究[J]. 西北农业学报,2007(1): 157 - 158.

[749] 汪建红,陈晓琴,原惠. 黑果枸杞果实多糖水浸提条件优化研究[J]. 新疆师范大学学报(自然科学版),2009a,28(3): 78 - 83.

[750] 汪建红,陈晓琴,张蔚佼. 黑果枸杞果实多糖降血糖生物功效及其机制研究[J]. 食品科学,2009b,30(5): 244 - 248.

[751] 汪建红,陈晓琴,张蔚佼. 黑果枸杞果实多糖抗疲劳生物功效及其机制研究[J]. 食品科技,2009c,34(2): 203 - 206.

[752] 汪建辉,欧瑜. 葡萄糖激酶与糖尿病[J]. 药物生物技术,2012,19(6): 552 - 556.

[753] 汪森,唐云仙,杨柳,等. 甘蔗茎尖组织培养过程酚类物质变化及其与褐变的关系[J]. 南方农业学报,2016,47(5): 622 - 625.

[754] 汪文晶. 野生黑果枸杞再生体系建立与染色体加倍[D]. 呼和浩特: 内蒙古农业大学,2020.

[755] 汪滢,郑希望,田文帅,等. 偏光显微镜在中药显微鉴定中的应用[J]. 上海中医药大学学报,2016,30(1): 73 - 77.

[756] 汪志慧,孙智达,谢笔钧.响应曲面法优化双酶法提取莲房原花青素[J].食品科学,2011,32(4):64-67.

[757] 汪智军,靳开颜,古丽森.新疆枸杞属植物资源调查及其保育措施[J].北方园艺,2013(3):169-171.

[758] 王超,蒋宝平,龙军,等.黑果枸杞对急性酒精性肝损伤的保护及其抗氧化作用的影响[J].中药新药与临床药理,2015,26(2):192-195.

[759] 王超,蒋宝平,龙军,等.黑果枸杞对急性酒精性肝损伤的保护及其抗氧化作用的影响[J].中药新药与临床药理,2015,26(2):192-195.

[760] 王崇道,强亦忠,劳勤华.机体脂质过氧化及抗脂质过氧化剂的研究[J].中国核科技报告,1995(S2):41-42.

[761] 王春成,马松梅,张丹,等.柴达木野生黑果枸杞的空间遗传结构[J].植物生态学报,2020,44(6):661-668.

[762] 王春雨,张志春,卢九斤,等.柴达木黑果枸杞抗氧化组分分析[J].西北农业学报,2020,29(5):727-735.

[763] 王春雨.柴达木野生黑果枸杞多酚类物质对土壤盐分的响应[D].西宁:青海大学,2017.

[764] 王翠平,陈建伟,严莉,等.黑果枸杞R1-MYB转录因子基因的克隆及表达分析[J].中草药,2018,49(1):203-210.

[765] 王德富,杨锋,崔丽艳,等.栽培黑果枸杞活性成分生物合成关键基因克隆及表达分析[J].山西农业大学学报(自然科学版),2020,40(4):32-35.

[766] 王恩军,李善家,韩多红,等.中性盐和碱性盐胁迫对黑果枸杞种子萌发及幼苗生长的影响[J].干旱地区农业研究,2014,32(6):64-69.

[767] 王方琳.不同地理种源黑果枸杞的组织培养研究[D].兰州:甘肃农业大学,2017.

[768] 王芳,丁燕红,田玉秀,等.新疆野生枸杞愈伤组织分化及植株再生[J].新疆农业大学学报,2004,27(4):19-22.

[769] 王海秀.柴达木黑果枸杞培育技术[J].防护林科技,2010(2):121.

[770] 王航宇,邓峰美,刘金荣,等.黑果枸杞无机元素分析[J].中药材,2002,25(4):267.

[771] 王恒,刘金荣,李鹏,等.唐古特白刺的生药学研究[J].中药材,2008(1):28-29.

[772] 王红丽,吴铁,吴志华,等.小鼠亚急性皮肤衰老模型的建立[J].中国药学杂志,2003(10):35-37.

[773] 王红梅,陈玉梁,马彦军,等.西北荒漠区野生黑果枸杞种质资源遗传多样性分析[J].中国野生植物资源,2020,39(11):27-32.

[774] 王宏,李红芳,陈方,等.钙离子对坐骨神经腓肠肌神经肌肉接头神经递质释放的作用[J].白求恩医学杂志,2009,7(3):143-145.

[775] 王华香.黑果枸杞日光温室穴盘播种育苗技术[J].甘肃农业科技,2016(10):81-83.

[776] 王辉,王瑞娟,缪成军,等.不同处理方法对黑果枸杞种子萌发的影响[J].甘肃农业科技,2020(1):19-21.

[777] 王建友,王琴,刘凤兰,等.新疆尉犁县野生黑果枸杞与黑杞一号的营养成分及氨基酸分析[J].食品工业科技,2017,38(22):306-309.

[778] 王锦楠,陈进福,陈武生,等.柴达木地区野生黑果枸杞种群遗传多样性的AFLP分析[J].植物生态学报,2015,39(10):1003-1011.

[779] 王晶,李毅,樊辉,等.不同浓度生根粉对黑果枸杞扦插苗生长的影响[J].草原与草坪,2017,37(5):75-79.

[780] 王静,唐静,崔悦婷,等.农杆菌介导的黑果枸杞遗传转化体系的建立[J].北方园艺,2020(1):104-110.

[781] 王静,赵百慧,姜牧炎,等.野生黑果枸杞快速繁殖体系[J].北方园艺,2019(24):124-129.

[782] 王镜岩.生物化学:下册[M].北京:高等教育出版社,2002.

[783] 王桔红,陈文,马瑞君.不同贮藏方式对河西走廊四种茄科植物种子萌发的影响[J].生态学杂志,2013,32(7):1807-1812.

[784] 王桔红,陈文,张勇,等.贮藏条件对河西走廊四种旱生灌木种子萌发的影响[J].生态学杂志,2011,30(3):477-482.

[785] 王桔红,陈文.黑果枸杞种子萌发及幼苗生长对盐胁迫的响应[J].生态学杂志,2012,31(4):804-810.

[786] 王兰玉.黑果枸杞在格尔木地区不同土壤中造林试验[J].陕西林业科技,2011(5):23-26.

[787] 王立科,毛善国,杨平,等.野生黑果枸杞组培快繁体系的建立[J].分子植物育种,2021,19(12):4083-4087.

[788] 王丽玲,孙育,白红进,等.均匀设计优化黑果枸杞色素纯化工艺研究[J].食品工业,2012,33(8):43-45.

[789] 王丽玲.几种膜分离技术在果汁浓缩中的应用[J].中国食品添加剂,2005(2):94-99.

[790] 王联星,马得森,史国民,等.黑果枸杞LrANS基因的克隆及表达分析[J].中国细胞生物学学报,2019,41(10):1929-1937.

[791] 王亮,谷盼盼,王芳梅,等.黑果枸杞籽油的氧化稳定性研究[J].中国油脂,2019,44(10):42-45.

[792] 王龙强,蔺海明,米永伟.盐胁迫对枸杞属2种植物幼苗生理指标的影响[J].草地学报,2011,19(6):1010-1017.

[793] 王璐,杜沛,陈高敏,等.中药抗皮肤光老化实验研究十年进展[J].中医文献杂志,2015,33(2):64-68.

[794] 王锴,宋家祥.药用植物决明的愈伤组织诱导与生长增值的培养条件研究[J].中草药,1997,28(12):739-742.

[795] 王琪.黑果枸杞和宁夏枸杞果实中多酚类物质组成的差异研究[J].上海交通大学学报,2019,39(1):49-56.

[796] 王倩宁. 黑果枸杞的研究进展[J]. 食品界,2018(4):69.

[797] 王琴,毛金梅,刘凤兰,等. 黑杞一号鲜果和干果的酚类物质研究[J]. 食品与发酵工业,2019,45(16):104-108.

[798] 王琴,王建友,李勇,等. 我国黑果枸杞研究进展[J]. 北方园艺,2016(5):194-199.

[799] 王琴,王建友,刘凤兰,等. 黑果枸杞油中脂肪酸、植物甾醇的组成及维生素 A、维生素 E 的分析[J]. 中国油脂,2017,42(4):145-147.

[800] 王维,马养民,张弘弛,等. 黑果枸杞内生真菌 E21 菌株次生代谢产物的研究[J]. 中国新药杂志,2013,22(4):460-465.

[801] 王维. 黑果枸杞内生真菌次生代谢产物及其抑菌活性的研究[D]. 西安:陕西科技大学,2013.

[802] 王维茜,邓洁红,魏一枝,等. 葡萄花色苷的合成及稳定性研究进展[J]. 中国酿造,2014,33(5):10-14.

[803] 王卫霞,罗明,潘存德. 塔里木河下游几种荒漠植物根际土壤微生物及其活性[J]. 中国沙漠,2010,30(3):571-576.

[804] 王卫霞. 新疆几种典型荒漠植物根际微生物特征及内生固氮菌的分离、促生性能研究[D]. 乌鲁木齐:新疆农业大学,2009.

[805] 王文君,向灿辉,王江,等. 超声波法提取紫番薯原花青素的工艺条件研究[J]. 食品科技,2011,36(2):179-182.

[806] 王晓晨,吉爱国. NF-κB 信号通路与炎症反应[J]. 生理科学进展,2014,45(1):68-71.

[807] 王雪萍,李医明,王钊,等. 原花青素类成分在防治 2 型糖尿病作用机制方面的研究进展[J]. 中国中药杂志,2017,42(20):3866-3872.

[808] 王雅琼,马晓东,李军乔. 青海省两个主要产地黑果枸杞的质量安全研究[J]. 现代食品科技,2017(8):289-295.

[809] 王亚娟. 基于 iTRAQ 技术的盐(NaCl)胁迫下黑果枸杞蛋白质组学研究[D]. 兰州:兰州大学,2013.

[810] 王亚涛,杨万鹏,谢军,等. 黑果枸杞光合特性与环境因子之间的关系[J]. 绿色科技,2017(7):12-13.

[811] 王燕荣,李正英,潘雪,等. 黑枸杞干红葡萄酒发酵工艺[J]. 食品工业,2020(1):190-193.

[812] 王业秋,陈巧云,李建民,等. 京尼平苷对光老化 HaCaT 细胞的保护作用及机制[J]. 中国实验方剂学杂志,2014,20(1):149-152.

[813] 王玉花. 滋补软黄金黑枸杞[J]. 中南药学:用药与健康,2015(11):42.

[814] 王振军. 单味中药及其有效成分保护青光眼视神经作用机制的研究进展[J]. 医药导报,2011,30(1):73-78.

[815] 王竹影. 1,6-二磷酸果糖对运动能力及抗疲劳能力的影响[J]. 成都体育学院学报,2002,28(3):94-96.

[816] 王尊国,贾恢先. 浅议我国西北盐地资源植物的分布与利用[J]. 甘肃农业科技,1995(7):23-25.

[817] 韦琴. 板栗壳中原花青素含量检测方法的比较研究[J]. 食品与机械,2016,32(3):77-81.

[818] 魏国. 运动性肌质网代谢异常与骨骼肌疲劳[J]. 辽宁体育科技,2003,25(3):42-45.

[819] 魏进莉,李丽芳,于学斌. 紫叶狼尾草的组织培养与快速繁殖[J]. 植物生理学报,2015,51(2):207-211.

[820] 魏新梅. 额济纳旗气温变化特征分析[J]. 农业与技术,2018,38(16):226-227.

[821] 魏永生,古元梓,曹蕾,等. 青海枸杞子中矿质元素的测定[J]. 咸阳师范学院学报,2012(2):27-30.

[822] 温朝玲,刘春红,孙雯雯,等. 黑果枸杞花色苷对部分睡眠剥夺大鼠心肌损伤的保护作用[J]. 皖南医学院学报,2018,37(6):17-20.

[823] 乌凤章,王贺新,陈英敏. 蓝莓嫩枝扦插繁殖技术[J]. 东北林业大学学报,2007,35(11):44-46.

[824] 吴翠云,汪河滨,李万福,等. 黑果枸杞叶片中多糖提取工艺研究[J]. 食品研究与开发,2009,30(12):1-5.

[825] 吴飞,朱生秀,向江湖,等. 不同土壤水分条件下黑果枸杞光合特性及产量分析[J]. 安徽农业科学,2017,45(5):6-7.

[826] 吴华玉,刘敦华. 宁夏枸杞籽分离蛋白的功能特性[J]. 食品科学,2013,34(9):28-32.

[827] 吴佳豫,郭有燕,张小菊,等. 黑果枸杞花期划分及花粉形态的扫描电镜观察[J]. 河西学院学报,2018,34(5):52-56.

[828] 吴莉莉,韦若勋,杨庆文,等. 枸杞属(茄科)新类群杂交起源初探[J]. 广西植物,2011,31(3):304-311.

[829] 吴企禾. 自然发酵甘薯酸浆细菌动态规律解析及乳酸菌絮凝性研究[D]. 沈阳:沈阳农业大学,2017.

[830] 吴青,黄娟,罗兰欣,等. 15 种中草药提取物抗氧化活性的研究[J]. 中国食品学报,2006(1):284-289.

[831] 吴若菁,尤华明. 香石竹组培苗玻璃化控制的研究[J]. 福建林学院学报,1995,15(4):360-363.

[832] 吴涛,黄云霞,张民. 葡萄籽原花青素的体内降血糖作用研究[J]. 现代食品科技,2016(8):42-47.

[833] 吴秀兰,张太西,王慧,等. 1961—2017 年新疆区域气候变化特征分析[J]. 沙漠与绿洲气象,2020(4):27-34.

[834] 吴玉虎. 昆仑植物志:第三卷[M]. 重庆:重庆出版社,2012.

[835] 吴自勤,黄治,丁雪梅,等. 原花青素对前列腺癌 LNCaP 细胞增殖和凋亡的影响[J]. 南方医科大学学报,2007,27(4):499.

[836] 武洪福. C 反应蛋白和 D-二聚体在缺血性脑血管病诊断中的意义[J]. 中国实用神经疾病杂志,2007,10(6):106-107.

[837] 武睿,贺莉萍,石建业,等. 黑果枸杞的保健作用研究进展[J]. 现代农业,2016(9):73-78.

［838］武雪玲,李筱筱,贾世亮,等.黑果枸杞花青素对 Aβ42 致痴呆模型大鼠记忆力及抗氧化活性研究［J］.现代食品科技,2017(3)：35－40.

X

［839］Xu T, Ni MM, Huang C, et al. NLRC5 Mediates IL-6 and IL-1β Secretion in LX-2 Cells and Modulated by the NF-κB/Smad3 Pathway ［J］. Inflammation, 2015,38(5)：1794－1804.

［840］Xu W, Bobet S, Le GJ, et al. TRANSPARENT TESTA 16 and 15 act through different mechanisms to control proanthocyanidin accumulation in Arabidopsis testa ［J］. Journal of Experimental Botany, 2017(11)：2859－2870.

［841］Xu WJ, Grain W, Bobet S, et al. Complexity and robustness of the flavonoid transcriptional regulatory network revealed by comprehensive analyses of MYB-bHLH-WDR complexes and their targets in Arabidopsis seed ［J］. New Phytologist, 2014,202(1)：132－144.

［842］Xu ZN, Xie ML, Lu LG, et al. Effect of betaine on alcoholic fatty liver in alcohol-fed rat ［J］. Chinese Hepatology, 2006,11(3)：163－166.

［843］奚凤群.枸杞风雅颂——柴达木枸杞的前世今生［J］.柴达木开发研究,2015(B10)：2.

［844］夏勇,郑云燕,宋燕华,等.某妊娠期保健食品的致畸性和致突变性研究［J］.海峡预防医学杂志,2005,11(5)：52－53.

［845］夏园园,莫仁楠,曲玮,等.黑果枸杞化学成分研究进展［J］.药学进展,2015,39(5)：351－356.

［846］肖俊松,王莹,宋雪琳,等.原花青素对营养肥胖模型大鼠氧化应激的影响［J］.食品科学,2014,35(3)：183－186.

［847］肖克来提,木尼拉·阿布都拉.维吾尔药黑果枸杞研究进展［J］.中国民族医药杂志,2017,23(8)：58－59.

［848］肖瑞希,陈华国,周欣.植物多糖降血糖作用及机制研究进展［J］.食品科学,2019,40(11)：254－258.

［849］谢婷,马瑞,沙小燕,等.基质、处理剂及其浓度对黑果枸杞硬枝扦插育苗的影响［J］.水土保持通报,2018,38(2)：318－322.

［850］谢文利,孙静,赵艳威,等.原花青素的降血糖作用及急性毒性研究［J］.中草药,2009(10)：1615－1616.

［851］谢文强.六价铬对人体急性与慢性危害探究［J］.资源节约与环保,2016(7)：131－135.

［852］辛菊平,朱春云.柴达木盆地不同盐生境下黑果枸杞形态结构比较［J］.西部林业科学,2015,44(4)：73－78.

［853］新疆维吾尔自治区革命委员会卫生局.新疆中草药［M］.新疆人民出版社,1976.

［854］邢世瑞.宁夏中药志［M］.2版.银川：宁夏人民出版社,2006.

［855］徐世清.黑枸杞弥猴桃葡萄复合果酒及制备方法:201711495979.4［P］.2017－12－31.

［856］徐夏旸,张甫生,陈芳,等.超高压杀菌白萝卜汁的关键工艺研究［J］.食品科学,2012,33(4)：8－12.

［857］徐映萍.生长素和细胞分裂素对荸荠离体植株再生的影响［D］.杭州：浙江大学,2019.

［858］徐振华,刘春鹏,郑聪慧,等.河北省黑果枸杞资源及开发利用对策［J］.河北林业科技,2018(3)：60－62.

［859］许彩英.黑枸杞的种植技术［J］.农民致富之友,2016(12)：162.

［860］许仕珍,李翔宏,赵桂琴.卡那霉素对紫花苜蓿无菌苗生长抑制效果的初步研究［J］.草业与畜牧,2006(1)：16－18.

［861］许伟,麻华伟,许婷婷,等.黑果枸杞胶囊对青少年轻中度近视控制的临床观察［J］.中国中医药现代远程教育,2015(14)：35－36.

［862］许文文,曹霞敏,刘凤霞,等.超高压处理的草莓果肉饮料在贮藏过程中的品质变化［J］.高压物理学报,2013,27(1)：137－146.

［863］许雅娟,马中民,白生才,等.民勤县黑果枸杞育苗技术研究［J］.现代农业科技,2017(18)：60－62.

［864］许志诚.黑果枸杞叶的加工研究进展与产业发展现状［J］.食品安全导刊,2017(6)：48.

［865］薛定磊,曾少华,王瑛.黑果枸杞和宁夏枸杞 FT(Flowering Locus T)基因的克隆及表达分析［J］.植物药与药理学杂志,2015,34(3)：565－570.

［866］薛慧婷,徐宋瑶,苑红,等.微粉化时间对黑枸杞理化性质的影响［J］.食品工业,2019(6)：3.

［867］薛永,王苑螈,姚泉洪,等.植物对土壤重金属镉抗性的研究进展［J］.生态环境学报,2014,23(3)：528－534.

Y

［868］Yahara N, Tofani I, Maki K, et al. Mechanical assessment of effects of grape seed proanthocyanidins extract on tibial bone diaphysis in rats ［J］. Journal of Musculoskeletal & Neuronal Interactions, 2005,5(2)：162.

［869］Yamagishi M, Natsume M, Osakabe N, et al. Chemoprevention of lung carcinogenesis by cacao liquor proanthocyanidins in a male rat multi-organ carcinogenesis model ［J］. Cancer Letters, 2003,191(1)：49－57.

[870] Yamagishi M, Natsume M, Osakabe N, et al. Effects of cacao liquor proanthocyanidins on PhIP-induced mutagenesis in vitro, and in vivo mammary and pancreatic tumorigenesis in female Sprague-Dawley rats [J]. Cancer Letters, 2002, 185(2): 123 – 130.

[871] Yamakoshi J, Saito M, Kataoka S, et al. Safety evaluation of proanthocyanidin-rich extract from grape seeds [J]. Food & Chemical Toxicology, 2002, 40(5): 599 – 607.

[872] Yang S, Zhang M, Xu L, et al. MiR858b Inhibits Proanthocyanidin Accumulation by the Repression of DkMYB19 and DkMYB20 in Persimmon [J]. Frontiers in Plant Science, 2020, 11: 1 – 14.

[873] Ye X, Krohn RL, Liu W. The cytotoxic effects of a novel IH636 grape seed proanthocyanidin extract on cultured human cancer cells [J]. Molecular and Cellular Biochemistry, 1999, 196(1): 99 – 108.

[874] Yi W, Li B, Li X, et al. Anti-inflammatory effects of grape seed procyanidin B2 on a diabetic pancreas [J]. Food & Function, 2015, 6(9): 3065 – 3071.

[875] Yoko Y, Masaaki O, Midori N, et al. Prevention mechanisms of glucose intolerance and obesity by cacao liquor procyanidin extract in high-fat diet-fed C57BL/6 mice [J]. Archives of Biochemistry and Biophysics, 2012, 527(2): 95 – 104.

[876] Youdim KA, Martin A, Joseph JA. Incorporation of the elderberry anthocyanins by endothelial cells increases protection against oxidative stress [J]. Free Radic Biol Med, 2000, 29(1): 51 – 60.

[877] Yousef MI, Saad AA, El-Shennawy LK. Protective effect of grape seed proanthocyanidin extract against oxidative stress induced by cisplatin in rats [J]. Food and chemical toxicology: an international journal published for the British Industrial Biological Research Association, 2009, 47(6): 1176 – 1183.

[878] Yu Y, Xu Y, Wu J, et al. Effect of ultra-high pressure homogenisation processing on phenolic compounds, antioxidant capacity and anti-glucosidase of mulberry juice [J]. Food Chemistry, 2014, 153(jun. 15): 114 – 120.

[879] 闫凯,张洪江.新疆草原植物图册[M].北京:中国农业出版社,2011.

[880] 闫少芳,李勇,吴娟,等.葡萄籽提取物原花青素调节血脂作用及机理研究[J].中国食品卫生杂志,2003,15(4): 302 – 304.

[881] 闫亚美,代彦满,冉林武,等.黑果枸杞与5种果蔬中花色苷组成及体外抗氧化活性比较[J].食品工业科技,2014a, 35(16): 133 – 136.

[882] 闫亚美,戴国礼,冉林武,等.不同产地野生黑果枸杞资源果实多酚组成分析[J].中国农业科学,2014b,47(22): 4540 – 4550.

[883] 闫亚美,禄璐,曹有龙,等.一种利用新鲜黑果枸杞制备黑果枸杞果酒的方法:201710526674.9 [P].2017 – 06 – 30.

[884] 闫亚美,罗青,冉林武,等.黑果枸杞功效研究进展及产业发展前景[J].宁夏农林科技,2015,56(1): 21 – 24,57.

[885] 闫亚美,米佳,禄璐,等.不同枸杞叶茶中黄酮,多酚及氨基酸组成分析[J].食品研究与开发,2020,41(23): 27 – 31.

[886] 闫亚美.黑果枸杞多酚的组成、抗氧化活性及指纹图谱研究[D].南京:南京农业大学,2014.

[887] 严莉,王翠平,陈建伟,等.基于转录组信息的黑果枸杞MYB转录因子家族分析[J].中国农业科学,2017,50(20): 3991 – 4002.

[888] 晏兴云,刘苏.原花青素在眼科的应用研究[J].国际眼科杂志,2007,7(4): 1095 – 1097.

[889] 晏兴云.原花青素对急性高眼压后视网膜作用的实验研究[D].重庆:重庆医科大学,2009.

[890] 燕宇真.黑果枸杞微量元素和重金属含量特征分析及原产地追溯方法研究[D].西宁:青海师范大学,2019.

[891] 杨昌友.新疆树木志[M].北京:中国林业出版社,2012.

[892] 杨春树,马明呈,李文.不同种源野生黑果枸杞容器育苗试验[J].陕西农业科学,2007(3): 61 – 70.

[893] 杨冬彦,赵庆生,赵兵,等.黑果枸杞速溶粉的制备工艺研究[J].食品研究与开发,2018,39(23): 76 – 83.

[894] 杨冬彦,赵庆生,赵兵,等.黑果枸杞速溶粉营养成分分析及抗氧化活性研究[J].食品工业,2019,40(1): 203 – 207.

[895] 杨锋.黑果枸杞花色苷和原花青素生物合成关键酶基因的克隆和表达分析[D].太原:山西农业大学,2017.

[896] 杨凤萍,邵文娜,张秀海.园林古树组培中污染真菌的分离和鉴定[J].林业科技通讯,2018(4): 70 – 73.

[897] 杨光,杜云龙,朱开梅,等.定心藤总黄酮对动脉粥样硬化大鼠血脂及一氧化氮和血管内皮生长因子的影响[J].广东医学,2017,38(9): 1309 – 1313.

[898] 杨宏伟,郭永盛,刘博,等.黑果枸杞硬枝扦插繁育技术研究[J].内蒙古林业科技,2016,42(4): 33 – 35.

[899] 杨宏伟,郭永盛,杨荣,等.黑果枸杞播种育苗关键技术[J].内蒙古林业科技,2017,43(1): 62 – 64.

[900] 杨竞生.迪庆藏药[M].昆明:云南民族出版社,1987.

[901] 杨竞生.中国藏药植物资源考订(下册)[M].昆明:云南科技出版社,2017.

[902] 杨涓.盐胁迫对黑果枸杞果实糖代谢及相关酶的影响[J].宁夏农学院学报.2004,25(3): 28 – 31.

[903] 杨宁,李宜珅,陈霞,等.黑果枸杞的组织培养和快速繁殖[J].西北师范大学学报(自然科学版),2016,52(2):84-88.

[904] 杨萍.白背三七的体内降血糖作用及其对小鼠AKT/PI3K信号通路的影响[D].苏州:苏州大学,2015.

[905] 杨茜,黄黛.急性脑卒中患者血浆D-二聚体水平的临床观察[J].中国实用神经疾病杂志,2007,10(3):134-135.

[906] 杨万鹏,马瑞,杨永义,等.NaCl处理对黑果枸杞生长、生理指标影响[J].分子植物育种,2019a,17(13):4437-4447.

[907] 杨万鹏,马瑞,杨永义,等.不同浓度NaCl处理对黑果枸杞叶片形状的影响[J].生态科学,2019b,38(4):35-41.

[908] 杨小玉,郝莉雨,刘格,等.不同产地黑果枸杞质量比较及国内市场走势分析[J].中国现代中药,2019,21(3):383-389.

[909] 杨晓磊.藏药黑果枸杞对运动疲劳所致氧化应激的影响[D].兰州:甘肃中医药大学,2019.

[910] 杨学东,李德伟.原子吸收分光光度法测定枸杞中微量元素的含量[J].黑龙江医药科学,2006,29(2):29.

[911] 杨雪,王洪荣,邹益东,等.甜菜碱含量的测定方法比较[J].饲料工业,2013(7):48-51.

[912] 杨雪君,徐雯,裴毅,等.黑果枸杞的染色体核型分析[J].农业科学与技术,2016,17(10):2271-2273.

[913] 杨亚,张琛,燕华玲,等.青海柴达木黑果枸杞水提物对中波紫外线诱导永生化角质形成细胞炎症因子分泌的影响[J].临床皮肤科杂志,2018,47(4):20-21.

[914] 杨永义,马彦军,魏林源,等.不同强度净风、风沙流吹袭对黑果枸杞叶片生理指标的影响[J].草业科学,2020,37(9):1795-1802.

[915] 杨永义,倪强,马瑞,等.混合盐(NaCl+NaHCO₃)和NaCl对黑果枸杞种子萌发和幼苗生长的影响[J].干旱区资源与环境,2019,33(7):168-173.

[916] 杨永义.净风和风沙流对黑果枸杞抗逆生理和光合作用的影响[D].兰州:甘肃农业大学,2020.

[917] 杨志江,李进,李淑珍,等.不同钠盐胁迫对黑果枸杞种子萌发的影响[J].种子,2008,27(9):19-22.

[918] 姚俊强,陈静.新疆气候水文化变化趋势及面临问题思考[J].冰川冻土,2020,42(3):1-14.

[919] 叶英,涂峰,李桂全,等.黑果枸杞片剂制备工艺研究[J].食品工业,2016(12):63-66.

[920] 殷红梅.黑果枸杞色素的提取及其药动学研究[D].成都:四川农业大学,2010.

[921] 尹跃,安巍,赵建华,等.黑果枸杞转录组SSR信息分析及分子标记开发[J].浙江农林大学学报,2019,36(02):422-428.

[922] 由倍安,高海青.葡萄籽原花青素对心血管的保护作用[J].国外医学:心血管疾病分册,2003,30(6):362-363.

[923] 于培良,田可,王倩倩,等.黑果枸杞中原花青素的提取及其咀嚼片的研制[J].食品工业,2020(1):158-163.

[924] 余刚,黄俊,张彭义.持久性有机污染物:倍受关注的全球性环境问题[J].环境保护,2001(4):37-38.

[925] 余维微,曾耀明,郑伟伟,等.基于Nrf-2/OH-1/NF-κB通路探讨葡萄籽原花青素对大鼠酒精性肝损伤的保护作用[J].中国中医急症,2019,28(6):1021-1024.

[926] 宇妥·元丹贡布.四部医典(藏文版)[M].北京:民族出版社,2005.

[927] 宇妥·元丹贡布.四部医典:精版[M].王斌主编.南京:江苏凤凰科学技术出版社.2016.

[928] 宇妥·元丹贡布.四部医典[M].李永年译.北京:人民卫生出版社,1983.

[929] 喻文,罗红敏.全身炎症反应及血清内毒素水平可预测酒精性肝炎多器官功能衰竭和死亡[J].中华危重病急救医学,2015,27(6):508.

[930] 原慧萍,杨泽.氧化应激与衰老研究进展[J].中国老年保健医学,2015,13(5):14-17.

[931] 岳嫒,周红,徐云倩,等.不同等级及产地黑果枸杞原花青素含量比较[J].时珍国医国药,2019,30(10):2489-2490.

Z

[932] Zeng T, Zhang CL, Song FY, et al. The activation of HO-1/Nrf-2 contributes to the protective effects of diallyl disulfide (DADS) against ethanol-induced oxidative stress [J]. Biochim Biophys Acta, 2013,1830(10):4848-4859.

[933] Zerbib M. Etude de la glycosylation de flavanols dans le raisin et incidence dans les vins [D]. Montpellier: Université de Montpellier, 2018.

[934] Zhang B, Osborne NN. Oxidative-induced retinal degeneration is attenuated by epigallocatechin gallate [J]. Brain Research, 2006,1124(1):176-187.

[935] Zhang HJ, Ji BP, Chen G, et al. A combination of grape seed-derived procyanidins and gypenosides alleviates insulin resistance in mice and HepG₂ cells [J]. Journal of Food Science, 2010,74(1):H1-H7.

[936] Zhang Q, Chen W, Zhao J, et al. Functional constituents and antioxidant activities of eight Chinese native goji genotypes [J]. Food Chemistry, 2016,200(Jun.1):230-236.

[937] Zhang Y, Zhang F, Wang K, et al. Protective effect of allyl methyl disulfide on acetaminophen-induced hepatotoxicity

in mice [J]. Chemico-Biological Interactions, 2016,249：71－77.

[938] Zhang YJ, Gao SY, He LW. Study on bioactivities of betaine [J]. Journal of Harbin University of Commerce(Natural Sciences Edition),2006,22(1)：13－16.

[939] Zhao J, Dixon RA. MATE Transporters Facilitate Vacuolar Uptake of Epicatechin 3′-O-Glucoside for Proanthocyanidin Biosynthesis in Medicago truncatula and Arabidopsis [J]. Plant Cell, 2009,21(8)：2323－2340.

[940] Zhao J, Pang, YZ, Dixon RA. The mysteries of proanthocyanidin transport and polymerization [J]. Plant Physiol, 2010,153(2)：437－443.

[941] Zhao J. Flavonoid transport mechanisms：how to go, and with whom [J]. Trends in Plant Science, 2015,20(9)：576－585.

[942] Zheng J, Ding C, Wang L, et al. Anthocyanins composition and antioxidant activity of wild *Lycium ruthenicum* Murr. from Qinghai-Tibet Plateau [J]. Food Chemistry, 2011,126(3)：859－865.

[943] Zhu J, Chen C, Zhang B, et al. The inhibitory effects of flavonoids on α-amylase and α-glucosidase [J]. Critical Reviews in Food Science & Nutrition, 2019,60(2)：1－14.

[944] Ziberna L, Kim JH, Auger C, et al. Role of endothelial cell membrane transport in red wine polyphenols-induced coronary vasorelaxation：involvement of bilitranslocase [J]. Food & Function, 2013,4(10)：1452－1456.

[945] Zunino S. Type 2 diabetes and glycemic response to grapes or grape products [J]. Journal of Nutrition, 2009,139(9)：1794S.

[946] Zy A, Cs A, Mja B, et al. Anti-fatigue effect of aqueous extract of Hechong (Tylorrhynchus heterochaetus) via AMPK linked pathway [J]. Food and Chemical Toxicology, 2020,135：111043.

[947] 曾琦斐. 青海枸杞子中微量元素含量的测定[J]. 广东微量元素科学,2011,18(9)：59－63.

[948] 詹立平,赵鑫,刘志梅. 黑枸杞的研究进展及应用前景展望[J]. 辽宁林业科技,2018(1)：61－62.

[949] 詹振楠,马青,王文娟,等. 混合盐碱胁迫对黑果枸杞种子萌发的影响[J]. 江苏农业科学,2018,46(24)：119－122.

[950] 张峰,翟红莲,李海涛,等. 黑果枸杞温室育苗及滨海盐碱地造林的技术研究[J]. 中国农学通报,2016,32(7)：14－17.

[951] 张峰源,赵先英,张定林,等. 原花青素抗肿瘤作用及机制研究进展[J]. 重庆医学,2012,41(27)：2887－2889.

[952] 张弓,陈莎莎,周武,等. 黑果枸杞的功用考证及研究进展[J]. 华西药学杂志,2019,34(6)：638－642.

[953] 张国霞. 葡萄籽原花青素对 2 型糖尿病大鼠血脂的影响[J]. 中国医疗前沿,2010,5(9)：24－25.

[954] 张虹,龙宏周,路国栋,等. 黑果枸杞多倍体诱导及鉴定[J]. 核农学报,2017,31(1)：59－65.

[955] 张华,曾桥. 原花青素功能及应用进展[J]. 安徽农业科学,2011,39(9)：5349－5350.

[956] 张绘芳,李霞,王建刚,等. 塔里木河下游植物群落结构特征分析[J]. 生态环境学报,2007,16(4)：1219－1224.

[957] 张晶,杨慧海,刘芳芳,等. 黑果枸杞的化学成分、药理作用及栽培技术的研究现状[J]. 食品与生物技术学报,2018,37(7)：673－678.

[958] 张轲,曹建民,郭娴,等. 黑果枸杞对大鼠运动性肾缺血再灌注损伤的保护作用[J]. 首都体育学院学报,2015,27(1)：5.

[959] 张亮,魏彦强,王金牛,等. 气候变化情景下黑果枸杞的潜在地理分布[J]. 应用与环境生物学报,2020,26(4)：969－978.

[960] 张玲,王晓闻. 欧李仁多肽抗氧化作用的研究[J]. 中国食品学报,2012,12(7)：36－41.

[961] 张龙儒. 黑果枸杞病虫害防治技术[J]. 农业工程技术,2016,36(26)：31－32.

[962] 张梦洁,李晶,李先义,等. 黑果枸杞的抗疲劳作用研究进展[J]. 安徽农业科学,2021,49(1)：21－30.

[963] 张梦梅,刘芳,胡凯弟,等. 酵素食品微生物指标与主要功效酶及有机酸分析[J]. 食品与发酵工业,2017,43(9)：195－200.

[964] 张楠,曹后男,宗成文,等. 大果黑果枸杞组培快繁技术体系的研究[J]. 辽宁林业科技,2016a(1)：22－24.

[965] 张楠,赵颖. 葡萄糖转运蛋白 GLUT4 表达的调节机制[J]. 中国生物化学与分子生物学报,2016b,32(3)：237－244.

[966] 张钦宁,燕华玲,任立余,等. 黑果枸杞水提取物抑制 UVB 辐射后 HaCaT 细胞凋亡及 p16、p53 蛋白表达[J]. 中国麻风皮肤病杂志,2018,34(11)：645－648.

[967] 张荣梅,马彦军. NaCl 胁迫对黑果枸杞叶片生理指标的影响[J]. 兰州：甘肃农业大学学报,2017,52(4)：110－117.

[968] 张荣梅. 不同浓度 NaCl 胁迫对 5 个种源黑果枸杞叶片生理特性的影响[D]. 兰州：甘肃农业大学,2016.

[969] 张上隆,陈昆松. 果实品质形成与调控的分子生理[M]. 北京：中国农业出版社,2007.

[970] 张生兰. 不同生长调节剂对黑果枸杞嫩枝扦插效果的影响[J]. 防护林科技,2018(12)：23－24.

[971] 张桐欣. 干旱胁迫对黑果枸杞生长、生理特性及茎刺发育的影响[D]. 沈阳：沈阳农业大学,2019.

[972] 张惟杰. 糖复合物生化研究技术[M]. 杭州：浙江大学出版社,1999.

[973] 张霞,张芳,高晓娟,等. 不同干燥方法对黑果枸杞中活性成分含量及其抗氧化活性的影响[J]. 中国中药杂志,2017,42(20)：3926－3931.

[974] 张勇,薛林贵,高天鹏,等. 荒漠植物种子萌发研究进展[J]. 中国沙漠,2005,25(1)：106－112.

［975］张玉星.果树栽培学总论［M］.北京：中国农业出版社,2003.

［976］张元德,白红进,殷生虎,等.黑果枸杞花色苷色素微波辅助提取的优化［J］.新疆农业科学,2010,47(7)：1293－1298.

［977］张元德.黑果枸杞色素微胶囊的制备［D］.阿拉尔：塔里木大学,2010.

［978］张志刚,尚庆茂.辣椒幼苗叶片光合特性对低温,弱光及盐胁迫3重逆境的响应［J］.中国生态农业学报,2010,18(1)：77－82.

［979］张志扬.亚麻高效组织培养及遗传转化体系的建立［D］.长沙：湖南农业大学,2007.

［980］章英才,张晋宁.两种盐浓度环境中的黑果枸杞叶的形态结构特征研究［J］.宁夏大学学报（自然科学版）,2004(4)：365－367.

［981］赵爱山.不同生长调节剂对黑果枸杞扦插苗生长的影响［J］.农业科技通讯,2015(9)：156－159.

［982］赵博生,衣艳君,刘家尧.外源甜菜碱对干旱/盐胁迫下的小麦幼苗生长和光合功能的改善［J］.植物学报,2001,18(3)：378－380.

［983］赵国华,陈宗道,李志孝,等.活性多糖的研究进展［J］.食品与发酵工业,2001,27(7)：45－48.

［984］赵娇,周招洪,梁小芳,等.葡萄籽原花青素及维生素E对氧化应激仔猪生长性能、血清氧化还原状态和肝脏氧化损伤的影响［J］.中国农业科学,2013,46(19)：4157－4164.

［985］赵晶忠,王立,孔东升,等.黑果枸杞温室穴盘育苗定植及嫩枝扦插技术研究［J］.甘肃农业大学学报,2017,52(2)：86－91.

［986］赵美峰,魏超妮,剡建华.硫酸-苯酚法测定黑果枸杞中多糖的含量［J］.中医药信息,2015,32(2)：58－59.

［987］赵巧玲.葡萄籽原花青素的提取工艺研究［J］.粮食与食品工业,2010,17(3)：33－35.

［988］赵爽,雷建军,陈国菊,等.卡那霉素在转基因芥菜中的应用［J］.遗传,2008,30(4)：501－507.

［989］赵晓辉,陶燕铎,邵赟,等.黑果枸杞红色素毒理学安全性评价［J］.时珍国医国药,2011,22(2)：373－375.

［990］赵鑫,李建民,朱雪冰,等.黑果枸杞中调控花青素合成代谢的bHLH基因克隆与序列分析［J］.分子植物育种,2018,16(20)：6616－6623.

［991］赵艳,张晓波.影响植物根际微生物区系之因素研究进展［J］.中国农学通报,2007,23(8)：425－430.

［992］赵泽芳,卫海燕,郭彦龙,等.黑果枸杞(*Lycium ruthenicum*)分布对气候变化的响应及其种植适宜性［J］.中国沙漠,2017,37(5)：902－909.

［993］赵子丹,牛艳,葛谦,等.黑果枸杞花色苷研究进展［J］.食品工业,2016(8)：230－233.

［994］郑德龙,杨威,蔡世霞,等.种植黑枸杞前景及发展趋势［J］.农业与技术,2016,36(6)：142.

［995］郑建仙.功能性食品：第二卷［M］.北京：中国轻工业出版社,1999.

［996］郑杰,丁晨旭,赵先恩,等.花色苷化学研究进展［J］.天然产物研究与开发,2011,23(5)：970－978.

［997］郑卓然,邓娇娇,杨立新,等.辽宁地区黑果枸杞的栽培技术［J］.辽宁林业科技,2016(3)：71－73.

［998］郑子成,何淑勤.大果沙棘组织培养技术［J］.中南林业科技大学学报,2003,23(4)：42－45.

［999］中华人民共和国农业部.绿色食品枸杞及枸杞制品：NY/T 1051－2014［S］.北京：中华人民共和国农业部,2014.

［1000］中华人民共和国商务部.药用植物及制剂外经贸绿色行业标准：WM/T2－2004［S］.北京：中华人民共和国商务部,2005.

［1001］钟国跃,周福成,石上梅,等.藏药材常用品种及质量标准现状调查分析研究［J］.中国中药杂志,2012(16)：2349－2355.

［1002］周玲玲,陈以国.中医药抗疲劳实验研究特点概况［J］.实用中医内科杂志,2015,29(7)：180－181.

［1003］周奇志,赵纪岚,蔡定均,等.电针对慢性情绪应激焦虑大鼠中枢单胺递质与γ-氨基丁酸失衡的调节作用［J］.中华中医药杂志,2008,23(10)：926－929.

［1004］周宗灿,傅娟龄,徐厚恩,等.遗传毒理学试验预测致癌物的作用和策略［J］.北京医科大学学报,1990,22(4)：246－248.

［1005］朱春艳,李志炎,鲍淳松,等.云锦杜鹃组培快繁技术研究［J］.中国农学通报,2006,22(5)：335－337.

［1006］朱春云,祁银燕,陈进福,等.黑果枸杞人工驯化繁育技术［J］.经济林研究,2016,34(4)：129－133.

［1007］朱香澔,段振华,刘艳.西番莲果汁饮料超高压灭菌工艺优化［J］.食品工业,2018,39(11)：12－18.

［1008］朱雪冰,刘宝龙,曹东,等.黑果枸杞中调控花青素合成代谢的MYB基因克隆与序列分析［J］.分子植物育种,2019,17(10)：3208－3213.

［1009］宗莉,吴甘霖,康玉茹,等.盐分、干旱及其交互胁迫对黑果枸杞发芽的影响［J］.干旱区研究,2015,32(3)：499－503.

［1010］邹金发,刘晓光,齐凤杰,等.葡萄籽原花青素减轻小鼠急性化学性肝损伤［J］.基础医学与临床,2012,31(10)：1198－1201.

［1011］邹金发,叶丽平,姚素艳,等.原花青素对高脂血症大鼠血脂、脂蛋白磷脂酶A2的影响及意义［J］.武汉大学学报（医学版）,2013,34(4)：516－519.

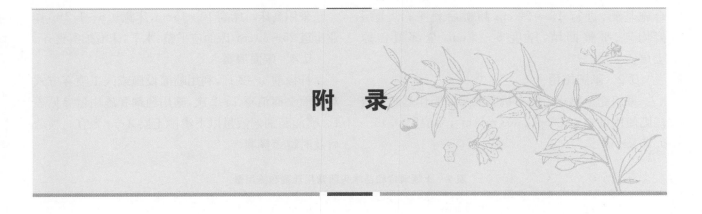

附 录

附录一 DB63/T 1425－2015 黑果枸杞嫩枝扦插育苗技术规程
（青海省地方标准）

1 范围

本规程规定了设施条件下黑果枸杞嫩枝扦插育苗对设施条件、前期准备、苗床扦插、苗期管理等全过程的技术要求。

本规程适用于设施条件下黑果枸杞的嫩枝扦插育苗。

2 术语和定义

下列术语和定义适用于本文件。

2.1 黑果枸杞 *Lycium ruthenicum* Murr.

茄科（Solanaceae）枸杞属（*Lycium*），多棘刺灌木。主干白色，具不规则纵裂纹。多分枝，当年生分枝浅绿色，较软，木质化后成白色，坚硬，具不规则纵裂纹。小枝顶端渐尖成棘刺状，分枝上刺与花、叶或叶同时簇生。叶子簇生于分枝棘刺两侧，绿色，肥厚肉质，在老枝和木质化分枝上呈棒状，当年生分枝上呈条形、条状倒披针形。双被花着生于分枝上；花萼狭钟状；合瓣花冠，漏斗状；雄蕊着生于花冠筒中部，稍伸出花冠，花药黄色，花柱等高或略高于雄蕊，柱头绿色。浆果黑色。种子肾形，褐色，千粒重 1.0 g，花果期 7～10 月中旬。抗逆性强，适用于盐碱土荒地、沙地，是重要的生态经济林树种。

2.2 采穗母株

供采集种条的植株。

2.3 嫩枝插穗

当年生长枝上剪取带有成熟叶片（母叶）和健壮叶芽的小段枝条。

3 圃地选择

育苗基地选择地势平缓，水电和交通方便，地下水位低于 1 m，容易管护的安全地块。土壤为透气性好的砂壤土或风沙土。

4 设施条件

扦插育苗设施采用普通日光温室或拱形塑料温棚。温室或大棚跨度为 6～8 m，脊高 2～3 m，长度依地形而定。棚内配自动雾化微喷装置。棚上用遮光率 70％的遮阳网覆盖。

5 扦插准备

5.1 扦插基质

基质分原土层和沙土层进行处理，原土层为

育苗地原土壤，沙土层为干净细河沙。原土层结合施基肥，进行 15～20 cm 翻耕后整平；沙土层要均匀、平整回填，厚度 5～7 cm，全部覆盖原土层。

5.2 基肥施用

采用完全熟化后的有机肥或复混肥作基肥。有机肥使用量 0.0015～0.003 m³/m²，复混肥 0.45～0.75 kg/m²。

5.3 做床方式

采用高床。床高 10～15 cm，床宽 0.6～1.2 m，作业步道 25～30 cm，床面应平整、水平，床沿拍实整齐。

5.4 床面消毒

扦插前 1～2 日，利用喷灌设施或人工喷雾方式对床面全面消毒 1～2 次，施用药剂和施用量参见表 1。喷洒药剂溶液量以下渗沙土层 3 cm 为宜。喷药后及时覆盖棚膜。

表 1　土壤消毒和苗木灭菌常用药剂和施用量

类型	药剂名称	施用量	备注
土壤消毒	3‰～5‰的高锰酸钾	2～3 L/m²	水溶液均匀喷施床面
	多菌灵	2～3 L/m²	水溶液均匀喷施床面
	百菌清	10～15 L/m²	水溶液均匀喷施床面
苗木灭菌	代森锰锌	10～15 L/m²	水溶液均匀喷施床面
	甲基托布津	10～15 L/m²	水溶液均匀喷施床面

5.5 插穗制备

5.5.1 插条采集

采穗母株选择健壮无病虫害，株龄小于 5 年的植株。采集的插条粗度在 0.3 cm 以上，长度 20 cm 以上。采集插条采取保湿措施。

5.5.2 插穗剪取

插穗修剪在完全遮阴条件下进行。

插穗长度 10～12 cm，上端平剪，粗度不小于 0.3 cm；下端斜剪，并剪去插穗部三分之一部位的枝叶，只留主枝。

修剪好的穗条，每 50～100 根穗条基部对齐后束成一捆，穗梢向上摆放于容器中，容器底层盛干净水保湿，上部覆盖遮阳。

5.6 插穗处理

扦插前用 500 mg/kg GGR[a] 进行速蘸处理，时间 10～20 s。

a：GGR 是由北京艾比蒂研究开发中心提供的产品的商品名。给出这一信息是为了方便本规程的使用者，并不表示对该产品的认可。如果其他等效产品具有相同的效果，则可使用这种等效产品。

6 扦插

6.1 扦插时间

6 月中旬～8 月中旬。

6.2 扦插方法

遮阴扦插，深度 3～4 cm。扦插前先打孔，打孔深度 5～7 cm，孔径 3～5 cm。扦插株距 5～8 cm，行距 12～15 cm。随采条，随剪穗，随扦插。

7 管理

7.1 水温管理

7.1.1 扦插 1～5 天

扦插后，马上进行喷水。愈伤组织最早在 5 天时开始形成，此期间，每天分 4 次雾化喷雾，相对湿度控制在 55%～60%。

全天候覆盖遮阳网，近地面温度白天不超过 40 ℃。

7.1.2 扦插 6～20 天

补水时间间隔适度调整，每天分 4 次进行喷雾，每次补水量比前 5 天少，相对湿度控制在 50%～55%；15 天以后，相对湿度控制在 50% 以下。

通过覆盖或揭开遮阳网方式控制设施内部温度，近地面温度白天控制在 25～35 ℃ 之间。

7.1.3 扦插 20 天以后

20 天以后,每天分 3 次或 2 次进行喷雾。相对湿度控制在 40% 左右。一个月后,每天分 2 次或 2 天分 2 次进行喷水。40~50 天后,根据苗木生长情况适时补水。

白天覆盖遮阳网时间相对缩短,一个月后,根据苗木生长情况灵活控制开闭时间。室内温度逐渐与外部环境相适应。

7.2 苗木灭菌

扦插当天要进行一次全方位的消毒灭菌。扦插 1~5 天每天灭菌一次;扦插 6~20 天,前期 2 天灭菌 1 次,以后 3~5 天灭菌一次;扦插 20 天以后,根据病害发生程度适时给药灭菌;1 个月后,用喷雾器人工给药重点灭菌。杀菌剂选用参见表 1。

7.3 叶面肥施用

扦插后待新梢长度达 5 cm 以上时,可用叶面肥促进插穗快速生长。施用肥料、施用量以及喷施频率参见表 2。

表 2　叶面喷施常用肥料和施用量

类型	药剂名称	施用量	备注
叶面肥	微量元素肥	2~3 L/m²	叶面喷肥,频率以 7 天喷 1 次为宜
	磷酸二氢钾	0.3%~0.5% 水溶液,0.1~0.5 L/m²	叶面喷肥,频率以 7 天喷 1 次为宜
	尿素	0.1%~0.3% 水溶液,0.1~0.5 L/m²	叶面喷肥,频率以 7 天喷 1 次为宜

7.4 人工除草

扦插后及时清除杂草,保持床面干净。

7.5 病虫害防治

病害以根腐病为易发生病害。根腐病以防为主,做到育苗地不重茬,基质勤消毒、勤处理感病苗木。虫害易发生负泥虫、蚜虫、枸杞瘿螨等虫病。防治方法参见表 3。

表 3　病虫害生物防治常用药剂和施用量

主要防治对象	药剂名称	施用量	备注
根腐病	高锰酸钾	1 000 倍液	灌浇
	70% 甲基硫菌灵可湿性粉剂	1 000 倍液	灌浇
瘿螨、负泥虫	阿维菌素(1.8% EC)	2 000 倍液	叶面喷施
蚜虫	啶虫脒(3% EC)	2 000 倍液	喷雾防治
	吡虫啉(10% WP)	2 000 倍液	喷雾防治

7.6 通风炼苗

插穗生长 30 天以后,新梢达 15 cm 以上时可进行通风炼苗。晴天可于 10:00~17:00 之间打开两端通风口和棚膜侧面下端进行通风,其他时间不宜开风口,促进根系生长;阴天可在中午温度较高的时间适当打开风口。待 50 天后,依据天气情况,可完全打开棚膜炼苗。

7.7 苗木越冬

越冬前浇透水,采用自然越冬。

8　苗木出圃

8.1 起苗时间

翌年春季苗木萌芽前起苗。

8.2 人工起苗

起苗深度 25 cm 以上,保持根系完整,做到随起、随运、随栽植。

8.3 苗木分级

按指标对苗木进行分级,分级指标参见表 4。

表 4　嫩枝扦插苗苗木分级

一级		
地径（cm）	苗高（cm）	根幅（cm）
10～20	＞0.5	＞30
二级		
地径（cm）	苗高（cm）	根幅（cm）
＞20	0.4～0.5	15～30

8.4　包装与运输

苗木长距离运输，要保持根部湿润不失水。包装好后及时运输，途中防止风吹、日晒、发热和风干。

8.5　苗木假植

选背阴、排水良好的地方挖假植沟，假植沟深宽各为 30～50 cm，长度依苗木多少而定。将苗木成捆排列在沟内，用湿土覆盖根系和苗茎下部，并踩实，以防透风失水。

附录二　DB63/T 1701－2018 黑果枸杞经济林栽培技术规程
（青海省地方标准）

1　范围

本规程规定了黑果枸杞（*Lycium ruthenicum*）经济林栽培过程中的种苗、整地与施肥、移植、抚育管理、整形修剪等技术。

本规程适用于柴达木盆地海拔 3 000 m 以下的地区。

2　规范性引用文件

下列文件对于本文件的应用是必不可少的。凡是注日期的引用文件，仅所注日期的版本适用于本文件。凡是不注日期的引用文件，其最新版本（包括所有的修改单）适用于本文件。

DB63/T 236　青海省主要造林树种技术规程

DB63/T 299　育苗技术规程

DB63/T 858　柴达木地区枸杞栽培技术规程

DB63/T 917　枸杞病虫害综合防治技术规程

DB63/T 1424　有机枸杞栽培技术规范

DB63/T 1425　黑果枸杞嫩枝扦插育苗技术规程

3　种苗

3.1　扦插苗

种苗选择 1 年生良种扦插苗。硬枝扦插苗（40 cm≤苗高＜60 cm，地径≥0.5 cm，根长≥25 cm）；嫩枝扦插苗（30 cm≤苗高＜50 cm，地径≥0.3 cm，根长≥25 cm）。

3.2　种苗运输

参照 DB63/T 299 执行。

3.3　种苗假植

参照 DB63/T 299 执行。

4　整地与施基肥

4.1　栽培地选择

栽培地选择地势平坦，交通便利，具有灌溉条件的砂壤土。

4.2　整地

整地按照 DB63/T 236 执行。

4.3　施基肥

所施肥料以有机为主，结合整地深翻施入，施肥量为 3 750 kg/hm²。基施化肥主要施用磷酸二铵，施用量为 375 kg/hm²。

5　栽植

5.1　栽植时间

栽植时间为 4 月下旬至 5 月上旬。

5.2　栽植方法

5.2.1　苗木栽植

栽前将苗木根部以上的多余枝全部剪去，留 1 个健壮枝。机械损伤的根剪取损伤部分。泥浆（泥浆中加入 50～100 mg/kg 的 ABT 生根粉或萘乙酸液)蘸根。

5.2.2 苗木栽植

栽植穴挖出的表土和心土各放一边,每穴内先施入有机肥 2 kg,填入心土,混合均匀后盖表土 5 cm,放入根系蘸上泥浆苗木,扶直,根系舒展,要求三埋、二踩、一提苗。

5.2.3 栽植密度

1 m×3 m 和 0.5 m×3 m。

6 抚育管理

6.1 水分管理

栽植后及时整园灌水 1 次。第 1 年每月漫灌 1 次,直至冬灌结束。第 2 年后全年灌溉 3 次,即春灌、7 月份、冬灌。

6.2 追肥

6.2.1 每年追肥 2 次。

6.2.2 7 月中旬结合灌溉进行追肥,灌溉前沿树冠外缘开挖深 10～15 cm、长 30～40 cm 的沟,每株深施有机肥 3 kg,撒匀后覆土灌水。

6.2.3 10 月中旬冬灌前,沿树冠外缘挖深 30 cm、长 30～50 cm 的坑穴,每株深施有机肥 4 kg 撒匀后覆土灌水。

6.3 病虫害防治

6.3.1 柴达木地区黑果枸杞病害主要为根腐病,加强水肥管理,减少灌溉量,增施有机肥,减施化学肥料,防止根腐病的发生。根腐病发生严重时,清园,挖除感病植株,全面消毒治菌。

6.3.2 黑果枸杞虫害主要有蚜虫、木虱等。主要采取物理防治方法和生物农药进行防治。参照 DB63/T 917 和 DB63/T 1424 执行。

7 整形修剪

7.1 幼龄期整形修剪

幼龄期为 3 年,幼龄期主要任务是整形,黑果枸杞树形整形方式为自然半圆形。

7.1.1 第 1 年

选留主干,及时剪取基部丛生枝条以及主干 30 cm 以下的侧枝,复壮主干。采用竹竿为支撑立杆,插于植株旁,将主干绑缚于支撑立杆上,绑缚方法以牵制住主干直立方位即可,不能绑缚过紧,避免后期加粗后绑缚带造成拘束影响。

7.1.2 第 2 年

主干 40 cm 处定干,剪口下 10～15 cm 的区间内选 4～5 个分布均匀的强壮枝作第一层主枝,距主干 20～25 cm 处短截。主枝短截后,剪口附近萌发出角度不同新枝,及时剪除背上枝和背下枝,疏剪侧枝。

7.1.3 第 3 年

在第 2 年选留的每个主枝上选 1～2 个强壮枝作主枝延长枝,在 20 cm 处摘心,扩大充实第 1 层。及时疏除背下枝和背上枝,每个主枝选留 1 个背上枝于 30 cm 处短截,培养第 2 层结果枝。

7.2 成龄期整形修剪

第 4 年以后进入成龄期,主要为休眠期修剪和生长期修剪。

7.2.1 休眠期修剪

冬季落叶以后到春芽萌动前进行。

7.2.1.1 清基

将根部生长的萌蘖徒长枝全部清除干净。

7.2.1.2 剪顶

凡是超过预留高度,在冠顶上生长的直立枝和强壮枝,进行疏剪或短截。

7.2.1.3 清膛

以疏剪为主,短截为辅,对影响树冠延伸的强壮枝和徒长枝,以及在冠层内堵光、影响树势平衡的大中型强壮枝、徒长枝、老弱病残枝条等进行清膛,清理出清晰的层次,达到上下通畅。

7.2.1.4 修围

解决冠层强弱不均、伸出树冠的问题,合理扩大树冠,促进各层分明、距离适当,通风透光良好。疏剪的主要对象是老弱枝、横条、病虫枝、伸出树冠的结果枝组和过密枝。短截的主要对象是有空间的强壮枝和部分中庸结果枝。

7.2.1.5 截底

修围工作结束后,有的枝条仍接近地面,影响下年生产,对距地面高度小于 30 cm 的枝条过行疏剪或短截。

7.2.2 生长期修剪

又称夏季修剪,生长期枝条顶端优势极为明显,整个生产季节在根部、主干、骨干枝的最高处,随时生长出徒长枝,减少养分流失。利用位置相对居中的徒长枝进行短截,培养新树冠。通过对主干上的强壮枝进行多次短截,培养骨干枝,扩大树冠,形成结果枝组。

附录三　DB37/T 3984－2020 黑果枸杞栽培技术规程
(山东省地方标准)

1　范围

本标准规定了黑果枸杞的栽植环境条件、立地条件、苗木培育、造林、抚育管理和病虫害防治等技术规程。

本标准适用于山东省行政区域内黑果枸杞的栽培、管护。

2　规范性引用文件

下列文件对于本文件的应用是必不可少的。凡是注日期的引用文件,仅所注日期的版本适用于本文件。凡是不注日期的引用文件,其最新版本(包括所有的修改单)适用于本文件。

NY/T 391　绿色食品　产地环境质量

NY/T 393　绿色食品　农药使用准则

NY/T 394　绿色食品　肥料使用准则

3　栽植环境条件

产地环境质量符合 NY/T 391 要求。

4　立地条件

选择地势平坦、排灌条件良好的地块,土壤通气性好、肥沃、熟化程度高,土质以沙土、沙壤、轻壤或中壤为宜,地下水位 1 m 以下。

5　苗木培育

5.1　母本选择

选择果粒大,结实量大,花青素含量高、生长良好的适生优株,作为繁育母本。

5.2　播种繁育

5.2.1　种子获取

选用当年采收的新鲜干果获取种子。干果浸泡后捣碎去除果肉等杂质,清水冲洗 3 次以上过滤,即可得到纯净种子。

5.2.2　播种时间及地点

春季 3 月中下旬至 4 月上旬播种,秋冬季 10 月中下旬至 2 月上旬。播种在智能温室或日光温室内进行。

5.2.3　种子处理

种子于 30～40 ℃温水中浸泡 12 h 即可直接播种。

5.2.4　育苗容器

育苗容器用 3 孔×7 孔穴盘或 10 cm×10 cm 无纺布育苗袋。

5.2.5　播种基质

采用草炭土：珍珠岩：园土体积比例为 3：2：2 的混合基质,混匀过程中喷洒 500 倍多菌灵溶液进行消毒处理。

5.2.6　种子播种

育苗容器盛放基质后进行穴播,每穴点播 2～3 粒种子,覆土厚度 0.5～1 cm。

5.2.7　播种后管护

播种后浇透水。苗高 5 cm 时间苗,每穴留 1 株健壮幼苗。出苗后加强水肥管理,幼苗真叶长出后见干见湿,苗高达到 10 cm 左右时叶面喷施 0.2%～0.3%水溶性复合肥料。

5.2.8　移栽

苗高达 20 cm,炼苗 5～7 天后出苗定植大田。

5.3　扦插育苗

5.3.1　插条的选择

选取优株上 1～2 年生健壮的萌蘗枝、徒长枝木质化枝条作为插条,插条粗度大于 0.3 cm。

5.3.2　扦插时间

春季 3 月中下旬至 4 月上旬进行。

5.3.3 扦插容器

采用 10 cm×12 cm 无纺布育苗袋。

5.3.4 扦插基质

基质采用洁净细河沙或珍珠岩：草炭体积比为
1：1 比例的混合基质，要求透气保水。扦插前 2～3
天喷洒 50％多菌灵可湿性粉剂 500 倍溶液消毒
处理。

5.3.5 插穗的剪取及处理

将采集的插条剪成长 10 cm 左右的插穗，上端
平剪，下端斜剪，插穗底部在 125 mg/L IBA 溶液中
浸泡 2～10 min。

5.3.6 扦插

先用一插穗粗细的木棍在基质中打孔，将插穗
垂直或倾斜插入基质中，深度为插条长度的二分之
一到三分之一；倾斜插入时，上端口朝北，45°插入
基质。

5.3.7 扦插后管理

扦插完成后喷一次透水，使插穗与基质密实。
温室内环境温度控制在 15～30 ℃环境温度与基质
温度差控制在 3 ℃范围之内，基质含水量控制在最
大持水量的 50％～70％。每周喷一次 500 倍多菌
灵溶液。插穗生根后减少喷水次数。

5.3.8 移栽

当扦插苗 20 cm 以上、生长旺盛时，炼苗 5～7
天后出苗定植大田。

6 造林

6.1 造林时间

春季宜在 4 月中旬到 6 月上旬进行，秋季 8 月
到 10 月。

6.2 栽植密度

株行距按照 1.5 m×0.5 m 定植。

6.3 整地与栽植

6.3.1 整地

冬季土壤封冻前，栽植地块撒施 45 m³/hm² 腐
熟有机肥和 1 300 kg/hm² 过磷酸钙作为基肥，深翻
30 cm 及以上。翌年春造林前精细整地，随耕随耙，
及时平整。按照 1.5 m 行距起垄，垄高不低于
40 cm。

6.3.2 栽植

沿每条垄的同一侧，在垄斜面中间位置挖栽植
坑。栽植完成后灌一次透水，以后适时浇水。

7 抚育管理

7.1 水肥管理

7.1.1 浇水

生长旺盛期、花果期浇水依环境条件、园地土质
等因素而定，降水过多时及时排涝，浇灌返青水和越
冬水。

7.1.2 施肥

基肥追肥相结合，施足底肥，巧施追肥。肥料使
用符合 NY/T 394 要求。落叶后撒施有机肥 45 m³/
hm² 和过磷酸钙 300 kg/hm² 作为基肥，旋耕。生长
旺盛期追施尿素 300 kg/hm²；盛花盛果期、果后恢
复期各追施一次平衡复合肥 300～450 kg/hm² 施肥
结合浇灌或雨后进行。

7.2 整形修剪

整形以主干型为主，栽植当年定干高度 80 cm，
抹除地上 30 cm 范围内多余枝条，用 1.5 m 竹竿作
为支撑。生长季每 15～20 天及时抹除根基部以
上；30 cm 范围内的萌芽，剪除根基处萌蘖。对苗
木主干进行及时扶正，防止出现倾斜及倒伏现象。
生长季注意剪除膛内枝和徒长枝，增加树体通风
透光，休眠季清除老弱枝、病虫枝、枯死枝和过
密枝。

8 病虫害防治

8.1 防治原则

坚持以"农业防治、物理防治、生物防治为主，化
学防治为辅"的防治原则。生产中使用农药的原则
和要求按 NY/T 393 执行。

8.2 主要病虫害

蓟马、蚜虫、负泥虫、菜青虫、螨虫、落叶病、裂果
病等。

8.3 防治方法

常见病虫害及防治方法参见表 1，药剂的安全
使用方法参见表 2。

表 1　黑果枸杞常见病虫害及防治

常见病虫害	防治方法
蓟马	1. 早春清除田间杂草和枯枝残叶,集中烧毁或深埋,消灭越冬成虫和若虫
	2. 在田间设置蓝色粘板,诱杀成虫
	3. 树冠喷施吡虫啉、小檗碱等药剂
蚜虫	1. 秋、冬季在树干基部刷白,减少蚜虫产卵
	2. 减少广谱性农药施用,保护瓢虫、草蛉、食蚜蝇等蚜虫天敌
	3. 树冠喷施吡虫啉、啶虫脒、苦参碱等药剂。
负泥虫	树干喷施苦参碱、苏云金杆菌、吡虫啉等药剂
菜青虫	1. 减少广谱性和残效期长的农药施用,保护赤眼蜂等天敌
	2. 树体喷施苏云金杆菌等药剂
瘿螨	冬季剪除病虫枝后,喷石硫合剂预防;树冠喷施高效氯氰菊酯
落叶病	采用起垄栽植的方法抬高地势,雨季及时排水,中耕增加土壤透气性
裂果病	1. 及时修剪整形,剪除病虫枝、过密枝、徒长枝,增加通气透光条件
	2. 果实膨大期增施磷肥、钙肥,适度灌水,避免过度干旱
	3. 果实成熟期,雨后及时接水,中耕松土

表 2　防治药剂的安全使用方法

通用名	剂型及含量	使用剂量（ng/kg）（稀释倍数）	每年最多使用次数	安全间隔期（天）
吡虫啉	5%乳油	25(2 000 倍)	2	3
小檗碱	0.2%可溶性液剂	(1 000 倍)	2	—
啶虫脒	3%乳油	10(3 000 倍)	2	7
苦参碱	3%可溶性液剂	6(500 倍)	—	7
苏云金杆菌	可湿性粉剂(50 000 iu/mg)	1 200(800 倍)	—	7
石硫合剂	45%品体	1 800(250 倍)	—	—
高效氯氰菊酯	4.5%乳油	18(2 500 倍)	1	7

附录四　DB15/T 2435 – 2021　黑果枸杞栽培技术规程（内蒙古自治区地方标准）

1　范围

本文件规定了黑果枸杞生产的产地栽培条件、品种选择、建园、园地管理、整形修剪、有害生物防治等生产技术要求。

本文件适用于内蒙古黑果枸杞适生区。

2　规范性引用文件

下列文件中的内容通过文中的规范性引用而构成本文件必不可少的条款。其中,注日期的引用文件,仅该日期对应的版本适用于本文件;不注日期的引用文件,其最新版本(包括所有的修改单)适用于本文件。

GB 3095　环境空气质量标准

GB 5084　农田灌溉水质量标准

GB/T 8321.9　农药合理使用准则(九)

GB 15618　土壤环境质量　农用地土壤污染风险管控标准(试行)

3　术语和定义

本文件没有需要界定的术语和定义。

4　栽培条件

4.1　气候条件

年平均气温 7.0 ℃以上,大于等于 10 ℃年有效积温 3 000 ℃以上,年日照时数 3 200 h 以上。无霜期 130 天以上。年降雨量不超过 200 mm。

4.2　土壤条件

灌淤土、盐土、灰漠土、沙土、砂壤土,pH 7.7~9.2。

4.3　环境条件

水质达到 GB 5084 二级以上标准,大气环境达到 GB 3095 二级以上标准,土壤质量达到 GB 15618 二级以上标准。

5　建园

5.1　园地选择

选择交通便利,地势平坦,排灌良好,土层深厚、地下水埋深 1 m 以下的土地。

5.2　园地规划

依据地形划分作业小区,同一品种集中规划,设置排灌、作业道路系统和防护林。

5.3　园地准备

栽植前一年,深翻、耙平,做小区隔水埝,灌冬水保墒。

5.4　品种选择

选择丰产、抗逆性强、商品性好的适生品种为主栽品种。

5.5　苗木准备

执行 DB15/T 1289。

5.6　栽植

5.6.1　栽植时间

土壤解冻至萌芽前栽植。

5.6.2　栽植密度

株行距 1.5 m×2 m~1.5 m×3 m,机械作业适当调整栽植行距。

5.6.3　苗木修剪

栽植前,剪去萌条、徒长枝等多余枝,保留 1 个健壮枝;剪除受损的根系,过长的根系于离根颈约 30 cm 处短截。

5.6.4　栽植方法

栽植行向南北向。

按株行距定点、挖穴,穴规格为 40 cm×40 cm× 40 cm。穴施腐熟有机肥 3 kg。

栽植苗木,保持根系舒展,栽植后及时灌透水。

6　园地管理

6.1　施肥

6.1.1　基肥

果实采收后至落叶前施基肥 1 次,成年树施优质腐熟有机肥 2 000~2 500 kg/亩,1~3 年生幼树施肥量减半。行间施肥或条沟施肥。

6.1.2　追肥

早春萌芽期和果实膨大期结合灌溉追施复合肥,20~30 kg/亩。穴施或沟施。

6.2　灌溉

全年灌溉 3~4 次。早春萌芽期灌头水,开花前灌溉 1 次,采果期间控制灌溉,土壤封冻前灌溉 1 次。

6.3　土壤管理

生长季中耕除草 3~4 次,深度约 10~15 cm。

9 月中旬翻晒园地 1 次,深度行间 20 cm,株间 15 cm。

7　整形修剪

7.1　整形

7.1.1　主干培养

定植第 1 年:选留健壮直立枝作为主干,主干 30 cm 以下的枝条全部除去;用竹竿等绑缚支撑,尽可能使主干直立;及时清除萌蘖和非预留枝。

7.1.2　定干及一层主枝培养

定植第2年：主干40～60 cm处剪顶定干；剪口下10～15 cm区间内均匀保留3～5个壮枝，作为第1层主枝，并在距主干20～25 cm处短截，短截后剪口附近的新发枝，保留2～3个强壮枝，其余枝条全部剪去。各枝选留位置应相互错开。清除萌蘖和非预留枝。

7.1.3　二层结果枝培养

定植第3年：第2年选留的枝上选2～3个强壮枝，在20～30 cm处短截或摘心，短截后发的新枝，疏除背下枝和背上枝，培养第2层结果枝组。

7.2　修剪

7.2.1　春季修剪

春季萌芽前剪去越冬后的枯枝，清除根部萌蘖及主干上萌发的非预留枝。

7.2.2　夏季修剪

5月下旬至7月下旬，约15天修剪一次。剪除主干分枝带以下的萌条和非预留枝、冠顶的徒长枝；树冠结果枝较少、高度不够、秃顶、偏冠、缺空时，应充分利用徒长枝，对其摘心或剪截后促发侧枝，扩大树冠。

7.2.3　秋季修剪

10月后进行，剪去病虫枝、细弱枝。

8　有害生物防治

8.1　防治原则

预防为主，综合防治，植物检疫，林业、物理、生物等防治措施优先。

8.2　植物检疫

调运种子、苗木时严格执行植物检疫法规，阻断病虫害的侵入和传播。

8.3　林业措施

适时耕作翻晒园地杀虫灭菌，并加强田间管理；早春和晚秋清园，将修剪下的枝条及园地周围杂生灌草于园外集中焚烧处理，消灭病虫源。

8.4　物理措施

采用涂保护剂、人工捕杀，杀虫灯、糖醋液引诱剂、粘虫色板等诱杀或趋避害虫。

8.5　生物措施

保护天敌及其繁衍环境，投放枸杞木虱啮小蜂、瓢虫、捕食螨等天敌。

8.6　化学措施

8.6.1　施药原则

采用"两头重，中间轻"的施药原则。采果前期药剂防治降低虫口基数；夏果期生物防控确保食品安全；秋果期协调控制减少药剂用量；秋季封园降低虫菌基数。

8.6.2　施药方法

按照GB/T 8321.9执行。

表1　主要有害生物及防治措施

防治对象	最佳防治期	防治措施
枸杞蚜虫	干母孵化期、有翅蚜出现初期、越冬代产卵期	栽培措施：冬季和早春清理园内及周围枯枝落叶、杂草、病残体等，并集中深埋或焚烧处理，喷施石硫合剂等清园药剂；夏季剪去蚜虫集中危害的嫩梢并烧毁；配方施肥，勿过量施用氮肥 物理措施：悬挂黄色粘虫板、糖醋酒液诱杀，铺设或悬挂银灰膜趋避。生物防治：保护和投放草蛉、瓢虫、食蚜蝇、蚜茧蜂等天敌 药剂防治：啶虫脒、吡虫啉、苦参碱等喷雾
枸杞木虱	成虫出蛰期、若虫转移期	栽培措施：早春清理园内及周围枯枝落叶、杂草、病残体等，并集中深埋或焚烧处理，喷施石硫合剂等清园药剂 物理措施：悬挂黄色粘虫板、喷施仿生胶诱杀成虫 生物防治：保护和投放瓢虫、枸杞木虱啮小蜂、食虫齿爪盲蝽等天敌。药剂防治：阿维菌素、印楝素、苦参碱、烟碱、吡虫啉等喷雾

（续表）

防治对象	最佳防治期	防治措施
枸杞负泥虫	成虫期和幼虫期	栽培措施：冬季和早春清理园内及周围枯枝落叶、杂草、病残体等，并集中深埋或焚烧处理，喷施石硫合剂等清园药剂；发生时及时修剪受害枝 生物防治：昆虫病源线虫、绿僵菌等虫生真菌 药剂防治：吡虫啉、阿维菌素、苦烟乳油等喷雾
粟缘蝽	成虫期和若虫期	栽培措施：杞园与谷物、牧草类隔离；冬季清理园内及周围枯枝落叶、杂草、病残体等，并集中深埋或焚烧处理，喷施石硫合剂等清园药剂；早春成虫恢复活动前，人工捕捉 药剂防治：噻虫嗪、吡虫啉、啶虫脒等喷雾
白星花金龟	成虫期	栽培措施：杞园附近勿堆放未经腐熟的粪肥；深秋或初冬深翻园地，集中消灭幼虫和蛹。物理措施：糖醋液、腐烂果品等诱杀 生物防治：信息素诱杀 药剂防治：吡虫啉颗粒剂与有机肥混施防治幼虫
白粉病		栽培措施：早春清理园内及周围枯枝落叶、杂草、病残体等，并集中深埋或焚烧处理，喷施石硫合剂等清园药剂；及时疏除过密枝条，使园内通风透光 药剂防治：粉锈宁、波尔多液等喷雾

注1：药剂施用按产品推荐用药量使用，不应擅自加大浓度。
注2：药剂建议交替使用，预防产生抗药性。
注3：施用多种药剂时，注意间隔期、能否混用等。
注4：果实采收期严格注意药剂安全间隔期。
注5：对蜜蜂、水生生物等毒性高的药剂，花期禁用，不应污染水源。
注6：药剂使用时，依据国家禁用、限用最新规定执行。

附录五　DB65/T 4039－2017 食品安全地方标准　黑果枸杞原花青素含量的测定　液相色谱法（新疆维吾尔自治区地方标准）

1　范围

本标准规定了黑果枸杞中原花青素测定的原理、试剂和材料、仪器和设备、测定步骤、液相色谱法测定、计算及精密度的要求。

本标准适用于黑果枸杞含水量在 10% 以内的原花青素的测定，检出限为 1 mg/kg。

2　规范性引用文件

下列文件对于本文件的应用是必不可少的。凡是注日期的引用文件，仅所注日期的版本适用于本文件。凡是不注日期的引用文件，其最新版本（包括所有的修改单）适用于本文件。

GB/T 6682　分析实验室用水规格和试验方法

3　原理

黑果枸杞样品中的原花青素单体、聚合物在加热的酸性条件和铁盐催化下生成深红色花青素离子即氰定的原理，应用液相色谱法测定，经 Cu 柱分离，外标法定量。

4　试剂和材料

除另有说明外，所有试剂均为分析纯，实验用水应符合 GB/T 6682 中一级水的标准。实验所需试剂如下：

a) 甲醇,色谱纯;

b) 异丙醇;

c) 正丁醇;

d) 甲酸;

e) 盐酸;

f) 十二水硫酸铁铵;

g) 2%硫酸铁铵溶液,称取十二水硫酸铁铵 2 g,用浓度为 2 mol/L 盐酸溶解,定容至 100 mL;

h) 原花青素标准品,纯度≥98.0%;

i) 原花青素标准溶液:称取上 0.01 g 原花青素标准品(精确至 0.000 1 g),甲醇溶解并定容至 50 mL 棕色容量瓶中,浓度为 200 μg/mL,溶液现用现配;

j) 微孔滤膜 0.20 μm。

5 仪器和设备

所使用仪器和设备型号如下:

a) 液相色谱仪:配有紫外检测器(TUV);

b) 超声波清洗器;

c) 离心机,5 000 r/min;

d) 分析天平,感量 0.01 g;

e) 分析天平,感量 0.000 1 g;

f) 电热恒温水浴锅。

6 测定步骤

6.1 试样制备、保存

6.1.1 将黑果枸杞样品取可食部分,混合均匀搅拌破碎,装入密闭洁净容器中标记明示。

6.1.2 试样如不能及时分析,应置于－18 ℃冰箱中贮存备用。

6.2 提取

准确称取 0.2 g(0.001 g)混匀后的样品于 50 mL 棕色瓶中,加入 30 mL 甲醇,超声处理 20 min,冷却至室温后,加入甲醇定容至刻度,摇匀,离心(5 000 r/min,离心 5 min),放置澄清后备用。

6.3 水解反应

将正丁醇与盐酸按 95:5 的体积比混合后,取出 15 mL 置于具塞锥形瓶中,加入 0.5 mL 硫酸铁铵溶液(4.6)和 2 mL 以试样溶液,混匀,于恒温沸水浴(100±1)℃加热 40 min,取下冷却至室温,过

0.20 μm 微孔滤膜,待液相色谱仪分析。

6.4 标准曲线制备

吸取标准溶液 0.05 mL、0.25 mL、0.5 mL、2.5 mL、5.0 mL 置于 10 mL 棕色容量瓶中,加甲醇定容至刻度,摇匀;得到浓度依次为 1 μg/mL、5 μg/mL、10 μg/mL、50 μg/mL、100 μg/mL。各取 2 mL 测定,处理方法见本标准第 6.3 节的要求,以峰面积对浓度做标准曲线。

6.5 注意事项

实验过程中应避免阳光直射。

7 液相色谱法测定

7.1 液相色谱条件

液相色谱条件如下:

a) 色谱柱为 C$_{18}$ 柱(4.5 mm × 150 mm,5 μm);

b) 流动相水、甲醇、异丙醇、甲酸比例为 73:13:6:8;

c) 柱温为室温;

d) 进样量为 10 μL;

e) 检测波长为 525 nm;

f) 流速为 1.0 mL/min。

7.2 液相色谱测定过程

按照本标准第 7.1 条的条件测定样品和标准工作溶液,以色谱峰面积按外标法定量。在上述条件下,原花青素的色谱图参见图 1。

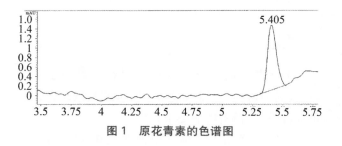

图 1 原花青素的色谱图

8 结果计算

按式(1)计算样品中原花青素:

$$X = \frac{c \times V \times V_1 \times 1000}{m \times V_2 \times 1000} \quad \cdots\cdots\cdots\cdots\cdots (1)$$

式中:X 为试样中原花青素含量(mg/kg);c 为从标准曲线上得到的浓度(μg/mL);V 为样品定

容体积（mL）；V_1 为加液体积（mL）；V_2 为取液体积（mL）；m 为称取试样的质量（g）。计算结果保留 3 位有效数字。

9 精密度

在重复性条件下获得的两次独立测定结果的绝对差值不得超过算术平均值的 10%。

附录六　DBS63/0010－2021 食品安全地方标准　黑果枸杞（青海省地方标准）

1 范围

本文件规定了黑果枸杞的术语和定义、质量要求、试验方法、检验规程、标志、包装、运输、贮存。

本文件适用于经干燥加工制成的黑果枸杞干制品。

2 规范性引用文件

下列文件对于本文件的应用是必不可少的。凡是注日期的引用文件，仅注日期的版本适用于本文件。凡是不注日期的引用文件，其最新版本（包括所有的修改单）适用于本文件。

GB 2762　食品安全国家标准　食品中污染物限量

GB 2763　食品安全国家标准　食品中农药最大残留限量

GB 5009.3　食品安全国家标准　食品中水分的测定

GB 5009.4　食品安全国家标准　食品中灰分的测定

GB 7718　食品安全国家标准　预包装食品标签通则

GB/T 16717　包装容器　重型瓦楞纸箱

GB/T 28118　食品包装用塑料和铝箔复合膜、袋

GB 29921　食品安全国家标准　食品中致病菌限量

JJF 1070　定量包装商品净含量计量检验规则

SN/T 0878　进出口枸杞子检验规程

国家质量监督检验检疫总局令　《定量包装商品计量监督管理办法》

3 术语和定义

3.1　黑果枸杞

黑果枸杞（*Lycium ruthenicum* Murr.）为茄科、枸杞属植物黑果枸杞的干燥成熟果实。

3.2　外观

整批黑果枸杞的颜色、光泽、颗粒均匀整齐度和洁净度。

3.3　不完善粒

破碎粒、未成熟粒的有使用价值的黑果枸杞颗粒为不完善粒。

3.3.1　破碎粒

失去部分达整体颗粒的三分之一以上的颗粒。

3.3.2　未成熟粒

颗粒不饱满，果肉少而干瘪，色泽过淡，明显与正常黑果枸杞不同的颗粒。

3.4　无使用价值颗粒

虫蛀、病斑、霉变粒为无使用价值的颗粒。

3.5　颗粒度

过标准筛后样品筛上物质量占总体质量的百分比。

4 质量要求

4.1　原料要求

具有黑果枸杞相应的形状、色泽、滋味和气味，无霉变、无异味。

4.2　感官要求

符合表 1 的要求。

表1 感官要求

项目	等级及要求		
	特优级	优级	合格品
形状	球形或扁球形,略皱缩		
杂质(%)	≤0.30	≤0.55	≤0.55
色泽	颜色紫黑色、有光泽		
滋味、气味	黑果枸杞特有的风味,无异味		
不完善粒质量分数(%)	≤1.5		

4.3 理化指标

符合表2的规定。

表2 理化指标

项目	等级及要求		
	特优级	优级	合格品
颗粒度(%)	留存在7 mm筛上的果实比例≥80.0%	留存在6 mm筛上的果实比例≥80.0%	留存在5 mm筛上的果实比例≥80.0%
水分(%)	≤15.0		
灰分(%)	≤8.0		
花青素含量(%)	≥0.5(以矮牵牛色素、飞燕草色素和锦葵色素含量之和计)		

4.4 污染物限量

按GB 2762中水果干制品规定执行。

4.5 农药残留限量

按GB 2763中干制水果规定执行。

4.6 微生物指标

按GB 29921即食果蔬制品规定执行。

4.7 净含量

符合国家质量监督检验检疫总局令《定量包装商品计量监督管理办法》的规定。

5 试验方法

5.1 感官

按SN/T 0878规定方法检验。

5.2 理化指标

5.2.1 颗粒度

按本文件附录A的规定方法检验。

5.2.2 水分测定

按GB 5009.3的规定方法检验。

5.2.3 灰分测定

按GB 5009.4的规定方法检验。

5.2.4 花青素测定

按DBS63/0011-2021规定方法检验。

5.3 污染物限量

按GB 2762的规定执行。

5.4 农药残留量

按GB 2763的规定执行。

5.5 微生物测定

按GB 29921的规定执行。

5.6 净含量检验

按JJF 1070规定方法检验。

6 检验规则

6.1 组批

由相同的加工方式生产的同一品种、同一产地、相同栽培条件、同期采收产品为同一抽样批次。

6.2 抽样方法

从同批产品中随机抽取 1‰ 样品，每批至少抽 2 kg，分别做感官、理化和污染物指标检验。

6.3 检验分类

6.3.1 出厂检验

每批样品出厂前，生产单位都应进行出厂检验，检验内容包括感官、净含量、水分，检验合格并附合格证，注明产品名称，生产单位，数量，出厂（场）日期和标准号，方可出厂。

6.3.2 型式检验

有下列情况之一时进行型式检验：

a) 原料、生产工艺、生产环境发生较大变化时；

b) 前后两次抽样检验结果差异较大时；

c) 国家质量监督机构或主管部门提出进行型式检验时；

d) 正常生产应每年进行一次型式检验。

6.4 判定规则

检验结果全部合格时则判定该批产品合格。出厂检验和型式检验项目如有一项不符合本文件，则应在同批产品中加倍抽样，对不符合项目复检，如仍不符合本文件，判该产品为不合格。

微生物指标如有一项不符合本文件，判该产品为不合格，不得复检。

7 标志、包装、运输、贮存

7.1 标志

预包装产品的标志应符合 GB 7718 的规定。

7.2 包装

7.2.1 包装容器（袋）

用干燥、清洁、无异味并符合国家卫生安全要求的材料。

7.2.2 包装

要牢固、防潮、整洁、美观、无异味、能保护黑果枸杞的品质，便于装卸、仓储和运输。

7.3 运输

运输工具应清洁、干燥、无异味，运输时应防雨、防潮，装卸时轻拿轻放，严禁与有毒、有异味、易污染的物品混装、混运。

7.4 贮存

产品应贮存于清洁、阴凉、干燥、无异味的仓库中。

保质期根据包装情况企业自行规定。

附 黑果枸杞颗粒度的测定

1 仪器和设备

1.1 使用筛

5 mm、6 mm、7 mm 圆孔筛（直径为 20 cm）。

1.2 电子天平

感量 0.01 g。

2 测定步骤

取洁净 5 mm、6 mm 和 7 mm 圆孔筛，配有筛底和筛盖。先自下而上为孔径由小到大顺序将筛网即筛底套好。称取 100 g（精确到 0.01 g）试样（m），倒入最上层筛网中，盖上筛盖，置于光滑平面上，用双手以 100 r/min 左右的速度，顺时针及逆时针各转动 1 min，控制转动范围在选筛直径的基础上扩大 8～10 cm。将筛网静置片刻，收集存留在各层筛网中的试样，称量（m_1），精确至 0.01 g。

3 测定结果计算

3.1 计算公式

样品颗粒度按公式计算：

$$X = \frac{m_1 + \cdots + m_n}{m} \times 100$$

式中：X 为样品颗粒度（%）；$m_1 \cdots m_n$ 为存留在各层筛网上的试样的质量（g）；m 为试样的质量（g）。

3.2 重复性

每个试样取两个平行样进行测定，以其算术平均值为测定结果，结果保留小数点后 1 位。在重复条件下两次独立测定结果的绝对差值不得超过算术平均值的 10%。

附录七 DBS63/0011－2021食品安全地方标准 黑果枸杞中花青素含量的测定(青海省地方标准)

1 范围

本文件规定了黑果枸杞花青素中矮牵牛素、锦葵素和飞燕草素的高效液相色谱测定方法。

本文件适用于黑果枸杞花青素中矮牵牛素、锦葵素和飞燕草素的含量测定。

本方法锦葵素、飞燕草素检出限和定量限均为0.5 mg/kg和1.5 mg/kg,矮牵牛素检出限和定量限分别为1.5 mg/kg和4.0 mg/kg。

2 规范性引用文件

下列文件对于本文件的应用是必不可少的。凡是注日期的引用文件,仅注日期的版本适用于本文件。凡是不注日期的引用文件,其最新版本(包括所有的修改单)适用于本文件。

GB/T 6682 分析实验室用水规格和试验方法

3 术语和定义

本文件没有需要界定的术语和定义。

4 原理

黑果枸杞花青素主要以花色苷的形式存在。试样经乙醇-水-盐酸溶液超声提取花色素苷后,经沸水浴将花色素苷水解成花青素,用高效液相色谱法测定,以保留时间定性,外标法定量。

5 试剂与材料

除非另有规定,在分析中仅使用分析纯的试剂和GB/T 6682中规定的一级水。

5.1 试剂

5.1.1 无水乙醇(C_2H_5OH):色谱纯。

5.1.2 甲酸(CH_2O_2):色谱纯。

5.1.3 甲醇(CH_3OH):色谱纯。

5.1.4 乙腈(C_2H_3N):色谱纯。

5.1.5 盐酸(HCl):优级纯。

5.2 试剂配制

5.2.1 提取液:无水乙醇＋水＋盐酸＝5＋2＋3(V＋V＋V),量取250 mL无水乙醇,100 mL水和150 mL盐酸,混匀。

5.2.2 10％盐酸甲醇溶液:按浓盐酸＋甲醇＝1＋9(V＋V),分别量取10 mL浓盐酸和90 mL甲醇,混匀。

5.2.3 流动相A 1‰甲酸水溶液:准确吸取甲酸1 mL至1 L容量瓶中,水定容至刻度,摇匀。

5.2.4 流动相B 1‰甲酸乙腈溶液:准确吸取甲酸1 mL至1 L容量瓶中,乙腈定容至刻度,摇匀。

5.3 标准品

5.3.1 矮牵牛素(petunidin chloride):CAS号1429－30－7,纯度≥96％。

5.3.2 锦葵素(malvidin):CAS号643－84－5,纯度≥96％。

5.3.3 飞燕草素(delphinidin):CAS号528－53－0,纯度≥96％。

或购买经国家认证并授予标准物质证书的标准溶液。

5.4 标准溶液配制

5.4.1 单标储备溶液

分别准确称取矮牵牛素、锦葵素和飞燕草素标准物质各5.0 mg,用10％盐酸甲醇溶解并定容至5 mL,充分摇匀,配制成1000 mg/L的标准储备液,于－18 ℃冷冻保存。在密闭棕色玻璃瓶中保存有效期为6个月。

5.4.2 混合标准使用液

将单一标准储备液进行等比例混合后,用10％盐酸甲醇溶液作为溶剂,并逐级稀释成矮牵牛素、锦葵素和飞燕草素浓度为0.5 mg/L、1.0 mg/L、5.0 mg/L、10.0 mg/L、25.0 mg/L、50.0 mg/L、100.0 mg/L,该标准系列现用现配,于4 ℃条件下保存。

5.5 材料

5.5.1 滤膜：$0.45\,\mu m$ 微孔滤膜。

5.5.2 比色管：50 mL 带刻度具塞比色管。

6 仪器与设备

6.1 高效液相色谱仪：带紫外或二极管阵列检测器。

6.2 天平：精度 0.01 mg，0.01 g。

6.3 水浴锅：精度 ±2℃。

6.4 匀浆机。

6.5 超声清洗机。

7 分析步骤

7.1 试样制备

采用四分法分取样品，取约 200 g 样品于匀浆机中匀浆。制得样品在 −18℃ 下保存。

7.2 提取

称取 5 g(精确至 0.01 g)制备好的试样于 50 mL 具塞比色管中，加入提取液(5.2.1)至刻度，混匀1 min，超声提取 15 min。

7.3 水解

超声提取后，于沸水浴中水解 1 h，取出冷却后，用提取液(5.2.1)定容至刻度，摇匀，静置。准确吸取上清液 1.0 mL 至 10 mL 容量瓶中，用提取液(5.2.1)定容至刻度，摇匀，静置。取其上清液用 $0.45\,\mu m$ 微孔滤膜过滤，上机检测。制备好的样品可在 4℃ 条件下保存不超过 48 h。

7.4 空白试验

随同试样一起进行双份空白试验，除不加试样外，与试样制备过程一致。

7.5 测定

7.5.1 仪器参考条件

7.5.1.1 色谱柱：C_{18} 柱，150 mm×4.6 mm×5 μm 或性能相当；

7.5.1.2 流动相 A：1%甲酸水溶液，流动相 B：1%甲酸乙腈溶液；

7.5.1.3 检测波长：530 nm；

7.5.1.4 柱温：35℃；

7.5.1.5 进样量：20 μL；

7.5.1.6 梯度洗脱条件，见表1。

表1 梯度洗脱条件表

时间(min)	流速(mL/min)	流动相 A(%)	流动相 B(%)
0	0.8	92	8
2.0	0.8	88	12
5.0	0.8	82	18
10.0	0.8	80	20
12.0	0.8	75	25
15.0	0.8	70	30
18.0	0.8	55	45
20.0	0.8	20	80
22.0	0.8	92	8
30.0	0.8	92	8

7.5.2 标准曲线的制作

将混合标准系列工作溶液分别注入液相色谱仪中，测定相应的峰面积，以混合标准系列工作溶液的质量浓度为横坐标，以峰面积为纵坐标，绘制标准曲线。

7.5.3 试样溶液的测定

将试样溶液注入液相色谱仪中，得到样品溶液峰面积，以保留时间定性，根据标准曲线得到试样中待测物的质量浓度。色谱图参见图1。

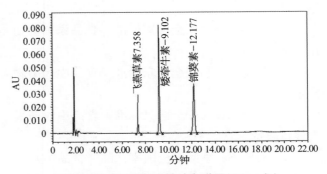

图1 3种花青素标准溶液色谱图(10 mg/L)

8 结果计算

样品中花青素含量为矮牵牛素、飞燕草素和锦葵素之和。其含量以质量分数 ω 计，单位以克每百克(g/100 g)计，按式(1)计算。

$$\omega = \frac{\rho \times V \times f}{m} \times 10^{-4} \quad \cdots\cdots\cdots (1)$$

式中：ρ 为待测液中花青素的质量浓度之和

（mg/L）；V 为定容体积（mL）；m 为试样质量（g）；f 为稀释倍数。

测定结果取两次测定的算术平均值，计算结果保留 3 位有效数字。

9　精密度

在重复条件下获得的两次独立测定结果的绝对差值不得超过算术平均值的 10%。

附录八　DBS64/006－2021 食品安全地方标准　黑果枸杞（宁夏回族自治区地方标准）

1　范围

本文件规定了黑果枸杞的术语和定义、技术要求、食品添加剂、生产加工过程的卫生要求、试验方法、检验规则、标志、包装、运输、贮存。

本文件适用于以成熟适度的黑果枸杞为原料，经干燥、清理、拣选、包装制成的干黑果枸杞。

2　规范性引用文件

下列文件中的内容通过文中的规范性引用而构成本文件必不可少的条款。其中，注日期的引用文件，仅该日期对应的版本适用于本文件，不注日期的引用文件，其最新版本（包括所有的修改单）适用于本文件。

GB 2760　食品安全国家标准　食品添加剂使用标准

GB 2762　食品安全国家标准　食品中污染物限量

GB 2763　食品安全国家标准　食品中农药最大残留限量

GB 5009.3　食品安全国家标准　食品中水分的测定

GB 5009.4　食品安全国家标准　食品中灰分的测定

GB 7718　食品安全国家标准　预包装食品标签通则

GB 14881　食品安全国家标准　食品生产通用卫生规范

GB/T 22244　保健食品中前花青素的测定

GB 29921　食品安全国家标准　食品中致病菌限量

SN/T 0878　进出口枸杞子检验规程

原国家质量监督检验检疫总局令　第 75 号（2005）《定量包装商品计量监督管理办法》

3　术语和定义

下列术语和定义适用于本文件。

3.1　黑果枸杞
茄科植物黑果枸杞的干燥成熟果实。

3.2　不完善粒
破碎粒、未成熟粒尚有使用价值的黑果枸杞。

3.3　未成熟粒
颜色较淡，与正常黑果枸杞明显不同的颗粒。

3.4　破碎粒
失去部分达颗粒体积三分之一以上的颗粒。

3.5　无使用价值颗粒
虫蛀粒、霉变粒为无使用价值的颗粒。

3.6　虫蛀粒
被虫蛀的颗粒。

3.7　霉变粒
发霉、变质的颗粒。

3.8　杂质
黑果枸杞果、柄以外的物质。

3.9　粒度
50 g 黑果枸杞所含的颗粒个数。

3.10　百粒重
100 粒黑果枸杞的克数。

4　技术要求

4.1　感官指标
应符合表 1 的规定。

表 1 感官指标

项目	指 标
外观形状	黑色或紫黑色,圆形干瘪,外皮干硬,皱缩
滋味、气味	具有黑果枸杞应有的滋味和气味,无异味
杂质	无正常视力可见外来异物

4.2 理化指标

应符合表 2 的规定。

表 2 理化指标

项目	指标
水分(%)	≤12.0
灰分(%)	≤10.0
原花青素(g/100 g)	≥1.0
粒度(粒/50 g)	≤1700
百粒重(g/100 粒)	≤2.9
不完善粒(%)	≤3.0
无使用价值颗粒	不得检出

4.3 污染物限量

按 GB 2762 中水果干制品规定执行。

4.4 农药残留

按 GB 2763 中枸杞(干)规定执行。

4.5 致病菌限量

按 GB 29921 即食果蔬制品规定执行。

5 食品添加剂

5.1 食品添加剂质量应符合相应的标准和有关规定。

5.2 食品添加剂的品种和使用量应符合 GB 2760(水果干制品)的规定。

6 生产加工过程的卫生要求

应符合 GB 14881 的规定。

7 试验方法

7.1 感官指标按 SN/T 0878 规定方法检验。

7.2 粒度、百粒重用感量 0.001 g 天平称量。

7.3 水分按照 GB 5009.3 规定的减压干燥法测定。

7.4 原花青素按 GB/T 22244 规定的方法测定。

7.5 灰分按 GB 5009.4 规定的方法测定。

7.6 污染物按 GB 2762 规定的方法测定。

7.7 农药残留按 GB 2763 规定的方法测定。

7.8 致病菌限量按 GB 29921 规定的方法测定。

8 检验规则

8.1 组批

以同批原料,同一班次生产包装的产品为一批。

8.2 抽样

在每批产品中随机抽取 500 g 样品进行检验,每批产品须经质检部门检验合格后附有合格证方可出厂。

8.3 检验分类

8.3.1 出厂检验项目为感官指标、净含量、水分、粒度。

8.3.2 型式检验每 6 个月进行 1 次,在有下列情况之一时亦应随时进行:

a) 新产品投产时;

b) 正式生产后,原料、工艺有较大变化时;

c) 产品长期停产后,恢复生产时;

d) 出厂检验结果与上次型式检验有较大差异时;

e) 国家监管部门提出要求时。

8.4 判定规则

检验如有不合格的项目,可从该批产品中抽取两倍样品进行复验,以复验结果为准,但微生物指标不合格时不得复检。

9 标志、包装、运输、贮存

9.1 标志

标志应符合 GB 7718 规定。

9.2 包装

9.2.1 内包装材料应符合相关食品安全标准规定,包装定量允许误差应符合原国家质量监督检验检疫总局令第 75 号(2005)的规定。

9.2.2　外包装

为纸箱包装,每箱总重量不得低于总净重。

9.3　运输

9.4　应使用食品专用运输车,运输工具应清洁、卫生,不得与有毒、有害及有异味的物品混运。

9.5　运输过程中应防止日晒、雨淋、重压。

9.6　贮存

应贮存于阴凉、通风、干燥、避光处,不得与有毒、有害及有异味的物品混放,产品码放应离地面10 cm以上、墙壁20 cm以上。

保质期根据包装情况企业自行规定。

附录九　黑果枸杞(《青海省藏药材标准》2019年版)

本品系藏族、维吾尔族习用药材。为茄科植物黑果枸杞 Lycium ruthenicum Murr. 的干燥成熟果实。夏、秋二季果实呈紫黑色时采收,热风烘干或晒干,除去果梗。

【性状】本品呈类圆形,直径 3～10 mm。表面紫黑色,顶端有微小突起的花柱痕,基部有白色的果梗痕。果皮皱缩;果肉柔润。种子 20～50 粒,呈类圆形,扁平,直径 1～2 mm,表面棕黄色。气微,味甜。

【鉴别】本品粉末紫黑色。外果皮表皮细胞表面观呈类多角形或长多角形,垂周壁平直或细波状弯曲,外平周壁表面有平行的角质条纹。中果皮薄壁细胞呈类多角形,壁薄,胞腔内含橙红色或红棕色球形颗粒。种皮石细胞表面观不规则多角形,壁厚,波状弯曲,层纹清晰。可见草酸钙小方晶。

【检查】杂质不得过 5%(《中国药典》2015 年版通则 2301)。

水分不得过 15.0%(《中国药典》2015 年版通则 0832 第 2 法)。

总灰分不得过 8.0%(《中国药典》2015 年版通则 2302)。

【性味与归经】甘,平。

【功能与主治】维吾尔族:清心热,强肾,润肝明目,健胃补脑,抗衰及通经。用于心热病、月经不调、虚劳精亏、腰膝酸痛、眩晕耳鸣、阳痿遗精、内热消渴、血虚萎黄、目昏不明。

藏族:清心热、旧热。治心热、妇科病。

【用法与用量】6～12 g。

【贮藏】置阴凉干燥处,防闷热,防潮,防蛀。

附录十　黑果枸杞(《甘肃省中药材标准》2020年版)

本品为茄科植物黑果枸杞 Lycium ruthenicum Murr. 的干燥成熟果实。夏、秋二季果实呈紫黑色时采收,热风烘干或晒干,除去果梗。

【性状】本品呈类圆形,直径 3～10 mm。表面紫黑色,顶端有微小突起的花柱痕,基部有白色的果梗痕。果皮皱缩;果肉柔润。种子 20～50 粒,呈类圆形,扁平,直径 1～2 mm,表面棕黄色。气微,味甜。

【鉴别】本品粉末紫黑色。外果皮表皮细胞表面观呈类多角形或长多角形,垂周壁平直或细波状弯曲,外平周壁表面有平行的角质条纹。中果皮薄壁细胞呈类多角形,壁薄,胞腔内含橙红色或红棕色球形颗粒。种皮石细胞表面观不规则多角形,壁厚,波状弯曲,层纹清晰。可见草酸钙小方晶。

【检查】杂质　不得过 5%(《中国药典》2015 年版通则 2301)。

水分　不得过 15.0%(《中国药典》2015 年版通则 0832 第 2 法)。

总灰分　不得过 8.0%(《中国药典》2015 年版通则 2302)。

【含量测定】原花青素对照品溶液的制备　取

原花青素对照品适量,精密称定,加甲醇制成每 1 mL 含原花青素 1 mg 的溶液,即得。

标准曲线的制备 精密量取对照品溶液 0.1 mL、0.25 mL、0.5 mL、1.0 mL、1.5 mL、2.0 mL,分别置 10 mL 容量瓶中,加甲醇至刻度,摇匀。各精密吸取 3 mL 置具塞锥形瓶中,精密加入 5% 盐酸正丁醇溶液 18 mL,再精密加入 2% 硫酸铁铵溶液 0.6 mL,混匀,水浴回流 40 min,立即置冰水浴中冷却 15 min,以相应的试剂为空白,照紫外-可见分光光度法(《中国药典》2015 年版通则 0401),在 550 nm 波长处测定吸光度,以吸光度为纵坐标,浓度为横坐标,绘制标准曲线。

测定法 取本品粗粉约 0.1 g,精密称定,置 50 mL 容量瓶中,加 30 mL 甲醇,超声处理(功率 250 W,频率 40 kHz)30 min,放至室温,加甲醇稀释至刻度,摇匀,静置。照标准曲线的制备项下的方法,自"精密吸取 3 mL 置具塞锥形瓶中"起,依法测定吸光度,从标准曲线上读出供试品溶液中含原花青素的重量(mg),计算,即得。

本品按干燥品计算,含原花青素($C_{30}H_{20}O_{13}$)不得少于 0.80%。

【性味与归经】甘,平。归肝、肾经。

【功能与主治】清心热,强肾,润肝明目,健胃补脑,抗衰及通经。用于心热病、月经不调,以及虚劳精亏、腰膝酸痛、眩晕耳鸣、阳痿遗精、内热消渴、血虚萎黄、目昏不明。

【用法与用量】6~12 g。

【贮藏】置阴凉干燥处,防闷热,防潮,防蛀。

附录十一 黑果枸杞(《湖北省中药材质量标准》2018 年版)

本品为茄科植物黑果枸杞 *Lycium ruthenicum* Murr. 的干燥成熟果实。夏、秋二季采收,除去枝梗及杂质,烘干或晒干。

【性状】本品呈类圆形、纺锤形或椭圆形,长 0.5~1.2 cm,直径 0.4~0.9 cm。表面为黑褐色,基部有花萼,常带柄。果皮柔韧,皱缩,果肉干瘪。种子肾形,扁而翘,表面黄棕色,长 1.0~1.5 mm。气微,味甜。

【鉴别】本品粉末黑褐色。外果皮表皮细胞观呈类多角形或长多角形,表面有平行的角质条纹,垂周壁平直或细波状弯曲。中果皮薄壁细胞呈类多角形,薄壁,胞腔内含橙红色或红棕色球形颗粒。种皮石细胞表面观不规则多角形,壁厚,波状弯曲,层纹清晰。

【检查】水分 不得过 12.0%(《中国药典》2015 年版四部通则 0832 第二法)。

【浸出物】照水溶性浸出物测定法(《中国药典》2015 年版四部通则 2201)项下的热浸法测定,不得少于 48.0%。

【性味与归经】甘,平。归肝、肾经。

【功能与主治】滋补肝肾,益精明目。用于虚劳精亏,腰膝酸痛,眩晕耳鸣,阳痿遗精,消渴,血虚萎黄,目暗不明。

【用法与用量】6~12 g。

【贮藏】置阴凉干燥处,防闷热,防潮,防蛀。

致 谢

历时四载有余,《黑果枸杞》专著终成,掩卷思量,饮水思源。在此,对著作撰写作出贡献的单位和个人表示诚挚谢意。

付梓之际,本书的出版得益青海省科学技术厅、青海省市场监督管理局、青海省药品监督管理局、青海省卫生健康委员会食品安全标准与监测评估处、青海省林业和草原局改革发展处、青海省海西州市场监督管理局的大力支持,源自青海省药品检验检测院、国家药品监督管理局中药(藏药)质量控制重点实验室、青海省中藏药现代化研究重点实验室、青海省青藏高原中藏药材科研科普基地专家学者、科技工作者孜孜不倦的追求和拳拳的奉献本色,各项考证、研究与撰写始得玉成,深表感谢!

厚积成塔,在本书撰写过程中,进行了大量调研考证和科学研究,得到中国科学院西北高原生物研究所、上海中医药大学、青海大学农林科学院、甘肃农业大学、宁夏农林科学院枸杞研究所、新疆中药民族药研究所、北京同仁堂健康药业(青海)有限公司、青海久实虫草生物科技有限公司专家、同仁的鼎力相助,为本书撰写提供了非常有价值的资料数据。得到青海省海西州气象局、青海省海西州食品药品检验中心、青海省海西州柴达木枸杞产业协会、都兰国家现代农业产业园、青海康宁医药连锁有限公司、青海仁玮医药有限公司、青海柴馥有机枸杞有限公司等单位的通力协作。在图片拍摄与后期制作过程中,青海摄影家协会原副主席樊大新、青海摄影制作家李双京先生提供技术合作和帮助。在调研考证过程中,张青海、张凤萍、马耀忠、都扎西、张叶德、杨红、张兰花、景永利、冯小龙、赵玉玲、王亚军、王琼英、林燕、娜仁、干得勒、吕培林、潘广仁、高昆、张发云、袁璐、江龙等人热心相助,谨此一并致谢。书中所引用论著论文的图表数据在参考文献中已作注明,正文不再标注,特此说明。在此,特别感谢中国工程院院士吴天一先生在百忙之中为本书抬爱作序。

本书由青海省科技基础条件平台建设项目"青海省药品检验检测平台(2017-ZJ-Y40)""青海省藏药国家标准样品研制平台(2020-ZJ-T02)"、青海省重大科技专项"黑果枸杞产业关键技术研究及高值利用"(2020-SF-A2)以及青海省科技计划创新平台建设专项"青海省中藏药现代化研究重点实验室"(2022-ZJ-Y22)支持。

编著者

2022 年 5 月